Inhalt

1 Tipps und Informationen für den Rettungsdienst 1

2 Arbeitstechniken 123

3 Analgesie, Sedierung, Narkose, Beatmung, Reanimation 189

4 Notfalluntersuchung und Leitsymptome 233

5 Herz-Kreislauf-Notfälle 247

6 Gefäßnotfälle 269

7 Respiratorische Notfälle 277

8 Neurologische Notfälle 295

9 Vergiftungen 347

10 Psychiatrische Notfälle 379

11 Traumatologie 395

12 Pädiatrische Notfälle 459

13 Gynäkologische Notfälle 525

14 Schwangerschaftsnotfälle ab der 24. SSW 543

15 Abdominelle und Stoffwechsel-Notfälle, Sepsis 599

16 Urologisch-nephrologische Notfälle 617

17 „Kopf"-Notfälle 641

18 Orthopädische Notfälle 693

19 Dermatologische Notfälle 703

20 Palliativmedizinische Notfälle 707

21 Notfallmedikamente 719

22 Adressen 751

23 Fremdsprachenführer 761

Index 773

Ulrich v. Hintzenstern (Hrsg:)

Notarzt-Leitfaden

Notarzt-Leitfaden

9. Auflage

Herausgeber:
Dr. med. Ulrich v. Hintzenstern, Spardorf

Weitere Autoren:
Dr. med. Larissa Arens, Viersen; Dr. med. Norbert Bauer, Erlangen; Dr. med. Achim Betzenberger, Cochem; Dr. med. Ursula Cammerer, München; Prof. Dr. med. Dieter Ebert, Freiburg; Prof. Dr. med. Dipl.-Psych. Frank Erbguth, Nürnberg; Dr. med. Günter Frey, Ulm; Dr. med. Martin Gehring, Würzburg; Alexander Haberzeth, Bamberg; Dr. med. Jutta v. Hintzenstern, Spardorf; PD Dr. med. Thomas Köhnlein, Hannover; Dr. med. Joachim Koppenberg, Scuol (CH); PD Dr. med. Dr. med. dent. Tim Krafft, Weiden; Dr. med. Dirk Kusche, Recklinghausen; PD Dr. med. Uwe Lehmann, Forchheim; Dr. med. Gregor Lichy, Ludwigsburg; Dr. med. Wolfgang Maleck, Winterthur (CH); Dr. med. Michaela Niebank, Berlin; PD Dr. Michael Reng, Kelheim; Dipl.-Ing. Johann Reuß, Braunschweig; Dr. med. Dirk Risack, Nürnberg; Dr. med. Rolando Rossi, Friedberg; Prof. Dr. med. Holger Rupprecht, Fürth; Dr. med. Julia Sasse, Berlin; PD Dr. med. Andreas Schaper, Göttingen; Dr. med. Martin Schipplick, Leonberg; Dr. med. Stefan Schulz-Drost, Berlin; Prof. Dr. med. Stefan Sell, Bad Wildbad; Dr. med. Michael Seybold, Nürnberg; Dr. med. Ulrich Spiegl, Leipzig; Dr. med. Harald Strauss, Erlangen; Dipl.-Ing. Axel Topp, Nürnberg; Dr. med. Odo-Winfried Ullrich, Regensburg; PD Dr. med. Josef Weindler, Esslingen; Hanjo v. Wietersheim, Iphofen; Dr. rer. nat. Michael Wucherer, Nürnberg

ELSEVIER

Elsevier GmbH, Hackerbrücke 6, 80335 München, Deutschland
Wir freuen uns über Ihr Feedback und Ihre Anregungen an kundendienst@elsevier.com

ISBN 978-3-437-22551-2
eISBN 978-3-437-05851-6

9. Auflage 2021

Wichtiger Hinweis für den Benutzer
Die medizinischen Wissenschaften unterliegen einem sehr schnellen Wissenszuwachs. Der stetige Wandel von Methoden, Wirkstoffen und Erkenntnissen ist allen an diesem Werk Beteiligten bewusst. Sowohl der Verlag als auch die Autorinnen und Autoren und alle, die an der Entstehung dieses Werkes beteiligt waren, haben große Sorgfalt darauf verwandt, dass die Angaben zu Methoden, Anweisungen, Produkten, Anwendungen oder Konzepten dem aktuellen Wissenstand zum Zeitpunkt der Fertigstellung des Werkes entsprechen.
Der Verlag kann jedoch keine Gewähr für Angaben zu Dosierung und Applikationsformen übernehmen. Es sollte stets eine unabhängige und sorgfältige Überprüfung von Diagnosen und Arzneimitteldosierungen sowie möglicher Kontraindikationen erfolgen. Jede Dosierung oder Applikation liegt in der Verantwortung der Anwenderin oder des Anwenders. Die Elsevier GmbH, die Autorinnen und Autoren und alle, die an der Entstehung des Werkes mitgewirkt haben, können keinerlei Haftung in Bezug auf jegliche Verletzung und/oder Schäden an Personen oder Eigentum, im Rahmen von Produkthaftung, Fahrlässigkeit oder anderweitig übernehmen.

Für die Vollständigkeit und Auswahl der aufgeführten Medikamente übernimmt der Verlag keine Gewähr.
Geschützte Warennamen (Warenzeichen) werden in der Regel besonders kenntlich gemacht (®). Aus dem Fehlen eines solchen Hinweises kann jedoch nicht automatisch geschlossen werden, dass es sich um einen freien Warennamen handelt.

Bibliografische Information der Deutschen Nationalbibliothek
Die Deutsche Nationalbibliothek verzeichnet diese Publikation in der Deutschen Nationalbibliografie; detaillierte bibliografische Daten sind im Internet über https://www.dnb.de abrufbar.

21 22 23 24 25 5 4 3 2 1

In ihren Veröffentlichungen verfolgt die Elsevier GmbH das Ziel, genderneutrale Formulierungen für Personengruppen zu verwenden. Um jedoch den Textfluss nicht zu stören sowie die gestalterische Freiheit nicht einzuschränken, wurden bisweilen Kompromisse eingegangen. Selbstverständlich sind **immer alle Geschlechter** gemeint.

Begründer der Reihe: Dr. Arne Schäffler, Ulrich Renz
Planung: Barbara Schweighofer, München
Projektmanagement: Karin Kühnel, München
Redaktion: Dr. Sibylle Tönjes, Kiel
Herstellung: Dietmar Radünz, Leipzig
Satz: SPi Global, Puducherry/Indien
Druck und Bindung: CPI books GmbH, Leck
Umschlaggestaltung: SpieszDesign, Neu-Ulm
Titelfotografie: istockphoto

Aktuelle Informationen finden Sie im Internet unter www.elsevier.de.

Vorwort

Seit dem Erscheinen der 1. Auflage des *Notarzt-Leitfaden* im Jahr 1996 hat die Notfallmedizin einige wichtige Veränderungen erfahren. Inzwischen gibt es beispielsweise Leitlinien der Fachgesellschaften für bestimmte Erkrankungen, mit denen der Notarzt in der Präklinik konfrontiert werden kann, Empfehlungen für das Verhalten bei Terroranschlägen und „Seuchen“ oder standardisierte Konzepte für die Traumaversorgung.

Für die Neuauflage wurden alle Kapitel gründlich überarbeitet. Zusätzlich wurden einige wichtige neue Themen in die 9. Auflage aufgenommen, wie die Kommunikation im Rettungsdienst und die COPD. Aktuelle Kontroversen in der Notfallmedizin werden in einem eigenen Kapitel pragmatisch diskutiert.

Nach wie vor ist auch diese Auflage des *Notarzt-Leitfaden* primär als nützlicher und kompetenter Ratgeber für sämtliche Akutsituationen gedacht, die dem Notarzt in seinem beruflichen Alltag begegnen können.

Alle Informationen, die für die tägliche Arbeit des Notarztes von Bedeutung sein können, werden in übersichtlicher Form unter dem Aspekt einer kompromisslosen Praxisrelevanz dargestellt.

Besonderer Wert wurde darauf gelegt, die diagnostischen und therapeutischen Algorithmen so zu formulieren und zu präsentieren, dass auch ein Notarzt mit geringer Einsatzerfahrung sicher und zuverlässig angeleitet wird. Deshalb werden auch seltene Notfälle relativ ausführlich beschrieben.

Die Angaben zu den Sofortmaßnahmen beinhalten nicht nur notwendige Handlungsanweisungen, sondern berücksichtigen auch eventuelle praktische Probleme und zeigen umsetzbare Alternativen auf.

Herausgeber, Mitarbeiter und Verlag hoffen, dass auch die 9. Auflage des *Notarzt-Leitfaden* einen festen Platz in den Jackentaschen der Notärzte finden wird. Alle aufmerksamen und engagierten Leser möchten wir dazu anregen, uns auch in Zukunft Korrekturen und Ergänzungsvorschläge zukommen zu lassen. Wir werden alle Kritiken und Anregungen gerne prüfen und ggf. in die 10. Auflage einarbeiten.

Spardorf, im Sommer 2020
Ulrich v. Hintzenstern

Danksagung

Mein Dank gilt allen, die direkt oder indirekt am Zustandekommen der 9. Auflage des *Notarzt-Leitfaden* beteiligt waren:

Dr. Anton Obermayer (Bad Wurzach) und Prof. Dr. Klaus Püschel (Hamburg) sowie einige engagierte Notarzt-Leitfaden-Leser lieferten wertvolle Anregungen, unterstützten mich bei der Durchsicht von Manuskripten oder stellten umfangreiches Informationsmaterial zur Verfügung.

Freundlicherweise erhielten wir eine Abdruckerlaubnis von Prof. Dr. Klaus Püschel (Hamburg) für seine Schemazeichnungen zum Thema Kindesmisshandlung.

Frau Dr. Barbara Schweighofer, München, war für die Projektplanung, Frau Karin Kühnel, München, für die Projektumsetzung und Frau Dr. Sibylle Tönjes, Kiel, für die Redaktion zuständig. Ich bin ihnen dankbar für die problemlose, effektive und kurzweilige Zusammenarbeit.

Ohne Thomas Böttcher, Berkheim-Eichenberg, den Lektor und Projektmanager der ersten zwei Auflagen des *Notarzt-Leitfaden,* wäre dieses Buchprojekt nie zustande gekommen.

Spardorf, im Sommer 2020
Ulrich v. Hintzenstern

Adressen

Herausgeber

Dr. med. Ulrich v. Hintzenstern, Spardorf

Weitere Autoren

Dr. med. Larissa Arens, Mvz mediwest, Krefeld
Dr. med. Norbert Bauer, Akademische Lehrpraxis der Universität Erlangen-Nürnberg, Erlangen
Dr. med. Achim Betzenberger, Schmerztherapeutisches Zentrum, Cochem
Dr. Ursula Cammerer, D. E. A. A., Klinik für Anästhesiologie, Klinikum rechts der Isar der Technische Universität München
Prof. Dr. med. Dieter Ebert, Unicersitätsklinik für Psychiatrie und Psychotherapie, Albert-Ludwigs-Universität, Freiburg
Prof. Dr. med. Dipl. Psych. Frank Erbguth, Klinik für Neurologie, Klinikum Nürnberg-Süd, Paracelsus Medizinische Privatuniversität
Dr. med. Günter Frey, vorm. Abteilung für Anästhesiologie und Intensivmedizin, Bundeswehrkrankenhaus Ulm
Dr. med. Martin Gehring, Institut für Anästhesie, Intensiv- und Palliativmedizin, Juliusspital, Würzburg
Alexander Haberzeth, Polizeiinspektion Bamberg-Stadt, Bamberg
Dr. med. Jutta v. Hintzenstern, Hautärztin – Allergologie – Phlebologie, Forchheim
PD Dr. med. Thomas Köhnlein, Klinik für Pneumologie und Intensivmedizin, Robert-Koch-Klinikum, Klinikum St. Georg gGmbH, Leipzig
Dr. med. Joachim Koppenberg, Abteilung für Anästhesiologie, Schmerztherapie und Rettungsmedizin, Ospidal-Gesundheitszentrum Unterengadin, Scuol (CH)
Prof. Dr med. Dr. med. dent. Tim Krafft, Klinik für Mund-, Kiefer- und Gesichtschirurgie, Weiden i. d. Oberpfalz
Dr. med. Dirk Kusche, Klinik für Urologie, Prosper Hospital Recklinghausen GmbH
PD Dr. med. Uwe Lehmann, Fachabteilung Unfallchirurgie und Orthopädie, Klinikum Forchheim, Akademisches Lehrkrankenhaus der Friedrich-Alexander-Universität Erlangen-Nürnberg, Forchheim
Dr. med. Gregor Lichy, Klinik für Anästhesiologie, Intensivmedizin, Notfallmedizin und Schmerztherapie, Klinikum Ludwigsburg
Dr. med. Wolfgang H. Maleck, Klinik Lindberg, Winterthur, Schweiz
Dr. med. Michaela Niebank, Charité Berlin Universitätsmedizin, Institut für Hygiene und Umweltmedizin, Campus Benjamin Franklin, Berlin
PD Dr. med. Michael Reng, Dr. med, Medizinische Klinik II, Goldberg-Klinik Kelheim GmbH, Kelheim
Dipl.-Ing. Johann Reuß, Bundesstelle für Flugunfalluntersuchung, Braunschweig
Dr. med. Dirk Risack, Schmerzambulanz, Klinikum Nürnberg
Dr. med. Rolando Rossi, Abteilung für Anästhesie, Intensivmedizin und Schmerztherapie, Krankenhaus Friedberg
Prof. Dr. med. Holger Rupprecht, Chirurgische Klinik I, Klinik für Viszeral-, Thorax- und Gefäßchirurgie, Klinikum Fürth
Dr. med. Julia Sasse, Robert-Koch-Institut, Informationsstelle des Bundes für Biologische Sicherheit, Berlin

PD Dr. med. Andreas Schaper, Giftinformationszentrum-Nord, Universitätsmedizin Göttingen
Dr. med. Martin Schipplick, Klinik für Anästhesie, Intensivmedizin, Notfallmedizin und Schmerztherapie, Krankenhaus Leonberg
PD Dr. med. Stefan Schulz-Drost, Klinik für Unfallchirurgie und Orthopädie, BG Klinikum Unfallkrankenhaus Berlin gGmbH, Berlin
Prof. Dr. med. Stefan Sell, Gelenkzentrum Schwarzwald, Enzkreis-Kliniken, Krankenhaus Neuenbürg, Neuenbürg
Dr. med. Michael Seybold, Klinik Hallerwiese / Cnopfsche Kinderklinik, Nürnberg
Dr. med. Ulrich Spiegl, Klinik für Orthopädie, Unfallchirurgie und Plastische Chirurgie, Universitätsklinik Leipzig
Dr. med. Harald Strauss, Klinik für Anästhesiologie, Universitätsklinikum Erlangen
Dipl.-Ing. Axel Topp, Feuerwehr Stadt Nürnberg
Dr. med. Odo-Winfried Ullrich, Klinik und Poliklinik für Neurochirurgie, Klinikum der Universität Regensburg
PD Dr. med. Josef Weindler, Augen-Praxisklinik, Esslingen
Hanjo von Wietersheim, Kirchenrat, Notfallseelsorge in der Evang.-Luth. Kirche in Bayern, Bürgerspital, Iphofen
Dr. rer. nat. Michael Wucherer, Institut für Medizinische Physik, Klinikum Nürnberg

Nach der 8. Auflage ausgeschiedene Autoren

Prof. Dr. med. Christoph-E. Heyde, Leipzig
Dr. med. Werner Hinrichs, Nürnberg
Dr. med. Stephan Horn, Erlangen
Dipl.-Ing. Rolf P. Maschke, Nürnberg
Helmut Ochs, Weilheim
Dr. med. Stefan Weiß, Ludwigsburg

Abbildungsnachweis

Der Verweis auf die jeweilige Abbildungsquelle befindet sich bei allen Abbildungen im Werk am Ende des Legendentextes in eckigen Klammern.
((Noch nicht aktualisiert))

[A300]	Reihe Klinik- und Praxisleitfaden, Elsevier/Urban & Fischer Verlag, München
[F210-010]	Teasdale, G./Jennett, B.: Assessment of Coma and Impaired Consciousness – A Practical Scale. In: The Lancet. Volume 304, Issue 7872, Pages 81-84. Elsevier, July 1974
[F781-008]	Wyllie, J. et al.: Die Versorgung und Reanimation des Neugeborenen; In: Notfall & Rettungsdienst, Springer, Dec 2015, Vol. 18, Issuse 8, pp 964–983. Springer, Dezember 2015
[F781-025]	Reinhardt, T./Hennes, H.-J.: Mainz Emergency Evaluation Score (MEES). In: Notfall + Rettungsmedizin. Volume 2, Issue 6, Pages 380–381. Springer, September 1999
[G701]	Perry, Ann Griffin: Nursing Interventions & Clinical Skills. 5th ed 2012. Elsevier Health Science
[G889]	Dirks, B.: Die Notfallmedizin. Springer, 1. Auflage 2007
[H139-001]	Kirkham, F.J. et al: Paediatric coma scales. In: Developmental Medicine & Child Neurology. John Wiley and Sons, Feb. 2008
[H140-001]	Champion, H.R. et al: A Revision of the Trauma Score. In: The Journal of Trauma and Acute Care Surgery, Vol. 29, Issue 5, Pages 623-629, Wolters Kluwer Health Inc., 1989
[J747]	Thomas Engbert Design & Kommunikation, Kronsgaard
[K183]	E. Weimer, Würselen
[K381]	Peter Kick, Erlangen
[L106]	Henriette Rintelen, Velbert
[L157]	Susanne Adler, Lübeck
[L190]	Gerda Raichle, Ulm
[L215]	Sabine Weinert-Spieß, Neu-Ulm
[M346]	Dr. med. Gregor A. Lichy, Ludwigsburg
[M347]	Dr. Stefan Weiß, Ludwigsburg
[T634]	Grzegorz Sibilski, Strullendorf
[V083]	Weinmann Geräte für Medizin GmbH + Co. KG, Hamburg
[V086]	Hamilton Medical AG, Switzerland
[V157]	VYGON GmbH & Co. KG, Aachen
[V221]	Karl Storz GmbH & Co. KG, Tuttlingen
[V348]	VBM Medizintechnik GmbH, Sulz a. N.

[V740]	Sepura plc, Waterbeach CAMBRIDGE
[W257]	Gemeinsamer Bundesausschuss (G-BA), juristische Person des öffentlichen Rechts, Berlin
[W792]	Deutsches Rotes Kreuz e. V., Berlin
[W794]	Advanced Circulatory, USA
[W1013]	Feuerwehr Fürstenfeldbruck
[W1129]	Deutsches Institut für Katastrophenmedizin, 2016

Benutzerhinweise

Der Klinikleitfaden ist ein Kitteltaschenbuch. Das Motto lautet: Kurz, präzise und praxisnah. Medizinisches Wissen wird komprimiert dargestellt. Im Zentrum stehen die Probleme des klinischen Alltags. Auf theoretische Grundlagen wie Pathophysiologie oder allgemeine Pharmakologie wird daher weitgehend verzichtet.

- Vorangestellt: Tipps für die tägliche Arbeit und Arbeitstechniken.
- Im Zentrum: Fachwissen nach Krankheitsbildern bzw. Organsystemen geordnet – wie es dem klinischen Alltag entspricht.
- Im Anhang: Praktische Zusatzinformationen.

Wie in einem medizinischen Lexikon werden gebräuchliche Abkürzungen verwendet, die im Abkürzungsverzeichnis erklärt werden.
Um Wiederholungen zu vermeiden, wurden viele Querverweise eingefügt. Sie sind mit einem Pfeil gekennzeichnet

! Warnhinweise

Wichtige Zusatzinformationen sowie Tipps

Notfälle und Notfallmaßnahmen

Internetadressen: Alle Websites wurden vor Redaktionsschluss im Juni 2020 geprüft. Das Internet unterliegt einem stetigen Wandel – sollte eine Adresse nicht mehr aktuell sein, empfiehlt sich der Versuch über eine übergeordnete Adresse (Anhänge nach dem „/“ weglassen) oder eine Suchmaschine. Der Verlag übernimmt für Aktualität und Inhalt der angegebenen Websites keine Gewähr.

Die angegebenen Arbeitsanweisungen ersetzen weder Anleitung noch Supervision durch erfahrene KollegInnen. Insbesondere sollten Arzneimitteldosierungen und andere Therapierichtlinien überprüft werden – klinische Erfahrung kann durch keine noch so sorgfältig verfasste Publikation ersetzt werden.

Abkürzungen

Symbole

®	Handelsname
↑	hoch, erhöht
↓	tief, erniedrigt
→	vgl. mit, daraus folgt siehe (Verweis)

A

A (a).	Arterie(n)
abs.	absolut
AC	Akromio-klavicular
ACLS	Advanced Cardiac Life Support
ACS	akutes Koronarsyndrom
AD	Außendurchmesser
AHA	American Heart Association
AIDS	Acquired Immune Deficiency Syndrome
allg.	allgemein
Amp.	Ampulle
ant.	anterior
ANV	Akutes Nierenversagen
a. p.	anterior-posterior
APSAC	Anistreplase
ARDS	Adult Respiratory Distress Syndrome
art.	arteriell
ASB	Arbeiter-Samariterbund
ASS	Azetylsalizylsäure
AT III	Antithrombin III
ATLS	Advanced Trauma Life Support
AVK	Arterielle Verschlusskrankheit
AZ	Allgemeinzustand

B

BÄK	Bundesärztekammer
bakt.	bakteriell
BB	Blutbild
bds.	beidseits, bilateral
BE	Base Excess
BF	Berufsfeuerwehr
bes.	besonders
BGA	Blutgasanalyse
BOS	Behörden und Organisationen mit besonderen Aufgaben
BRK	Bayerisches Rotes Kreuz
BWK	Brustwirbelkörper
BWS	Brustwirbelsäule
BZ	Blutzucker
bzw.	beziehungsweise

C

C1–C8	Zervikalsegment 1–8
ca.	circa
Ca^{2+}	Kalzium
Ca	Karzinom
CCT	Kraniales Computertomogramm
Ch.	Charrière
chron.	chronisch
Cl	hlorid
CPR	kardiopulmonale Reanimation
COPD	Chronic Obstructive Pulmonary Disease
CO_2	Kohlendioxid
CT	Computertomogramm
CVI	chron. venöse Insuffizienz

D

d	dies (Tag)
DD	Differenzialdiagnose
Def.	Definition
desc.	descendens
d. h.	das heißt
Diab. mell.	Diabetes mellitus
Diagn.	Diagnostik
dist.	distal
DL	Drehleiter (Feuerwehr)
DMS	Durchblutung, Motorik, Sensibilität
Drg.	Dragee/-s
DRK	Deutsches Rotes Kreuz

E

e. b.	endobronchial
E. coli	Escherichia coli

E'lyte	Elektrolyte
EK	Erythrozytenkonzentrat
EKG	Elektrokardiogramm
EL	Einsatzleitung
ERC	European Resuscitation Council
Erkr.	Erkrankung
Erw.	Erwachsener
e. t.	endotracheal
EUG	Extrauteringravidität
evtl.	eventuell
EZ	Ernährungszustand

F

FF	Freiwillige Feuerwehr
FFP	Fresh Frozen Plasma
FSME	Frühjahr-Sommer-Meningoenzephalitis

G

G	Gauge
Gew.	Gewicht
ggf.	gegebenenfalls
GIT	Gastrointestinaltrakt
Gy	Gray

H

h	hora (Stunde)
HA	Humanalbumin
HAES	Hydroxyäthylstärke
Hb	Hämoglobin
HIV	Human Immunodeficiency Virus
Hkt.	Hämatokrit
HNO	Hals, Nasen, Ohren
HT	Herzton
HWI	Harnwegsinfektion
HWK	Halswirbelkörper
HWS	Halswirbelsäule
HWZ	Halbwertszeit
Hz	Hertz
HZV	Herzzeitvolumen

I

i. a.	intraarteriell
IAV	Intermittent Assisted Ventilation
i. c.	intrakutan
ICD	Implantierbare Kardioverter/Defibrillator-Einheit, International Code of Diseases
ICR	Interkostalraum
ICU	Intensive Care Unit
ID	Innendurchmesser
i. d. R.	in der Regel
IE	Internationale Einheit
ILCOR	International Liaison Committee on Resuscitation
i. m.	intramuskulär
Ind.	Indikation
Inf.	Infektion
inf.	inferior
insbes.	insbesondere
Insuff.	Insuffizienz
Intox.	Intoxikation
i. o.	intraossär
I-RTW	Infektionsrettungswagen
ISG	Iliosakralgelenk
ITH	Intensivtransporthubschrauber
ITN	Intubationsnarkose
ITW	Intensivtransportwagen
i. v.	intravenös

J

J.	Jahre
jährl.	jährlich
JUH	Johanniter Unfallhilfe

K

K^+	Kalium
KD	Kirschner-Draht
Kfz	Kraftfahrzeug
KG	Körpergewicht
/kg KG	pro Kilogramm Körpergewicht
KH	Kohlenhydrate
KHK	Koronare Herzkrankheit
klin.	klinisch/e/r/s
KM	Knochenmark, Kontrastmittel
KOF	Körperoberfläche
kons.	konservativ
Konz.	Konzentration
KI	Kontraindikation

KO	Komplikation
KTW	Krankentransportwagen

L

L1–L5	Lumbalsegment 1–5
LA	Lokalanästhesie, Lokalanästhetika
lat.	lateral
LF	Löschfahrzeug
li	links
LJ.	Lebensjahr
LNA	Leitender Notarzt
LWK	Lendenwirbelkörper
LWS	Lendenwirbelsäule

M

M	Männer
M., Mm.	Musculus, Musculi
max.	maximal
MCL	Medioklavikularlinie
med.	medial
Mg^{2+}	Magnesium
MHD	Maltheser Hilfsdienst
min.	minimal
Min.	Minute
mind.	mindestens
Mio.	Millionen
MKG	Mund-, Kiefer-, Gesichtschirurgie
ml	Milliliter
Mon.	Monat/e
MOV	Multiorganversagen
MRE	multiresistente Erreger
MRGN	multiresistente gramnegative Erreger
MRT	Magnetresonanztomografie
ms	Millisekunden

N

n	nano
N., Nn.	Nervus, Nervi
NA	Notarzt
Na^+	Natrium
NaCl	Natriumchlorid
NAW	Notarztwagen
NEF	Notarzteinsatzfahrzeug
neg.	negativ
neurol.	neurologisch
NN	Normalnull
NNH	Nasennebenhöhlen
NS	Notfallsanitäter
NW	Nebenwirkung

O

ÖL	Örtlicher Einsatzleiter
o. B.	ohne Besonderheit
oberfl.	oberflächlich
OP, op.	Operation, operativ
ORGL	Organisatorischer Einsatzleiter
Orthop.	Orthopädie, orthopädisch
OSG	oberes Sprunggelenk

P

p. a.	posterior-anterior
pAVK	periphere arterielle Verschlusskrankheit
Pat.	Patient
PEEP	Positive Endexpiratory Pressure
PDA	Periduralanästhesie
PHS	Periarthropathia humeroscapularis
phys.	physikalisch
physiol.	physiologisch
p. i.	post infectionem
p. m.	post mortem
p. o.	per os
pos.	positiv
postop.	postoperativ
präop.	präoperativ
PRIND	Prolonged Reversible Ischemic Neurological Deficit
Proc.	Prozedere
PSR	Patellarsehnenreflex

Q

QF	Querfinger

R

RA	Rettungsassistent
RD	Rettungsdienst
re	rechts
respir.	respiratorisch
rezid.	rezidivierend
RG	Rasselgeräusch
RH	Rettungshelfer

Rh	Rhesus
Rö	Röntgen
RR	Blutdruck nach Riva-Rocci
RS	Rettungssanitäter
RTH	Rettungshubschrauber
RTW	Rettungswagen
RW	Rüstwagen (Feuerwehr)

S

s	Sekunde/n
s.	siehe
S1–S5	Sakralsegment 1–5
SAB	Subarachnoidalblutung
SAR	Search and Rescue
s. a.	siehe auch
s. c.	subkutan
SEG	Schnell-Einsatz-Gruppe
serol.	serologisch
SHF	Schenkelhalsfraktur
SHT	Schädel-Hirn-Trauma
SM	(Herz-)Schrittmacher
s. o.	siehe oben
sog.	sogenannte/r
Sono	Sonografie
SPA	Spinalanästhesie
SSW	Schwangerschaftswoche
StGB	Strafgesetzbuch
s. l.	sublingual
s. u.	siehe unten
sup.	superior
supp.	Suppositorium/-en
Sy.	Syndrom
syn.	Synonym/-a
Szinti	Szintigrafie

T

tägl.	täglich
Tbc	Tuberkulose
Tbl.	Tablette/-n
Ther., ther.	Therapie, therapeutisch
THW	Technisches Hilfswerk
TEL	Technischer Einsatzleiter
TEP	Totalendoprothese
TIA	Transiente ischämische Attacke
TL	Teelöffel
TLF	Tanklöschfahrzeug
Tr.	Tropfen
TSR	Trizepssehnenreflex

U

u. a.	und andere
U/l	Units/Liter
usw.	und so weiter
u. U.	unter Umständen
UV	Unfallversicherungsträger

V

V. a.	Verdacht auf
v. a.	vor allem
VES	ventrikuläre Extrasystole
vgl.	vergleiche
VK	Vitalkapazität
VKB	vorderes Kreuzband
VKOF	verbrannte Körperoberfläche
Vit.	Vitamin
VSD	Ventrikel-Septum-Defekt

W

weibl.	weiblich/e/er
Wdhg.	Wiederholung
WF	Werksfeuerwehr
Wo.	Woche/n
WS	Wirbelsäule
WW	Wechselwirkung von Arzneimittel(n)

Z

z. B.	zum Beispiel
ZMK	Zahn, Mund, Kiefer
Z. n.	Zustand nach
ZNS	Zentrales Nervensystem
z. T.	zum Teil
zzt.	zurzeit
ZVD	Zentraler Venendruck
ZVK	Zentraler Venenkatheter

Inhaltsverzeichnis

1 Tipps und Informationen für den Rettungsdienst 1
1.1 Vierzehn Gebote für den Notarzt 4
1.2 Grundbegriffe der präklinischen Notfallmedizin 5
1.3 Rettungsdienst 11
1.4 Juristische Aspekte 23
1.5 Ethische Überlegungen im Rettungsdienst 28
1.6 Rettungsmittel 29
1.7 Notarztausrüstung 35
1.8 Risiken und Sicherungsmaßnahmen der Einsatzstelle 55
1.9 Großschadensfall 66
1.10 Score-Systeme in der Notfallmedizin 80
1.11 Zusammenarbeit mit anderen Organisationen 84
1.12 Zulässige Grenzwerte für Strahlenbelastung 93
1.13 Gefahrgut 93
1.14 Transport-Unfall-Informations- und Hilfeleistungssystem (TUIS) der chemischen Industrie 97
1.15 Psychologisches Verhalten am Notfallort 98
1.16 Psychosoziale Notfallversorgung für Einsatzkräfte (PSNV-E) 101
1.17 Hygienemaßnahmen und Problemkeime 103
1.18 Leichenschau/Todesbescheinigung 105
1.19 Dokumentation 109
1.20 Qualitätsmanagement im Rettungsdienst 110
1.21 Traumaversorgungskonzepte 112
1.22 Risikomanagement im Notarztdienst 115
1.23 Kontroversen in der Notfallmedizin 117
1.24 Patientenübergabe 120

2 Arbeitstechniken 123
2.1 Hilfsmittel zur Rettung 125
2.2 Besondere Rettungssituationen 130
2.3 Spezielle Unfallrettung 148
2.4 Notamputation 162
2.5 Prinzipien der Lagerung 163
2.6 Wundversorgung 164
2.7 Venöse Zugangswege 166
2.8 Intraossäre Infusion 173
2.9 Arterielle Punktion 175
2.10 Drainagen 176
2.11 Sonografie 184
2.12 Sekundärtransport (Interhospitaltransfer) 185

3 Analgesie, Sedierung, Narkose, Beatmung, Reanimation 189
3.1 Analgesie 191
3.2 Sedierung 199

3.3 Präklinische Narkose 200
3.4 Techniken zur Beatmung und Reanimation 205
3.5 Praxis der Reanimation 225

4 Notfalluntersuchung und Leitsymptome 233
4.1 Notfalluntersuchung 234
4.2 Leitsymptome 238

5 Herz-Kreislauf-Notfälle 247
5.1 Stabile Angina pectoris 248
5.2 Akutes Koronarsyndrom 249
5.3 Herzinsuffizienz 254
5.4 Herzrhythmusstörungen 255
5.5 Notfälle bei Patienten mit Herzschrittmacher 260
5.6 Notfälle bei Pat. mit implantierten Kardioverter-/Defibrillator-Systemen 262
5.7 Hypertensiver Notfall 263
5.8 Schocktherapie 265

6 Gefäßnotfälle 269
6.1 Akuter arterieller Extremitätengefäßverschluss 270
6.2 Akuter venöser Gefäßverschluss 271
6.3 Direkte Gefäßverletzungen 273
6.4 Stumpfe Gefäßschäden 274
6.5 Aortenruptur und Aortenaneurysmaruptur 275

7 Respiratorische Notfälle 277
7.1 Leitsymptome 278
7.2 Asthma bronchiale 281
7.3 Pneumonie 283
7.4 Akute Lungenembolie 284
7.5 Lungenödem 287
7.6 Hyperventilationssyndrom 289
7.7 Spontanpneumothorax („geschlossener" Pneumothorax) 290
7.8 Chronisch obstruktive Lungenerkrankung 292

8 Neurologische Notfälle 295
8.1 Verhalten am Notfallort 296
8.2 Neurologische Notfalluntersuchung 296
8.3 Leitsymptome und -syndrome 306
8.4 Krisen bei neurologischen Erkrankungen 341

9 Vergiftungen 347
9.1 Basismaßnahmen 348
9.2 Vergiftungsdiagnostik 349
9.3 Giftentfernung 351
9.4 Intoxikationen durch Medikamente 354
9.5 Intoxikationen durch Drogen 360
9.6 Intoxikationen durch Chemikalien 362
9.7 Intoxikationen durch Inhalationsgifte 372

9.8 Intoxikationen durch Nahrungsmittel 374
9.9 Intoxikationen durch Pflanzen 375
9.10 Intoxikationen durch Tiere 376

10 Psychiatrische Notfälle 379
10.1 Besonderheiten des psychiatrischen Notfalls 380
10.2 Psychiatrische Untersuchung 381
10.3 „Zwangseinweisung" 383
10.4 Syndrome 383
10.5 Notfälle durch Psychopharmaka 392

11 Traumatologie 395
11.1 Allgemeines Vorgehen bei traumatologischen Notfällen 396
11.2 Schädelhirntrauma 399
11.3 Thoraxtrauma 404
11.4 Bauchtrauma 410
11.5 Beckentrauma 411
11.6 Wirbelsäulen- und Rückenmarkverletzung 413
11.7 Extremitätenverletzungen 416
11.8 Polytrauma 426
11.9 Schussverletzungen 430
11.10 Verbrennung/Verbrühung 432
11.11 Verätzungen 438
11.12 Stromunfall 443
11.13 Strahlenunfall 446
11.14 Kältetrauma 450
11.15 Ertrinkungsunfall 452
11.16 Tauch- und Druckluftunfälle 454
11.17 Rektale Fremdkörper 456

12 Pädiatrische Notfälle 459
12.1 Basisinformationen 460
12.2 Akute respiratorische Insuffizienz 472
12.3 Schock 483
12.4 Reanimation 488
12.5 Spezielle Kindernotfälle nach Leitsymptomen 493

13 Gynäkologische Notfälle 525
13.1 Besonderheiten gynäkologischer Notfälle 526
13.2 Vaginale Blutungen 528
13.3 Gynäkologisch bedingte Schmerzen 533
13.4 Notzuchtdelikte 541

14 Schwangerschaftsnotfälle ab der 24. SSW 543
14.1 Allgemeine Grundlagen 545
14.2 Notfälle in der Schwangerschaft ab 24. SSW 548
14.3 Spontangeburt 560
14.4 Geburtskomplikationen 571
14.5 Kindliche Notfälle nach der Geburt 583
14.6 Mütterliche Notfälle nach der Entbindung 594

15 Abdominelle und Stoffwechsel-Notfälle, Sepsis 599
15.1 Leitsymptome 600
15.2 Akutes Abdomen 603
15.3 Gastrointestinale Blutungen 612
15.4 Metabolische und endokrine Notfälle 614
15.5 Schwere Infektionen und Sepsis 616

16 Urologisch-nephrologische Notfälle 617
16.1 Urologisch-nephrologische Notfalluntersuchung 618
16.2 Nieren- und Harnleiterkolik 620
16.3 Blasenentleerungsstörungen (Harnverhalt) 621
16.4 Entzündungen der ableitenden Harnwege 624
16.5 Hodenschmerz und Hodenschwellung 626
16.6 Verletzungen des Urogenitalsystems 628
16.7 Paraphimose 634
16.8 Priapismus 635
16.9 Fournier-Gangrän 636
16.10 Notfälle bei Dialysepatienten 637

17 „Kopf"-Notfälle 641
17.1 Ophthalmologische Notfälle 642
17.2 HNO-Notfälle 661
17.3 Mund-, kiefer-, gesichtschirurgische und zahnärztliche Notfälle 681

18 Orthopädische Notfälle 693
18.1 Akuter Nackenschmerz/akuter Nackenarmschmerz 694
18.2 Akuter Kreuzschmerz 695
18.3 Eitrige Arthritis des Erwachsenen 699
18.4 Septische Arthritis des Säuglings 700

19 Dermatologische Notfälle 703
19.1 Anaphylaktische/anaphylaktoide Reaktion 704
19.2 Akut blasenbildende Erkrankungen 705

20 Palliativmedizinische Notfälle 707
20.1 Palliativmedizinischer Notfalleinsatz 708
20.2 Dyspnoe 711
20.3 Schmerztherapeutische Aspekte 714

21 Notfallmedikamente 719
21.1 Einleitung 720
21.2 Medikamente 720
21.3 Antidota 746
21.4 Dosierungstabellen für Spritzenpumpen 749

22 Adressen 751
22.1 RTH-Stationen 752
22.2 Standorte der deutschen SAR-Einrichtungen 757
22.3 Giftinformationszentralen 758
22.4 Regionale Notarztarbeitsgemeinschaften 759

23 Fremdsprachenführer 761

Register 773

1

Tipps und Informationen für den Rettungsdienst

Frank Erbguth, Günter Frey, Alexander Haberzeth, Ulrich v. Hintzenstern, Thomas Köhnlein, Joachim Koppenberg, Uwe Lehmann, Michael Reng, Rolando Rossi, Martin Schipplick, Stefan Schulz-Drost, Harald Strauss, Axel Topp, Hanjo v. Wietersheim

1.1 Vierzehn Gebote für den Notarzt *Ulrich v. Hintzenstern und Michael Reng* 4

1.2 Grundbegriffe der präklinischen Notfallmedizin *Ulrich v. Hintzenstern und Michael Reng* 5

1.2.1 Rettungskette 5

1.2.2 „stay and play" vs. „load and go" vs. „treat in street" 8

1.2.3 Notarzteinsatz – Indikationen 8

1.2.4 Notkompetenz 8

1.2.5 Effektivitätskontrolle 10

1.3 Rettungsdienst *Ulrich v. Hintzenstern, Michael Reng und Harald Strauss* 11

1.3.1 Gesetzliche Grundlagen *Ulrich v. Hintzenstern und Michael Reng* 11

1.3.2 Organisation *Ulrich v. Hintzenstern und Michael Reng* 12

1.3.3 Personal *Ulrich v. Hintzenstern und Michael Reng* 13

1.3.4 Funk und Kommunikation *Harald Strauss und Ulrich v. Hintzenstern* 16

1.4 Juristische Aspekte *Ulrich v. Hintzenstern und Frank Erbguth* 23

1.4.1 Aufklärungs- und Behandlungspflicht 23

1.4.2 Schweigepflicht und -recht 25

1.4.3 Betäubungsmittel im Rettungsdienst 26

1.4.4 Rechtsvorschriften für Medizinprodukte 27

1.5 Ethische Überlegungen im Rettungsdienst *Ulrich v. Hintzenstern* 28

1.6 Rettungsmittel *Ulrich v. Hintzenstern und Harald Strauss* 29

1.6.1 Fahrtechnik *Ulrich v. Hintzenstern* 29

1.6.2 Bodengebundene Rettungsmittel *Harald Strauss und Ulrich v. Hintzenstern* 30

1.6.3 Rettungsmittel der Luftrettung *Harald Strauss und Ulrich v. Hintzenstern* 33

1.7 **Notarztausrüstung**
Ulrich v. Hintzenstern, Thomas Köhnlein und Harald Strauss 35
1.7.1 Notarztkoffer
Ulrich v. Hintzenstern und Harald Strauss 35
1.7.2 Ausrüstungssets für Großunfälle und –schadensereignisse
Ulrich v. Hintzenstern und Harald Strauss 39
1.7.3 Sauerstoffapplikatoren
Harald Strauss und Ulrich v. Hintzenstern 39
1.7.4 Pulsoxymeter
Ulrich v. Hintzenstern und Harald Strauss 40
1.7.5 Blutdruckmessgerät
Ulrich v. Hintzenstern und Harald Strauss 41
1.7.6 Elektrokardiografie
Ulrich v. Hintzenstern und Harald Strauss 41
1.7.7 Laborchemische Schnelltests
Ulrich v. Hintzenstern und Harald Strauss 42
1.7.8 Blutgasanalyse
Ulrich v. Hintzenstern und Harald Strauss 43
1.7.9 Beatmung
Ulrich v. Hintzenstern und Thomas Köhnlein 43
1.7.10 Absaugpumpe
Harald Strauss und Ulrich v. Hintzenstern 51
1.7.11 Kapnografie und Kapnometrie
Harald Strauss und Ulrich v. Hintzenstern 51
1.7.12 Spritzenpumpe („Perfusor®", „Injektomat®" usw.)
Harald Strauss und Ulrich v. Hintzenstern 52
1.7.13 Defibrillator
Harald Strauss und Ulrich v. Hintzenstern 52
1.7.14 Herzschrittmacher
Harald Strauss und Ulrich v. Hintzenstern 52
1.7.15 Thermometer
Harald Strauss und Ulrich v. Hintzenstern 53
1.7.16 Persönliche Ausstattung des Notarztes („Taschendiagnostik")
Ulrich v. Hintzenstern und Harald Strauss 53
1.8 **Risiken und Sicherungsmaßnahmen der Einsatzstelle**
Alexander Haberzeth, Ulrich v. Hintzenstern, Harald Strauss und Axel Topp 55
1.8.1 Gefahren der Einsatzstelle erkennen
Axel Topp 55
1.8.2 Einsatzstelle sichern
Alexander Haberzeth und Axel Topp 55
1.8.3 Eigensicherung
Harald Strauss und Ulrich v. Hintzenstern 56
1.8.4 Einsätze in problematischen Umfeldern
Ulrich v. Hintzenstern und Axel Topp 60
1.8.5 Verhalten bei Terroranschlägen
Axel Topp 63
1.9 **Großschadensfall**
Martin Schipplick 66
1.9.1 Besonderheiten 66
1.9.2 Frühphase 68
1.9.3 Konsolidierungsphase 69
1.9.4 Patientenversorgung 72
1.9.5 Materialbevorratung für Großschadensfälle 75
1.9.6 Schnell-Einsatz-Gruppen 79
1.10 **Score-Systeme in der Notfallmedizin**
Ulrich v. Hintzenstern 80
1.11 **Zusammenarbeit mit anderen Organisationen**
Günter Frey, Alexander Haberzeth, Ulrich v. Hintzenstern, Axel Topp, Stefan Schulz-Drost und Hanjo v. Wietersheim 84
1.11.1 Grundsätze und Probleme
Ulrich v. Hintzenstern, Axel Topp und Alexander Haberzeth 84
1.11.2 Polizei
Alexander Haberzeth 86

1.11.3 Feuerwehr
Axel Topp **87**
1.11.4 Technisches Hilfswerk (THW)
Ulrich v. Hintzenstern **87**
1.11.5 Bundeswehr
Günter Frey **88**
1.11.6 Katastrophenschutz
Ulrich v. Hintzenstern **89**
1.11.7 Psychosoziale Notfallversorgung für Betroffene (PSNV-B)
Hanjo v. Wietersheim **90**
1.11.8 Rettungshundeteams
Ulrich v. Hintzenstern und Stefan Schulz-Drost **91**
1.11.9 Verletzten-Versorgungsteam See (VVT See) des Havariekommandos
Ulrich v. Hintzenstern und Stefan Schulz-Drost **92**

1.12 Zulässige Grenzwerte für Strahlenbelastung
Ulrich v. Hintzenstern **93**

1.13 Gefahrgut
Ulrich v. Hintzenstern, Harald Strauss und Axel Topp **93**
1.13.1 Grundlagen der Gefahrgutkennzeichnung **93**
1.13.2 Kennzeichnung gefährlicher Güter bei Transporten **94**
1.13.3 Kennzeichnung gefährlicher Stoffe in Betrieben **96**

1.14 Transport-Unfall-Informations- und Hilfeleistungssystem (TUIS) der chemischen Industrie
Ulrich v. Hintzenstern, Harald Strauss und Axel Topp **97**

1.15 Psychologisches Verhalten am Notfallort
Ulrich v. Hintzenstern **98**

1.16 Psychosoziale Notfallversorgung für Einsatzkräfte (PSNV-E)
Hanjo v. Wietersheim und Ulrich v. Hintzenstern **101**

1.17 Hygienemaßnahmen und Problemkeime
Ulrich v. Hintzenstern und Michael Reng **103**

1.18 Leichenschau/ Todesbescheinigung
Ulrich v. Hintzenstern **105**
1.18.1 Leichenschau **105**
1.18.2 Todesfeststellung **107**
1.18.3 Todesbescheinigung **107**

1.19 Dokumentation
Ulrich v. Hintzenstern **109**

1.20 Qualitätsmanagement im Rettungsdienst
Ulrich v. Hintzenstern **110**

1.21 Traumaversorgungskonzepte
Uwe Lehmann und Ulrich v. Hintzenstern **112**
1.22.1 ATLS **112**
1.22.2 PHTLS/ITLS **114**
1.22.3 Traumanetzwerke **114**

1.22 Risikomanagement im Notarztdienst
Joachim Koppenberg und Ulrich v. Hintzenstern **115**

1.23 Kontroversen in der Notfallmedizin
Ulrich v. Hintzenstern und Harald Strauss **117**

1.24 Patientenübergabe
Rolando Rossi **120**

1.1 Vierzehn Gebote für den Notarzt

Ulrich v. Hintzenstern und Michael Reng

1. **Setze Dich mit Notfallsituationen, vor denen Du Angst hast (Geburt, venöse Zugänge und Intubation bei Kleinkindern, Thoraxdrainage usw.), vorher intensiv auseinander (▶ 1.21).**
- Fachlektüre.
- Mit Kollegen besprechen.
- Hospitation.
- „Trockentraining", z. B. mit Trainingspuppe, bei Hospitation usw.

2. **Unterschätze keine scheinbar unspektakuläre Notfallsituation, die Dir vertraut oder „langweilig" vorkommt.**
- Alt und verwirrt im Heim heißt nicht nur dement und exsikkiert. Von der Sepsis bis zur Intoxikation ist alles möglich.
- Heftige, beim Eintreffen schon wieder bessere Bauchschmerzen können von der Hodentorsion (beim Kind) bis zum Mesenterialinfarkt (beim Erw.) auch auf kritische Erkr. hinweisen.
- Immer gezielte Anamnese und körperliche Untersuchung durchführen.
- Wer das Schlimmste annimmt, wird nicht so leicht überrascht!

3. **Betrachte den Notfallpatienten als kranken Menschen, nicht als kranken „Gegenstand".**
- Z. B. persönliche Vorstellung als Notarzt Dr. …
- Zuwendung entspannt viele Situationen und ist die einfachste und kostengünstigste Form der Sedierung und Analgesie.
- Sich auf „gleiche Höhe" mit dem Pat. begeben → beim sitzenden oder liegenden Pat. in die Hocke gehen → auf gleicher Augenhöhe Blickkontakt herstellen.

4. **Behandle (Erst-)Helfer, Angehörige und vor Ort befindliche Kollegen so, wie Du selbst behandelt werden möchtest.**
- „Zauberworte": „bitte" und „danke".
- Keine „Oberlehrerattitüden", stattdessen sachliches und emotionsfreies Auftreten.
- Nervosität und Fehler in Notfallsituationen sind menschlich und nicht vorsätzlich.

5. **Verschaffe Dir zunächst einen Überblick über die Gesamtsituation, bevor Du eine Entscheidung für das Wesentliche und Machbare triffst.**
- „Weniger" ist oft „mehr".

6. **Bewahre immer Ruhe.**
- Durch übereiltes und hektisches Agieren kann dem Pat. mehr Schaden zugefügt werden als durch überlegtes Abwarten.

7. **Beherzige den Grundsatz, dass Erfolg nur durch ein Miteinander zu erzielen ist.**
- Medizinische und technische Rettung sind ohne Kommunikation, Koordination und Kooperation nicht möglich.
- TEAM = Together Everyone Achieves More.

8. **Wende nach Möglichkeit nur Maßnahmen und Methoden an, die Du kennst und mit denen Du Erfahrung hast.**
- Keine Erstlingswerke oder „Experimente" im Notarztdienst.

9. **Bedenke, dass ein NA kein Hexer oder Wunderheiler sein kann.**
- Primäres Ziel ist die Stabilisierung des Patientenzustands, nicht eine Kausaltherapie, die außerklinisch selten möglich ist.

- Dennoch sollen die präklinischen Möglichkeiten der Diagnostik und Therapie möglichst umfassend genutzt werden.

10. **Dokumentiere Deine Befunde und Maßnahmen exakt und übersichtlich.**
- DIVI-Protokoll.
- Nur der NA kann Zeugen vor Ort zum Unfallhergang bzw. zum Zustand des Pat. vor dem Ereignis befragen. Diese Information wird in der Klinik dringend benötigt.
- Leserliche Schrift, evtl. Arztstempel. Ggf. Lesebrille nicht vergessen.
- Dokumentation auch „negativer" Ereignisse (z. B. Aspiration, Zahnschädigung bei der Intubation).

11. **Fahre mit schwerkranken Pat. Kliniken nur nach Voranmeldung an.**
- Baldmöglichst der ILS die bevorzugte Klinik nennen, die angefahren werden soll. Dabei erste Informationen mitteilen (z. B. „stumpfer Bauch, intubiert und beatmet").
- Bereits vor der Abfahrt vom Notfallort sollte über die ILS geklärt sein, ob die Klinik aufnahmebereit und der Pat. angemeldet ist.

12. **Hinterlasse keine Spuren.**
- Abfall mitnehmen um Verletzungen, Miss- oder Fehlgebrauch (Kinder) vorzubeugen.
- Keine Materialien, Geräte usw. vergessen.

13. **Führe nach jedem Einsatz mit Deinen Mitarbeitern eine konstruktive Manöverkritik durch** (▶ 1.21).
- „Man lernt nur aus Fehlern."
- „Was kann man beim nächsten Mal besser machen?"
- „Was hat gut geklappt?"
- Nach psychisch belastenden Einsätzen ein „Debriefing" durchführen (▶ 1.15).

14. **Versuche ständig zu steigern:**
- Fachwissen.
- Sozialkompetenz: Verhalten als Kollege, Führungskraft und gegenüber Betroffenen in Ausbildung, Einsatz und Nachbereitung.
- Methodenkompetenz: setzt sich aus Wissens- und Verhaltenskomponenten zusammen und hilft dem NA (= Führungskraft!) mit Mitarbeitern, Kollegen oder in Stäben/Einsatzleitungen gezielt umsetzbare Maßnahmen zu erarbeiten.

1.2 Grundbegriffe der präklinischen Notfallmedizin

Ulrich v. Hintzenstern und Michael Reng

1.2.1 Rettungskette

Nur durch eine **lückenlose Versorgung** des Notfallpat. vom Notfallort bis zur Notaufnahme können optimale Behandlungsergebnisse erreicht werden. Das Konzept der Rettungskette (▶ Abb. 1.1) veranschaulicht, dass für eine qualitativ hochwertige präklinische Notfallmedizin das Zusammenwirken der Kettenglieder unumgänglich ist.

Sofortmaßnahmen am Unfallort (Laienhilfe)

- Die Einführung der Breitenausbildung in Sofortmaßnahmen am Unfallort und Erster Hilfe machen eine schnelle Intervention am Notfallort durch Laienhelfer möglich.

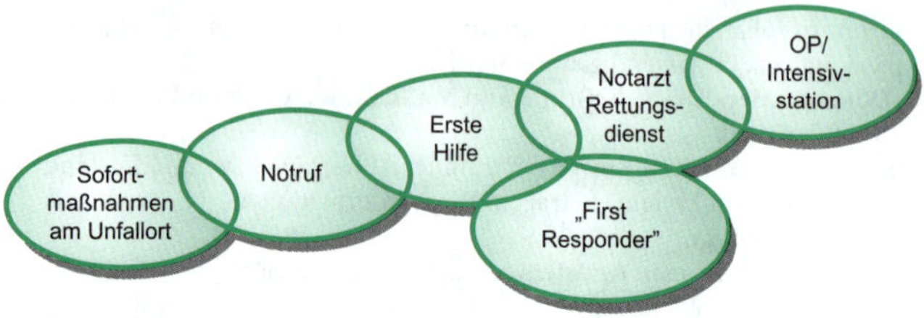

Abb. 1.1 Rettungskette [A300]

- Seit einigen Jahren ist die Durchführung der kardiopulmonalen Reanimation Lehrinhalt der Erste-Hilfe-Ausbildung. Zudem wird vielerorts die anleitende Telefonreanimation durch den ILS aktiv angeboten.
- Gute Langzeitergebnisse hängen entscheidend von frühzeitigen Wiederbelebungsmaßnahmen durch Laienhelfer ab.
- Meist sind am Unfallort schnell zahlreiche Passanten zur Stelle, die aber oft nur „gaffen" statt helfend einzugreifen und so die Arbeit der Rettungskräfte behindern.
- Trotz der für den Führerscheinerwerb obligatorischen Ausbildung in Sofortmaßnahmen am Unfallort bzw. der Breitenausbildung in Erster Hilfe geht das Laienhelfer-Wissen und -Engagement meist nicht über die Durchführung der stabilen Seitenlage hinaus.

Notruf

- Zur besseren Koordinierung der Rettungsdiensteinsätze wurde in Deutschland ein Netz von integrierten Leitstellen eingerichtet (▶ 1.3.1).
- Die 112 ist die bundeseinheitliche Notrufnummer für Feuerwehr und Rettungsdienst (vergleichbar der 110 der Polizei).
- Die Leitstellen entscheiden anhand eines lokal unterschiedlichen Indikationskatalogs über die Notwendigkeit eines Notarzteinsatzes (▶ 1.2.3).

> **!** Beim Anwählen der Notrufnummer 112 über ein Mobiltelefonnetz (geht auch bei PIN-Sperre des Telefons) wird der Anrufer je nach Funknetzstruktur und Routingverfahren nicht zwangsläufig mit der nächstgelegenen Leitstelle verbunden. Daher Standort exakt beschreiben (hierbei kann eine App wie Google Maps hilfreich sein). Der Notruf 110/112 über eine Telefonzelle ist i. d. R. münz- bzw. kartenfrei möglich.

„First Responder" (FR)/„Helfer vor Ort" (HvO)

Synonyme: **Sanitäter vor Ort (SanvO), Voraus-Helfer, Notfallhelfer.**
Systeme zur Verkürzung des therapiefreien Intervalls zwischen Eingang des Notrufs und dem Eintreffen regulärer Kräfte des RD vor Ort. Entweder hauptamtliche (z. B. Berufsfeuerwehr mit adäquater RD-Qualifikation) oder freiwillige Kräfte (z. B. freiwillige Feuerwehr, Bergrettung, Wasserrettung mit unterschiedlicher medizinischer Qualifikation), RD-Mitarbeiter oder qualifizierte Ersthelfer, die z. B. über einen Smartphone-App-Alarm (z. B. „Irena" oder „Mobile Retter") verständigt werden.

Notarzt-/Rettungsdienst

Bodengebundener Notarztdienst

Der bodengebundene Notarztdienst wird als Stations- oder als Rendezvous-System betrieben:

- **Stationssystem:** NA und RA sind an einem Krankenhaus stationiert. Sie rücken von hier zusammen mit dem NAW zum Einsatz aus. Vorteil: eingespieltes Team aus bekannten Mitarbeitern.
- **Rendezvous-System:** NA rückt vom Krankenhaus mit dem NEF zum Einsatzort aus. Parallel dazu rückt ein RTW von der Rettungswache aus. Vorteil: mehr Flexibilität und größere Schnelligkeit des NEF, v. a. in ländlichen Einsatzbereichen.

Rettungshubschrauber

Rettungshubschrauber stehen für den Notarzteinsatz in einem größeren Einsatzradius bereit (50–70 km). NA und RA sind gemeinsam am Standort des RTH stationiert. Nach Versorgung des Pat. und Herstellung der Transportfähigkeit erfolgt der Transport entweder mit dem RTH oder einem immer zusätzlich alarmierten bodengebundenen Rettungsmittel. Vorteil: hohe Einsatzschnelligkeit bei größerem Einsatzradius, schneller und schonender Transport auch in entfernt gelegene Spezialkliniken (z. B. bei Verbrennungen, SHT, Polytrauma).

(Zentrale) Notaufnahme (ZNA)

Der Gemeinsame Bundesausschuss (www.g-ba.de) hat ein dreistufiges System von Notfallstrukturen in Krankenhäusern anhand von Mindestanforderungen entwickelt, v. a. zu Art und Anzahl von Fachabteilungen, Anzahl und Qualifikation des vorzuhaltenden Fachpersonals sowie dem zeitlichen Umfang der Bereitstellung von Notfallleistungen:

- Stufe 1: Basisnotfallversorgung
- Stufe 2: Erweiterte Notfallversorgung
- Stufe 3: Umfassende Notfallversorgung

Die interdisziplinäre, zentrale Notaufnahme einer Klinik bietet zahlreiche Vorteile:

- Aufnahmeärzte, diagnostische und therapeutische Ressourcen sind rund um die Uhr schnell verfügbar.
- Informationen über die Aufnahme- und Versorgungsfähigkeit einer Klinik sind zentral verfügbar.
- Der organisatorische Ablauf der Patientenversorgung wird optimiert und je nach Grad der Patientengefährdung priorisiert (kein Kompetenzgerangel, keine zeitraubenden Rückfragen).
- Versorgung v. a. von polytraumatisierten Notfallpat. durch ein Trauma-Team (Anästhesist, Unfallchirurg) und Möglichkeit des schnellen Hinzuziehens weiterer Fachdisziplinen (z. B. Radiologe, Neurochirurg, Pädiater, Kinderchirurg).

Fehlt eine zentrale Notaufnahme, kommt es bei der Suche nach einer adäquaten Versorgungsmöglichkeit häufig zu Verzögerungen und unnötigen Transportwegen („Notfalltourismus“).

> **!** Kritisch kranke Notfallpat. werden in der zentralen Notaufnahme über die ILS angemeldet. Wichtig sind detaillierte Informationen über Verletzungen und Zustand des Pat. Falls die nächstgelegenen, geeigneten Kliniken eine

Aufnahme ablehnen oder wenn dem Pat. wegen vitaler Bedrohung ein weiterer Transport nicht zumutbar ist, ist eine „Zwangsbelegung“ der räumlich nächstgelegenen Klinik zulässig und wenn unvermeidbar durchzuführen!

OP/Intensivstation

- Fortführung der präklinisch begonnenen Therapie zur Sicherung optimaler Behandlungsergebnisse.
- Kapazitätsengpässe führen durch die Suche nach einem Intensivbett zur Unterbrechung der kontinuierlichen Therapie nach abgeschlossener Erstversorgung. Daher immer Aufnahmefähigkeit der Klinik durch ILS abklären lassen.

1.2.2 „stay and play" vs. „load and go" vs. „treat in street"

Deutschsprachiger Raum „Notarztsystem“ (**„stay and play“**):

- Versorgung von Notfallpatienten durch ein Rettungsteam aus 2 RA bzw. NS und NA.
- Die Aufgabe vor Ort ist das schnelle Erkennen und die Soforttherapie vitaler Störungen.
- Nach Herstellung der Transportfähigkeit folgt der Transport in die Klinik durch Rettungsfahrzeuge mit notfallmedizinischer Ausstattung unter NA-Begleitung (kontinuierliche ärztliche Überwachung).

Angloamerikanischer Raum

„Emergency Medical Service“ („load and go“, „scoop and run“):

- Versorgung von Notfallpatienten durch 2 Paramedics (Ausbildungsstand vergleichbar dem von RA).
- Am Einsatzort wird nur eine Minimaltherapie durchgeführt; vorrangige Aufgabe ist der möglichst schnelle Transport in die nächstgelegene Klinik.
- Die Ambulance-Fahrzeuge sind in ihrer notfallmedizinischen Ausstattung der geringen Versorgungsmaxime entsprechend eher spärlich ausgerüstet.

„Treat in street“: bei kritisch Kranken

- Therapie vor Ort qualifiziert beginnen, aber nicht „grenzenlos“ ausdehnen
- Therapie während der Fahrt komplettieren

1.2.3 Notarzteinsatz – Indikationen

Die ILS entscheidet nach Eintreffen eines Notrufs anhand eines lokal unterschiedlichen Indikationskatalogs über die einzusetzenden Rettungsmittel.
Die Indikation für den Einsatz des Notarztes ergibt sich aus dem Zustand des Pat. (▶ Tab. 1.1) und der Art der Notfallsituation (▶ Tab. 1.2). Die Tabellen sind beispielhaft, die „lokal zuständige“ NA-Ind. kann bei ÄLRD bzw. ILS abgefragt werden.

1.2.4 Notkompetenz

Steht zur Versorgung eines Notfallpatienten ein NA nicht oder nur verzögert zur Verfügung, können entsprechend ausgebildete RA bzw. NS (▶ 1.3.2) bestimmte ärztliche Maßnahmen im Rahmen der Notkompetenz durchführen.

Tab. 1.1 Patientenzustandsbezogene Indikation

Funktionen	Zustand	Beispiel
Bewusstsein	Keine oder inadäquate Reaktion auf Ansprache und Rütteln	SHT, Schlaganfall, Vergiftung, Krampfanfall, Koma
Atmung	Keine normale Atmung, ausgeprägte oder zunehmende Atemnot, Atemstillstand	Asthmaanfall, Lungenödem, Aspiration
Herz/Kreislauf	Akuter Brustschmerz, ausgeprägte oder zunehmende Kreislaufinsuff., Kreislaufstillstand	Herzinfarkt, Angina pectoris, ACS, Herzrhythmusstörung, hypertone Krise, Schock
Sonstige Schädigungen mit Wirkungen auf die Vitalfunktionen	Schwere Verletzung, schwere Blutung, starke akute Schmerzen, akute Lähmungen	Thorax-/Bauchtrauma, SHT, größere Amputation, Ösophagusvarizenblutung, Verbrennung, Fraktur mit deutlicher Fehlstellung, Pfählungsverletzung, Vergiftung, Schlaganfall
Schmerz	Akute starke und/oder zunehmende Schmerzen	Trauma, Herzinfarkt, Kolik

Tab. 1.2 Notfallbezogene Indikation

- Schwerer Verkehrsunfall mit Hinweis auf Verletzte
- Sonstiger Unfall mit Schwerverletzten
- Unfall mit Kindern
- Brände/Rauchgasentwicklung mit Hinweis auf Personenbeteiligung
- Explosionsunfälle, thermische oder chemische Unfälle mit Hinweis auf Personenbeteiligung
- Strom- oder Blitzunfälle
- Ertrinkungs- oder Tauchunfälle, Eiseinbruch
- Einklemmung oder Verschüttung
- Drohender Suizid
- Sturz aus großer Höhe (≥ 3 m)
- Schuss-, Stich- und Hiebverletzungen im Kopf-, Hals- oder Rumpfbereich
- Geiselnahme, Amoklage oder sonstige Verbrechen mit unmittelbarer Gefahr für Menschenleben
- Unmittelbar einsetzende oder stattgefundene Geburt
- Vergiftung mit vitaler Gefährdung

Voraussetzungen:

- Die Maßnahme ist für den Erhalt des Lebens des Pat. erforderlich.
- Die Maßnahme wird vom RA bzw. NS sicher beherrscht (z. B. durch eine entsprechende Fortbildung zu Ind., Wirkungen, Gefahren und Kontraindikationen und praktische Erfahrung).
- Es gibt keine risikoärmere Alternative.

Beispiele für vom RA bzw. NS im Rahmen der Notkompetenz durchführbare Maßnahmen sind:

- Anlage eines peripher-venösen oder intraossären Zugangs
- Intubation ohne Verwendung von Muskelrelaxanzien
- Infusion von Elektrolytlösungen bei Volumenmangelschock

- Applikation von Notfallmedikamenten (Entscheidung über die Auswahl, Dosierung und Applikation sowie Auswahl und Ausschluss der die Maßnahmen durchführenden RA bzw. NS durch den Ärztlichen Leiter Rettungsdienst):
  - Reanimation und anaphylaktischer Schock: Adrenalin
  - Hypoglykämischer Schock: Glukose 40 %
  - Obstruktive Atemwegszustände: β_2-Sympathomimetikum als Spray
  - Krampfanfall: Benzodiazepin als Rektiole
  - ACS: Nitro-Spray/-Kapsel
  - Verletzungen und ausgewählte Schmerzsymptome: Analgetikum
- Frühdefibrillation mit Halbautomaten

Im Rahmen einer geeigneten Fortbildung werden die Durchführung dieser Maßnahmen sowie Kenntnisse zu Indikationen, Wirkungen, Gefahren und Kontraindikationen vermittelt.

Die Anwendung dieser Maßnahmen durch RA bzw. NS im Rahmen der Notkompetenz setzt die erfolgreiche Teilnahme an der Abschlussprüfung sowie die fortlaufende Übung und die regelmäßige ärztliche Kontrolle des Kenntnisstands zwingend voraus.

Die Dokumentation des Einsatzablaufs (Patientenzustand und durchgeführte Maßnahmen der Notkompetenz im zeitlichen Verlauf) auf den bundeseinheitlichen DIVI-Rettungsdienstprotokollen (▶ 1.19) ist zur medizinischen wie rechtlichen Absicherung der Rettungsassistenten unerlässlich.

Einen Durchschlag des Einsatzprotokolls erhält oft der für den Rettungsdienstbereich verantwortliche Arzt zur Auswertung des Einsatzablaufs und ggf. zur Fallanalyse gemeinsam mit dem RA bzw. NS.

1.2.5 Effektivitätskontrolle

- Art und Umfang der präklin. Versorgung beeinflussen entscheidend das Outcome der Notfallpatienten.
- Eine bundeseinheitliche Dokumentation mit dem DIVI-Notarztprotokoll (▶ 1.19) ist eine wichtige Voraussetzung für Untersuchungen zur Effektivitätskontrolle und Qualitätssicherung in der präklinischen Notfallmedizin (aktuelle Version 6.0).
- Die Beurteilung dieser Effektivität kann in drei Stufen erfolgen:
  - **Primäre Effektivität:** erreichte Verbesserung bzw. vermiedene Verschlechterung des Zustands von Notfallpat. während der präklin. Versorgung vom Notfallort bis zur Übergabe in der Klinik.
  - **Sekundäre Effektivität:** durch die präklin. Versorgung begünstigter bzw. verkürzter stationärer Verlauf bis zur Krankenhausentlassung (z. B. kürzere Intensivpflegebedürftigkeit).
  - **Tertiäre Effektivität:** aufgrund der präklinischen Versorgung erreichter Zuwachs am gesamten Behandlungsergebnis, Grad der Wiederherstellung des Ausgangszustands.
- Bisher ist nur ein Nachweis der primären Effektivität möglich.

1.3 Rettungsdienst

Ulrich v. Hintzenstern, Michael Reng und Harald Strauss

1.3.1 Gesetzliche Grundlagen

Ulrich v. Hintzenstern und Michael Reng

Leistungsträger

Der RD in Deutschland wird zu ca. 55 % vom Deutschen Roten Kreuz durchgeführt. Danach folgen die Berufsfeuerwehren mit ca. 20 %. Die restlichen ca. 25 % werden von den Hilfsorganisationen ASB, JUH, MHD und privaten Betreibern erbracht.

Aufgaben des Rettungsdienstes

Notfallrettung Erhalt des Lebens von Notfallpatienten, so weit an Ort und Stelle möglich, Herstellung der Transportfähigkeit und Transport unter fachlicher Betreuung in eine für die weitere Versorgung geeignete Klinik. Der RD stellt in der Rettungskette (▶ 1.2.1) die professionelle Schnittstelle zwischen Laienhilfe und klinischen Versorgung dar.

Krankentransport Hilfeleistung für Kranke, Verletzte oder Hilfsbedürftige, die keine Notfallpatienten sind und Transport unter fachgerechter Betreuung.

Rettungsdienstgesetze

In Deutschland liegt die Regelungskompetenz für den RD bei den Bundesländern. Nach derzeitiger Rechtsauffassung der Länder ist der RD noch als Einheit, bestehend aus der Notfallrettung (samt Notarztdienst) und dem Krankentransport, ein Teil der Daseinsvorsorge (▶ Abb. 1.2).

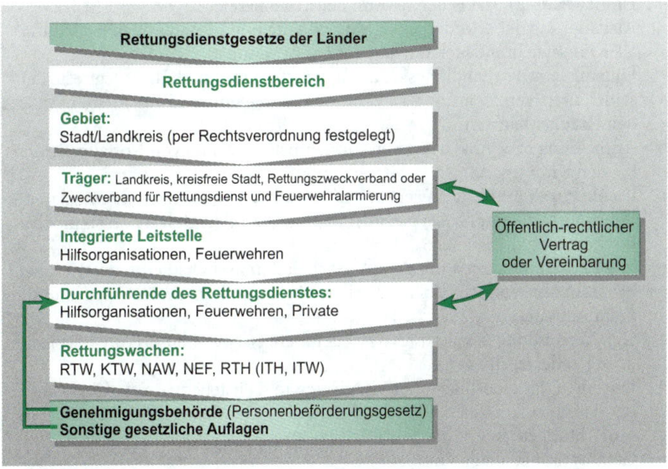

Abb. 1.2 Rechtliche Zuständigkeiten im Rettungsdienst [L190]

1

Nach den jeweiligen Rettungsdienst- oder Feuerwehrgesetzen sind die Landkreise und kreisfreien Städte Träger des RD. Diese Tätigkeit wird z. B. in Bayern, Saarland und Sachsen von Rettungszweckverbänden oder Zweckverbänden für Rettungsdienst- und Feuerwehralarmierung (ZRF) ausgeführt. Die gebildeten RD-Bereiche umfassen entweder einen oder mehrere kommunale Körperschaften.

Hauptinhalte der Landesrettungsdienstgesetze: allgemeine Bestimmungen und Begriffe, Definitionen des RD, der Notfallrettung und des Krankentransportes, Hilfsfristen (Zeitraum zwischen Eingang der Meldung in der Leitstelle und dem Beginn notfallmedizinischer Maßnahmen am Pat.), Aufgaben, Pflichten, Träger und Organisation, Strukturen der RD-Bereiche, ILS und Rettungswachen, Luft-, Wasser- und Bergrettung, Finanzierung, Genehmigungsverfahren für die Durchführenden, Anforderungen an die Leistungsträger, Qualifikation des Personals, Mitwirkung und Zusammenarbeit mit Dritten, Notarztdienst.

1.3.2 Organisation

Ulrich v. Hintzenstern und Michael Reng

Integrierte Leitstelle (ILS)

Die Leitstelle ist ein ständig einsatzbereites Kommunikations- und Organisationszentrum für einen Leitstellenbereich. Die Integrierte Leitstelle ist zuständig für die nichtpolizeiliche Gefahrenabwehr, d. h. für Rettungsdienst, Feuerwehr und Katastrophenschutz.

Die Leitstelle verfügt über alle relevanten Informationen, die zur Erfüllung ihrer Aufgaben notwendig sind:

Aufgaben (Auszug)

- Entgegennahme aller Notrufe, Notfallmeldungen, sonstiger Hilfeersuchen und Informationen für Rettungsdienst (Land-, Luft-, Wasser-, Berg-, und Höhlenrettung) und Feuerwehr im Leitstellenbereich.
- Alarmierung der erforderlichen Einsatzkräfte und Einsatzmittel, Begleitung aller Einsätze und Unterstützung der Einsatzleitung.
- Führung eines Behandlungskapazitätennachweises durch die Integrierte Leitstelle durch Vereinbarung von Verfahren für die notwendigen Meldungen mit den Krankenhäusern.
- Anmeldung bzw. Abklärung von Aufnahmebereitschaft von Notfallpatienten bei den Kliniken.
- Fachliches Weisungsrecht gegenüber dem RD-Personal, ausgenommen dem Weisungsrecht eines NA, LNA oder am Einsatz beteiligten Arztes in medizinischen Fragen.
- Enge Zusammenarbeit mit dem Ärztlichen Bereitschaftsdienst, den Krankenhäusern, der Feuerwehr, der Polizei, den Katastrophenschutzbehörden und -organisationen.
- Ggf. Vermittlung des Vertragsärztlichen Bereitschaftsdienstes (unterschiedliche Landesregelungen).
- Übersicht der diensthabenden Apotheken im Leitstellenbereich. Übersicht der Giftnotrufzentralen, Blutspendezentralen, Druckkammern und anderen Einrichtungen, soweit dies zur Erledigung ihrer Aufgaben erforderlich ist.
- Gefahrgutinformationen.
- Vorhalten von Einsatz- und Alarmplänen.

- Überwachung des Funkverkehrs (betriebsführende Stelle). Zur Dokumentation werden alle ein- und ausgehenden Telefon- und Funkgespräche auf Tonträger aufgezeichnet. Die zeitliche Aufbewahrungspflicht ist sehr unterschiedlich geregelt. Disposition und Dokumentation mittels spezieller Einsatzleitprogramme.

Rettungswache

Die Rettungswachen gehören organisatorisch zu den durchführenden Institutionen. Sie sind funktionelle Einheiten des RD.

Aufgaben

- Einsatz- und abrufbereiter Vorhalt der mobilen Rettungsmittel (RTW, NAW, KTW, NEF, evtl. auch RTH), die im Einsatzfall der Leitstelle unterstellt sind, sowie des erforderlichen Personals.
- Instandhaltung und Wartung der Rettungsmittel: überprüfen der Fahrzeugausrüstung (MPBetreibV), Auffüllen verbrauchten Materials, Reinigen und Desinfizieren.
- Die Alarmierung des Rettungsdienstpersonals erfolgt von der Leitstelle aus über Telefon („Draht"), Meldeempfänger, Lautsprecheranlage oder Funk.

Sanitäts-Einsatzleitung (SanEl)

Personelle Besetzung: Leitender NA (▶ 1.3.3) und organisatorischer Leiter (▶ 1.3.3). Bei Berg-, Höhen- und Wasserrettung ggf. weiterer Einsatzleiter.

Aufgaben

- Leitung und Koordination des Einsatzes der zur Verfügung stehenden RD-Mitarbeiter bei einem Massenanfall von Verletzten mit dem Ziel einer bestmöglichen medizinischen Versorgung aller Verletzten.
- Abstimmung der Maßnahmen mit dem für die Leitung des Gesamtschadensereignisses zuständigen örtlichen Einsatzleiters.
- Beratung des örtlichen Einsatzleiters in Fragen des RD-Einsatzes.

Unterstützungsgruppe Sanitäts-Einsatzleitung (UG-SanEl)

Personelle Besetzung: 4 Personen in Zweifachbesetzung.

Aufgaben Unterstützung der SanEl, insbes. bei:

- Sichtung, Einrichtung von Erstversorgungsbereichen vor Ort.
- Verletztenerfassung.
- Verletztenabtransport einschließlich Einweisung und Koordination der Transportmittel vor Ort.
- Kommunikation.

1.3.3 Personal

Ulrich v. Hintzenstern und Michael Reng

Ärztliches Personal

Notarzt

Arzt, der im Rettungsdienst tätig ist und für seinen Einsatz über eine besondere Qualifikation verfügen muss:

- Zusatz-Weiterbildung „Notfallmedizin" bzw. Fachkundenachweis „Rettungsdienst" (länderspezifische Fortbildung).

- Mindestvoraussetzungen je nach Landesärztekammer, z. B.:
  - 12–24 Mon. klinische Tätigkeit, davon mind. 3–6 Mon. ganztägig auf einer Intensivstation oder in einer Notaufnahme
  - Teilnahme an verbindlich vorgeschriebenen Kursen, kontinuierliche Fortbildung in der Notfallmedizin
  - Nachweis von Kenntnissen und Erfahrungen in speziellen Notfalltechniken

Leitender Notarzt
Arzt, der im RD tätig ist und über eine besondere Qualifikation für seine Aufgaben verfügen muss:

- Fachkundenachweis „Rettungsdienst" bzw. Zusatz-Weiterbildung „Notfallmedizin" (medizinische Kompetenz). Umfassende Kenntnisse in der Notfallmedizin und regelmäßige Tätigkeit im RD
- Fortbildung „Leitender NA" (mind. 40 h), regelmäßiger Kursbesuch
- Detailkenntnisse der regionalen Infrastruktur des Rettungs- und Gesundheitswesens
- In manchen Bundesländern Gebietsanerkennung eines Gebiets mit Tätigkeit in der Intensivmedizin
- Bestallung durch die für den Rettungs- bzw. Notarztdienst zuständige Behörde

Übernahme besonderer ärztlicher Aufgaben am Notfallort bei einer großen Anzahl Verletzter bzw. akut Erkrankter, v. a. Leitung, Koordinierung und Überwachung sämtlicher medizinischer Maßnahmen am Unfallort (▶ 1.8.3).

Leitender Notarzt/See
Arzt, der im RD im Bereich der Berufsfeuerwehren der Küstenländer tätig ist und über eine besondere Qualifikation für seine Aufgabe als Teamleiter eines „Verletzten-Versorgungsteams See" (VVT See ▶ 1.11.9) verfügen muss:

- Alle Qualifikationen des Leitenden Notarztes jeweils bundeslandspezifisch.
- Ergänzend regelmäßige NA-Tätigkeit im RD-Bereich einer der Berufsfeuerwehren der Küstenländer, die ein VVT See für das Havariekommando der Bundesrepublik Deutschland stellen.
- Praktische Fortbildung „Sea-Survival" gemäß Standards der Bundesmarine.
- Fortbildung NA/LNA See des Havariekommandos der Bundesrepublik.
- Regelmäßige Teilnahme an Übungen des Havariekommandos und der Behörden, die an der Gestellung der „Küstenwache" beteiligt sind.

Übernahme besonderer ärztlicher Aufgaben als Team-Leiter eines VVT See, Transport zu einem oder auf ein havariertes Schiff außerhalb der 12-Meilen-Zone, am Notfallort Erst- und Akutversorgung Erkrankter und Verletzter, v. a. Leitung, Koordinierung und Überwachung sämtlicher medizinischer Maßnahmen am Unfallort (▶ 1.8.3).

Ärztlicher Leiter Notarztstandort, Standort-Obmann
Arzt mit entsprechender Qualifikation, der im RD tätig und mit der organisatorischen Leitung, ggf. auch Sach- und Fachaufsicht für einen Notarztstandort beauftragt ist.

Ärztlicher Leiter Rettungsdienst
Arzt mit Zusatzqualifikation, der im RD tätig ist und auf regionaler bzw. überregionaler Ebene die medizinische Leitung und Kontrolle des RD wahrnimmt sowie die Überwachung von Effektivität und Effizienz der präklinischen notfallmedizinischen Patientenversorgung und -betreuung übernimmt.

Nicht ärztliches Personal

Rettungshelfer

Mitarbeiter mit minimaler rettungsdienstlicher Ausbildung (z. B. Zivildienstleistende und ehrenamtliche Mitarbeiter):

- Theoretische Ausbildung an einer Rettungsdienstschule (160 h).
- Klinischer Ausbildungsabschnitt, möglichst im Bereich Anästhesie/OP (80 h).
- Ausbildung auf einer Lehrrettungswache (80 h).

Rettungssanitäter

Mitarbeiter mit fortgeschrittener rettungsdienstlicher Ausbildung.
Ausbildung gemäß bundesweiter Richtlinie (520-h-Ausbildung): theoretischer Unterricht an einer Rettungsdienstschule (160 h), Krankenhauspraktikum im Bereich Anästhesie/OP (160 h), praxisorientierte Ausbildung an einer Lehrrettungswache (160 h), Abschlusslehrgang mit mündlicher und schriftlicher Prüfung (40 h).

Rettungsassistent

Mitarbeiter mit umfassender rettungsdienstlicher Ausbildung:

- Seit 1989 „Gesetz über den Beruf der Rettungsassistenten/innen": bundesweite Festlegung einheitlicher Ausbildungsrichtlinien für die zweijährige Ausbildung in Theorie und Praxis mit spezieller Prüfung:
  - **1. Ausbildungsjahr:** theoretischer Unterricht (1200 h) an einer Rettungsdienstschule (Anatomie, Physiologie, allgemeine und spezielle Notfallmedizin, Rettungsdienst-Organisation und rechtliche Aspekte der präklinischen Notfallmedizin). Praktikum im Krankenhaus (allgemeine Pflegestation, Notaufnahme, Anästhesie/Operationsbereich, Intensivstation).
  - **2. Ausbildungsjahr:** praxisorientierte Ausbildung (1.600 h) an einer Lehrrettungswache.
- Jährliche Fortbildung von mind. 30 h.
- Spezielle Fortbildungskurse: z. B. Leitstellen-Disponent, Lehrrettungsassistent, staatlich geprüfter Desinfektor, Leiter Rettungsdienst, Trainer für präklinische Reanimation, Notkompetenz: Frühdefibrillation (unter ärztlicher Aufsicht und Prüfung), EKG-Diagnostik, ATLS, ACLS.

Notfallsanitäter

Mitarbeiter mit umfassender rettungsdienstlicher Ausbildung: ab 1.1.2014 „Gesetz über den Beruf der Notfallsanitäterin und des Notfallsanitäters": bundesweite Festlegung einheitlicher Ausbildungsrichtlinien für die dreijährige Ausbildung in Theorie und Praxis mit spezieller Prüfung. Mit dieser neuen Ausbildung, die aus theoretischem und praktischem Unterricht und einer praktischen Ausbildung besteht und mit einer staatlichen Prüfung abschließt, wird die bisherige zweijährige Rettungsassistentenausbildung abgelöst.
Notfallsanitätern ist die eigenverantwortliche Durchführung medizinischer Maßnahmen der Erstversorgung bei Pat. im Notfalleinsatz und das Anwenden von in der Ausbildung erlernten und beherrschten, auch invasiven Maßnahmen erlaubt, um einer Verschlechterung der Situation der Pat. bis zum Eintreffen der Notärztin oder des Notarztes oder dem Beginn einer weiteren ärztlichen Versorgung vorzubeugen, wenn ein lebensgefährlicher Zustand vorliegt oder wesentliche Folgeschäden zu erwarten sind.

Lehrrettungsassistent

RA mit entsprechender Zusatzausbildung, die zur Ausbildung von RA in einer RD-Schule oder Lehrrettungswache berechtigt.

1

Wachleiter RD
Leitung des RD an einer Rettungswache.

Leiter Rettungsdienst
Leitung des RD einer Organisation an einem RD-Standort.

Organisatorischer Einsatzleiter Rettungsdienst (OrgL)
Aufgaben ▶ 1.8.3.

1.3.4 Funk und Kommunikation

Harald Strauss und Ulrich v. Hintzenstern

Als **B**ehörden und **O**rganisationen mit **S**icherheitsaufgaben (**BOS**) kommunizieren Polizei, Feuerwehr sowie Hilfsorganisationen fast flächendeckend in einem digitalen Funknetz, dem sog. **TETRA**-Netz (**Te**rrestrial **T**runked **Ra**dio) im 70 cm-Wellenlängenbereich.

Die Umstellung auf digitalen BOS-Funk ist noch im Gange. Teilweise werden länder-/organisations-/lokal-spezifische Konventionen benutzt. Vor Aufnahme einer notärztlichen Tätigkeit ist eine entsprechende Einweisung in die Nutzung des digitalen BOS-Funks daher unumgänglich, um alle Möglichkeiten optimal nutzen zu können und keine Störungen zu verursachen!

Technische Grundlagen

- Digitaler Bündelfunk mit einzelnen vernetzten Zellen (= Funkmasten), in die sich Berechtigte einwählen können (ähnlich wie in den Mobiltelefon-Netzen).
- Zusammenfassung zusammengehörende Teilnehmer in festgelegten statischen Gruppen oder in aktuell durch die LSt einzurichtenden dynamischen Gruppen mit Zuweisung von Abkürzungen oder (gerätespezifischen) Gruppennummern.
- **Vorteile:** dezidierte Notruffunktion, effektive End-zu-End-Verschlüsselung (Verhindern unbefugten Mithörens), Möglichkeit des Versendens von Kurznachrichten (SDS) sowie bessere Sprachqualität durch Unterdrückung von Störgeräuschen und Vermeiden von Überlagerungen. Außerdem melden digitale Funkgeräte, wenn kein Netzempfang besteht.

Das bisherige analoge Funknetz wird nur noch zur Alarmierung per Funkmeldeempfänger („Piepser"), als Rückfallebene sowie für Fahrzeuge genutzt, die noch nicht auf Digitalfunk umgerüstet sind.

Betriebsarten

- **TMO**-Betrieb (**T**runked **M**ode **O**peration): reservierte Frequenzen im **UHF**- (**U**ltra **H**igh **F**requency)Bereich von 380–385 MHz als uplink (senden) und 390–395 MHz als downlink (empfangen), jeweils im Raster von 25 kHz. Alle Gespräche laufen über die Funkmasten der entsprechenden Zelle. Alle in diese Gruppe eingebuchten Funkgeräte sowie die Leitstelle können den gesamten Funkverkehr mithören. Dies ist der Regelbetrieb im Rettungsdienst (▶ Abb. 1.3).

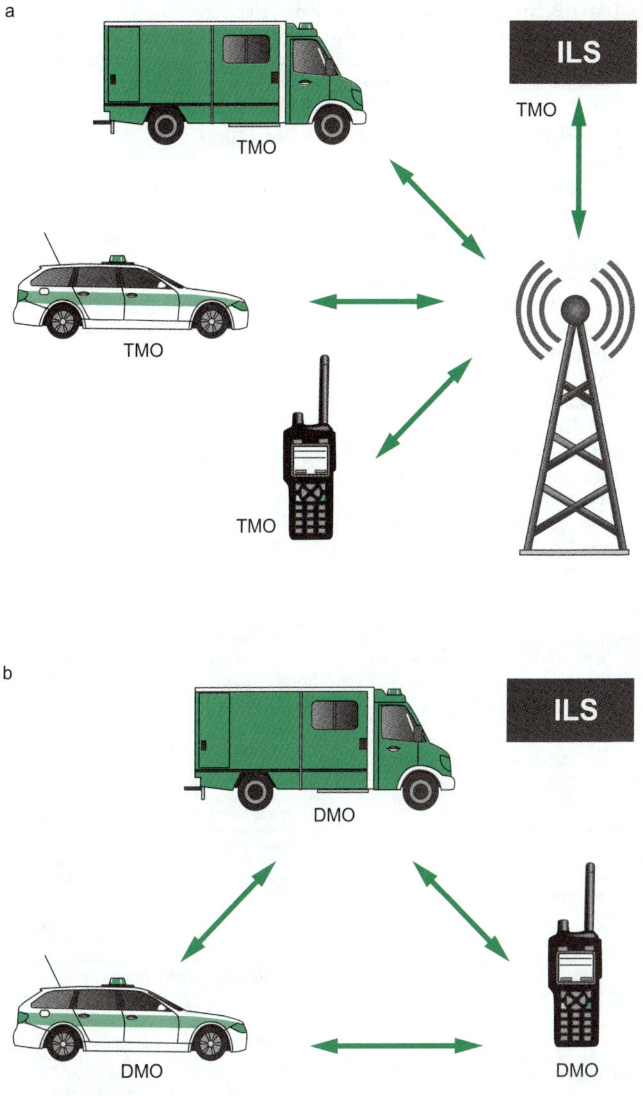

Abb. 1.3 [L157]
a) TMO-Regelbetrieb
b) DMO-Einsatzstellenbetrieb

1

- **DMO**-Betrieb (**D**irect **M**ode **O**peration): reservierte Frequenzen im UHF-Bereich und von 406,1–410 MHz. Alle Gespräche laufen direkt vom sendenden Gerät zu allen anderen Geräten ohne zwischengeschaltetem Funkmast. Die Leitstelle kann den Funkverkehr nicht mithören. Dieses Verfahren wird vorzugsweise an Einsatzstellen zur lokalen Kommunikation benutzt (▶ Abb. 1.3).

Funktionen

- **Gruppen-Ruf (Halb-Duplexbetrieb):** Alle Gespräche können von allen Teilnehmern der Gruppe mitgehört werden; während eines laufenden Gesprächs kann kein anderer Teilnehmer senden. Dies ist der (Ressourcen-schonende) Regelbetrieb!
- **Ziel-/Einzelruf (Voll-Duplexbetrieb):** Nur die zwei direkt betroffenen Funkgeräte können das Gespräch hören; alle anderen Teilnehmer der Gruppe können nicht mithören. Wegen des hohen Ressourcenbedarfs ist dies nur in Ausnahmefällen zulässig!
- **FMS** (**F**unk-**M**elde-**S**ystem): freihalten des Funkverkehrkreises von der Vielzahl an Routinemeldungen vom Einsatzfahrzeug zur Leitstelle (▶ Tab. 1.3). Durch (langen) Tastendruck auf dem Funkhörer wird eine im Leitstellenbereich vorher festgelegte Kodierung („Status") zusammen mit der Fahrzeugkennung an die ILS übertragen. Ein derartiges Signal wird auch bei laufendem Gespräch erkannt und über den separaten Organisationskanal weitergeleitet. Zusätzlich können durch Buchstaben kodierte Anweisungen oder Klartext-Meldungen von der ILS an die Einsatzfahrzeuge weitergeleitet werden (SDS, ▶ Tab. 1.3).

Tab. 1.3 Statusmeldungen

Status	Bedeutung
Fahrzeug	
0	Dringender Sprechwunsch
1	Einsatzbereit auf Funk
2	Einsatzbereit auf Wache
3	Einsatz übernommen
4	Einsatzort an
5	Sprechwunsch
6	Nicht einsatzbereit
7	Pat. aufgenommen, gebunden
8	Krankenhaus an
9	Sonderstatus
Leitstelle	
A	NA ist alarmiert
E	Einrücken, Einsatz beendet
C	Melden
F	Telefon. Rückruf

Tab. 1.3 Statusmeldungen *(Forts.)*

Status	Bedeutung
Leitstelle	
H	Wache anfahren
J	Sprechaufforderung
L	Lagemeldung geben
P	Pause
U	Umschalten auf Zielgruppe
c	Status korrigieren
d	Transportziel durchgeben
h	Zielklinik verständigt
o	Standort halten
uu	Gerät überprüfen

- **Notruf:** Durch Drücken der orangefarbenen Notruftaste wird ein Notruf an alle eingebuchten Funkgeräte (TMO/DMO) und die LSt (nur TMO) abgesetzt. Gleichzeitig wird die dezidierte Kennung übertragen, das Funkmikrofon für 30 s eingeschaltet und ggf. die GPS-Daten des Geräts übermittelt. Dieser Notruf hat höchste Priorität und unterbricht ein weniger priorisiertes Gespräch!

Sonderfunktionen

- **Repeater:** Hier wird bei funkversorgungstechnisch ungünstiger Situation (gesamte Einsatzstelle kann nicht im normalen DMO-Betrieb abgedeckt werden) **ein** Funkgerät im DMO-Modus in der Repeaterfunktion quasi als „lokaler Funkmast" zur Funkabdeckung eingesetzt. Diese Betriebsart darf nur auf Anweisung der zuständigen Einsatzleitung geschaltet werden und ist der Leitstelle zu melden! (▶ Abb. 1.4).
- **Gateway:** Hier wird bei funkversorgungstechnisch ungünstiger Situation (die Leitstelle kann im TMO-Betrieb nicht erreicht werden, lokal kann aber mit DMO gefunkt werden), **ein** Funkgerät an exponierter Stelle im Gateway-Modus platziert. Alle Gespräche werden von dort via TMO-Modus an die Leitstelle weitergeschaltet; entspricht im analogen System der „2 m-4 m-Funkaufschaltung". Diese Betriebsart darf nur auf Anweisung der zuständigen Einsatzleitung geschaltet und muss von der Leitstelle genehmigt werden; hierbei ist eine gesonderte DMO-Gruppe zu benutzen! (▶ Abb. 1.4).

Störungsursachen

- UHF-Wellen breiten sich wie Lichtwellen geradlinig „quasi-optisch" aus → Funkkontakt ist nur bei (theoretischem) „Sichtkontakt" zum Funkmasten möglich.
- Berge, Täler und Gebäude können einen **„Funkschatten"** mit fehlendem Kontakt verursachen → bei MRT Standortwechsel (oft um nur wenige Meter) hilfreich; bei HRT in Gebäuden ans Fenster gehen.
- Nicht entstörte Maschinen (z. B. Elektromotoren, Mofa- und Rasenmähermotoren, defekte Kfz-Lichtmaschinen) und Stromleitungen können Störungen verursachen → ggf. Abschalten veranlassen oder Ortswechsel.

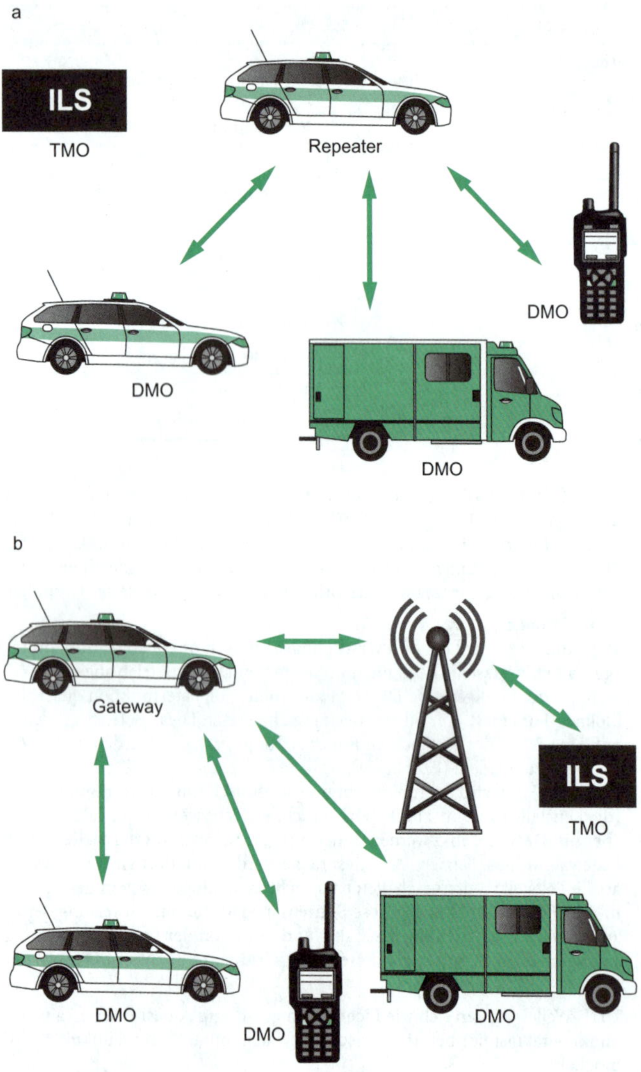

Abb. 1.4 [L157]
a) Repeater-Betrieb
b) Gateway-Betrieb

Durchführen des Funkverkehrs

- **MRT** (**M**obile **R**adio **T**erminal): fest eingebautes Funkgerät im Fahrzeug.
- **HRT** (**H**andheld **R**adio **T**erminal): Handsprechfunkgerät, kann auch mit einer speziellen aktiven Einbauhalterung auch „mobil" genutzt werden.
- **FRT** (**F**ixed **R**adio **T**erminal): fest eingebautes Funkgerät in einer Station/LSt.

Die fest einbauten sowie die Handsprechfunkgeräte verschiedener Hersteller sind weitestgehend identisch aufgebaut, was die Bedienung erleichtert. Die Bedeutung der Bedienelemente auf dem Hörer zeigt ▶ Abb. 1.5.

- **Rufaufbau:** Gesendet wird, indem die Sprechtaste im Funkhörer links gedrückt und gehalten wird. **Cave:** Erst, wenn nach ca. 0,5 s ein Tonsignal erfolgt, steht die Verbindung und es kann gesprochen werden. Bei Anzeige „Netzstau" Taste weiter gedrückt halten, bis Tonsignal erfolgt. Nach Beendigung der Durchsage die Taste sofort wieder loslassen. Falls die Taste weiterhin gedrückt bleibt, wird der Sprechfunkverkehr behindert.
- **Rufname:** Jede Funkstelle besitzt einen eindeutigen und unverwechselbaren Namen, der die Zuordnung nach Zugehörigkeit und Fahrzeugtyp erlaubt. Funktechnisch entspricht eine solche Kennung der OPTA (**Op**erativ-**t**aktische **A**dresse) eines Funkgeräts, die bei jedem Sendevorgang auf das Display einer empfangenden Station übertragen wird (▶ Tab. 1.4). Beispiel: „Sama Erlangen 41/71/2": Sama (Organisation) Erlangen (Landkreis) 41 (Wachen-Nr.) 71 (Fahrzeugart) 2 (fortlaufende Fahrzeug-Nr.).

> **!** Immer in der zugewiesenen Gruppe bleiben. Wechseln auf andere Gruppen nur nach Anordnung durch die ILS. Eine direkte Kommunikation mit der Polizei ist in der Regel **nicht** möglich!

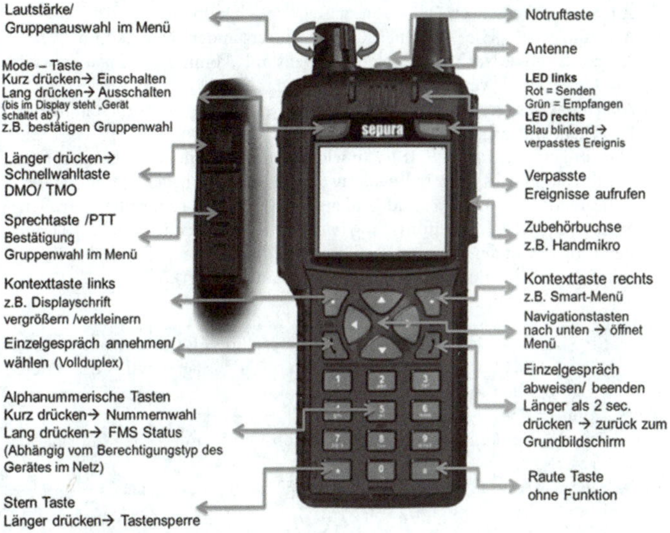

Abb. 1.5 Bedienelemente des Hörers (mit freundlicher Genehmigung der FF Landkreis Fürstenfeldbruck) [V740/W1013]

Tab. 1.4 Funknamen für BOS

Organisation	Abkürzung	TETRA-Funk
Arbeiter Samariter Bund	ASB	Sama
Deutsches Rotes Kreuz	DRK	Rotkreuz
Bayerisches Rotes Kreuz	BRK	Rotkreuz
Johanniter Unfallhilfe	JUH	Akkon
Malteser Hilfsdienst	MHD	Johannes
Bergwacht	–	Bergwacht
Wasserwacht	–	Wasserwacht
Deutsche Lebens-Rettungs-Gesellschaft	DLRG	Pelikan
Technisches Hilfswerk	THW	Heros
Feuerwehr	FW	Florian
Katastrophenschutz	KatS	Kater
Polizei	POL	Regional unterschiedlich
Private RD-Unternehmer	–	Rettung

- **Anruf:** (Rufname der Gegenstelle) „von" (eigener Rufname), Nachricht (nur bei sicheren Sprechfunkverbindungen, sonst Antwort der Gegenstelle abwarten), „kommen" (Aufforderung zur Antwort). Beispiel: „Leitstelle Nürnberg von Sama Erlangen 41/71/2 – Einsatzstelle an – kommen".
- **Anrufantwort:** „Hier" (eigener Rufname), „verstanden" bzw. „kommen".
- **Abschluss** einer Nachricht/Meldung jeweils mit „kommen", Empfangsbestätigung jeweils mit „verstanden".
- **Abschluss des Gesprächs** mit „Ende" und Bestätigung der aufnehmenden Funkstelle mit „verstanden – Ende".
- **Meldungen (häufig als FMS):** Abmeldung (nach Alarmierung beim Verlassen des Standortes), Eintreffmeldung (am Einsatzort), Lagemeldung (Unterrichtung der ILS über Art und Umfang des Ereignisses sowie über getroffene Maßnahmen), ggf. Nachforderung (weiterer Kräfte), Schlussmeldung (Ende der Tätigkeit an der Einsatzstelle), Bereitmeldung (erneute Einsatzbereitschaft), Zurückmeldung (Wiedereintreffen am Standort).

- Eine reibungslose Kommunikation setzt **Funkdisziplin** voraus, sonst häufige Rückfragen (v.a. bei größeren Schadenslagen evtl. Zusammenbruch der Funknetze):
- Unnötige Funksprüche unterlassen.
- Kurze, klare Funksprüche, nur mit den absolut erforderlichen Informationen.
- Keine überflüssigen Floskeln („Bitte", „Danke") und Flüche.
- Deutlich und nicht hastig sprechen; „zwo" statt „zwei"; kein Dialekt.
- Möglichst keine Abkürzungen verwenden.
- Schwierige Worte ggf. buchstabieren (Buchstabiertafel).

- Personenbezogene Daten und Diagnosen nur durchgeben, wenn unbedingt erforderlich.
- Funkspruch erst dann absetzen, wenn das laufende Gespräch beendet ist.
- Bei lebenswichtigen Meldungen Ankündigung mit „Notfall“ oder „Blitz“ → Unterbrechung des weniger dringlichen Gesprächs.
- Von der ILS angekündigte „Funkstille“ einhalten, damit wichtige Meldungen abgesetzt werden können (siehe TMO-Betrieb)

Funk-Draht-Überleitung Rein technisch wäre eine Nutzung der Funkgeräte als Mobiltelefone möglich. Das TETRA-Netz ist aber gegenüber normalen Telefonnetzen strikt abgeriegelt. Überleitung des Funkverkehrs in Telefonnetze nur durch Telefon-Gateway möglich. Dazu im BOS-Funkgerät in den Modus „TMO-Telefonie“ wechseln. **Cave:** Aufhebung der Verschlüsselung! Da dies einem Zielruf (Vollduplex) entspricht und sehr viele Ressourcen bindet, ist dieses Vorgehen nur extremen Ausnahmen vorbehalten. Besser ein konventionelles Handy benutzen!
Bei ausgedehnten und länger dauernden Schadenslagen ggf. durch entsprechende Kräfte der Hilfsorganisationen (Fernmeldetrupp) oder der Telekom Anschlüsse an das vorhandene Netz neu schalten lassen und über diese „Standleitungen“ den Informationsaustausch zwischen den Führungsstrukturen abwickeln → geringere Störanfälligkeit, Abhörsicherheit und erhebliche Entlastung des Funkverkehrkreises.

Telefonsysteme Verschiedene Funktelefonnetze (D1, D2, O^2) sowie der Internetzugang mittels WAP und UMTS-Technologie werden im RD erprobt. Zudem führt praktisch jeder NA sein persönliches Mobiltelefon mit sich (und nutzt es häufig).
- **Vorteile:** direkte Anrufe im Gegensprechverkehr (z. B. bei einer Vergiftungszentrale oder Klinik) möglich. Einsatz bei Führungsgruppen (z. B. Sanitätseinsatzleitung) zur Übermittlung von Daten (Datex-J) oder Dokumenten (Telefax).
- **Nachteil:** Funknetze häufig überlastet (bei Stau auf der Autobahn viele Anrufe: „Ich komme später nach Hause“), keine Banddokumentation des Gesprächs durch LSt. Ggf. Priorisierung beim Betreiber beantragen.

1.4 Juristische Aspekte

Ulrich v. Hintzenstern und Frank Erbguth

1.4.1 Aufklärungs- und Behandlungspflicht

Aufklärung

- Der NA ist zur (minimalen) Aufklärung des Pat. in groben Zügen verpflichtet:
  - **Verlaufsaufklärung:** Art, Umfang, Durchführung, Schmerzhaftigkeit und Folgen des geplanten präklinischen Eingriffs.
  - **Risikoaufklärung:** typische oder nicht unwahrscheinliche Komplikationen des geplanten präklinischen Eingriffs.
- Je dringlicher der Eingriff, desto geringer der Umfang der Aufklärungspflicht.

- **Einwilligung des Pat.:** ausdrücklich, schlüssig (stillschweigend) oder mutmaßlich (bei Bewusstlosigkeit).
- **Sicherungsaufklärung:** Instruktion, was der Pat. in der Folge zu tun bzw. zu unterlassen hat; z. B. WV bei Symptompersistenz oder -progredienz.
- **Aufklärung bei Verweigerung von therapeutischen Maßnahmen durch den Pat.:**
  - Folgen und Gefahren bei Nichtdurchführung des geplanten Eingriffs.
  - Je dringlicher der Eingriff, desto drastischer ist der behandlungsunwillige Pat. über die Folgen der Unterlassung aufzuklären.
  - Ablehnung bei willensfähigen Pat. sorgfältig dokumentieren und vom Pat. und Zeugen (RD-Personal, keine unbeteiligten Dritten wegen Datenschutz und Schweigepflicht) gegenzeichnen lassen. Pat. ist nicht zur Unterschrift verpflichtet → Zeugen bestätigen lassen!
  - Bei Verweigerung eines vital indizierten Eingriffs, wenn die freie Willensentscheidung eingeschränkt ist → nächste Angehörige oder Hausarzt informieren (kein Verstoß gegen die Schweigepflicht; ggf. Strafbarkeit wegen unterlassener Hilfeleistung §323 c StGB).

Verhalten gegenüber behandlungsunwilligen Pat.

- Ablehnung einer erforderlichen Behandlung nur bei Pat. mit freier Willensentscheidung akzeptieren, Willenserklärungen eines Geschäftsunfähigen nach §§104, 105 BGB sind nichtig.
- **Rettungspflicht** besteht daher immer bei Suizidversuchen (auch ausdrücklich erklärter Selbsttötungswille ist immer unbeachtlich), Schock, Alkohol- oder Drogeneinwirkung, psychischen Notfällen, Bewusstlosen, eingeschränkt auch bei Kindern (▶ 12.1.3).
- „Zwangseinweisung" ▶ 10.3.
- Bei Widerstand des Pat. gegen Behandlung oder Transport bei gleichzeitiger Eigengefährdung Polizei verständigen (Gewaltmonopol). Bei akuter Gefährdung des Pat. und noch nicht eingetroffener Polizei maßvolle Nötigungsmittel einsetzen und nur im äußersten Notfall Gewaltanwendung zum Schutz des Pat. sowie zum Eigenschutz.

Verhalten bei begrenzenden Vorausverfügungen

Da Pat. zunehmend Therapiebegrenzungen bei lebensbedrohlicher Erkrankung per Patientenverfügung und/oder Ernennung eines Bevollmächtigten im Voraus verwirklicht haben wollen, werden auch Notärzte zunehmend mit entsprechenden „Unterlassungswünschen" durch Angehörige bei nicht kontaktfähigen Pat. konfrontiert.

Patientenverfügung

Seit 1.9.2009 ist der Umgang mit einer Patientenverfügung gesetzlich geregelt (§§1901a–c; 1904). Verbindlich ist die Verfügung, wenn die aktuelle Entscheidungssituation in der Verfügung konkret oder sinngemäß wiedergegeben wird. Arzt und Bevollmächtigter bzw. Betreuer sind gehalten festzustellen, ob getroffene Festlegungen auf die aktuelle Lebens- und Behandlungssituation zutreffen. Fehlt eine schriftliche Verfügung, so ist auch ein hinreichend sicher rekonstruierbarer „mutmaßlicher" Wille zu beachten. Schließt z. B. ein bereits erkrankter Pat. für den Fall einer Ateminsuff. eine künstliche Beatmung explizit aus, könnte ein notärztliches Zuwiderhandeln den Tatbestand der Körperverletzung erfüllen.

Da in Patientenverfügungen jedoch meist auf Prognosen Bezug genommen wird (z. B. „für den Fall dauerhafter Bewusstlosigkeit") und diese in der Einsatzsituation noch völlig unklar sind, kann vom mutmaßlichen Patientenwillen ausgegangen werden. In diesem Sinne wird eine Initialtherapie zur weiteren Behandlung im Krankenhaus begonnen, um im weiteren Erkrankungsverlauf beurteilen und entscheiden zu können, ob die vom Pat. gemeinte Situation eingetreten ist, auf die sich die geforderte Unterlassung bezieht. Zudem signalisiert eine Anforderung des Notarztes durch Angehörige trotz vorliegender begrenzender Verfügungen auch eine gewisse Unsicherheit oder Ambivalenz. Der NA sollte sich auf seine Hilfepflicht nach dem Rettungsgesetz berufen.

> **!** Die Authentizität der Patientenverfügung (die Patientenverfügung wurde von dem Pat. autorisiert) und ihre aktuelle Gültigkeit (eine Patientenverfügung kann jederzeit mündlich widerrufen werden) sind vor Behandlungsverzicht zu prüfen, sind aber beim bewusstlosen Pat. nicht überprüfbar. Der Pat. kann seinen Behandlungsverzicht zudem bereits durch „konkludentes Handeln" widerrufen, indem er den Rettungsdienst alarmiert oder alarmieren lässt.
> Im Zweifelsfall sollten daher – insbesondere beim nicht bewusstseinsklaren Pat. – alle erforderlichen lebensrettenden Maßnahmen ergriffen werden. Diese können dann nach Klärung der Situation im Krankenhaus ggf. wieder eingestellt werden.

Vorsorgevollmacht

Besteht eine Vorsorgevollmacht, so ist der Bevollmächtigte in gleichem Maß wie der Pat. berechtigt, Maßnahmen abzulehnen. Nur bei dringendem Verdacht auf Missbrauch der Vollmacht durch Unterlassungsforderungen, die eindeutig den mutmaßlichen Interessen des Pat. zuwiderlaufen (z. B. bei lebensbedrohlicher, aber gut therapierbare Situation), ist ein Handeln gegen den Willen des Bevollmächtigten möglich. Anschließend muss das Betreuungsgericht über den vermuteten Missbrauch informiert werden.

1.4.2 Schweigepflicht und -recht

Schweigepflicht

Die Schweigepflicht ist in §203 des Strafgesetzbuches verankert, sowie in der „Berufsordnung für Ärzte", den RD-Gesetzen und Dienstanweisungen für den RD. Alle Rettungsdienstmitarbeiter sind schweigepflichtig (auch nach dem Tod des Pat.), d. h. keine Weitergabe von personenbezogenen Daten.

Nicht unter die Schweigepflicht fallen Angaben über die äußeren Umstände (Anlass, Ort und Zeit des Einsatzes) bei Unfällen im öffentlichen Bereich (z. B. Verkehrs- oder Arbeitsunfall).

- **Bei Auskunftswünschen** der Polizei keine Diagnosen nennen. Klassifizierung der Verletzung in „leicht/schwer/lebensbedrohlich" ist ausreichend für die Polizeiarbeit. Wachen Pat. ggf. fragen, ob er mit solch einer allgemeinen Aussage einverstanden sei und durch Polizei selbst befragen lassen!
- **Bei Einwilligungsunfähigkeit** (z. B. Bewusstlosigkeit, Trunkenheit, Kleinkinder) können personenbezogene Daten offenbart werden, wenn dies dem mutmaßlichen Willen (z. B. Weitergabe von Daten eines Unfall- oder Verbrechensopfers an die Polizei zur Wahrung seiner Rechte, Angabe des Transportziels an Familienangehörige) entspricht.
- Keine Weitergabe von Informationen an die Presse (an die Polizei verweisen).

1

Die Schweigepflicht kann bzw. muss unter besonderen Umständen gebrochen werden:

- Der NA ist von der Schweigepflicht entbunden, wenn die Weitergabe personenbezogener Daten mit dem Behandlungsauftrag im Zusammenhang steht (z. B. an die Integrierte Leitstelle, DIVI-Protokoll, Abrechnung mit der KV).
- Bei geplanten schweren Verbrechen wie z. B. Mord, Totschlag, Landesverrat, gemeingefährlichen Straftaten (z. B. Attentat, Bombenanschlag) oder der Gefahr der Verbreitung von Seuchen, die evtl. noch abgewendet werden können, **muss** Anzeige erstattet werden (§138 StGB bzw. §§6 f. IfSG).
- Die Schweigepflicht sollte gebrochen werden (§34 StGB), wenn die Wiederholung einer Tat gegen „Leben und Leib“ droht, z. B. bei schwerer Kindesmisshandlung (▶ 12.5.9), oder sexuellem Missbrauch von Minderjährigen, da sonst ggf. Strafbarkeit wegen unterlassener Hilfeleistung (§323c StGB). Kindeswohl geht immer vor Schweigepflicht! Das Jugendamt und in schweren Fällen unmittelbar die Polizei verständigen (nach Möglichkeit Beweise sichern). Auf jeden Fall Hinweis an aufnehmende Klinik bei Übergabe des Kindes (ggf. Entscheidung dort; Hinweis dokumentieren!).

Schweigerecht

Über das, was man in seiner Eigenschaft als Arzt erfahren hat, darf man aufgrund des Zeugnisverweigerungsrechts schweigen. **Ausnahme:** Entbindung von der Verpflichtung zur Verschwiegenheit durch den Pat. (§53 StPO) oder durch Gerichtsbeschluss.

Cave: Haftpflichtversicherungsverträge sehen meist einen „Zwang“ zur Zeugnisverweigerung vor. Bei Abgabe haftungsrechtlich relevanter Erklärungen evtl. Verlust des Haftpflichtversicherungsschutzes.

Allerdings besteht seit 2013 im Patientenrechtegesetz (PatRG) §630c Abs. 2 BGB die Verpflichtung den Pat. bei Annahme eines Behandlungsfehlers auf Nachfrage oder zur Abwendung gesundheitlicher Gefahren darüber zu informieren.

1.4.3 Betäubungsmittel im Rettungsdienst

RD-relevante Analgetika, die der Betäubungsmittel-Verschreibungsverordnung (BtMVV) unterstehen: Fentanyl, Morphin, Pethidin, Piritramid, Remifentanil und Sufentanil.

Personenunabhängige Ausstattung der RD-Fahrzeuge mit Betäubungsmitteln („Stationsbedarf“)

- Beauftragung eines Arztes durch den Träger des RD zur Verschreibung der benötigten BtM und Durchführung der monatlichen Bestandsprüfung.
- Verschreibung mittels BtM-Anforderungsschein (bei der Bundesopiumstelle erhältlich).
- Verschreibungsmenge: durchschnittlich 2-Wo.-Bedarf, mind. jedoch die kleinste Verpackungseinheit; die Vorratshaltung sollte den Monatsbedarf nicht überschreiten.

- Nach Verabreichen eines BtM ist der NA zur Aufzeichnung des Verbleibs und Bestands im BtM-Buch verpflichtet (bei der Bundesanzeiger-Verlagsgesellschaft erhältlich).
- Mindestens halbjährlich werden die BtM-Vorräte des RD durch die beliefernde Apotheke hinsichtlich einwandfreier Beschaffenheit (Verfall) und ordnungsgemäßer Aufbewahrung überprüft.

Personengebundene Ausrüstung eines NA mit Betäubungsmitteln („Praxisbedarf") Verschreibung des Bedarfs an BtM für den privaten NA-Koffer.

- Verschreibung mittels BtM-Rezept (bei der Bundesopiumstelle erhältlich).
- Verschreibungsmenge wie bei personenunabhängiger Ausstattung (s. o.).
- Der NA ist zur Aufzeichnung des Verbleibs und Bestands, d. h. zur Führung von Karteikarten nach amtlichem Formblatt (bei der Bundesanzeiger-Verlagsgesellschaft erhältlich) verpflichtet.

1.4.4 Rechtsvorschriften für Medizinprodukte

Medizinprodukte dürfen nur betrieben und angewendet werden, wenn der Anwender über die erforderliche Ausbildung oder Kenntnis und Erfahrung verfügt und eine qualifizierte Einweisung in das Medizinprodukt erhalten hat.

Medizinproduktegesetz (MPG): regelt im Wesentlichen Anwendungsbereich, Zweck, Definitionen, Straf- und Bußgeldvorschriften. So ist der Betrieb und die Anwendung von Medizinprodukten mit sicherheitsrelevanten Mängeln für die Betreiber und auch für die Anwender ein Straftatbestand.

Medizinproduktebetreiberverordnung (MPBetreibV): enthält die bei der täglichen Anwendung von Medizinprodukten (medizinisch-technische Geräte, Zubehör, medizinisches Verbrauchsmaterial und Einwegartikel) zu beachtenden Rechtsvorschriften. Wesentliche Vorschriften sind:

- Die Dokumentation von medizinischen Geräten (Bestandsverzeichnis und Medizinproduktebuch).
- Die Forderung nach einem hohen Ausbildungs- und Kenntnisstand der Anwender.
- Die Durchführung qualifizierter Einweisungen einschließlich der zugehörigen Dokumentation.
- Die Prüfung der Medizinprodukte vor der Anwendung durch den Anwender.
- Die Durchführung von technischen Prüfungen (sicherheitstechnische Kontrollen/STK, messtechnische Kontrollen/MTK und Prüfung auf ordnungsgemäßen Zustand/DGUV V3 nach den Unfallverhütungsvorschriften).

Ein Vorkommnis ist nach der **Medizinprodukte-Sicherheitsplanverordnung** (MPSV) eine Funktionsstörung, ein Ausfall, eine Änderung der Merkmale oder der Leistung oder eine unsachgemäße Kennzeichnung oder Gebrauchsanweisung eines Medizinproduktes, die oder der unmittelbar oder mittelbar zum Tod oder zu einer schwerwiegenden Verschlechterung des Gesundheitszustands eines Pat., eines Anwenders oder einer anderen Person geführt hat, geführt haben könnte oder führen könnte; als Funktionsstörung gilt auch ein Mangel der Gebrauchstauglichkeit, der eine Fehlanwendung verursacht.

> **!**
> - Vorkommnisse sind nach §3 der MPSV unverzüglich anhand des Formulars „Meldung von Vorkommnissen" (www.bfarm.de) dem Bundesinstitut für Arzneimittel und Medizinprodukte (BfArM) in Bonn zu melden.
> - Trotz Einweisungspflicht wird der Großteil der Vorkommnisse durch Anwender verursacht und ist daher nicht meldepflichtig.

1.5 Ethische Überlegungen im Rettungsdienst

Ulrich v. Hintzenstern

Problematik Die Situation am Notfallort stellt eine Ausnahmesituation dar: Unter ungewohnten und evtl. ungeeigneten Umgebungsbedingungen müssen unter Zeitdruck Entscheidungen getroffen werden, die für das Leben und das Outcome des Pat. entscheidend sein können. Erschwerend wirken sich Stressmomente (z. B. Reanimation auf Marktplatz mit großer Menschenmenge, aufgeregte Angehörige) und sehr eingeschränkte diagnostische Möglichkeiten aus.
Da sich der NA im Einsatz nicht mit Kollegen besprechen kann, muss er alleinverantwortlich Entscheidungen fällen, die menschliche Grenzbereiche berühren (z. B. Verzicht bzw. Abbruch der Reanimation → sicherer Tod des Pat.). „Ethische Algorithmen" (z. B. allgemeingültige Kriterien zum Abbruch einer Reanimation) für jede Notfallsituation fehlen → der NA ist bei jedem Einsatz erneut vor Entscheidungskonflikte gestellt.

Typische ethische Konfliktsituationen im Rettungsdienst
- Reanimation (präklinisch „erfolgreiche" Reanimationen → häufig hypoxische Dauerschäden).
- Anfall mehrerer Verletzter (Versorgungspriorität).
- Krisen bei inkurablen Krankheiten, z. B. Hirntumor (▶ 8.4.4) oder irreversible neuromuskuläre Erkr. (▶ 8.4.5).
- Berücksichtigung des Patientenwillens (z. B. multimorbider Pat. im Finalstadium: Recht auf einen würdevollen Tod zu Hause vs. Krankenhauseinweisung).

Lösungsansätze

> **!** Ethische Entscheidungen im Rettungsdienst sind **immer situationsgebunden,** d. h., es kann keine allgemeingültigen Richtlinien geben.

Jede Entscheidung muss unter folgenden Prämissen getroffen werden:
- Derjenige, der sie trifft, muss sie für richtig halten und alleine vertreten können, da ihm niemand die Verantwortung dafür abnehmen kann. Dabei sollen die oft fordernd vorgetragenen Meinungen der Team-Mitglieder berücksichtigt werden, diese dürfen den NA aber nicht „überreden". Im Zweifelsfall: „Ich verstehe die Einwände, kann mich aber nicht gegen meine Überzeugung entscheiden."
- Die Entscheidungsfindung sollte nicht unbewusst („aus dem Bauch heraus" → Entscheidungsprozess wird auf ein intuitives „Ja" oder „Nein" reduziert), sondern so transparent ablaufen („Warum breche ich jetzt bei diesem Pat. die Reanimation ab?"), dass man sich selbst über die eigene Motivation im Klaren ist und seine Entscheidung auch noch später vertreten kann.

- Auf den Beginn einer Reanimation wird meist nur verzichtet werden können, wenn sichere Todeszeichen vorliegen (▶ 1.18.2) oder wenn der NA den Pat. und seine Krankengeschichte genau kennt (z. B. Tumorpatient mit infauster Prognose, aus der Klinik oder von früheren Einsätzen bekannt).
- Werden während der Reanimation Informationen bekannt, die eine weitgehend sichere infauste Prognose erwarten lassen (Arztbrief, Unfallmechanismus), so kann ein „vorzeitiger" Abbruch der Reanimation erwogen bzw. verantwortet werden.
- Ggf. (extreme Ausnahme!) kann ein kurzer Reanimationsversuch auch bei infauster Prognose gerechtfertigt sein, wenn dadurch z. B. den Angehörigen eine bessere Verarbeitung des unerwarteten Verlusts (z. B. Reanimation eines „toten" Säuglings → „es wurde alles versucht") ermöglicht wird.

Ethische Probleme und die daraus resultierenden Emotionen sollten nicht verdrängt, sondern nach Möglichkeit in offenen Gesprächen mit anderen Kollegen und Rettungsdienstmitarbeitern vertieft werden → Stärkung der eigenen Konfliktlösungs- und Verantwortungsfähigkeit.

1.6 Rettungsmittel

Ulrich v. Hintzenstern und Harald Strauss

1.6.1 Fahrtechnik

Ulrich v. Hintzenstern

Sonderrechte

Wenn höchste Eile zur Rettung von Menschenleben oder Abwendung schwerer gesundheitlicher Schäden geboten ist, sind Fahrzeuge des RD von den Vorschriften der Straßenverkehrsordnung befreit.

- Die Sonderrechte dürfen nur bei gebührender Berücksichtigung der öffentlichen Sicherheit und Ordnung ausgeübt werden, was einer besonderen, erhöhten Sorgfaltspflicht des Fahrers entspricht.
- Voraussetzung zur Inanspruchnahme der Sonderrechte ist ein entsprechendes Meldebild.
- Wegerecht kann von anderen Verkehrsteilnehmern nur bei Verwendung von Blaulicht **und** Einsatzhorn gefordert werden.
- Die Fahrt zum Einsatzort ist immer nur Mittel zum Zweck: Die eigentliche Aufgabe wartet am Ende der Fahrt!

Die Belastungen und Beanspruchungen bei Einsatzfahrten mit Inanspruchnahme von Sonder- und Wegerechten sind extrem. Insbesondere von ungeübten Fahrern kann dabei neben einer hohen Selbstgefährdung auch eine erhebliche Gefährdung der Allgemeinheit ausgehen.

Grundsätze beim Führen von Einsatzfahrzeugen

Bei sämtlichen Fahrten sind die **Grundsätze der Verkehrssicherheit** zu beachten. Deswegen insbesondere beim Verlassen des Einsatzortes aber auch bei Dienstbeginn überprüfen, ob das Fahrzeug sichtbare Schäden aufweist (z. B. Außenspiegel abgebrochen, Radmuttern gelockert) und verkehrssicher ist.

- Die Sicherheit der Insassen und der anderen Verkehrsteilnehmer haben immer Vorrang vor der Schnelligkeit des Einsatzes, unabhängig von der Dringlichkeit des Einsatzes:
  - Geschwindigkeit an Ampeln, Kreuzungen oder Einmündungen verringern oder ggf. anhalten.
  - Nicht an unübersichtlichen Streckenabschnitten überholen.
  - Nur links überholen und dabei rechtzeitig den Fahrbahnwechsel durch Blinken anzeigen.
  - Überholen möglichst nur im Bereich des Mittelstreifens und nicht auf der kompletten Gegenfahrbahn fahren.
  - Auf mehrspurigen Schnellstraßen in Stausituationen nicht „Slalom" fahren, sondern immer die Bildung einer Rettungsgasse veranlassen (zwischen der linken und der rechts danebenliegenden Spur, unabhängig von der Anzahl der Fahrspuren), da hier andere Verkehrsteilnehmer am ehesten mit RD-Fahrzeugen rechnen.
  - Bei notwendiger Fahrt/Anfahrt auf einer Stand-/Pannenspur oder einem Autobahn-Seitenstreifen immer Martinshorn einschalten und langsam fahren, um keinen Unfall zu provozieren.
  - Immer nur in der vorgeschriebenen Fahrtrichtung fahren, außer evtl. in Ausnahmesituationen auf kurzer übersichtlicher Strecke.
  - Sobald die Unfallstelle zu erkennen ist, Geschwindigkeit verringern. Nicht plötzlich bremsen (Gefahr von Auffahrunfällen).
- Bei Unfällen: überprüfen, ob ein Personenschaden vorliegt. Sofort Polizei über die ILS verständigen lassen. Fahrt fortsetzen, wenn kein Personenschaden vorliegt bzw. wenn kein anderes Rettungsmittel gleich schnell am Einsatzort sein kann.
- Am Tag immer mit Abblendlicht, Tagfahrleuchten (soweit vorhanden) und Nebelschweinwerfer fahren → generell bessere Erkennbarkeit, insbesondere von niedrigen Fahrzeugen (NEF).

> Die hohe physische und psychische Belastung bei Einsatzfahrten erfordert eine besondere Beherrschung des Fahrzeugs.

1.6.2 Bodengebundene Rettungsmittel

Harald Strauss und Ulrich v. Hintzenstern

Krankentransportwagen (KTW)

Konzept (Verlegungs-)Transport von Nicht-Notfallpat., bei denen keine Störung der Vitalfunktionen vorliegt und auch nicht zu erwarten ist.

Ausstattung (DIN EN 1789 A1 und A2). Infusionslösungen (3 × 500 ml) samt Zubehör, 1 manueller Beatmungsbeutel, Sauerstoffanlage (2 × 400 l) mit Inhalationsmöglichkeit, Absaugeinrichtung, Vakuummatratze, Set zur Notgeburt, Replantatbeutel. Gelegentlich weitergehende Ausstattung als „Hilfs-RTW" bei manchen Hilfsorganisationen.

Technik Der Typ A2 ist meist auf größeren Pkw-Fahrgestellen oder kleinen Lieferfahrzeugen aufgebaut. Geeignet zum Transport von zwei liegenden oder einem liegenden und einem sitzenden Pat. Typ A1 ist in der BRD ungebräuchlich und dient zum Transport von nur einem Pat.

Besatzung 2 Mann, i. d. R. mind. 1 RS und 1 RH; bundeslandspezifische Regelungen.

Sonderform 4-Tragen-KTW des Katastrophenschutzes. Einsatz bei der Betreuung von Veranstaltungen, im Rahmen der SEGs, bei Großunfällen und Katastrophen. Transportkapazität vier liegende Pat.; außerordentlich beengte Raumverhältnisse, medizinische Ausstattung wie KTW (mengenmäßig erweitert).

Notfall-Krankentransportwagen (NKTW)

Ausstattung (DIN EN 1789 B) Hinsichtlich Ausstattung und Raumangebot zwischen KTW und RTW angesiedelt; eine Art „Dual-use"-Fahrzeug. Häufig bei Hilfsorganisationen anzutreffen, weniger im regulären Rettungsdienst.

Rettungswagen (RTW)

Konzept Versorgung und Transport von Pat., bei denen gestörte Vitalfunktionen wiederhergestellt und aufrechterhalten werden müssen.

Ausstattung (DIN EN 1789 C). Zur Versorgung nahezu aller Notfälle ausreichend. EKG/Defibrillator-Einheit, Notfall-Beatmungsgerät, Intubationsbesteck, Spritzenpumpe, Pulsoxymeter, Infusionsbestecke, Infusionslösungen und Medikamente, Sauerstoffanlage 2 × 2.200 l, transportable und stationäre Absaugeinheiten, Vakuummatratze, Luftkammer- und sonstige Schienen, Notfallkoffer (Atmung, Kreislauf, Kinder, Vergiftungen, chirurgisches Besteck, Entbindung), Infusionswärmebox, Replantatbeutel. Zusätzliche Ausrüstung durch Hilfsorganisationen häufig üblich.

Technik Meist größere Kastenwägen mit Stehhöhe für Personal und von drei Seiten zugängliche Trage; geeignet zum Transport von einem liegenden und – notfalls – einem sitzenden Pat.

Besatzung 2 Mann, meist 2 RA bzw. NS, ausnahmsweise 1 RA/NS und 1 RS.

Notarztwagen (NAW)

Konzept Ärztliche Primärversorgung von Pat. mit vital gefährdenden Störungen und Transport unter ärztlicher Begleitung.

Ausstattung (DIN EN 1789 C). Mit einem Arzt besetzter RTW. Im Kompaktsystem meistens mit standortspezifischer Zusatzbeladung ausgestattet. Optimale Ausnutzung der Ausrüstung nur durch einen entsprechend ausgebildeten Arzt (NA) möglich.

Notarzteinsatzfahrzeug (NEF)

Konzept Schneller Antransport des NA (und eines RA bzw. NS) mit Ausrüstung zum Notfallort im Rendezvous-System.

Ausstattung (DIN 75079). Ausrüstung zur Erstversorgung bis zum Eintreffen des RTW. Notfallkoffer, EKG/Defi-Einheit, Pulsoxymeter, Kapnografie, Absaugpumpe, transportable Sauerstoffanlage (400 l); häufig erweiterte Zusatzausstattung nach ortsspezifischen Notwendigkeiten.

Technik Pkw-Fahrzeuge üblicher Bauart, häufig Kombifahrzeuge, SUVs oder Vans. Keine Trage oder Transportmöglichkeit für Pat.

Besatzung 1 NA und 1 RA bzw. NS als Fahrer; selten in ländlichen Gebieten NA als Selbstfahrer (erhebliche psychische Belastung).

Intensivtransportwagen (ITW)

Konzept Verlegungstransport – auch über längere Strecken – von Notfall- und Intensivpatienten von einem Krankenhaus zu einem anderen (Interhospital-Transfer) unter den Therapie- und Monitoringbedingungen einer modernen Intensivstation.

Ausstattung (DIN 75076.2012) Intensivrespirator zur differenzierten Beatmung, Vielkanal-Monitoring zur invasiven Überwachung, Medikamentensortiment aus dem Bereich Intensivmedizin, Blutgas-Vielkanalanalyzer, große Vorräte an medizinischen Gasen (teilweise Druckluftkompressor) und 230 V Wechselstrom; zusätzlich Basisausstattung analog RTW/NAW als Back-up.

Technik (DIN EN 1789 Typ C) Größere Kastenwägen oder LKW mit Stehhöhe und von 3 Seiten zugängliche Liege. Aufnahmemöglichkeit für Schwerlasttrage/Krankenbett. Zumeist Luftfederung und Klimaanlage. Einzelexemplare auf Bus-Fahrgestell.

Besatzung 2 Mann, i. d. R. RA bzw. NS mit Zusatzausbildung Intensivtransport, teilweise auch Fachpflegekräfte Intensivmedizin; 1 Arzt mit intensivmedizinischer Ausbildung.

Fahrzeuge der SEG

Konzept Fahrzeuge zur Zuführung von Personal und Material bei Großschadensereignissen. Ausrückzeiten konzeptbedingt wenige Min. bis ½ h.

Ausstattung Medizinisches Material zur Erstversorgung einer größeren Anzahl von Verletzten („von Wenigem viel“), logistische Unterstützung durch Zelte, Container, Notstromversorgung, Funk etc. Ausschließlich regionale Konzepte, keine Normung.

Technik Einsatzfahrzeuge verschiedenster Bauart, meist klassifizierbar in Fahrzeuge für Personal-, Material- und Patiententransport.

Besatzung SEG-spezifische Regelungen.

Infektions-Krankentransportwagen (IKTW)

Konzept Transport von (potenziell) Infektionskranken („Seuchenwagen“) oder radioaktiv kontaminierten Pat.

Ausstattung Sehr einfache Innenausstattung und medizinisch-technische Ausrüstung; z. T. eigener Betreuerraum; gasdichte Trennung von Fahrerkabine und Krankenraum, luftdichter Verschluss der Außentüren, kontrollierte Zu- und Abluft (Fenster und Dachluken verschlossen); Schutzanzüge für die Betreuer.

Technik Fahrzeuge verschiedenster Bauart.

Besatzung Standortspezifische Regelungen.

> Teilweise werden Fahrzeuge für den Transport infektiöser Pat. auch in umfangreicherer Ausstattung vorgehalten (IRTW).

Schwerlast-Rettungswagen (SRTW)

Konzept Versorgung und Transport von Pat., bei denen gestörte Vitalfunktionen wiederhergestellt und aufrechterhalten werden müssen.

Ausstattung Entsprechend KTW/RTW; Fahrtrage für übergewichtige Pat. bis ca. 300 kg. Meist pro Rettungsdienstbereich zentral vorgehalten.

Technik Auf kleinen Lieferfahrzeugen aufgebaut. Geeignet zum Transport von einem liegenden Pat.

Besatzung 2 Mann, i.d.R. mind. 1 RS und 1 RH; bundeslandspezifische Regelungen.

Großraum-Rettungswagen (GRTW)

Konzept Versorgung und Transport von bis zu 10 Notfallpat. (je nach standortspezifischer Regelung und Ausstattung z.B. 3 Pat. der Kategorie T1, 2 Pat. der Kategorie T2 und 5 Pat. der Kategorie T3) im GSF und/oder Katastrophenfall.

Ausstattung

- 1–3 fest eingerichtete Intensivbehandlungsplätze mit medizin-technischer Ausrüstung in Anlehnung an DIN 75080, 2–10 (je nach Standort) zusätzliche Liegeplätze kurzfristig aufzubauen, bis zu 10 Sitzplätze für Pat. und Betreuungspersonal.
- In Anlehnung an DIN 75080 medizinische Ausstattung für bis zu 10 Notfallpat. mit Medikamentensortiment „Notfallmedikamente", Infusionen, Verbandsmaterial, mehrere EKG/Defibrillator-Einheiten, Notfall-Beatmungsgeräte, Absaugeinrichtungen, Pulsoxymeter, Kapnometer, Sauerstoffanlage, Spritzenpumpen, Intubationsbestecke, Vakuummatratzen, Materialien zur Schienung, chirurgisches Besteck, Verbrennungssets, Decken und Auflagen.
- Markise im Heckbereich des Dachs ab der hinteren Einstiegstüre (für zusätzlichen Behandlungsraum bei schlechtem Wetter).
- Je nach Standort zusätzliche Ausrüstung üblich.

Technik Ein Niederflurbus ist auf einem Mercedes-Benz-Citaro-Fahrgestell aufgebaut. Möglichkeit, die Karosserie per Knopfdruck um mehrere Zentimeter anzuheben (bei schlechtem Gelände) oder abzusenken, um die Einstiegshöhe zu verringern.

Besatzung 1 Fahrzeugführer, 1 NA mit LNA-Qualifikation, 1 RA bzw. NS mit OrgL-Qualifikation, 1 Fahrer, 4 RA/NS/RS, teilweise auch Fachpflegekraft Intensivmedizin.

1.6.3 Rettungsmittel der Luftrettung

Harald Strauss und Ulrich v. Hintzenstern

Rettungshubschrauber (RTH)

Konzept Schneller Transport des NA und des RA samt Ausrüstung zum Notfallort, v.a. bei abgelegenen oder schwer zugänglichen Schadensstellen sowie zum schonenden Transport des Pat. Prinzipiell wird bei jedem Einsatz eines RTH gleichzeitig ein bodengebundenes Rettungsmittel alarmiert (meist RTW).

Ausstattung (EN 13718). Medizinische Ausstattung im Prinzip wie RTW. Viele standortspezifische Variationen.

Technik Hubschrauberbaumuster in (1- oder) 2-Turbinentechnik (z.B. Bell UH 1D, Bell 212, BK 117, EC 135, EC 145). Seilwinde teilweise fest eingebaut, in einigen Fällen nachrüstbar in Minutenfrist (Rettung aus Gebirge, Wasser usw.). Fluggeschwindigkeiten um 200 km/h; Innenraum außerordentlich beengt. Transportmöglichkeit für einen, bei einigen Baumustern unter sehr beengten Verhältnissen auch zwei liegende Pat. Einsatzbereit von 7:00 Uhr bis Sonnenuntergang.

I. d. R. keine Primäreinsätze nach Sonnenuntergang oder bei schlechten Wetter- und Sichtbedingungen. Einsatzgrenzen ▶ Tab. 1.5.

Besatzung 1 Pilot, u. U. 1 Bordmechaniker bzw. Copilot, 1 RA bzw. NS als Rettungshubschrauber-Besatzungsmitglied, 1 NA.

Intensivtransporthubschrauber (ITH)

Konzept Dringliche Verlegung intensivmedizinisch versorgter Pat. zur Behandlung in Spezialkliniken.

Ausstattung (DIN 13230–4). Intensivmedizinisches Equipment zur lückenlosen Weiterführung der Intensivbehandlung. Respirator zur differenzierten Beatmung, mehrere Spritzenpumpen, Infusionspumpen etc. Bei Dual-use auch Ausrüstung zur Erstversorgung.

Technik Hubschrauberbaumuster in 2-Turbinentechnik (Bell 412HP, EC 145 usw.). Transportmöglichkeit für 1 Intensivpatienten. Einsatzbereit rund um die Uhr für Flüge von Landeplatz zu Landeplatz an Kliniken. I. d. R. keine Außenlandungen. Einsatzgrenzen ▶ Tab. 1.5.

Besatzung 2 Piloten, 1 RA bzw. NS, 1 NA mit intensivmedizinischer Erfahrung, fallweise weiteres Personal (z. B. Pädiater, Intensiv-Kinderkrankenschwester).

Großraumhubschrauber Sikorsky CH-53

Konzept Mittlerer Transporthubschrauber (Ladekapazität >5 Tonnen) der Bundeswehr für Einsätze bei Massenanfall von Verletzten (Transport von zusätzlichem Fachpersonal oder von Verbrauchsmaterial und Spezialgerät an die Notfallstelle, v. a. bei blockierten Verkehrswegen oder in schwer zugänglichem Gelände) bzw. zur Verlegung einer größeren Anzahl von Pat. (max. 12 Liegendverletzte, davon 6 Beatmete).

Besatzung 2 Piloten, 1 Bordmechaniker, ärztliches und nichtärztliches Personal der Bundeswehr (▶ Tab. 1.6).

> Derzeit aufgrund ausländischer Verpflichtungen der Bundeswehr nur sehr einschränkt verfügbar.

Search and Rescue (SAR)

Konzept Die ICAO (International Civil Aviation Organization) fordert einen flächendeckenden Such- und Rettungsdienst nach abgestürzten und vermissten Luftfahrzeugen. Wird in Deutschland von Hubschraubern und Flugzeugen der Bundeswehr sichergestellt (SAR-Kommandos). Die Rettungsmittel können über die SAR-Leitstellen (▶ 22.2) im Rahmen der dringlichen Nothilfe angefordert werden.

Tab. 1.5 Einsatzgrenzen für zivile Rettungshubschrauber

	Tag (Primär-/Sekundäreinsätze)	Nacht (nur Sekundärtransporte)
Flugsicht (horizontal)	>0,8 km	5 km
Wolken	Keine Wolkenberührung	Keine Wolkenberührung
Mindestflughöhe	–	Ca. 150 m über Land Ca. 100 m über See
Wind	<45 Knoten	<45 Knoten

Tab. 1.6 Vorlaufzeiten und Besatzung von militärischen Rettungshubschraubern

Baumuster	Vorlaufzeiten		Besatzung	Ausstattung
	7:30 Uhr bis Sonnenuntergang	Sonnenuntergang bis 7:30 Uhr		
Bell UH 1D (RZ)	Max. 5 Min. (meist kürzer!)	Kein Einsatz	1 Pilot, 1 Bordmechaniker, 1 RA, 1 NA	Entspricht RTH, fakultativ Rettungswinde
Bell UH 1D (SAR)	Max. 15 Min.	Max. 60 Min.	1 Pilot, 1 Bordmechaniker, 1 Luftrettungsmeister	Entspricht eingeschränkt RTW, Rettungswinde
SeaKing MK 41 (SAR)	Max. 15 Min.	Max. 60 Min.	2 Piloten, 1 SAR-Operationsoffizier, 1 Bordmechaniker	Entspricht eingeschränkt RTW, Rettungswinde

Technik Hubschrauber Bell UH 1 D, Sikorsky SeaKing MK 41 (▶ Tab. 1.6).

1.7 Notarztausrüstung

Ulrich v. Hintzenstern, Thomas Köhnlein und Harald Strauss

1.7.1 Notarztkoffer

Ulrich v. Hintzenstern und Harald Straussss

In jedem NEF, RTW und NAW muss eine „Notfallausrüstung" (DIN 13232:2011) mitgeführt werden, die es dem NA ermöglichen, direkt am Einsatzort Gefährdungen der Vitalfunktionen zu diagnostizieren und Maßnahmen zu deren Erhaltung einzuleiten.

„Notfallausrüstung"

Die DIN 13232:2011 gilt für Notfallausrüstungen in der Notfallmedizin. Zweck dieser Festlegung ist es, dem in der Notfallmedizin tätigen Personal, insbesondere dem NA, eine Grundausstattung für die Erstversorgung von Notfallpatienten zur Verfügung zu stellen. Der Inhalt der Notfallausrüstung ist grundsätzlich zur Notfallversorgung eines Notfallpatienten ausgelegt, wobei vorausgesetzt wird, dass weiteres Verbrauchsmaterial innerhalb von ca. 15 Minuten zur Verfügung steht. Die Notfallausrüstung kann in einem oder mehreren Koffern, Taschen oder Rucksäcken aufbewahrt werden. Die Notfallausrüstung gliedert sich in drei Teil-Ausrüstungen: Teil A Basis, Teil B Erwachsene und Teil C Kinder. Der Teil A beinhaltet alle medizinischen Ausrüstungsgegenstände, die zur Basis einer Notfallausrüstung gehören. Der Teil B beinhaltet alle Ausrüstungsgegenstände, die zur Diagnostik und Versorgung von erwachsenen Notfallpatienten erforderlich sind. Der Teil C beinhaltet alle Ausrüstungsgegenstände, die zur Diagnostik und Versorgung von Notfällen bei Säuglingen oder Kindern erforderlich sind. Eine Notfallausrüstung besteht entweder aus einem Teil A und B (Notfallausrüstung

Erw.), oder aus einem Teil A und C (Notfallausrüstung Kinder) oder aus einem Teil A, B und C (Notfallausrüstung Kinder und Erwachsene). Die Notfallausrüstung nach DIN stellt eine Mindestanforderung dar. Der Inhalt wird i. d. R. nach einem der etablierten Systeme (z. B. Ulmer-System) oder standortspezifisch ergänzt. Der Inhalt kann auch in 2 Koffern („Atmung" und „Kreislauf") untergebracht sein. Das Gewicht der gesamten Notfallausrüstung (Behältnisse und Inhalt) darf max. 30 kg betragen.

Koffer „Atmung" (blau)

Absaugung und Beatmung

- **Teil A:** tragbare Sekretabsaugpumpe (Sog mehr als 40 kPa), PEEP-Ventil, Bakterienfilter für Beatmungsbeutel.
- **Teil B:** Einmalabsaugkatheter (CH 18), Beatmungsbeutel für Erwachsene mit Anschlussmöglichkeit zur Sauerstoffgabe, Beatmungsmasken für Erwachsene (2 Größen) Guedel-Tuben für Erwachsene (3 Größen), Larynxmaske oder Larynxtubus.
- **Teil C:** Beatmungsbeutel für Säuglinge und Kinder, Beatmungsmasken für Säuglinge und Kinder (3 Größen), Guedel-Tuben für Säuglinge und Kinder (3 Größen), Einmalabsaugkatheter (4 Größen).
- **Zusätzlich empfehlenswert:** Sauerstoffflasche mit mindestens 160 l, Sauerstoffreservoir für Beatmungsbeutel, Oxy-Demand-Ventil.

Notintubation

- **Teil A:** Laryngoskopgriff.
- **Teil B:** 2 Spatel (mittel und groß), Magill-Zange für Erwachsene, je 1 Trachealtubus mit 6, 7, 8 ID (jeweils mit Cuff), 1 flexibler Einführungsmandrin für Erw.
- **Teil C:** 2 Spatel (verschiedener Größen), je 1 Trachealtubus mit 3, 4 und 4,5 (jeweils ohne Cuff) und 5 mm ID (mit Cuff), 1 flexibler Einführungsmandrin für Kinder.
- **Zusätzlich empfehlenswert:** Gleitmittel, 10 ml Einmalspritze, Heftpflaster.

Medikamente In der DIN sind nur Arzneimittelgruppen genannt. Die Auswahl der einzelnen Präparate ist dem Anwender überlassen, z. B.: 1 Fenoterol-Spray mit 100 µg, 1 Amp. Theophyllin 200 mg, 1 Amp. Terbutalin 0,5 mg, 1 Amp. Reproterol-HCL 0,09 mg, 2 Amp. Etomidat 20 mg, 3 Amp. Esketamin 25 mg, 2 Amp. Vecuronium 10 mg, 2 Amp. Prednisolon 250 mg, 1 Amp. Midazolam 15 mg, 2 Amp. Thiopental 0,5 g, 1 Kortikosteroid-Spray.

Koffer „Kreislauf" (rot)

Diagnostik

- **Teil A:** Blutdruckmessgerät Stethoskop, Diagnostikleuchte, Reflexhammer, BZ-Messgerät mit Teststreifen, Fieberthermometer
- **Teil B:** Blutdruckmanschette für Erw.
- **Teil C:** Blutdruckmanschette für Kinder

Infusionstherapie

- **Teil A:** Hautdesinfektionsmittel, Fixierpflaster. Intraossäres Punktionsgerät (geeignet für Erwachsene und Kinder), 500 ml kolloidales Volumenersatzmittel (im Kunststoffbeutel), 500 ml Vollelektrolytlösung (im Kunststoffbeutel), 4 Infusionsbestecke, Staubinde. **Zusätzlich empfehlenswert:** Druckinfusionsmanschette.

- **Teil B:** 3 Venenverweilkanülen in verschiedenen Größen. **Zusätzlich empfehlenswert:** 2 Punktionssysteme für zentrale Venenpunktion (V. jugularis und V. subclavia) und intraossäres Punktionsgerät.
- **Teil C:** 3 Venenverweilkanülen in verschiedenen Größen für Kinder.

Ge- und Verbrauchsmaterial

- **Teil A:** je 1 chirurgische und anatomische Pinzette, gerade Arterienklemme, spitz/stumpfe chirurgische Schere, 1 Einmal-Skalpell, 1 NAdelhalter, 6 Kompressen 10 × 10 cm, 2 elastische Fixierbinden 4 m × 8 cm, 2 Verbandspäckchen, 2 Verbandstücher; 8 × Wundschnellverband, Heftpflaster, 1 Rettungsdecke (metallisierte Polyesterfolie Größe 210 × 160 cm), Händedesinfektionslösung, 2 Paar sterile Handschuhe, 4 Paar Einmalhandschuhe; Einmalspritzen (5 à 2 ml, 5 à 10 ml, 2 à 20 ml), je 10 Einmalkanülen Größe 1. Kanülensammelbox, Thoraxdrainage, 2 × Mundschutz (Schutzklasse FFP 3).
- **Zusätzlich empfehlenswert:** Kleiderschere, überbreite elastische Binden.

Medikamente In der DIN sind nur Arzneimittelgruppen genannt. Die Auswahl der einzelnen Präparate ist dem Anwender überlassen, z. B.: 1 Phiole Nitrendipin, 1 Nitroglycerin-Spray, 1 Amp. Urapidil 50 mg, 2 Amp. Cafedrin/Theodrenalin, 1 Amp. Noradrenalin 1 mg, 6 Amp. Atropin 0,5 mg, 1 Amp. Butylscopolamin 20 mg, 2 Amp. Metoclopramid 10 mg, 2 Amp. Dimetindenmaleat 4 mg, 2 Amp. Ranitidin 50 mg, 5 Amp. Glukose 40 %, 2 Amp. Heparin 5.000 IE, 1 Amp. ASS 500 mg, 1 Amp. Adenosin 6 mg, 1 Amp. Esmolol 100 mg, 1 Amp. Metoprolol 5 mg, 1 Amp. Furosemid 40 mg, 2 Amp. Morphin 10 mg, 5 × 10-ml-Amp. NaCl 0,9 %, 3 Amp. Adrenalin 1 mg, 1 Amp. Adrenalin 25 mg, 2 Amp. Amiodaron 150 mg, 5 Amp. Glukose 5 %, 1 Amp. Lidocain 2 %, 1 Amp. Naloxon 0,4 mg, 1 Amp. Promethazin 50 mg, 1 Amp. Haloperidol 5 mg, 1 Amp. Diazepam 10 mg, 500 ml Vollelektrolytlösung, 500 ml kolloidale Lösung, 100 ml Natriumbikarbonat 8,4 %.

„Notfallausrüstung für Säuglinge und Kleinkinder"

DIN 13232:2011 Teil A und C. Der Teil A beinhaltet alle medizinischen Ausrüstungsgegenstände, die zur Basis einer Notfallausrüstung gehören. Der Teil C beinhaltet alle Ausrüstungsgegenstände, die zusätzlich zur Diagnostik und Versorgung von Notfällen bei Säuglingen oder Kindern erforderlich sind.

Absaugung und Beatmung Handabsaugpumpe, 1 Baby-Schleimabsauger, 3 Einmal-Absaugkatheter (je 1 Stück CH 12,14,16), Kinder-Beatmungsbeutel, Beatmungsmasken für Kinder (Größen 0, 1, 2), 4 Guedel-Tuben (Größen 00, 0, 1, 2). Sauerstoffreservoir für Beatmungsbeutel. Larynxmaske/-tubus für Säuglinge und Kleinkinder.

Intubation Laryngoskopgriff, Spatel für Kleinkinder (2 Größen), Magill-Zange für Kleinkinder, jeweils 1 Trachealtubus mit 2,5, 3, 3,5, 4, 4,5 mm ID ohne Cuff und 1 Trachealtubus mit 5 mm ID mit Cuff, 1 flexibler Einführungsmandrin (Größe 1), Gleitmittel.

Diagnostik Blutdruckmessgerät mit 2 Blutdruckmanschetten für Kinder in verschiedenen Breiten, Kinderstethoskop, Diagnostikleuchte, Fieberthermometer, BZ-Messgerät mit Teststreifen.

Infusionstherapie 6 Flügelkanülen (3 Größen), 4 Venenverweilkanülen (2 Größen, auch 26G!), 2 Infusionsbestecke, 500 ml Volumenersatzflüssigkeit, 250 ml Glukose 10 %, 500 ml Vollelektrolytlösung, Hautdesinfektionsmittel, Staubinde, intraossäres Punktionsgerät.

Ge- und Verbrauchsmaterial Je 1 chirurgische und anatomische Pinzette, 1 Klemme, spitz/stumpfe chirurgische Schere, 2 Einmal-Skalpelle in verschiedenen Formen, 2 elastische Fixierbinden 4 m × 6 cm, 2 Nabel-Einmalklemmen, 1 Verbandspäckchen, 1 Verbandstuch, Wundschnellverband, Heftpflaster, Pflasterstrips (verschiedene Größen), 12 Kompressen 10 × 10 cm, 1 Rettungsdecke (metallisierte Polyesterfolie Größe 210 × 160 cm), 2 Silberwindeln, Händedesinfektionslösung, 2 Paar sterile Handschuhe; Einmalspritzen (5 à 2 ml, 5 à 5 ml, 5 à 10 ml, 2 à 20 ml), 10 Einmalkanülen Größe 1.

Medikamente In der DIN sind nur Arzneimittelgruppen genannt. Die Auswahl der einzelnen Präparate ist dem Anwender überlassen, z. B.: je 2 Paracetamol-Supp. 125, 250, 500 mg, 2 Diazepam-Rectiolen 10 mg, 2 Prednison-Supp. 100 mg, 1 Fenoterol-Spray 100 µg, 1 Amp. Theophyllin 200 mg, 2 Amp. Esketamin 5 mg/ml, 2 Amp. Vecuronium 10 mg, 2 Amp. Prednisolon 50 mg, 2 Amp. Diazepam 10 mg, 1 Amp. Thiopental 0,5 g, 1 Kortikosteroid-Spray, 2 Amp. Atropin 0,5 mg, 2 Amp. Dimetinden, 1 Amp. Glukose 40 %, 1 Amp. Furosemid 20 mg, 1 Amp. Morphin 10 mg, 3 × 10-ml-Amp. NaCl 0,9 %, 2 Amp. Adrenalin 1 mg, 1 Amp. Lidocain 2 %, 100 ml Natriumbikarbonat 8,4 %.

Notarztkoffer „Chirurgische Zusatzausrüstung"

Keine DIN-Norm, mögliche Ausstattung:

Allgemein 3 Einmalskalpelle (verschiedene Formen), spitz/stumpfe chirurgische Schere, Wundspreizer mit Gelenk, 2 Einmallochtücher, 2 Wundhaken 2-zinkig scharf, sterile Einmalhandschuhe, 2 Amputatbeutel

Koniotomie Nasenspekulum, Koniotomiebesteck (z. B. Mini-Trach II®)

Thoraxdrainage Abdecktuch, Nahtmaterial und Nadelhalter, Klemme, Thoraxdrainagen verschiedener Größen

Brandwundenverbandstücher Burn Pac®

Blutungen Anatomische und chirurgische Pinzette, je 1 Klemme nach Overhold, Pean gerade und Halsted, Schere, 12 Kompressen 10 × 10 cm, 2 elastische Fixierbinden 4 m × 8 cm, 2 Verbandspäckchen, 5 sterile Bauchtücher, Hämostyptikum z. B. Chitosan®, Tourniquet.

Toxkoffer

Keine DIN-Norm, mögliche Ausstattung:

Medikamente 2 Amp. Biperidin 5 mg/ml, 2 Amp. Cafedrin/Theodrenalin, 2 Amp. Flumazenil 1 mg/10 ml, 2 Amp. Physostigminsalicylat 2 mg/5 ml, 10 Amp. Atropin 100 mg, 5 Amp. Obidoximchlorid 250 mg/ml, 5 × Kortikosteroid-Spray, 10 × Salbutamol Dosieraerosol 20 mg, 100 g Kohlepulver, 5 Amp. Dimethylaminophenol (4-DMAP) 250 mg/5 ml, 2 Inj.-Fl. Hydroxocobalamin 2,5 g, 3 × 100 ml Inf.-Fl. Natriumthiosulfat 10 %, 250 ml Augenspüllösung, 5 Amp. Naloxon 0,4 mg/ml, 1 Fl. Simeticon 30 ml, 2 Amp. Toloniumchlorid 300 mg/10 ml, 10 Amp. Diazepam 10 mg/2 ml, 1 Fl. Macrogol 400, Natriumsulfat-10 Hydrat krist. 50 g.

Asservatenbehältnisse Gerätschaften zur Magenspülung: Trichter, Gießbecher, Verbindungsschlauch, Eimer, dicke Magensonde (weicher Gummi, 12 mm und 18 mm), Schlauchklemme, Einmalhandschuhe, Blasenspritze, flüssigkeitsabweisende Unterlage, Einmalschürze.

Infusionswärmebehälter

Vorwärmung von Infusionen z. B. mittels 12-Volt-Wärmflaschen in entsprechendem Transportbehälter (Koffer, Rucksack, Brust- oder Gürteltasche), der ggf. noch eine Wärmeisolierdecke enthalten kann (z. B. Barkey® rescuetherm). Vorteil: vorgewärmte Infusionen sind nicht nur im RTW, sondern direkt vor Ort am Pat. verfügbar (Prognoseverschlechterung durch Hypothermie bei Traumapat.).

1.7.2 Ausrüstungssets für Großunfälle und -schadensereignisse

Ulrich v. Hintzenstern und Harald Strauss

(▶ 1.9.5)

Einsatzkiste „Großunfall"

Keine DIN-Norm, Bevorratung an definierten Depotstellen. Materialauslegung: 1 Behältnis für die Versorgung von 5–10 Verletzten.

Ausstattungsvorschlag 5 Metalline®-Folien (80 × 120 cm), je 5 Verbandstücher (60 × 80 cm und 80 × 120 cm), 2 Rollen Pflaster 2,5 cm, 10 Rettungsdecken, 2 Venen-Stauschläuche, Kleiderschere, 10 Einmalhandschuhe, Filzschreiber, 10 Einsatzprotokolle, 10 × 500 ml Vollelektrolytlösung, 5 × 500 ml kolloidale Volumenersatzmittel, 15 Infusionssets (je 1 Venenverweilkanüle 18 G = grün und 16 G = grau, 1 Infusionssystem, 2 Kanülenpflaster, 1 ES-Kompresse), 2 Spritzensets I (je 5 Amp. Midazolam 5 mg, 5 Kanülen, 5 × 5-ml-Spritzen, 5 Alkoholtupfer), 2 Spritzensets II (je 5 Amp. Esketamin 25 mg, 5 Kanülen, 5 × 5-ml-Spritzen, 5 Alkoholtupfer).

Ein-Personen-Versorgungsset zur Ersten Hilfe beim Massenanfall, Großschadensereignis und im Katastrophenfall

In der DIN 13156 sind Mindestanforderungen an Ein-Personen-Versorgungssets zur Ersten Hilfe bei einem Massenanfall, Großschadensereignis und im Katastrophenfall festgelegt. Die Sets werden in größeren Mengen bei den zuständigen Einheiten eingelagert und bei Bedarf an die Einsatzstelle verbracht, um das Material des Rettungsdienstes sinnvoll zu ergänzen.

Ausstattung 500 ml Vollelektrolytlösung mit Infusionsbesteck, 3 Venenverweilkanülen verschiedener Größe, 4 × Hautreiniger, Heftpflaster und Kanülenpflaster, 2 Verbandspäckchen, 4 Kompressen, 1 Fixierbinde, 1 Staubinde, 1 Kanülenabwurfbox, 2 Paar Einmalhandschuhe, 1 Anhängekarte für Verletzte/Kranke, 1 Rettungsdecke.

1.7.3 Sauerstoffapplikatoren

Harald Strauss und Ulrich v. Hintzenstern

Transport des Sauerstoffs In weißen Gasflaschen oder mit weißer Flaschenschulter mit dem Großbuchstaben „N" (für Neu, New, Nouveau) nach der neuen Farbkennzeichnung (DIN EN 1089–3) mit Volumina von 0,5/1/2,5/5 und 10 l. Inhalt = Volumen × Druck (bar). **Cave:** Da Respiratoren bei einem Flaschendruck < 20 bar nicht mehr zuverlässig arbeiten, verringert sich das Nutzvolumen. Beispiel: 5-l-Flasche mit 200 bar → nutzbarer Inhalt = 5 × (200–20) = 900 l. Flow von 6 l/Min. → O_2-Vorrat für 150 Min.

1

Auswahl des Sauerstoffapplikators Abhängig vom erforderlichen F_iO_2 (▶ Tab. 1.7).

- **Nasensonde und Sauerstoffbrille:** gute Toleranz durch den Pat.; ungenaue Dosierbarkeit.
- **Nasopharynxkatheter:** Wendl-Tubus mit integrierter O_2-Zuführung; bei Pat. mit eingeschränktem Bewusstsein.
- **Maske:** höherer F_iO_2, schlechte Toleranz durch den Pat. (Engegefühl, Sprechen und Husten behindert). Mindestflow 5 l/Min. (sonst CO_2-Rückatmung), mit Beutel und speziellem Nichtrückatemventil (z. B. Oxy-Demand®) → CPAP (z. B. bei Lungenödem, ▶ 7.5).

! Einmal begonnene O_2-Gabe nicht unterbrechen. Bei Raumluftsättigung über 95 % keine Sauerstoffgabe indiziert (Ausnahme: CO-Intoxikation).

1.7.4 Pulsoxymeter

Ulrich v. Hintzenstern und Harald Strauss

Indikationen Erkennen respiratorischer Störungen (hypoxische Hypoxämie) und Erfolgskontrolle der O_2-Zufuhr bzw. Beatmung.

! Messfehler, z. B. durch Bewegungsartefakte, unzureichende Perfusion bei Zentralisation oder Hypothermie, Nagellack. Evtl. Messsonde statt am Finger am Ohrläppchen anbringen.

- Überschätzen der Messwerte (falsch-positive Ergebnisse) bei Dyshämoglobinämien: CO-Exposition (z. B. Raucher, Suizidversuch mit Autoabgasen, Rauchgasinhalation) oder Met-Hb (Nitritvergiftung).
- Im Bereich hoher Sauerstoffsättigungen (98–100 %) kann wegen des nicht linearen Verlaufs der pO_2- und SpO_2-Relation nicht direkt auf den entsprechenden pO_2-Wert (100 oder 500 mmHg?) geschlossen werden.
- Das konventionelle Pulsoxymeter zeigt den prozentualen Anteil des O_2-gesättigten Hb am Gesamt-Hb an → keine Aussage über den absoluten O_2-Gehalt des Blutes möglich (Hb-abhängig).
- Inzwischen sind Mehrwellenpulsoxymeter erhältlich, mit denen auch der COHb- (s_pCO) und MetHb-gesättigte Anteil (s_pMet) des Hämoglobins bestimmt werden kann.

Tab. 1.7 Möglichkeiten der O_2-Applikation bei Spontanatmung

O_2-Applikator	Flow (l/Min.)	F_iO_2
Nasensonde	4/6/(8)	0,3/0,4/0,5
O_2-Brille	3/6/8	0,3/0,4/0,5
Nasopharynxkatheter	4/5/6	0,3/0,4/0,5
Maske ohne Beutel	5/6,5/7,5	0,4/0,5/0,6
Maske mit Beutel	6/8/10	0,5/0,6/0,8
Maske mit Beutel und Nichtrückatemventil	14	0,9

1.7.5 Blutdruckmessgerät

Ulrich v. Hintzenstern und Harald Strauss

Messung nach Riva-Rocci
- Palpatorische Methode: Manschettendruck zum Zeitpunkt eines gerade distal der Manschette erstmals tastbaren Pulses → systolischer RR.
- Auskultatorische Methode: 1. hörbarer Ton → systolischer RR, völliges Verschwinden der Töne → diastolischer RR.

Oszillometrische Messung Systolischer, mittlerer und diastolischer RR. Vorteil: einstellbare Zeitintervalle und Alarmgrenzen, unabhängig von Umgebungsgeräuschen.

- Die Manschettenbreite sollte ca. 40 % des Extremitätenumfangs entsprechen. Zu große Manschette → falsch niedriger Wert. Zu kleine Manschette → falsch hoher Wert.
- Schlechte Schallleitung durch Kleidung bzw. Behinderung der Zirkulation durch nach oben geschobene Kleidungsteile → Extremität entkleiden.
- Fehlmessungen bei automatischen Geräten z. B. bei ausgeprägten Arrhythmien, starkem Muskelzittern oder Fahrzeugschwingungen.
- Geräte zur Messung am Handgelenk sind unzuverlässig und die Messwerte allenfalls als Trend verwertbar.

1.7.6 Elektrokardiografie

Ulrich v. Hintzenstern und Harald Strauss

Indikation Routinemäßiges Monitoring aller Notfallpat., v. a. bei Manipulationen am Pat. (z. B. Injektion, Intubation), zur Rhythmusdiagnostik, Diagnosesicherung (Arrhythmien, Myokardinfarkt), Therapiekontrolle bei Defibrillation, Kardioversion und Schrittmachertherapie, ZVK-Lagekontrolle.

Geräte und Leistungsumfang
- Häufig als EKG/Defi-Kombination oder in Multifunktionsmonitoren.
- Eingebaute Drucker zur Dokumentation der EKG-Ableitungen; elektronische Speicher (RAM) zur retrospektiven Analyse des Notfallgeschehens (Einsatzbesprechung, Dokumentation).
- Z. T. mit „Diagnose"-Algorithmus zur Interpretation der Ableitungen.
- Z. T. Datenübertragung per Funk in ein Krankenhaus zur Interpretation durch einen erfahrenen Kardiologen möglich.
- 3- oder 6-Kanal-Geräte.
- Die EKG-Ableitung über aufgesetzte Defi-Paddles ist nur zur ersten orientierenden Untersuchung (Kammerflimmern?) geeignet, sehr hohe Artefaktrate.
- 3-Pol-Kabel: Ableitung von I, II und III. Monitoring von Herzfrequenz und -rhythmus; keine Infarktdiagnostik möglich.
- 5-Pol-Kabel: Ableitung von I, II, III, aVR, aVL, aVF. Bei Platzierung der weißen Elektrode nacheinander auf Position V_1–V_6 ist die Auswertung von 12 vollständigen Ableitungen (6 Extremitäten- und 6 Brustwandableitungen) mit jedem EKG-Monitor möglich → Infarktdiagnostik (präklinische Lyse?). Zum Routine-Monitoring auf Position V_5 kleben („poor man's V_5").
- 10-Pol-Kabel: Ableitung von I, II, III, aVR, aVL, aVF, V_1–V_6 ohne Elektrodenwechsel (Goldstandard zur Ischämiediagnostik).

Platzierung der Elektroden

- Positionen für Defi-Elektroden (▶ 1.7.13) freilassen.
- Ableitung über Defi-Paddles: Platzierung wie zur Defibrillation (▶ 1.7.13).
- 3-Pol-Kabel: rot rechte Schulter, gelb (Erde) linke Schulter, grün Verlängerung der Herzachse auf Höhe des Bauchnabels (linke Flanke auf der hinteren Axillarlinie).
- 5-Pol-Kabel: rot rechter Arm/Schulter, gelb linker Arm/Schulter, grün linkes Bein/Leiste, schwarz rechtes Bein/Leiste, weiß 6 Positionen von V_1–V_6 (▶ Abb. 1.6).
- 10-Pol-Kabel: 4 Extremitätenableitungen (wie 5-Pol-Kabel), 6 Brustwandableitungen (▶ Abb. 1.6).

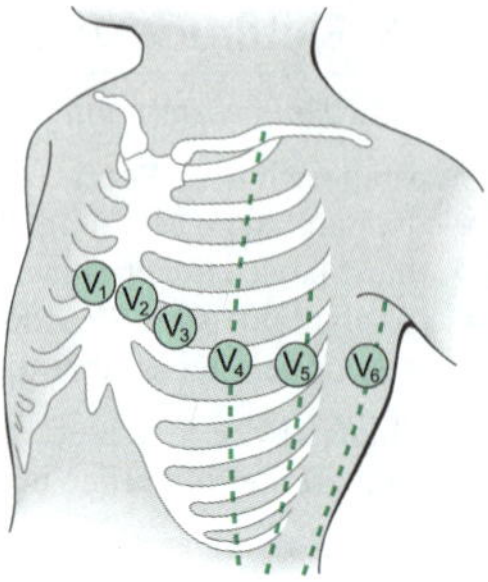

Abb. 1.6 EKG-Brustwandableitungen [L190]

Wichtig ist die korrekte Anlage der EKG-Elektroden. Mit den häufig anzutreffenden „Fantasie-Ableitungen“ ist nur ein Rhythmus-Monitoring möglich und nahezu jede pathologische Veränderung (ST-Strecke) zu simulieren bzw. zu unterdrücken.

- Unregelmäßige kleingezackte Artefakte weisen auf muskuläre Ursachen hin wie z. B. Kältezittern, falsche Lagerung, Angst, M. Parkinson.
- Falsche Polung: Werden die Elektroden des re und li Arms vertauscht, resultieren negative Kammerkomplexe in Abl. I und aVF.
- Durch Elektrodenablösung wird evtl. Kammerflimmern vorgetäuscht.
- Zur exakten Diagnostik (ST-Strecke) ausschließlich den Ausdruck verwenden, da wegen Filteralgorithmus möglicherweise verzerrtes Monitorbild.

1.7.7 Laborchemische Schnelltests

Ulrich v. Hintzenstern und Harald Strauss

! Blut zur Untersuchung aus dem Ansatz der Punktionsnadel oder mittels Lanzette aus Fingerbeere, Ohrläppchen, Ferse bei Kindern gewinnen (meist 1 Tropfen ausreichend).

- Zahlreiche Fehlerquellen durch Fehlbedienung und durch Abpressen von Kapillarblut.
- Regelmäßige Funktionskontrollen mit Kontrolllösungen erforderlich.

Blutzucker

Indikation Sämtliche Bewusstseinsstörungen, Therapiekontrolle.

Durchführung Genaue Auswertung durch Reflexionsfotometer (z. B. Reflotron®, Messergebnis unabhängig von den Lichtverhältnissen und der Farbwahrnehmung des Untersuchers). Einfachere, aber ungenauere Methode: Blutstropfen auf Teststreifen aufbringen. Nach definiertem Zeitintervall (meist 1 Min., s. Gebrauchsanleitung) Blut abwischen und Farbton des Teststreifens mit der Farbskala der Verpackung vergleichen. Normalwert 60–120 mg/dl.

Hämoglobin

Indikation V. a. größeren Blutverlust.

Durchführung (z. B. HemoCue®): Messküvette mit Blut füllen und in das Gerät einschieben und Messwert ablesen. Normalwert 12–16 g/dl.

> **!** Die präklinische Hb-Bestimmung hat nur eine sehr eingeschränkte Relevanz. Bei akuter Blutung nimmt das Blutvolumen, nicht der Hb-Wert ab. Außerdem ergeben sich für die präklinische Versorgung keine therapeutischen Konsequenzen, da keine Blutkonserven verfügbar sind.

Troponin T

Indikation V. a. Myokardinfarkt.

Durchführung 150 µl heparinisiertes oder EDTA-Blut in das Testfeld des TROPT®-Stick pipettieren, Ergebnis nach 5 bis max. 20 Min. ablesen: Ein Kontrollstrich zeigt die korrekte Funktion an, ein zusätzlicher Strich bedeutet ein positives Messergebnis. **Cave:** Eine Ausschlussdiagnostik ist mit diesem Test nicht möglich.

Drogenscreening

Indikationen V. a. Intoxikation. Testkarten verfügbar für Amphetamine, Metamphetamine, Barbiturate, Benzodiazepine, Cannabinoide, Kokain, Methadon, Opioide, PCPs.

Durchführung Vier Tropfen Urin auf das Testfeld (z. B. microLine®) geben. Nach 5–10 Min. kann das Ergebnis abgelesen werden: Ergebnis negativ bei zwei Strichen im Testfeld, ein Strich bedeutet den positiven Nachweis der Droge oder ihrer Metaboliten.

1.7.8 Blutgasanalyse

Ulrich v. Hintzenstern und Harald Strauss

Indikationen Kontrolle des Säure-Basen-Status bei Reanimation ($NaHCO_3$-Gabe) bzw. beatmeter Pat. bei längeren Transportwegen.

Durchführung Bei manchen Geräten ist vor jeder Messung eine Kalibrierung notwendig. Mit Blut (art. oder arterialisiertes Kapillarblut) gefüllte Kapillare in das Messgerät einstecken und Anzeige des Messergebnisses abwarten. **Cave:** Manche Geräte sind bei Temperaturen > 30 °C nicht mehr funktionsfähig.

1.7.9 Beatmung

Ulrich v. Hintzenstern und Thomas Köhnlein

Standardbeatmungsmuster

Kontrollierte Beatmung (IPPV, intermittent positive pressure ventilation) Beatmungsform bei Pat. ohne Spontanatmung. Sämtliche Beatmungsparameter werden vom Beatmungsgerät vorgegeben. Der intrapulmonale Druck in den Atemwegen fällt auf mind. 0 cmH_2O, wird jedoch nie negativ wie bei Spontanatmung. Formen der kontrollierten Beatmung:

Volumenkontrollierte Beatmung: Ein vorgegebenes Tidalvolumen wird dem Pat. während der eingestellten Inspirationszeit verabreicht. **Cave:** abhängig von Tidalvolumen, Inspirationszeit, Resistance und Compliance können (extrem) hohe Beatmungsdrücke entstehen → Gefahr der Lungenschädigung.
Druckkontrollierte Beatmung: Der eingestellte Druck wird mittels eines exponenziell dezelerierenden Flowmusters, das aus der Anpassung an die Resistance und Compliance entsteht, rasch erreicht und bis zum Ende der Inspirationszeit/Flowzeit konstant gehalten. Festlegung der maximalen Atemwegsdrücke → „lungenprotektive“ Beatmung. Nachteil: Das applizierte Volumen kann nicht durch Einstellung am Beatmungsgerät definiert werden → Atemminutenvolumen sorgfältig überwachen bzw. Alarmgrenzen patientenadaptiert einstellen.

> BIPAP® oder BiLevel-Beatmung stellt bei einem Pat. ohne Spontanatmungsaktivität eine druckkontrollierte Beatmung dar.

PEEP-Beatmung (Positive Endexpiratory Pressure) Beatmung, bei welcher der intrapulmonale Druck max. auf einen voreingestellten Mindestdruck abfällt (z. B. 5 cmH_2O).

Mischform aus maschineller Beatmung und Spontanatmung (SIMV, Synchronized Intermittent Mandatory Ventilation) Der Pat. kann in vorgegebenen, regelmäßigen Pausenzeiten spontan atmen, während in der Zwischenzeit mandatorische Beatmungshübe eine Mindestventilation sichern.

Spontanatmung mit positivem Atemwegsdruck (CPAP, Continuous Positive Airway Pressure) Spontanatmung, bei der der intrapulmonale Druck nicht unter einen voreingestellten Mindestdruck abfällt. Mit speziellen Geräten oder behelfsmäßig mit Maske und PEEP-Ventil.

Nichtinvasive Atemunterstützung (▶ 3.4.8). Technische Voraussetzungen und Systemunterschiede:
Boussignac-CPAP-System: einfach anzuwendendes Flow-CPAP-System, das inzwischen auf einigen RTW und NEF vorgehalten wird. In einen Kunststoffzylinder wird über seitliche Kanäle Sauerstoff mit hohen Flussraten eingeleitet (▶ Abb. 1.7 und ▶ Abb. 1.8). Im Verlauf des Zylinders vermindert sich der Querschnitt

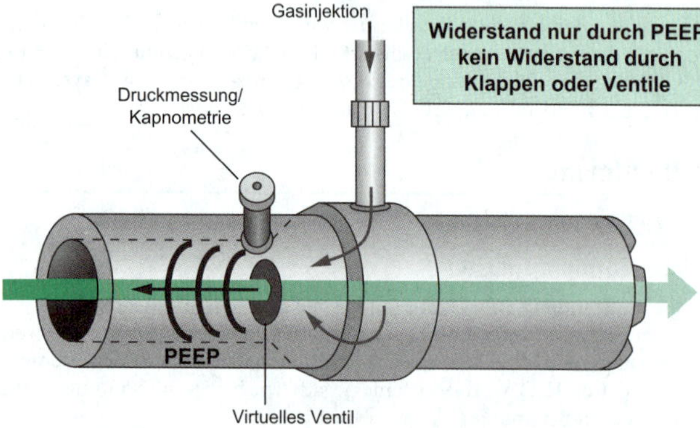

Abb. 1.7 Schematischer Aufbau des Boussignac-CPAP-Systems [L157]

der Kanäle, sodass die Strömungsgeschwindigkeit zunimmt. Am Ende wird der Sauerstoff in die Mitte des Zylinders ausgeleitet. Durch den hier entstehenden Sauerstoffwirbel wird ein positiver Druck erzeugt, dessen Höhe von der Flussrate H_2O des eingeleiteten Sauerstoffs abhängt (▶ Abb. 1.9). Der erzeugte CPAP wird

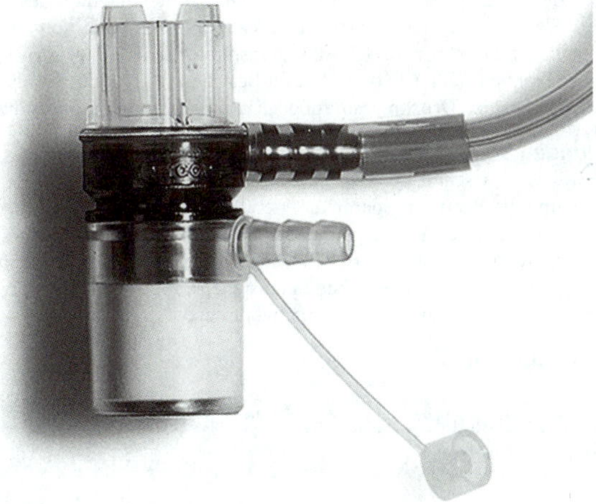

Abb. 1.8 Boussignac-CPAP-System [V157]

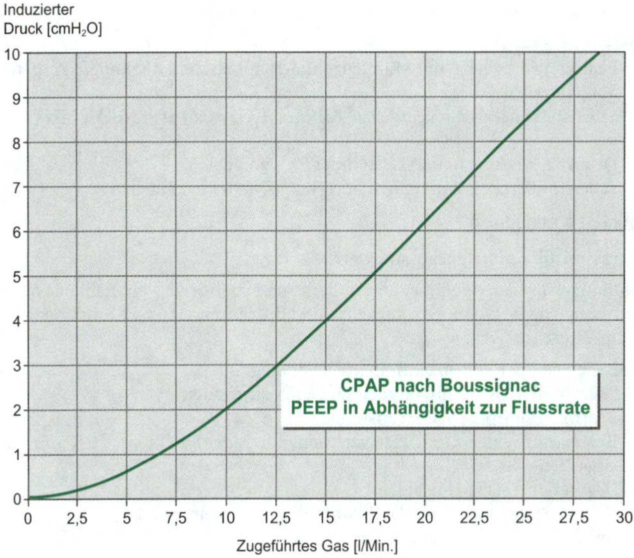

Abb. 1.9 Flow-PEEP-Beziehung [L157]

über ein im Nebenstromverfahren angeschlossenes Manometer gemessen. Als Orientierungsgröße für den gewählten Druck ist dabei der Wert zum Ende der Exspiration (PEEP = positive endexpiratory pressure) relevant.
Beatmungsgeräte mit NIV-Möglichkeit: gegenüber Boussignac-CPAP-Systemen Therapieoption auch bei hyerpkapnischem oder kombiniertem respiratorischem Versagen. Bei jeder Einatmungsbemühung Druckunterstützung des Atemhubs möglich (ASB = Augmented Spontaneous Breathing). Ggf. auch Vorgabe von zwei unterschiedlichen Druckniveaus (PEEP und inspiratorischer Spitzendruck) mit voreingestellter Frequenz (BiPAP® oder BiLevel-Beatmung). Eigene Atembemühungen des Pat. sind auf beiden Druckniveaus möglich und können druckunterstützt werden.

Einstellungen am Beatmungsgerät

- F_iO_2 wählbar zwischen 1,0 oder 0,21.
- Einstellung der Beatmungsparameter geräteabhängig: AMV und Frequenz (V_T = AMV : f) oder Atemzugvolumen (V_T) und Frequenz (AMV = $V_T \times$ f).
- Fakultativ: variable inspiratorische Druckbegrenzung (P_{max} auf ca. 30 mbar zur Vermeidung von Lungenschäden einstellen), I : E-Verhältnis, Triggersignal, PEEP; exspiratorisches Minutenvolumen.

Kurzbedienungsanleitungen

> Ausschlaggebend für die Bedienung der Geräte ist die jeweilige Bedienungsanleitung des Herstellers.

Oxylog® 1.000 (Dräger)

Charakteristik Notfallbeatmungsgerät.

Ventilationsformen Volumenkontrollierte Beatmung.

Gerätebedienung

- Beatmungsfrequenz und Minutenvolumen mittels der Drehknöpfe **Freq.** und **MV** einstellen
- Sauerstoffkonzentration einstellen: **Air Mix** (F_iO_2 = 0,6) oder **No Air Mix** (F_iO_2 = 1,0)
- Druckbegrenzung mittels Drehknopf $\mathbf{P_{max}}$ vorgeben
- Sauerstoffflaschenventil öffnen und Hauptschalter auf **I** stellen

Oxylog® 2.000 plus (Dräger)

Charakteristik Notfallbeatmungsgerät.

Ventilationsformen Volumenkontrollierte und assistierte volumenkontrollierte Beatmung, SIMV (volumenkontrolliert und drucklimitiert), CPAP, optional: NIV und pressure support.

Gerätebedienung volumenkontrollierte Beatmung

- Sauerstoffflaschenventil öffnen und Gerät einschalten
- Beatmungsform VC-CMV auswählen
- Beatmungsfrequenz und Tidalvolumen mittels der Drehknöpfe **RR** und $\mathbf{V_T}$ einstellen
- Inspirationszeit **Ti** auswählen
- Druckbegrenzung mittels Drehknopf $\mathbf{P_{max}}$ vorgeben
- Im Menü den Trigger einstellen
- Im Menü den gewünschten PEEP-Wert einstellen
- O_2-Konzentration einstellen: **Air Mix** (F_iO_2 = 0,4) oder **No Air Mix** (F_iO_2 = 1,0)

Oxylog® 3.000 plus (Dräger)

Charakteristik Notfall- und Intensivtransportbeatmungsgerät. Ventilationsformen: Volumenkontrollierte und assistierte volumenkontrollierte Beatmung, VC-SIMV/PS, SpnCPAP/PS, PC-BIPAP/PS, Apnoeventilation, NIV, Anwendung mit Inhalationsmaske, optional CO_2-Messung.

Gerätebedienung volumenkontrollierte Beatmung

- Beatmungsmodus wählen: Taste **VC-CMV** für ca. 3 s gedrückt halten oder kurz drücken und mittels Drücken des Drehknopfs bestätigen.
- Beatmungsparameter anhand der Drehknöpfe einstellen: $\mathbf{V_T}$, **RR**, $\mathbf{P_{max}}$ und $\mathbf{O_2}$.
- Weitere Beatmungsparameter im Bildschirm einstellen: Taste **Einstell.** drücken, Parameter **PEEP, I : E** und $\mathbf{T_{plat}}$ mittels Drehen des Drehknopfs auswählen, durch Drücken aktivieren, durch Drehen Wert einstellen und durch Drücken bestätigen. **Trigger** muss auf **AUS** gestellt sein.

Gerätebedienung assistierte volumenkontrollierte Beatmung

- Beatmungsmodus wählen: Taste **VC-CMV** für ca. 3 s gedrückt halten oder kurz drücken und mittels Drücken des Drehknopfs bestätigen.
- Beatmungsparameter anhand der Drehknöpfe einstellen: $\mathbf{V_T}$, **RR**, $\mathbf{P_{max}}$ und $\mathbf{O_2}$.
- Weitere Beatmungsparameter im Bildschirm einstellen: Taste **Einstell.** drücken, Parameter **Trigger, PEEP, I : E** und $\mathbf{T_{plat}}$ mittels Drehen des Drehknopfs auswählen, durch Drücken aktivieren, durch Drehen Wert einstellen und durch Drücken bestätigen.

Gerätebedienung VC-SIMV

- Beatmungsmodus wählen: Taste **VC-SIMV** für ca. 3 s gedrückt halten oder kurz drücken und mittels Drücken des Drehknopfs bestätigen.
- Beatmungsparameter anhand der Drehknöpfe einstellen: $\mathbf{V_T}$, **RR**, $\mathbf{P_{max}}$ und $\mathbf{O_2}$.
- Weitere Beatmungsparameter im Bildschirm einstellen: Taste **Einstell.** drücken, Parameter $\mathbf{T_{insp}}$, $\mathbf{T_{plat}}$, **PEEP** und **Δ ASB** mittels Drehen des Drehknopfs auswählen, durch Drücken aktivieren, durch Drehen Wert einstellen und durch Drücken bestätigen. Taste **Einstell.** nochmals drücken und Parameter **Trigger** und **Rampe** einstellen.

Gerätebedienung SPnCPAP

- Beatmungsmodus wählen: Taste **SPnCPAP** für ca. 3 s gedrückt halten oder kurz drücken und mittels Drücken des Drehknopfs bestätigen.
- Beatmungsparameter anhand der Drehknöpfe einstellen: $\mathbf{P_{max}}$ und $\mathbf{O_2}$.
- Weitere Beatmungsparameter im Bildschirm einstellen: Taste **Einstell.** drücken, Parameter **Trigger, PEEP, Δ PS** und **Rampe** mittels Drehen des Drehknopfs auswählen, durch Drücken aktivieren, durch Drehen Wert einstellen und durch Drücken bestätigen. Ggf. bei Maskenbeatmung Taste **Einstell.** nochmals drücken und Parameter **NIV** (**EIN**) einstellen.

Gerätebedienung PC-BIPAP

- Beatmungsmodus wählen: Taste **PC-BIPAP** für ca. 3 s gedrückt halten oder kurz drücken und mittels Drücken des Drehknopfs bestätigen.
- Beatmungsparameter anhand der Drehknöpfe einstellen: **RR**, $\mathbf{P_{max}}$ und $\mathbf{O_2}$.
- Weitere Beatmungsparameter im Bildschirm einstellen: Taste **Einstell.** drücken, Parameter $\mathbf{T_{insp}}$, $\mathbf{P_{insp}}$, **PEEP** und **Δ PS** mittels Drehen des Drehknopfs auswählen, durch Drücken aktivieren, durch Drehen Wert einstellen

und durch Drücken bestätigen.
Taste **Einstell.** nochmals drücken und Parameter **NIV** (ggf. **EIN** bei Maskenbeatmung), **Trigger** und **Rampe** einstellen.

MEDUMAT Standard (Weinmann)

Charakteristik Notfallbeatmungsgerät ▶ Abb. 1.10.

Ventilationsformen Volumenkontrollierte Beatmung.

Gerätebedienung

- Sauerstoffkonzentration einstellen: **Air Mix** (F_iO_2 = 0,61) oder **No Air Mix** (F_iO_2 = 1,0).
- Frequenz mittels Drehknopf **Freq.** (Min.$^{-1}$) einstellen.
- Minutenvolumen mittels Drehknopf **MV** (l/Min.) wählen.
- Drucklimit mittels Drehknopf $\mathbf{P_{max}}$ (mbar) vorgeben.
- Sauerstoffflaschenventil öffnen und Ein-/Ausschalter **O/I** drücken.

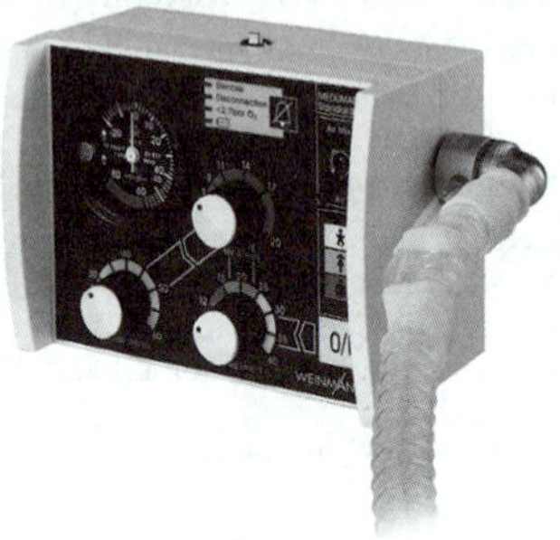

Abb. 1.10 Beatmungsgerät MEDUMAT Standard [V083]

MEDUMAT Standard a (Weinmann)

Charakteristik Notfallbeatmungsgerät ▶ Abb. 1.11.

Ventilationsformen Volumenkontrollierte Beatmung, assistierte Beatmung.

Gerätebedienung volumenkontrollierte Beatmung

- Sauerstoffkonzentration einstellen: **Air Mix** (F_iO_2 = 0,61) oder **No Air Mix** (F_iO_2 = 1,0)
- Frequenz mittels Drehknopf **Freq.** (Min.$^{-1}$) einstellen
- Minutenvolumen mittels Drehknopf **MV** (l/Min.) wählen
- Drucklimit mittels Drehknopf $\mathbf{P_{max}}$ (mbar) vorgeben
- Sauerstoffflaschenventil öffnen und Ein-/Ausschalter **O/I** drücken

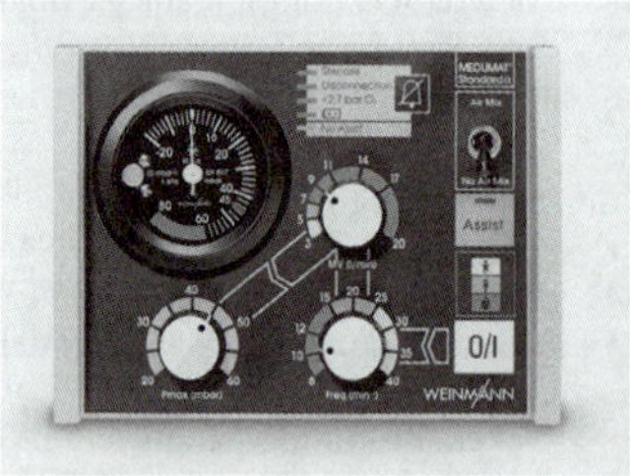

Abb. 1.11 Beatmungsgerät MEDUMAT Standard a [V083]

Gerätebedienung assistierte Beatmung

- Mandatorische Beatmungshübe anhand der Parameter der volumenkontrollierten Beatmung (s. o.) einstellen.
- Mit Taste **Assist** den assistierten Beatmungsmodus einschalten.

!

- Bei maschineller Beatmung immer sorgfältige Überwachung (Pulsoxymeter und Kapnografie)
- Für die Beatmung von Kleinkindern und Säuglingen sind die Transportbeatmungsgeräte ungeeignet → manuelle Beatmung mittels Kuhn-System oder Beatmungsbeutel
- Ab einem Flaschendruck von ca. 20 bar ist keine korrekte Respiratorfunktion gewährleistet → Flasche wechseln

MEDUMAT Transport (Weinmann)

Charakteristik Notfall- und Intensivtransportbeatmungsgerät (▶ Abb. 1.12).

Ventilationsformen Volumen- und druckkontrollierte Beatmung, jeweils auch assistiert, SVV, SPV, SIMV, BiLevel/ASB, CPAP, ASB, NIV, Präoxygenierung.

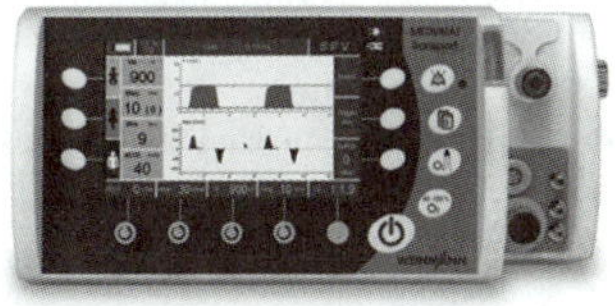

Abb. 1.12 Beatmungsgerät MEDUMAT Transport [V083]

Gerätebedienung

- Gerät einschalten.
- Auswahl: Notfallbeatmung (Erw./Kind/Kleinkind) oder differenzierte Beatmung (letzter Pat. oder neuer Pat. als Erw./Kind/Kleinkind).
- **Notfallbeatmung:** Sofortstart IPPV-Beatmung mit Default-Werten für den ausgewählten Patiententyp. Beatmungsparameter **PEEP,** $\mathbf{P_{max}}$**,** $\mathbf{V_T}$**, Freq., I : E** mit Drehstellern einstellbar.
- **Differenzierte Beatmung letzter Pat.:** Sofortstart mit den zuletzt eingestellten Parametern.
  - Beatmungsparameter entsprechend dem Beatmungsmodus mit Drehstellern einstellbar. Je nach Modus auch **Trigger** und **ΔpASB** zuschaltbar.
  - Erweiterte Beatmungsparameter: Menütaste drücken, Menüpunkt „Erweiterte Beatmungsparameter“ auswählen und bestätigen. **Druckrampe, Flowrampe, Flowverlauf, Inspirationstriggerschwelle, Exspirationstriggerschwelle** einstellen.
  - Notfallbeatmunsmodi jederzeit über die Funktionstasten direkt auswählbar.
- **Differenzierte Beatmung neuer Pat.:**
  - Modusauswahlmenü erscheint.
  - NIV auswählen, falls erforderlich.
  - Cursor auf gewünschten Beatmungsmodus setzen.
  - Parallel Beatmungsparameter mit Drehsteller einstellen.
  - Beatmung durch Bestätigung des ausgewählten Modus starten.
  - Erweiterte Beatmungsparameter: Menütaste drücken, Menüpunkt „Erweiterte Beatmungsparameter“ auswählen und bestätigen. **Druckrampe, Flowrampe, Flowverlauf, Inspirationstriggerschwelle, Exspirationstriggerschwelle** einstellen.
  - Beatmungsparameter während des Betriebs entsprechend dem Beatmungsmodus mit Drehstellern einstellbar. Je nach Modus auch **Trigger** und **ΔpASB** zuschaltbar.
  - Moduswechsel über die Funktionstaste **Modus** jederzeit direkt anwählbar.
  - Notfallbeatmungsmodi jederzeit über die Funktionstasten direkt auswählbar.
- Direkte Funktionstasten: Alarm stumm – Menü – Präoygenierung – O_2-Konzentration (40–100 %).

MODUL CPAP (Weinmann)

Charakteristik Gerät zur nichtinvasiven Atemunterstützung (▶ Abb. 1.13).

Ventilationsform CPAP.

Gerätebedienung (▶ 3.4.8).

- Sauerstoffflasche öffnen.
- CPAP-Boussignac-Ventil anschließen.
- Passende Maske auswählen und mit dem CPAP-Ventil verbinden.

1

- Drehregler bis zum linken Anschlag drehen (Minimum).
- Gerät einschalten.
- CPAP-Druck langsam bis zu einem Druck von 2 mbar erhöhen.
- CPAP-Druck langsam (2 mbar/ Min.) weiter erhöhen, bis der gewünschte Therapiedruck erreicht ist.

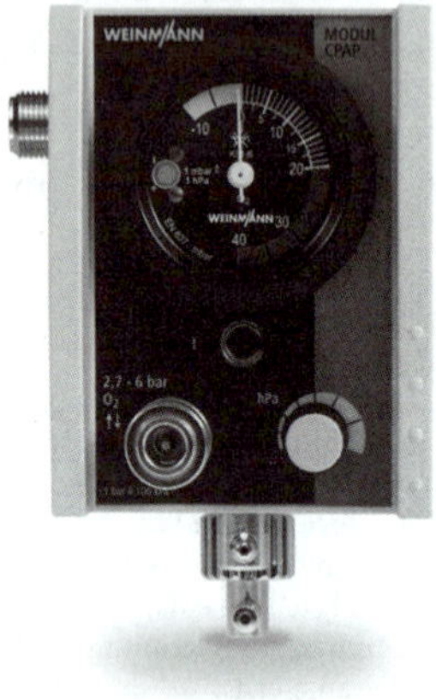

Abb. 1.13 MODUL CPAP [V083]

T1 (Hamilton®)

Charakteristik Notfall- und Intensivtransportbeatmungsgerät (▶ Abb. 1.14).

Ventilationsformen Volumenkonstante druckregulierte Beatmung, druckkontrollierte Beatmung, SIMV (volumenkonstant, druckreguliert und druckkontrolliert), DuoPAP (druckkontrollierte Beatmung auf zwei Druckniveaus), APRV (zeitgesteuerte druckkontrollierte Beatmung auf zwei Druckniveaus), Spontanatmung mit oder ohne Druckunterstützung, NIV, NIV-ST, ASV (Adaptive Support Ventilation), Seufzerbeatmung, bidirektionale Apnoe-Ventilation.

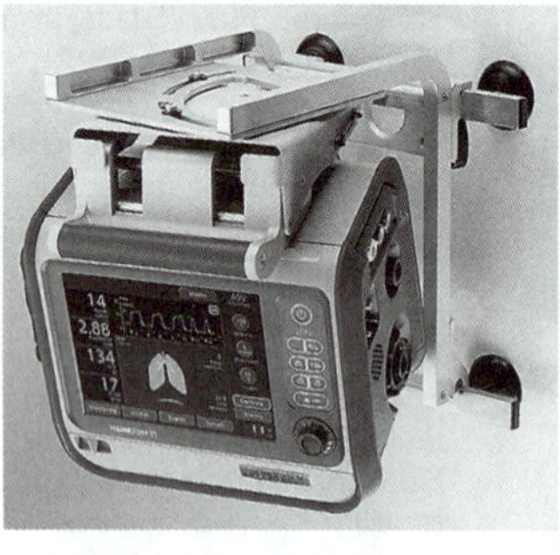

Abb. 1.14 Hamilton®-T1 [V086]

Gerätebedienung

- Volumenkonstante druckregulierte Beatmung (APVcmv):
  - Im Bildschirmfeld „Parameter" die Punkte „Frequenz, V_t, PEEP/CPAP, Sauerstoff, I : E, V Trigger" auswählen, einstellen.
  - Einstellungen durch Auswahl des Felds „Bestätigen" aktivieren.
- Druckkontrollierte Beatmung (PCV):
  - „Modus" anwählen.
  - Das Feld „PCV" anwählen und bestätigen.
  - Im Bildschirmfeld „Parameter" die Punkte „Frequenz, P-Kontroll, PEEP/ CPAP, Sauerstoff, Trigger, Druckrampe" auswählen, einstellen.
  - Einstellungen durch Auswahl des Felds „Bestätigen" aktivieren.
- Druckkontrollierte Beatmung auf zwei Druckniveaus (DuoPAP):
  - „Modus" anwählen.
  - Das Feld „DuoPAP" anwählen und bestätigen.
  - Im Bildschirmfeld „Parameter" die Punkte „Frequenz, P_{hoch}, PEEP, Sauerstoff, T_{hoch}, Trigger, P Support, Druckrampe, ETS" auswählen, einstellen.
  - Einstellungen durch Auswahl des Felds „Bestätigen" aktivieren.

1.7.10 Absaugpumpe

Harald Strauss und Ulrich v. Hintzenstern

Indikationen Verlegung von Nasen-, Mund- und Rachenraum, Aspiration. Vakuummatratze entlüften.

Modelle
- **Im RTW:** stationäre oder mobile akkubetriebene Absaugpumpe, die über das Bordnetz des Fahrzeugs betrieben bzw. aufgeladen wird.
- **Weitere tragbare Modelle:** hand- oder fußbetriebene Produkte (mäßige Saugkraft, Ausnahme: Ambu TwinPump). Bessere Leistung bieten gasbetriebene Absaugpumpen, die nach dem Injektorprinzip mit Druckgas (O_2) arbeiten und meist in Notfallkoffern eingebaut sind. **Cave:** hoher Gasverbrauch (bis 20 l/Min.).

1.7.11 Kapnografie und Kapnometrie

Harald Strauss und Ulrich v. Hintzenstern

Indikationen
- Unterscheidung von trachealer und ösophagealer Tubuslage (alle Modelle)
- Kontinuierliche Überwachung der Beatmung bezüglich Tubuslage, Diskonnektion oder Stenose (nur elektronische Kapnometer)
- Steuerung des Atemminutenvolumens zur Erzielung einer Normo- bzw. Hyperventilation (nur quantitative Kapnometer)
- Kapnometer ▶ Tab. 1.8
- **Kapnografie:** digitale CO_2-Anzeige und Kurvendarstellung → Plausibilitätskontrolle und Interpretationshilfe

Tab. 1.8 Kapnometer

CO_2-Anzeige	Aussage	Gerätebeispiel
Elementar qualitativ	CO_2 vorhanden: ja/nein	MiniCAP® III
Semiquantitativ	Abschätzung der CO_2-Konzentration innerhalb bestimmter Skalen (Anzahl geräteabhängig)	EASY CAP® (3-stufige Skala) Statcap® (8-stufige Skala)
Quantitativ	Digitale CO_2-Anzeige	Normocap®, Capnogard®; Capnocount® mini, Modul CapnoVol; Multifunktionsmonitore

!
- Bei Reanimation frühzeitige Anzeige eines suffizienten Kreislaufs durch zügigen $etCO_2$-Anstieg bzw. eines erneuten Kreislaufzusammenbruchs durch plötzlichen $etCO_2$-Abfall.
- Effektiver und sicherer Einsatz nur bei Spontankreislauf. Unter Reanimationsbedingungen (▶ 3.4) u. U. z. B. kein CO_2-Nachweis trotz korrekter Tubuslage.
- Semiquantitative Kapnometrie erlaubt keine differenzierten Aussagen („Unschärfe“ der CO_2-Werte in bestimmten Bereichen → nur grobe Orientierung).

1

- Kapnometrie ohne BGA-Abgleich fehlerbehaftet. Einstellung des AMV nach endexspiratorischer CO_2-Konzentration trotzdem sinnvoller als nach Schätzung des KG.
- Für den RD besonders geeignet: Kapnografie als Teil eines Multifunktionsmonitors.

1.7.12 Spritzenpumpe („Perfusor®", „Injektomat®" usw.)

Harald Strauss und Ulrich v. Hintzenstern

Indikationen Kontinuierliche Zufuhr hochwirksamer Pharmaka mit kurzer Halbwertszeit (z. B. Katecholamine, Vasodilatatoren, Bronchodilatatoren, Antiarrhythmika, Anästhetika).

Vorteile Netzunabhängig durch Akkubetrieb. Teilweise sind auch pharmakokinetische Modelle für Narkotika und Opioide integriert (TCI-Modus).

Nachteile Zubehör (Spritzen, Leitungen) häufig herstellerspezifisch und nicht mit anderen Fabrikaten kompatibel → Mehrarbeit und Mehrkosten beim Wechsel des Rettungsmittels (RTW – RTH, RTW – Klinik). Neuere Produkte haben z. T. 2–6 voneinander unabhängige Kanäle und akzeptieren mehrere Spritzentypen.

1.7.13 Defibrillator

Harald Strauss und Ulrich v. Hintzenstern

(▶ 3.4.11)

Indikationen

- Kammerflimmern oder -flattern → unsynchronisierte Defibrillation
- Vorhofflimmern oder -flattern, symptomatische Tachykardien → synchronisierte Defibrillation (Kardioversion)

Geräte

- **Halbautomatische Defibrillatoren:** Rhythmusdiagnose (Kammerflimmern: ja/nein) und Aktivierung des Ladevorgangs auf eine vorgegebene Energie durch das Gerät, Impulsabgabe durch Drücken der Entladetaste durch den Anwender; Speichermedien zur Dokumentation und späteren Analyse von EKG und z. T. von Betriebsdaten oder Umgebungsgeräuschen bzw. Stimmen.
- **Manuelle Defibrillatoren:** Energiewahl, Laden und Entladen durch den Anwender.

! Unterschiedliche Energiestufen bei monophasischen und biphasischen Kurvenformen (▶ 3.4.11).

1.7.14 Herzschrittmacher

Harald Strauss und Ulrich v. Hintzenstern

(▶ 3.4.12)

Indikationen Adam-Stokes-Anfall, hämodynamisch wirksame SA- oder AV-Blockierungen oder Bradykardien, die pharmakologisch nicht beeinflussbar sind.

Durchführung

- **Elektrodenpositionierung bei transkutaner Stimulation**(▶ Abb. 3.16):
  - Vordere negative Elektrode (FRONT): präkordial links parasternal (Wilson-Ableitung V_4).
  - Hintere positive Elektrode (BACK): zwischen Wirbelsäule und unterem linken Schulterblattrand.
  - Beide Elektroden sollten sich möglichst gegenüberliegen.
- **Arbeitsmodi:** starrfrequent (FIX-Modus, V00) oder inhibiert (DEMAND- oder INHIBIT-Modus, VVI).
- **Einstellungen:** Frequenz und Impulsstärke (Spannung, Stromstärke, Impulsbreite) sowie die Sensing-Schwelle (nur bei VVI).
- **Funktionskontrolle:** durch Frequenzzählung (manuell oder Pulsoxymeter), da die elektrische Aktivität im EKG von der mechanischen Systole differieren kann!

1.7.15 Thermometer

Harald Strauss und Ulrich v. Hintzenstern

Für den RD bes. geeignet sind elektronische Thermometer (Bruchgefahr und eingeschränkter Messbereich bei „Quecksilber"-Fieberthermometern). Epitympanale (Ohr-) und dermale (Stirn-)Thermometer sind in der Anwendung einfacher, liefern aber häufig unzuverlässige Werte. Goldstandard ist die rektale Messung.
Einige Multifunktionsmonitore haben eine Temperaturmessung über verschiedene Sonden (rektal/ösophageal/dermal/vesikal/epitympanal) integriert.

1.7.16 Persönliche Ausstattung des Notarztes („Taschendiagnostik")

Ulrich v. Hintzenstern und Harald Strauss

Neben der DIN EN-Ausstattung der Rettungs- und Notarztfahrzeuge sollte sich der NA je nach Struktur des jeweiligen Einsatzgebiets eine persönliche, direkt am Mann zu tragende Notfallausrüstung zulegen.
Während der im Großstadtbereich tätige NA im NEF nicht selten zusammen mit einem Fahrer oder gar komplett besetzt auf einem NAW arbeitet und aufgrund der Rettungsmitteldichte in Großstädten meist zeitgleich oder nur gering zeitversetzt mit dem Rettungswagen am Notfallort eintrifft, kehren sich die Verhältnisse in strukturarmen ländlichen Regionen nahezu um. Hier können Situationen entstehen, in denen sich der selbst fahrende NA aus dem NEF heraus längere Zeit alleine versorgen oder nur mit Unterstützung eines meist spärlich ausgestatteten KTW auskommen muss. Während der „Großstadtnotarzt" neben Schreibzeug, Pupillenleuchte und Stethoskop kaum etwas mit sich führen muss, kann bei einem „Überlandnotarzt" ein nicht unerheblicher Teil der primären Notfalldiagnostik primär aus der Jackentasche heraus erforderlich werden.

Persönliche Schutzkleidung ▶ 1.8.3.

Basisausrüstung

- Kugelschreiber, Ölstift (Edding/OHP-Stift) zum Kennzeichnen von Infusionen und aufgezogenen Medikamenten
- Staubinde (mit Namen versehen)
- Robuste Pupillenleuchte (z. B. MagLite®)
- Batteriebetriebene LED-Stirnlampe
- Fingerspitzen-Pulsoxymeter

- Einmalhandschuhe (nach Einsatz die Jackentasche entsprechend auffüllen)
- Elektronisches Thermometer

Stethoskop Bei der Auswahl des Stethoskops ist zu bedenken:

- Arbeiten in extremen Einsatzsituation → Verschmutzungs- und Beschädigungsgefahr
- Arbeiten in unübersichtlicher fremder Umgebung sowie Arbeiten in Stresssituationen in verschiedenen Rettungsmitteln (z. B. mehrere RTW abgedeckt durch ein NEF) → hohe Verlustgefahr

Fazit: Für den Einsatzalltag des NA empfiehlt sich ein einfaches, stabiles Stethoskop (Namensgravur).

Rettungswerkzeug Kräftige Verbandsschere, idealerweise eine Metall und Leder schneidende Rettungsschere, die direkt in einem Gürtelhalter griffbereit getragen wird. Professionelle Rettungsscheren (z. B. SafetyBoy®) sind aufgrund von Größe, Gewicht und des hohen Preises für das „Am-Mann-Tragen" weniger zu empfehlen. Feuerwehrrettungsmesser, kleine, meist mit Gürtelclip ausgestattete Spezialmesser, die sich mit einer Hand auch mit Handschuhen öffnen lassen. Durch besonderen Klingenschliff ist das Durchtrennen von Sicherheitsgurten, Kleidung, Herauslösen von Fensterdichtungen usw. besonders einfach, einige Modelle sind sogar mit Glasschneidemöglichkeit und mit Federkörner versehen. (z. B. Rescue Tool®; **Cave:** Das Rescue Tool® mit Einhandmesser fällt unter die Regelung von §42a Abs. 1 Nr. 3 des Waffengesetzes und darf daher nur im Notfallkoffer mitgeführt werden.)

Medikamente An einigen RD-Standorten ist es nicht üblich, BtMVV-pflichtige Analgetika (▶ 1.4.3) im RTW oder NEF vorzuhalten. In diesem Fall muss der NA ein eigenes, am Körper zu tragendes, BtM-Ampullarium mit sich führen. Der NA sollte sich auf möglichst wenige Analgetika (z. B. Fentanyl und Morphin) beschränken, mit denen er ausreichend Erfahrung hat. Sie sollten mengenmäßig für mindestens eine NA-Schicht ausreichen.
Häufig ist die Medikamentenzusammenstellung eines NA-Standorts geprägt vom jeweiligen Träger des Rettungsmittels sowie von den Vorgaben des angeschlossenen Akutkrankenhauses → falls der NA ihm „vertraute Präparate" vermisst und sich keine Möglichkeit bietet, die gewünschten Medikamente mit in die Bestandsliste aufzunehmen, sollte ein zweites Ampullarium mit den „persönlichen Favoriten" mitgeführt werden. Jedoch gilt auch hier der Leitsatz: „Weniger ist oft mehr".

Elektronische Blutdruckmessgeräte

Einfache oszillometrische Handgelenkblutdruckmessgeräte sind allenfalls eine orientierende Unterstützung bei der Basisdiagnostik und Überwachung von Notfallpatienten als Ergänzung zum Manschettenblutdruckmessgerät.
Die Grenzen der Genauigkeit sind bei Abwägung mit den Vorteilen unter dem Aspekt der präklinischen Fragestellungen (Hypertonie, Normaldruck, Hypotonie bzw. Veränderungen des Drucks im Verlauf) zu bedenken bzw. in Kauf zu nehmen, wenn kein Manschettenblutdruckmessgerät zur Verfügung steht (▶ 1.7.5).

Pulsoxymeter

Eine deutliche qualitative Verbesserung in der Primärdiagnostik und Überwachung von Notfallpatienten, insbes. bei vorübergehender Alleinversorgung, ist die Anwendung von nichtinvasiven Hand- und Fingerpulsoxymetern (▶ 1.7.4). Diese sind auch mit Pulston und sättigungsabhängiger Tonhöhe erhältlich.

Vorteile Schnelle und einfache Anwendung, aufgrund der geringen Größe problemlos in der Tasche mitzuführen.

1.8 Risiken und Sicherungsmaßnahmen der Einsatzstelle

Alexander Haberzeth, Ulrich v. Hintzenstern, Harald Strauss und Axel Topp

1.8.1 Gefahren der Einsatzstelle erkennen

Axel Topp

Bereits bei der Anfahrt zur Einsatzstelle das Alarmstichwort (Baugrubeneinsturz, Wohnungsbrand, Eisunfall) hinsichtlich potenzieller Gefahren auswerten.
Zunächst Überblick verschaffen und die eigene Gefahrenlage beurteilen. Ein bewährtes Schema bzw. eine geeignete Merkregel zur Gefahreneinschätzung ist die **4A1C4E-Merkregel.** Durch die 9 „Bausteine der Gefahrenanalyse" können alle denkbaren Gefahren einer Einsatzstelle erfasst werden:

- **A1** Ausbreitung der Gefahr. **A2** Atemgifte. **A3** Angstreaktion. **A4** Atomare Gefahren
- **C** Chemische Gefahren
- **E1** Explosion, Stichflamme, Brand. **E2** Elektrizität. **E3** Einsturz, Absturz, Umsturz. **E4** Erkrankung, Verletzung

Beispiele für drohende Gefahren:

- **Ausbreitung:** Ausweitung eines Brandes, Nachfließen eines Gefahrgutmediums nach Leckage, Folgeunfälle auf einer Schnellstraße
- **Atemgifte:** austretendes Gas aus einer defekten Leitung, Rauchgase bei Bränden, CO_2 in Gärkellern und Silos. CO durch nicht funktionierenden Kamin, Gastherme
- **Angstreaktion:** Angstzustände bei Pat., Angehörigen oder Passanten (z. B. Fenstersprung bei Brandgefahr). Überstürztes, unorganisiertes Handeln der Hilfeleistenden, Panik bei einer MANV/E
- **Atomare Gefahren:** Unfälle und Defekte an kerntechnischen Anlagen, Gefahrguttransporter mit Strahlern z. B. aus der Medizin
- **Chemische Stoffe:** in Industrieanlagen, bei Transportunfällen, im Haushalt (Gemisch von Haushaltsreinigern)
- **Explosion, Stichflamme, Brand:** durch entzündbare oder explosible Gase (Gasanschluss im Haus, LPG, CNG, LNG-Fahrzeuge), Dämpfe, Nebel, Schwebstoffe (Schreinerei), Defibrillation in explosivem Gas-/Luftgemisch, Treibstoffdämpfe
- **Elektrizität:** durch vorhandene Elektrizität (Person unter U-Bahn, Straßenbahn, Kabeldefekt), Elektro- und Hybridfahrzeuge, nach Verkehrsunfall mit sehr stark beschädigter Karosserie, oder durch nicht vorhandene Elektrizität (Beleuchtungsausfall, Ausfall der Aufzugstromversorgung)
- **Einsturz/Absturz:** Bauunfälle, nach Explosion geschwächte Bauteile, Nachrutschen von Erdmassen, Umkippen instabiler Lasten (z. B. nach Verkehrsunfall mit LKW und dessen Ladung)
- **Erkr. und lebensbedrohliche Zustände:** Infektionsgefahr (z. B. COVID-19), Schädigung durch Einsatzmaßnahmen (Funkenflug bei Trennschleiferarbeiten, Herumfliegen abgetrennter Metallteile)

1.8.2 Einsatzstelle sichern

Alexander Haberzeth und Axel Topp

- Bei Ankunft Einsatzfahrzeug möglichst so abstellen, dass das Fahrzeug durch Position und angemessene Entfernung die Einsatzstelle zusätzlich absichert. Möglichst an der Einsatzstelle vorbeiziehen und in schräger Richtung mit

gebührendem Abstand zur Einsatzstelle halten. **Cave:** Große Fahrzeuge der Feuerwehr benötigen Arbeitsplatz bzw. Aufstellfläche. Trümmerschaden vor dem Gebäude bei Gasaustritt im Gebäude beachten.
- Bei Großlagen ist zu beachten, dass die Zuführung anderer Einsatzkräfte nicht behindert wird.
- Zur Sicherheitssteigerung optische Warneinrichtungen (z. B. Warnblinkanlage, ggf. Blaulicht), die fahrzeugtypabhängig jedoch ggf. nur mit laufendem Motor versorgt werden können, einschalten.
- „Letztes Auto" bzw. bei unübersichtlich gelegener Unfallstelle: zur Absicherung Blaulicht, Warnblinkanlage und Abblendlicht einschalten.
- Warndreieck mind. 50 m vor Einsatz-/Unfallstelle aufstellen lassen, mind. 100 m bei schnell fließendem Verkehr (auf Autobahnen mind. 200 m) sowie vor unübersichtlichen Kurven oder Kuppen (Abstand zwischen den Leitpfosten beträgt 50 m).
- Für Schnellstraßen und Autobahnen ggf. über die Leitstelle Verkehrssicherungsanhänger von Autobahnmeistereien, Bauhof oder Feuerwehr anfordern.

Bei **speziellen Gefährdungen** entsprechende Maßnahmen ergreifen bzw. veranlassen:
- Bei Gefährdung durch fließenden Verkehr Sperrung oder Umleitung veranlassen.
- Bei Freisetzung von gesundheitsgefährdenden Stoffen, Brand, Absturz, Einsturz oder Elektrizität unverzüglich technische Hilfe (Feuerwehr, ggf. Stadtwerke, Stromversorgungsunternehmen, THW) nachfordern.
- Bei Anhaltspunkten für ein hohes Gefährdungspotenzial Einsatzstelle nicht vor Sicherung und Freigabe durch technische Hilfe betreten (z. B. Bahngleise oder Hochspannungsleitungen. **Cave:** wegen Spannungstrichter 20 m Abstand zur am Boden liegenden Hochspannungsleitung einhalten).
- Bis zum Eintreffen technischer Hilfe, Gefährdungszone räumen und absperren lassen.
- Bei der Einschätzung des Gefahrenbereichs bei Bränden, giftigen oder radioaktiven Stoffen Ausbreitung durch Wind, Wasser oder Nachfließen bei Leckage bedenken.
- Bei Brand oder Explosionsgefahr Zündquellen fernhalten. Elektrische Geräte (auch Defi) und Fahrzeugzündanlagen ausschalten, Notabschaltung von stromführenden Leitungen veranlassen, absolutes Rauchverbot.
- Einsturzgefährdete Gebäude und Baugruben sowie durch herabstürzende Teile gefährdete Bereiche abschätzen und räumen lassen.
- Eigensicherung niemals vernachlässigen! Sicherheit vor Schnelligkeit!

1.8.3 Eigensicherung

Harald Strauss und Ulrich v. Hintzenstern

Eigensicherung durch permanente sorgfältige Beobachtung und Beurteilung der speziellen Schadenslage sowie der daraus drohenden Gefahren (▶ 1.8.1). Tragen einer angemessenen persönlichen Schutzausrüstung, gesundheits- und sicherheitsbewusstes Verhalten sowie ausreichenden Impfschutz (Tetanus, Hepatitis B, Poliomyelitis). Eigensicherung bei Problemkeimen ▶ 1.17.

Schutzausrüstung

Da das Umfeld eines Einsatzes und eines evtl. direkt daran anschließenden Folgeeinsatzes nie vorhersehbar sind (z. B. Regen, Eisglätte, splitterndes Glas, spritzende

Flüssigkeiten, spitze Metallteile, offenes Feuer, Dunkelheit, bissige Hunde) immer Schutzausrüstung tragen (Schutzkleidung, Schuhwerk) bzw. mitführen (Kopfschutz, Handschuhe, Atemschutz).

- **Schutzkleidung:** Overalls oder die Kombination aus Einsatzjacke und (Latz-)Hose mit guter Signalwirkung (fluoreszierend hellrot oder orange) mit zusätzlich aufgenähten Reflexstreifen nach DIN EN 471. Material: nur chemisch-thermisch-mechanisch stabile Gewebe (nach DIN EN 533) empfehlenswert, z. B. aus Schurwolle (flammhemmend) oder Polyaramidfasern (z. B. NOMEX III®); eine Kombination mit atmungsaktiven Geweben (mikroporös) nach DIN EN 343 verbessert Wetterschutz und Tragekomfort. Rückenschild („Notarzt") sowie Namensschild („Dr. Mustermann") erlauben Hilfskräften (Polizei, Feuerwehr usw.) sowie dem Pat. eine eindeutige Kennzeichnung und Identifizierung des Notarztes. **Cave:** Absolut ungeeignet und gefährlich sind als Einsatzbekleidung OP-Kleidung, Freizeitbekleidung oder ein Arztkittel.
- **Schuhe:** durchtrittsichere, chemiekalienbeständige, grobstollige Sohlen. Zehenschutz durch Stahlkappe. Einschluss des Sprunggelenks verhindert Distorsionen. Neben Unfallschutzschuhen aus der Industrie eignen sich insbes. Feuerwehreinsatzstiefel (nach DIN EN 345, S3) oder gleichartige Anfertigungen speziell für den RD (nach DIN EN 4843, S1). **Cave:** Turnschuhe, Sandalen und „Klinik-Clogs" sind absolut ungeeignet.
- **Kopfschutz:** Feuerwehrhelm nach DIN EN 443 mit aufklappbarem Gesichtsvisier, Nackenleder (z. B. bei Verkehrsunfall, Baustelle, Brände), nachleuchtender Farbe und umlaufendem Reflexband. LED-leuchte häufig integrierbar.
- **Handschuhe:** generell naturlatexfreie Schutzhandschuhe aus Vinyl oder Nitril nach DIN EN 455 verwenden (Infektionsschutz, kein Schutz vor mechanischen Verletzungen) oder allenfalls ungepuderte allergenarme Naturlatexhandschuhe (**Cave:** latexsensibilisierte Pat.!). Bei Einsätzen mit Verletzungsgefahr (z. B. technische Rettung) über den Latexhandschuhen zusätzlich Schutzhandschuhe mit langen Lederstulpen nach DIN EN 659 tragen.
- **Atemschutz:** für RD-Mitarbeiter nur in extrem seltenen Fällen erforderlich (Aufenthalt i. d. R. nur im sicheren Bereich; Rettung der Pat. aus Gefahrenbereich z. B. durch Feuerwehr). Ohne entsprechende Ausbildung (z. B. bei einer Feuerwehr) ist der Einsatz eines umluftunabhängigen Atemschutzgeräts (Pressluftatmer) nicht zulässig, risikobehaftet und gefährlich. Als Fluchtmaske **in offenem Gelände** kann allenfalls eine Atemschutzmaske mit einem „Universal-Filter" (Klasse ABEK2-CO-P3) vorgehalten werden.
- Schutzausrüstung bei Problemkeimen (z. B. SARS-CoV-2) ▶ 1.17.

> **!** Endotracheale Intubation bei Pat. mit V.a. (z. B. Fieber, Husten, Abgeschlagenheit, Verlust Geschmacks- und Geruchssinn) bzw. nachgewiesener COVID-19-Infektion Hochrisiko-Interventionen. Die Verwendung eines Videolaryngoskops vergrößert in solchen Fällen den Abstand zwischen Intubierendem und Pat. und reduziert so die Infektionsgefahr.

Verhaltensregeln am Einsatzort

- Brennende oder einsturzgefährdete Gebäude und ungesicherte Baugruben keinesfalls betreten.
- Bei Atemgiften Sicherheitsabstand wahren (auf Windrichtung achten).
- Spannungführende Teile erst nach sicherer Freischaltung und Erdung berühren, bei Hochspannung (Fahrdraht) Abstand halten.

- Bei Rettungsmaßnahmen mit schwerem Gerät Abstand wahren oder zumindest Schutzkleidung tragen:
  - Funkenflug bei Trennschleifereinsatz → Helm mit Visier oder Schutzbrille, Handschuhe.
  - Mechanische Spannungen können sich plötzlich entladen (Herumfliegen von Metallteilen bei Einsatz von Rettungsspreizern oder -scheren bzw. von Holzteilen beim Durchtrennen umgestürzter Masten oder Bäume) → Sicherheitsabstand, Helm.
- Verunfallte Gefahrguttransporte erst von Feuerwehr oder THW untersuchen lassen, Kontamination mit freigesetzten Stoffen vermeiden.
- Keine privaten Aufnahmen von Personen (Täter bzw. Opfer) z. B. mit Foto-Handy machen, da evtl. Straftatbestand nach §201a StGB „Verletzung des höchstpersönlichen Lebensbereichs durch Bildaufnahmen" bzw. §22 KUG (Kunsturheberrechtsgesetz), es sei denn, die Aufnahmen werden bewusst als „Beweisfotos" angefertigt und der Polizei oder Berechtigten überlassen.

Verhalten bei Selbstverletzung mit gebrauchten Kanülen und Skalpellen

> **!** **Sicherheitsmaßregeln**
> Sofort nach Gebrauch in sichere Behälter entsorgen, niemals Kappe wieder aufsetzen, Instrumente mit Klingen und Spitzen nach Blutkontakt selbst entsorgen, scharfe oder spitze Gegenstände nicht übergeben.

Bei einer Selbstverletzung kurze Inspektion: Verletzungstiefe, Blutgefäße betroffen?

Blutende Wunde

- Extremität nach unten halten, bluten lassen. Geringen Blutfluss durch Kompression und gleichzeitiges zentrifugales Auspressen der Gefäße oberhalb der Stichverletzung verstärken. Kein Quetschen und Ausdrücken direkt im Einstichbereich.
- Notfalls Wunde möglichst rasch mit Seife unter fließendem Wasser reinigen, danach in jedem Fall großzügig mit einem viruswirksamen Hautdesinfektionsmittel desinfizieren.
- Tupfer mit viruzidem Antiseptikum satt benetzen, über der Stichverletzung fixieren und für > 10 Min. durch ständige Applikation des Antiseptikums feucht halten. Bei Risiko für eine Infektion mit dem Hepatitis-C- oder -B-Virus Ethanolkonzentration > 80 % erforderlich.
- Verletzung dokumentieren (D-Arzt-Bericht).
- Pat. nach bekannter Hepatitis- oder HIV-Infektion befragen. Falls unbekannt, nach evtl. Risiken für eine Hepatitis- oder HIV-Infektion erkundigen. Ggf. um Zustimmung zur serologischen Untersuchung bitten.
- Versuch, Pat. serologisch untersuchen zu lassen (Hepatitis und HIV: Zustimmung des Pat. erforderlich).
- Eigene serologische Untersuchung und Kontrolle nach 6, 12 und 26 Wo., ggf. auch noch später (bei positivem Ergebnis Mitteilung an die BG → Anerkennung als Berufskrankheit).

Postexpositionsprophylaxe

- Ggf. Simultanimpfung gegen Hepatitis B.
- Risiko einer HIV-Infektion liegt bei 0,3 %. Es wird größer, wenn keine Handschuhe getragen wurden (Abstreifeffekt!), wenn das Stichobjekt äußerlich

mit Blut kontaminiert war, der Stich sehr tief geht oder sich die verletzende Hohlnadel zuvor in einem Gefäß des Pat. befand.

- **Gesicherte oder sehr wahrscheinliche** (umgehende Abklärung!) **HIV-Infektiosität:** Informationen über Infektionsstatus, Viruslast und CD4-Zahlen sowie zur aktuellen und früheren antiretroviralen Ther. einholen. Wegen etwaiger Resistenzen und deshalb evtl. erforderlicher Modifikation der Postexpositionsprophylaxe (PEP) möglichst Kontakt mit behandelndem Arzt aufnehmen. Expertenrat bezüglich des Infektionsrisikos und der Ind. der PEP einholen (Liste mit Kliniken, die 24-h-PEP anbieten www.rki.de).
- **Ansonsten:** Prophylaxe mit Kombinationstherapie (z. B. Truvada® = Tenofovir + Emtricitabin und Keletra® = geboostetes Lopinavir) erwägen. Die Behandlung sollte innerhalb von 2 h nach der Verletzung beginnen (bis zu 24 h möglich, nach 72 h wirkungslos). Kontakt mit einer Institution mit Erfahrung in HIV-/AIDS-Therapie aufnehmen. Empfehlungen und Verhaltensregeln („Empfehlungen zur Postexpositionsprophylaxe nach beruflicher HIV-Exposition") können auch über die Internet-Website (unter „Infektionskrankheiten") des Robert Koch-Instituts (s. o.) abgerufen werden.

Andere Verletzungen

- Bei **nicht spontan blutender Wunde** kurz auf die Umgebung der Wunde drücken: wenn Blut austritt (Blutgefäß penetriert) wie bei spontan blutender Wunde vorgehen (s. o.). Andernfalls Hautdesinfektion.
- Bei einer **Kontamination von Schleimhaut** oder **entzündlich veränderten Hautarealen** schnellstmöglich Reinigung mit alkoholgetränkten Tupfern. Falls nicht zur Hand, gründlich mit viel Wasser spülen.
- Bei einer **Kontamination der Mundschleimhaut** Mundhöhle und Rachen gründlich mit Wasser spülen.

> **!** Keine längeren mechanischen Manipulationen an der Verletzung, Wunde nicht ausschneiden. Kontrolle des eigenen Infektionsstatus (HIV, HBV, HCV) sofort, nach 6 Wo., 3 und 6 Mon.

Rückenschonendes Arbeiten

RD-Mitarbeiter sind besnders exponiert für Wirbelsäulenprobleme (z. B. Heben von Pat.).

- Vor dem Anheben **immer** in die Knie gehen
- Den Rücken möglichst gerade halten
- Immer mit beiden Armen gleichzeitig anheben
- Nicht ruckartig anheben
- Rumpfrotation unter Last vermeiden
- Evtl. Hebegurte verwenden

Gesetzliche Unfallversicherung

- Angestellte Ärzte (Rettungsdienste bzw. LNA-Einsätze werden **ausschließlich** als Dienstaufgabe erbracht) sind über den Arbeitgeber im Rahmen ihres Beschäftigungsverhältnisses in der gesetzlichen Unfallversicherung versichert.
- Ärzte, die außerhalb eines Beschäftigungsverhältnisses im Rettungsdienst tätig werden und ihre Leistungen selbst liquidieren, sind über den Betreiber des RD bzw. über die staatliche Unfallversicherung des Bundeslandes versichert, da es sich um eine hoheitliche Tätigkeit handelt. Der Abschluss einer freiwilligen Versicherung über die BGW ist nicht mehr nötig oder möglich.

1

1.8.4 Einsätze in problematischen Umfeldern

Ulrich v. Hintzenstern und Axel Topp

RD-Mitarbeiter können an der Einsatzstelle evtl. eine unklare Situation vorfinden, Opfer krimineller Handlungen werden oder mit aggressiven Pat. oder gewaltbereiten Personen konfrontiert werden.

Allgemeine Einsatzvorbereitung

- Mit erfahrenen RD-Mitarbeitern reden bzw. den Lokalteil der Tageszeitung lesen: Wo sind **Gewalt- und Unfallschwerpunkte** des Einsatzgebiets (Bahnhofsbereich, Randgruppenviertel, Asylantenheime, „Problemkneipen", Drogenhandelsplätze).
- Erfahrungsaustausch mit Kollegen über erlebte Gefahrensituationen und ihre Bewältigung.
- Vorbeugende Beratung durch die örtliche Kriminalberatungsstelle der Polizei über das Verhalten in Gewaltsituationen.
- Möglichkeiten zum Absetzen eines **Notrufs bei Eigenbedrohung:** Funk (▸ 1.3.3), öffentliche Notrufmelder, Telefone an der Einsatzstelle, Sondersignal, Hupsignale, lautes Rufen nach RTW-Besatzung.
- Ggf. mit der ILS ein harmlos oder medizinisch klingendes Codewort vereinbaren, damit auch im Beisein des Pat. mitgeteilt werden kann, dass eine akute Bedrohung durch den Pat. oder andere Personen vorliegt (Stichwort „Polizei" → mögliche Aggressionen).
- Ggf. mit der ILS abklären, wie verfahren wird, wenn sich ein RD-Team 30 Min. nach Eintreffen an der Einsatzstelle nicht mehr gemeldet hat? Fährt jemand zum Nachsehen?

> ! Einsatznachbereitung zur Einsatzvorbereitung („nach dem Spiel ist vor dem Spiel"): problematisch verlaufende Einsätze analysieren und Verbesserungspotenziale entwickeln, insbesondere wenn mehrere Stellen beteiligt waren („Mannschaftsspiel").

Aktuelle Einsatzvorbereitung

Gedanklich auf Gewaltsituationen einstellen, ggf. bereits im Vorfeld des Einsatzes. Kontaktaufnahme mit Polizei hinsichtlich des zu erwartenden Einsatzverlaufs (RD und FW als benachbarte Kräfte) suchen, insbesondere bei:

- Fußballspiel mit gewaltbereiten „Fans" (Hooligans),
- Volksfesten,
- Demonstrationen (z. B. Bereitstellung von RD/NAW an von Polizei erwarteten Brennpunkten),
- Einsatzstichwort, z. B. „Geiselnahme", „Überfall", „Drogennotfall", „Kindesmisshandlung", „Räumung besetzter Objekte", „angetrunkene Person", „Schussverletzung",
- Stadt-/polizeibekannter Alarmadresse.

Grundsätzliches Sicherheitsverhalten

- Fahrzeug nach Möglichkeit so abstellen, dass eine rasche Abfahrt ohne aufwendige Auspark- und Wendemanöver gewährleistet ist.
- Schutzkleidung anlegen (Helm, Handschuhe).
- Fahrzeug beim Verlassen immer abschließen (eigener Schlüssel für jedes Besatzungsmitglied, Zentralverriegelung).

- Prüfen, ob Name und Adresse vor Ort mit der Meldung übereinstimmen. Wenn nicht, vor Betreten des Gebäudes Leitstelle informieren. Korrekturmeldungen z. B. über Stockwerksnummern durchgeben.
- Bei Dunkelheit Taschenlampe/Handscheinwerfer seitlich vom Körper weghalten; beim Betreten zwielichtiger Plätze uneinsehbare Stellen ausleuchten (z. B. kurzer Blick hinter Müllcontainer).
- Bedrohlich wirkende Personen höflich aber bestimmt ansprechen und wie zufällig mit Handscheinwerfer blenden.
- Gerät man in einen Hinterhalt, ggf. trotz alleiniger Anwesenheit bluffen, z. B. durch Zuruf an nicht anwesende RA Richtung Straße: „Thomas, Karl, hier gibt es Ärger, schickt die beiden Polizisten her."

Unklare Notfallsituationen

- Ggf. Polizei nachalarmieren, evtl. auf Eintreffen warten.
- Mit den RD-Mitarbeitern unverfängliches Stichwort für einen sofortigen Abzug ausmachen.
- Umgebung einprägen, mögliche Fluchtwege?
- Bei (angeblich) bekanntem Aufenthaltsort des Pat. nach Möglichkeit immer dorthin führen oder begleiten lassen.
- Nicht hastig oder zögerlich, sondern mit ruhigen Schritten bewegen (keine Angst oder Unsicherheit anmerken lassen). In Distanz zu anderen RD-Mitarbeitern gehen (kein einheitliches Ziel für möglichen Angreifer bieten). Im Stand Beine nicht parallel, sondern versetzt stellen und vorderes Bein belasten (schnellere Rückzugsmöglichkeit bei Überraschungsangriff).
- Immer 2 bis 3 Schritte Mindestabstand von Umstehenden bzw. Rücken zur Wand halten (Schutz vor unvermittelten Angriffen).
- Niemals unmittelbar vor eine verschlossene Wohnungstür, sondern immer neben den Türpfosten stellen, der zum Treppenhaus führt (Möglichkeit zum sofortigen unversperrten Rückzug Richtung Treppenhaus, Aufenthalt außerhalb des Schussbereichs).
- Bei Gefahr durch Schusswaffengebrauch Helm tragen und nur im Deckungsbereich durchschusssicherer Objekte bewegen. Dabei auch die Gefahr von Querschlägergeschossen einkalkulieren. Grundregel: Direkter Sichtkontakt zum Aufenthaltsort des Täters bedeutet auch Aufenthalt im (i. d. R. geradlinigen) Schussbereich.
- Wird die Tür geöffnet, Abstand von 2–3 Schritten halten und den Notfallkoffer mit angewinkeltem Arm auf Brusthöhe tragen (Schutzschild gegen Messerstiche oder Schläge).

Verhalten bei Bedrohung durch Hunde

> **!** Jede Gefahrensituation im Zusammenhang mit Hunden ist anders, deshalb gibt es keine allgemeingültige Lösung für alle Vorkommnisse und Hunderassen.

- Auf Türbeschriftung (z. B. „Vorsicht Hund") achten; Hunde an die Leine nehmen oder in Zimmer sperren lassen.
- Bei überraschender Konfrontation Hund ansehen, aber nicht in die Augen blicken, nicht weglaufen (→ Jagdtrieb). Entweder energisch auftreten, scharfes „Zurück"-Kommando und auf den Hund zugehen oder stehenbleiben und sich langsam so drehen, dass man dem Hund den Rücken zudreht.

Gleichzeitig Hände an den gerade herunterhängenden Armen öffnen, damit er sieht, dass man nichts in den Händen hat. Anschließend auf Hilfe warten.
- Bei Angriff: Körper mit Notarztkoffer schützen, andernfalls einrollen, Kopf zur Brust ziehen, um Kehle nicht zu zeigen, wenig Körperteile exponieren. „Tot spielen". Notfalls kräftiger Schlag auf die Hundenase, Finger in die Augen des Hundes drücken oder Unterkiefer mit einer Hand festhalten und mit der anderen Hand Halsband greifen (Handschuhe!). Evtl. Maul zubinden. Wenn man zu zweit ist, kann der andere dem Hund die Hinterläufe wegziehen oder ihn kräftig seitlich gegen das Hinterteil treten, sodass er das Gleichgewicht verliert. **Cave:** Bei manchen Rassen (z. B. Pit Bull) löst man allerdings einen Festbeißreflex aus, wenn man versucht, sie wegzuziehen oder noch auf sie einschlägt.
- Möglichkeiten, wenn beim Eintreffen bekannt ist, dass sich ein scharfer Hund an der Einsatzstelle befindet:
  - Eine Person, auf deren Kommando der Hund gehorcht, bändigt das Tier.
  - Von der Polizei oder einer Tierschutzorganisation wird zeitnah ein Hundeführer angefordert, der das Tier in Gewahrsam nimmt.
  - Bei Gefahr-im-Verzug erschießt die Polizei nach sorgfältiger Abwägung das Tier.

Verhalten gegenüber aggressiven Pat.

▶ 10.4.2

- „Unkooperativer" Pat. (▶ 1.4.1).
- Bei „Zwangseinweisung" (▶ 10.3) Polizei hinzuziehen.
- Ständig mit dem Pat. reden („talk down"), Vertrauensbasis schaffen, ihn davon überzeugen, dass nur das „Beste" für ihn getan wird.
- Bei Angst vor polizeilicher „Verfolgung" Hinweis auf die ärztliche Schweigepflicht.
- Niemals körperliche Gewalt gegen Pat. anwenden („Gewaltmonopol" der Polizei); ggf. Verzicht auf diagnostische und therapeutische Maßnahmen bzw. Abbruch des Transports.
- Bei Gewaltanwendung durch Pat.:
  - Prinzipiell jegliche physische Konfrontation vermeiden
  - Im RTW Pat. zum Aussteigen auffordern, notfalls eigener Rückzug
  - Vorsicht vor „Bewaffnung" des Pat. mit medizinischem Material und Gerät

Verhalten bei gewalttätigen Ausschreitungen oder kriminellen Handlungen

- Bereits bei der Anfahrt über Funk Art der Notlage bzw. des dazugehörigen Umfelds so weit möglich erkunden.
- Nicht mit NAW in „Krisengebiet" einfahren, sondern Bereitstellungsraum aufsuchen. Fluchtmöglichkeiten? An vorsätzlichen Hinterhalt und Versperrung des Rückzugwegs denken.
- An der Einsatzstelle vorrangig Kontakt zum Einsatzleiter der Polizei suchen, um:
  - Eine kompetente Lageeinschätzung zu erhalten.
  - Der Polizei im Fall eines kriminellen Hintergrunds Hinweise darauf zu geben, ob und ggf. wer (Täter, Opfer bzw. Zeuge?) wann wohin gebracht wurde, zur Beurteilung des Geschehens und zur weiteren Abklärung von Ermittlungs-/Fahndungs- bzw. möglichen Schutzmaßnahmen für (weitere) potenzielle Opfer („Schweigepflicht" ▶ 1.4.2).

- Nicht unnötig Spuren am Tatort vernichten („Trampelpfad" anlegen). Veränderungen an Kleidung oder Wohnungseinrichtung des Pat. der Polizei melden.
- Zwecks Eigenschutz Zugang zum Pat. nur unter Abschirmung der Polizei („Schutzschild").

- Ist die Polizei nicht vor Ort, genaue Lagebeschreibung an die ILS absetzen, um der Polizei die Möglichkeit zur Entsendung ausreichender Kräfte zu geben.
- Keine eigene Gewaltbereitschaft zeigen. Bestimmtes und souveränes, aber kein provozierendes Auftreten und Handeln. Deeskalation als Mittel der Wahl. Weisungen der Polizei folgen.
- Bei Angriffen sofortiger Rückzug bzw. Deckung suchen.
- Muss ein Einsatzfahrzeug inmitten einer aufgebrachten Menschenmenge fluchtartig verlassen werden, ggf. Funkgerät unbrauchbar machen (z. B. Durchschneiden der Stromzuführung und des Mikrofonkabels, Kanal verstellen) → Missbrauch des Funkgeräts (Abhören und Stören des Funkverkehrs) durch Dritte erschwert.
- In Situationen mit feindseliger oder aggressiver Stimmung versuchen, aus der aufgebrachten Menschenmenge den „Rädelsführer" ausfindig zu machen und mit diesem ins Gespräch zu kommen („talking down" ▶ 10.4.2; Erläuterung und Begründung der eigenen Maßnahmen).
- Ggf. den Pat. vor Verladung in den RTW von der Polizei nach Waffen durchsuchen und fesseln lassen.

! **Schutzmaßnahmen**

- Evtl. getragenes Namensschild entfernen (Klettband) oder mittels Heftpflaster abkleben → Vermeiden späterer persönlicher Repressalien.
- Persönliche Schutzausrüstung (▶ 1.8.3), ABC-Schutzmaske/Atemschutzmaske (gegen Reizgas, CS, filterabhängig ggf. nur kurzzeitige Schutzwirkung im Freien) verwenden.
- Türen des NEF bzw. RTW während der Fahrt durch Menschenmengen und am Einsatzort verschlossen halten.
- Feuerlöscher und Löschdecke (Wolldecke) einsatzbereit halten.

1.8.5 Verhalten bei Terroranschlägen

Axel Topp

Aufgrund der weltpolitischen Entwicklungen im Terrorismus besteht auch in Deutschland die Gefahr terroristischer Anschläge, von denen alle Mitarbeiter der BOS betroffen sein können. Daher sind im Vorfeld auch für Einsatzkräfte des Rettungsdienstes regelmäßige Schulungen und Übungen in der Bewältigung der lebensbedrohlichen Einsatzlagen (LebEL) erforderlich. Bei direkter Androhung oder tatsächlichem Stattfinden eines Terroranschlages besteht eine konkrete Gefahrenlage (HEIKAT – Handlungsempfehlungen zur Eigensicherung für Einsatzkräfte, www.bbk.bund.de).

Über die aktuelle Lage in seinem Einsatzbezirk kann sich der NA bei der zuständigen Polizeidienststelle informieren.

Gefahren

- Nukleare Mittel: Gefahren durch Druckwelle, radioaktive Strahlung, Wärmestrahlung, nukleare elektromagnetische Impulse usw.

1

- Radioaktive Mittel: Gefahr durch Kontamination, Inkorporation
- Biowaffen: akute Infektionen, auch mit protrahiertem Verlauf
- Chemische Waffen: akute Intoxikationen mit protrahiertem Verlauf
- Sprengmitteln: Gefahr durch Druckwirkung und Sekundärschädigung durch Zerknall des Sprengmittelträgers

Die Mittel werden jeweils in flüssiger (z. B. größere Flüssigkeitsmengen, Tropfen), gasförmiger (z. B. Dämpfe, Gase) oder fester Form (z. B. Stäube, Pulver) bzw. durch Strahlung freigesetzt. **Cave:** Eigenschutz beachten!

- **ABC-Lagen** mit atomaren/biologischen/chemischen Kampfmitteln.
- **CBRN-Lagen** mit chemischen, biologischen, radiologischen, nuklearen Gefahrenquellen, wobei „CBRN" auch in der englischen Fachliteratur analog Verwendung findet.

Anschläge drohen auch durch Sabotage, d. h. vorsätzlich herbeigeführte Havarien durch Manipulation oder Zerstörung von Sicherheits- und Betriebseinrichtungen mit der Folge von Störfällen, welche Menschen, Tiere, Umwelt und Sachwerte gefährden. **Ziele solcher Anschläge** können z. B. sein:

- Von Terroristen gezielt ausgewählte Einzelpersonen
- Organisationen/Interessengruppen/Wirtschaftsunternehmen/Behörden
- Massenveranstaltungen wie Open-Air-Konzerte, internationale Großveranstaltungen wie Weltmeisterschaften, Massenverkehrsmittel wie U-Bahnen zur Erreichung einer größtmöglichen Anzahl von Toten/Verletzten

!

Bei einem Terroranschlag stehen im Vordergrund:

- Weiträumige Absperrung, dabei keine klare Unterscheidung zwischen sicherem und unsicherem Bereich gegeben.
- Erkundung, ob weitere Sprengmittel vorhanden sind.
- Rettung von Verletzten, schneller Transport aus dem Gefahrenbereich zu einer geschützten Patientenablage/geschützten Behandlungsplatz, um besondere Verletzungsmuster versorgen können.
- Sicherung von Spuren und Beweismitteln.
- Bergung von Toten.

Als erste Handlung muss der NA an der Einsatzstelle Kontakt zur Polizeieinsatzleitung aufnehmen zwecks Lagebesprechung und Lageeinschätzung. So ist es z. B. bei bestimmten terroristischen Organisationen üblich, wenige Min. nach der Explosion einer Autobombe eine 2. Bombe zu zünden, die die angerückten Einsatzkräfte treffen soll.

Attentäter können u. U. zur Verübung des Anschlags ihren eigenen Tod mit in Kauf nehmen!

Disposition der Rettungsmittel Die dezentrale Raumordnung richtet sich nach:

- Art des Anschlags,
- Anzahl der zu vermutenden Opfer (primär erkannte Anzahl der Pat. x 2),
- Notwendigkeit des Eigenschutzes für eingesetzte Rettungskräfte,
- Dauer des Einsatzes,
- Vorhandensein eines sicheren Bereitstellungsraums, an dem Rettungskräfte voraussichtlich nicht selbst Opfer des Anschlags oder von Folgeanschlägen werden können (Beachtung der Windrichtung mit der Ausbreitung von Schadstoffen, Aufstellung außerhalb des Trümmerschattens potenziell einsturzgefährdeter

Gebäude, Schaffung einer vom Sprengkommando der Polizei durchsuchten und für Rettungskräfte freigegebenen sprengmittelfreien Zone usw.).

Einsatzkräfte Je nach Lage müssen an der Einsatzstelle verschiedene Kräfte unter Führung einer örtlichen Einsatzleitung zusammenwirken, so z. B. Polizei, Feuerwehr mit Einsatzmitteln des Strahlenschutzes bzw. mit Gefahrgutausrüstung, RD, Kampfmittelräumdienst, THW (zum Beseitigen von Trümmern), Spezialkräfte des Katastrophenschutzes oder der Bundeswehr (Spüren, Messen, Dekontaminieren), Werkschutzkräfte, (Landes-)Umweltämter, Forschungsinstitute.

Taktische Vorbereitung Beobachtung weltweiter Entwicklungstendenzen, beispielsweise durch die Medien, das Internet. Lokale organisatorische Vorbereitung, insbesondere:

- Auswerten potenzieller Gefahren, z. B. Gefahrenanalyse im Vorfeld von Großveranstaltungen.
- Analyse, wie weltweit andere Organisationen auf aktuelle Attentate reagiert haben (z. B. ausländische Fachzeitschriften).
- Vorkehrungen für die Bewältigung eines Massenanfalls von Verletzten.
- Kontakte zu den lokalen Gesundheitsbehörden, Laboratorien mit Analysetechnik, gemeinsame Übungen mit anderen Organisationen (z. B. Katastrophenschutzübung mit entsprechendem Szenario und Dekontamination von Personen).
- Vorhalten von Adressenlisten mit Fachkräften und im Alarmfall zu verständigenden Personen/Behörden.
- Im internen Sprechfunkverkehr keinen Klartext sprechen, um Dritte nicht zu beunruhigen und den Datenschutz der Betroffenen zu gewährleisten. Mit der Leitstelle Codewörter vereinbaren, um die Gefahr von ABC-Waffen oder durch Sprengmittel in der Funkrückmeldung vertraulich übermitteln zu können.

Spezielles Vorgehen Risiken und Sicherungsmaßnahmen der Einsatzstelle (▶ 1.8), Großschadensfall (▶ 1.9), Zusammenarbeit mit anderen Organisationen (▶ 1.11), Vergiftungen, speziell chemische Kampfstoffe (▶ 9.6.5).

Biogefahren mit terroristischem Hintergrund

Ein Anschlag auf eine Person mit biologischen Mitteln ist eine Straftat und liegt damit grundsätzlich im Zuständigkeitsbereich der Polizei, bezüglich potenzieller Seuchengefahren auch der Gesundheitsbehörden.

Die Vielzahl potenziell verwendbarer biologischer Waffen kann aufgrund des Erregerspektrums nicht umfassend dargestellt werden. Letztlich bestimmt der Täter, wer betroffen ist, und was, wann, wo und in welcher Form und Wirkungszeitdauer freigesetzt wird. Aktuell gab es Vorfälle, bei denen z. B. weißes Pulver auf dem Postweg verschickt wurde, wobei in Begleitschreiben die Behauptung aufgestellt wurde, das Pulver wäre mit Anthrax (Milzbranderreger) verseucht.

Checkliste grundsätzliches Vorgehen bei V. a. Biogefährdung mit terroristischem Hintergrund

(Je nach Lage können zusätzliche bzw. alternative Maßnahmen erforderlich werden!)

- Polizei verständigen.
- Lage erkunden.
- Eigenschutz bedenken (Kontaminations-/Ansteckungsgefahr?).
- Absperrgrenze festlegen.

1

- Noch nicht betroffene Bereiche ggf. von Personen räumen.
- Betroffene Personen ggf. in Quarantänebereich verbringen.
- Sofern vor Ort überhaupt möglich, erfolgt nun eine Identifizierung des Mediums, das unter Verdacht der Biogefährdung steht.
- Ggf. Probennahme (i. d. R. Probennahme durch Feuerwehr unter Benutzung von Einsatzgerät, das auch bei Chemieunfällen zum Einsatz kommt).
- Verbringen der Probe zu einem geeigneten Laboratorium zwecks Analyse. Transport durch Polizei (auf der Straße oder mittels Polizeihubschrauber) oder durch geeignetes Feuerwehrfahrzeug (zwecks Eigenschutz Fahrerkabine vom Laderaum getrennt, Probe im umschlossenen Behälter; ggf. behelfsmäßiges Anfertigen von Transportpapieren und Kennzeichnung des Transportguts mit Gefahrenhinweisschild „BIOHAZARD" gemäß „Gefahrgutverordnung Straße" für den Fall, dass das Einsatzfahrzeug in einen Verkehrsunfall verwickelt wird).
- Sicherstellung des Mediums gemäß Weisung der Polizei.
- Ggf. Desinfektion/Dekontamination durch Fachpersonal. Größere Mengen an Desinfektionsmitteln können ggf. über Krankenhäuser, Feuerwehren (Berufsfeuerwehren und freiwillige Stützpunktfeuerwehren mit Atemschutzpflegezentren), Katastrophenschutzeinheiten in kurzer Zeit beschafft werden.
- Patientenbehandlung gemäß Gefährdungsbild; Einweisung ggf. in Fachkliniken (Infektionsstation, Tropenmedizinisches Institut).
- Feststellen der Adressen aller mutmaßlich Betroffenen, um mit dem späteren Analyseergebnis Behandlungen einleiten zu können.
- Festlegen, an welche zuständige Stelle das Ergebnis der Laboranalyse gemeldet werden soll und was diese zuständige Stelle nach Auswerten der Information weiter veranlassen soll.
- In Rücksprache mit Polizei ggf. Verständigungen (je nach Lage) veranlassen, z. B.:
  - Gesundheitsbehörden (Seuchenalarmplanung!).
  - Besondere Führungskräfte.
  - Ordnungsamt/Landratsamt (ggf. Einrichtung eines Bürgertelefons, Koordination der Pressearbeit).
  - Lagezentrum des zuständigen Innenministeriums.
- Betreuungsdienste/Notfallseelsorger.

1.9 Großschadensfall

Martin Schipplick

1.9.1 Besonderheiten

Die Übergänge zwischen den Kategorien „Notfall", „MANV" (Massenanfall von Verletzten und Erkrankten), „Großschadensfall" und „Katastrophe" sind fließend und werden wesentlich durch die örtliche Infrastruktur, das soziale und wirtschaftliche Gefüge der betroffenen Bevölkerung sowie Vorkehrungen für den Ereignisfall bestimmt (▶ Tab. 1.9). Weitere Kriterien sind die regionalen RD-Kapazitäten, die Anzahl der Verletzten/Erkrankten als Grad des medizinischen Versorgungsaufwands sowie der Grad des organisatorischen Aufwands. Entsprechend der

Tab. 1.9 Ausmaß von Schadenslagen			
Schadenslage	**Gefährdung/ Schädigung**	**Begrenzung**	**Bewältigungsmaßnahmen**
Rettungsdiensteinsatz/Notfall	Einzelne Personen und/oder Sachgüter	Lokal/kurzfristig	Örtlich verfügbare, sofort einsetzbare, einzelne RD-Teams bzw. Rettungsmittel
MANV (niedrige Stufen)	Zahlreiche Menschen und/oder Sachgüter	Lokal/kurz- bis mittelfristig	Zusätzliche Ausschöpfung aller regional verfügbaren RD-Kräfte und Reserven
MANV (höhere Stufen bis Ü-MANV – Großschadensfall)	Zahlreiche Menschen und Sachgüter	Regional/mittelfristig	Zusätzliche Ausschöpfung aller überregional evtl. auch landesweit verfügbaren RD-Kräfte und Reserven
Ü-MANV (Katastrophe)	Zahlreiche Menschen, Tiere und Sachgüter, wesentlicher Lebensgrundlagen und Versorgungsstrukturen größerer Bevölkerungskreise	Regional oder überregional/i. d. R. mittel- bis langfristig	Zusätzlich überregionale, landesweite oder länderübergreifende Organisationen, Behörden und Stellen unter Leitung einer KatS-Behörde

daher regional höchst unterschiedlichen Alarm- und Ausrückordnungen haben sich einsatztaktisch die Begriffe Rettungsdiensteinsatz, MANV Stufe I bis IV und Ü-MANV eingebürgert.

- **Einsatzfall unterhalb der Katastrophenschwelle:** Die alarmierten Behörden und Organisationen mit Sicherheitsaufgaben (BOS) werden zunächst selbstständig nebeneinander tätig. In manchen Bundesländern (z. B. Bayern) kann auch in diesem Fall ein örtlicher Einsatzleiter mit Weisungsbefugnissen gegenüber allen Kräften eingesetzt werden, wenn dadurch das geordnete Zusammenwirken am Einsatzort wesentlich erleichtert wird.
- **MANV:** Eine große Anzahl Betroffener muss versorgt werden. Der reguläre RD einer Region stößt dabei schnell an die Grenzen seiner Leistungsfähigkeit.
- **Großschadensfall/Ü-MANV:** Die Anzahl der Verletzten/Erkrankten oder die Schwere der gesundheitlichen Schädigung übersteigt die Kapazität des regulären RD. Zur Bewältigung müssen überregionale Kräfte angefordert werden.

Grundlage für die Maßnahmen zur Bewältigung einer Großschadenslage sind die fein aufeinander abgestimmten und integrierten Einsatzplanungen der für die Hilfeleistungen verantwortlichen Behörden, Organisationen und Einrichtungen, hier besonders der Krankenhäuser. Am Schadensort wird daher i. d. R. unter der Führung des Einsatzleiters der Feuerwehr (FW-EL) eine **Technische Einsatzleitung** (TEL) gebildet, die sich aus fachlich kompetenten Fachgruppenleitern zusammensetzt.

Der Leitende Notarzt (LNA) fungiert hier als Fachgruppenleiter „Medizinische Versorgung“. Ihm zur Seite steht der Organisatorische Leiter Rettungsdienst (OrgL), zuständig für die rettungsdienstlich taktisch-organisatorischen Aspekte der Schadenslage.

1

Einsatztaktische Grundsätze

- Menschenrettung und der Schutz von Menschen (Pat., Betroffenen und Einsatzkräften) haben den absoluten Vorrang.
- Einsatzschwerpunkte bilden und Kräfte nicht überfordern, Zersplitterung von Kräften vermeiden.
- Einsatz angemessener Mittel.
- Rechtzeitig Kräfte und Material nachfordern, aber auch rechtzeitig wieder abbestellen oder entlassen, Anpassung an veränderte Situationen.
- Überregionale Einheiten in ihrer Struktur belassen, nicht in Teileinheiten einsetzen, sondern ihnen möglichst komplette, abgegrenzte Einsatzaufgaben zuteilen.
- Klare und eindeutige Handlungsanweisungen geben.
- Abgewogene Eigeninitiative ermöglichen.

> ! Ziel medizinischer und organisatorischer Überlegungen beim Massenanfall von Verletzten bzw. beim Großschadensfall ist die schnellstmögliche Wiederherstellung und Aufrechterhaltung der individualmedizinisch orientierten Notfallversorgung.

> Wichtige Informationen zum Thema Katastrophenfall enthält das Buch „Katastrophenmedizin. Leitfaden für die ärztliche Versorgung im Katastrophenfall" das beim Bundesverwaltungsamt (Zentralstelle für Zivilschutz) angefordert werden kann.

1.9.2 Frühphase

Grundregeln zur Aufstellung von Einsatzfahrzeugen des Rettungsdienstes

- Erstes Fahrzeug zur Absicherung der Einsatzstelle (falls nicht schon geschehen).
- Fahrzeuge außerhalb des Gefahrenbereichs abstellen.
- Rückzugsmöglichkeit offenhalten, Fahrzeuge nach späterer Abfahrtsrichtung ausrichten.
- Frühzeitig einen Bereitstellungsraum ausweisen, um eine Überfrachtung der Einsatzstelle mit Fahrzeugen zu vermeiden.
- Zugang zur Einsatzstelle für Einsatzfahrzeuge der FW und des RD offenhalten.
- Durchführung der RD-Maßnahmen nicht behindern (z. B. Einsatz von Drehleitern).

Lageerkundung und Lagemeldung

> Auf den ersten Blick erkennen, dass das Team überfordert, d. h. personell und materiell nicht ausreichend in der Lage ist, um die Vielzahl der Verletzten zu versorgen → nicht durch Therapie Einzelner die Hilfe für alle verzögern!

- Direkt nach Ankunft Rückmeldung des ersten Eindrucks über den Großunfall an die Integrierte Leitstelle, LNA sowie Organisatorischen Leiter anfordern.
- Erste orientierende Lageerkundung unter besonderer Beachtung des Eigenschutzes: ungefähre Anzahl der Verletzten, Schwere der Verletzungen, technische Hilfe erforderlich?

- Falls schon eine technische Einsatzleitung vor Ort ist, Kontakt aufnehmen und sich über die Lage informieren lassen.
- Nach Erkundung gezielte Lagemeldung über Anzahl und Schweregrad der Verletzten, über benötigte Rettungsmittel, technische oder organisatorische Hilfen (Feuerwehr, Polizei). Ziel: frühestmöglich personelle und materielle Verstärkung im Bereitstellungsraum und an der Einsatzstelle.

Einsatzgrundätze Folgende Maßnahmen helfen bei der Bewältigung der Zwangssituation, mit wenigen Einsatzkräften eine große Zahl von Pat. versorgen zu müssen:

- Ersteintreffender NA und ersteintreffender RA/NotSan bilden bis zum Eintreffen von LNA und OrgL die Vorläufige Einsatzführung.
- Hilfeleistung beschränken auf die Durchführung einfacher, lebensrettender Sofortmaßnahmen.
- Keine verfrühten Abtransporte der ersten oder am lautesten schreienden Verletzten in umliegende Krankenhäuser. Unaufschiebbare Transporte von Pat. mit höchster Versorgungs- und Transportpriorität ohne Arztbegleitung veranlassen. Ziel: Transport- und Aufnahmekapazität für Schwerstverletzte freihalten.
- Einsatzschwerpunkte bilden, übersichtliche Verletztensammelstelle einrichten und für nachrückende Einsatzkräfte kennzeichnen. Dabei achten auf Sicherheit vor potenziell schädigenden Umwelteinflüssen, Löschmitteln, Hitze und inhalativen Noxen, Erreichbarkeit für Einsatzfahrzeuge.
- Schon im Bereich der Verletztensammelstelle eine erste Vorsichtung durchführen, um bei dem in dieser Phase relativen Mangel an qualifizierten Helfern schnellstmöglich die Hilfsbedürftigsten zu identifizieren.
- Nachrückende Einsatzkräfte bestimmten Einsatzschwerpunkten/Pat. zuteilen.
- Unverletzte Personen in die Patientenversorgung einbeziehen. Mögliche Einsatzbereiche: Wegweisen zur Einsatzstelle für nachrückende Kräfte, psychische Betreuung von Pat. (v. a. Kinder und Leichtverletzte), Tragehilfe oder Infusionshalter, Botendienste, Räumarbeiten.

> **!** Typische Fehler in der Frühphase:
> - Chaotische Rückmeldungen, mangelnde Funkdisziplin
> - Gegenseitige Behinderung bei der Anfahrt, KTW vor RTW
> - Ungeordnete Aufstellung der Rettungsfahrzeuge mit gegenseitiger Behinderung
> - Blockade von Behandlungs- und Transportplätzen
> - Mangelnde Absperrung und Absicherung
> - Im weiteren Verlauf unübersichtliche Teamtrennung
> - Vorzeitiger Patientenabtransport

1.9.3 Konsolidierungsphase

Aufgaben des Leitenden Notarztes Leitung, Koordination und Überwachung sämtlicher medizinischer Maßnahmen an der Einsatzstelle.

Lagebeurteilung Während der Anfahrt zur Großschadensstelle hält der LNA Kontakt zur ILS → erste Informationen über die Schadenslage sowie über Personal- und Materialsituation. Nach Ankunft an der Einsatzstelle erster Informationsaustausch mit den Rettungsdienstkräften vor Ort, mit der TEL und dem OrgL.

Beurteilung der Schadenslage
- Anzahl und Art der Verletzten/Erkrankten
- Schadensentwicklung (statisches Ereignis oder dynamischer Verlauf zu erwarten)
- Hinweise auf atomare, biologische/infektiologische oder chemische Schadenslage mit oder ohne terroristischen Hintergrund ▶ 1.8.5
- Zusatzgefährdung der Pat., Helfer oder weiterer Bevölkerungskreise

Beurteilung des Einsatzortes (Nur, solange kein OrgL vor Ort!)
- An- und Abfahrtswege: Kapazität und Qualität
- Verkehrslage: ggf. Verkehrsleitung oder -sperrung mit der Polizei absprechen
- Hubschrauberlandemöglichkeit: Bebauung, Bewuchs
- Geeignete Sammelstellen: Witterungsschutz, Beleuchtung, Zugänglichkeit
- Potenzielle Risiken: Einsturzgefahr, Feuer, Chemikalien, Rauchgase, Löschwasserabfluss

> **!** Bei unklarem Gefährdungspotenzial bei industriellen Großschadensfällen Kontaktaufnahme mit Informationssystemen (z. B. Gefahrgutdatenbanken) oder Informationssystemen der chemischen Industrie (TUIS, ▶ 1.14).

Beurteilung der eigenen Lage
- Zahl, Qualifikation und Belastbarkeit der eigenen Einsatzkräfte
- Ausstattung mit Geräten, Materialien, Fahrzeugen
- Versorgungslage: Versorgung mit Verbandsmitteln, Wasser, Strom, Licht
- Fernmeldelage: genügend Funkgeräte vorhanden, ggf. Funk-Telefon-Aufschaltung veranlassen. **Cave:** Mobilfunkverkehr relativ schnell überlastet
- Falls neben der TEL auch ein Stab eingerichtet wird, zusätzlichen LNA (oder ÄLR) entsenden

Zusammenfassende Beurteilung der Schadenslage (durch SanEl, d. h. zusammen mit OrgL) (▶ Tab. 1.10)
- Was ist geschehen?
- Ist die Einrichtung von Verletztensammel- und -behandlungsplätzen erforderlich? Ggf. Einrichtung durch OrgL veranlassen.
- Wie ist die Schadensentwicklung in Bezug auf Verlauf und Zusatzgefährdung von Pat., Helfern und Bevölkerung → ggf. Evakuierung empfehlen, Sammelstellen verlegen, Schutzausrüstung nachfordern.
- Ist die Versorgungskapazität in qualitativer und quantitativer Hinsicht ausreichend → ggf. zusätzliche oder spezialisierte Rettungskräfte nachfordern.
- Ist die Transportkapazität vor Ort ausreichend → ggf. Transportkräfte nachfordern.
- Sind die Behandlungsmöglichkeiten der regionalen Krankenhäuser ausreichend → ggf. überregionale Kliniken in die Versorgung einbeziehen. Aufnahme- und Versorgungskapazität der Kliniken durch ILS abklären lassen.
- Vor Eintreffen des LNA getroffene Entscheidungen überprüfen und ggf. korrigieren. **Cave:** Die Revision einer einmal getroffenen Entscheidung kann in dieser Lage selbst zum Chaos führen!

Aufgaben des Organisatorischen Einsatzleiters Rettungsdienst (OrgL)
- Erkundung und Beurteilung der Lage aus logistisch-organisatorischer Sicht.
- Kontaktaufnahme mit der Einsatzleitung von Feuerwehr und Polizei und Abstimmen der beabsichtigten Maßnahmen.

Tab. 1.10 Organisatorische Erstmaßnahmen bei Großschadensfällen

Unfall	Erstmaßnahmen
Massenunfall	Unfallstelle absichern, An- und Abfahrtswege, Halteplätze und Bereitstellungsraum festlegen, Verletztensammelplatz ausweisen, evtl. Abschnittsbildung zur Pat.-Sichtung und -Versorgung
Großbrand/Chemieunfall/radioaktiver Unfall	Zusätzlich Gefahr von Explosion und Inhalation toxischer Stoffe abklären lassen, Stoffklassifikation abfragen, Konzentrationsmessungen zur Beurteilung der Schadensentwicklung veranlassen, Witterungseinflüsse auf die Schadenslage berücksichtigen, Evakuierung abschätzen und ggf. einleiten, Dekontaminationsbedarf abklären, Information des RD-Personals über Gefährdung und Eigenschutz, Vorabinformation von Krankenhaus-Spezialabteilungen
Hochspannungsunfälle	Elektrizitätswerk/Energieversorgungsunternehmen informieren und Abschaltung der Stromzufuhr veranlassen (▶ 11.12)
Bundesbahnunfälle	S. o., zusätzlich: Ein Zug hat 2 Seiten d. h. mit mind. 2 Verletztenschwerpunkten rechnen, an Rettungszug und Notfallmanager der Bundesbahn denken
Außergewöhnliche Naturereignisse	Evtl. spezielle Rettungsmittel erforderlich, erhebliche Verzögerung in der Versorgung und Transport einplanen bei gestörter Infrastruktur
Drohende Panik	„Panikpersonen“ identifizieren und isolieren, um eine Ausbreitung einer Panik einzudämmen bzw. zu verhindern. Bei passivem Angstreaktionsmuster Pat. rasch aus dem Gefahrenbereich entfernen; bei Hyperaktivität Informationsbedürfnis stillen, unter Aufsicht in gefahrlosen Arbeitsprozess integrieren; bei manifester Panik Fluchtbewegung ungehindert abfließen lassen und gezielt weiterleiten
Lebensbedrohliche Einsatzlage/Terroranschlag.	Für eine „außergewöhnliche“ Situation sensibilisieren. Beurteilen, ob es sich um einen Anschlag handeln könnte mit Konsequenzen (polizeiliche Leitung) für die Ordnung im Einsatzraum (unsicherer, teilsicherer, sicherer Gefahrenbereich) und Einsatzverlauf (schnellstmöglicher Transport aus der Einsatzstelle/aus dem unsicheren Bereich)

- Verstärkungen heranführen und einweisen, Einsatz der Rettungsmittel lenken.
- Verletztensammelstelle, Behandlungsplatz und Hubschrauberlandeplätze festlegen, kennzeichnen und einrichten.
- Bereitstellungsraum für RTW, KTW, NEF, GRTW usw. anlegen.
- Kommunikation vor Ort, mit der ILS und zu anderen Rettungseinheiten sicherstellen.
- Erstinformation regionaler und angrenzender überregionaler Krankenhäuser.
- Steuerung des Abtransports der Verletzten.

Kriterien für die Einrichtung des Einsatzabschnitts „Verletztenversorgung“ (Verletztensammelstelle, stationärer/mobiler Behandlungsplatz, Bereitstellungsraum)

- Sichere Entfernung vom Gefahrenbereich und möglichst geringe Entfernung vom Schadensraum.

- Schutz vor schädigenden Witterungseinflüssen.
- Zu- und Abfahrtswege zum Schadensgebiet und den Bereichen der Verletztenversorgung offenhalten.
- Eindeutige Kennzeichnung des Einsatzabschnitts Verletztenversorgung und seiner Funktionsbereiche.
- Sichere Kommunikationsverbindungen zu den Funktionsbereichen, RD-Personal im Schadensgebiet, Einsatzleitung und ILS.

Nicht jede größere Schadenslage macht den Aufbau eines vom Schadensraum abgesetzten Behandlungsraums nötig, v. a. dann, wenn es sich um ein statisches Schadensereignis handelt, keine weitere Gefährdung zu erwarten ist, der Schadensraum übersichtlich und zugänglich ist und keine technische Hilfeleistung oder Brandbekämpfung nötig ist.

Aufgaben der Sanitäts-Einsatzleitung (SanEl) ▶ 1.3.1; Aufgaben der Unterstützungsgruppe Sanitäts-Einsatzleitung (UG-SanEl) ▶ 1.3.1.

1.9.4 Patientenversorgung

Sichtung

Problem Missverhältnis zwischen medizinischem Bedarf und momentanen Behandlungs- und Transportmöglichkeiten.

Ziel Das Bestmögliche für möglichst viele Erkrankte/Verletzte tun, d. h. nach bestem ärztlichem Wissen unter Zeitdruck pragmatisch Vordringliches von Aufschiebbarem trennen. Dazu individuelle Schädigungsmuster in ein einfaches und schnell handhabbares Bewertungssystem einordnen (▶ Tab. 1.11). Dabei Unter- und/oder Übertriage vermeiden.

Sichtungssystem bei Großschadensfällen Angesichts dieser Situation ist die Delegation der 1. orientierenden Sichtung an speziell ausgebildetes Rettungsdienstpersonal nach mSTART (modifizierte Simple Triage and Rapid

Tab. 1.11 Sichtung bei Großschadensfällen

Stufe	Farbkodierung	Pat.	Therapie/Transport	Beispiele
–	Weiß	Noch nicht gesichtet	–	–
T1	Rot	Akut vital bedroht	Behandlungs- und Transportpriorität	Respiratorische Insuff., Schock, Polytrauma, SHT, Verbrennung mit akuter Vitalbedrohung, Abdominaltrauma
T2	Gelb	Schwer verletzt/ erkrankt	Dringende Behandlung, Maßnahmen sind evtl. delegierbar: Schienung, Lagerung, Infusion, Analgesie	Frakturen und Gelenkverletzungen mit größeren Blutverlusten, Amputationsverletzungen, ausgedehnte Weichteilwunden, Verbrennungen

Tab. 1.11 Sichtung bei Großschadensfällen *(Forts.)*

Stufe	Farbkodierung	Pat.	Therapie/Transport	Beispiele
T3	Grün	Leicht verletzt	Minimalbehandlung: Pat. gesondert sammeln, Pat. gehen sonst evtl. ins nächste Krankenhaus → Betreuung, als Sammeltransport verzögerter Abtransport in entferntere Krankenhäuser	Leichte Weichteilverletzungen, unkomplizierte periphere Frakturen, Prellungen, Distorsionen
T4	Blau	Ohne Überlebenschance	Betreuende (abwartende) Behandlung, keine Reanimation	
–	Schwarz	Tot	Leichnam abdecken	

Treatment oder noch schneller nach ihm modifizierten Konzept „Find the Red") sinnvoll.

- **Gehfähigkeit:** wenn ja, Stufe T3. Pat. dann möglichst zum Leichtverletzten-Sammelplatz begleiten lassen und dort erneute Sichtung durchführen.
- **Mit dem Leben nicht vereinbare Verletzungen:** wenn ja, Todesfeststellung durch einen Arzt.
- Basiskriterien (ABCD-Schema) anwenden. Akute vitale Bedrohung erkennen durch Überprüfung von Atem-, Herz- und Kreislauffunktion: **Atem- und Pulskontrolle,** Zyanose, **lebensbedrohliche Blutungen?**
- Sichtbare oder palpable **Verletzungen:** Schädel, HWS, Thorax, Abdomen, Becken, Extremitäten, WS, große Gefäßverletzungen (▶ 11.1).
- **Befolgen einfacher Aufforderungen:** Bewusstseinslage und ausreichende Schutzreflexe (ansprechen, berühren, gezielte Schmerzreize setzen, Bewegungs- und Gehfähigkeit ▶ 4.1.2).
- Anamnestische Angaben und spontan geklagte Beschwerden.
- mSTaRT braucht für die sichere Anwendung mind. 2x jährliche Schulung/Training.
- mSTaRT-Team anschließend in die Versorgung von Pat. einbinden, um den Stress der „Nur Sichtung" in pos. Handlungsoptionen zu überführen.

- Bei größeren Schadensereignissen Aufgaben abschnittsweise an andere NA oder ausgebildete Rettungsassistenten (mSTART/Find the Red) delegieren.
- In der Frühphase eines MANV/Großschadenfalls bei beschränkter ärztlicher Kapazität die weiteren ärztlichen Maßnahmen auf das notwendigste Maß beschränken → klare Handlungsanweisungen an das Rettungsdienstpersonal bezüglich der durchzuführenden Behandlung und Überwachung.
- Beurteilung auf jeder Versorgungsstufe wiederholen.

Therapeutische Behandlungsprinzipien bei Großschadensereignissen

Kernpunkt der notfallmedizinischen Maßnahmen ist die Überprüfung, die Wiederherstellung und die Aufrechterhaltung der Vitalfunktionen →

Versorgungsmaßnahmen auf einer niedrigen Stufe nach individuellem Bedarf durchführen, soweit sie dem unmittelbaren Lebenserhalt und der Abwendung lebensbeeinträchtigender Gesundheitsschäden dienen.

Phase 1 (Basismaßnahmen)

- Atemwege frei machen, ggf. Esmarch-Handgriff (▶ 3.4.1)
- Bei Bewusstlosigkeit und ausreichender Spontanatmung stabile Seitenlagerung (▶ 2.5)
- Bei Schock nicht kardialer Genese Volumenmangelschock-Lagerung (▶ 2.5)
- Bei Thoraxtrauma leichte Oberkörperhochlagerung oder Lagerung auf die verletzte Seite
- Bei bedrohlichen äußeren Blutungen Druckverband (▶ 2.6)

> **!** Bei Herz-Kreislauf-Stillstand traumatischer Genese wegen des hohen personellen Aufwands und der extrem schlechten Prognose auf die Basismaßnahmen der CPR verzichten!

Phase 2 (erweiterte Maßnahmen)

- Spätestens an der Verletztensammelstelle, u. U. auch schon vor dem Beginn technischer Rettungsmaßnahmen, jedem behandlungsbedürftigen Pat. 1, bei Schockgefährdung 2–4 großvolumige i. v. Zugänge legen.
- Bei schwerem Trauma, Schock- oder Hypoxiegefahr mit suffizienter Spontanatmung: O_2-Gabe über Nasensonde oder Gesichtsmaske (▶ 1.7.3, ▶ 1.22). Unterstützung durch Lagerungsmaßnahmen.
- Indikation zur Intubation (▶ 3.4.4):
  - Höchste Dringlichkeit: schwere respiratorische Insuff. z. B. bei instabilem Thorax oder Bewusstlosigkeit und schwerer Verletzung der oberen Atemwege im Gesichtsschädel- und Halsbereich.
  - Hohe nachgeordnete Dringlichkeit: Pat. mit schwerem Polytrauma, Thoraxtrauma oder Schockgeschehen, bewusstlose Pat. mit aufgehobenen Schutzreflexen oder nach ausgedehnter Rauch- und Reizgasinhalation bzw. thermischem Inhalationstrauma, schweres Schädel-Hirn-Trauma.
  - Narkoseeinleitung (▶ 3.3) zur adäquaten Analgesie bei verzögerter technischer Rettung.

Phase 3 (Stabilisierung der Vitalfunktionen und Herstellung der Transportfähigkeit)

Standardtherapieansätze Flüssigkeitstherapie, Blutstillung (Druckverband ▶ 2.6), Beatmung (▶ 3.4.7), Analgesie und Sedierung (▶ 3.1, ▶ 3.2) entsprechend den Grundsätzen der individualmedizinischen Versorgung.

Spezielle Therapiemaßnahmen

- **Schädelhirntrauma** (▶ 11.2): zur Beurteilung, Verlaufskontrolle und Dokumentation Glasgow Coma Scale anwenden (▶ 8.2.3).
- **Thoraxtrauma** (▶ 11.3): sofortige Entlastungspunktion bei Spannungspneumothorax (▶ 7.7), vor Transportbeginn Bülau-Drainage anlegen (▶ 2.10.1), bei stumpfem Thoraxtrauma nach Ausschluss vitaler Bedrohung max. Zurückhaltung mit der Beatmungsindikation.
- **Abdominaltrauma** (▶ 11.4): nach kurzer Erstversorgung hohe Transportpriorität auch ohne Arztbegleitung in das nächstgelegene Krankenhaus.
- **Polytrauma** (▶ 11.8): nach Stabilisierung Frühtransport im RTW oder RTH mit Arztbegleitung in ein leistungsfähiges Traumazentrum.

- **Frakturen** (▶ 11.7.1): Reposition bei groben Fehlstellungen der Extremitäten mit Sensibilitäts- und Durchblutungsstörungen, Rettung und Lagerung mit Schaufeltrage, Vakuummatratze, Luftkammerschienen.
- **Verbrennungen, Verbrühungen** (▶ 11.10), **Inhalationstraumen** (▶ 9.7.1): Kaltwassertherapie mit normal temperiertem Wasser, Infusionstherapie mit Ringeracetat (▶ 1.22), Wärmeerhalt (Alufolie). Bei Inhalationstrauma Dexamethason-Spray, Sauerstoff-Inhalation (▶ 1.7.3), Intubation (▶ 3.4.4).
- **Vergiftung** (▶ 9): Selbstschutz ist oberstes Gebot. Symptomatische Maßnahmen zur Stabilisierung der Vitalfunktion. Dekontaminierung durch Säuberung der Haut, Augenspülung, kontaminierte Kleidung entfernen. Bei V. a. Inhalation toxischer Substanzen Dexamethason-Spray, Indikation inzwischen umstritten!

Phase 4 (Transport)

- Pat. nach Prioritäten geordnet in klin. oder ambulante Behandlung weiterleiten.
- Oberste Priorität haben dabei die Pat. der Dringlichkeitsstufe 1, soweit für sie in der Phase 3 Transportstabilität erreicht werden konnte oder sie vor Ort nicht weiter zu stabilisieren sind.
- Auswahlkriterien für ein geeignetes Zielkrankenhaus (durch ILS abklären lassen):
  - Diagnostische Möglichkeiten (z. B. Sonografie, Computertomografie).
  - Kapazität zur Akutbehandlung (aktuelle verfügbare personelle und materielle Ausstattung in Notaufnahme und OP).
  - Verfügbarkeit von Intensivbetten.
  - Entfernung vom Schadensort.

Dokumentation

- Sichtung und Registrierung → **Anhängekarten** mit Farbkodierung (Ampelfarben Rot, Gelb und Grün sowie Blau, Weiß und Schwarz; ▶ Abb. 1.15), wetter- und wasserfest, stabil, widerstandsfähig und sicher zu befestigen, dauerhaft zu beschriften, einfach auszufüllen mit Kreuzen und Strichen (vorgefertigte Rubriken und Bilder). Zusätzliche Registrierung auf einer Suchdienstkarte (▶ Abb. 1.16).
- Übersichtsdokumentation → **LNA-Übersichtsprotokoll:** Sichtungsergebnisse, Verletztensammelstelle, freie Krankenhausplätze, Bereitstellungsraum.
- Individualdokumentation → **Einsatzprotokoll** (▶ 1.19), z. B. NA-Protokoll für Gruppe 1 und 2, RD-Protokoll für Gruppe 3 in einer Anhänge-Dokumentationstasche.

1.9.5 Materialbevorratung für Großschadensfälle

Verbindliche landes- oder bundeseinheitliche gesetzliche Regelungen zur Bevorratung für Schadensereignisse unterhalb der Katastrophenschwelle existieren nicht.
Siehe aber unterschiedlich weite Regelungen in den Rettungsdienstgesetzen der Länder sowie Konzeption des Deutschen Städtetages für die Reform des Zivil- und Katastrophenschutzes in der BRD.

Allgemeine Anforderungen an die Materialbevorratung

- Präklinische Versorgung von bis zu 50 Pat. (40 % leicht, 30 % mittelschwer und 30 % schwer verletzt) bei einer zeitlich verlängerten präklinischen Versorgungsphase

- Berücksichtigung der Behandlungsschwerpunkte bei Großschadensereignissen: Verletzungen, Verbrennungen, Intoxikationen und Schutz vor extremen Witterungseinflüssen (eindeutige Beschriftung und farbliche Kennzeichnung nötig)
- Verfügbarkeit am Schadensort innerhalb von 30 Min. nach Anforderung
- Kompatibilität mit den im Rettungsdienstbereich (besser landesweit) üblichen Materialien
- Angemessener und realisierbarer Kostenrahmen

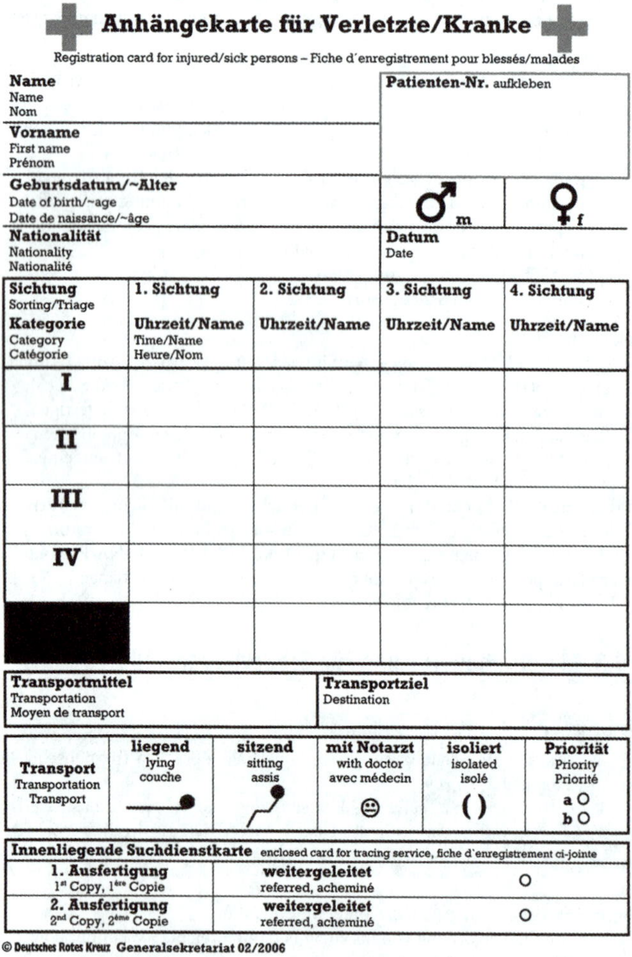

Anhängekarte für Verletzte/Kranke

Registration card for injured/sick persons – Fiche d´enregistrement pour blessés/malades

Name Name Nom	**Patienten-Nr.** aufkleben
Vorname First name Prénom	
Geburtsdatum/~Alter Date of birth/~age Date de naissance/~âge	♂ m / ♀ f
Nationalität Nationality Nationalité	**Datum** Date

Sichtung Sorting/Triage **Kategorie** Category Catégorie	**1. Sichtung** **Uhrzeit/Name** Time/Name Heure/Nom	**2. Sichtung** **Uhrzeit/Name**	**3. Sichtung** **Uhrzeit/Name**	**4. Sichtung** **Uhrzeit/Name**
I				
II				
III				
IV				
■				

Transportmittel Transportation Moyen de transport	**Transportziel** Destination

Transport Transportation Transport	**liegend** lying couche	**sitzend** sitting assis	**mit Notarzt** with doctor avec médecin	**isoliert** isolated isolé ( )	**Priorität** Priority Priorité a ○ b ○

Innenliegende Suchdienstkarte enclosed card for tracing service, fiche d`enregistrement ci-jointe		
1. Ausfertigung 1st Copy, 1ère Copie	**weitergeleitet** referred, acheminé	○
2. Ausfertigung 2nd Copy, 2ème Copie	**weitergeleitet** referred, acheminé	○

© Deutsches Rotes Kreuz Generalsekretariat 02/2006

Abb. 1.15 a) Anhängekarte für Verletzte/Kranke (Vorderseite) [W792]

Patienten-Set oder Rucksack-System Medizinisches Basismaterial zur Erstversorgung von 1–2 Pat.

- Evtl. Unterteilung in einander ergänzende Basis-Sets, z. B. Trauma-Sets, Verbrennungs-Sets, Intoxikations-Sets
- Lagerung als Basis-Set dezentral bei jedem RD- oder SEG-Mitarbeiter oder zentral in Kisten auf RTW, bei den Rettungswachen, der Feuerwehr oder der ILS
- Problemloses Heranführen durch RD- oder SEG-Personal auch an unübersichtliche Einsatzstellen

Kurz-Diagnose
short diagnose
diagnostic bref

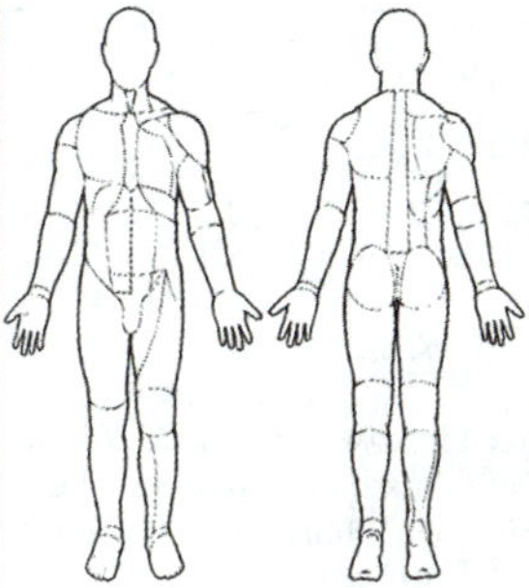

Verletzung injury blessure	
Verbrennung burn brulure	
Erkrankung disease maladie	
Vergiftung intoxication	
Verstrahlung excessive radiation radiation excessive	
Psyche psychic condition état psychique	

Zustand/Uhrzeit state/time etat/heure		
Bewusstsein consciousness connaissance	**o.B.**	○
	↓	○
Atmung respiration	**o.B.**	○
	↓	○
Kreislauf circulation	**o.B.**	○
	↓	○

Erst-Therapie first therapy thérapie première	
Infusion infusion	○
Analgetika analgesics analgésique	○
Antidote antidots antidote	○
sonstige Medikamente other drugs autres médicaments	○

Bemerkungen
notes
remarques

Abb. 1.15 b) Anhängekarte für Verletzte/Kranke (Rückseite) [W792]

Suchdienstkarte für Verletzte / Kranke

Tracing service card for injured/sick persons -
Fiche de service de recherches pour blessés/malades

Name Name Nom	**Patienten-Nr.**		
Vorname First name Prénom			
Geburtsdatum / -Alter Date of birth / -age Date de naissance / -âge	♂ m	♀ f	**Religion** Religion Religion
Wohnort Residence Domicile	**Nationalität** Nationality Nationalité		
Straße Street Rue	**Bemerkungen** Remarks Remarques		
Fundort place of finding Lieu de découverte	**Datum** Date Date	**Uhrzeit** Time Heure	
Transportziel Destination Destination	**Verbleib** Whereabouts Lieu de séjour		

1. Ausfertigung für den Suchdienst

1st copy for tracing service • 1ère copie pour le service de recherches

Abb. 1.16 Suchdienstkarte für Verletzte/Kranke [W792]

- Ausrüstungsbeispiel: 2 Ringeracetat 500 ml, 4 Infusionsbestecke, 8 Venenverweilkanülen verschiedener Größen, Verschlussstopfen, 10 Alkoholtupfer, Pflaster, 2 Staubänder, diverse Verbandspäckchen, Mullkompressen, Mullbinden, Schere, Einmalhandschuh, 2 Rettungsdecken

Boxen-System Als Nachschubbox für das Pat.-Set-System oder Zusammenstellung des medizinischen Materials zur Primärversorgung von 15–20 Pat. u. U. unterteilt nach Versorgungsschwerpunkten Trauma, Verbrennung und Intoxikation sowie Verbandsmaterial, Schienungs- und Lagerungsmaterial, Dokumentationsmaterialien.

- Ermöglicht die materielle medizinische Ausrüstung von Patientensichtungs- und Versorgungsplätzen
- Lagerung bei Rettungswachen, Feuerwehr oder ILS
- Transport durch nachrückende RTW-/SEG-Fahrzeuge oder durch spezielle „Gerätewägen-Rettungsdienst"

Absetz-Container-System Als Sammelcontainer für Patienten-Sets/-Boxen oder als Lagerungs- und Transportsystem für das komplette sanitätstechnische und medizinische Material zur Versorgung von ca. 50 Pat. möglichst in kleinen Versorgungseinheiten, in kleinen Sichtungs- und Behandlungszelten (BHP50-Konzept). Für den unabhängigen Betrieb eines BHP 50 sind 4–5 Notärzte, 15 Rettungsassistenten, 15 Rettungssanitäter und 5 Rettungshelfer erforderlich. Transportkomponenten müssen gesondert berücksichtigt werden.

- Nur für finanzstarke Rettungsdienstbereiche oder als überregionales Materialvorhaltekonzept geeignet.
- Lagerung bei der Feuerwehr, Transport mit Lkw.
- Auch als Fahrzeug-BHP-Konzept/Zug möglich. Vorteil: geringerer Raumbedarf, weniger Zeitbedarf für den Aufbau, weniger Personalbedarf, modular erweiterbar mit weiteren Fahrzeugen, logistischer Vorteil weil Material in den Fahrzeugen verbleibt, Patientenversorgung im gewohnten Umfeld, besserer Schutz vor Kälte, Wind Gaffern und Presse.

Beispiele

Medizinische Ausrüstung
Notfallkoffer „Atmung", Sauerstoff-Inhalations- und Beatmungseinheiten, Reserve-O_2-Flaschen, Notfallkoffer „Kindernotfall", Akku-Absaugpumpen, Notfallkoffer „Chirurgisches Besteck", Schwerverbrannten-Sets mit diversen Aluderm-Bett- und Verbandstüchern, Rettungsdecken (Silber/Gold), Notfallkoffer „Vergiftung", Infusionslösungen: Ringer, Glukose 5 %, NaCl 0,9 %, EKG-Defibrillations-Einheiten inkl. externer Schrittmacher-Einheit; zusätzliche Ampullarien mit Diazepam, Esketamin, Tramadol, Dexamethason-Spray, Augenspüllösungen, Kohle-Pulvis.

Sanitätstechnische Ausstattung
Klapptragen mit Infusionshaltern, Bergetücher, Wolldecken, Rettungsdecken, Behandlungsliegen, Entsorgungsmaterialien wie Müllsäcke, Kontamed®-Boxen, Schaufeltragen, Dokumentationsmaterial, Vakuummatratzen mit Handpumpen, HWS-Immobilisationskragen, Großzelt mit Zeltheizung, Notstromgenerator, Halogenstrahler und Handscheinwerfer.

Zusätzliche Patienten-Transportmittel
- Vom Rettungsdienst ausrangierte KTW und RTW
- Linien- oder Reisebusse der nächstgelegenen Stadtwerke
- In einigen RD-Bezirken: 4-Tragen-KTW, Großraumkrankenwagen, Rettungsbusse, Großraum-RTW und/oder Rettungszug der Bundesbahn

Medikamentöse Ausstattung
- **Trauma:** Volumenersatzmittel, Analgetika, Sedativa, Narkotika, Hautdesinfektionsmittel
- **Verbrennungen, Inhalationstrauma:** wie bei Trauma, ggf. zusätzlich Hydroxycobalamin, Oberflächenanästhetika.
- **Intoxikationen:** medizinische Kohle. Beim Vorhalten größerer Mengen spezieller Antidota müssen regionale Risikokonstellationen und Gefahrenschwerpunkte berücksichtigt werden → Absprache mit Verantwortlichen der Industrie und den jeweiligen (Werks-)Feuerwehren.
- Für alle Bereiche gilt neben den oben genannten Anforderungen:
  - Bevorraten von Arzneimitteln auf wenige Arzneigruppen beschränken (kleines Sortiment in großer Menge)
  - Zeit- und sachgerechtes Umwälzen auf den regulären RD frühzeitig vor Ablauf der Verfallsdaten
  - Möglichst enge Kooperation mit Krankenhausapotheke anstreben, um deren Logistik zur Bevorratung von Arzneimitteln nutzen zu können
- Zusätzliche Einsatzbereitschaft von Material und Logistik des Katastrophenschutzes und der Bundeswehr für die Bewältigung eines Großschadensereignisses im Vorfeld abklären.

1.9.6 Schnell-Einsatz-Gruppen

Eine bundesweit einheitliche, gesetzliche Regelung über die Funktion, den Aufbau und die Ausstattung der SEG existiert nicht. Die max. Zeitspanne von der Alarmierung bis zum Eintreffen am Schadensort sollte aber 30 Min. nicht überschreiten.

Ausstattung

Personal: meist Gruppenstärken von 7–15 Personen und 2–3 SEG pro Rettungsdienstbereich; Zusammensetzung: 1 Leiter SEG, (1 NA), 1–2 RA, 2–4 RS, 4–7 Rettungs-, Sanitätshelfer oder andere geeignete Betreuungskräfte.
Material: Transportfahrzeug mit Sondersignalanlage, Funkmeldeempfänger und Schutzausrüstung für jedes Mitglied, 1 Funkgerät BOS 4-m- und 2-m-Band, Infusions-, Verbandsmaterial, Notfallkoffer, O_2-Flaschen, Schienungs- und Immobilisationsmaterial, Decken und Tragen zur Versorgung von 20 Pat. (kompatibel mit den im regulären Rettungsdienst verwendeten Materialien), Dokumentationsmaterial.

Aufgabenbereiche

- **Behandlung:** Unterstützung des regulären RD-Personals bei notwendigen medizinischen und sanitätsdienstlichen Maßnahmen.
- **Transport:** Heranführen von zusätzlich benötigtem Material und Personal zum Schadensort, Verletzten-/Patiententransport zum Verbandsplatz und/ oder zum Bereitstellungsraum für RTW und RTH. Transportbegleitung in Krankenhäuser.
- **Betreuung:** Einrichten von Verletztensammelstellen und Notunterkünften, Betreuung unverletzter und leicht verletzter Personen sowie der Angehörigen von Opfern. Mithilfe bei Evakuierungs- und Suchmaßnahmen.
- **Führungsunterstützung** von LNA und OrgL.

Einsatzkriterien Anforderung durch den LNA und/oder OrgL.

- Patientenzahl oder Transportkapazität übersteigt die Möglichkeiten des regulären Rettungsdienstes.
- Ausreichende reguläre Rettungsmittel können nicht in weniger als 30 Min. am Schadensort zur Verfügung stehen.
- Besetzung der Rettungswachen mit SEG-Personal zur Aufrechterhaltung des regulären Rettungsdienstes neben der Bewältigung eines Großschadenfalls.

1.10 Score-Systeme in der Notfallmedizin

Ulrich v. Hintzenstern

Instrumente zur Patientenklassifizierung (z. B. nach Verletzungsschwere, Gefährdung der Vitalfunktionen oder Rettungsaufwand) → objektive und rasche Patientenbeurteilung:

- Identifikation bes. gefährdeter Pat., Triage-Instrument bei Großschadensfällen (▶ 1.9.4)
- Unterstützung bei der Entscheidungsfindung
- Effektivitätskontrolle der notärztlichen Maßnahmen (Qualitätskontrolle ▶ 1.2.5)
- Voraussetzung bei wissenschaftlichen Untersuchungen zum Vergleich von Patientenkollektiven

> - Scores sind statistische Größen, aber **nie** zur individuellen Prognosestellung geeignet.
> - Bisher ist keine Überlegenheit Score-gestützter Entscheidungen gegenüber auf Erfahrung und Intuition basierenden Maßnahmen nachgewiesen.

Find the Red

▶ Tab. 1.12

- Die Bearbeitung endet, sobald ein Listenpunkt zutrifft
- Die Farbe des Listenpunktes entspricht der Sichtungskategorie
- Der Pat. ist entsprechend zu markieren

Glasgow Coma Scale (GCS)

Einteilung einer Bewusstseinsstörung (▶ 8.2.3).

- Punktsumme < 8 → Indikation zur Intubation
- Bewertung problematisch bei intubierten und/oder relaxierten Pat. (entwickelt wurde die GCS zur Klassifizierung von SHT-Pat.)

APGAR-Schema

Einteilung der Vitalität Neugeborener (▶ 14.3.5).

NACA-Score (National Advisory Committee for Aeronautics)

Einteilung des Schweregrads einer Verletzung/Erkrankung

I. Geringfügige Verletzungen und Erkrankungen, die keiner akuten ärztlichen Therapie bedürfen
II. Weitere Abklärung bzw. Therapie, aber kein stationärer Krankenhausaufenthalt erforderlich
III. Stationäre Abklärung bzw. Therapie erforderlich, jedoch akut keine Vitalgefährdung zu erwarten
IV. Keine unmittelbare Lebensgefahr, aber kurzfristige Entwicklung einer Vitalgefährdung nicht auszuschließen
V. Akute Vitalgefährdung. Transport in Reanimationsbereitschaft
VI. Z. n. Wiederherstellung der Vitalfunktionen oder erfolgreicher Reanimation
VII. Verletzungen und Erkrankungen mit Todesfolge am Einsatzort oder auf dem Transport

Tab. 1.12 Vorsichtung „Find the Red", erstellt auf Grundlage mSTaRT [W1129]

Parameter	Sichtung durch	
	Nicht ärztliches Personal	Ärztliches Personal
Pat. **gehfähig?**	Weiß	Grün
Tödliche Verletzungen?	Weiß	Schwarz
Atemstillstand **nach** Freimachen der Atemwege? (Wendl-Tubus einführen oder Seitenlage, wenn Atmung vorhanden)	Weiß	Schwarz
Atemfrequenz **über 30** oder **unter 10** pro Min.? (10 s untersuchen)	Rot	Rot
Anlage Tourniquet (bei spritzender Extremitätenblutung) innerhalb von 10 s **nicht** möglich?	Rot	Rot
Fehlender Radialispuls? (10 s untersuchen)	Rot	Rot
Befolgt einfach Aufforderungen **nicht?**	Rot	Rot
Keiner der bisherigen Punkte zutreffend?	Weiß	Gelb

1

Tab. 1.13 Revised Trauma Score (RTS) [H140-001]

Glasgow Coma Scale	Systol. Blutdruck [mmHg]	Atemfrequenz [/Min.]	RTS-Punktwert
0,9368 (K_{GCS})	0,7326 (K_{RR})	0,2908 (K_{AF})	–
13–15	>89	10–29	4
9–12	76–89	>29	3
6–8	50–75	6–9	2
4–5	1–49	1–5	1
3	0	0	0

Injury Severity Score (ISS)

Traumaklassifikation nach anatomisch-morphologischen Variablen. Anwendung im Prinzip erst **nach klin. Diagnostik** korrekt.

Untersuchung 5 Körperregionen: Kopf oder Hals, Gesicht, Thorax, Abdomen oder Beckeninhalt, Extremitäten oder Beckengürtel.

Beurteilung (Punktwert von 0–6) der Verletzungen in den einzelnen Körperregionen nach Schweregraden: 0: keine, 1: leichte, 2: mäßige, 3: ernste, 4: schwere, 5: lebensbedrohliche, 6: tödliche Verletzung(en).

Durchführung Auswahl der 3 am schwersten verletzten Körperregionen → Einstufung der jeweiligen Körperregion mit dem maximal möglichen Punktwert (z. B. 3, 4, 5) → Quadrierung der jeweiligen Punktzahl (9, 16, 25) → Summierung dieser 3 Quadrate (9 + 16 + 25 = 50).

Revised Trauma Score (RTS)

Traumaklassifikation nach physiologischen Variablen (▶ Tab. 1.13).

!

- Umständliche Berechnung am Notfallort (Taschenrechner erforderlich)
- In den USA häufig von nicht ärztlichem Rettungspersonal („paramedics") als Kriterium zur Triage oder zur Zuweisung in ein spezielles Traumazentrum verwendet

Mainzer Emergency Evaluation Score (MEES)

Beurteilung der primären Effektivität der präklinischen Versorgung anhand von 7 Parametern der Vitalfunktionen und deren Abweichung vom Normalzustand (▶ Tab. 1.14).

Klassifikation Abweichungen vom physiologischen Zustand werden anhand von Punkten angegeben:
4: physiologischer,
3: gering abweichender,
2: erheblich abweichender,
1*: lebensbedrohlicher Zustand.

Durchführung

- Punktzuweisung (▶ Tab. 1.14) für jede Variable (P_{GCS}, P_{RR}, P_{AF}) → Multiplikation jedes Punktwerts mit dem dazugehörigen Koeffizienten ($P_{GCS} \times K_{GCS}$,

Tab. 1.14 Mainzer Emergency Evaluation Score (MEES) [F781-025]

MEES-Protokoll				$MEES_1$	$MEES_2$
Bewusstsein (Glasgow Coma Scale)	4:	15			
	3:	14–12			
	2:	11–8			
	1*:	≤7			
Atemfrequenz	4:	12–18			
	3:	8–11, 19–24			
	2:	5–7, 25–30			
	1*:	≤4, ≥31			
SpO_2	4:	100–96			
	3:	95–91			
	2:	90–86			
	1*:	≤85			
Herzfrequenz	4:	60–100			
	3:	50–59, 101–130			
	2:	40–49, 131–160			
	1*:	≤39, ≥161			
EKG-Rhythmus	4:	Sinusrhythmus, Schrittmacher (intakt)			
	3:	AV-Block II (Mobitz + Wenckebach), SVES, VES_{mono}			
	2:	Absolute Arrhythmie, AV-Block III, VES_{poly}			
	1*:	QRS-Tachykardie (schmal/breit) VT, VF, EMD, Asystolie			
Blutdruck		Systolisch	Diastolisch		
	4:	120–140 mmHg			
	3:	100–119 mmHg, 141–159 mmHg	95–109 mmHg		
	2:	80–99 mmHg, 160–229 mmHg	≤39 mmHg, 110–119 mmHg		
	1*:	≤79 mmHg, ≥230 mmHg	≥120 mmHg		
Schmerz	4:	Kein Schmerz			
	3:	Leichter Schmerz			
	2:	Starker Schmerz			
	1*:	Entfällt			
		MEES-Wert			
		Δ MEES			

1

$P_{RR} \times K_{RR}$, $P_{AF} \times K_{AF}$) → Summierung der 3 Produkte [($P_{GCS} \times K_{GCS}$) + ($P_{RR} \times K_{RR}$) + ($P_{AF} \times K_{AF}$)].
  - Bei bewusstlosen Pat. (GCS ≤7): Parameter „Schmerz" = 4 (schmerzfrei).
  - Bei ausgekühlten und agitierten Pat. Artefakte bei der Pulsoxymetrie möglich.
  - Bei differenten Punktwerten für systolischen und diastolischen Blutdruck geht der jeweils niedrigere Wert in die Addition ein.
  - Quantifizierung des Parameters „Schmerz" ist von den individuellen Angaben des Pat. und von der subjektiven Bewertung durch den NA abhängig.
- Bestimmung der Punktsumme beim Eintreffen an der Notfallstelle ($MEES_1$) und bei der Übergabe in der Notaufnahme ($MEES_2$) → Subtraktion der Punktsumme der Erstuntersuchung von der Übergabe ($MEES_2 - MEES_1 = \Delta$ MEES):
  - Δ MEES ≥ 2: Zustand gebessert.
  - Δ MEES ± 1: Zustand unverändert.
  - Δ MEES ≤ 2: Zustand verschlechtert.

!
- Geht in die Punktsumme ein Parameter mit dem Wert „1*" ein, so handelt es sich um einen lebensbedrohlichen Zustand, unabhängig von der Gesamtsumme des MEES.
- Veränderungen des MEES sind in der Diskussion (z. B. Verzicht auf diastolische Blutdruckwerte sowie auf den Parameter „Atemfrequenz").

1.11 Zusammenarbeit mit anderen Organisationen

Günter Frey, Alexander Haberzeth, Ulrich v. Hintzenstern, Axel Topp, Stefan Schulz-Drost und Hanjo v. Wietersheim

1.11.1 Grundsätze und Probleme

Ulrich v. Hintzenstern, Axel Topp und Alexander Haberzeth

Bei vielen Einsätzen ist die Rettung des Pat. nicht allein durch NA und RD-Personal möglich. Ein optimaler Einsatzablauf, d. h. eine effektive medizinische und technische Rettung sowie psychologische Betreuung erfordert eine enge Zusammenarbeit ggf. mit Polizei, Feuerwehr, Technischem Hilfswerk (THW), Bundeswehr, Katastrophenschutzbehörden und Notfallseelsorger. Diese Organisationen sind Partner, nicht Konkurrenten bei der Rettung. Das Einsatzziel kann nur gemeinsam erreicht werden durch permanente Kommunikation, Koordination und Kooperation.

Kommunikation Direkt nach dem Eintreffen an der Notfallstelle sollte der NA kurz Kontakt aufnehmen mit dem jeweiligen Einsatzleiter z. B. von Polizei und Feuerwehr. Dabei muss angesprochen werden:
- **Wie viele Personen** sind verletzt, erkrankt, oder bedroht?
- **Wo** befinden sich diese Personen?
- **Welche Gefahren** drohen an der Einsatzstelle (▶ 1.8.1)?
- Müssen **zusätzliche Kräfte** nachalarmiert werden?

Die gemeinsame Lagebeurteilung und gegenseitige Informationsweitergabe muss während des gesamten Einsatzes gewährleistet sein. Wichtig ist v. a., dass jeder vom Gleichen spricht und alle das Gleiche verstehen, z. B. was bedeutet ein Tunnel bei der PKW-Rettung?

Koordination Ein gemeinsamer Erfolg kann nur durch eine gemeinsame Strategie erreicht werden, d. h. bei Koordinierung der Einzeltaktiken. Unkoordinierte Maßnahmen können dem Pat. und den Helfern evtl. sogar schaden. Deshalb ist das jeweilige, grundsätzlich eigenverantwortliche Vorgehen mit den vor Ort anwesenden Leitungskräften der anderen Fachdienste (RD, FW, Polizei) ggf. vorher kurz abzustimmen. In einer unübersichtlichen Lage muss jede Einzelaktion aufeinander abgestimmt werden: **Wer macht was, wann, warum, wie lange, mit wessen Unterstützung?**

Kooperation Eine effektive Zusammenarbeit ist nur möglich, wenn jede am Notfallort eingesetzte Organisation ihre Aufgabe nicht als Selbstzweck, sondern als Teil einer Gesamtaufgabe begreift, die nur gemeinsam mit vereinten Kräften bewältigt werden kann. Dabei muss die alleinige Fachkompetenz jeder Organisation für ihren Aufgabenbereich akzeptiert werden, das Vorgehen im Einzelnen jedoch genau abgesprochen werden.
Für besondere Lagen empfiehlt sich im Vorfeld eines entsprechenden Ereignisses die Erstellung einer gemeinsamen Einsatzkonzeption („Alarmplan") als Handlungs- und Orientierungsrahmen, z. B. für den Bereich von Flughäfen, potenziell umweltgefährdenden Industriestandorten (Firmen) oder wiederkehrenden Großveranstaltungen.

> Bei Einsätzen an entsprechenden Objekten beim ÖL nachfragen lassen, ob ein Alarmplan vorliegt.

Nahtstellenprobleme im Zusammenwirken der beteiligten Organisationen Probleme und Lösungsansätze:
Unklarheit über die Aufgaben und Kompetenzen des jeweils anderen Bereichs → Informationsbesuch bei den anderen Organisationen, gemeinsame Übungen, Planbesprechungen, Seminare, Einsatznachbereitung zur Erhöhung der Effizienz.
Mangelnde Erkennbarkeit der Verantwortlichen vor Ort → Anschaffen von Sonderkleidung, z. B. reflektierende Rückenschilder („Einsatzleiter", „Notarzt"), Kennzeichnung der Führungskräfte mit entsprechenden Westen, Kennzeichnung der Einsatzleitfahrzeuge, z. B. Dachaufsätze an Führungsfahrzeugen („Einsatzleitung", „Pressestelle"). In Bayern z. B. landeseinheitliche Warnwesten für LNA und OrgL mit farblicher Gestaltung und entsprechender Aufschrift.
Keine gemeinsame Einsatzleitung (außer im Katastrophenfall) → Einsatz von Verbindungskräften zum jeweiligen Führungsstab fördert Verständnis für Maßnahmen der jeweils anderen Organisation/Einrichtung, erleichtert die Abstimmung/Koordination von Maßnahmen. Wagenburgprinzip für kurze Wege; Standleitungen schalten (Telefon, Telefax). In manchen Bundesländern (z. B. Bayern) kann aufgrund der Neukonzeption der Führung bei Katastrophen auch zur Bewältigung von Schadensereignissen unterhalb der Katastrophenschwelle ein örtlicher Einsatzleiter bestellt und eingesetzt werden, der allen eingesetzten Kräften, d. h. auch der SanEl, Weisungen erteilen darf.
Unterschiedlicher Informationsstand kann sich nachteilig auswirken, z. B. auf Pressearbeit → gemeinsame Öffentlichkeitsarbeit, d. h. „eine Sprache sprechen" fördert glaubwürdige Information.

1.11.2 Polizei

Alexander Haberzeth

Aufgabenbereiche Die Polizei hat die Aufgabe, die allgemein oder im Einzelfall bestehenden Gefahren für die öffentliche Sicherheit oder Ordnung abzuwehren.

- Unterstützung anderer Organisationen (z. B. Feuerwehr, Rettungsdienst, THW) zur Ermöglichung bzw. Gewährleistung deren Einsätze z. B. durch Freimachen/-halten der Anmarsch- und Rettungswege, Fernhalten von Schaulustigen, Betreuung der Presse- und Medienvertreter
- Schutz von Sachwerten
- Erforschung und Verfolgung von Straftaten und Ordnungswidrigkeiten (Verfolgungspflicht bei Straftaten)
- Sicherung von Beweismitteln und Spuren zur Ermittlung von Täter bzw. Verursacher

Organisationsformen

- **Bundesebene:** Bundespolizei (ehemals Bundesgrenzschutz, BGS), Bundeskriminalamt (BKA)
- **Landesebene:**
  - Landespolizei untergliedert in Schutzpolizei (Streifendienst, Unfall-Aufnahme u. a.) und Kriminalpolizei
  - Bereitschaftspolizei zur Verstärkung der Landespolizei im Rahmen des täglichen Dienstes oder in herausragenden Fällen (z. B. Demonstrationen)
  - Landeskriminalamt (LKA) für bes. schwere Kriminalitätsphänomene mit strategischem Innovationszentrum und kriminaltechnischen Institut

Ausstattung

- Funkstreifenwagen, z. B. in Bayern: Unfallaufnahmegerät, Beleuchtungsgerät, Absperrgerät und Markierungskegel, reflektierende Sicherheitswesten, Brechstange und Dreikantschlüssel zum Öffnen von Absperrpfosten, Notfall-Beatmungstücher, Atemschutzmasken, Rettungsseil, Einmaldecken für Verletzte, Handdesinfektionsmittel und Schutzhandschuhe, AIDS-Ausrüstung, Foto, Atemalkoholmessgerät.
- Über die jeweilige Einsatzzentrale der Polizeidirektion bzw. Polizeipräsidium abrufbar: Flutlichtanlagen zur weiträumigen Ausleuchtung von Unfallstellen und Tatorten, Lautsprecherwagen, Tauchergruppen, Strahlenspürtrupps (Gefahrgutgruppe), Polizeihubschrauber. Schweres technisches Gerät bei der Bereitschaftspolizei.
- Die jeweilige Einsatzzentrale verfügt häufig über eine Online-Verbindung zum Verkehrsfunk und zu den Medien, um in Sekunden entsprechende Informationen bzw. Warnungen oder Fahndungsmitteilungen bekannt zu geben.

Zusammenarbeit zwischen Rettungsdienst und Polizei Die Polizei erwartet als Arbeitsgrundlage von der Sanitätseinsatzleitung (NA/OrgL, z. T. im Zusammenwirken mit der Feuerwehr) folgende Informationen/Hinweise:
Ausmaß der Schadens-/Gefahrenlage, Radius des Absperrbereichs, vorzusehende Anmarsch-/Not-/Rettungswege, Notwendigkeit einer Warnung/Evakuierung der Bevölkerung. Einrichtung von Verletztenablagen, Verbandsplätzen, Unverletzten-/Vermisstensammelstellen, Krankenwagenhalt- und Hubschrauberlandeplätzen (RD und Polizei), Verletztenerfassung (= Registrierung), Organisation des Verletztentransports.

1.11.3 Feuerwehr

Axel Topp

Aufgabenbereiche

- Abwehrender (Brandbekämpfung) und vorbeugender Brandschutz (Gefahrenvorbeugung)
- Technische Hilfeleistung für Menschen, Tiere, Umwelt und Sachwerte (Priorität in dieser Reihenfolge)
- Teilweise Mitwirkung im Krankentransport-, Rettungs-, Notarzt-, Wasserrettungs- und Luftrettungswesen

Organisationsformen

- **Berufsfeuerwehr:** Beamte, meist in Städten > 100.000 Einwohner.
- **Freiwillige Feuerwehr mit ständig besetzter Wache:** Hauptamtliche unterstützen Ehrenamtliche, wenn hohe Einsatzhäufigkeit in stark beanspruchten Städten freiwillige Helfer überlastet.
- **Freiwillige Feuerwehr:** meist Ehrenamtliche, häufigste flächendeckende Organisationsform.
- **Pflichtfeuerwehr:** verpflichtete Feuerwehrdienstleistende, wenn eine freiwillige Einrichtung nicht zustande kommt.
- **Werkfeuerwehr:** gesetzlich geforderte Einrichtung in Betrieben mit besonderer Gefährdung.
- **Betriebsfeuerwehr, früher auch Hausfeuerwehr:** Selbsthilfeeinrichtung besonderer gewerblicher Betriebe.

Ausstattung Abklären, ob die FW des Einzugsgebiets neben den typischen Löschfahrzeugen auch für den RD-Einsatz nützliches Sondergerät vorhält, z. B. Gerät zur Rettung aus Höhen und Tiefen, zur Einsatzstellenausleuchtung, Kranwagen, Gefahrgutausrüstung, Strahlenschutzausrüstung, MANV-Komponente, Messgeräte aller Art, Taucher- bzw. Wasserrettungsgerät, Zelte, für BOS-Aufgaben zugelassene UAV (unpiloted aerial vehicles = unbemannte Luftfahrzeuge = Drohnen) z. B. für Erkundungsflüge, Messungen oder Transportaufgaben.

Zusammenarbeit zwischen Rettungsdienst und Feuerwehr

- Wurden vor dem Eintreffen der Feuerwehr durch den NA besondere Gefahren („4A1C4E-Regel", ▶ 1.8.1) festgestellt?
- Benötigt der NA technische Hilfe von der FW zur Patientenbehandlung?
- Kann der RD einen Verbindungsmann („OrgL") zur Feuerwehreinsatzleitung abstellen?
- Feuerwehrsprache in Grundzügen erlernen! Was bedeutet es, wenn der Feuerwehr-Einsatzleiter „1 Trupp unter PA mit 1 C über DLK" einsteigen lässt?

1.11.4 Technisches Hilfswerk (THW)

Ulrich v. Hintzenstern

Aufgabenbereiche

- Technische Hilfe für Kräfte anderer Organisationen durch Sichern (z. B. Abstützen eines Gebäudes nach einer Explosion), Beseitigen oder Überwinden von Hindernissen (z. B. Brückenbau, Freimachen von Fahrbahnen, Seilbahnen zum Verletztentransport, Auf- und Abseilen von RD-Personal).
- Mitwirkung im Katastrophenschutz und bei großen Schadensereignissen (Menschenrettung, Tierrettung, Beseitigung von Umweltgefahren, Ölwehr, Transport von Hilfskräften, Betroffenen, Sachgütern).

- Autobahndienst (technische Hilfe auf Verkehrswegen).
- Humanitäre Hilfe im Ausland.

Organisationsformen Ortsverband (i. d. R. einmal pro Kreis/Stadt), Geschäftsführerbereich, Landesverband, Bundesleitung.

Ausstattung Immer Rettungs- und Bergungsgerät, Pressluftatmer, Gerät zur Rettung aus Höhen und Tiefen (bis 30 m) sowie zur Absturzsicherung, Beleuchtungsgerät. Es ist jeweils örtlich abzuklären, ob zusätzliche, auch für den Rettungsdienst nützliche Ausstattung vorhanden ist, wie z. B. Rüstsatz „Technische Hilfe auf Verkehrswegen", Kranwagen, Radlader, Verpflegungseinrichtungen, Zelte, Sonderausstattungen Gas, Wasser, Elektro, Ölwehr, Wasserrettungsgeräte, Boote.

Zusammenarbeit zwischen Rettungsdienst und THW

- Einzelabsprache im Einsatz: THW-Einsatz zur direkten Menschenrettung oder zur technischen Unterstützung des RD im Hintergrund (Zelte, Verpflegung, Transport von Einsatzpersonal und Betroffenen, z. B. über Gewässer, Trümmer, Höhen und Tiefen).
- THW kann an Stellen arbeiten, die für den RD unerreichbar sind (z. B. Trümmer, große Höhen und Tiefen, Wassergefahr, Absturzgefahr, Atemgifte).
- Unterstützung durch Nachbarortsverbände mit Personal und schweren technischen Geräten nach Absprache unproblematisch (auch kurzfristig während des Einsatzes).

1.11.5 Bundeswehr

Günter Frey

Hilfsmaßnahmen durch Einheiten der Bundeswehr können über die jeweils zuständige ILSt und/oder die unteren Katastrophenschutzbehörden im Wege der Amtshilfe nach Art. 35 GG angefordert werden bei:

- **Naturkatastrophen:** Waldbrände, Überschwemmungen, Erdbeben
- **Besonders schweren Unglücksfällen:** Explosionen, Massenerkr., Nuklearunfälle, Flugzeug- oder Schiffskatastrophen

Daneben besteht die Möglichkeit des Einsatzes der Bundeswehr im Rahmen der **„dringenden Nothilfe":** Hilfeleistung der Bundeswehr, wenn geeignete zivile Hilfskräfte und Material nicht, nicht ausreichend oder nicht rechtzeitig zur Verfügung stehen; auf Ersuchen von Behörden oder privaten Organisationen/Unternehmen/Einzelpersonen.

> Der Einsatz der Bundeswehr erfolgt in allen Fällen subsidiär im Rahmen verfügbarer Ressourcen.

Kranken- und Material-Transport (Primär-, Sekundär-, Such- und Rettungs-Einsätze)

Krankenkraftwagen Geländegängig, i. d. R. mit reiner Transportfunktion; bis zu 4 Liegendverletzte.

Hubschrauber Anforderung über die zivilen Rettungs-Leitstellen oder über die Leitstelle des Such- und Rettungs-Dienstes (engl.: Search and Rescue, SAR). SAR-Hubschrauber (Bell UH-1D und SeaKing MK41) verfügen über RTH-Ausstattung, sind aber nur fallweise mit einem NA besetzt.

Transportflugzeuge Sind aber nur fallweise mit einem NA besetzt. Hubschrauber CH53 und NH90 zum Transport von Personal und Material.

- C-160 „Transall" in MedEvac-Version („MedEvac" = Medical Evacuation) mit 2–3 ICU-Plätzen und zusätzlich bis zu 10 Liegend-Transport-Plätzen mit Notfall-Monitoring und Notfall-Respiratoren.
- „Airbus A-310 MedEvac" mit 6 ICU-Plätzen und bis zu 44 Liegend-Transport-Plätzen.
- Airbus A400M in MedEcav-Version

Diese Flugzeuge dienen zwar primär der Rückführung von Verletzten aus Auslandseinsätzen der Bundeswehr, sind aber für Einsätze im Wege der Amtshilfe bei Katastrophen nach Art. 35 GG und im Rahmen der „Dringenden Nothilfe" bei freier Kapazität auch im Inland verfügbar.

Beide MedEvac-Transportflugzeuge sind mit Fachärzten und Fachpflegepersonal aus den Bundeswehrkrankenhäusern besetzt.

> **!** Im Rahmen der Fluthilfe an der Elbe 2002 wurde deutlich, dass die C-160 Transall infolge der einfacheren Be- und Entladung auf der Kurzstrecke innerhalb Deutschlands gegenüber dem Airbus deutliche einsatztaktische Vorteile bietet.

Einsatz mobiler und modularer Sanitätseinrichtungen

Für die Anforderungen im militärischen Auslandseinsatz wurden hochmobile und modular aufbaubare Sanitätseinrichtungen auf der Basis von Zelt- und Containersystemen entwickelt, die in ihrer max. Ausstattung mit Schockraum, OPs, Intensivstation, CT und Labor einem zivilen Krankenhaus vergleichbar sind.

Die **Anforderung** dieser Einheiten erfolgt bei größeren Katastrophen (z. B. Hochwasser) durch die Katastrophenschutzbehörden direkt beim Bundesministerium der Verteidigung.

Ausstattung Sie verfügen über mobile ärztliche Einsatzgruppen und können unabhängig von Wasser- und Energieversorgung autark betrieben werden. Entsprechende Aufbereitungs-, Erzeugungs- und Führungsmittel sowie Transportkomponenten sind vorhanden. Zusätzlich bei Bedarf Veterinär- und Hygienetrupp.

- Einsatzbereitschaft innerhalb 12–24 h (zuzüglich Verlegungszeit an den Einsatzort). Die Reaktionszeit der Bundeswehr ist bei akuten Großschadensereignissen möglicherweise zu lang, die Ausstattung kann aber gerade bei Katastrophen, deren Bewältigung mehrere Tage in Anspruch nimmt, sehr hilfreich sein.
- Die Einheiten sind in ganz Deutschland verteilt. Die Verlegung erfolgt primär im Lufttransport, bei Bedarf an Großgerät i. d. R. per Lkw oder Eisenbahn.

1.11.6 Katastrophenschutz

Ulrich v. Hintzenstern

Die Feststellung über Vorliegen bzw. Ende einer Katastrophe erfolgt durch die Katastrophenschutzbehörde (Landrat/Oberbürgermeister bzw. ein Bevollmächtigter). Der Katastrophenschutz ist keine für sich bestehende Organisation oder feste Einrichtung, sondern eine organisatorische Aufgabe der Behörden von Bund und Ländern.

Zur Mitwirkung bei der Katastrophenhilfe sind per Gesetz verpflichtet: Polizei, Behörden und Dienststellen der Länder, Gemeinden, Landkreise und Bezirke,

Anstalten und Stiftungen des öffentlichen Rechts, Feuerwehren, freiwillige Hilfsorganisationen (z. B. DRK/BRK, MHD, JUH, ASB, DLRG), Verbände der freien Wohlfahrtspflege, Katastrophenhilfe des Bundes (z. B. Bundeswehr, THW).

Aufgabenbereiche (der Katastrophenschutzbehörden) Katastrophenvorbeugung, Anlegen von Katastrophenschutzplänen, Durchführen von Katastrophenschutzübungen, bilden von Katastropheneinsatzleitungen. Tätigkeitsschwerpunkte sind Brandschutz, Bergung, Sanitätswesen, Betreuung, ABC-Schutz.

Organisationsformen Träger der einzelnen Aufgabenbereiche sind in erster Linie bereits existierende, geeignete Organisationen (z. B. Übertragung von Brandschutz an die Feuerwehren, Sanitätswesen an die Hilfsorganisationen).

Ausstattung Je nach Aufgabenbereich von Organisation zu Organisation unterschiedlich (▶ Tab. 1.15).

Zusammenarbeit zwischen Katastrophenschutz und Sanitätseinsatzleitung (LNA/OrgL)

- Der Sanitätseinsatzleitung unterstehen alle eingesetzten Ärzte, Personal des RD, Einheiten und Helfer des Sanitätsdienstes der freiwilligen Hilfsorganisationen solange diese am Schadensort tätig sind.
- Enge Zusammenarbeit zwischen örtlicher Einsatzleitung und Sanitätseinsatzleitung. Bei Katastrophen, deren Schwerpunkt der Massenanfall von Verletzten ist, kann die Katastropheneinsatzleitung die Sanitätseinsatzleitung zur örtlichen Einsatzleitung bestimmen.

1.11.7 Psychosoziale Notfallversorgung für Betroffene (PSNV-B)

Hanjo v. Wietersheim

Definition Aktuelle Nomenklatur des Bundesamts für Bevölkerungsschutz und Katastrophenhilfe (BBK):

- **Psychosoziale Notfallversorgung**(PSNV): alle psychosozialen Tätigkeiten und Maßnahmen von der Prävention und Ausbildung bis hin zur langfristigen Nachbereitung z. B. durch niedergelassene Psychotherapeuten.
- **„Einsatz(unter)abschnitt PSNV“:** alle psychosozial tätigen Einsatzkräfte, von der psychischen Betreuung der Geschädigten bis hin zur Begleitung und Unterstützung der Einsatzkräfte.

Manchmal werden auch die Bezeichnungen „Notfallseelsorge“ (NFS) oder „Krisenintervention im Rettungsdienst“ bzw. Kriseninterventionsteam (KIT), Kriseninterventionsdienst (KID) benutzt.

Tab. 1.15 Führungsebenen des Katastrophenschutzes

Führungsebene	Weisungsbefugnis
Obere: Katastrophenschutzbehörde	Gegenüber allen im Katastrophenschutz Mitwirkenden
Mittlere: Örtliche Einsatzleiter (ÖEL)	Gegenüber allen vor Ort tätigen Kräften
Untere: Einheitenführer	Innerhalb ihrer Einheiten (Zugführer > Gruppenführer > Truppführer > Helfer)

Aufgabenbereiche

- Stabilisierung der Geschädigten, ihrer Angehörigen und sonstiger Betroffenen durch Gespräche und intensive persönliche Begleitung, Hilfe bei der seelischen Bewältigung der Notlage.
- Unterstützung bei der langfristigen Betreuung durch die Vermittlung anderer sozialer Angebote.
- Zugehörigkeit zu einer besonderen Konfession oder nichtchristlicher Religion (z. B. Moslems) spielt in der Praxis selten eine Rolle. In einigen Bereichen wurden spezielle Betreuungssysteme z. B. für Muslime eingerichtet.

Organisationsformen

- PSNV ist einsatztaktisch auf Landkreis- und Landesebene organisiert.
- Bundesweite Zusammenarbeit der Notfallseelsorge in der Konferenz Evangelische Notfallseelsorge (KEN) und in der Konferenz der Diözesanbeauftragten für Notfallseelsorge.
- Für Krisenintervention im Rettungsdienst gibt es keine übergeordnete Organisation. Die meisten Systeme arbeiten auf Landkreisebene.
- In etlichen Bundesländern werden Zentralstellen PSNV aufgebaut.
- Es gibt ein bundesweit abgestimmtes Curriculum und festgelegte Qualitätskriterien für Einsatzkräfte der PSNV.

Ausstattung Einsatzbekleidung (Erkennungsfarbe: uneinheitlich, oft Gelb oder Violett, Aufschrift: PSNV-NOTFALLSEELSORGE, Erkennungsfarbe für Krisenintervention: uneinheitlich, Aufschrift PSNV-KRISENINTERVENTION o. Ä.). Oft Einsatz-Rucksack mit Betreuungsmaterial, Informationsflyer für Betroffene und für Einsatzkräfte.

Zusammenarbeit zwischen Rettungsdienst und PSNV-B

- Wie viele PSNV-Einsatzkräfte werden benötigt?
- In welchem Bereich können die PSNV-Einsatzkräfte ungefährdet arbeiten?

1.11.8 Rettungshundeteams

Ulrich v. Hintzenstern und Stefan Schulz-Drost

Als Rettungshunde werden speziell ausgebildete Hunde eingesetzt, die eine Rettungshundeprüfung erfolgreich absolviert haben und mit einem Rettungshundeführer zusammenarbeiten (= Rettungshundeteam). Organisierte Einheiten mehrerer Teams werden z. B. als Rettungshundestaffel oder -zug bezeichnet.

Organisationen mit Rettungshunden DRK/BRK, DLRG, ASB, MHD, JUH, THW, Feuerwehr, Polizei usw.

Sparten der Rettungshundearbeit

- **Flächensuche:** Suche nach vermissten Personen (z. B. Kinder, Personen mit Suizidabsichten, verwirrte Unfallopfer, Demenzkranke) im unwegsamen Gelände oder in großen Waldflächen. Dabei durchstöbern die Hunde das Gelände auf menschliche Witterung hin.
- **Trümmersuche:** Suche nach verschütteten Personen, die unter meterdicken Trümmerschichten begraben sein können (z. B. nach Gasexplosionen oder Erdbeben).
- **Lawinensuche:** Suche nach Lawinenopfern. Spezialisierte Lawinensuchhundeteams werden überwiegend in den Bergregionen trainiert und vorgehalten.
- **Mantrailing:** Der Hund folgt dem Individualgeruch eines bestimmten Menschen ab dem letzten vermuteten Aufenthaltsort. Dort wird dem Hund

ein Geruchsgegenstand der vermissten Person angeboten (z. B. ein getragenes Wäschestück), der nicht durch Berührung anderer Personen kontaminiert sein sollte. Daraufhin verfolgt der Hund die Spur konsequent weiter.
- **Wassersuche:** Der Wassersuchhund spürt untergegangene menschliche Körper auf und verweist auf die Stelle im Wasser, an der am intensivsten menschlicher Geruch bzw. der Geruch der Indexperson (analog Mantrailing) aufsteigt.
- **Leichensuche:** Der Suchhund zeigt (auch) tote Personen an. Gesonderte Ausbildung bei vollkommen anderer Geruchsqualität, häufig nur bei der Polizei verfügbar.

Alarmierung eines Rettungshundeteams Über die örtliche Leitstelle des RD/der FW, die Hundeeinheiten über Handy oder Piepser alarmiert. In einigen Gebieten steht für Einsatzanfragen ein Fachberater „Rettungshund" zur Verfügung.

1.11.9 Verletzten-Versorgungsteam See (VVT See) des Havariekommandos

Ulrich v. Hintzenstern und Stefan Schulz-Drost

Der „Graubereich" der Großunfälle von und mit Wasserfahrzeugen sowie im Bereich von Hochseebaustellen (z. B. Offshore-Windparks) auf internationalen Meeren außerhalb der 12-Meilen-Zone im Bereich der Deutschen Nord- und Ostseeküste, für den der primäre Land- und Luftrettungsdienst Deutschlands sowie auch die „Seenotretter" (DGzRS) keine direkte Zuständigkeit, i. d. R. auch keine ausreichenden Valenzen und keinen unmittelbaren Auftrag haben, wird seit 2003 durch den Einsatz von Spezialkräften abgedeckt, die vom Havariekommando der Bundesrepublik Deutschland (Central Command for Maritime Emergencies) geführt werden.
Hierzu gehören u. a. Brandbekämpfungseinheiten See (BBE) und Verletzten-Versorgungsteams See (VVT), die bei verschiedenen Feuerwehren der Küstenländer personell und ausrüstungsspezifisch angegliedert sind.

Organisation Ein VVT See besteht aus 1 LNA See, 1 NA See, sowie 4 RA/RS See, davon mind. 1 OrgEL. Alle Einsatzkräfte sind für diesen speziellen Aufgabenbereich gesondert ausgebildet. Das Team wird mittels Hubschrauber (Bundesmarine/Bundespolizei) oder Schiff (Bundesmarine/Küstenwache/Seenotkreuzer der DGzRS) zum Einsatzort gebracht.

Aufgaben
- Übernahme Erstversorgung von Notfallpatienten an Bord eines Havaristen.
- Entscheidung und Führung aller medizinischen Maßnahmen an Bord eines Havaristen.
- Medizinische Beratung des Gesamteinsatzleiters.
- Enger kontinuierlicher Kontakt zum Havariekommando/Gesamteinsatzleitung.

Ausstattung Ein VVT See kann als vollständig autarke Einheit arbeiten. Das mitgeführte Material ist formal für 12 Personen ausgelegt. Hierzu ist die gesamte Ausrüstung seewasserfest auf Rucksäcken untergebracht, spezielle extrem handliche Stretcher-Systeme können mitgeführt werden, jedes Teammitglied hat u. a. eine persönliche Sea-Survival-Ausrüstung wie Überlebensanzug, wetterfeste Extremkleidung, Helm, Handschuhe. Interne und externe Kommunikationsmittel wie Handfunkgeräte, Satelliten-Telefon und GPS runden das Ausrüstungskonzept ab.

Die **Alarmierung** des VVT See erfolgt ausschließlich über das Maritime Lagezentrum des HK in Cuxhaven (Tel.: +49 4721 567485, 24h erreichbar, www.havariekomando.de), das wiederum mit dem MRCC in Bremen in engem Kontakt steht.

1.12 Zulässige Grenzwerte für Strahlenbelastung

Ulrich v. Hintzenstern

Verordnung über den Schutz vor Schäden durch ionisierende Strahlen (Strahlenschutzverordnung)

StrlSchV 2001 §59 Strahlenexposition bei Personengefährdung und Hilfeleistung:

- (1) Bei Maßnahmen zur Abwehr von Gefahren für Personen ist anzustreben, dass eine effektive Dosis von mehr als 100 mSv nur einmal im Kalenderjahr und eine effektive Dosis von mehr als 250 mSv nur einmal im Leben auftritt.
- (2) Die Rettungsmaßnahmen dürfen nur von Freiwilligen > 18 J. ausgeführt werden, die zuvor über die Gefahren dieser Maßnahmen unterrichtet worden sind.

StrlSchV 2001 §56 Berufslebensdosis: Der Grenzwert für die Summe der in allen Kalenderjahren ermittelten effektiven Dosen beruflich strahlenexponierter Personen beträgt 400 Millisievert.

1.13 Gefahrgut

Ulrich v. Hintzenstern, Harald Strauss und Axel Topp

1.13.1 Grundlagen der Gefahrgutkennzeichnung

- Bei der Beförderung gefährlicher Güter ab bestimmten Mindestmengen führen die Fahrzeuge auf der Straße orangefarbene Warntafeln mit oder ohne Kennzeichnungsnummern (s. u.), auf der Schiene immer mit Kennzeichnungsnummern.
- Bei Stückguttransporten auf der Straße sind die Transportfahrzeuge mit Warntafeln ohne Nummer gekennzeichnet (Gefahrzettel an den einzelnen Versandstücken).
- Bei kleineren Gebinden können die Fahrzeuge auch nur mit dem LQ-Symbol (Limited Quantities) gekennzeichnet sein. Für diese Transporte gibt es keine Mengenbegrenzung.
- Für den Schiffstransport gelten besondere Kennzeichnungen (s. u.).

!

- Bei Unfällen mit Hinweisen auf möglicherweise vorhandene gefährliche Stoffe immer **umgehend** die Feuerwehr nachalarmieren.
- Ladung oder Versandstücke können auch unklar oder falsch gekennzeichnet sein.
- Gefahrgüter sind erst ab einer bestimmten stoffabhängigen Mindestmenge kennzeichnungspflichtig → können auch ohne sichtbare Kennzeichnung bei entsprechender Verpackungsweise in größeren Mengen vorhanden sein.
- Die Feuerwehr-Dienstvorschrift 500 „Einheiten im ABC-Einsatz" kann von der Homepage der Staatlichen Feuerwehrschule Würzburg (www.sfs-w.de) heruntergeladen werden.

1.13.2 Kennzeichnung gefährlicher Güter bei Transporten

Warntafel

(▶ Abb. 1.17)

- **Mit Kennzeichnungsnummer** (Anbringung vorn und hinten) bei Beförderung von einem Stoff (Gefahrgut) in Tankfahrzeugen auf Straße oder Schiene.
  - **Oberer Teil:** Nummer zur Kennzeichnung der Gefahr (Gefahrnummer).
  - **Unterer Teil** zur Kennzeichnung des Stoffs (UN-Nummer).

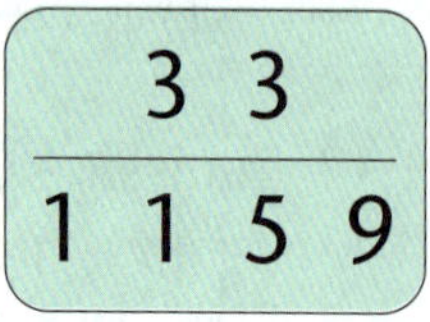

Abb. 1.17 Warntafel [A300]

- **Ohne Kennzeichnungsnummer** (vorn und hinten angebracht):
  - Straßenfahrzeuge bei Stückguttransport (Gefahrzettel an den einzelnen Versandstücken).
  - Mehrkammertankfahrzeuge beim Transport mehrerer Gefahrgüter gleichzeitig (dann an beiden Seiten jedes Tanks Warntafeln mit Kennzeichnungsnummern).

Gefahrnummer Kennzeichnung der Gefährlichkeit mit 2 oder 3 Ziffern:

- 1. Ziffer Hauptgefahr, 2. und 3. Ziffer zusätzliche Gefahren.
- Verdopplung einer Ziffer → bes. starke Gefährdung.
- 0 als 2. und 3. Ziffer → Gefahr lässt sich durch nur eine Ziffer ausreichend charakterisieren.
- X vor der Zahl → Stoff reagiert in gefährlicher Weise mit Wasser.

1. Entweichen von Gas durch Druck oder chemische Reaktion.
2. Entzündbarkeit von flüssigen Stoffen (Dämpfen) und Gasen oder selbsterhitzungsfähiger flüssiger Stoff.
3. Entzündbarkeit von festen Stoffen oder selbst erhitzungsfähiger fester Stoff.
4. Oxidierende (brandfördernde) Wirkung.
5. Giftigkeit oder Ansteckungsgefahr.
6. Radioaktivität.
7. Ätzwirkung.
8. Gefahr einer spontanen heftigen Reaktion.

- Beispiel: X 423 → entzündbarer fester Stoff, der mit Wasser gefährlich reagiert und entzündbare Gase bildet (z. B. Natrium).

UN-Nummer

- 4-stellige Zahl zur Kodierung eines Stoffs oder einer Stoffgruppe.
- Beispiel: 1.203 = Benzin.
- UN-Nummer > 3.000: Sammelnummer, d. h. mehrere Stoffe mit denselben chemischen Eigenschaften sind unter einer UN-Nummer zusammengefasst.

Gefahrzettel

Transportfahrzeuge und -verpackungen sind durch daran befestigte Gefahrzettel (▶ Abb. 1.18) gekennzeichnet, auf denen die von den gefährlichen Gütern ausgehenden Gefahren durch Symbole dargestellt sind. In der unteren Hälfte kann sich eine Aufschrift befinden, die auf die Art der Gefahr hinweist (z. B. „POISON"). Der Gefahrzettel enthält in der unteren Ecke die Gefahrklassennummer.

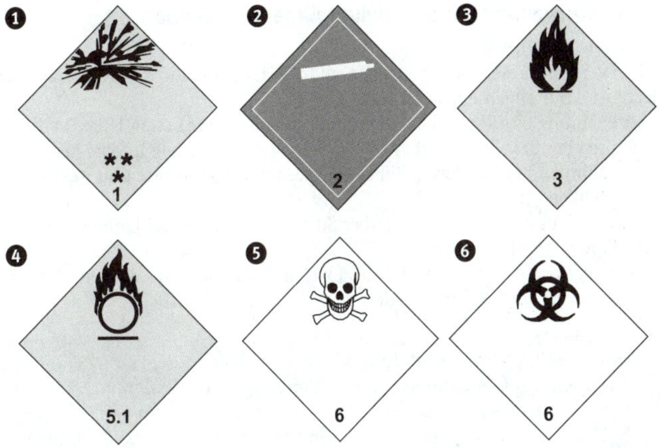

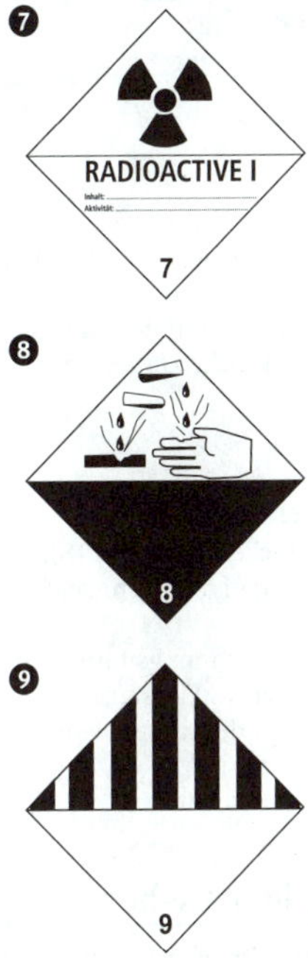

❶ Explosivstoffe: Oranger Grund

❷ Nicht entzündbare, nicht giftige Gase: Grüner Grund

❸
- Entzündbare flüssige Stoffe: Roter Grund (Klasse 3)
- Entzündbare feste Stoffe: Rot-weiß gestreifter Grund (Klasse 4.1)
- Selbstentzündliche Stoffe: Obere Hälfte weiß, untere rot (Klasse 4.2)
- Stoffe, die in Berührung mit Wasser entzündbare Gase entwickeln: Blauer Grund (Klasse 4.3)

❹ Entzündend (oxidierend) wirkende Stoffe bzw. organische Peroxide (Explosionsgefahr): Gelber Grund

❺ Giftige Stoffe: Weißer Grund

❻ Ansteckungsgefährliche Stoffe (biologisch gefährdend)

❼ Radioaktive Stoffe
- Kategorie I: Weißer Grund
- Kategorie II und III: Obere Hälfte gelb, untere weiß

❽ Ätzende Stoffe: Obere Hälfte weiß, untere schwarz

❾ Verschiedene gefährliche Stoffe

❿ Umweltgefährdende Stoffe

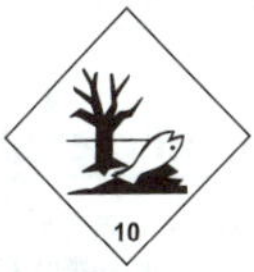

Abb. 1.18 Beispiele für Gefahrzettel [A300]

Schriftliche Weisungen (Sammelunfallmerkblatt) und Beförderungspapier

Die Hinweise in diesen Merkblättern sind in erster Linie für den Fahrzeugführer gedacht und nur allgemeiner Natur:

- Bezeichnung und Eigenschaft der Güter, Angaben zur Ersten Hilfe, Maßnahmen bei Brandausbruch, Maßnahmen bei Ausbreitung infolge Leckage, Maßnahmen bei Gewässergefährdung, zusätzliche Hinweise und Rückfragemöglichkeit.
- Hinweise für das Fahrpersonal über Sofortmaßnahmen bei Unfällen sowie für Polizei und Feuerwehr.
- Aufbewahrung: Im Führerhaus des Lkw, im Steuerhaus des Binnenschiffs, im Führerstand der Lok, im Rangierbetrieb beim Fahrdienstleiter.

Das vierseitige **Sammelunfallmerkblatt** muss nur in der Sprache, die der Fahrzeugführer lesen und verstehen kann, mitgeführt werden.
Das **Beförderungspapier** enthält u. a. Angaben über Stoff (Name, Gefahr- und UN-Nummer), Verpackungsart, Gesamtmenge, Absender und Empfänger der geladenen Güter. Evtl. sind auch zur Lokalisierung einzelner Versandstücke Ladelisten verfügbar (v. a. bei Eisenbahn- und Schiffstransport). Das Beförderungspapier ist in der Regel papiergebunden, kann aber auch in elektronischer Form mitgeführt werden.

Spezielle Kennzeichnung von Binnenschiffen

- Drei blaue Kegel, nachts drei blaue Lichter: explosionsgefährliche Stoffe.
- Zwei blaue Kegel, nachts zwei blaue Lichter: Ammoniak oder gleich gestellte Stoffe.
- Ein blauer Kegel, nachts ein blaues Licht: feuergefährliche Stoffe.
- Bei Containerschiffen sind die einzelnen Container ab bestimmten Mengen gefährlicher Stoffe gekennzeichnet. Stauplan und schriftliche Unterlagen im Schiffsführerstand.
- Schallzeichen („Bleib-weg-Signal“: kurz, lang).

Informationsmöglichkeiten bei Transportunfällen

- Stückgüter: Gefahrzettel an den einzelnen Versandstücken (▶ Abb. 1.18).
- Kraftfahrzeuge: Gefahrzettel (▶ Abb. 1.18), Warntafel (ggf. mit Kennzeichnungsnummern, ▶ Abb. 1.17), Beförderungspapiere.
- Eisenbahnwaggons: Gefahrzettel, Warntafel mit Kennzeichnungsnummern (▶ Abb. 1.17), umlaufender orangefarbener Farbstreifen an Flüssiggas-Bahnkesselwagen. Unfallmerkblattsammlung und Beförderungspapiere auf der Lok.
- Binnenschiffe: Beförderungspapier, Stauplan, Unfallmerkblätter.

1.13.3 Kennzeichnung gefährlicher Stoffe in Betrieben

Kennzeichnung erfolgt durch Aufkleber auf Gebinden mit gefährlichen Stoffen. Diese enthalten Gefahrensymbole auf orangem Grund mit dazugehörigen Gefahrenbezeichnungen. Die Symbole entsprechen weitgehend denen auf Gefahrzetteln (▶ Abb. 1.18). Zusätzlich können besondere Gefahren durch R-Nummern (z. B. R12: hochentzündlich) und Sicherheitsratschläge durch S-Nummern (z. B. S24: Berührung mit der Haut vermeiden) angegeben sein.

Der Stoffname muss auch in Klartext angegeben sein, außerdem der Hersteller bzw. Importeur des Gefahrstoffs, sowie verschiedene Identifizierungsnummern.

Stoffidentifizierung in Gebäuden oder stationären Anlagen Gefahrenkennzeichnung durch Symbole und Gefahrenbezeichnungen. Kennzeichnung von Gasflaschen nach DIN EN 1089–3 (▶ Tab. 1.16, ▶ Tab. 1.17). Gasgemische werden am Flaschenhals ringförmig mit den Farben der 2 Komponenten gekennzeichnet.

Sicherheitshinweise, Merkblätter usw. zum Umgang mit Gasen können beim Industriegaseverband (www.industriegaseverband.de) angefordert werden.

1.14 Transport-Unfall-Informations- und Hilfeleistungssystem (TUIS) der chemischen Industrie

Ulrich v. Hintzenstern, Harald Strauss und Axel Topp

Werfeuerwehren Bei Unfällen mit chemischen Produkten auf Transporten oder in Lagern kann auf das Fachwissen und die Hilfe von Werkfeuerwehren zahlreicher Chemieunternehmen zurückgegriffen werden. Die möglichen Hilfeleistungen reichen von der telefonischen Beratung (auch per FAX) über den Einsatz eines Fachberaters am Unfallort bis zur technischen Hilfe am Unfallort (Einsatz einer Werkfeuerwehr).

Tab. 1.16 Allgemeine Kennzeichnungsregel für Gase und Gasgemische

Eigenschaften	Schulterfarbe
Giftig und/oder korrosiv	Gelb
Brennbar	Rot
Oxidierend	Hellblau
Inert	Leuchtend grün

Tab. 1.17 Spezielle Kennzeichnung für gebräuchliche Gase

Gas	Schulterfarbe
Azetylen	Kastanienbraun
Sauerstoff	Weiß
Lachgas	Blau
Argon	Dunkelgrün
Stickstoff	Schwarz
Kohlendioxid	Grau
Helium	Braun

1

Alarmiert wird i. d. R. die nächstgelegene TUIS-Stelle. Durch die Einbindung in den europäischen Verbund „International Chemical Environment" bestehen auch Kontakte zu ausländischen Herstellern chemischer Produkte. Als internationale Leitstelle fungieren die Leitstelle der Werkfeuerwehr der BASF AG in Ludwigshafen (Tel.: 0621 604–3333, Fax: 0621 6092664) für Deutschland und Österreich, die ggf. an zuständige Stellen weitervermitteln und für die Schweiz die Leitstelle der Werkfeuerwehr der Fa. Novartis (ehemals Ciba Geigy), Basel (Tel.: +41 61 696–3333).

Meditox Medizinisch-Toxikologische Informationszentrale für Gefahrgutunfälle, Gemeinschaftsprojekt der Deutschen Rettungsflugwacht (DRF) und dem Land Baden-Württemberg. Erreichbar über Zentrale der DRF Deutsche Rettungsflugwacht. Tel.: 0711 – 708 92 92. Meditox erteilt kostenfrei telefonisch Auskünfte bei Gefahrgutunfällen. Ggf. kann die Identifikation eines unbekannten Stoffs erfolgen, in diesem Fall werden die Kosten dem Verursacher in Rechnung gestellt.

Weitere Informationen zu diesem Thema sowie Broschüren zum Download finden sich unter www.tuis.org.

1.15 Psychologisches Verhalten am Notfallort

Ulrich v. Hintzenstern

Ziele einer psychologischen Ersten Hilfe
Vertrauen schaffen, Beruhigen des Pat., Situation entspannen, Sicherheit vermitteln.

- Dem Pat. nicht als medizinischer Roboter, sondern als Mensch mit Gefühlen gegenübertreten.
- Immer so verhalten, wie man selbst behandelt werden möchte.
- Es gibt kein allgemeingültiges Verhaltensschema → auf jeden Pat. individuell eingehen.

Verhalten gegenüber dem Pat.

Vertrauen schaffen

- Sich vorstellen: „Guten Tag, ich bin Dr. XY, wie kann ich Ihnen helfen?"
- Den Pat. als einen Menschen behandeln, den man ernst nimmt.
- Pat. nicht aus der Distanz anreden, Blickkontakt und Nähe suchen.
- Pat. mit „Sie" bzw. Nachnamen anreden (auch zu älteren Pat. nicht „Oma" oder „Opa").
- Kurze Sätze, einfache Sprache (kein „Fachchinesisch"!), ruhiger Sprachfluss.
- Eigene Körperbewegungen und Gesichtsausdruck kontrollieren: Hektik und Anspannung verunsichern den Pat. Ruhig, souverän und kompetent handeln.
- Pat. nach seinen Beschwerden und Schmerzen fragen.
- Dem Pat. im Gespräch Verständnis für seine Situation und Beschwerden ausdrücken, Mut machen und Mitgefühl zeigen.

Beruhigen

- Dafür sorgen, dass der Pat. nicht von Schaulustigen „begafft“ werden kann.
- Dem Pat. keine Vorwürfe machen („warum mussten Sie auch so schnell fahren“, „warum haben Sie uns nicht früher gerufen“).
- Insbes. bei älteren Pat. vorsichtigen Körperkontakt suchen: z. B. Hand oder Schulter halten, frierenden Pat. zusätzliche Decke überlegen, bei unbequemer Kopflage weiteres Kissen unterschieben, Schweiß von der Stirn abtrocknen, Puls fühlen.
- Gespräch mit alltäglicher Thematik zur Ablenkung versuchen.
- Auf Fragen des Pat. der Situation entsprechend möglichst ehrlich antworten, d. h. weder banalisieren noch dramatisieren.
- Pat. kurz erklären, warum er in ein Krankenhaus transportiert wird („Bein muss geröntgt werden“), in welches Krankenhaus er gebracht wird und wie lange die Fahrzeit etwa dauern wird.
- Offene, entstellende Verletzungen, die sich im Blickfeld des Pat. befinden, baldmöglichst abdecken; Blutflecken abwischen.
- Pat. nie alleine lassen.
- Kinder (▶ 12.1.3):
  - Ausreichend analgesieren und sedieren; ggf. Narkose.
  - Möglichst immer ein Elternteil beim Kind belassen.
  - Kind in den Arm nehmen und wiegen (am besten durch die Mutter).
  - Mit Worten beruhigen.

Weitere Patientenführung

- Fragen, ob Angehörige verständigt werden sollen.
- Fragen, ob noch etwas aus dem Unfallfahrzeug geholt werden soll.
- Angehörige beruhigen (lassen), Transportziel mitteilen.
- An Geduld appellieren: Diagnostik und Therapie erst in der Klinik und danach erst Prognose.
- Affektausbrüche (Schreien, Weinen) des Pat. akzeptieren.
- Medizinische Maßnahmen vorher kurz erklären; schmerzhafte Prozeduren ankündigen.
- Auch „unsympathische“ Pat. (Betrunkene, Drogenabhängige, Straftäter) korrekt behandeln.
- Nicht in der Nähe des Pat. **über** ihn sprechen (Fehlinterpretationen → Verunsicherung).
- Keine Konflikte mit Mitarbeitern vor dem Pat. austragen.
- Sich auch um unverletzte Unfallbeteiligte (insbes. Unfallverursacher) kümmern.
- Bei Übergabe nicht: „Das ist eine Unterschenkelfraktur“, sondern: „Das ist Herr Müller, bei ihm besteht der V. a. eine Unterschenkelfraktur.“
- Vom Pat. verabschieden („Ich wünsche Ihnen noch alles Gute“).

Verhalten gegenüber Rettungsdienstmitarbeitern

- Notärzte und Rettungsdienstmitarbeiter können Fehler machen.
- RD-Mitarbeiter versuchen ihr Bestes zu geben, können aber trotzdem nicht hexen:
  - Auch im dringendsten Notfall kann kein Mensch gleichzeitig eine Infusion richten, EKG anlegen, Tubus und Laryngoskop bereitstellen und Medikamente aufziehen.
  - Auch „banale“ Tätigkeiten (z. B. Tubusfixierung) erfordern ein Mindestmaß an Zeitaufwand → sorgfältiges Arbeiten erhöht die Sicherheit.

  - Den Mitarbeitern anfangs einen ganz kurzen Gesamtüberblick („Gliederung") über die geplanten Maßnahmen geben und diese dann in einzelne Schritte unterteilen und nach Priorität ordnen („zuerst das Laryngoskop und einen Tubus Größe 9.0, jetzt …").
- Die eigene Ungeduld über langsame Mitarbeiter auch bei „vitaler Indikation" beherrschen. Andernfalls Hektik und Nervosität → Unsicherheit → Fehler.
- Keine Auseinandersetzungen am Einsatzort. Bei Differenzen angeordnete Maßnahmen kurz und sachlich begründen („wir machen das, weil …") und dann nochmals einfordern. Diskussion des Konfliktstoffs nach dem Einsatz anbieten („wir besprechen das dann nachher in Ruhe, o.k.?").
- Ggf. Vorschläge oder Einwände der Mitarbeiter berücksichtigen.
- Teamgedanken („wir sind eine Mannschaft und können unser Ziel nur gemeinsam erreichen") stärken und gemeinsam über Verbesserungsmöglichkeiten nachdenken.
- Mitarbeiter motiviert man nur durch positive Verstärkungen und sachliche Kritik.

Verhalten gegenüber Kollegen

- Hausärzte und zufällig am Unfallort anwesende Kollegen, die den Pat. vor Eintreffen des NA betreut haben, besitzen z. T. sehr wenig Erfahrung in der präklinischen Versorgung von Schwerverletzten oder Pat. mit akuter Bedrohung der Vitalfunktionen → ein „professioneller Standard" kann nicht vorausgesetzt werden.
- Ruhiges, kompetentes und zielgerichtetes Verhalten statt selbstherrlichen Gebärden („weg da, hier bin jetzt ich") → Anerkennung bzw. Führungsanspruch nicht durch forsches Auftreten, sondern durch fachliche Leistung erwerben.
- Kollegen nicht in untätige Zuschauerrolle abdrängen, sondern mit einbeziehen („könnten Sie sich um den Beifahrer kümmern?").
- Leistung des „Vorgängers" anerkennen („danke, dass Sie schon mit der Reanimation begonnen haben").
- Bei inadäquater Versorgung durch den „Vorgänger":
  - Eine unzureichende Ersttherapie kann auch nicht durch aggressives Verhalten („so ein Schwachsinn") verbessert werden.
  - Keine Belehrungen („wissen Sie denn nicht, dass …").
  - Ggf. klärendes Gespräch am Einsatzende (unter 4 Augen oder später telefonisch).

Verhalten gegenüber Mitarbeitern anderer Organisationen

- Im Mittelpunkt der medizinischen und technischen Rettung steht der Pat. Dessen Zustand kann nur der NA kompetent beurteilen → Koordination aller Maßnahmen und des Ablaufs der technischen Rettung durch NA (▶ 11.1).
- Immer möglichst umgehend Kontakt mit den Einsatzleitern der anderen Organisationen aufnehmen. Kommunikation während des gesamten Einsatzes aufrechterhalten.
- Mitarbeiter anderer Organisationen nicht als „Hiwis" des RD, sondern als kompetente und für ihren Bereich eigenverantwortliche Fachleute behandeln.
- Bei Unstimmigkeiten die eigene Position nicht „mit Gewalt durchdrücken", sondern die persönliche Auffassung kurz und sachlich begründen.
- Bei tiefer greifenden Meinungsverschiedenheiten Angebot, sich nach dem Einsatz nochmals zusammenzusetzen und die Probleme „in Ruhe" zu diskutieren bzw. mögliche Missverständnisse zu klären.

- „Kleines Dankeschön“ am Einsatzende („die Zusammenarbeit hat prima geklappt“) → „Klimaoptimierung“ und Motivationssteigerung bei den Mitarbeitern der anderen Organisationen.

Verhalten gegenüber Ersthelfern

- Ersthelfer können Fehler machen, aber sie haben geholfen.
- Für Tätigkeit danken.
- Wenn möglich, Ersthelfer nicht abdrängen, sondern in weiteren Ablauf mit einbinden (z. B. weiter mit dem Pat. sprechen oder Infusion halten lassen).
- Bei größeren Unglücken oder bei (mehreren) Todesfällen: zu stressbearbeitenden Maßnahmen einladen (lassen) bzw. dafür die Adresse des Ersthelfers erbitten.

Verhalten gegenüber Schaulustigen

- Schaulustigen die Möglichkeit geben, ihr Verhalten aus eigener „Einsicht“ zu ändern: nicht gereizt und unwirsch: „Sie stören, hauen sie ab, Gaffer können wir hier nicht brauchen“, sondern höflich, aber bestimmt: „Bitte treten Sie zurück. Dem Pat. sind Ihre Blicke unangenehm, außerdem beeinträchtigen Sie unsere Arbeit. Bitte räumen Sie die Unfallstelle und gehen/fahren Sie weiter.“
- Bes. störende Zuschauer mit einer „Aufgabe“ betreuen und direkt ansprechen:
  - „Bitte überprüfen Sie, ob die Unfallstelle richtig abgesichert ist“.
  - „Bitte helfen Sie uns und sorgen Sie dafür, dass sich alle Passanten hinter die Ampel zurückziehen“.
- Ggf. Zurückweisung der Schaulustigen durch Polizei.

> - Schaulustige auf Distanz halten.
> - „Gaffer“, die den Einsatzablauf nachhaltig behindern, können aufgrund dieser Ordnungswidrigkeit mit einer Geldbuße bis zu 5.000 Euro belegt werden, in manchen Bundesländern kann auch ein Platzverweis durch den Rettungsdienst ausgesprochen werden.

1.16 Psychosoziale Notfallversorgung für Einsatzkräfte (PSNV-E)

Hanjo v. Wietersheim und Ulrich v. Hintzenstern

Es gibt Einsätze und Situationen, die erfahrungsgemäß bes. stark belasten, z. B.

- Eigenunfall,
- Tod oder Selbsttötung eines Kollegen oder Mitarbeiters,
- Gewalt gegen Einsatzkräfte,
- Einsatz mit Schusswaffengebrauch,
- größere Anzahl von Verletzten oder Toten,
- persönliche Bekanntschaft mit dem Opfer,
- Beteiligung von Kindern,
- Besonderes Medieninteresse,
- lang andauernde und schwierige Einsätze.

Die Reaktion auf solche Situationen ist Stress, der individuell sehr unterschiedlich empfunden und verarbeitet wird. Die Stressbelastung kann sich äußern in

- Übelkeit,
- Herzrasen,
- Erschöpfungszuständen,
- Schlafstörungen und Albträumen,
- verminderter Konzentrationsfähigkeit,
- gedanklichen Rückblenden,
- Schuldgefühlen,
- Unfähigkeit, Freude und Anteilnahme zu empfinden,
- übertriebener Lustigkeit,
- extremer Schweigsamkeit,
- verändertem Ess-, Trink- und Rauchverhalten,
- Rückzug aus sozialen Beziehungen,
- Unausgeglichenheit.

Normalerweise verschwinden die Stressreaktionen umgehend oder nach einigen Tagen, wenn ausreichende Gelegenheit besteht, den Stress abzubauen. Falls die Stressreaktionen > 2 Wo. anhalten, sollte professionelle Hilfe in Anspruch genommen werden (s. u.).

Tipps für die Tage nach einem belastenden Ereignis

- Sport- und Fitnesstraining.
- Versuchen, ein normales Leben weiterzuführen, Zeit einteilen, sich nicht „hängen lassen".
- Sich klarmachen, dass man normal ist und normale Reaktionen hat, d. h. sich nicht selbst „verrückt machen". Akzeptieren, dass man sich nach einem belastenden Ereignis schlecht fühlt. Intensive Gedankenarbeit, Albträume und sich aufzwingende Erinnerungen sind normal. Sie lassen sich nicht willentlich verdrängen. Sie werden mit der Zeit weniger und verschwinden.
- Mit anderen Menschen reden. Erzählen ist eine wirksame Heilmethode zur Stressreduktion!
- Zeit mit anderen Menschen verbringen. Gemeinsame Unternehmungen bringen einen auf neue Gedanken.
- Nicht versuchen, die Gefühle mit Alkohol oder anderen Drogen zu mildern. Sie kommen wieder!
- Sich um andere Betroffene kümmern und mit ihnen über die Erlebnisse und Gefühle reden.
- Wenn man nachts nicht schlafen kann, ggf. die Gedanken und Erlebnisse in einem Tagebuch niederschreiben.
- Dinge tun, die einem gefallen.
- Daran denken, dass auch die Menschen in der Umgebung Stress haben.
- Keine großen Entscheidungen treffen. Den täglichen kleinen und z. T. banalen Entscheidungen aber nicht ausweichen. So behält man die Kontrolle über sein Leben. Wenn man z. B. gefragt wird, was man essen will, sollte man antworten, auch wenn es einem eigentlich egal ist.
- Regelmäßig und ausgewogen essen, auch wenn man keinen Hunger hat.
- Sonstige Stresssituationen vermeiden und Ruhe suchen.

Für Freunde und Angehörige

- Für den Betroffenen Zeit mitbringen und ihm zuhören.
- Ggf. auf den Betroffenen zugehen.

- Bei täglichen Arbeiten helfen, z. B. sauber machen, kochen, auf die Kinder aufpassen.
- Ärger oder Stimmungsschwankungen nicht persönlich nehmen.
- Den Betroffenen nicht damit „trösten", dass es noch schlimmer hätte sein können. Ihm stattdessen Mitgefühl ausdrücken und sich bemühen, ihn zu verstehen und ihm zu helfen.

Weitere Informationen z. B. beim Verein für Stressbearbeitung nach belastenden Ereignissen (SBE e. V.).

1.17 Hygienemaßnahmen und Problemkeime

Ulrich v. Hintzenstern und Michael Reng

Hygienemaßnahmen im RD dienen dem Schutz des Pat. und des ihn versorgenden RD-Teams. Für den hygienischen Zustand des Rettungsmittels ist immer die jeweilige „Transportorganisation" (Durchführende) verantwortlich.

Problematik Die Versorgung von Notfallpat. findet an den unterschiedlichsten Orten (z. B. Acker, Fahrzeugwrack, Vorratskeller) unter z. T. widrigen Bedingungen (Regen, Kälte, Dunkelheit) statt. Daraus resultieren auch zwangsläufig Unterschiede zwischen präklinischen und klinischen Hygienestandards.

> **!** Der Erhalt von Vitalfunktionen muss immer gegen die Vermeidung von Infektionsgefahren abgewogen werden. So steht z. B. bei der Versorgung von COVID-19-Pat. immer der Eigenschutz durch Anlage von Schutzausrüstung im Vordergrund, was z. B. bei Reanimationen zu Verzögerungen führen kann.

Kontaminationsschutz (▶ 1.8.3).

- Routinemäßig Einmalhandschuhe verwenden (immer einige Handschuhe „am Mann" mitführen) und noch vor dem Aussteigen aus dem Fahrzeug anziehen.
- Haut- und insbes. Schleimhautkontakt mit Blut, Speichel, Sekreten, Urin und Stuhl des Pat. unbedingt vermeiden.
- Bei versehentlicher Kontamination sofortige Desinfektion: grobe Verunreinigungen mit Zellstoff, der mit Desinfektionsmittel getränkt ist, entfernen und danach die betroffene Hautfläche großzügig mit Desinfektionsmittel einreiben.

Hautdesinfektion

- „Sprühen – wischen (mit Tupfer oder Kompresse) – sprühen".
- Mindesteinwirkzeit des Hautdesinfektionsmittels: Venenpunktion: 15–30 s, chirurgische Maßnahmen (z. B. Thoraxdrainage): 1 Min.
- Händedesinfektion durchführen vor dem Anziehen steriler Handschuhe, nach Kontakt mit potenziellen Infektionsquellen, häufig „mal zwischendurch".

Umgang mit Sterilgut

- Sterilgut (Spritzen, Kanülen, Katheter, Drainagen, chirurgisches Besteck, Entbindungsset) nicht durch das Verpackungspapier drücken, sondern Umhüllung immer an den dafür vorgesehenen Stellen auseinanderziehen und Inhalt steril anreichen.

- „OP-Gebiete" immer möglichst weiträumig abdecken, sodass auch die verwendeten Materialien bequem und sicher abgelegt werden können.
- Bes. geeignet zur sterilen Abdeckung sind durchsichtige Lochtücher mit Klebestreifen: können nicht verrutschen und beeinträchtigen nicht die anatomische Orientierung.

Abfallentsorgung
- Kanülen nie in die Schutzhülle zurückstecken (Verletzungsgefahr), sondern immer umgehend in einem dafür vorgesehenen durchstichsicheren Behälter entsorgen.
- Keine gebrauchten Kanülen und Skalpelle am Unfallort oder in Patientennähe (z. B. auf der Trage) liegen lassen.
- Während des Einsatzes Abfall nicht „wild in der Gegend" verteilen, sondern möglichst an einer Stelle „häufeln".
- Möglichst keinen Abfall am Notfallort zurücklassen bzw. sachgerechte Entsorgung sicherstellen.

Besondere Maßnahmen bei Problemkeimen Nicht selten wird der Rettungsdienst zu Pat. gerufen, bei denen z. B. aus vorangegangenen Krankenhausaufenthalten eine Besiedelung mit Problemkeimen bekannt ist. Die Kommission für Krankenhaushygiene und Infektionsprävention (KRINKO) beim Robert Koch-Institut empfiehlt beim Umgang mit **MRSA-besiedelten Pat.** neben der Beachtung der allgemeinen Hygieneregeln:
- das Zielkrankenhaus via ILS vorab über die bekannte oder potenzielle Infektion des Pat. zu informieren,
- dem Pat. vor Transport – nach Möglichkeit – frische Wäsche anzulegen,
- Wunden bzw. Hautläsionen dicht abzudecken,
- das Anlegen eines Mund-Nasen-Schutzes beim Pat., sofern das diesem zumutbar ist,
- die Durchführung einer hygienischen Händedesinfektion beim Pat. vor dem Transport,
- das Tragen von Einmalhandschuhen und Schutzkitteln durch das den Pat. unmittelbar begleitende Personal bis zum Ende des Transports mit abschließender, hygienischer Händedesinfektion nach Ablegen der Schutzausrüstung,
- dass der Fahrer vor dem Einsteigen in das Führerhaus die ggf. am Einsatzort getragene Schutzausrüstung ablegt und eine hygienische Händedesinfektion durchführt,
- alle Kontaktflächen im Transportfahrzeug nach Einsatzende zu desinfizieren (es werden schnell wirksame Desinfektionsmittel empfohlen, die Wiederbenutzung des Fahrzeugs ist dann möglich, sobald die Oberfläche spontan getrocknet ist).

Bei Rendezvous-Einsätzen zwischen NEF und RTW kann eine zeitaufwendige Reinigung des NEF nach Einsatzende vermieden werden, wenn alle am Pat. eingesetzten und damit potenziell kontaminierten Ausrüstungsgegenstände ausschließlich im Pat.-Transportfahrzeug (RTW) befördert werden. Die Reinigung der Ausrüstungsgegenstände kann dann nach Übergabe des Pat. im Rahmen der Endreinigung des RTW stattfinden. Danach können die ggf. dem NEF zugeordneten Ausrüstungsgegenstände wieder dorthin verbracht werden, ohne dass im NEF selbst größere Reinigungsmaßnahmen erforderlich wären.
In besonderen Situationen (Abkömmlichkeit des Notarztes, Einsatz eines RTH usw.) können andere Vorgehensweisen effizienter sein.

In jedem Fall sollte auch bedacht werden, dass Pat., die mit sogenannten Problemkeimen besiedelt sind, öffentlichen Verkehrsmittel – zu denen laut RKI explizit auch der nichtqualifizierte Krankentransport zählt – ohne Einschränkungen nutzen dürfen. Sollte sich ein Einsatz bei einem Pat. mit Problemkeim-Besiedlung als nur wenig kritisch herausstellen, so stellt eine MRSA-Besiedlung alleine keinen Grund für die Nutzung des qualifizierten Krankentransports dar. In diesem Fall sollte ein ggf. erforderlicher Transport – natürlich nur, wenn medizinisch vertretbar – mit dem nichtqualifizierten Krankentransport erfolgen, um den sonst unvermeidbar hohen Hygieneaufwand zu minimieren.
Die Anwendung der obigen Hygieneregeln ist mangels anderer, allgemein verbindlicher Regelungen auch in Bezug auch auf **andere Problemkeime** sinnvoll. Bei diesen Infektionen (z. B. SARS-CoV-19) ist es in Ergänzung zu den o. g. Maßnahmen wichtig, dass das Personal einen Atemschutz in Form einer sog. Filtermaske (FFP-2 Maske – auf dichten Sitz achten) und ggf. auch eine Schutzhaube sowie eine Schutzbrille bzw. -visier trägt.
Auch der Pat. sollte für die Dauer des Transports nach Möglichkeit eine Atemmaske aufsetzen.

!

- Durch **Schmierinfektionen** werden für den RD relevante multiresistente Erreger (MRE) übertragen: Methicillin-resistente *Staphylococcus aureus* (MRSA), Vancomycin-resistente Enterokokken (VRE), *Klebsiella* spp., Betalaktamasen mit breitem Wirkungsspektrum (ESBL), *Pseudomonas* spp., multiresistente gramneg. Erreger (MRGN), *Clostridioides difficile* und Noroviren.
- Als vorwiegend **aerogene Tröpfcheninfektion** sind für den RD relevant: Influenza, COVID-19, Tuberkulose, Meningokokken-Meningitis, Norovirus.

1.18 Leichenschau/Todesbescheinigung

Ulrich v. Hintzenstern

1.18.1 Leichenschau

Keine bundeseinheitliche Regelungen → Landesgesetze und -verordnungen:

- Neue gesetzliche Regelungen gibt es z. B. in Bremen (Qualifizierte Leichenschau durch Rechtsmediziner) und Niedersachsen (Spezieller Kriterienkatalog für die Meldung an die Polizei).
- Die Leichenschau ist die letzte ärztliche Untersuchung eines (toten) Menschen; dies erfordert zumindest die gleiche Sorgfalt wie die Erstuntersuchung eines Kranken.
- Nicht in allen Bundesländern ist der NA zur Leichenschau verpflichtet, teils abhängig vom Status des NA (Klinikarzt bzw. niedergelassener Arzt). Teils nur vorläufige Todesbescheinigung durch NA (s. u.).
- Abbruch von Reanimationsmaßnahmen bzw. festgestellte sichere Todeszeichen müssen dokumentiert werden.
- Verstöße gegen die Leichenschauvorschriften (z. B. leichtfertige Ausstellung einer unzutreffenden Todesbescheinigung) können durch Ordnungsgeld oder sogar Strafverfolgung des Arztes geahndet werden!

1

Aufgaben der Leichenschau

- Sichere Todesfeststellung.
- Aufdecken von nicht natürlichen Todesarten (insbes. von Tötungsdelikten, Unfällen, Suiziden, z. B. bei Vergiftungen bes. schwierig!).
- Prävention, Schutz von anderen z. B. bei Stromeinwirkung, CO-, H_2S- oder Gasvergiftung.
- Vermeiden der Ausbreitung von Infektionskrankheiten.
- Feststellung von Berufskrankheiten.
- Datenerhebung für die offizielle Todesursachenstatistik.
- Qualitätssicherung (z. B. bei Pflegeschäden oder Behandlungsfehlern).
- Wahrung der Interessen des Toten gegenüber Versicherungen (z. B. keine Leistung der Unfallversicherung bei natürlichem Tod) und Privatpersonen (z. B. Erben).

!

- Meistens kennt der NA weder den Pat. noch seine Vorgeschichte → falls möglich Hausarzt befragen bzw. diesen die Leichenschau durchführen lassen.
- Im Prinzip kann eine Todesursache niemals durch eine äußere Leichenschau definitiv geklärt werden.
- Der Kreislaufstillstand liegt gelegentlich erst so kurz zurück, dass noch keine sicheren Todeszeichen vorliegen → ggf. spätere Rückkehr an den Einsatzort.
- Abbruch von Reanimationsmaßnahmen bei erkennbarer Erfolglosigkeit (z. B. Nulllinie im EKG über 10 Min., mit Ausdruck dokumentieren).
- Die Angabe „nicht natürliche“ oder „ungeklärte“ Todesart kann v. a. bei älteren Verstovrbenen Kontroversen mit Angehörigen, Polizei und Amtsärzten bewirken (Desinteresse an „Komplikationen“ und Mehrarbeit).

Durchführung

- Die sorgfältige Durchführung der Leichenschau erfordert erheblichen Zeitaufwand.
- Keine Leichenschau „in der Öffentlichkeit“ (→ Pat. in RTW verbringen).
- Angehörigen verdeutlichen, dass die Leichenschau keine Schikane oder Störung der Totenruhe, sondern eine sinnvolle und generell vorgeschriebene Untersuchung ist.
- Für ausreichende Beleuchtung sorgen, um mögliche Hinweise auf einen nicht natürlichen Tod nicht zu übersehen → ggf. Überführung in eine Leichenhalle.
- Nur vollständig entkleidete Leichen untersuchen. Bei Leichenstarre ggf. Kleidung aufschneiden → evtl. Angehörige, Polizei, Bestatter hinzuziehen und mithelfen lassen.
- Haut und Körperöffnungen der Leiche von allen Seiten gründlich inspizieren.
- Rötliche bzw. kirschrote Leichenflecke als Hinweis auf eine CO-Intoxikation beachten.
- Hinweise auf Tod durch Ersticken (Strangfurchen am Hals, Würgemale; feine petechiale Blutungen in den Lid-, Binde- oder Mundschleimhäuten, im Gesicht oder hinter den Ohren), für die Einwirkung spitzer oder scharfer Gewalt (Pflaster und Verbände entfernen), für ein SHT (Schädel betasten → abgrenzbare Beule?) oder für eine Vergiftung (Nadelstichverletzung als Hinweis auf i. v. Drogenkonsum, alkoholischer Geruch aus Mund/Nase bei Druck auf den Brustkorb, Ätzgifte → Lippenveränderung, Warnfarbe von Pflanzenschutzmitteln, Tablettenreste im Mund, Erbrochenes)?

- Tiefe rektale Körperkerntemperaturmessung (evtl. wichtig zur Bestimmung des Todeszeitpunkts → geeignetes Thermometer beschaffen!).
- Orientierende Untersuchung des Leichenfundorts (z. B. im Hinblick auf Tabletten, Gifte, Spuren, Tatwerkzeuge).
- Befunde schriftlich mit Zeitpunkt der Beobachtung dokumentieren.

1.18.2 Todesfeststellung

„Sichere" Todeszeichen

- **Totenflecken** (Livores): blauviolette zyanotische Flecken (bei hellroter Färbung V. a. CO-Vergiftung; ▶ 9.7.2).
  - Erstes Auftreten an abhängigen Körperpartien, z. B. am Nacken, ca. 30 Min. p. m.
  - Konfluenzbeginn: 2–6 h p. m., vollständige Ausprägung mit Konfluenz nach 6–12 h.
  - Innerhalb der ersten 12 h verschwinden die Livores durch leichten Druck, nach 1–2 d sind sie nicht mehr wegdrückbar.
- **Totenstarre:** Beginn 1–4 h p. m., v. a. im Kopfbereich (Unterkiefer).
  - Vollständige Ausprägung nach 6–12 h.
  - Lösung (temperaturabhängig) ca. 2–3 d p. m. (bei 20 °C).
  - Leichenstarre der Augenlider schwer feststellbar.
- **Fäulnis:** Beginn nach 2–3 d, meist in der Bauchhaut, wenn sich die Leichenstarre löst.
- **Verletzungen**, die nicht mit dem Leben vereinbar sind (z. B. Dekapitation).

„Unsichere" Todeszeichen Leichenblässe und -kälte, Atemstillstand, Asystolie, Korneatrübung, weiche Bulbi, weite reaktionslose Pupillen, evtl. entrundet, Reflexlosigkeit.

> **!**
> - Bei Verzicht auf Reanimationsmaßnahmen bei einer Leiche ohne sichere Todeszeichen → EKG-Null-Linien-Dokumentation über mind. 10 Min. Bei Schrittmacherpat. entspricht eine fehlende Depolarisation dem Null-Linien-EKG.
> - Ein Hirntod ist vom NA nicht diagnostizierbar (EEG bzw. Beobachtung über 12 h erforderlich).
> - Todesfeststellung unter Reanimation (▶ 3.5).
> - Bei Leichenfunden, bei denen der V. a. eine Gewalttat vorliegt, sofort Polizei verständigen. Der NA ist dafür verantwortlich, dass der Tatort unverändert bleibt und keine Spuren verwischt werden. Also bis zum Eintreffen der Polizei am Tatort bleiben oder klare Absprachen treffen.

1.18.3 Todesbescheinigung

> **!** In manchen Bundesländern nur „vorläufige Bescheinigung des Todes" als reine Todesfeststellung. Leichenschau dann durch Hausarzt, kassenärztlichen Notfalldienst, gerichtsärztlichen Dienst o. Ä. nach unverzüglicher Verständigung durch den NA.

Identifikation des Toten Eintrag entsprechend kommentieren: „persönlich bekannt", „aufgrund von Ausweispapieren/Angaben Dritter" bzw. „unbekannt".

1

Sterbeort Bei nicht beobachtetem Todeseintritt: „aufgefunden …".

Zeitpunkt des Todes Bei nicht beobachtetem Todeseintritt „unsicher, tot aufgefunden am … um … Uhr", „zuletzt lebend gesehen um … Uhr" bzw. „ungeklärt".

Todesart

- „Natürlicher Tod" (durch Krankheit, Fehlbildung oder Lebensschwäche); in einigen Bundesländern auch „keine Anhaltspunkte für nicht natürliches Geschehen". Nicht von der Polizei drängen lassen, wider besseren Wissens eine natürliche Todesart zu bescheinigen, z. B. „nur" aufgrund des Alters oder scheinbar klarer Familiensituation.
- „Nicht natürlicher Tod" (z. B. durch Unfall, Suizid, Mord, Gewalteinwirkung, Komplikation medizinischer Behandlung, Intoxikation, Sturz, Ertrinken, aber auch bei einer letztlich „inneren" Todesursache, die sich aber über eine Kausalkette mit einem nicht natürlichen Ursprungsereignis verbinden lässt, z. B. Lungenembolie nach Gipsruhigstellung, Pneumonie bei verletzungsbedingtem Krankenlager); in einigen Bundesländern auch „Anhaltspunkte für nicht natürliches Geschehen".
- „Nicht aufgeklärt, ob natürlicher oder nicht natürlicher Tod" (z. B. unbekannte Leiche ohne äußere Verletzungszeichen). In Leichenschauscheinen, in denen der Terminus „ungeklärte Todesart" nicht vorkommt, entsprechenden handschriftlichen Eintrag vornehmen.

!

- Bei Verdacht eines nicht natürlichen Todes oder unbekannter Leiche keine Veränderungen an der Leiche (z. B. keine Entfernung von Kathetern und Tuben nach Reanimation) oder der Auffindungssituation vornehmen (Ausnahme: Aussicht auf Erfolg von Rettungsmaßnahmen). Umgehend Polizei verständigen.
- Bei „nicht aufgeklärt, ob natürlicher oder nicht natürlicher Tod" oder „nicht natürlichem Tod" genügt es, ein sicheres Zeichen des Todes und ggf. einen Verdacht zur Todesursache zu dokumentieren. Die vollständige Leichenschau kann dann unterbleiben, um nicht Spuren zu verwischen. Sie ist dann Sache des zugezogenen Amtsarztes bzw. Gerichtsmediziners.

V. a. eine übertragbare Krankheit Besteht der V. a. einen Seuchenfall, Leiche speziell kennzeichnen, in eine Transportfolie oder ein mit Desinfektionsmittel getränktes Tuch einhüllen, in eine Leichenhalle überführen lassen und den zuständigen Amtsarzt umgehend verständigen. Ansonsten „unbekannt" eintragen. Problemkeime (MRSA, MRGN usw.) sind kein Grund, eine Leiche als an übertragbarer Krankheit erkrankt zu kennzeichnen.

Todesursache Bei jedem unklaren Todesereignis oder unerwarteten Tod aus scheinbar natürlicher Ursache als Todesursache „ohne Sektion nicht feststellbar" bzw. „ungeklärt" eintragen.

!

- Nach vollständigem Ausfüllen den Leichenschauschein so verschließen, dass die vertraulichen Angaben (u. a. Todesursache) für Unbefugte nicht einsehbar sind.
- Die Todesbescheinigung erhält bei natürlichem Tod ein Angehöriger zur Weitergabe an den Bestatter und bei nicht natürlichem oder nicht aufgeklärten Tod die Polizei.

- In der Todesbescheinigung nur das beurkunden, was man selbst gesehen hat und sicher weiß. Falschangaben und/oder grobe Fahrlässigkeit stellen eine Ordnungswidrigkeit dar und können sogar strafrechtliche Konsequenzen haben.
- Angaben von Angehörigen können unzutreffend sein.
- Die äußeren Umstände des Todesfalls können täuschen oder manipuliert sein.
- Nie von Polizisten zur Bescheinigung eines natürlichen Todes überreden lassen.

1.19 Dokumentation

Ulrich v. Hintzenstern

Aufgaben und Ziele der Dokumentation

Jeder NA ist verpflichtet (ärztliche Berufsordnung, z. T. einige Landesrettungsdienst-Gesetze), über jeden von ihm behandelten Pat. sachgerechte Aufzeichnungen zu erstellen.

- Eine standardisierte Dokumentation des RD-Einsatzes ist Voraussetzung für die Datenerfassung und -analyse für das Qualitätsmanagement im RD.
- Durch eine sorgfältige und umfassende Dokumentation schützt der NA sich und die RD-Mitarbeiter vor ungerechtfertigten Vorwürfen im Rahmen von juristischen Auseinandersetzungen.

Primäre Aufgabe der Dokumentation Übermittlung von eindeutigen und aussagefähigen Informationen über das Notfallgeschehen, die Anamnese, den Erstbefund und die durchgeführten notfallmedizinischen Maßnahmen an die Mitarbeiter der aufnehmenden Klinik (Sicherung wichtiger Befunde für die weitere Diagnostik und Behandlung des Pat.).

Einsatzprotokolle

Die Empfehlung der Deutschen Interdisziplinären Vereinigung für Intensiv- und Notfallmedizin (DIVI) sieht zur Dokumentation drei Vordrucke vor: Notarzteinsatz- und Rettungsdienstprotokoll sowie als gemeinsame Empfehlung mit dem Bayerischen Staatsministerium des Inneren das Intensivtransportprotokoll.

Notarzteinsatzprotokoll Dokumentation notärztlicher Befunde und Maßnahmen. Das DIVI-Notarzteinsatzprotokoll (aktuelle Version: 6.0 www.divi.de) wird mit 1 oder 2 Durchschlägen ausgeliefert. Das Original verbleibt nach der Patientenübergabe im aufnehmenden Krankenhaus. Der 1. Durchschlag wird am Standort des arztbesetzten Rettungsmittels archiviert. Der 2. Durchschlag kann entweder für die persönliche Archivierung des den Einsatz durchführenden Notarztes oder – nach Anonymisierung der personenbezogenen Daten – einer zentralen Datenerfassungsstelle zugeführt werden.
Für die Datenerfassung des DIVI-Notarzteinsatzprotokolls stehen mehrere Software-Versionen zur Verfügung, die z. T. kostenlos abgegeben werden.

Rettungsdienstprotokoll (Version 1.0) Dokumentation rettungsdienstlicher Befunde und Maßnahmen. Zusätzlich ist ein Vordruck „Verordnung eines Krankentransports“ beigeheftet.
Auf der Rückseite befinden sich Abschnitte zur Dokumentation einer Transportverweigerung durch den Pat., des Materialverbrauchs und von Zwischenfällen

(Komplikationen seitens des Pat., technische und organisatorische Probleme, jeweils mit Bewertung der Relevanz).

Intensivtransportprotokoll (Version 1.0) Das Intensivtransportprotokoll ist eine Weiterentwicklung des DIVI-Notarzteinsatzprotokolls, das die besonderen Dokumentationsanforderungen bei der Verlegung von kritisch Kranken berücksichtigt.

1.20 Qualitätsmanagement im Rettungsdienst

Ulrich v. Hintzenstern

Im gesamten Bereich der medizinischen Versorgung – so auch im Rettungsdienst – ist die Einrichtung eines Qualitätsmanagements (QM) zur Steigerung der medizinischen Effektivität und der wirtschaftlichen Effizienz geboten und zwingend erforderlich. Das Qualitätsmanagement im Rettungsdienst unterscheidet die drei Ebenen Strukturqualität, Prozessqualität und Ergebnisqualität.

Strukturqualität

- **Rettungsdienstbereiche:** Die räumliche Ordnung und Größe der Rettungsdienstbereiche, die in Deutschland meist durch die kommunale Struktur vorgegeben ist, bestimmt entscheidend die Grundproblematik des lokalen Rettungsdienstes, entspricht aber nicht immer den rettungsdienstlichen Erfordernissen.
- **Standorte der Rettungsmittel:** Innerhalb der Rettungsdienstbereiche gilt es die richtigen Standorte der Rettungsmittel oder alternative Einsatztaktiken (z. B. mobile Einheiten, Prädiktion von Notfallereignissen) festzulegen, um bei gegebener Hilfsfrist das Sicherstellungsniveau zu optimieren und die gesetzlichen Vorgaben der Landesrettungsdienstgesetze zu erfüllen.
- **Personelle Vorgaben:** Bestallung eines Ärztlichen Leiters Rettungsdienst; Organisation einer Gruppe Leitender Notärzte für den Großschadensfall Rettungsdienst; Qualifikation des Notarztes und des eingesetzten Personals in der Leitstelle und den Rettungs- und Krankentransportfahrzeugen.
- **Aus- und Weiterbildung:** Art, Inhalt und Vorgaben der Aus- und Weiterbildung für das eingesetzte Personal.
- **Ausstattung:** technische Ausrüstung sowie medizinische Ausstattung (Medikamente, Medizintechnik) der Rettungsdienstfahrzeuge, bauliche Voraussetzungen in den Rettungsmittelstandorten und der ILS.
- **Kommunikation:** Zugang zur Leitstelle über eine einheitliche, europaweit einheitliche Notrufnummer (112) für alle nichtpolizeilich Hilfeersuchen (→ integrierte Leitstelle), Optimierung der Kommunikationsstruktur (z. B. Anruferortung, GPS-Ortung der Einsatzfahrzeuge, computerunterstützte Disposition, digitale bidirektionale Funkkommunikation, Vernetzung der Informationsstrukturen Leitstelle – Rettungsmittel – Zielklinik).
- **Organisatorische Rahmenbedingungen:** Festlegungen zur Aufgabenverteilung im Rettungsdienst (Krankentransport, Notfallrettung, bodengebundene Rettung, Luftrettung, Primärrettung, Intensivtransport), Konzeption der Schnittstelle zur Zielklinik (z. B. zentrale interdisziplinäre Notaufnahme, ggf. auch mit Beschäftigung des Personals der arztbesetzten Rettungsmittel).

Prozessqualität

- Strukturen und Prozesse im Rettungsdienst müssen eindeutig definiert und zweifelsfrei festgelegt sein, d. h. sie sollten sich an Normierungsstandards (z. B. Norm EN ISO 9001: 2008) orientieren. Das betrifft z. B. Abläufe im

Verwaltungsbereich, Standardprozeduren auf den Rettungswachen (Geräteüberprüfungen, Einhaltung des MPG sowie der MPBetreibV, Hygienestandards), Dispositionsprozesse auf der Leitstelle (z. B. Verwendung definierter Abfragealgorithmen und Nutzung eine Notarzteinsatzkatalogs), die präklinische Patientenversorgung sowie die Patientenübergabe an der Schnittstelle zur Zielklinik.

- **Präklinische Patientenversorgung:** Hier gilt es für die Rettungsassistenten und -sanitäter aber auch für die Notärzte nachvollziehbare Algorithmen und Richtlinien der präklinischen Versorgung vorab festzulegen, die sich an den Richtlinien der medizinischen Fachgesellschaften orientieren sollten (evidenzbasierte Notfallmedizin). Zur Dokumentation sollten im Konsens verabschiedete Protokolle zum Einsatz kommen, z. B. DIVI-Rettungsdienstprotokoll, DIVI-Notarzteinsatzprotokoll, DIVI-Intensivtransportprotokoll (▶ 1.19), die zudem elektronisch erfasst und lokal ggf. überregional ausgewertet werden (Benchmarking).
- **Prozessabläufe:** Im Rahmen des Qualitätsmanagements im Rettungsdienst sollten die zuvor definierten Prozesse regelmäßig reevaluiert werden. Insbes. gilt es, die Einhaltung der Hilfsfrist und des Sicherheitsniveaus kurzfristig zu erfassen. Zur Prozessanalyse ist ein Datenrücklauf der klin. und einsatztaktischen Befundkonstellation vom Einsatzort an die Leitstelle notwendig, um die Sinnhaftigkeit der Dispositionsentscheidung zu evaluieren. Ein Datenrücklauf aus der Zielklinik an den Notarzt/Ärztlichen Leiter Rettungsdienst ist unabdingbar notwendig, um die Prozessabläufe der präklinischen Versorgung zu evaluieren.

Ergebnisqualität

- Standardisierte Auswertungen präklinisch häufiger und medizinisch relevanter Tracer-Diagnosen, z. B. akutes Koronarsy., akuter Schlaganfall, schweres SHT/Polytrauma, schwere Atemnot, plötzlicher Herztod mit präklinischer Reanimationsbehandlung, welche vom European Resuscitation Council (ERC) als „First-hour-Quintett" bezeichnet werden.
- Zur standardisierten Auswertung sollten unter anderem die Häufigkeit des Auftretens der Erkrankung, die Zeit bis zur definitiven Behandlung (Defibrillation bei Kammerflimmern, Thrombolyse bei Herzinfarkt, Entlastung des epiduralen Hämatoms etc.), die Befundänderung bis zur Krankenhausaufnahme und das endgültige Behandlungsergebnis gehören.
- Die Ergebnisqualität lässt sich nur bewerten, wenn überregionale Auswertungen und Vergleiche im Sinne eines Benchmarking möglich sind. Insofern sollten Initiativen zur zentralen Auswertung rettungsdienstlicher Daten und der Aufbau rettungsdienstlicher Datenbanken unterstützt werden (z. B. Notarzteinsatzerfassung in Baden-Württemberg, das Reanimationsregister der Deutschen Gesellschaft für Anästhesiologie und Intensivmedizin, das Projekt „Referenzdatenbank Rettungsdienst" der Bundesanstalt für Straßenwesen).
- Bestimmung von Parametern zur Effizienzberechnung (Division der Kosten durch die erzielten Leistungen, z. B. Kosten pro Pat., der mit Kreislauf nach präklinischer Reanimation zur Aufnahme in ein Krankenhaus kommt).

> **!** **Probleme des Qualitätsmanagements im Rettungsdienst**
> - Fehlende finanzielle Mittel.
> - Lokale organisatorische Restriktionen.

- Fehlende Einigkeit über grundlegende Elemente des Qualitätsmanagements.
- Mangelnde Motivation der Mitarbeiter bezüglich des Engagements in Fragen des Qualitätsmanagements.
- Wissenschaftliche Outcome-Studien (z. B. zum Reanimationserfolg, SHT/Polytraumaversorgung) sind anspruchsvoll und z. T. problematisch, da zumeist der Informationsrücklauf aus dem Krankenhaus unvollständig ist und der Rettungsdienst im Vergleich zur folgenden Krankenversorgung nur einen relativ kurzen Teil der Patientenversorgung übernimmt → die Anteile der rettungsdienstlichen Versorgung am Therapieergebnis sind somit oft schwierig zu beurteilen.

Empfehlungen

- Wie in den meisten Dienstleitungsbereichen ist das Qualitätsmanagement zunächst stark personengebunden → die Verbreitung sowie das „Vorleben" des QM-Gedankens durch Vorgesetzte ist essenziell!
- Die Bestallung eines möglichst hauptamtlichen „Ärztlichen Leiters Rettungsdienst" hat sich als höchst effizient erwiesen, ein medizinisches Qualitätsmanagement umzusetzen. Zu seinen Aufgaben gehört unter anderem die Definition von Zielen, sowie die Planung, Festlegung, Durchführung und Überprüfung von entsprechenden Maßnahmen zur Erreichung der Ziele.
- Qualitätsmanagement muss sowohl standortbezogen (intern/lokal) als auch standortübergreifend (extern/überregional) betrieben werden.
- Die Finanzierung des medizinischen Qualitätsmanagements ist Aufgabe der Kostenträger, da es unmittelbar den Pat. zugutekommt.

Zusammenfassung

- Qualitätsmanagement im Rettungsdienst ist keine „Liebhaberei einer interessierten Minderheit", sondern schließt die gesamte Organisation des Rettungsdienstes, das ärztliche und nichtärztliche Personal, besondere Bereiche (Leitstelle, Intensivtransport) sowie sämtliche spezifischen Funktionen (Organisatorischer Leiter RD, Lehrrettungsassistent, Leitender Notarzt, Ärztlicher Leiter Notarztstandort, Ärztlicher Leiter RD) mit ein.
- Qualitätsmanagement muss permanent, ernsthaft und konsequent betrieben werden.
- Qualitätsmanagement bedeutet auch Transparenz von Leistungen und Kosten. Nur durch den Nachweis entsprechender Erfolge bezüglich klin. Wirksamkeit und gleichzeitiger wirtschaftlicher Effizienz können eine Begrenzung oder gar Abschaffung des Notarztdienstes verhindert werden.

1.21 Traumaversorgungskonzepte

Uwe Lehmann und Ulrich v. Hintzenstern

1.21.1 ATLS

Konzept und Idee Das ATLS-Ausbildungskonzept (Advanced Trauma Life Support) ist mittlerweile weltweit verbreitet und vermittelt ein standardisiertes und prioritätenorientiertes Management schwer verletzter Pat. im Schockraum. Der

Zustand des Traumapatienten soll zügig und präzise erhoben werden, um anhand des Gesamtverletzungsmusters unter Zugrundelegung der eigenen Ressourcen über eine definitive Behandlung des Pat. oder dessen Verlegung zu entscheiden.
Ziel ist es, einen Sekundärschaden zu vermeiden, die Behandlungszeit möglichst kurz zu halten und eine gleichbleibende Qualität in der Versorgung aufrecht zu halten. Dazu werden systematisches Wissen, Techniken, Fertigkeiten und Verhalten in Diagnostik und Therapie in Kursen vermittelt, die Ärzte aller Fachrichtungen erreichen soll, die an der Versorgung schwer verletzter Pat. im Schockraum beteiligt sind.
ATLS ist ein Ausbildungskonzept, das sehr stringent und standardisiert diagnostische und therapeutische Behandlungsabläufe der frühen Schockraumphase vorgibt. ATLS orientiert sich hierbei individuell an den Patientenbedürfnissen sowie an den vorgegebenen Rahmenbedingungen. Damit lässt sich ATLS in einem Klinikum der Maximalversorgung genauso adaptieren wie in einem Kreiskrankenhaus mit 100 Betten. ATLS ist somit kein fester Algorithmus, sondern ein rein innerklinisches Konzept.

Inhalte Es gibt zwei Untersuchungsdurchgänge zum Erfassen des wesentlichen Gesamtbilds eines Traumapatienten. Wichtig hierbei ist die frühe Einschätzung und Behandlung der vital bedrohlichen Störungen und des Gesamtzustands und nicht die detaillierte Erfassung und Behandlung aller Einzelverletzungen.
Im **Primary-Survey** wird in fester Reihenfolge das „ABCDE“ im ATLS abgearbeitet:

- A: Airway and Cervical Spine Protection
- B: Breathing
- C: Circulation
- D: Disability
- E: Exposure and Environment

Prinzip: „Treat first what kills first!“
Der **Secondary-Survey** erfolgt erst, wenn alle Probleme des Primary-Survey abgearbeitet und gelöst sind. In diesem zweiten Untersuchungsgang werden detailliert alle Verletzungen auch unter Einsatz technischer Diagnose-Hilfen (Röntgen/Sono/CT) erfasst.

Anwendung ATLS ist ein durch das American College of Surgeons (ACS) lizensiertes Ausbildungskonzept, das seit 1976 international Verbreitung und Anwendung findet. Die Kursinhalte sind international absolut identisch, sodass ATLS-Provider untereinander immer „die gleiche Sprache“ sprechen, d. h. eine nahtlose Zusammenarbeit ist gewährleistet.
Der ATLS-Provider-Kurs dauert 2 Tage und wird durch die AUC (Akademie der Unfallchirurgie), einen Wirtschaftsbetrieb der DGU (Deutsche Gesellschaft für Unfallchirurgie) sowohl in festen Kurszentren als auch in sogenannten „In-House-Kursen“ angeboten.
Mittlerweile wird das begleitende ATLS-Kursbuch auch in deutscher Sprache herausgegeben.

Nachteile

- Durch die stringenten Vorgaben des ACS sind die Kursinhalte teilweise unflexibel.
- Eine jeweils nationale Adaptation war anfangs nicht gestattet und wurde in jüngster Zeit erst langsam umgesetzt. So nimmt z. B. das Thema Schussverletzungen, bedingt durch die amerikanischen Wurzeln des Konzepts, einen großen Teil der Ausbildung ein, während dieses Thema in Deutschland bislang keine wesentliche Relevanz hat.

- Aufgrund der hohen Lizenzgebühren für das Kurskonzept sind die Kurskosten relativ hoch, was eine breit gestreute Ausbildung hemmt.

In Europa formiert sich mittlerweile ein sehr ähnliches, aber weniger kommerziell und auf europäische Bedürfnisse angepasstes Kurskonzept, der **European Trauma Course** (ETC).

1.21.2 PHTLS/ITLS

Basierend auf den ATLS-Inhalten entstand wenig zeitversetzt die präklinisch orientierte Variante, der **Prehospital Trauma Life Support** (PHTLS) sowie parallel in den USA der **International Trauma Life Support** (ITLS), ebenfalls ein präklinisches, für nichtärztliches Rettungspersonal ausgelegtes Konzept zur systematischen Abarbeitung eines Trauma-Pat. ATLS und PHTLS sind untereinander perfekt kompatibel.
Derzeit findet ITLS in Deutschland insbesondere bei den nichtärztlichen Rettungsdienstanwendern eine höhere Akzeptanz. Inhaltlich sind die Kurskonzepte einander sehr ähnlich.

1.21.3 Traumanetzwerke

Durch die Deutsche Gesellschaft für Unfallchirurgie (DGU) wurde 2008 das Projekt TraumaNetzwerk DGU® initiiert, um die Prozess- und Strukturqualität geprüfter Kliniken in einer Region zu optimieren, die sich regelmäßig, d. h. alle 3 Jahre, einer zertifizierten Vernetzung unterziehen und regelhaft die Versorgung Schwerverletzter gewährleisten. Sowohl Rettungsdienste, Ärzte, als auch kompetente Einrichtungen und Zentren zur Behandlung spezieller Verletzungsmuster wie Rückenmark-, Schwerbrandverletzten und Replantationszentren sind darin eingebunden. Die zweite Auflage des Weißbuches sichert dabei die Vorgaben der Versorgungsqualität und wird in Zukunft auch Institutionen zur Rehabilitation und ambulanten Weiterbehandlung in eines der Traumanetzwerke einbinden.
Ein Traumanetzwerk zeichnet sich durch folgende Merkmale aus:

- Je nach Versorgungsstufe wird zwischen lokalen, regionalen und überregionalen Traumazentren differenziert. Neben fachlichen Kompetenzen verfügen diese über spezielle personelle, strukturelle und apparative Ressourcen, wie z. B. in der Ausstattung eines Schockraums.
- Es wird die Aufnahme Schwerverletzter rund um die Uhr an 365 Tagen im Jahr durch jedes Traumazentrum gewährleistet.
- Durch definierte Kriterien wird ein Schwerverletzter einer Klinik zugewiesen; dabei sollte die Rettung und Erstversorgung eines Pat. innerhalb von etwa 30 Minuten erfolgen und dieser entsprechend seinem Verletzungsmuster in einem dafür geeigneten Traumazentrum eintreffen.
- Der Versorgung von Schwerverletzten werden Algorithmen gemäß evidenzbasierten Leitlinien zugrunde gelegt, die u. a. auf die S3-Leitlinie Polytrauma und Schwerverletztenversorgung zurückgreift.
- In Zukunft wird die flächendeckende telemedizinische Kommunikation innerhalb sowie zwischen den Traumanetzwerken zur schnellen Übertragung von Bilddaten sowie anderen Informationen durch das Projekt TeleKooperation TNW® weiter ausgebaut werden.

- Zur Verbesserung der Versorgungsqualität verpflichten sich die Kliniken, an internen und externen qualitätssichernden Maßnahmen teilzunehmen und im Rahmen dessen Behandlungsdaten Unfallverletzter in das Traumaregister DGU® einzugeben. Dadurch können medizinische Behandlungsmethoden hinsichtlich ihrer Effektivität untersucht und Abläufe optimiert werden. Dazu gehört es weiterhin, für Ärzte und Pflegepersonal Hospitationen, Austauschprogramme und gezielte Fort- und Weiterbildungsprogramme wie z. B. ATLS oder PHTLS anzubieten, um eine noch höhere Qualifizierung zu erreichen.
- Innerhalb eines Netzwerkes findet ein Abgleich der Traumazentren hinsichtlich der Vorhaltung spezifischer fachlicher Kompetenzen nach medizinischen Notwendigkeiten und Entwicklungen statt.

Nach aktuellem Stand wird Deutschland seit 2015 flächendeckend durch 52 Traumanetzwerke und aktuell 615 beteiligte Kliniken (Stand: Juli 2016) versorgt. Zunehmend findet eine Etablierung auch in den benachbarten Ländern Österreich, Schweiz, Niederlande, Belgien und Luxemburg statt.
Der NA sollte über Folgendes an seinem Standort informiert sein:

- Welches Traumanetzwerk ist in meiner Region zuständig?
- Gibt es ein Schockraum-Anmelde-Protokoll/-Verfahren?
- Welche Versorgungsmöglichkeiten bieten die Kliniken innerhalb des zuständigen Traumanetzwerkes?

1.22 Risikomanagement im Notarztdienst

Joachim Koppenberg und Ulrich v. Hintzenstern

Problematik

Notarzteinsätze sind häufig gekennzeichnet durch Stress und Zeitdruck in Kombination mit häufig wechselnden Teams mit unterschiedlicher Qualifikation. Der NA wird mit ihm unbekannten, häufig vital bedrohten Notfallpatienten aus allen medizinischen Fachgebieten und sämtlichen Altersgruppen konfrontiert. Zudem kommen teilweise selten praktizierte invasive Techniken zum Einsatz (z. B. Thoraxdrainage, Koniotomie). Dadurch ist die Notfallmedizin grundsätzlich für das Auftreten von systematischen Fehlern prädestiniert:

- Ca. 70 % aller Fehler sind dabei durch den „Faktor Mensch" verursacht.
- Ca. 80 % der Fehler aus diesem Bereich gelten durch die Einführung einer Sicherheitskultur als potenziell vermeidbar.

! **Typische Fehlerquellen im Notarztdienst**

- Medikamentenverwechslungen: v. a. bei ähnlich klingenden Medikamentennamen oder ähnlich aussehenden Ampullen: „sound alike – look alike drugs", z. B. Esmeron® – Esmolol.
- Technische Probleme: z. B. falsch zusammengebautes Rückschlagventil am Notfallbeatmungsgerät.
- Organisatorische Probleme: z. B. unklare Kompetenzenregelung.
- Kommunikationsprobleme: z. B. mangelnde Kommunikation bei der Übergabe im Schockraum.

1

Systematische Ansätze zur Fehlervermeidung

Strukturiertes Risikomanagement Analog zu dem bekannten PDCA-Zyklus aus dem Qualitätsmanagement wurde ein Regelkreis aus 4 Schritten etabliert, der immer wieder von vorne beginnt:

Risikoidentifizierung: Definition der möglichen Risiken, die Pat. oder RD-Mitarbeiter treffen können. Geeignete Instrumente dabei sind z. B. das CIRS (Critical Incident Reporting System) oder gegenseitige Sicherheitsvisiten („peer review"). Dabei sollten auch sog. „never events" definiert werden (z. B. Schädigung/Tod eines Pat. durch unerkannte Fehlintubation oder Schädigung eines NACA III-Pat.).

Risikobewertung: Quantifizierung der Risiken und Klärung möglicher Auswirkungen. Das Risikoausmaß und damit die Dringlichkeit der Risikobewältigung werden durch die kombinierte Bewertung der Wahrscheinlichkeit für das Auftreten des Risikos und die zu erwartende potenzielle Schadensgröße erfasst. So können die zu treffenden Maßnahmen priorisiert werden.

Risikobewältigung: Aufgrund der Identifikation und Bewertung der Risiken werden entsprechende Folgerungen gezogen und Gegenmaßnahmen eingeleitet (z. B. durch Etablierung von Standards und Einführung von Checklisten, s. a. Praktische Tipps zur Fehlervermeidung).

Risikoüberwachung: Schaffung eines Systems zur frühzeitigen Erkennung und Bewertung von neuen Zwischenfällen bzw. Beinahe-Zwischenfällen, um neue Risiken mit ihren potenziellen Schadensmöglichkeiten rechtzeitig minimieren bzw. neutralisieren zu können (z. B. durch ein CIRS [Critical Incident Reporting System]) als Frühwarnsystem (z. B. www.cirs-notfallmedizin.de).

Teilnahme an CRM(Crew Resource Management)-Trainingskursen

- CRM-Schulungen, die meist im Rahmen von Simulationstrainings stattfinden, zielen beim Thema Fehlervermeidung konkret auf den „Faktor Mensch" (Human Factor).
- Dabei werden Techniken vermittelt zur Situationswahrnehmung und Steuerung der Aufmerksamkeit, zur Koordination der Arbeitsabläufe, zur Entschlussfassung und -realisierung sowie zur Zusammenarbeit der beteiligten Berufsgruppen.
- Eine zentrale Stellung nimmt dabei die Stärkung der verbalen und non-verbalen professionellen Kommunikationskompetenz und die Schaffung einer Sicherheitskultur ein.

Praktische Tipps zur Fehlervermeidung

- Einführungskonzept für neue Mitarbeiter erarbeiten.
- Klar definierte Kompetenzzuteilungen festlegen (in Zusammenarbeit mit dem ärztlichen Leiter des Rettungsdiensts = ÄLRD).
- Standards etablieren und Checklisten erstellen (z. B. Stroke- oder ACS-Protokoll).
- Regelmäßiges praktisches Training (z. B. Thoraxdrainagenanlage, intraossäre Infusion, BLS-, ACLS-, PALS und ATLS-Kurse, Simulationstraining).
- Teilnahme an CRM(Crew Resource Management)-Trainingskursen inkl. Kommunikationstraining.
- Ablauf und Probleme selten auftretender Notfallsituationen (z. B. Geburt) mit den RD-Mitarbeitern besprechen und nach Möglichkeit trainieren.

- Regelmäßige Schulungen zum Thema Geräte (Defibrillator, Notfallbeatmungsgerät) und Notfallmedikamente (Wirkungen, Nebenwirkungen, Dosierungen, Besonderheiten) durchführen.
- Technische Geräte regelmäßig auf Funktionstüchtigkeit überprüfen (auch außerhalb des MPG).
- Auf einen übersichtlichen Medikamentenstamm beschränken und Präparate eines Wirkstoffs möglichst selten gegen preisgünstigere wirkstoffgleiche Medikamente austauschen (z. B. Lasix, Furosemid, Furorese, Furo-CT).
- Alle Anordnungen konsequent mündlich bestätigen (sog. „read backs").
- Permanente Aufmerksamkeit beim Aufziehen von Medikamenten.
- Doppelte Kontrolle (4-Augen-Prinzip) vor der Injektion: dem NA die leere Ampulle zusammen mit der Spritze zeigen. Verdünnungen z. B. bei Kindern vereinheitlichen, definitiv bestätigen lassen oder selbst vornehmen.
- Verwendung von standardisierten Medikamenten-Etiketten (DIVI gemäß ISO 26825).
- Eindeutig festlegen, ob Angaben entweder immer in ml-Einheiten oder mg angegeben werden. Immer mündlich klar anweisen: z. B. „Gib 5 mg Midazolam" statt „Gib 5 Midazolam" (ml oder mg?).
- Pat. auch beim Notfalleinsatz immer aktiv identifizieren und patientenzentriert kommunizieren.
- Alle verfügbaren technische und personelle Ressourcen optimal nutzen und Hilfe rechtzeitig anfordern (z. B. RTH, LNA).
- Aktive Nutzung von Checklisten, Merkhilfen etc.
- Bei Unsicherheiten oder Unklarheiten bzgl. Verständigung oder Abläufen diese aktiv im Team ansprechen („speak up") und ausräumen im Sinne einer Sicherheitskultur. Jedem Teammitglied sollte das Recht eingeräumt werden, Unsicherheiten und Unklarheiten anzusprechen und diese zu klären.
- Bei Blockaden bzw. Problemen alle Handlung kurz einstellen (ca. 10 s) und aktiv die Situation mit allen Beteiligten analysieren und das weitere Vorgehen für die nächsten 10 Min. vereinbaren („10-für-10-Prinzip").
- Regelmäßige Reevaluation der Situation – Notfälle sind oft sehr dynamisch und die Voraussetzung ändern sich ggf. schnell.
- Übergaben im Krankenhaus bzw. im Schockraum strukturiert und stringent durchführen.
- Einsatzdebriefing nutzen für Klärung möglicher sicherheitsrelevanter Punkte.

> **!** Grunderkenntnis Fehlermanagement: Fehler werden nicht absichtlich gemacht, sondern entstehen meist aufgrund systematisch schlechter Rahmenbedingungen, die durch entsprechende Maßnahmen optimiert werden können.

1.23 Kontroversen in der Notfallmedizin

Ulrich v. Hintzenstern und Harald Strauss

Die Notfallmedizin ist wie die gesamte Medizin einem ständigen Wandel unterworfen. Oft vergehen mehrere Jahre von der Erarbeitung von Leitlinien bis zu ihrer Publikation bzw. bis eine Überarbeitung oder Aktualisierung stattfindet. Daher sind die neuesten Studien in den Leitlinien meist nicht berücksichtigt und stehen teilweise im Widerspruch zu ihnen.

Gerade in der Notfallmedizin ist ein pragmatisches Vorgehen obligat. Dies betrifft auch die Auswahl der Medikamente. Daher ist es sinnvoll, eine überschaubare Anzahl von Notfallmedikamenten zur Verfügung zu haben, die möglichst breit und sicher einsetzbar sind.
Zu einigen auch in der Notfallmedizin eingesetzten Medikamenten gibt es neuere Studien bezüglich möglicher Nebenwirkungen. Da die Ergebnisse dieser Untersuchungen meist nicht unter präklinischen Bedingungen, sondern bei ausgewählten Patientengruppen (z. B. Septikern) gewonnen wurden, ist die Übertragung der Studienresultate auf Notfallpatienten nicht unkritisch zu sehen und wird z. T. sehr kontrovers diskutiert. Deshalb können zur Zeit der Drucklegung dieses Buches teilweise keine allgemeingültigen Empfehlungen für die Präklinik gegeben werden. Aus diesem Grund macht es Sinn, sich Alternativen zurechtzulegen, deren „Gültigkeit" aber regelmäßig kritisch hinterfragt werden muss.

Etomidat

Etomidat ist das Narkoseeinleitungshypnotikum mit schneller Anschlagszeit und den geringsten hämodynamisch bedeutsamen Nebenwirkungen. Diskutiert wird die Möglichkeit, dass bereits eine Einzelbolusgabe im Rahmen einer Narkoseeinleitung ein Risikofaktor für die Entwicklung einer Nebennierenrindeninsuffizienz mit der möglichen Konsequenz für eine ungünstige Überlebens- und Komplikationsrate v. a. bei kritisch kranken und schwer traumatisierten Pat. sein könnte.
Eine in dieser Hinsicht sicherere Alternative wäre die Kombination aus Propofol und Esketamin zur Narkoseeinleitung.

Hydroxyethylstärke (HES, HAES bzw. HÄS)

Die derzeitige Datenlage zur Anwendung von Hydroxyethylstärke beruht insbesondere auf Untersuchungen an kritisch kranken Sepsispatienten. Es gibt wichtige Hinweise darauf, dass der Nutzen von hydroxyethylstärkehaltigen Infusionslösungen die Risiken nicht länger überwiegt, was einen kritiklosen Einsatz dieses Kolloids auch in der Notfallmedizin verbietet.
Neue Vorgaben, die eine Belieferung einer Organisationsstruktur mit HAES durch Apotheken und Großhändler an die lückenlose, dokumentierte Schulung ALLER Anwender knüpft, werden eine durchgängige Verfügbarkeit von HAES in naher Zukunft deutlich einschränken.
Als pragmatisches Vorgehen bei präklinischen Pat. mit relevantem Blutverlust bzw. Volumenmangel empfiehlt sich primär die Infusion von 1–2 l balancierter Vollelektrolytlösung (s. u.). Falls daraufhin keine Kreislaufstabilisierung eintritt, kann weiterhin Hydroxyethylstärke 130/0,4 eingesetzt werden (aber nur in balancierter Basislösung).
Vor dem Hintergrund der Diskussion um den Einsatz von hydroxyethylstärkehaltigen Infusionslösungen könnten Gelatinelösungen aufgrund ihrer fehlenden renalen NW sowie ihrer weitgehenden Gerinnungsneutralität (bei allerdings etwas geringerem Volumeneffekt) an Bedeutung gewinnen.

Kristalloide Infusionslösungen

Entscheidend für die Auswahl einer kristalloiden Standardinfusionslösung in der Präklinik ist der Gesichtspunkt, dass auch große Mengen möglichst nebenwirkungsarm infundiert werden können. Dafür kommen grundsätzlich ausschließlich möglichst isotone Vollelektrolytlösungen infrage:

- NaCl 0,9 % (renale Vasokonstriktion, Abnahme der Diurese, hyperchlorämische Dilutionsazidose)

- „Klassische“ Ringer (Dilutionsazidose)
- Ringerlaktat (Aktivierung neutrophiler Granulozyten sowie iatrogener Anstieg des Plasmalaktatspiegels)
- Ringermalat (leicht hypoton)
- Ringeracetat (leicht hypoton)

Derzeit haben sich im klinischen Gebrauch die (leicht hypoosmolale) Ringeracetat- bzw. Ringermalat-Lösung als universelle Standardlösung durchgesetzt, da diese eine geringe Menge freies Wasser für die Nierenfunktion zur Verfügung stellen sowie eine leicht alkalisierende Potenz durch die Metabolisierung des Acetats bzw. Malats besitzen.

Da für Ringermalat wesentlich weniger klinische Studien als für Ringeracetat vorliegen, wird in diesem Buch Ringeracetat als Standardinfusionslösung empfohlen.

Aus mehr theoretischen Erwägungen sollte beim isolierten Schädelhirntrauma eine möglichst balancierte plasmaadaptierte Infusionslösung bevorzugt werden. Aus pragmatischen praxisorientierten Überlegungen wird jedoch in dieser Auflage für alle Notfallsituationen durchgängig eine balancierte Ringeracetatlösung empfohlen.

Sauerstoff

In der Diskussion ist die Sauerstoffgabe in der Notfallmedizin durch Untersuchungen zur Anwendung während der Reanimation nach Wiederherstellung des Spontankreislaufs sowie beim akuten Koronarsyndrom („Reperfusionsschaden“). Die Frage ist, ob ein isolierter Faktor, z. B. eine Sättigung von 99 % in der präklinischen Phase, das Outcome von Notfallpatienten nachweisbar negativ beeinflussen kann. Inzwischen besteht Einigkeit, grundsätzlich eine Normoxie anzustreben, d.h.nicht nur eine Hypoxie, sondern auch eine Hyperoxie zu vermeiden.

Unstrittig ist, dass während einer Reanimation maximale Sauerstoffkonzentrationen einzusetzen sind. Für alle anderen Notfallsituationen bei einem spontan atmenden Pat. empfiehlt sich ein pragmatisches Vorgehen, bei dem nur dann Sauerstoff angeboten wird, wenn die $SpO_2 < 94\,\%$ beträgt. Mit einer O_2-Dosierung von 2–4 l/Min. per Nasensonde/-brille wird dabei eine $F_iO_2 < 0{,}4$ und damit ein „sicherer“ $p_aO_2 < 300$ mmHg erzielt.

!

- Zu vermeiden ist grundsätzlich eine sicher schädliche Hypoxie sowie eine möglicherweise schädliche erhebliche Hyperoxie ($p_aO_2 > 300$ mmHg).
- Bei beatmeten Pat. sollte zunächst 100 % O_2 verwendet und die Sauerstoffkonzentration nur unter pulsoxymetrischer Kontrolle stufenweise reduziert werden bis zu einem Minimalwert von 96 %.

Succinylcholin versus Rocuronium

Die Sicherung des Atemwegs ist in der Präklinik signifikant schwieriger als in der Klinik. Durch eine Relaxierung werden die Intubationsbedingungen deutlich verbessert und die Risiken für Folgeschäden (z. B. Blutungen, Atemwegs- und Zahnverletzungen) gesenkt. Daher sollte nach strenger Indikationsstellung zur Intubation der Einsatz eines Muskelrelaxans in der Präklinik Standard sein.

Für die Relaxierung bei einer RSI (Rapid Sequence Induction) im Rahmen einer präklinischen Notfallnarkose (nicht nüchterner Pat.!) stehen die Muskelrelaxanzien Succinylcholin und Rocuronium zur Verfügung.

1

Bei der Gabe von Succinylcholin 0,8–1,0 mg/kg KG oder Rocuronium 1,2 mg/kg KG bestehen nach 60 s identische Intubationsbedingungen. Die Wirkdauer bis zur vollständigen Erholung wird bei diesen Dosierungen mit 7–10 Min. bei Succinylcholin bzw. 120 Min. bei Rocuronium angegeben. Succinylcholin kann zwar nicht antagonisiert werden, da aber die Antagonisierung von Rocuronium durch das Aufziehen von 6 Amp. (16 mg/kg) des Antidots (Sugammadex) mit einer zeitlichen Verzögerung von mehreren Minuten geschieht (Zeit bis Entscheidung zum Einsatz von Sugammadex; Berechnung, Aufziehen und Injizieren der entsprechenden Dosis) und der Wirkbeginn des Antidots dann erst nach 3 Min. zu erwarten ist, spielt dieser Nachteil im RD keine Rolle.
Unter diesen Gesichtspunkten kann Succinylcholin als sicheres Relaxanz in der Präklinik gelten.

1.24 Patientenübergabe

Rolando Rossi

Akute Notfälle erfordern eine lückenlose Folge von medizinischen Maßnahmen und einen parallelen Informationsfluss im Sinne der klassischen „Rettungskette".

Übergabe Elementarer Bestandteil der gestuften Pat.-Versorgung vom Notfallort bis zur definitiven klinischen Ther. mit Wechsel der medizinischen und juristischen Verantwortung. Wichtig ist dabei eine strukturierte Präsentation der Informationen über die Ausgangssituation und die bisherige Versorgung. Ein diszipliniertes Verhalten aller Beteiligten während des Übergabeprozesses vermeidet Lücken und Fehler bei der Informationsweitergabe und verhindert Risiken für den Pat.

> **!** Bei jeder Einstiegs- und Übergabesituation, auch zwischen Personen unterschiedlicher Ausbildung, verschiedener beruflicher Erfahrung und persönlicher Prägung, müssen alle wesentlichen Informationen situationsgerecht, korrekt und lückenlos in einem robusten, nachvollziehbar strukturierten Prozess weitergegeben werden.

Störungen der Kommunikation

- Durch Umgebungsfaktoren am Notfallort oder bei der Übergabe, durch menschliche Faktoren, Zeitdruck und Sprach-/Ausbildungs-/Trainingsdefizite.
- Durch eine unstrukturierte, missverständliche, lücken- und/oder sogar fehlerhafte Übergabe, meist ohne (chrono-) logische Reihenfolge der Informationen, sodass der Übernehmende sich die Notfallsituation nicht insgesamt vorstellen und die Befunde und durchgeführten Maßnahmen korrekt einordnen und merken kann.

Verbesserung der Kommunikation

- Ein universell für alle Notfallpat. geeignetes und robustes Werkzeug stützt sich auf die bekannten Schemata wie cABCDE usw.
- Die Informationen werden nachvollziehbar, systematisch, priorisiert, umfassend, inhaltlich korrekt, zeitsparend und sicher weitergegeben.
- Ein grundsätzlich für Anmeldung und Übergabe geeignetes Werkzeug wie iSoBAR (= gleiches Druckniveau) bringt Sender und Empfänger des Kommunikationsprozesses auf das gleiche Informationsniveau (▶ Tab. 1.18).

Tab. 1.18 iSoBAR – universelles Kommunikationswerkzeug im Rettungsdienst

Kürzel	Bedeutung	Lagemeldung	Klinikanmeldung	Übergabe
i	Identifizierung	Rettungsmittel, Standort	Alter und Geschlecht des Pat.	• Leader Rettungsdienst-Team • Klinikaufnahme-Team • Pat. -Daten, z. B. Versichertenausweis
S	Situation	Allgemeine Lagebeschreibung, Anzahl der Pat.	Notfallereignis, Notfalldiagnose	Situation vor Ort, Zeitpunkt, Erstbefund Ggf. Abbruch für unmittelbar erforderliche Interventionen, z. B. CPR, Intubation
o	Observationen	Zustand des/ der Pat.: kritisch/nicht Kritisch	Vitalfunktionen: stabil/ instabil, CPR, katecholaminpflichtig, intubiert, beatmet?	• Vitalfunktionen: cABCDE • Weitere Befunde: A(C)VPU, FAST, NRS, OPQRST • Hauptdiagnosen, ggf. Nebendiagnosen • Durchgeführte Maßnahmen, Verlauf
B	Background	Zusatzinformationen: • Besondere Gefahrenlage • Bedarf für technische Hilfe	Weitere wichtige Informationen • Zusätzlich erforderliche Fachkompetenz • Isolationspflichtig?	• Vorerkr., Medikamente, Allergien: SAMPLERS • Infektionsstatus, Pflegesituation • Patientenverfügung, Angehörige, Hausarzt
A	Aufgaben	Erforderliche Rettungsmittel und Klinikressourcen abschätzen	• Behandelnde Abteilung • Zeitpunkt Klinikankunft • Intensivbett erforderlich?	• Anstehende diagnostische, ther. Maßnahmen: cABCDE • Risiken
R	Read Back (Rückfragen)	Zusammenfassung durch Leitstellendisponent → Informationslücken?	Zusammenfassung durch Notaufnahmedisponenten -> Informationslücken?	Read back durch Leader Klinikaufnahme-Team → Informationslücken?
Zeitbedarf		30–45 s	30–45 s	<2 Min.

- Verwenden einer Allen geläufigen Struktur und Sprache mit allgemein bekannten Vokabeln und verständlicher Grammatik.
- Die für eine effiziente Informationsweitergabe erforderliche Beschränkung auf die objektiven und relevanten Fakten, verbessert die gedankliche Aufnahme und Einprägsamkeit für den Übernehmenden.

Ablauf einer ungestörten Übergabe

- Ruhige Atmosphäre in geeigneter Umgebung (z. B. Schockraum, Herzkatheterlabor, Stroke-Unit).
- Pat. liegt auf der Rettungsdienst-Trage, keiner arbeitet am Pat., alle Übergebenden und Übernehmenden hören konzentriert dem Übergabe-Rapport zu.
- Nach Abschluss der Übergabe-Rapports und Klärung essenzieller Fragen Umlagerung des Pat., Übergang von Monitoring und Ther. (z. B. Beatmung, Infusion) und damit der Verantwortung an das Aufnahme-Team.
- Abschließend Übergabe von Einsatzprotokoll, Asservaten und Eigentum des Pat.

2 Arbeitstechniken

Achim Betzenberger, Ulrich v. Hintzenstern, Dirk Kusche, Gregor Lichy, Michaela Niebank, Johann Reuß, Julia Sasse, Stefan Schulz-Drost, Harald Strauss, Axel Topp

2.1 Hilfsmittel zur Rettung
Ulrich v. Hintzenstern und Stefan Schulz-Drost **125**

2.1.1 Helm- und Genickschutzabnahme bei verletzten Zweiradfahrern
Ulrich v. Hintzenstern **125**

2.1.2 HWS-Stützkragen
Ulrich v. Hintzenstern **126**

2.1.3 Rettungskorsett/-weste
Ulrich v. Hintzenstern **127**

2.1.4 Rautek-Griff
Ulrich v. Hintzenstern **127**

2.1.5 Rettungstuch
Ulrich v. Hintzenstern **128**

2.1.6 Schaufeltrage
Ulrich v. Hintzenstern **128**

2.1.7 Vakuummatratze
Ulrich v. Hintzenstern **129**

2.1.8 Spineboard
Ulrich v. Hintzenstern **129**

2.1.9 Rettungs-BOA
Harald Strauss **129**

2.1.10 Vakuumschienen
Ulrich v. Hintzenstern **129**

2.1.11 Beckengurt/-schlinge
Stefan Schulz-Drost und Ulrich v. Hintzenstern **130**

2.2 Besondere Rettungssituationen
Achim Betzenberger, Ulrich v. Hintzenstern, Michaela Niebank, Julia Sasse, Stefan Schulz-Drost, Harald Strauss und Axel Topp **130**

2.2.1 Luftrettung
Harald Strauss, Ulrich v. Hintzenstern und Achim Betzenberger **130**

2.2.2 Wasserrettung
Stefan Schulz-Drost **136**

2.2.3 Seerettung
Ulrich v. Hintzenstern und Stefan Schulz-Drost **136**

2.2.4 Bergrettung
Ulrich v. Hintzenstern, Harald Strauss und Axel Topp **137**

2.2.5 Höhlenrettung
Harald Strauss, Ulrich v. Hintzenstern und Axel Topp **139**

2.2.6 Höhenrettung
Ulrich v. Hintzenstern und Axel Topp **140**

2.2.7 Hochpathogene Infektionen („Seuchen")
Julia Sasse und Michaela Niebank **141**

2.2.8 Räumung von Gebäuden und Evakuierung von Stadtteilen
Axel Topp **146**

2.3 Spezielle Unfallrettung
Ulrich v. Hintzenstern, Johann Reuß, Harald Strauss und Axel Topp **148**

2.3.1 Kfz-Unfälle
Ulrich v. Hintzenstern, Axel Topp und Harald Strauss **148**

2.3.2 Bahnunfall
Ulrich v. Hintzenstern, Harald Strauss und Axel Topp **153**

2.3.3 Luftfahrzeugunfall
Johann Reuß **154**

2.3.4 Brandunfall
Axel Topp **155**

2.3.5 Maschinenunfall
Harald Strauss **157**

2.3.6 Chemieunfall
Harald Strauss, Ulrich v. Hintzenstern und Axel Topp **158**

2.3.7 Silo- und Tankunfall
Harald Strauss und Ulrich v. Hintzenstern **159**

2.3.8 Verschüttung
Harald Strauss und Ulrich v. Hintzenstern **160**

2.3.9 Eiseinbruch
Harald Strauss und Ulrich v. Hintzenstern **160**

2.3.10 Erhängen, Strangulation, Erwürgen
Harald Strauss und Ulrich v. Hintzenstern **161**

2.4 Notamputation
Stefan Schulz-Drost und Ulrich v. Hintzenstern **162**

2.5 Prinzipien der Lagerung
Ulrich v. Hintzenstern **163**

2.6 Wundversorgung
Stefan Schulz-Drost und Ulrich v. Hintzenstern **164**

2.7 Venöse Zugangswege
Ulrich v. Hintzenstern **166**

2.7.1 Allgemeine Grundlagen **166**

2.7.2 Periphervenöse Zugangswege **167**

2.7.3 Zentralvenöse Zugangswege **169**

2.8 Intraossäre Infusion
Ulrich v. Hintzenstern **173**

2.9 Arterielle Punktion
Ulrich v. Hintzenstern **175**

2.10 Drainagen
Götz Geldner, Ulrich v. Hintzenstern und Stefan Schulz-Drost **176**

2.10.1 Thoraxdrainagen
Ulrich v. Hintzenstern und Stefan Schulz-Drost **176**

2.10.2 Ösophaguskompressionssonden
Ulrich v. Hintzenstern **179**

2.10.3 Magensonde
Ulrich v. Hintzenstern **181**

2.10.4 Harnblasenkatheter
Dirk Kusche und Ulrich v. Hintzenstern **181**

2.11 Sonografie
Gregor Lichy **184**

2.12 Sekundärtransport (Interhospitaltransfer)
Ulrich v. Hintzenstern **185**

2.1 Hilfsmittel zur Rettung

Ulrich v. Hintzenstern und Stefan Schulz-Drost

2.1.1 Helm- und Genickschutzabnahme bei verletzten Zweiradfahrern

Ulrich v. Hintzenstern

Helmabnahme

! Es gibt sehr verschiedene, teils komplizierte Verschlussmechanismen → ggf. Kinnriemen durchschneiden.

Indikation Bewusstlosigkeit, Beeinträchtigung von Vitalfunktionen, V. a. HWS-Verletzung, Erbrechen (Aspirationsgefahr), kraniokaudale Untersuchung bei traumatologischen Notfällen.

Durchführung (▶ Abb. 2.1). 2 Helfer notwendig (1. Helfer kniet hinter dem Kopf des Pat., 2. Helfer kniet neben dem Pat.):

- Visier des Helms öffnen, evtl. Brille abnehmen.
- Wenn vorhanden, zu öffnendes Kinnteil/teilbaren Integralbogen öffnen bzw. aufklappen (z. B. Schuberth, Nolan, Shoei, Caberg).
- Bei manchen Helmen finden sich innen am Kinnbogen beidseits Metallösen, mit denen sich die Kinnpolster nach vorne herausziehen lassen.
- Erster Helfer fixiert Kopf des Pat.: Helmunterrand **und** Unterkiefer fassen und Längszug ausüben.
- Zweiter Helfer öffnet Helmverschluss und übernimmt die Fixierung des Kopfs: mit den Langfingern Hinterkopf und Nacken stützen, Daumen auf den Unterkiefer auflegen und Längszug ausüben.
- Erster Helfer entfernt vorsichtig den Helm; erst im Nackenbereich bewegen, dann mit Kippbewegung über die Nase ziehen.
- Erster Helfer übernimmt nach Helmabnahme den Kopf unter Längszug.
- Zweiter Helfer legt Halskrawatte (z. B. Stifneck®) zur Stabilisierung an.

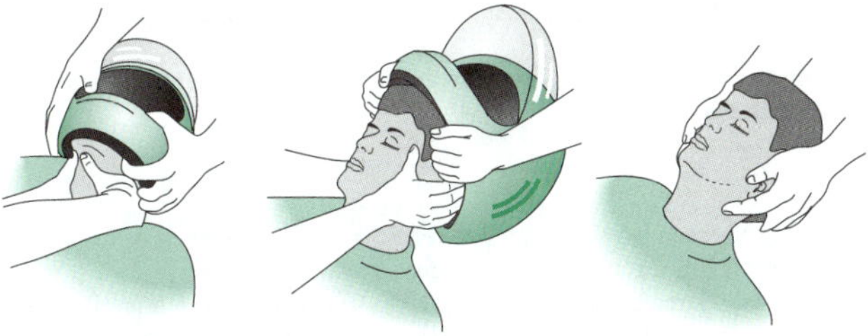

Abb. 2.1 Helmabnehmen [L190]

- Beim Helmentfernen Nase schonen.
- Wenn kein Neckbrace vorhanden ist, Längszug während des gesamten Vorgangs kontinuierlich aufrechterhalten.

Genickschutzabnahme

Genickschutzsysteme („Neckbraces") sind ringförmige, massive Rahmengestelle für Zweiradfahrer, die mit Streben auf Brustbein und Wirbelsäule abgestützt sind und HWS-Verletzungen durch extreme Überstreckungen nach vorne (Hyperflexion), zur Seite (laterale Hyperflexion) und hinten (Hyperextension) verhindern.

Indikation Wie bei Helmabnahme bzw. immer im Sinne einer geordneten Traumaversorgung.

Neckbraces besitzen beidseitig im Rahmen integrierte Schnell- oder Hakenverschlüsse, die teils schwierig zu lösen sind → ggf. Begleiter des Verunfallten hinzuziehen.
Einfachere Systeme aus Schaumstoff, die vorne zusammengebunden werden, können mit einem Feuerwehrrettungsmesser (z. B. Rescue Tool®; **Cave:** Das Rescue Tool® mit Einhandmesser fällt unter die Regelung von § 42a Abs. 1 Nr. 3 des Waffengesetzes und darf daher nur im Notfallkoffer mitgeführt werden) am Gelenk zerschnitten werden.

2.1.2 HWS-Stützkragen

Ulrich v. Hintzenstern

Definition Speziell vorgeformte Stützelemente zur Stabilisierung der HWS (z. B. Stifneck®).

Indikation V. a. HWS-Verletzung (z. B. „Schleudertrauma", im Prinzip auch bei jedem schwer verletzten Pat.).

- Sich dem Pat. in dessen Blickrichtung nähern → Vermeiden von Kopf- oder Körperdrehungen.
- Größe der Halskrawatte nach Abstand zwischen Unterkieferwinkel und Schulter auswählen.
- Halskrawatte öffnen, nach Herstellerangaben vom Kinn her unter Kopflängszug (2. Helfer) anlegen.
- Halskrawatte schließen.

!

- Keine Normen, verschiedene Modelle → Herstellerangaben beachten!
- Schaumstoffkragen ineffektiv („Halswärmer")
- Gute Fixierung des Kopfs und der HWS nur bei richtiger Auswahl der Stützkragengröße möglich. Stützkragen in verschiedenen Größen bzw. verstellbare Stützkragen („einer für – fast – alle") erhältlich
- Falls erforderliche Intubation erschwert, ggf. Halskrawatte öffnen

2.1.3 Rettungskorsett/-weste

Ulrich v. Hintzenstern

Definition Spezielle Gerätschaften zur Immobilisation der BWS und LWS (z. B. KED-System®).

Indikation V. a. BWS- oder LWS-Fraktur bei Pat., bei denen primär keine Schaufeltrage oder Vakuummatratze eingesetzt werden kann (z. B. eingeklemmter Autofahrer).

Durchführung Anlegen nach Herstellerangabe, meist beidseits lateral Verschlussmechanismen.

> ! Bei Verwendung eines Rettungskorsetts immer **vorher** einen HWS-Stützkragen anlegen.

2.1.4 Rautek-Griff

Ulrich v. Hintzenstern

Indikation Rettung von liegenden oder sitzenden Pat. aus einer Gefahrenzone.

> ! Der Rautek-Griff ist ein reiner Rettungsgriff und darf nur eingesetzt werden, wenn bei akuter Lebensgefahr (z. B. Brand, Explosionsgefahr) nur ein Helfer zur Verfügung steht (als letzter Ausweg) → Gefahr von Organschäden (z. B. Leberruptur, Querschnittslähmung bei HWS-Fraktur).

Durchführung (▶ Abb. 2.2)

- Bei liegendem Pat.:
  - Von hinten mit gespreizten Beinen an den Kopf des Pat. treten.
  - Nacken umfassen und Pat. in sitzende Stellung aufrichten, dabei Schultern abstützen.
  - Von dorsal mit den Armen durch beide Achseln des Pat. greifen und einen (nicht verletzten) Unterarm mit dem Affengriff umfassen.
  - Mit Schwung Pat. auf die eigenen Oberschenkel ziehen und mit Rückwärtsschritten aus der Gefahrenzone bewegen.
- Bei sitzendem Pat. (z. B. Rettung aus Kfz; ▶ 2.3.1):
  - Überprüfen, ob Extremitäten eingeklemmt sind, notfalls Beine aus den Autopedalen lösen.
  - Beide Hüften umfassen und Pat. so drehen, dass sein Rücken zum Helfer zeigt.
  - Weiteres Vorgehen wie nach Aufsetzen eines liegenden Pat. (s. o.).

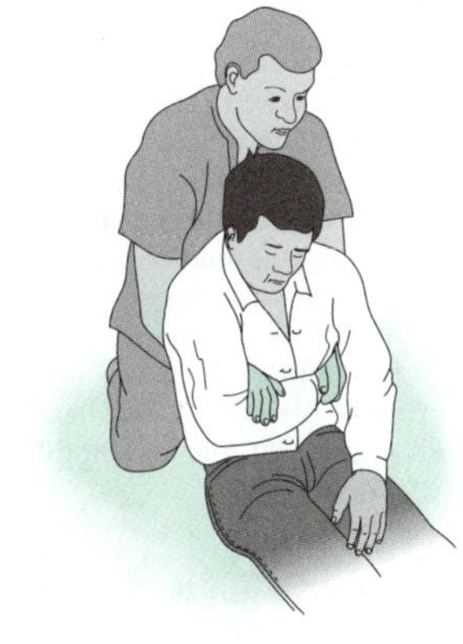

Abb. 2.2 Rautek-Griff [L190]

> !
> - Beim Aufrichten des Pat. Schultern abstützen, sonst Gefahr des Vornüberfallens.
> - V. a. WS-Verletzung → vorher entsprechend stabilisieren (▶ 2.1.2, ▶ 2.1.3).
> - V. a. Thoraxverletzungen → bes. schonend vorgehen und Thoraxkompression vermeiden.
> - V. a. Beinverletzungen → Beine durch 2 Helfer vorsichtig anheben und halten lassen.
> - Beim Retten aus Kfz auf Glasscherben achten → Eigenschutz (▶ 1.8.3).

2.1.5 Rettungstuch

Ulrich v. Hintzenstern

Definition Reißfestes Tragetuch mit Handgriffen zum Transport eines Pat. unter schwierigen räumlichen Verhältnissen (z. B. enges Treppenhaus).

Anwendung
- Rettungstuch der Länge nach zur Hälfte zusammenrollen
- Pat. vorsichtig seitlich drehen, gerolltes Rettungstuch unterschieben
- Pat. um 180° zurückdrehen
- Rettungstuch entrollen
- Pat. wieder in Rückenlage bringen

> !
> - Ggf. Pat. vorher HWS-Stützkragen anlegen
> - Beim Drehen des Pat. auf freie Atmung achten, Wirbelsäule untersuchen
> - Zum Transport 3–4 Helfer notwendig

2.1.6 Schaufeltrage

Ulrich v. Hintzenstern

Definition Hilfsmittel zur schonenden Rettung von liegenden Pat.

Indikation Wirbelsäulen- oder Beckentrauma, multiple Frakturen.
- Schaufeltrage öffnen und der Größe des Pat. anpassen.
- Beide Körperseiten des liegenden Pat. jeweils nacheinander minimal anheben und entsprechende Tragenhälfte bis zum Rand unterschieben.
- Schaufeltrage mit der Kopfseite (breites Teil) beginnend schließen.
- Pat. auf Schaufeltrage mit Gurten fixieren.
- Pat. auf Vakuummatratze (▶ 2.1.7) umlagern, Schaufeltrage unter dem Pat. öffnen und entfernen.
- Combicarrier®: Markenname einer Schaufeltrage, die eine optimale Kombination aus herkömmlicher Schaufeltrage und einem Spineboard darstellt.

> !
> - Keine Körperteile des Pat. beim Schließen der Schaufeltrage einquetschen.
> - Kopf- und Fußteil der Schaufeltrage nicht verwechseln → Verletzungsgefahr.

2.1.7 Vakuummatratze

Ulrich v. Hintzenstern

Definition Unterlage zur schonenden (Um-)Lagerung des Pat. und zur Stabilisierung verletzter Körperteile („Ganzkörperschiene").

Indikation Polytrauma, proximale Extremitätenfrakturen, Becken- und Wirbelsäulenverletzungen, SHT (Kopffixierung in der Mittellinie).

- Luftventil öffnen, Vakuummatratze glatt streichen.
- Pat. auf Matratze ablegen.
- Vakuummatratze an den Körper anformen, v. a. an zu stabilisierende Körperteile.
- Vakuummatratze absaugen unter weiterem Anformen an den Körper des Pat.

!

- Ober- und Unterseite der Vakuummatratze beachten (sonst Umlagerung mit der Vakuummatratze unmöglich).
- Scharfe Gegenstände (z. B. Spritzenkanülen, Messer und Glasscherben) können Vakuummatratze beschädigen.
- Vor der Evakuierung der Matratze Taschen des Pat. leeren (z. B. Schlüsselbund, Werkzeug bei Handwerkern), um schwere Druckschäden der Haut zu vermeiden.
- Absaugventil nach Absaugen fest schließen.

2.1.8 Spineboard

Ulrich v. Hintzenstern

Vorrichtung zur Rettung und Immobilisation von Pat. mit V. a. WS-Verletzung oder Polytrauma. Der Pat. wird dabei mit einem mehrteiligen Gurtsystem auf dem Brett fixiert.

2.1.9 Rettungs-BOA

Harald Strauss

Dick gepolsterte (wurstförmige) offene Schlinge zur Rettung von Patienten aus Zwangslagen. Wird nach Anlage einer HWS-Schiene doppelt zirkulär um diese und dann unter den Achseln hindurch angelegt. Zusammen mit dem Spineboard kann eine auf dem PKW-Sitz sitzende Person achsengerecht gerettet werden. Auch zur Crash-Rettung als Alternative zum Rauteck-Griff geeignet.

2.1.10 Vakuumschienen

Ulrich v. Hintzenstern

Schienen zur Ruhigstellung von Frakturen und Luxationen der Extremitäten.

- Verletzte Extremität reponieren (▶ 11.7.4).
- Ggf. Wunden mit sterilen Kompressen abdecken.
- Belüftete, weiche Schiene unter die Extremität schieben.
- Vakuumschiene an die Extremität anformen und mit Klettbändern fixieren.
- Vakuumschiene absaugen unter weiterem Anformen an die verletzte Extremität.
- Ggf. Klettbänder nachregulieren.

!
- Im Gegensatz zur pneumatischen Schiene praktisch keine Gefahr der Beeinträchtigung der Blutzirkulation.
- Die Vakuumschiene ist Röntgenstrahlen-negativ, d. h., sie kann bis zur definitiven chirurgischen Versorgung belassen werden.
- Falls keine Vakuummatratze zur Verfügung steht, kann eine Vakuumschiene auch zur behelfsmäßigen Ruhigstellung einer Schulterfraktur oder -luxation verwendet werden.
- Schiene muss das proximal und das distal der Fraktur gelegene Gelenk umfassen.
- Scharfe Gegenstände vorher entfernen.
- Absaugventil nach Absaugen fest schließen.

2.1.11 Beckengurt/-schlinge

Stefan Schulz-Drost und Ulrich v. Hintzenstern

Vorrichtung zur Stabilisierung einer Beckenfraktur (z. B. T-POD® Beckenschlinge oder SAM Sling®) → deutliche Reduzierung der Blutung sowie der Schmerzen.
- Instabiles Becken von lateral komprimieren, Beine innen rotieren, somit reponieren (▶ 11.7.4).
- Ggf. verkürztes Bein „lang ziehen".
- Ggf. Wunden mit sterilen Kompressen abdecken.
- Beckengurt unter das Gesäß schieben und in Höhe der Trochanteren positionieren.
- Gurt schließen, dabei Symphysenregion tasten um Therapieerfolg zu kontrollieren und Überkompression zu vermeiden.

2.2 Besondere Rettungssituationen

Achim Betzenberger, Ulrich v. Hintzenstern, Michaela Niebank, Julia Sasse, Stefan Schulz-Drost, Harald Strauss und Axel Topp

2.2.1 Luftrettung

Harald Strauss, Ulrich v. Hintzenstern und Achim Betzenberger

Einsatzmöglichkeiten Primär- (▶ 1.2.1) und Sekundäreinsatz, Patientenrettung (mit Seilwinde im Gebirge oder aus dem Wasser), Patientensuche (v. a. bei großflächigen und unübersichtlichen Unfallsituationen, Orten von Lawinenopfern), Beurteilung der Schadenslage (z. B. An- und Abfahrtswege, Gefahrenmomente), Transport zusätzlicher Rettungskräfte und -mittel (z. B. Taucher, Rettungshundestaffeln), technische Hilfe (z. B. Ausleuchtung einer Unfallstelle, Luftmarkierungspunkt für Bodenfahrzeuge oder weitere Hubschrauber).

Primäreinsatz
- Schnellstmöglicher Transport von NA, RA und medizinischer Ausrüstung an den Notfallort, um den Pat. für den Weitertransport in die Klinik zu versorgen.
- Transport eines Pat., für den der bodengebundene Transport eine zusätzliche Gefährdung bedeutet:

- Weil bodengebundene Rettungsmittel nicht vorhanden sind oder zu langsam wären, z. B. Transport unter mechanischer HDM (mHDM) mit LUCAS usw. über weitere Strecken zur speziellen Ther.
- Weil der Pat. in eine entfernte Spezialklinik gebracht werden soll.

! Die Entscheidung über die Notwendigkeit eines Hubschraubertransports trifft allein der Notarzt. Er entscheidet auch, ob zuerst eine Stabilisierung im nächstgelegenen Krankenhaus durchgeführt wird, dem ein Sekundärtransport folgt.

Sekundäreinsatz Verlegung von Pat. aus Krankenhäusern niedriger Versorgungsstufe in Krankenhäuser der Schwerpunkt- oder Maximalversorgung (▶ 2.12). **Bedingung:** Der Lufttransport bringt gegenüber dem Bodentransport entscheidende Vorteile:

- **Zeitlich:** Entfernung für bodengebundenen Transport zu zeitraubend. **Cave:** Bei Nachtflügen beträgt die Transportvorbereitung bis zu 1 h. Damit zerrinnt ein Zeitvorteil schnell.
- **Medizinisch:** Vorteil gegenüber einem NAW oder ITW:
  - Geringere Beschleunigungskräfte in der Vertikal- und Längsachse.
  - Geringere Schwingungsamplitude.

Die Organisation des Rettungsdienstes ist Ländersache. In einigen Bundesländern haben sich **Leitstellen** etabliert, die sowohl bei der Entscheidung für oder gegen ein Rettungsmittel Hilfestellung leisten, als auch luftgestützte Sekundärtransporte organisieren. Für die einheitliche Steuerung aller arztbegleiteten Sekundärtransporte zu Land und in der Luft wurde in Bayern der „Leitfaden Interhospitaltransfer" eingeführt, der für die anfordernden Krankenhäuser und für die Leitstellen, die die Intensivtransportmittel koordinieren, verbindlich ist (▶ Abb. 2.3).

Ein Grund für die Etablierung von **Intensivtransporthubschraubern** (ITH) war die spezielle Auslegung auf den Transport von schwerkranken Pat. samt medizinischer Ausrüstung und Personal. Es wurden größere instrumentenflugtaugliche Baumuster eingesetzt wie die BK 117 oder der Nachfolger EC 145. Für den Rettungsdienst wurden kleine und wendige Rettungshubschrauber (RTH) verwendet, wie die Bo 105 oder ihr Nachfolger EC 135.

Aufgrund der allgemeinen Verknappung im Medizinsystem entstand ein Bedarf nach doppelter Nutzung von ITH und RTH. In Ansätzen wird ein solches Konzept („**dual use**") schon von einigen Rettungsleitstellen praktiziert, obwohl z. B. die EC 135 für den Intensivtransport eigentlich zu klein ist.

Kontraindikationen

Fliegerisch: Flug außerhalb der Einsatzgrenzen (Anhang A), z. B. bei schlechter Sicht oder bei Vereisung und/oder gefrierendem Niederschlag an der Maschine. Der Pilot **kann** bei schlechten Sichtverhältnissen davon abweichen, wenn er im Rahmen einer Güterabwägung einen Flug für zwingend erforderlich hält. **Cave:** Der Druck zur Durchführung solcher Einsätze geht dabei häufig unbeabsichtigt vom Arzt aus, der die medizinische Dringlichkeit betont, aber die Risiken von Flügen außerhalb der Einsatzgrenzen nicht abschätzen kann.

Medizinisch: Mit zunehmender Flughöhe sinkt der Umgebungsdruck. Der pO_2 sinkt und im Körper befindliche Gase dehnen sich aus. Die einzige absolute Kontraindikation für einen Lufttransport ist der unbehandelte Pneumothorax. Bei schnellem Steigflug kommt es wegen des nachlassenden Außenluftdrucks zu einer Zunahme der Luftmenge im Pleuraspalt bis zum Spannungspneu.

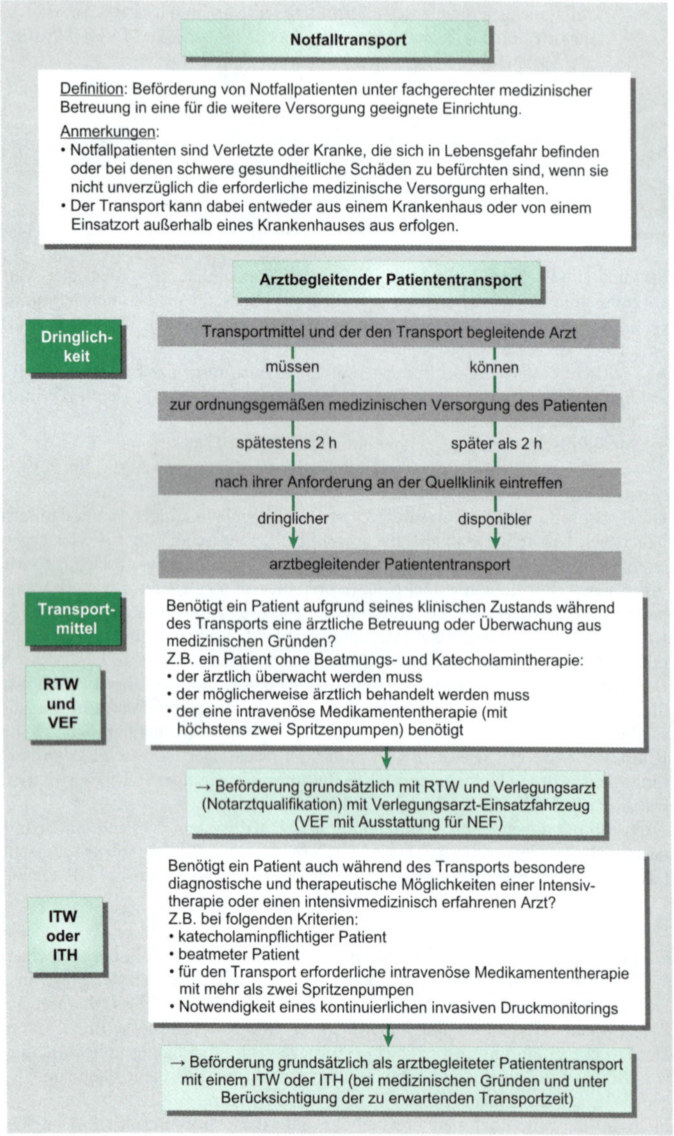

Abb. 2.3 Notfalltransport und arztbegleiteter Patiententransport (in Anlehnung an den „Leitfaden für die Ärztinnen und Ärzte an den Krankenhäusern in Bayern für die Anforderung eines arztbegleiteten Patiententransports", erstellt vom Bayerischen Staatsministerium des Innern; Stand 8.2.2013) [L157]

! Vor dem Lufttransport auch geringen Mantelpneumothorax mit Drainage entlasten. Drainage in jedem Fall (unabhängig ob Spontanatmung oder kontrollierte Beatmung) mit einem Heimlich-Ventil versehen (oder zumindest die Drainage nicht abklemmen!).

Landeplatz

Größe: tagsüber 25 × 25 m, nachts 35 × 50 m.
Beschaffenheit: bei Kliniken der Versorgungsstufe 3 direkt am Gebäude. Ebener und fester Boden (mit Pkw befahrbar), kein Staub, Sand, lose Blätter usw., möglichst kein Bewuchs über 30 cm Höhe, keine hohen Hindernisse in der Nähe (z. B. Bäume, Kamine, Leuchten, Masten, Kräne), keine Freileitungen in Landeplatznähe. Optimal sind Sportplätze (oft sogar mit Flutlichtanlage).

!
- Landeplatz durch Hilfskräfte (Polizei, Feuerwehr) absperren lassen
- Landeplatz nach Möglichkeit neben der Fahrbahn wählen. Bei Landung auf der Fahrbahn Straße durch Polizei oder Feuerwehr vollständig sperren lassen
- Nachts deutlich kennzeichnen (Blaulicht) und ausleuchten (Fahrzeuge in weitem Kreis aufstellen, Abblendlicht nach innen) bzw. durch Flutlicht (Feuerwehr, THW)
- Landenden Hubschrauber nicht mit Scheinwerfer oder Handlampe direkt anstrahlen oder Blitzlichtaufnahmen machen (Blendung des Piloten)

Einweisung

- Der Pilot sucht sich seinen Landeplatz selbst, Vorschläge „vom Boden“ werden aber gerne entgegengenommen.
- In der Nähe des Landeplatzes mit einem farbigen Kleidungsstück winken, in „Yes“-Position (beide Arme erhoben) aufstellen, Kleidungsstück zur Anzeige der Windrichtung hochhalten, mit dem Rücken in Windrichtung an den Rand des Landeplatzes stellen.

Allgemeine Sicherheitsregeln

! In allen fliegerischen Belangen ist ausschließlich der Pilot weisungsbefugt!

- Auf Zeichen des Piloten warten.
- Annähern nur von schräg vorn (▶ Abb. 2.4), im Blickfeld des Piloten.
- Vom Heckrotor fernhalten, da er durch die Rotation nicht sichtbar ist und bei vielen älteren Hubschraubertypen ein Hineinlaufen möglich ist → Lebensgefahr!
- Bei laufendem Hauptrotor gebückt mit Blickkontakt zum Piloten und langsam auf den Hubschrauber zugehen.
- Gegenstände im Rotorenbereich nicht über Kopf oder auf der Schulter tragen.

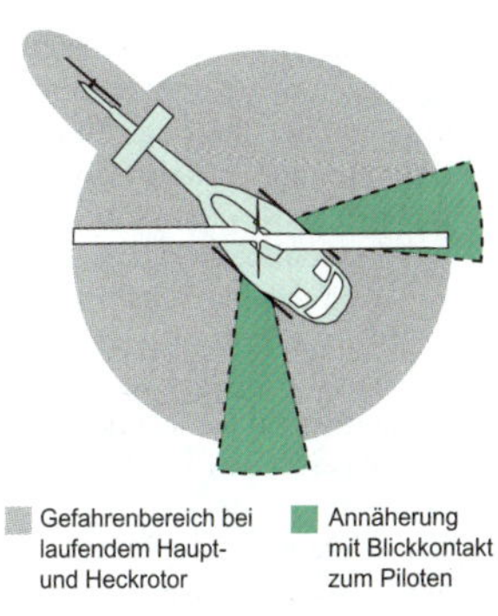

Abb. 2.4 RTH-Gefahrenzone [A300]

2

- In unebenem Gelände RTH immer talwärts verlassen bzw. besteigen.
- Mützen und lose Gegenstände festhalten (Rotorabwind).
- Pat. vor Rotorabwind und aufgewirbelten Kleinteilen schützen (Pat. so lange wie möglich im RTW lassen, ggf. mit Decke abdecken).
- Keine Fahrzeuge in den Rotordrehbereich fahren (auch nicht bei Rotorstillstand).
- Vor dem Transfer muss der Pat. auf der Trage angeschnallt sein.
- Be- und Entladen prinzipiell mit mind. 3 Helfern: bei der EC 135 vom Heck, bei der EC 145 über die seitliche Schiebetür.
- Briefing für RTH-Arzt vor Abflug:
  - Pilot informiert über Wetter, Flugzeiten, evtl. Verzögerungen (z. B. Tanken).
  - Arzt informiert über Diagnose, Zustand des Pat., mögliche Probleme während des Flugs, evtl. Beschränkungen in der Flughöhe, Steig- und Sinkrate.
- Vor Anlassen der Turbine „start-up O. K.“ (5er-Regel):
  - Pat. versorgt und gesichert?
  - Geräte gesichert?
  - Crew angeschnallt (falls möglich mit 4-Punkt-Gurt, nicht mit Beckengurt)?
  - Gefahrenbereich frei von Menschen und hohen Gegenständen (z. B. RTW)?
  - Türen geschlossen?

Sicherheitsregeln bei Nachtflügen

- Nur Hubschrauber mit 2 Turbinen benutzen, die für Instrumentenflug ausgerüstet sind.
- 1 Kopilot muss mitfliegen.
- Der Pilot muss sich in dem betreffenden Fluggebiet auskennen. Er muss den Landeplatz des aufnehmenden Krankenhauses zuvor bei Tag angeflogen sein.

Medizinische Besonderheiten

- Sehr eingeschränkte Therapie- und Überwachungsmöglichkeiten durch hohen Lärmpegel und außerordentlich begrenztes Raumangebot im RTH (bei kleinen Hubschrauberbaumustern ist der erste Pat. nur bis zum Nabel, der zweite nur bis zum Thorax zugänglich).

! Besser mehr Zeit in die medizinische Vorbereitung investieren, als während des Flugs in Schwierigkeiten kommen.

- Vor dem Abflug den Pat. vollständig versorgen und bestmöglichst stabilisieren → ausreichende Zahl von i. v. Zugängen mit gut zugänglichen 3-Wege-Hähnen, großzügige Indikation zu O_2-Gabe, Intubation und Beatmung bei Bewusstseinsgetrübten. Frühzeitige Anlage von Thoraxdrainagen bei Thoraxtrauma (Spannungspneu durch sinkenden Luftdruck in Flughöhe), unnötige Punktionsversuche der V. subclavia vermeiden (Pneumothoraxgefahr), sorgfältige Lagerung in Luftkammer- oder Vakuumschienen bzw. Vakuummatratze, vollständiger Aufbau aller Monitorsysteme, stabile Monitoranzeigen.
  - Während des Flugs ständige Überprüfung von EKG, RR, SpO_2 und Inspektion des Pat. (Atemexkursionen, Zyanose?).
  - Auch wenn die Flughöhe selten über 500 m ist (Gebirge!), kann sich ein abnehmender Sauerstoffpartialdruck bei grenzwertig kompensierten Pat. negativ auswirken (▶ Tab. 2.1).
- Das Volumen im Magen-Darm-Trakt nimmt während des Steigflugs zu. Durch Dehnung des Magens erhöht sich die Regurgitations- und Refluxgefahr. Beim Vorliegen eines Ileus wird durch das erhöhte Darmvolumen die Zwerchfellfunktion behindert:

Tab. 2.1 Blutgasveränderung beim Steigflug

Flughöhe	Atmosphärischer pO_2	Arterieller pO_2
NN	159 mmHg	98 mmHg
600 m ü. NN	148 mmHg	86 mmHg
1.200 m ü. NN	137 mmHg	73 mmHg

- Bei bewusstseinsgetrübten Pat. eine Magensonde und bei Ileuspatienten zusätzlich ein Darmrohr legen. Während des Flugs nicht abklemmen.
- In den ersten 7 Tagen nach einer Magen- oder Darmoperation sollte kein Lufttransport erfolgen, da durch die Luftausdehnung die Gefahr einer Nahtperforation besteht.

- Der Geräuschpegel im Hubschrauber ist deutlich höher als im NAW (95 dBA gegenüber 80 dBA) → wachen Pat. und sich selbst Gehörschutz aufsetzen.
- Bei katarrhalischen Infekten abschwellende Nasentropfen applizieren.
- Die Bewegungskrankheit (Kinetose) kann den Gesamtzustand des Pat. erheblich verschlechtern.
  - Bei Erbrechen: Atemwege des Pat. freihalten.
  - Dem Pat. ggf. prophylaktisch oder bei ersten Symptomen ein Antiemetikum, z. B. Droperidol geben.
  - Weitere Prophylaxe: gute Frischluftversorgung, keine plötzlichen Bewegungen mit dem Kopf, Versuch, durch Beschäftigung Ablenkung zu finden, Blick auf die Landschaft außerhalb des RTH fixieren.

! Tritt eine Kinetose beim Flugbegleiter auf, kann er vollständig handlungsunfähig werden. Die Patientenversorgung kann darunter ernsthaft leiden → bei Neigung zur Kinetose sollte auch der Arzt ggf. eine Prophylaxe betreiben, z.B. mit Scopolaminpflaster oder Dimenhydrinat (Reisekaugummis) oder ggf. auf die fliegerische Tätigkeit verzichten.

Einflüsse auf medizinisches Gerät

Vibrationen:

- Vor Flugantritt Tubus optimal mit Pflaster und/oder Mullbinde fixieren.
- Katheter und Drainagen gegen Dislokation sichern (Steckverbindungen lösen sich leichter unter Vibrationen als Schraubverbindungen).

Höhenwirkung:

- Glas-Infusionsflaschen: bei Steigflug (Höhe) Überdruck → schnellere Infusion, bei Sinkflug (Landung) Unterdruck → langsamere Infusion. Wenn möglich, vor Abflug auf Kunststoff-Infusionsflaschen umsteigen (Infusionsgeschwindigkeit höhenunabhängig).
- Luftkammerschienen dehnen sich bei Steigflug aus und können zu Kompressionen führen → betreffende Extremität regelmäßig kontrollieren.
- Vakuummatratzen im Gegensatz dazu während des Steigflugs ggf. nachsaugen.
- Tubuscuff bei Sinkflug ggf. nachblocken.

2.2.2 Wasserrettung

Stefan Schulz-Drost

Einsatzmöglichkeiten

- **Notfallrettung:** länder- und RD-Bereich-spezifische Regelung der Zuständigkeit; 24 h/7 d einsatzbereite Kräfte oder SEG; z. B. Person(en) im Wasser, Krankentransport mit Boot, Taucheinsatz, Strömungsrettung, Vermisstensuche, Absicherung weiterer Helfer, Materialbergung, Leichenbergung, technische Unterstützung.
- **Gewässerbetreuung:** dauerhaft organisierter Wasserrettungsdienst an einem Gewässer/-gebiet: Wache, Station(en), Fahrzeug- und Bootseinheiten (z. B. Rettungswachstation am Badesee).
- **Veranstaltungsbetreuung:** auf eine bestimmte Gewässerveranstaltung abgestimmte Einheiten des WRD (z. B. Regatta, Triathlon, Open-Air-Veranstaltungen am Wasser).
- **Katastrophenschutz:** überörtlicher Einsatz (z. B. Hochwasserlagen); vordefinierte Einheiten verschiedener Standorte einer Organisation bilden einen K-WRZ.

Durchführende Hilfsorganisationen (DLRG, Wasserwacht des DRK/BRK, ASB, JUH), Feuerwehr, THW. (Regelungen länderspezifisch, teilweise durch RD-Gesetz).

Ausrüstung Basisausrüstung Wasserrettung: Karten, Dokumentation, persönliche Schutzausrüstung, Schwimmwesten, Leinen, ABC-Ausrüstung, Auftriebsmittel, Rettungsgeräte, Sanitätsausstattung (z. B. Notfalltasche, -Koffer, -Rucksack), Funkgeräte 2 m/4 m, digital; Fernglas, Feuerlöscher ≥ 6 kg, diverses Werkzeug.

Taktische Einheiten Einsatzleitung/Zugführung, Zugtrupp, Tauchtrupp, Bootstrupp, Strömungsrettungstrupp, Wasserrettungsgruppe (Tauchtrupp + Bootstrupp), Wasserrettungszug (i. d. R. KatS).

Rettungsmittel Wasserrettungs-, Mannschaftstransport- und Zugtruppwagen, Motorrettungsboot I, II u. III.

2.2.3 Seerettung

Ulrich v. Hintzenstern und Stefan Schulz-Drost

Einsatzmöglichkeiten Abbergen von erkrankten oder verletzten Personen von Handels- oder Sportschiffen, Retten von verunglückten Personen aus dem Wasser, Suche nach Vermissten im Wasser und auf havarierten Schiffen.

Anfahrt

- Während der häufig langen Anfahrtszeit per Funk vom Kapitän nähere Einzelheiten über die Notfallsituation erfragen.
- Bei Gefahrgutunfällen (▶ 1.13) Informationen beim MRCC Bremen (Maritime Rescue Coordination Center www.mrcc.de) der DGzRS (Deutsche Gesellschaft zur Rettung Schiffbrüchiger www.seenotretter.de) einholen. Evtl. Entstehung neuer toxischer Substanzen durch Reaktion mit Salzwasser einkalkulieren.
- Bei speziellen Fragestellungen evtl. über TMAS (Telemedical Maritime Assistance Sercvice) Germany Medico Cuxhaven (www.medico-cuxhaven.de) Auskünfte einholen.
- Medizinische Versorgungsgüter und technisches Gerät ggf. durch die DGzRS vor Ort bringen lassen.

Technische Rettung Ausschließlich durch ausgebildete Fachkräfte. **Voraussetzung:** Kenntnisse der internationalen Seenotsignale, des Funkverkehrs, der navigatorischen Besonderheiten, der bes. Techniken horizontaler Rettung.

Sicherheitsregeln

- Übersteigen auf Schiffe nur auf Weisung des Bordpersonals. Schwierig oder unmöglich bei Sturm.
- Bewegung an Bord fremder Schiffe nur unter Begleitung von Besatzungsmitgliedern (verwirrende Gangführung auf großen Schiffen).
- Suche nach Vermissten auf verlassenen Schiffen nur zu zweit durchführen. Rückweg sichern. Funkverbindung sicherstellen.

! **Typische medizinische Probleme bei Seenotfällen**

- Verletzungen, z. B. Sturz aus großen Höhen, Einklemmungen, stumpfe Traumen, Verbrennungen (▶ 11.10), toxische Traumen nach Beschädigung von gefahrgutbeladenen Containern (oft unbekannter Inhalt), Unterkühlung (▶ 11.14), Beinahe-Ertrinken (▶ 11.15), Erschöpfung.
- Die prähospitale Behandlungsphase kann sehr lang sein, z. B. beim Fortsetzen der Suchaktion nach weiteren vermissten Verunglückten über mehrere Stunden → evtl. Abbergung durch Hubschrauber einleiten.

2.2.4 Bergrettung

Ulrich v. Hintzenstern, Harald Strauss und Axel Topp

Besonderheiten

- Häufig Gefährdung des Rettungspersonals durch die alpine Umwelt und das unwegsame Gelände (Sonne, große absolute Höhe, schwieriges Gelände, Stein- und Eisschlag, Lawinen, Blitzschlag), wetterbedingte Behinderungen (Wettersturz, Kälte, Nebel, Sturm, Schneesturm) oder durch Einbruch der Dunkelheit.
- Personal und Material (z. B. im „Notarzt-Rucksack") müssen ggf. über weite Strecken in unzugängliches Gelände befördert werden → Beschränkung auf das absolut Notwendige. Evtl. Transport mittels Hubschrauber oder Winde.
- Abhängig vom Notfallort bzw. der Schwere der Verletzung oder Erkr. fachkundige Hilfe (Bergwacht, Bergrettung) und ggf. fliegerische Unterstützung erforderlich (**Cave:** „Notfalltourismus per RTH"!).
- Mit Hubschrauber mit Winde oder Fixtau oft schnelle und patientenorientierte Rettung möglich.
- Ggf. technische Sofortrettung des Pat. aus Gefahrenbereich und danach erst medizinische/psychologische Versorgung an einem gesicherten Platz.
- Bergwacht und Bergrettung sind Spezialisten für das Retten aus dem unwegsamen, gebirgigen Gelände. Sie sind hierzu in der Sommer- und Winterrettung ausgebildet und bewegen sich im und am Hubschrauber sicher. Die Winden- oder Taurettung gewinnt immer mehr an Bedeutung, da sie oft Zeit spart und patientenorientiert sein kann.
- Für das Winschen oder die Taurettung mit dem Bergesack (Liegendpat.) benötigt man einen Windenkorridor von 3 × 3 m. Für die Hubschrauberrettung mit dem Rettungsdreieck für Sitzendpat. reicht man einen kleineren Windenkorridor.

Arbeitstechniken

- Prinzipiell sollten aus Sicherheitsgründen nur speziell ausgebildete Ärzte (z. B. Bergwachtarzt) eingesetzt werden. Einem NA ohne entsprechende Bergerfahrung und -ausrüstung müssten die Pat. erst an einen sicheren Ort (Hütte, Seilbahnstation, Landeplatz) zugeführt werden.
- In Klettergebieten sind bes. schwierige, gefährliche und zeitaufwendige Auf- und Abseilaktionen im Fels erforderlich (Stahlseilgerät, Anseilgurte, Bergseile, Dyneemaseile, Gebirgstrage, Akja, Bergesack); ggf. technische Rettung mittels Rettungswinde oder Fixtau im RTH oder Außenlastennetz.

! **Typische medizinische Probleme bei Notfalleinsätzen im Gebirge**

- Polytrauma (▶ 11.8), Unterkühlung (▶ 11.14), Lungen- und Hirnödem (Höhenkrankheit; s. u.), kardiale Notfälle (ältere Skilangläufer und Wanderer) (▶ 5).
- Bei Bergkletterern Sturz ins Seil mit Hänge-, Anprall-, Strangulations- oder Fangstoßtrauma (WS-Verletzungen). Freies Hängen im Seil bewirkt rasches (innerhalb weniger Min.!) Blutversacken in der unteren Körperhälfte und Reduktion des venösen Rückstroms → Pat. nach der Rettung patientenorientiert lagern (Kauerstellung und Verbot des Flachlagerns nach Hängetrauma ist nicht mehr Stand der Lehrmeinungen.)
  Risiko der akuten tödlichen Rechtsherzüberlastung bei sofortigem Hinlegen des Pat. unmittelbar nach Rettung.
- Nach Lawinenverschüttung besteht das Hauptrisiko in einer Asphyxie (die Quote der Lebendgeborgenen fällt nach 15 Min. Verschüttungsdauer stark ab). Die Auskühlung (ca. 3 °C/h) ist durch den isolierenden Schnee nur ein sekundäres Problem.

Höhenkrankheit

Tritt meist nur > 3.000 m auf, v. a. bei schnellem Aufstieg (> 300 m/d) oder kardiopulmonalen Vorerkr. Latenzzeit i. d. R. 24–72 h.

Klinik Kopfschmerz, Übelkeit, Leistungsverlust, Ruhepulsanstieg > 20 %. Später Dyspnoe, Ödeme, Schwindel. Oberhalb von ca. 4.000 m ist innerhalb von Stunden oder Tagen Übergang in die schweren Formen Höhenlungenödem (HAPE) oder Höhenhirnödem (HACE) möglich. Das Höhenlungenödem kann bereits ab 2.500 m Seehöhe auftreten; größte Inzidenz zwischen 3.000 und 4.500 m. Quantitative (Benommenheit) und qualitative Bewusstseinsstörungen.

Therapie

- **Leichte Höhenkrankheit:** sofortige Rast oder Abstieg, bis sich die Symptome verflüchtigen. Keine Medikamente außer Ibuprofen gegen den Höhenkopfschmerz.
- **Höhenlungenödem:** sofortiger Abtransport in tiefere Lagen und O_2-Atmung und/oder Überdrucksack. Evtl. zusätzlich Nifedipin ret. 20 mg alle 6 h. Keine anderen Medikamente!
- **Höhenhirnödem:** sofortiger Abtransport in tiefere Lagen und O_2-Atmung und/oder Überdrucksack. Dexamethason initial 8 mg, dann alle 6 h 4 mg p. o., bei Bewusstlosigkeit i. v. Keine anderen Medikamente!
- **Unklare Situation:** sog. Tripeltherapie mit Nifedipin ret. 20 mg plus Dexamethason 8 mg plus O_2/Überdrucksack. Keine anderen Medikamente!

> **!** Im Winter kann die Kombination aus langem Anmarschweg und Kälte besondere Maßnahmen erforderlich machen:
> - Infusionslösungen und Ampullen durch Wärmepacks und Isolation vor Einfrieren schützen.
> - Plastikteile (Infusionsschläuche, Tuben) können spröde werden → vor Verwendung anwärmen (Wärmepack, chemische Wärmedecken, Taschenofen, Körperwärme).
> - Kältebedingte Leistungsabnahme von Batterien und Akkus bedenken → Defi-Akkus kältegeschützt transportieren.
> - Oft verzögerte Wirkung von Medikamenten (z. B. Adrenalin, Fentanyl).
> - Beatmungsventile können einfrieren → kontinuierliche Kontrolle.
> - Hände warm halten (Handschuhe nur ausziehen, wenn unbedingt notwendig).
> - Brillen möglichst abnehmen (Sichtbehinderung durch Beschlagen).

2

2.2.5 Höhlenrettung

Harald Strauss, Ulrich v. Hintzenstern und Axel Topp

> **!** Vor Aufnahme einer Notarzttätigkeit in Gebieten mit unterirdischen Gefahrenquellen (Höhlen, Bergwerke usw.) Informationen über die nächst verfügbaren spezialisierten Rettungskräfte einholen (Höhlenrettung, Bergwacht, Grubenrettungswehr).

Besonderheiten

- Ungewohnte Umgebungs- bzw. Arbeitsbedingungen (absolute Dunkelheit, hohe Luftfeuchtigkeit, niedrige Temperatur, teilweise extreme Enge).
- Einstiegsmöglichkeiten in die Höhlensysteme sind häufig abseits befestigter Wege und können sogar den Antransport mit der Bergwacht, dem Hubschrauber erforderlich machen.
- Personal und Material müssen evtl. weite, unwegsame Strecken (bis zu mehrere Stunden) transportiert werden. Teilweise sind Techniken wie in der Bergrettung erforderlich.
- Die mechanische Belastung der medizinischen Ausrüstung erfordert eine sorgfältige (wasserdichte) Verpackung in sog. „Schleifsäcke" und einen personenaufwendigen Transport bis zur Schadensstelle → Beschränkung auf das absolut Notwendige zwingend erforderlich.
- Von öffentlich zugänglichen „Schauhöhlen" abgesehen ist für die Rettung unbedingt fachkundige Hilfe (Höhlenrettung, Grubenrettung, Bergwacht, Feuerwehr, THW) erforderlich, wobei teilweise Sonderausrüstung benötigt wird (Bergesack, „Höhlentrage", Ab- und Aufseileinrichtung usw., Wärmeerhalt, spezielle Kommunikationstechnik, Gesteinsbearbeitungswerkzeug).

Voraussetzungen für den Höhleneinsatz

- **Einsatz vor Ort:** gute Kondition. Einem NA ohne entsprechende Höhlenerfahrung sollten die Pat. am Höhleneingang zugeführt werden.
- **Persönliche Schutzausrüstung:** Schutzhelm, 2 voneinander unabhängige lichtstarke Lampen (keine Reflexleuchten). Beim Einstieg in nicht frei zugängliche Höhlen: Overall (sog. „Schlaz"), Kletterschuhwerk und entsprechende Abseilausrüstung (Sitzgurt, Seil, Abseilgerät, Steigklemmen usw.).

Typische medizinische Probleme bei Höhlennotfällen
- Traumata durch Sturz und Einklemmung, Myokardinfarkt durch große Belastung.
- Unterkühlung.
- Psychische Probleme: z. B. psychische Dekompensation bei Dunkelheit, Angst, Klaustrophobie.
- Verbrennungen durch entzündetes Azetylen aus der Karbid-Lampe. Verätzungen durch zersetztes Karbid oder Akku-Lauge/-Säure.
- Bei durch Wassereinbruch eingeschlossenen Höhlenforschern („Siphon") oft tagelange Wartezeiten → Unterkühlung; Dehydratation und Erschöpfung (Hypoglykämie).
- Direkt am Notfallort meist Beschränkung auf Minimalversorgung erforderlich (bis zur Transportfähigkeit unter Höhlenbedingungen). Weitere Versorgung dann außerhalb der Höhle.

2.2.6 Höhenrettung

Ulrich v. Hintzenstern und Axel Topp

Besonderheiten Insbes. bei bautechnisch hoch gelegenen Einsatzorten, die nur unter erschwerten Bedingungen erreicht werden können, kann eine technische Rettung mithilfe einer Höhenrettungsgruppe (HÖRG) notwendig werden. Mittlerweile gibt es bei jeder Berufsfeuerwehr sowie zunehmend auch bei freiwilligen Feuerwehren Spezialeinheiten, die sich technisch und körperlich sowie bezüglich ihrer Ausrüstung auf die Rettung von Pat. aus bautechnisch oder naturbedingt hoch oder tief gelegenen Einsatzorten spezialisiert haben. Besonderer Bedarf in den Nicht-Gebirgsregionen, in denen es keine klassische Bergwacht oder Bergrettung gibt. Zunehmende Bedeutung insbes. in den nördlichen Bundesländern aufgrund rasch wachsender Dichte von Onshore-Windparks.
- Klassische Einsatzsituationen: Rettung und medizinische Erstversorgung von verletzten Personen aus Baukränen, Hochhäusern, Gerüsten, Baustellen Hoch-Tief, U-Bahn-Rettungsschächten, Brunnen, Schornsteinen, Fensterputzgondeln, Mobilfunkmasten und Windenergieanlagen.
- Die Höhenretter besitzen eine Ausbildung als Feuerwehrmann, Höhenretter und i. d. R. auch eine als Rettungssanitäter/Rettungsassistent/Notfallsanitäter. In der Regel sind die Höhenretter für die Rettung an und mit einer Helikopter-Winch (Rettungswinde) geschult.
- Ausrüstung, Mannstärke, Verfügbarkeit sowie technischen Möglichkeiten sind bei den verschiedenen Höhenrettungsgruppen z. T. sehr unterschiedlich.
- In manchen ILS-Bezirken gibt es neuerdings Absprachen, um eine HÖRG nicht mit Bergwachteinheiten konkurrieren zu lassen und dem ILS-Disponenten Alarmierungssicherheit zu geben:
  - Einsatz an technischen Einrichtungen (Baukran, Windkraftanlage, Hochhaus): HÖRG der FW.
  - Einsatz in der Natur (Höhenwanderweg, Felsklettergarten, Höhlen): Bergwacht.
  - Techn. Sonderobjekte in unwegsamen Gelände (Gondelbahn, Funkanlage auf Bergstation): bedarfsorientiert ggf. gemeinsamer Einsatz HÖRG der FW und Bergwacht.

Alarmierung Der Notarzt sollte über die Möglichkeit einer Höhenrettung generell informiert sein und wissen, wo die nächste Höhenrettungsgruppe der Feuerwehr in seinem Rettungsdienstbereich stationiert ist: Standort und Ausrüstung/Möglichkeiten, 24-h-Verfügbarkeit, Vorlauf- und Alarmierungszeit, Verfügbarkeit eines entsprechenden Luftrettungsmittels?
Die Höhenrettung wird über die Rettungsleitstelle mit dem Stichwort „Höhenrettung notwendig“ alarmiert. Wichtig ist hierbei eine möglichst frühzeitige Alarmierung, da aufgrund des großen Aktionsradius der Rettungsgruppen sowie der meist zusätzlich notwendigen Hubschrauberalarmierung ein zeitlich längerer Vorlauf notwendig ist als bei den Rettungsfristen in der primären Notfallrettung.

2.2.7 Hochpathogene Infektionen („Seuchen“)

Julia Sasse und Michaela Niebank

!
- Infektionskrankheiten sind für den NA ein besonderes Risiko, da bei der Behandlung von Pat. die Gefahr besteht, sich selbst oder RS/NS zu infizieren. Daher sind Selbstschutzmaßnahmen dringend erforderlich.
- Hochpathogene und hochkontagiöse Erkr. müssen frühzeitig erkannt werden, um durch ein weitreichendes seuchenhygienisches Management unter Leitung des Gesundheitsamts eine weitere Ausbreitung zu verhindern.
- Schutzausrüstung, verwendete Materialien, RTW usw. müssen anschließend dekontaminiert, ggf. auch entsorgt werden.

Definitionen
- **Hochkontagiöse Erkr.:** ausgelöst durch leicht übertragbare Erreger, die nicht zwangsläufig schwere Krankheiten hervorrufen (z. B. Norovirus, Varizella-Zoster-Virus).
- **Hochpathogene Erkr.:** ausgelöst durch Erreger, die beim Menschen ein schweres Krankheitsbild hervorrufen, im engeren Sinne Krankheitserreger der Risikogruppe 4 (u. a. Lassa-, Ebola-, Marburg-, Krim-Kongo-, Nipah-, Hendrah-Virus), im weiteren Sinne auch bestimmte Krankheitserreger der Risikogruppe 3 (u. a. SARS/MERS-CoV, Affenpockenvirus, zoonotisches Influenzavirus, Yersinia pestis), mit hohem Schadenspotenzial (s. auch Definition HCID).
- **HCID (High Consequences Infectious Disease):**
  - Krankheit durch hochpathogene Erreger mit hoher Letalität bei jungen, gesunden, immunkompetenten Pat. und/oder
  - nicht impfpräventabel, keine medikamentöse Ther., aerogener oder unbekannter Übertragungsweg und
  - hohes Schadenspotenzial.
- **Atemschutz:** dient dem Schutz des Trägers, Einteilung u.a. in Voll- und Halbmasken. Partikelfiltrierende Halbmasken in unterschiedlichen Schutzklassen (Partikelfilterung aus der Luft bei FFP 1: > 80 %; FFP2: > 95 %; FFP3: > 99 %).
- **Mund-Nasen-Schutz** („OP-Maske“): kein Atemschutz, Reduktion der Erregerausbreitung beim Husten, Niesen und Sprechen. Schützt durch Porengröße und mangelnden Dichtsitz ausschließlich vor Flüssigkeitstropfen und groben Stäuben.

- **Quarantäne:** Absonderung von ansteckungsverdächtigen Kontaktpersonen, die bisher nicht erkrankt sind, zum Schutz der Allgemeinbevölkerung.
- **Ansteckungsverdächtige Person:** bisher ohne eigene Symptome, aber Risikokontakt zu Erkrankten.

Ursachen ungewöhnlicher Ausbrüche

- Einschleppung von Krankheiten durch den weltumspannenden Flugverkehr (z. B. Ferntourismus, Geschäftsreisen, Migration, Tier- und Warentransporte), die im Inland üblicherweise nicht vorkommen. Daher keine Immunität in der Bevölkerung und verzögertes Erkennen durch Ärzte. Meistens keine wissenschaftlich etablierten und zugelassenen Ther. oder prophylaktische Impfungen (z. B. Ebola-, Lassa-, Krim-Kongo-Fieber) verfügbar.
- Erleichtertes Überspringen von Tierseuchen auf den Menschen durch enges Zusammenleben von Menschen und Tieren (direkter Kontakt, Einatmen von Schwebstoffen oder Nahrungsmittelkette) und Entstehung neuer Krankheiten (z. B. aviäre Influenza, SARS/MERS/COVID-19).
- Zunehmendes Gefahrenpotenzial aufgrund fehlender Behandlungsoptionen auch durch nicht hochkontagiöse MRE (z. B. MDR/XDR-Tuberkulose, 4MRGN).
- Verbreitung ursprünglich tropischer Vektoren durch den Klimawandel auch im Inland.
- Erregerfreisetzung durch Laborunfall oder (vermeintlich) bioterroristische Anschläge (z. B. auffälliges Umfeld, unklare Pulverfunde, Vielzahl gleichzeitig Erkrankter).

> !
> - Erhebung der **Reiseanamnese:** Rückkehr > 21 Tage vor Beginn der Sympt. aus entsprechendem Endemiegebiet schließt eine Infektionskrankheit durch hochpathogene Erreger aus. **Cave:** Malaria nicht vergessen.
> - Da Zoonose möglich, im Einzelfall auch Einholen der Expertise eines STAKOB-Zentrums sinnvoll.

Unvorbereitete Konfrontation mit potenzieller Seuchengefahr bei einem Routineeinsatz

Bei der Behandlung eines Notfallpat. (z. B. mit internistischem Alarmierungsstichwort) am Einsatzort:

- Aufgrund der Symptome V. a. Infektionskrankheit durch hochpathogene Erreger (z. B. bei kollabiertem Fluggast auf einem Flughafengelände oder bei Person mit plötzlichem Fieber und relevanter Reiseanamnese). **Cave:** Erstsympt. oft sehr unspezifisch.
- Jeder Patient, der nach einer Fernreise ohne schlüssige andere Erklärung plötzlich hohes Fieber, Exantheme, Hämoptyse, massive Diarrhö oder neurologische Ausfälle zeigt, ist hochverdächtig auf eine Infektion mit einem hochpathogenen Erreger. **Cave:** zwei Krankheiten können auch gleichzeitig auftreten.
- Aufgrund anamnestischer Angaben ergibt sich, dass der Pat. Kontakt mit einem unbekannten Pulver hatte. Oft vielfältige Symptome (u.a. Atemnot, Husten, Hautreizung), die keinen Rückschluss auf die Ursache zulassen.

- Bei V.a. HCID umgehend zuständigen Amtsarzt hinzuziehen, Verdachtsdiagnose abstimmen und das weitere Vorgehen absprechen.
- Bei Personen mit Kontakt zu „Pulverfund" immer umgehend Polizei zur Prüfung der Ernsthaftigkeit und zuständiges Gesundheitsamt einbinden. Auch andere Gefahren (z.B. chemische und radioaktive) berücksichtigen.

Maßnahmen zum Selbstschutz bei V.a. auf eine Infektionskrankheit durch hochpathogene Erreger oder Bioterrorismus

- Basishygiene-Maßnahmen bei jedem Pat., unabhängig vom Infektionsverdacht einhalten, v.a. Händehygiene strikt beachten.
- Sofort Selbstschutzmaßnahmen von NA und RS/NS: Distanz, vor erneutem Pat.-Kontakt geeignete Schutzkleidung anlegen mit Atemschutz, ggf. Schutzkleidung an Einsatzstelle liefern lassen.
- Pat. Mund-Nasen-Schutz anlegen (Reduktion der Erregerausbreitung beim Husten, Niesen, Sprechen), sofern sein Gesundheitszustand dies zulässt.
- Durch Reduktion medizinischer Maßnahmen auf absolut notwendiges Minimum Kontakte zum Pat. minimieren.
- Weitere Ausbreitung verhindern: z.B. sofortiges Schließen von Fenstern und Türen, ggf. Abschalten einer Klimaanlage.
- Sicheres Ablegen kontaminierter Einsatzkleidung, um Kontaminationsverschleppung zu vermeiden, möglichst Hilfe durch zusätzliches Dekon-Personal, Händehygiene weiterhin strikt beachten

!
- Schutzkleidung schützt nur bei korrektem An- und wieder Ablegen. Andernfalls sogar ggf. Zunahme des Infektionsrisikos (z.B. durch reduzierten Sicherheitsabstand, Selbstkontamination beim Ablegen).
- Rauchen, Essen und Trinken nur außerhalb des Absperrbereichs nach Dekontamination.

Weitere Maßnahmen

- Über Leitstelle/Amtsarzt Informationen zum möglichen Krankheitsbild, Falldefinitionen (Verifizierung des Verdachtsfalls), Schutz- und Therapiemaßnahmen bei Fachbehörden/Instituten abfragen lassen, z.B. beim nächstgelegenen Kompetenzzentrum für Krankheiten durch hochpathogene Erreger → STAKOB (Ständiger Arbeitskreis der Kompetenz- und Behandlungszentren für Krankheiten durch hochpathogene Erreger).
- Sofortige Absonderung des Pat. veranlassen, Absperrbereiche festlegen. Vollzug durch Einbindung der Gesundheitsbehörden und der Polizei (§ 30 IfSG).
- Kein Transport ohne vorherige Absprache mit dem Amtsarzt und der zuständigen Sonderisolierstation. Gezielter Transport in eine geeignete Klinik. Falls nicht Sonderisolierstation, Notaufnahme der Klinik entsprechend vorbereiten lassen (bei hochpathogenen Erregern: ABAS-Beschluss 610).
- Transport vorzugsweise mit I-RTW, da einfacher dekontaminierbar. Möglichst kein Lufttransport (Problem der Hubschrauberdekontamination). Sofern kein I-RTW vorhanden, RTW der Regelversorgung verwenden und anschließend außer Dienst nehmen, endgültige Diagnose abwarten und ggf. dekontaminieren (geeignetes Desinfektionsmittel auswählen).

- Probenahme erst im Krankenhaus durchführen; vor Ort nur sofern zwingend erforderlich. Art der Probennahme (**Cave:** Nadelstichverletzungsgefahr beachten) und -transport mit zuständigem Labor abstimmen, bundeslandabhängige Regelungen und Rechtsvorschriften beachten: Bestimmte Transporte (Laborproben, kontaminiertes Material) müssen als Gefahrgut verpackt und gekennzeichnet werden, ggf. Notfalltransport. Unterstützung durch Gesundheitsamt/Feuerwehr anfragen.

Seuchenhygienische Maßnahmen (Gesundheitsamt)

- Infektionsquelle ermitteln: persönliche Hintergründe aus dem Leben des Pat. erfragen, die Kontakt mit Erregern vermuten lassen, wie soeben erfolgte Rückkehr von Fernreisen/Geschäftsreisen, Kontakte zu Dritten (weiteren erkrankten oder „Ausscheidern"), Tierkontakte, Nahrungsaufnahme der jüngsten Zeit usw.
- Kontaktpersonen identifizieren: Bei Bedarf durch Polizei alle Namen und Adressen potenzieller Kontaktpersonen ermitteln lassen, Klassifizierung der Kontaktpersonen nach Ansteckungswahrscheinlichkeit, ggf. aktive Gesundheitsüberwachung oder Absonderung.
- Bei falsch oder fehlerhaft verwendeter Schutzkleidung oder auch fehlender Schutzkleidung gelten auch das RD-Personal und der NA als Kontaktpersonen und ansteckungsverdächtig und unterliegen den Anweisungen des Gesundheitsamtes. Nach Dekontamination geht von ihnen zu diesem Zeitpunkt aufgrund der Inkubationszeit noch keine Infektionsgefahr für andere aus. **Cave:** Auch der mutmaßlich kontaminierte NA ist ggf. längere Zeit gebunden.
- Postexpositionsprophylaxe für Kontaktpersonen (z. B. NA, RS, Angehörige, Mitbewohner) falls vorhanden und indiziert.
- Nach gesicherter Diagnosestellung ggf. Desinfektion/Dekontamination des betroffenen Zimmers/Gebäudes/Geländes, der Kleidung, der medizinischen Geräte, des angefallenen Abfalls usw. veranlassen, ggf. Desinfektoren hinzuziehen

Bildung eines örtlichen Krisenstabs nach Seuchenwarnung

Bei der Gefahr einer Ausbreitung in der Allgemeinbevölkerung Einberufen eines Krisenstabs mit klarer Aufgabenzuteilung an die Mitwirkenden voraussichtlich durch z. B. den Landrat in Abstimmung mit dem Amtsarzt. Im Krisenstab wird der (leitende) Notarzt/OrgL RD voraussichtlich maximal zu Hintergrundinformationen über den Indexfall oder weitere Pat. hinzugezogen.

Auswahl wichtiger Themen des Krisenstabs

- Um welche Krankheit handelt es sich?
- Wo ist die Seuche aufgetreten? Wie lauten erste Ausbreitungsprognosen (zeitlich und räumlich)? Surveillance, Verlaufsbeobachtung.
- Wie sind die Übertragungswege? Wie lange dauert die Inkubationszeit? Ab wann ist die Krankheit kontagiös?
- Welche Personengruppen sind gefährdet? Gibt es am NA-Standort derzeit potenzielle Gefahren (internationaler Flughafen, Überseehafen, Messehallen mit internationalen Events, Massenveranstaltungen wie Weltjugendtage usw.).
- Wie ist der Krankheitsverlauf, welche Therapiemöglichkeiten existieren und mit welcher Überlebenschance? Steht eine Postexpositionsprophylaxe (z. B. Antibiotika, Impfstoffe) zur Verfügung?

- Welche Schutzmaßnamen und Verhaltensregeln können der Bevölkerung empfohlen werden?
- Frühzeitige Aufklärung der Bevölkerung z. B. durch regelmäßige Pressekonferenzen und autorisierte Internet-Foren.
- Wie ist das typische Erscheinungsbild der Krankheit? Gibt es Merkblätter für RD-Personal/ILS? Gibt es gezielte Fachinformation für Multiplikatoren? Schulung von medizinischem Fachpersonal?

Notfallplanung im Vorfeld

Erreichbarkeit und Kommunikation

- Sind Erreichbarkeitslisten erstellt bzw. verfügbar (z. B. 24/7 Erreichbarkeit des Gesundheitsamtes)? Sind Alarmpläne ausgearbeitet und abgestimmt? Einrichtung eines Krisenstabes geklärt?
- Ist die Kommunikation zwischen den Einsatzkräften sichergestellt?
- Sind die bundeslandabhängigen Regelungen bekannt? Sind die Zuständigkeiten von NA und Gesundheitsamt bekannt?
- Ist die Kommunikation mit Veterinärbehörde und Stadtverwaltung/Kreisverwaltungs-behörde geklärt (Tierseuchen)?

Vorhandene/erforderliche Kapazitäten

- Wie viele Pat. könnten die lokalen Kliniken mit ihren Kapazitäten maximal behandeln? Welche Ausweichkliniken stehen regional/überregional/international zur Verfügung? Bestehen Absprachen/Rahmenverträge mit Sonderisolierstationen für Pat. mit Infektionskrankheiten durch hochpathogene Erreger?
- Welche Möglichkeiten zur Quarantäne von Ansteckungsverdächtigen gibt es?
- Welche Transportmittel/-kapazitäten hat der örtliche Rettungsdienst? Gibt es einen I-RTW mit entsprechend unterwiesenem Personal? Kann überregional ein I-RTW angefordert werden, wie viel Zeitvorlauf benötigt dieser zum Einsatz?
- Wie viel Personalausfall kann der Personalbestand einer im RD tätigen Hilfsorganisation/Berufsfeuerwehr verkraften, wenn z. B. eigene Kräfte erkranken (Ausfälle durch Grippeepidemie)?

Bevorratung und Verwendung von Schutzkleidung Über die Typen der Schutzkleidung gemäß Empfehlungen des Arbeitsschutzes informieren (bei Unsicherheit wegen der richtigen Schutzkleidung bei hochpathogenen Erregern Empfehlungen im ABAS-Beschluss 610), ggf. unter Hinzuziehung von Institutswissenschaftlern, Feuerwehreinsatzleitern, staatlich geprüften Desinfektoren und Herstellerfirmen.

- Sind Schutzkleidungstyp, Bevorratungsmenge, sowie die Bezugsquelle für Nachforderungen (in welcher Stückzahl mit welchem Zeitvorlauf möglich?) festgelegt?
- Wer trägt die Beschaffungskosten?
- Gibt es SOPs zur Verwendung von Schutzkleidung?
- Wird regelmäßig geübt, um Fehlerquellen beim An- und Ablegen zu minimieren? Sind alle First Responder/das RD-Personal regelmäßig im sachgerechten Anlegen und hygienegerechten Auskleiden für die komplizierte Schutzkleidung geschult?
- Wer führt Personen-Dekon durch? Mit welchem Dekon-Mittel? Ist die Schutzkleidung darauf abgestimmt (z. B. Stabilität gegen Desinfektionsmittel)
- Wie und von wem werden kontaminierte Gerätschaften dekontaminiert, wer hat geeignetes Desinfektionsmittel in welchen Mengen abrufbereit?

Minimalschutz: Flüssigkeitsdichter Einmalschutzanzug, partikelfiltrierende Halbmaske (FFP3, Dichtsitz überprüft, möglichst durch FIT-Test, siehe dazu z. B. ABAS: Beschluss 610 bzw. TRBA 130), Schutzbrille, 2 Paar Handschuhe übereinander, Überschuhe.

2

2.2.8 Räumung von Gebäuden und Evakuierung von Stadtteilen

Axel Topp

(auch ▶ 1.8, ▶ 1.9, ▶ 1.11, ▶ 1.14).

Indikationen Die Räumung von Gebäuden oder Stadtteilen wird z. B. erforderlich bei der geplanten Entschärfung von Weltkriegsbomben, Bombendrohungen, Havarien in Industrieanlagen oder auf Verkehrswegen mit Gefahrgutaustritt, Brandereignissen, Einsturzgefahr und drohenden Naturereignissen (z. B. Hochwasser).

Hinweis zur Fachterminologie
- Ein Einzelobjekt (wie ein Gebäude) wird i. d. R. unter akutem Zeitdruck **geräumt.**
- Größere, zusammenhängende Gebiete (z. B. ein Straßenzug, ein Stadtteil oder eine Region) werden i. d. R. geplant und mit Zeitvorlauf **evakuiert.**

Allgemeine Erstmaßnahmen
- Auswerten des Einsatzanlasses.
- Einschätzen der „Gefahren der Einsatzstelle“ für Bevölkerung und Hilfskräfte.
- **Prüfen des Zeitfaktors:** Gefahr im Verzug („sofortige Räumung wegen Schadstoffwolke“) oder Vorlaufzeit vorhanden („4 h Vorlauf bis zum Eintreffen der stromaufwärts gemeldeten Hochwasserwelle“ oder „Bombenentschärfung erst nach Abschluss der Räumung“)? Unterscheidung Bombenentschärfung zeitkritisch (chemischer Zünder) oder nicht zeitkritisch.
- **Einberufen eines Krisenstabs** mit fest umrissener Aufgabenzuteilung der Mitwirkenden. Mögliche Mitwirkende sind abhängig vom Einsatzanlass: Städtische Behörden (Rechtsämter, Ordnungsämter, Sozialbehörden, Gesundheitsämter, Wasserwirtschaftsämter, Umweltämter), Kreisverwaltungsbehörden, Polizei, Feuerwehr, Rettungsdienst (mit NA/LNA als Fachberater), THW, Bundeswehr, Katastrophenschutzeinrichtungen, Vertreter von Einrichtungen der Infrastrukur (öffentliche Verkehrsmittel, Energieanbieter Gas/Strom/Wasser), KIT/Notfallseelsorger/kirchliche Einrichtungen, Stabsfunktionen.
- **Gesamteinsatzleitung festlegen:** anlassabhängig, i. d. R. durch Polizei oder kommunale Behörden. Aufenthaltsort in Gebäude (Rathaus, Feuerwache, Polizeiwache, Stabsräume) oder ELW-Wagenburg. Für Verwaltung: sofern möglich, Kostenträger für besondere Maßnahmen im Vorfeld bestimmen.

Checkliste für die Räumung eines Stadtteils mit mehreren Straßenzügen
- Räumungsgebiet festlegen.
- Bewachte Absperrgrenzen einrichten:
  - Durchlässige Absperrgrenze: Von außen kommende Personen dürfen kurzfristig in den Sperrbezirk, um Haustiere oder persönliche Gegenstände zu holen.

- Starre Absperrgrenze: Polizei muss rechtlich durchsetzen, dass keine nichtautorisierten Personen mehr das Sperrgebiet betreten dürfen.
- Routen für Kfz- und Personenströme bestimmen.
- Ermitteln der Personenanzahl aus Melderegister.
- Ermitteln der gehunfähigen oder sonstigen betreuungswürdigen Personen.
- Festlegen von Sammelpunkten.
- Beschaffen von Notunterkünften mit Parkplatzverfügbarkeit: Kirchen mit Pfarrzentren, Schulen außerhalb der Schulzeit, Feuerwachen, Kasernen, unbelegte Konzerthallen, Sportstätten; d. h. große beheizbare Räume mit überschaubaren Zugängen und WC-Anlagen.
- Tiere: an mind. einer Notunterkunft Haustiere zulassen, für Nutzvieh Unterstellung mit Veterinär klären (Problemfall: Ein Bürger könnte aus Sorge um sein Haustier/seine Nutzvieh-Existenzgrundlage die Räumung verweigern).
- Prognose erstellen:
  - Voraussichtliche Dauer der Räumung.
  - Voraussichtliche Aufrechterhaltung des Sperrbezirks bis zur Entwarnung.
- Kräftebedarf zur Durchführung der Räumung:
  - Personal zur Unterstützung der gehtüchtigen Bevölkerung.
  - Personal zum Transport von Behinderten/Liegendpat.
  - Personal zum Eigenschutz.
  - Betreuungspersonal an den Sammelpunkten.
  - Infrastruktur für die Helfer (Verpflegung usw.).
- Verständigungslisten: Welche Fachkräfte der eigenen Organisation müssen wissen, dass eine Großschadenslage vorliegt (Leitstelle, Nachbarleitstellen, Krankenhäuser im Großraum, SEG, Behindertentransportdienste, Pflegedienste, hausärztlicher Notdienst, Wasserwacht/DLRG)? Gezielte Alarmierung in Bereitstellungsräume, Kräfte sollen sich nicht im Aktionismus „selbst einsetzen".
- Taxizentralen und Buszentralen verständigen lassen; ggf. organisationseigene KOMBIS/Mannschaftstransportfahrzeuge für Bevölkerung einsetzen.
- Rundfunkdurchsagen und Lautsprecherdurchsagen (Aufklärung über Anlass, Beruhigung, Sammelpunkte benennen, Haustiere und Medikamente für die Dauer der Räumung mitnehmen), Text durch **einen** gemeinsamen Pressesprecher freigeben.
- Sofern örtlich vorhanden, Sirenenauslösung (Signal „Rundfunk einschalten") und/oder Rundfunkdurchsagen veranlassen und/oder über zuständige Auslösestelle (i. d. R. ILS) KATWARN aktivieren lassen.
- Hotline für besorgte Bürger einrichten (Bürgertelefon und Internet-Forum).
- Reservierte Notrufnummer für Gehunfähige (mit Sprachaufzeichnung) benennen.
- Dolmetscher bei Stadtvierteln mit Ausländeranteil hinzuziehen, ggf. auch Gebärdendolmetscher für Hörgeschädigte.
- Vorgehensweise klären, wenn Bürger die Räumung verweigern (Zwangsmaßnahmen durch Polizei, gewaltsame Türöffnung); Schutz von RD-Personal durch Polizei bei aufgebrachter Stimmung der betroffenen Bevölkerung.
- Personen pro Objekt spätestens an den Sammelpunkten registrieren, dann an zentrale Erfassungsstelle weitermelden.
- Bei Einbruch der Dämmerung rechtzeitig an geeignete Beleuchtungsmaßnahmen denken (THW, FW mit Lichtmast, „Powermoon").
- Prüfen: Sind Sonderobjekte vorhanden, z. B. Seniorenheime oder Kindergärten?

- Bei längeren Einsätzen: Verpflegungsmaßnahmen für die Bevölkerung organisieren.
- Abschlusskontrollen (z. B. vor Bombenentschärfung): Sind alle Zivilpersonen und Helfer definitiv außerhalb des Gefahrenbereichs? Sammelpunkte für eigenes RD-Personal festlegen, namentliche Erfassung durchführen.
- Zeitbedarf für die Rückführung der Betroffenen nach der Entwarnung disponieren.
- Abzug des RD erst, wenn alle Personen wieder in ihrer Wohnung sind.

2.3 Spezielle Unfallrettung

Ulrich v. Hintzenstern, Johann Reuß, Harald Strauss und Axel Topp

2.3.1 Kfz-Unfälle

Ulrich v. Hintzenstern, Axel Topp und Harald Strauss

Besonderheiten

- Gefahren bei Unfällen mit Fahrzeugen alternativer Antriebe (CNG, LPG, LNG, Brennstoffzelle, Hybrid, Elektro)
- Durch verstärkte Fahrzeugstrukturen zeitaufwendigere Unfallrettung
- Einsatz von anderen Materialien (Carbonfasern usw.)
- Schnelle, zeitorientierte Rettung oder Sofortrettung

!

- Der Eigenschutz ist immer vorrangig vor allen medizinischen Rettungsaktivitäten.
- Prinzipiell auf ausreichende Schutzkleidung im NA-Dienst achten (leuchtendrote Jacke/Weste mit Reflexstreifen), sonst die in allen NEF/RTW vorhandenen Warnwesten überziehen!
- Bei zu erwartender technischer Rettung durch die Feuerwehr mit hydraulischem Rettungsgerät, Helm mit Sichtschutz und Nackenleder rechtzeitig aufsetzen!

Absichern der Unfallstelle

Bei Eintreffen an der Unfallstelle vor technischen Rettungskräften (Feuerwehr/THW) und Polizei **muss** die Unfallstelle durch den RD abgesichert werden:

- Auf Schnellstraßen (Autobahn/mehrspurige Bundesstraße) erstes Fahrzeug mit Blaulicht, Abblendlicht und Warnblinkanlage mit laufendem Motor (Batterieschonung) mind. 25 m nach Unfallfahrzeug abstellen.
- Wenigstens eine Fahrspur sollte als „Abstandhalter" neben der Unfallstelle zum fließenden Verkehr hin als Arbeitsbereich zum Schutz der Helfer und Pat. freigehalten werden.
- Auf Autobahnen darf i. d. R. nur die Polizei eine Vollsperrung veranlassen, sofern ein Verkehrsfluss noch möglich ist. Auf allen anderen Straßen darf eine erforderliche Komplettsperrung auch ohne Polizei durch den Rettungsdienst erfolgen.
- Frühzeitig sollten die notwendigen verkehrstechnischen Maßnahmen mit der Polizei bei deren Eintreffen abgesprochen werden.

- Unfallstellensicherung baldmöglichst an Feuerwehr, THW oder Polizei übergeben.
- Alle anderen Rettungsfahrzeuge mit einem Sicherheitsabstand von wenigstens 15 m hinter der Unfallstelle in Fahrtrichtung möglichst rechts am Fahrbandrand mit laufendem Blaulicht und Warnblinkanlage bei laufendem Motor schräg abstellen (Batterieschonung), ausreichenden Rangierabstand im Heckladebereich der RTW einhalten.
- Verkehrsunfallstellen durch Rettungsfahrzeuge nie unnötig „verbreitern"!

Erster Überblick

- Anzahl der beteiligten Kfz?
- Gefahren, die vor dem Betreten der Einsatzstelle wichtig sind, z. B. Ampelmast umgefahren, Oberleitung herunterhängend, Baum instabil usw.
- Wenn möglich durch Zeugen kurze Erläuterung des Unfallgeschehens geben lassen → häufig Rückschluss auf zu erwartende Verletzungsmuster und Kinematik möglich.
- Unfallfahrzeug sowie Innenraum kurz von allen Seiten (sechs Seiten, wie bei einem Würfel) inspizieren, um einen Gesamtüberblick zu bekommen und keinen Verletzten zu übersehen.
- Auf Eigen- und Patientengefährdung durch instabile Unfallfahrzeuge achten: Fahrzeug am Hang, Fahrzeug in Seiten- oder Dachlage?
- Bei mehreren beteiligten Unfall-Pkw kurze Notizen machen: Welcher Pat./Unfallbeteiligte in welchem Fahrzeug? → Überblick bei bereits ausgestiegenen oder geretteten Personen!
- Bewährte Methode bei Großunfällen: beteiligte Pkw auf der Motorhaube mit Ölstift mit arabischen Ziffern nummerieren und die Nummer den Insassen des Pkw fortlaufend auf den rechten Handrücken schreiben, im Idealfall gleich mit Triagierung; für die Triagekategorien die römischen Ziffern I–IV oder „T" (für Triage) kombiniert mit einer arabischen Zahl 1–4 benutzen (▶ 1.9.4) oder Pat. als rot, gelb oder grün einstufen.
- Eingeklemmte Personen? Sichttriage: Pat. unmittelbar vital gefährdet?
- Zusätzliche Gefahrenmomente erkennen: Fahrzeugbrand (Rauch!), ausgelaufenes Benzin/Diesel/Öl, Gefahrguttransporte (▶ 1.13) usw.
- Bei Benzinaustritt bzw. -geruch Warnung an alle beteiligten Einsatzkräfte.
- Frühzeitige großzügige Nachalarmierung von technischen Rettungskräften (Feuerwehr) sowie von medizinischen Rettungskräften und Transportkapazitäten. Faustregel: Pro schwer verletzter Pat. sind notwendig 1 NA + 1 RTW mit 2 RA bzw. NS/RS.
- Bei Großunfällen/Busunfällen/Massenkarambolagen frühzeitige Alarmierung von OrgL, LNA (oder entsprechenden Führungspositionen) und SEG.
- Frühzeitige Überlegung und Alarmierung einer Luftrettung (RTH/ITH) bei sofort erkennbarem Polytrauma/Schädel-Hirn-Trauma/Wirbelsäulentrauma und langem Transportweg.
- Bei Schaulustigen unmissverständlich alleinige Handlungsherrschaft demonstrieren: „Ich bin der NA, gehen Sie bitte zur Seite" oder „Sie können mir helfen, indem Sie …". Umgehend unprofessionelle und überhastete Rettungsmanöver durch Laien unterbinden.
- Gegenüber Laienhelfern/zufällig anwesendem Fachpersonal (Ärzte, Pflegepersonal, Rettungssanitäter usw.) klar die Führungskompetenz klären, ohne den Helfer zu demotivieren: „Sie sind Rettungssanitäter?", „Das ist hervorragend, was können Sie mir zu dem Pat. sagen?", „Ich übernehme jetzt die Weiterbehandlung, Sie können mir helfen, indem Sie …".

- Nie voreilig vor einer vollständigen Sichtung einer unklaren Unfallsituation Fremdhilfe z. B. durch zufällig anwesende Ärzte ablehnen; erst nach vollständiger Lagebeurteilung zusätzliche Helfervalenzen freigeben.

Patientenrettung

2

> Wenn das Unfallfahrzeug instabil ist (Seitenlage, Dachlage, Hanglage) hat die Helfersicherheit oberste Priorität: keine Behandlung ohne Sicherung des Unfallfahrzeugs durch die Feuerwehr gegen Umkippen oder Abstürzen!

- **Normallage des Kfz:** Sicherheitsgurt lösen bzw. durchtrennen (z. B. mit Kleiderschere oder SISYPHUS-Rettungsstab).
- **Seiten- oder Dachlage des Kfz:**
  - Für Sofortrettung Pat. im Hüftbereich mit einer Schulter abstützen (▶ Abb. 2.5). Mit einer Hand den Kopf des Pat. umfassen. Sicherheitsgurt durchtrennen (lassen) oder Gurtschloss öffnen (lassen); ggf. Pat. zur Gurtentlastung kurz anheben. Den Kopf des Pat. zu sich ziehen und Pat. langsam abrollen lassen.
  - Für schnelle Rettung: Pat. mit Hilfe der Feuerwehr in Bauchlage (Dachlage) über einen Tunnel, alternativ seitlich (Seitenlage) achsengerecht über einen Tunnel oder ein abgeklapptes Dach auf das Rettungsbrett oder die Schaufeltrage aufziehen. Dabei seinen Kopf halten.

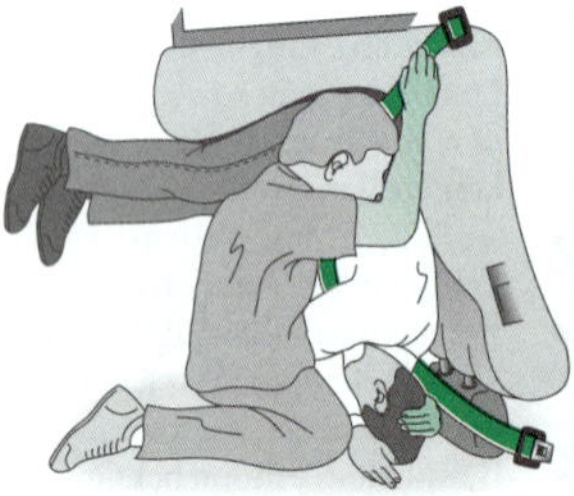

Abb. 2.5 Fremdrettung [L190]

Eingeklemmter Patient

- Das Vorgehen bei der Durchführung der technischen Rettung wird anhand folgender Kategorien unterschieden:
  - „Sofort“
  - Schnell (zeitorientiert)
- Rettung immer zügig, aber schonend nach medizinischen Gesichtspunkten durchführen.
- Die medizinische Leitung der Rettung hat der Notarzt, die Leitung der technischen Durchführung hat der Feuerwehreinsatzleiter → die Pkw-Rettung ist Teamarbeit!
- Soweit noch keine Feuerwehr vor Ort, ausreichend Feuerlöscher griffbereit an die Unfallstelle positionieren.
- Ausnahmesituation brennender Pkw ohne suffiziente Löschmöglichkeit: Sofortrettung, d. h. sofortige gewaltsame Befreiung des Pat. ohne Rücksicht auf Verletzungen und Patientenzustand!
- Benzingeruch, Gasgeruch oder Hinweis auf Wasserstoffantrieb als Gefahrenmoment erkennen und Konsequenzen ziehen (s. o.).
- Wenn nicht ausgelöster Airbag in Pat.- und Helferreichweite Abstand halten, Aufenthaltsdauer minimieren. **Cave:** Airbackrückhaltesysteme dürfen nicht mehr eingesetzt werden.
- Pkw-Zündung aus, Schlüssel stecken lassen!

- Müssen elektrische Verbraucher für die Rettung genutzt werden? Batterie(n) abklemmen, vorher elektrische Verbraucher nutzen. Batterie(n) bei LKW, Bus nicht vor dem Sichern des Fahrersitzes abklemmen, da durch schnelle Druckentlastung des Sitzes und Entlastung der Extremitäten ein Versacken von Blutvolumen möglich ist. Stattdessen Fahrzeugmotor durch Einblasen von CO_2 in den Luftansaugstutzen deaktivieren.
- Keine ruckartigen mechanischen oder thermischen Manipulationen in der Nähe von nicht ausgelösten Airbag-Einrichtungen.
- Pat. soweit wie möglich ohne „technisch-invasive" Maßnahmen befreien: Sitz maximal nach hinten ziehen, Rückenlehne etwas nach hinten stellen, lose Gegenstände entfernen usw.
- Einstufen des Pat. anhand des CABCDE-Schemas als kritisch oder nicht kritisch und Kommunikation seines Zustands an Feuerwehr (sofortige oder schnelle Rettung).
- Kurze orientierende kraniokaudale Untersuchung zum Erfassen aller Verletzungen.
- Erstes Minimalmonitoring: Recap-Zeit, RR und SpO_2.
- Erste Minimalversorgung: HWS-Immobilisierung, Wärme, möglichst (großlumigen) i. v. Zugang legen, O_2-Gabe, evtl. starke Blutung stoppen, Atemwegsmanagement mit supraglottischen Atemwegsmitteln.
- Vor allen technischen Rettungsmaßnahmen Pat. sicher abschirmen mit Patientenschutzdecke (weicher Patientenschutz) und hartem Patientenschutz (Plexiglasplatte), Feuerwehrhelm und Decke gegen Funken- und Scherbenflug.
- Planung und klare Besprechung des geplanten Vorgehens mit Feuerwehreinsatzleiter und den Rettungsassistenten/Notfallsanitätern:
  - Was ist der Plan?
  - Die Wahl eines Kaskadenmodells (es wird nichts technisch gemacht, was nicht notwendig ist) spart Zeit.
  - Türöffnung statt Türentfernung, Tunneln statt Dachabnahme (Dachabnahme kostet Zeit bei neueren Fahrzeugen, es gibt bessere Alternativen.)
- Pat. über Arbeitsschritte informieren, beruhigen und ggf. auch sedieren.
- Pat. während der Rettung nie alleine lassen, wenn möglich Körperkontakt halten (der innere Retter, NotSan, geht in das Fahrzeug).
- Wenn notwendig, frühzeitig großzügige ausgewogene Analgesie/Analgosedierung (z. B. mit S-Ketamin), ohne den Pat. beatmungspflichtig werden zu lassen.
- Frühzeitige Immobilisierung und manuelle Fixation der HWS (Zervikalstütze → Traumaalgorithmen).
- „Pat. wach und ansprechbar": V. a. Wirbelsäulentrauma oder bewusstloser Pat. → zusätzlich zur Zervikalstütze Rettungskorsett anlegen (KED®), achsgerechte Rettung in Längsrichtung der Wirbelsäule nach kranial, d. h. Tunneln, Dach abklappen, Fischdose usw. planen. Eine Dachentfernung soll v. a. nach einem Überschlag, einer Unterfahrung usw. inneren Raum schaffen. **Cave:** nach Dachentfernung evtl. keine Widerlager mehr für die Entklemmung.
- Rettung schrittweise in enger Absprache mit Feuerwehreinsatzleiter durchführen, keine Eigendynamik der Feuerwehr tolerieren.
- Medizinische „Dynamik" beachten → stets Neubeurteilung des Gesamtpatientenzustands, wenn der Pat. kritisch wird („critical patient"). Bei unmittelbarer vitaler Gefährdung ggf. Sofort-Rettung sinnvoll!
- Bei absehbar länger dauernder Rettung ggf. Warmluftgebläse oder „Wärmekegel" mit Hallogen-Flutlichtscheinwerfern aufstellen lassen oder Wärmedecke verwenden.

Medizinische Probleme

- Durch die Schutzwirkung von Airbag und Sicherheitsgurt treten äußere Verletzungsmerkmale im Kopf- und Brustbereich seltener auf → Gefahr, aufgrund der äußeren „Unversehrtheit" nicht an das Vorliegen okkulter Verletzungen (z. B. Milz-, Leber-, Aortenruptur, Herz-, Lungenkontusion) zu denken. Gute Hilfestellung zur Einschätzung der Traumaschwere gibt hier z. B. die S3-Leitlinie zur Schwerverletztenversorgung der DGU (www.awmf.org).
- Neben der Versorgung des Pat. kurzen Blick auf das beschädigte Fahrzeug (Deformation von Karosserie und Innenraum) werfen → Eindruck von der Gewalteinwirkung, der die Insassen ausgesetzt waren. Objektiver und beschreibbarer Anhaltspunkt für den Zustand der Fahrgastzelle ist der Zustand der ABC(D)-Holme eines Pkw.
- Dem Aufnahmearzt in der Zielklinik Informationen über den Fahrzeugzustand bzw. die Unfallintensität geben (ggf. Digitalfotos).
- Beim Aufblasen des Airbags entstehen ein lauter Knall, Verbrennungsgase (ungiftig) und Rauch- und Staubteilchen (evtl. Reizung von Augen, Atemwegen oder Haut). Nicht selten kommt es durch ausgelöste Airbags zu Verbrennungen im Gesichts-, Oberkörper- und beugeseitigem Unterarmbereich.

„Bergungstod"
Unerwarteter Tod nach erfolgreicher technischer Rettung durch unzureichende Sicherung der Vitalfunktionen **vor** technischer Rettung.

Rettungskarte

Seit einiger Zeit entsteht durch die Zusammenarbeit von Automobilclubs, Automobilindustrie, Feuerwehren und Hilfsorganisationen ein einheitliches Konzept der „Fahrzeug-Rettungskarten" oder des Rettungsdatenblatts:

- Für Neufahrzeuge soll eine Karte mit einheitlichen Symbolen für alle sicherheitsrelevanten Einrichtungen hinter der Sonnenblende montiert werden, u. a. Lage von Airbags, Position der Batterie und der Gurtstraffer, Verstärkungen in Säulen und der Seite, Informationen zu alternativen Antrieben.
- Einige der Leitstellen können eine Kennzeichenabfrage und damit eine Fahrzeugidentifikation durchführen; das Rettungsdatenblatt kann dann über E-Mail oder Datenbanken der Feuerwehr vor Ort entgegengenommen werden.
- Der Notarzt sollte die Pkw-Rettungskarten kennen und interpretieren können, da sie die Grundlage für ein Rettungskonzept sein kann.

Ausführliche Informationen und Rettungskarten zum Download: www.rettungskarte.de und www.rettungskarte-online.de.

E-Call

Durch das ab 2018 bei neu zugelassenen Fahrzeugen eingeführte E-Call-System kann dem Call-Center oder der Leitstelle die Fahrzeugposition, die ausgelösten Airbags und die Identifikation übermittelt werden.

Notarzt und technische Hilfeleistung

Der Notarzt sollte mit den technischen Rettungsmöglichkeiten seiner örtlichen Feuerwehr vertraut sein. Ebenso sollte er über Grundkenntnisse der **T**echnischen **H**ilfe**L**eistung (Feuerwehrbezeichnung für technische Rettungsmöglichkeiten) sowie der eingesetzten Geräte verfügen, um bei technisch schwierigen Rettungen ein Konzept mit dem Einsatzleiter der Feuerwehr zusammen entwickeln zu können.

Das Wirkungsprinzip, der Einsatz sowie die Verfügbarkeit folgender THL-Geräte sollte zumindest grundlegend bekannt sein: Federkörner, Glassäge (Glasmaster®), hydraulischer Rettungsspreizer, hydraulische Rettungsschere, hydraulische Rettungszylinder (verschiedene Längen), Niederdruck- und Hochdruckhebekissen, Seilzugsysteme, Abstützsysteme, Zweihandtrennschleifer und Lkw-Rettungsbühne. Hilfreich sind hier immer gemeinsame Übungen und Ausbildungen. Nur wenn das Verständnis der Arbeit des anderen vorhanden ist, kann eine optimale Patientenrettung funktionieren.

! Die Nachbesprechung eines Einsatzes mit der Feuerwehr wie auch berechtigtes Lob nach einem erfolgreich abgeschlossenen Einsatz sind eine wichtige Voraussetzung für das Gelingen des nächsten Einsatzes.

2.3.2 Bahnunfall

Ulrich v. Hintzenstern, Harald Strauss und Axel Topp

Besonderheiten

- Notfallort ist evtl. weitab von Straßen und Siedlungen; Neubaustrecken führen häufig durch Tunnels oder über Brücken.
- Gefährdung von RD-Personal durch Bahnverkehr auf Nebengleisen, Fahrleitungen und Hochspannungsanlagen (Oberleitung mit 15.000 V) → Ausschaltung und Bahnerdung durch Notfallmanager (s. u.) oder ggf. Feuerwehr.
- **Notfallmanager der Bahn:** Einsatzleiter seitens der Bahn, der gegenüber allen Mitarbeitern der Bahn, die sich am Unfallort aufhalten, weisungsbefugt ist. Ist erkennbar an orangeroter Wetterschutzjacke bzw. Warnweste mit Rückenaufdruck „Notfallmanager". Aufgaben:
  - Koordination die unterschiedlichen Vertreter der Bahn bzw. ihrer Tochterunternehmen, z. B. Verantwortliche für das Streckennetz, das Schienennetz, den verunglückten Zug, die im Zug verladenen Güter (Cargo), für die Stromabschaltung, für die Reparaturtrupps.
  - Organisation der Rettungsmaßnahmen.
  - Unterstützung des Einsatzleiters der Feuerwehr in allen Fragen des Eisenbahnbetriebs.
  - Sicherstellen des Schutzes der am Unfallort tätigen Einsatzkräfte und der erforderliche Notfalltechnik der Bahn.
- **Notfallleitstelle:** Die DB Netz AG hat bundesweit 7 Notfallleitstellen eingerichtet, deren Aufgabe darin besteht, Meldungen über gefährliche Ereignisse entgegenzunehmen und weiterzuleiten. Die Notfallleitstellen sind rund um die Uhr besetzt und verfügen über modernste Leitstellentechnik. Durch die Notfallleitstelle werden z. B. der Leitstelle der Feuerwehr die ersten durchgeführten Schutzmaßnahmen, wie Sperren von Gleisen fernschriftlich per Fax bestätigt.

Maßnahmen am Notfallort

- Über den Notfallmanager Kontakt zum Fahrdienstleiter des Unfallbereichbahnhofs bzw. der Unfallmeldestelle herstellen.
- Ggf. Nothalt eines vorbeifahrenden Zuges durch kreisende Armbewegungen (bei Dämmerung oder nachts mit Handlampe) veranlassen → Zugführer muss anhalten.
- Erkundung der Unfallstelle nach Möglichkeit mithilfe eines Bahnlotsen.
- Definitive Auskunft einholen (dabei Namen des Auskunftgebenden notieren): Ist die Oberleitung abgeschaltet und geerdet, ist die Bahnstrecke für andere Züge ganz oder nur teilweise gesperrt?

- Bei schwieriger Anfahrt Diesellok mit Rangierpersonal und Gepäckwagen oder gedeckten Wagen anfordern (auch zum Abtransport von Pat.).
- Gleiswagen der Feuerwehr für den Transport von Pat. und Material.
- Ggf. Hilfszug („Einheitshilfsgerätewagen") mit schwerem Rettungsgerät anfordern.
- Bei Unfällen in Tunnelanlagen Rettungszug mit umfangreichem Feuerwehr- und RD-Personal und -material anfordern.

Sicherheitsregeln
- Eigenschutz immer vorrangig vor allen medizinischen Aktivitäten (▶ 1.8.3).
- Nach Möglichkeit immer Wege außerhalb des Gleisbereichs benutzen.
- Der Bremsweg eines Zugs kann mehr als 2.000 m betragen!
- Immer mind. 3 m Sicherheitsabstand von jeder Gleismitte halten (Druck- und Sogwellen sowie Lärmentwicklung vorbeifahrender Züge!).
- Immer erhöhte Aufmerksamkeit beim Queren von Gleisen.
- Mit Zugverkehr auf dem Nachbargleis rechnen.
- Bis zur definitiven Einstellung des Zugverkehrs auf der Strecke keine Rettungsaktionen ohne den Schutz von Sicherheitsposten der Bahn durchführen.
- Bis zur zweifelsfreien Klärung, dass alle Leitungen der elektrotechnischen Bahnstromanlage abgeschaltet und bahngeerdet sind, keine Rettungsarbeiten beginnen und mind. 10 m Abstand von herabhängenden Leitungen halten. **Cave:** Durch Kontakt der Waggons mit dem Fahrdraht können auch diese unter Spannung stehen!
- Evakuierung des Waggons oder Zuges durch Zugbegleitpersonal (Streckenkenntnis) vornehmen lassen.
- Immer den Anweisungen des Bahnpersonals und der Sicherheitsposten Folge leisten.
- „Evakuierung" (▶ 2.2.8): Bei Gefahrgutbeteiligung kann binnen Min. eine weitläufige Sperrzone einzurichten sein (z. B. Häuserräumung).

2.3.3 Luftfahrzeugunfall

Johann Reuß

Besonderheiten
- Der Notfallort kann weit von Siedlungen oder Verkehrswegen entfernt liegen und sich in einem unwegsamen Gelände befinden.
- Bei Unfällen auf Verkehrsflughäfen Gefährdung des RD-Personals durch Flugzeuge am Boden und starkem Fahrzeugverkehrs auf dem Vorfeld.
- Brand- und Explosionsgefahr durch auslaufenden Kraftstoff.
- Gefährdung durch Gefahrgut an Bord von Verkehrsflugzeugen (z. B. radioaktives Material).
- Bei Kleinflugzeugen (Ultraleicht-Flugzeuge) Gefährdung durch nicht ausgelöste Rettungssysteme.
- Bei Militärflugzeugen Gefährdung durch Munition und Sprengsätze für Schleudersitze.

Maßnahmen am Unfallort
- Bei Unfällen auf Verkehrsflughäfen bereits vor und während der Anfahrt Kontakt zur Luftaufsicht herstellen und Treffpunkt mit Lotsenfahrzeug (Follow me) vereinbaren. Ein Befahren der Betriebsflächen ohne Lotsen ist nicht möglich.

- Kleine Flugzeuge verfügen über keinerlei passive Sicherheit. Verletzte sind in den meisten Fällen eingeklemmt und nur durch Einsatz von Rettungsgerät zu befreien. Daher schon während der Anfahrt entsprechende Kräfte anfordern.
- Scheiben an Flugzeugen bestehen aus äußerst widerstandsfähigem Kunststoff oder Mehrschichtlaminaten und sind mit einfachen Mitteln kaum zu zerstören. Zugang daher durch Türen oder mittels Einsatz von Rettungsschere oder Spreizer.
- Vorsicht im Umgang mit Zündquellen (z. B. Trennschleifer, Defibrillator) wegen Brandgefahr. Löschmittel bereithalten.
- Aus Gründen des Eigenschutzes vor Betreten der Wracks möglichst Rücksprache mit der Feuerwehr.
- Wracks nur betreten, wenn unumgänglich. In jedem Fall erst nach entsprechender Absicherung. Dabei Vorsicht vor scharfkantig gerissenen Aluminiumteilen.
- Körperflüssigkeiten von Verletzten und Getöteten verteilen sich oft weiträumig an der Unfallstelle. Daher Eigensicherung gegen Infektionen (Handschuhe).
- Häufige Verletzungsschemata: Polytraumatisierung, schwerste Schädel-Hirn-Traumata, innere Verletzungen durch hohe Beschleunigung in Achsrichtung des Torso (Aorten- oder Herzbeutelruptur), stumpfe Abdominal- oder Thoraxtraumen durch Steuerorgane im Cockpitbereich. Bei Verkehrsflugzeugen mit Brand oder Rauchentwicklung im Innenraum: Intoxikationen durch toxische Rauchgase.
- Bei eindeutigen Todeszeichen Position der Leiche und Umfeld möglichst unberührt lassen.
- Schwere Flugunfälle werden durch die Bundesstelle für Flugunfalluntersuchung untersucht. Daher vor dem Verlassen der Unfallstelle Namen und Erreichbarkeit zwecks eventueller Zeugenaussagen bei der Einsatzleitung hinterlassen.

2.3.4 Brandunfall

Axel Topp

Besonderheiten

- Großschadensfall (▶ 1.9).
- Gefahr für Pat. und RD durch Hitze, Rauchgase und evtl. Einsturzgefahr.
- Aufenthaltsort der Pat. evtl. nicht zugänglich.

Erste Maßnahmen an Brandstellen vor Eintreffen der Feuerwehr

> **!** Eigenschutz hat immer Vorrang vor allen medizinischen Aktivitäten (▶ 1.8.3).

- Bei Brandgeruch, offenem Feuer, sichtbarem Rauch oder entsprechenden Hilferufen sofort die Feuerwehr alarmieren (meist Tel. „112“).
- Andere Hausbewohner warnen. Gebäude verlassen, falls dies sicher möglich ist. Sammeln an festgelegter Sammelstelle, Anwesenheit aller Hausbewohner feststellen.
- Ggf. unmittelbar gefährdete Personen retten, Gehunfähige herausführen.
- Ist der Treppenraum verraucht, sollen sich die Personen in den nicht verrauchten Wohnungen aufhalten bzw. sich am offenen Fenster bemerkbar machen.

- Keine unnötige Evakuierung vornehmen!
- Gebäude nur in zwingenden Fällen betreten. Jemandem mitteilen, dass man sich im Gebäude befindet. Nie Aufzug benutzen. Rauchgase (auch unsichtbar) beachten (Filtermasken wirkungslos!).
- Eigene Einsatzfahrzeuge fernhalten von gefährdeten Bereichen (Trümmer, Verschüttung, Gase, Stäube und Dämpfe).
- Ggf. mit geeigneten Maßnahmen erste Brandbekämpfung einleiten, z. B.:
  - Friteusenbrand: trockenen Deckel darüberlegen. Kein Wasser (Gefahr der „Fettexplosion“).
  - Brennende Personen am Weglaufen hindern. Beim Annähern die Decke an den Enden (Hände eingehüllt) in Augenhöhe als Gesichtsschutz halten. Person in Decke hüllen, hinlegen und ggf. umherwälzen.
  - Feuerlöscher einsetzen: geeignetes Löschgerät auswählen. Nicht gegen den Wind löschen. Nicht in die Flammen, sondern in den Brandherd spritzen, ggf. mehrere Feuerlöscher gleichzeitig einsetzen. Nach Möglichkeit Löschmittel nicht restlos ausspritzen, sondern Löschmittelreserve für ein Wiederaufflammen bereithalten.
- **Kfz-Brand:** Bei einem Motorbrand im Pkw dauert es erfahrungsgemäß mind. 3–10 Min., bis der Brand in die Kabine eindringt. Brennende Kfz können i. d. R. nicht explodieren! Zu den Besonderheiten von Kfz mit Alternativantrieben (z. B. Gas, Elektromotoren) sollte sich der NA bei Fortbildungen mit den örtlichen Feuerwehren kundig machen.

Verhalten in geschlossenen Räumen

- Bei dunklen Treppenhäusern Notbeleuchtung bzw. ggf. Handlampe einschalten, falls vorhanden.
- Fenster und Türen schließen (Ausbreitung von Feuer und Rauch wird behindert).
- Vor dem Öffnen einer Tür mit der Hand Türblatt oben, in der Mitte und unten befühlen. Falls die Tür bereits heiß ist, muss mit Flammen oder Rauchgasen dahinter gerechnet werden. Die Tür bleibt dann zu!
- Tür nur aus der Deckung öffnen. Türblatt, das sich in die eigene Richtung hin öffnen lässt, als Deckung und Schutzschild benutzen. Während des Öffnens Gesicht abwenden und mit Arm bedecken. Mind. 15 s warten, bevor man in gebückter Haltung durch die Türe geht, da Stichflammenbildung möglich, wenn sauerstoffreiche Frischluft in den Brandraum tritt.
- Ist der Flur mit Rauch gefüllt, ist die Luft am Boden manchmal noch atembar → zum Ausgang kriechen.
- Zimmerschlüssel mitnehmen. Falls der Treppenraum unbegehbar ist und die Zimmertür hinter einem ins Schloss fällt, muss man wieder ins Zimmer zurückflüchten können.
- Ist der Treppenraum nicht begehbar, erkunden, ob das Gebäude über einen 2. baulichen Rettungsweg verfügt.
- Notfalls im Zimmer „verschanzen“: nasses Taschentuch vor das Gesicht, in nasse Decke einhüllen, Badewanne füllen, nasse Handtücher in Türspalt (verhindert Eindringen von Rauch). Feuerwehr alarmieren und über Telefon durchgeben, dass man eingeschlossen ist. Genauen Aufenthaltsort angeben. Am Fenster um Hilfe rufen. Zieht Rauch aus den unteren Geschossen an der Fassade nach oben, Fenster geschlossen halten. Nie aus dem Fenster springen. Nie in Panik der ausfahrenden Drehleiterspitze der Feuerwehr entgegenspringen. Sprung ins Sprungrettungsgerät nur auf Weisung der Feuerwehr.

Maßnahmen an der Einsatzstelle nach Eintreffen der Feuerwehr

- Sofort Kontakt zur Feuerwehr-Einsatzleitung aufnehmen. Gemeinsam festlegen: Aufstellungsort RTW, Verletztensammelstelle, evtl. weiter benötigte Kräfte, Gefahrenbeurteilung.
- Einsatzfahrzeuge der Feuerwehr und deren große Bewegungsradien (Lkw-Fahrgestelle, Drehleiter) nicht behindern.
- Von gefährlichem Feuerwehrgerät fernhalten.
- Verlegte Schläuche möglichst nur über Schlauchbrücken überfahren.
- Registrierung und Befragung auch schwer verletzter Pat. durch Polizei und Feuerwehr möglichst zulassen (Rückschlüsse auf noch drohende Gefahren oder vermisste Personen).
- Zur Eigensicherung der Feuerwehrkräfte immer ein RD-Einsatzfahrzeug am Einsatzort vorhalten.
- Geregelte An- und Abfahrt für RTWs organisieren.
- Einsatzstelle nicht verlassen, ohne sich beim OrgL oder Feuerwehr-Einsatzleiter abzumelden.

! Sich nicht davor scheuen, die Feuerwehr auch bei „kleineren" Anlässen rechtzeitig nachzualarmieren.

2.3.5 Maschinenunfall

Harald Strauss

Besonderheiten

- Verletzungen durch bewegliche Teile von Maschinen (z. B. Bohrmaschine, Kreissäge, Drehbank, Fräsmaschine), trennende Messer (z. B. Blechscheren, Schneidemaschinen, Pressen, Stanzen).
- Häufig schwere Quetschungen, tief reichende Weichteildefekte oder Amputationsverletzungen.

Rettung eines eingeklemmten Pat.

- Technische Unterstützung praktisch immer erforderlich: Rechtzeitige (auch prophylaktische) Alarmierung von Betreiber und Feuerwehr.
- Rettung nur durch fachkundiges Personal, meist durch vorsichtige Demontage der Maschine.
- Keine „Notamputationen" am Notfallort, sondern sorgfältige Betreuung des Pat. (Infusion, Sauerstoff, Monitoring), suffiziente Analgesie bis zur Narkose. Sicherung aller Amputate (auch kleiner Gewebsstücke!) im doppelwandigen Kühlbeutel (▶ 11.7.6). Falls Amputation unumgänglich (Feuerwehr kann Maschine nicht demontieren), Nachforderung eines erfahrenen Chirurgen samt OP-Team. **Notamputation** durch NA als letzten Ausweg (▶ 2.4).
- Bei Amputationsverletzungen und stabilisierten Vitalfunktionen primär Einweisung in eine handchirurgische oder plastische Spezialabteilung zur Replantation (Hubschraubertransport) anstreben.

Sicherheitsregeln

! Eigenschutz hat immer Vorrang vor allen medizinischen Aktivitäten (▶ 1.8.3).

- Vor Manipulationen an Maschinenteilen oder eingeklemmten Pat. sicherstellen, dass die Maschine spannungsfrei geschaltet und gegen Wiedereinschalten gesichert ist.
- Vorsicht bei scharfen, beweglichen oder heißen Maschinenteilen.
- Stempel, bewegliche Messer u. ä. Maschinenteile ggf. unterbauen oder blockieren (v.a. Hydraulikzylinder können sich durch Ölverlust aus beschädigten Leitungen auch nach Abschalten der Maschine noch bewegen).

2.3.6 Chemieunfall

Harald Strauss, Ulrich v. Hintzenstern und Axel Topp

Besonderheiten

- Gefährdung des RD-Personals durch unerkannte Ausbreitung, unbemerkten Kontakt mit der Chemikalie oder deren unbekannte Zusammensetzung.
- Möglicherweise drohende Umweltschäden auch bei nur geringer Gefährdung von Menschen (z.B. Öl) → bei Verdacht auf Umweltgefährdung technische Hilfe informieren.
- Häufig fehlt eine korrekte Kennzeichnung bei geringen Mengen toxischer Stoffe.
- Unkontrollierte Reaktionen zwischen freigesetzten Chemikalien oder bei Feuereinwirkung mit Entstehung unbekannter Produkte möglich.

Informationen über gefährliche Stoffe

- Erstinformation durch Gefahrnummer, Stoffnummer, Gefahrenschilder, Aufschriften usw. (▶ 1.13).
- Information über die beteiligten Chemikalien durch den Benutzer der Substanzen (z.B. Gefahrgutblätter in Betrieben), bei Transportunfällen über den Fahrzeugfahrer (Unterlagen im Führerhaus und Ladepapiere).
- Evtl. weitere Informationen beim Hersteller einholen (TUIS-System, ▶ 1.14).
- Auch Giftnotrufzentralen und die ILS verfügen über Gefahrgutinformationen.

Maßnahmen am Unfallort

- Den Pat. von der Feuerwehr aus der Gefahrenzone bringen lassen und an sicherem Platz versorgen (z.B. Windrichtung beachten).
- Pat. frühestmöglich von anhaftenden Schadstoffen dekontaminieren (Entkleiden, Abduschen, z.B. Feuerwehrschlauch mit Sprühstrahl), auf jeden Fall aber noch außerhalb des NAW (z.B. Tränenreizstoffe „verseuchen" das Fahrzeug bis zur Unverwendbarkeit).
- Schadstoffreste in dicht schließenden Gefäßen (z.B. durch Feuerwehr) asservieren.

Sicherheitsregeln

> ! Eigenschutz hat immer Vorrang vor allen medizinischen Aktivitäten (▶ 1.8.3).

- Bei Betriebsunfällen möglichst umgehend mit dem betrieblichen Sicherheitsdienst (z.B. Sicherheitsingenieur) und der Werksfeuerwehr Kontakt aufnehmen.

- Technische Rettung bei Austritt von Chemikalien nur unter strikter Berücksichtigung des Eigenschutzes und suffizienter persönlicher Schutzausrüstung.
- Bei unklarer Lage (Art und Wirkung des Gifts, Gefahr weiteren Austritts) ist eine Rettung nur durch Fachpersonal (i. d. R. Feuerwehr oder Betreiber) unter umluftunabhängigem Atemschutz (Pressluftatmer) und Chemieschutzanzug zulässig.

2.3.7 Silo- und Tankunfall

Harald Strauss und Ulrich v. Hintzenstern

Definition Großraumlagerbehälter für mittel- bis feinkörnige Massenschüttgüter (z. B. Sägespäne, Mineralien, Flüssigkeiten), meist zylindrische Form mit konisch zulaufendem unterem Ende.

Besonderheiten

- Durch lagerungsbedingte Veränderung können Gase wie Kohlenmonoxid, Kohlendioxid, Schwefelwasserstoff, Methan (▶ 9.7) entstehen.
- Entstehende Stäube sind evtl. toxisch oder explosiv.
- Feste Lagergüter können sich „pseudoflüssig" verhalten → „Ertrinken im Lagergut wie in einem Sumpf".
- Gefährdung durch eingebaute Fördergeräte (Schraubenförderer, Häcksler, Förderbänder, Rührwerke) möglich → abschalten und gegen Wiedereinschalten sichern lassen.
- Weitere Probleme: enge Zugangswege (Luken, Deckel), große Höhen (Auf- bzw. Abseilen im Silo, Leitern und Gerüste im Außenbereich, ggf. Drehleitereinsatz).

Maßnahmen am Unfallort

- Sicherstellen der Belüftung: öffnen von Luken bei landwirtschaftlichen Silos, Be- und Entlüftungsgeräte der Feuerwehr.
- Brandschutz prophylaktisch sicherstellen, Explosionsgefahren beachten.
- Wenn unmittelbare Rettung nicht möglich, Verletzten sichern (Gefahr des weiteren Einsinkens → Anseilen, Inhalation von Schadstoffen → Atemmaske mit O_2-Zuleitung aufsetzen).
- Freiräumen (bei eingedrungenen Gütern, z. B. Sand, Späne) und Freihalten der Atemwege.

Sicherheitsregeln

> **!** Eigenschutz hat immer Vorrang vor allen medizinischen Aktivitäten (▶ 1.8.3). Grundregel: qualifizierter Eigenschutz vor Rettungsversuchen, d. h. keine heroischen Eigenaktionen, da Lebensgefahr.

- Rettungsmaßnahmen nur durch entsprechend ausgebildete Kräfte, d. h. technische Unterstützung praktisch immer erforderlich; daher rechtzeitige (auch prophylaktische) Alarmierung von Feuerwehr (▶ 1.11.3), THW (▶ 1.11.4), Betreiber.
- Zugang für den NA nur nach entsprechender Abstimmung mit der Einsatzleitung der Feuerwehr.
- Vor Betreten Anseilen mit Fangleine und Brustgurt, umluftunabhängiger Atemschutz (Pressluftatmer), bei landwirtschaftlichen Silos auch sogenannte „Schutzhaube" mit Luftzuleitungsschlauch; Masken mit „Gasfiltern" sind untauglich und lebensgefährlich; Schutzbekleidung, ggf. Chemikalienschutzanzug.

2.3.8 Verschüttung

Harald Strauss und Ulrich v. Hintzenstern

Sonderform: Lawinenunglück (▶ 2.2.4).

Definition Teilweise oder vollständige Bedeckung eines Pat. durch in Bewegung gekommene Massen (Erde, Sand, Schnee, Schüttgüter usw.).

Besonderheiten

- Bedrohung der Helfer durch nachrutschende Massen, praktisch immer Unterstützung durch Feuerwehr oder THW mit schwerem Gerät (Schaufellader, Bagger, Kran) erforderlich.
- Ggf. Einsatz von Rettungshundeteams (▶ 1.11.8).
- Schadenslage meist sehr unübersichtlich, oft auch weiträumig.
- Vordringen zum Unfallort oft erheblich erschwert → medizinisches Rettungspersonal und Material ggf. durch technische Rettungskräfte mit Allradfahrzeug ins Schadensgebiet bringen lassen.

Maßnahmen am Unfallort

- Hauptprobleme: Atemwegsverlegung, schwere Quetschungen, evtl. Unterkühlung.
- Bei Behinderung der Atmung durch Kompression des Thorax von außen Versuch, den komprimierten Thorax freizumachen (Freiräumen) oder eine weitere Verschüttung zu verhindern (Barrierenbildung).
- Bei freiliegendem Gesicht Mund- und Rachenraum auf Fremdmaterial inspizieren, ggf. mit Magill-Zange oder Absaugpumpe ausräumen.
- Trachealinspektion mittels Laryngoskop, Versuch des Freimachens, Intubation und wiederholte Absaugung.
- Nach Befreiung des restlichen Körpers Gefahr des plötzlichen Blutdruckabfalls durch Wegfall der Gewebskompression und azidosebedingte Vasodilatation (Crush-Sy. → Rhabdomyolyse) → großzügige Volumengabe **vor** Aufhebung der äußeren Kompression.

Sicherheitsregeln

- Annäherung an den Unfallort nur nach entsprechender Absicherung und Freigabe durch die technischen Rettungskräfte.
- Bei Einsatz schweren Räumgeräts den Gefahrenbereich der Maschinen strikt meiden.

> Begleitverletzungen nicht übersehen (z. B. Bauchtrauma, Wirbelsäulenverletzung, SHT).

2.3.9 Eiseinbruch

Harald Strauss und Ulrich v. Hintzenstern

Besonderheiten

- Pat. meist nicht direkt zugänglich, evtl. erst längere Suchaktion bei unter die Eisdecke geratenem Pat.
- Unfallstelle mit Fahrzeugen oft nur schlecht erreichbar.
- Kombinierte Bedrohung des Pat. durch Ertrinken (▶ 11.15) und Unterkühlung (▶ 11.14).
- Bei unterkühlten Pat. Reanimation oft noch nach ungewöhnlich langer Latenzzeit erfolgreich.

Maßnahmen am Unfallort

- Annäherung an die Einbruchstelle nur unter Ausnutzung lastverteilender Maßnahmen (Leitern, Tischplatten, Türblätter usw.) und mit angelegter Sicherheitsleine.
- Meist Unterstützung durch technische Rettungskräfte (z. B. Feuerwehr, DLRG, Wasserwacht) mit Eisschlitten, Rettungsboot, Tauchausrüstung oder Kälteschutzkleidung erforderlich.
- Bei unter die Eisdecke geratenen Pat. evtl. bei fließenden Gewässern unter Berücksichtigung der Strömung Löcher in das Eis schlagen oder sägen, um den Vorbeitreibenden zu fassen.
- Frühzeitig RTH alarmieren: meist schnellere Sichtung unter Eis geratener Personen aus der Luft, ggf. Möglichkeit einer technischen Rettung mittels Seilwinde, schneller Transport des Pat.

Sicherheitsregeln

- Auch scheinbar festes Eis niemals ungesichert betreten.
- Auf keinen Fall versuchen, unter das Eis geratene Pat. durch „Nachtauchen" zu retten.

2.3.10 Erhängen, Strangulation, Erwürgen

Harald Strauss und Ulrich v. Hintzenstern

Besonderheiten

Verletzungsmuster bei Strangulation, Drosselung oder „atypischem" Erhängen:

- Einengung der zu- und abführenden Blutgefäße mit venöser Stauung (Zyanose, petechiale Blutungen in Haut und Konjunktiven, zerebrale Einblutungen).
- Bei höheren Kräften zerebrale Ischämie durch Verschluss der Karotiden bei unzureichendem Blutfluss über die Aa. vertebrales.
- Bei Einwirkung hoher Druck- und Zugkräfte stumpfe Gefäßverletzung mit Dissektion der Arterienintima und funktioneller Ischämie möglich.
- Bereits bei geringen Traumen Atemwegsverlegung durch Kehlkopffraktur und Schwellung der Halsweichteile möglich.

Verletzungsmuster bei „klassischem = typischem" Erhängen: Beim Sturz aus größerer Höhe in das Seil (sog. „long drop") kommt es bei Sitz des Knotens hinter dem Ohr zur Fraktur des Dens axis mit Eindringen in die Medulla oblongata und Zerstörung vitaler Regionen („Genickbruch"). Evtl. zusätzlich Ein- oder Abrisse der großen Halsgefäße und der Trachea.

Maßnahmen am Unfallort

- Wenn sichere Todeszeichen bestehen, an der vorgefundenen Situation nichts verändern und Polizei verständigen. **Cave:** Der NA ist für die Sicherung der Beweislage verantwortlich. Notfallstelle erst verlassen, wenn Polizei vor Ort ist. Ausnahme: erneuter Einsatz.
- Sonst Erhängten schnellstmöglich abnehmen, dabei sorgfältig gegen einen Sturz absichern (mehrere Personen nötig).
- Frühestmöglich einen HWS-Stützkragen anlegen, um Läsionen im Halsmarkbereich zu vermeiden.
- Wache Pat. nach einer kriminellen Handlung einfühlsam psychisch betreuen („Droge Arzt") → medikamentöse Sedierung (erschwerte Vernehmung des Pat.) häufig überflüssig.

2

!
- Grundregel: „Typisches Erhängen ist atypisch, atypisches Erhängen ist typisch“ → Genickbruch daher eher selten.
- Häufig schwierige Intubation (Kehlkopftrauma, zunehmende Schwellung, Trachealabriss) → ggf. Koniotomie (▶ 3.4.6).

Forensische Aspekte
- Bei jedem Erhängen/Strangulation/Würgen an das Vorliegen einer kriminellen Straftat denken, beim geringsten Verdacht Kriminalpolizei einschalten (mutmaßliches Interesse des Pat. an der Strafverfolgung ist das höhere Rechtsgut gegenüber der Schweigepflicht ▶ 1.4.2).
- Häufig wird auch versucht, eine Straftat durch nachträgliches Aufhängen als Suizid zu verdecken.
- Strangulationswerkzeug so durchtrennen, dass später eine eindeutige Rekonstruktion möglich ist → Knoten nicht lösen, sondern Seil an einem geraden Stück durchtrennen und Enden kennzeichnen.
- Befunde sorgfältig dokumentieren (Stauung, Petechien, Unterblutungen, Würgemale: einfach? doppelt? Hautvertrocknungen). Falls möglich Foto (z. B. durch Polizei) veranlassen.
- Strengste Schweigepflicht gegenüber allen Außenstehenden (Presse usw.).

2.4 Notamputation

Stefan Schulz-Drost und Ulrich v. Hintzenstern

Indikationen Die Abtrennung von Gliedmaßen ist ein verstümmelnder Eingriff und darf präklinisch nur in folgenden Fällen vorgenommen werden:
- Bei akuter Lebensgefahr des Pat., die durch die Amputation abgewendet werden kann, z. B. durch Feuer bedrohter Pat. mit eingeklemmtem Bein in brennendem Gebäude oder Fahrzeug.
- Bei subtotal amputierten Gliedmaßen mit nicht kontrollierbarer Blutung und fehlender Replantationsindikation (zertrümmerte Extremität, Alter des Pat., Polytrauma).

Material Blutdruckmanschette/Tourniquet, Skalpell/Amputationsmesser (nach Larrey), Säge, Gefäßklemmen und Ligaturmaterial, Verbandmaterial.

Durchführung
- I. v. Zugang mit Infusion.
- Nach Möglichkeit Kurznarkose mit Intubation (▶ 3.4.4) oder zumindest Analgosedierung mit Ketamin und Midazolam.
- Blutsperre anlegen: Blutdruckmanschette am Oberarm bzw. Oberschenkel der zu amputierenden Extremität, Druck über Systole, 250–300 mmHg; alternativ Tourniquet.
- So distal wie möglich zirkuläre Amputation (Guillotine-Amputation):
  - Glatter Schnitt mit Skalpell oder Amputationsmesser durch Haut und Muskulatur bis auf den Knochen.
  - Knochen durchsägen, dabei Weichteile schonen, ggf. auch Abtrennung im Gelenk möglich.
  - Ausschließlich größere, spritzende arterielle Gefäße abklemmen oder ligieren.

- Druckverband.
- Extremität bzw. Stumpf hochlagern.
- Ggf. Blutsperre lösen, evtl. zusätzliche manuelle Kompression.

! Der Blutverlust ist umso größer, je weiter proximal die Amputationshöhe liegt.

Das Amputat nach seiner Befreiung verpacken (▶ 11.7.6) und mit in die Zielklinik nehmen (evtl. Replantation oder Verwendung zur Stumpfdeckung).

2.5 Prinzipien der Lagerung

Ulrich v. Hintzenstern

Stabile Seitenlagerung

Indikation Bewusstseinsgetrübter oder bewusstloser Pat., der nicht intubiert ist.

Durchführung ▶ Abb. 2.6

Besonderheiten

- Bei V. a. HWS-Verletzung vorherige Stabilisierung z. B. mit Stifneck®
- Kopf in Seitenlage strecken, sonst Verlegung der Atemwege möglich
- Thoraxtrauma: Lagerung auf die verletzte Seite
- Kombination mit Kopftieflage möglich

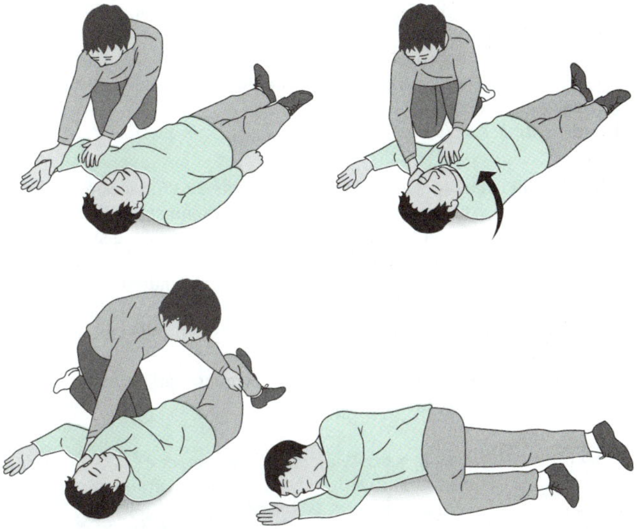

Abb. 2.6 Stabile Seitenlagerung [L157]

2

Volumenmangelschocklagerung

Indikation Alle Schockformen außer kardiogener Schock.

Durchführung Beine ca. 30° anheben und geeignete Gegenstände unterlegen bzw. Trage in Kopftieflage bringen (Winkel abhängig von Schockzustand und Dyspnoe des Pat.).

Besonderheit Kombination mit stabiler Seitenlage möglich.

Oberkörperhochlagerung

Indikation Internistische Notfälle, z. B. hypertone Krise, kardiogener Schock, Dyspnoe (z. B. bei Asthma, Thoraxtrauma); SHT bei Kreislaufstabilität (ansonsten Flachlagerung bis RR ausreichend, um den Perfusionsdruck hochzuhalten).

Durchführung Decken oder sonstige geeignete Gegenstände unter den Rücken schieben bzw. „Kopfteil" der Trage anheben; Neigung nach Patientenwunsch.

Besonderheiten

- **Lungenödem:** sitzende Position (80–90°) mit möglichst herabhängenden Beinen
- **SHT:** 30°-Oberkörperhochlagerung; Achse Kopf-Hals-Thorax-Abdomen nicht abknicken

2.6 Wundversorgung

Stefan Schulz-Drost und Ulrich v. Hintzenstern

Material Sterile Wundauflage, Fixiermedium, ggf. Druckpolster.

- **Sterile Wundauflagen:** Mullkompressen (10 × 10 cm), Verbandtücher (30 × 40 cm bis 80 × 120 cm)
- **Fixiermedien:** Mullbinden, elastische Binden in Breiten von 6–20 cm, Pflasterstreifen, Dreiecktücher
- **Kombinationen:** Verbandpäckchen (= Kompresse bereits auf bind fixiert). „Der Notverband" (=„Israeli-Bandage", hochelastische Binde mit Wundauflage und Druckstange)
- **Hämostyptika:** z. B. Celox Gauze™, QuikClot™, Combat Gauze™

Anwendung

- Wahl der Bindenbreite abhängig von Lokalisation der Wunde: am Kopf 6–8 cm, an den Extremitäten Durchmesser der Extremität im Wundbereich.
- Bindenende mit Pflaster fixieren, um Stauung zu vermeiden; beim Druckverband auch Knoten sinnvoll und effektiver.
- Möglichst die gesamte Extremität von distal bis zur Wundregion wickeln um venöse Stauung zu vermeiden.
- Grundsätzlich vor **und** nach Anlage des Verbands Kontrolle und Dokumentation von DMS.
- Festsitzende Fremdkörper belassen. Grober Schmutz darf entfernt werden, Desinfektion präklinisch nicht empfohlen.

! Eine genaue Beschreibung der Wunde bei Übergabe des Pat. in der Klinik erspart unnötiges Ein- und Auspacken der Wunde mit erhöhtem Kontaminationsrisiko (ggf. Digitalfoto).

Blutende Wunden

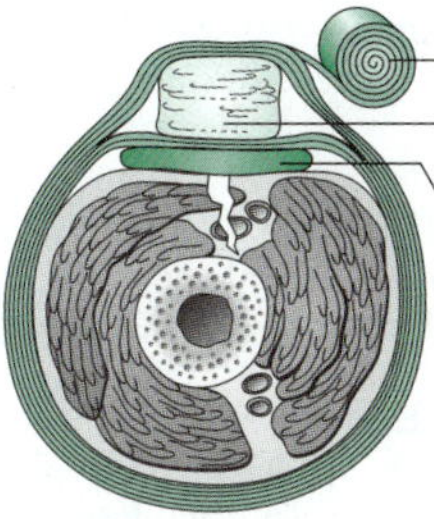

Abb. 2.7 Druckverband [L190]

- Verletzte Körperstelle nach Möglichkeit über Herzniveau lagern.
- Sterile Wundabdeckung, Kompressionsverband mit elastischer Binde anlegen.
- Bei schwerer Blutung Druckverband anlegen (▶ Abb. 2.7):
  - Zunächst normalen Wundverband anlegen.
  - Druckpolster (Verbandpäckchen, gefaltetes kleines Tuch, Kompressen o. Ä.) über der Blutungsquelle auf den Wundverband legen.
  - Druckpolster mit Binde kräftig anwickeln, dabei von distal nach proximal wickeln, um venöse Stauung bzw. Schmerzen zu vermeiden.
- Wenn Blutung noch nicht steht, Druckverband **nicht** entfernen, sondern zusätzliche Lage mit Druckpolster und Binde darüber wickeln.

Lebensbedrohliche Blutung

- Sofort durch lokale Kompression mit Sterilgut stoppen, Extremität hochlagern.
- Durch 2. Helfer proximal der Wunde Gefäß abdrücken, bis Druckverband suffizient anliegt (▶ Abb. 2.8).
- Abbinden durch RR-Manschette oder Tourniquets bei lebensbedrohlichen Extremitätenblutungen als temporäre Maßnahme (Anlagezeit dokumentieren, Liegedauer < 2 h anstreben), um wertvolle Zeit für andere lebenswichtige Maßnahmen zu sparen.
- Hämostyptika können, wenn sie direkt auf der Blutungsquelle angebracht werden, den Erfolg eines Druckverbands bei lebensbedrohlichen Blutungen optimieren. Empfehlenswert sind Hämostyptika der dritten Generation (z. B. Celox Gauze™).

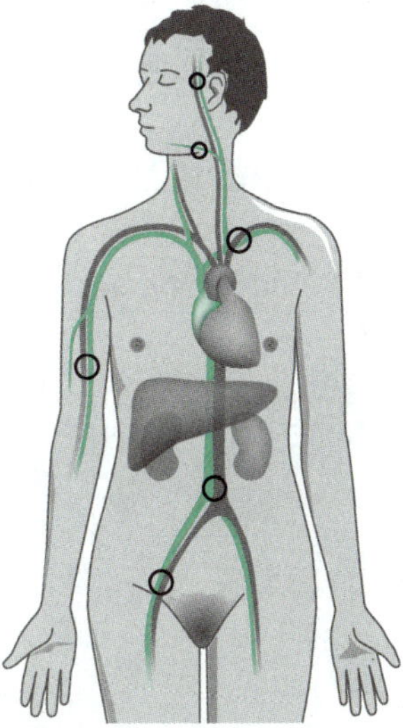

Abb. 2.8 Abdrückstellen [L157]

!

- Lässt sich eine Extremitätenblutung durch ein Tourniquet nicht stoppen bzw. ist trotz Tourniquetanlage immer noch ein peripherer Puls tastbar, muss das Tourniquet fester angezogen oder durch ein zweites Tourniquet, nach Möglichkeit proximal vom ersten Tourniquet, ergänzt werden (v. a. bei muskulösen Oberschenkeln).
- Ein einmal angelegtes Tourniquet frühestens im Schockraum wieder öffnen bzw. lockern.

Schürfungen bzw. nicht blutende Wunden

Steriles Abdecken durch Wundauflage, Fixierung mit Pflaster oder (Mull-) Binde.

Offene Thoraxverletzungen

Semiokklusiver Verband (z. B. an drei Seiten abgeklebter Folienverband) und Anlage Thoraxdrainage außerhalb der Wunde.

Offene Brüche

Fraktur (▶ 11.7.1) reponieren, vorher ggf. eingeschlagene oder aufgespießte Hautteile vom Knochen lösen, dann (Druck-)Verband anlegen und Retention, z. B. durch eine Vakuumschiene oder Traktionsschiene (Ober-/Unterschenkelfrakturen).

!
- Blutungen sind meist venös. Lagerung und (Druck-)Verband reichen zur Blutstillung auch bei schwereren Blutungen meist aus.
- Bei Verbänden kommt es nicht auf Schönheit, sondern nur auf Effizienz an. So sind z. B. bei Kopfverbänden teilweise auch „untypische" Bindengänge erforderlich, um eine ausreichende Kompression auf die Wunde bringen zu können.

2.7 Venöse Zugangswege

Ulrich v. Hintzenstern

2.7.1 Allgemeine Grundlagen

!
- Venenpunktion ist „Gefühlssache" → sich mit den im NEF/NAW befindlichen Venenverweilkanülen und ZVK-Sets eingehend vertraut machen (▶ Tab. 2.2)
- **Vor jeder** Injektion Ampulle des aufgezogenen Medikaments zeigen lassen (Gefahr der Verwechslung, Hörfehler)
- Bei fraktionierter Injektion zur einwandfreien Identifikation Spritze unmittelbar nach dem Aufziehen des Medikaments ggf. mit wasserfestem Stift beschriften (Medikamentennamen bzw. eindeutige Abkürzung, evtl. Verdünnung) bzw. mit entsprechendem Ampullenaufkleber (ISO-Norm 26825 sowie DIVI-Empfehlung) versehen lassen oder notfalls Ampulle möglichst mit transparentem Pflaster an der Spritze fixieren (nicht die Skalierung verdecken!)

Tab. 2.2 Größen und Farbkodierungen von Venenverweilkanülen (nicht normiert)

Gauge	24 G	22 G	20 G	18 G	17 G	16 G	14 G	13 G
Farbe	Gelb	Blau	Rosa	Grün	Weiß	Grau	Braun/ orange	Rot

Durchflussrate Hängt ab von:
- **Anzahl der venösen Zugänge** („viel hilft viel“) → bei Pat. mit Volumenmangel mehrere Zugänge legen.
- **Lumenweite:** Flussrate proportional der 4. Potenz des Radius.
- **Querschnitt des Infusionssystems:** weitlumige Infusionssysteme erst ab einer Venenverweilkanülengröße von ≥ 14 G sinnvoll.
- **Infusionsdruck:** wesentliche Steigerung der Infusionsmenge pro Zeiteinheit bei Verwendung einer Infusionsdruckmanschette. Ggf. Blutdruckmanschette um die Plastikinfusionsflasche wickeln (→ Entlüftung schließen).

2

!
- Das Zwischenschalten eines 3-Wege-Hahns vermindert die Durchflussrate bei Venenverweilkanülen bis 14 G nicht. Bei weitlumigen Infusionssystemen (14 und 13 G) jedoch Large-Bore-3-Wege-Hähne verwenden.
- Im KTW und RTH ist die Raumhöhe wesentlich niedriger als im RTW → zur effektiven Volumenzufuhr immer Druckmanschette verwenden.

2.7.2 Periphervenöse Zugangswege

- Nur Venenverweilkanülen aus Plastik verwenden. Stahlkanülen (z. B. Butterfly®) auch bei Kindern vermeiden (Gefahr der Gefäßruptur bei Transport, Umlagerung; schlechte Fixierungsmöglichkeit).
- Auswahl einer geeigneten Punktionsstelle nach folgender Reihenfolge: Handrücken, Unterarm, Ellenbeuge, Hals. Infusion möglichst an der Extremität anlegen, die dem NA-Sitzplatz zugewandt und unversehrt ist.
- Extremität stauen, vorzugsweise mit der RR-Manschette direkt nach RR-Messung am Arm. Staudruck zwischen RR_{syst} und RR_{diast} wählen. Punktionsstelle desinfizieren (▶ 1.17).
- Idealerweise Y-Gabelung von 2 Handrückenvenen aufsuchen und Venen durch leichtes Beklopfen oder retrogrades Ausstreichen optimal füllen. Auch im Notfall Zeit lassen und ohne Hektik vorgehen!
- Ca. 0,5 cm distal der Gabelung bzw. einige Millimeter seitlich der Vene Haut flach in einem Winkel von ca. 30° durchstechen bei gleichzeitiger Fixierung der Haut nach distal.
- Auf die Vene zustechen, bei Rückstrom von Blut Venenverweilkanüle einschließlich Mandrin noch wenige Millimeter vorschieben, anschließend Stahlmandrin festhalten und nur Verweilkanüle weiter vorschieben.
- Stauung lösen, Vene proximal des Venenverweilkanülenendes mit einem Finger abdrücken und Stahlmandrin entfernen, ggf. Blutabnahme.
- Infusion anschließen und mit überkreuzter Pflasterschleife oder Schlitzpflaster fixieren, auf einwandfreien Fluss achten, eventuell anspülen mit 10–20 ml NaCl 0,9 %. Dies sollte ohne Schwellung und Entfärbung der distalen Extremität möglich sein (sonst paravasale bzw. intraarterielle Lage).
- Nach erfolgreicher Punktion Kanüle sorgfältig mit weiteren Pflasterstreifen sichern. Bei schlechter Haftung (z. B. bei kaltschweißigen oder blutverschmierten Notfallpatienten) mit Binde fixieren, dabei aber Zuspritzkanal zugänglich lassen.
- Zusätzlich eine Schlinge des Infusionschlauchs (Fangschlaufe) durch einen weiteren Pflasterstreifen fixieren → versehentlicher Zug an der Infusionsflasche wird nicht direkt auf die Venenverweilkanüle übertragen.
- Bei Punktion in der Ellenbeuge Abknickgefahr → Armschiene anlegen.

!
- Versehentliche arterielle Punktion bei Schockpat. nur durch Farbänderung der Extremität unter Infusion erkennbar → Kanüle in situ belassen und mit Pflaster deutlich beschriften; keine Medikamentengabe über diesen Zugang, Klinik über eventuelle Fehllage informieren, noch als arterieller Zugang nutzbar.
- Bei Bewusstseinstrübung zurückgeflossenes Blut im Stahlmandrin für BZ-Kontrolle verwenden.
- Verweilkanülen mit entsprechendem Sicherheitssystem verhindern Nadelstichverletzungen (z. B. Vygonyle Safe®) und sind im RD Pflicht.

Tipps zur peripheren Venenpunktion

- Sofort nach dem Basischeck (▶ 4.1.2) i. v. Zugang legen. **Cave:** Verschlechterung der Venenverhältnisse durch zunehmende Zentralisation bei Volumenverlusten.
- Immer möglichst von peripher nach zentral mit Punktionsversuchen beginnen, um kaliberstarke Venen zu schonen und Extravasation der Infusion an missglückten Punktionsstellen zu vermeiden.
- Möglichst keine Punktion an paretischen, verletzten, fehlgebildeten, schlecht zugänglichen, vorgeschädigten (z. B. Dialyseshuntarm, Arm bei Z. n. Axilladissektion) oder schmerzenden Extremitäten durchführen.
- Auch beim polytraumatisierten Pat. für den ersten i. v. Zugang Kanüle mit submaximalem Kaliber verwenden („lieber eine 18er sicher intravasal als drei 14er para").
- Bei missglückter Punktion Stauung belassen, Kanüle nicht entfernen (sonst Hämatom → weitere Punktion erschwert), andere Vene aufsuchen und erneut punktieren.
- Nie eine teilweise oder vollständig zurückgezogene Punktionskanüle wieder in den Katheter schieben, da dieser durchbohrt oder abgeschert werden kann, bei den neueren Sicherheitskanülen meist auch nicht mehr möglich.
- Eine arterielle Punktion ist nahezu ausgeschlossen, wenn die Infusion bei einer Höhendifferenz zwischen Kanüle und Infusionsflasche ≤ 1 m gut läuft.

„Schlechte Venen"

- Arm reiben und leicht beklopfen. Großzügig warmes Desinfektionsspray (wirkt dilatierend).
- Arm senken und Pat. vor Anlegen der Stauung mehrmals Hand zur Faust schließen lassen („pumpen").
- Nitro-Spray auf die Haut sprühen → Kaliberzunahme von dünnen, oberflächlichen Venen (und Hautreizung → Pat. vorher auf Schmerzen hinweisen).
- Bei Kälte Hände des Pat. und des Punktierenden vorher aufwärmen.
- Falls an einer Extremität nur ein kleiner Zugang platziert werden konnte → Stauung belassen und über den kleinen Zugang ca. 150 ml Infusionslösung vorsichtig unter Druck infundieren → größere Venen werden besser sichtbar → großlumigerer Zugang legbar (sehr heller Rückfluss).

2.7.3 Zentralvenöse Zugangswege

!
- ZVK nur anlegen, wenn periphere Venen nicht punktiert werden können (z. B. Schock, Hypothermie, Adipositas), eine intraossäre Infusion auch nicht gelingt **und** ein venöser Zugang erforderlich ist. Bei massiven Volumenverlusten kurze weitlumige Schnellinfusionskatheterbestecke verwenden.
- Rechtshänder sollten am Hals (zuerst) rechtsseitig punktieren, Seitenwechsel vermeiden.
- Die Durchflussrate hängt von der Katheterlänge ab → bei ZVK im Vergleich zu peripheren Verweilkanülen wesentlich geringere Durchflussraten → ZVK als alleiniger Zugang zur Volumensubstitution ungeeignet. Ausnahme: Schnellinfusionskatheterbestecke (z. B. Emergency-Infusion-Device®) oder z. B. Shaldon-Katheter.
- Insbes. bei starkem Volumenmangel kann die Anlage einer großlumigen Venenverweilkanüle z. B. in die V. femoralis (kollabiert meist auch nicht im Schockzustand), V. jugularis interna oder externa sinnvoll sein.
- Ggf. sonografische Gefäßdarstellung (mit höherfrequenter Sonde für relativ oberflächlichen Sonofokus) (▶ 2.11).

Punktionssysteme

Katheter durch Kanüle Über eine Venenverweilkanüle wird ein in einer Hülle befindlicher Katheter steril in die Vene vorgeschoben.

- **Vorteil:** „geschlossenes" System, d. h. relativ geringe Infektionsgefahr.
- **Nachteil:** dicke Punktionskanüle (größer als das Katheterlumen) → erhöhtes Punktionsrisiko; Katheter dünner und länger als bei Systemen mit Seldinger-Technik → Durchflussrate geringer → daher im NA-Einsatz ungeeignet.

Katheter über Führungsdraht (Seldinger-Technik) Über eine Punktionskanüle wird ein flexibler Führungsdraht (Mandrin) in die Vene vorgeschoben, der ggf. nach Hautdilatation mit einem Dilatator bzw. Inzision als Leitschiene für den ZVK dient.

- **Vorteil:** dünne Kanüle auch bei großlumigem Katheter (z. B. Pulmonaliskatheterschleuse) → minimale Traumatisierung.
- **Nachteil:** „offenes" System, d. h. erhöhte Kontaminationsgefahr für Führungsdraht und Katheter (z. T. auch schon geschlossene Systeme erhältlich).
- Punktionstechnik.

Material Einmalpunktionsset, 10-ml-Spritze mit steriler Kochsalzlösung, Desinfektionsmittel, steriles Lochtuch (möglichst mit Klebefolie auf der Unterseite und durchsichtig), ggf. Lidocain zur Lokalanästhesie, Infusionssystem, 3-Wege-Hahn, Einmalhandschuhe, ggf. Nahtmaterial.

Durchführung (▶ Abb. 2.9). Desinfektion und steriles Abdecken, ggf. Lokalanästhesie (evtl. Probepunktion mit dünner Kanüle, z. B. 21 G/0,8-grün). Punktionskanüle (möglichst Sicherheitskanülen) unter ständiger Aspiration einführen, ZVK ca. 16–18 cm einbringen (falls Herzrhythmusstörungen auftreten, Katheter zentimeterweise zurückziehen). Überprüfung der i. v. Lage: kein Austritt pulsierenden Blutes, Blutaspiration möglich? Fixierung mit („Stegpflaster" oder) Naht, Einstichstelle mit Pflasterverband bzw. mit steriler Kompresse und z. B. Mefix® abdecken.

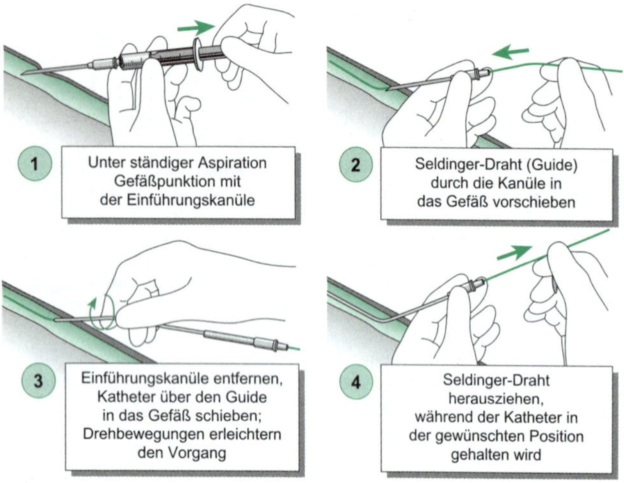

Abb. 2.9 Seldinger-Technik [L106]

!

- Bei Seldinger-Technik Pat. immer an EKG anschließen. Zu tief eingeführter Führungsdraht kann Rhythmusstörungen hervorrufen → Draht zurückziehen.
- Nach arterieller Fehlpunktion mind. 1 Min. auf die Arterie drücken. Bei Punktion der A. carotis (femoralis) abdrücken und gleichzeitig ca. 0,25 cm lateral (medial) stechen, da dort die V. jugularis int. (femoralis) liegt.
- Bei Punktion einer zentralen Vene mit einer Venenverweilkanüle 3-Wege-Hahn nicht direkt an der Kanüle wegen Luftemboliegefahr anbringen → entlüftetes Zwischenstück verwenden.

Femoralispunktion

Lagerung Pat. in möglichst flacher Rückenlage; leichte Abduktion im Hüftgelenk und Außenrotation.

Punktionsort 1 cm medial der A. femoralis (**IVAN** – von **I**nnen: **V**ene, **A**rterie, **N**erv) und ca. 3 cm unterhalb des Leistenbands.

Durchführung Femoralarterie mit Zeige- und Mittelfinger der nicht punktierenden Hand sicher palpieren und fixieren; im Winkel von ca. 45° zur Hautoberfläche nach kranial auf die Mitte des Leistenbands in Richtung des Gefäßverlaufs hin punktieren.

Jugularis-externa-Punktion

Lagerung Pat. in möglichst flacher Rückenlage, Kopf tief lagern und zur Gegenseite drehen (**Cave:** kontraindiziert bei V. a. HWS-Trauma).

Punktionsort In Höhe des mittleren Drittels des M. sternocleidomastoideus an der Kreuzung Vene/Muskel auf dem Muskelbauch (▶ Abb. 2.10).

Durchführung

- Vene am Oberrand der Klavikula zur Stauung abdrücken lassen, flach einstechen
- Häufig auch gut mit peripherer Venenkanüle punktierbar (ohne ZVK-Set) z. B. bei einer Reanimation
- Kanüle ggf. unter „Zug" fixieren, sonst evtl. schlechter Fluss
- Unbedingt auf Paravasat achten (auch thorakal); da die Venenverweilkanüle durch Halsbewegungen dislozieren kann

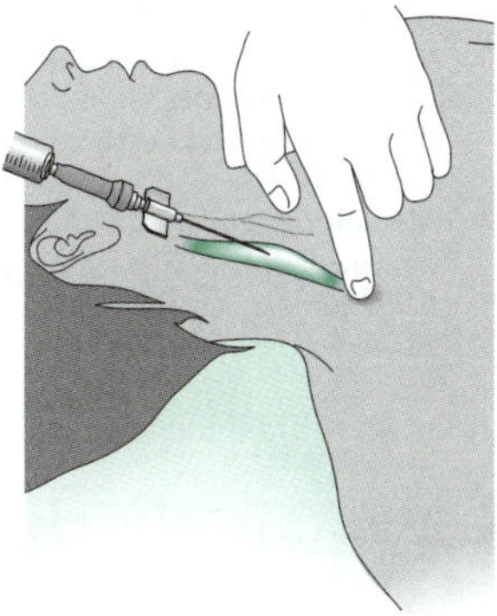

Abb. 2.10 Jugularis-externa-Punktion [L190]

Jugularis-interna-Punktion

Lagerung Pat. in möglichst flacher Rückenlage, Kopftieflage (ca. 15° → bessere Venenfüllung und Vermeiden von Luftembolien), falls möglich (KI: SHT), Kopf zur Gegenseite gedreht.

Punktionsort Wegen des geraden Gefäßverlaufs und der tiefer stehenden Lungenspitze primär die rechte V. jugularis int. Punktieren (▶ Abb. 2.11, ▶ Abb. 2.12).

- **Kranialer Zugang:** Punktionsort liegt 2–3 Querfinger kaudal des Kieferwinkels, d. h. etwas unterhalb der sichtbaren Kreuzungsstelle der V. jugularis ext. mit dem M. sternocleidomastoideus und ca. 0,5–1 cm lateral der tastbaren

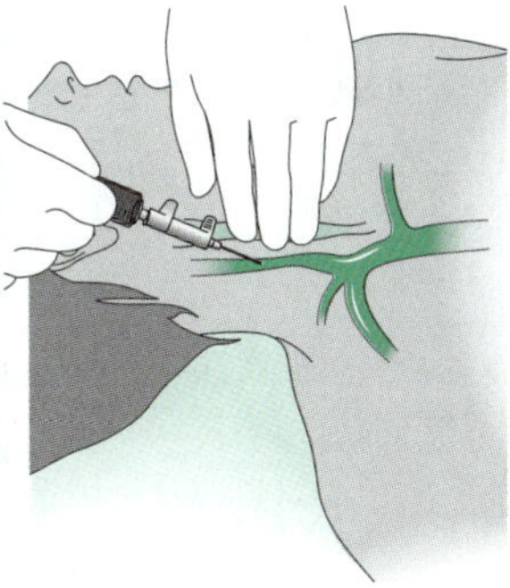

Abb. 2.11 Jugularis-interna-Punktion [L190]

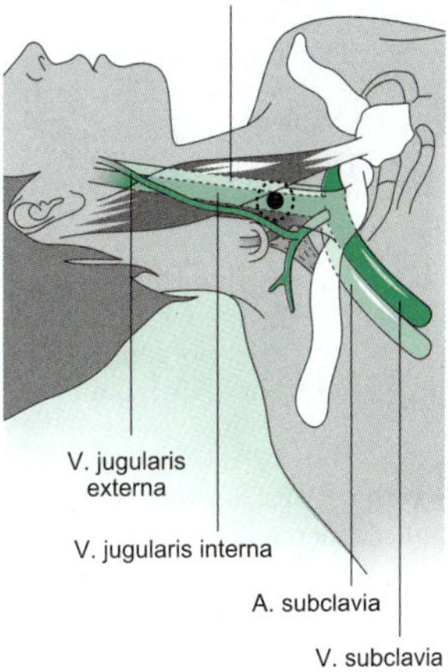

Abb. 2.12 Verlauf der Gefäße am Hals [L190]

A. carotis. Unter Palpation der A. carotis (posteromedial der V. jugularis) Kanüle am medialen Muskelrand im Winkel von ca. 45° zur Haut auf den medialen Rand des klavikulären Muskelansatzes bzw. 30° nach lateral in Richtung ipsilaterale Mamille vorschieben. In ca. 3–4 cm Tiefe Punktion der Vene.

- **Medialer Zugang:** Punktionsort ist der obere Winkel des durch die beiden Anteile des M. sternocleidomastoideus begrenzten Halsdreiecks. Unter Palpation der A. carotis Kanüle im Winkel von ca. 45° zur Haut leicht lateral zur Arterie vorschieben. In ca. 1–2 cm Tiefe Punktion der Vene.

Anonyma-(Brachiocephalica-)Punktion

!
- Vene bindegewebig fixiert → auch im Schock immer offen, nur im Ausnahmefall empfohlen.
- Bei beidseitiger Punktion der V. anonyma genauestens auf Anzeichen eines Pneumothorax (▶ 7.7) achten und bei geringsten V. a. Pneumothorax eine Thoraxdrainage legen (▶ 2.10.1).

Lagerung Wie bei Jugularis-interna-Punktion (s. o.).

Punktionsort 2 cm lateral des M. sternocleidomastoideus und 2 cm kranial der Klavikula.

Durchführung Kanüle direkt unterhalb der Muskelfaszie Richtung Incisura jugularis sterni vorschieben; Stichrichtung von re ca. 40°, von li ca. 60° zur Sagittal- und ca. 20° zur Frontalebene; die Vene wird re nach 3 cm, li nach 4–5 cm erreicht.

Subklaviapunktion

!
- Vene bindegewebig fixiert → auch im Schock immer offen; keine spezielle Kopflagerung erforderlich (z. B. bei HWS-Trauma).
- Höchste Komplikationsrate, v. a. Gefahr des Pneumothorax → nach Möglichkeit nie beidseitig punktieren und **Punktion auf verletzter Thoraxseite.**
- Bei beidseitiger Punktion der V. subclavia genauestens auf Anzeichen eines Pneumothorax (▶ 7.7) achten und bei geringstem V. a. Pneumothorax eine Thoraxdrainage legen (▶ 2.10.1).
- Bei Polytrauma „Goldstandard" des zentralen Zugangs, da keine spezielle Lagerung erforderlich ist.
- **Cave:** Klavikulafraktur!

Lagerung Pat. in möglichst flacher Rückenlage, Arm des Pat. adduzieren und außenrotieren (übersichtlichere anatomische Verhältnisse).

Punktionsort Unmittelbar infraklavikulär in der MCL (▶ Abb. 2.13).

Durchführung

- Ggf. 2 ml Lidocain als „Depot" unmittelbar an das Periost der Klavikula setzen, das umgebende Gewebe infiltrieren.
- Zunächst Haut annähernd senkrecht durchstechen, dann Kanüle an die Dorsalfläche der Klavikula heranführen.
- Punktionskanüle horizontal **unter** der Klavikula und in ständigem Kontakt zu ihr in Richtung auf die obere Begrenzung des kontralateralen Sternoklavikulargelenks vorschieben. Punktion der Vene in ca. 4–7 cm Tiefe.

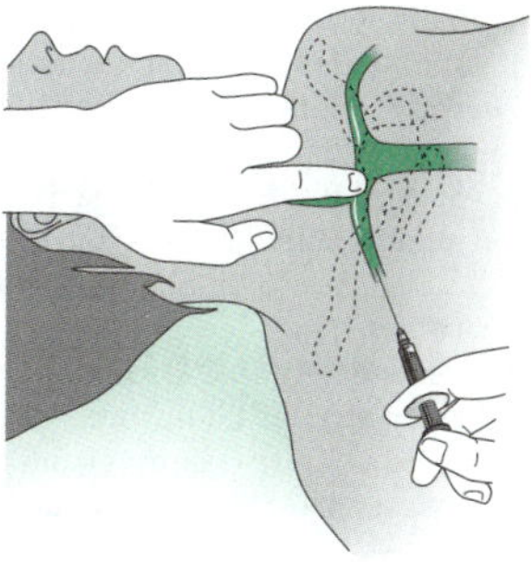

Abb. 2.13 Subklaviapunktion [L190]

2.8 Intraossäre Infusion

Ulrich v. Hintzenstern

Intraossäre Infusion bei Kindern ▶ 12.1.6

Prinzip

- Die intraossäre Punktion entspricht im Grundsatz der Punktion einer knöchernen Vene.
- Die i. o-Punktion ist eine umgehend zu realisierende, effektive und sichere Methode zur Applikation von Medikamenten und Infusionslösungen in Notfallsituationen.
- Es können praktisch alle für die Therapie von pädiatrischen und erw. Pat. eingesetzten i. v.-Notfallmedikamente appliziert werden.
- Die i. v-Dosierungen gelten auch für die i. o.-Anwendung.
- Verglichen mit dem ZVK gilt der i. o.-Zugang bezüglich Zirkulationszeit, Bioäquivalenz und Effektivität als gleichwertig.

!

- Der i. o.-Zugang ermöglicht nur eine relativ geringe spontane Durchflussrate.
- Ggf. kann die Anlage eines zweiten i. o.-Zugangs erforderlich sein.

Vorteile Die i. o.-Punktion erlaubt einen sicheren und schnell anzulegenden Gefäßzugang insbesondere in kritischen Situationen wie Schock, Volumenmangel, Hypothermie, Vasokonstriktion sowie bei schlechtem Gefäßzustand (z. B. i. v.-Drogenabusus oder Z. n. Chemotherapie).

Systeme

- Zur i. o.-Punktion stehen grundsätzlich manuelle (z. B. Cook®-Kanüle), halbautomatische (z. B. EZ-IQ®, ▶ Abb. 2.14) oder automatische (z. B. BIG®, „Bone Injection Gun") Systeme zur Verfügung.
- Speziell für den i. o.-Zugang am Sternum ist beim Erw. das FAST®-System („First Access for Shock an Trauma") vorgesehen.
- Unter der Voraussetzung einer adäquaten Schulung und eines regelmäßigen Trainings kann mit den meisten i. o-Systemen in kürzester Zeit ein sicher Zugang geschaffen werden.
- Gewisse Vorteile insbesondere auch hinsichtlich der Anwenderfreundlichkeit scheinen halbautomatische System zu bieten.

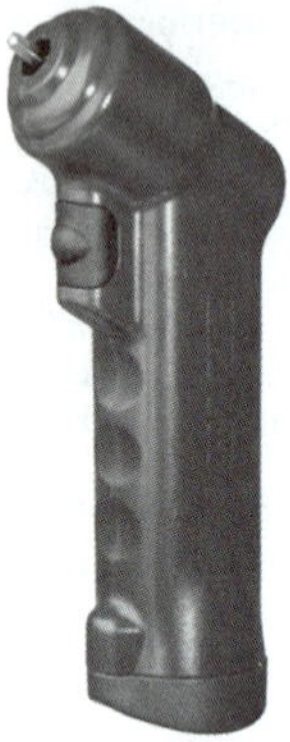

Abb. 2.14 Akku-betriebene Handbohrmaschine für die i. o.-Infusion (EZ-IQ®-Infusionssystem) [T634]

Indikationen

- Methode der Wahl bei verzögerter oder misslungener Anlage eines i. v.-Zugangs (spätetens nach 3 frustranen periphervenösen Punktionsversuchen oder 90–120 Sek.) im Rahmen einer kardiopulmonalen Reanimation von Kindern oder Erw.
- Weitere Indikationen neben dem Herz-Kreislauf-Zustand sind ausgeprägte hypovolämische Schockzustände sowie kritisch erkrankte oder verletzte Pat., bei denen eine Applikation von Notfallmedikamenten oder Infusionslösungen zur Wiederherstellung der Vitalfunktionen erforderlich ist.

Punktionsort

- Proximale mediale Tibia auf Höhe der Tuberositas tibiae
- Distale Tibia an der medialen Fläche 1–2 cm oberhalb des Malleolus medialis
- Sternum (nur mit dem FAST®-System)
- Proximaler Humerus (Punktionsort der 2. Wahl)

Durchführung

- Einstichstelle identifizieren
- Einstichstelle gründlich desinfizieren → i. o.-Infusion unter möglichst sterilen Kautelen anlegen!
- LA der Einstichstelle bis zum Periost bei bewusstseinsklaren Pat.
- Eigentliche Punktion je nach verwendetem System
- Lagekontrolle:
  - Widerstandsverlust beim Perforieren der Kortikalis (nur bei manuellen Systemen, bei halbautomatischen Systemen undeutlich, bei automatischen Systemen gar nicht vorhanden)
  - „Fester" Sitz der i. o.-Nadel im Knochen
  - Evtl. Aspiration von Knochenmark möglich
  - Injektion von 10 ml Infusionslösung als Flüssigkeitsbolus mit überwindbarem Widerstand möglich ohne Paravasatbildung. Vorher bei

bewusstseinsklaren Pat. 2 ml LA (z. B. Lidocain) gegen den Injektionsschmerz i. o. applizieren!

- Dreiwegehahn mit kurzer Schlauchleitung zwischen Infusionsleitung und i. o.-Nadel anbringen als Schutz gegen eine Nadeldislokation.
- Punktionszeitpunkt und -ort dokumentieren.
- Bei bewusstseinsklaren Pat. vor jeder Injektion 2 ml LA (z. B. Lidocain) gegen den Injektionsschmerz langsam i. o. applizieren.
- Zur Steigerung der Infusionsgeschwindigkeit Druckinfusionsmanschetten verwenden.
- Punktionsort (Paravasat, Schwellung?) und Infusion (freier Abfluss?) regelmäßig kontrollieren.
- I. o.-Nadel innerklinisch baldmöglichst entfernen, Punktionsstelle für 48 h steril verbinden und regelmäßig kontrollieren (bei Knochenschmerzen ggf. bildgebende Diagnostik).

Kontraindikationen Gefäßverletzungen proximal der Punktionsstelle, Knochenfraktur am oder proximal des Punktionsorts, am Punktionsort implantiertes Osteosynthesematerial (→ i. o.-Nadel kann nicht eingebracht werden).

Komplikationen Fehlpunktion, Nadelbruch bzw. -verbiegung, Extravasation → Kompartmentsyndrom an der punktierten Extremität, Knochenfraktur, Knochenmarks-, Fett- oder Luftembolien durch die i. o.-Injektion, Osteomyelitis.

2.9 Arterielle Punktion

Ulrich v. Hintzenstern

Indikation Nur bei Pat. mit labilen Kreislaufverhältnissen und längerer Anfahrt; bei Pat., bei denen eine Verschlechterung der Kreislaufsituation droht oder beim Intensivtransport.

Voraussetzung Geräte zur arteriellen Druckmessung sowie Möglichkeit zur kontinuierlichen Anspülung der Arterie (Druckwandler und Druckmanschette) bzw. ein Blutgasanalysegerät (▶ 1.7.8) auf dem NAW.

Punktion der A. radialis Punktion nach Möglichkeit an der nicht dominanten Hand. Beim bewusstseinsklaren Pat. Kollateralkreislauf überprüfen („Allen-Test", der jedoch keine prognostische valide Aussage erlaubt): A. radialis und A. ulnaris abdrücken, Pat. mehrmals Faust schließen lassen → Finger erblassen → A. ulnaris freigeben: Finger werden innerhalb von 5 s wieder rosig → ausreichende Blutversorgung durch A. ulnaris. Bei bewusstseinsgetrübten Pat. Pulsoxymeter am Zeigefinger der Hand anbringen, A. radialis abdrücken, auf Fingerdurchblutung achten, Wert sollte gleich dem vor dem Abdrücken sein.

Durchführung

- Hand außenrotieren, überstrecken (z. B. durch Unterlegen einer Desinfektionssprayflasche), Desinfektion, ggf. Lokalanästhesie.
- Unter Palpation der A. radialis in flachem Winkel (ca. 30°) unmittelbar proximal des Lig. carpale mit 20-G-Kanüle (evtl. mit aufgesetzter 2-ml-Spritze) die Haut durchstechen und auf die Arterie zustechen (evtl. auch Seldinger-Technik).
- Bei Austritt von Blut im Ansatz Kanüle noch flacher (ca. 20°-Winkel) wenige Millimeter vorschieben und Plastikverweilkanüle (unter drehenden Bewegungen) in die Arterie einbringen, Stahlkanüle entfernen, Arterie proximal

abdrücken, kurze Verlängerung mit 3-Wege-Hahn anschließen und dann aus Arterie aspirieren und anspülen.
- Druckwandler mit Spülung mit Druckbeutel (ggf. RR-Manschette) anschließen, Katheter mit Pflasterzügel fixieren und z. B. mit Mefix® verkleben, mit „Arterie" rot beschriften, um arterielle Fehlinjektionen zu vermeiden.
- Punktion mit Seldinger-Arterienset (s. o.) technisch einfacher (auch geschlossene Systeme erhältlich).

Punktion der A. femoralis

- Bein leicht außenrotiert und abduziert lagern, Punktionsstelle gründlich desinfizieren.
- A. femoralis unterhalb des Lig. inguinale palpieren.
- Mit 18-G-Verweilkanüle (grün) und aufgesetzter 5-ml-Spritze (oder entsprechendem Arterienset nach Seldinger-Technik) im Winkel von 45° punktieren.
- Kanüle vorschieben, bis Blutaspiration möglich und rhythmisches Pulsieren auftritt.
- Druckwandler mit Spülung mit Druckbeutel (ggf. RR-Manschette) anschließen, Katheter mit Pflasterzügel fixieren und z. B. mit Mefix® verkleben, mit „Arterie" rot beschriften, um arterielle Fehlinjektionen zu vermeiden.

2.10 Drainagen

Götz Geldner, Ulrich v. Hintzenstern und Stefan Schulz-Drost

2.10.1 Thoraxdrainagen

Ulrich v. Hintzenstern und Stefan Schulz-Drost

Indikationen (V. a.) Spannungspneumothorax, auskultatorisch verdächtigter Pneumothorax beim beatmeten Pat. (ggf. prophylaktisch bei RTH-Transport), Respiratorische oder kardiozirkulatorische Verschlechterung bei Thoraxtrauma.

- **V. a. Spannungspneumothorax mit progredientem Schock** (einsetzende Bradykardie): Punktion mit großlumiger Venenverweilkanüle in Monaldi- oder Bülau-Position (s. u.) als schnelle Erstmaßnahme zur Entlastung (**Cave:** Weichgewebedicke länger als Nadel → Fingerthorakostomie als schnelle Alternative). Anschließend Saugdrainage in Bülau- oder Monaldi-Position.
- **V. a. isolierten Pneumothorax:** Im Notfall reicht Druckentlastung durch ein Pleura-Cath®-System in Monaldi-Position meistens aus. Nur bei Aspiration von Blut aus dem Katheter (V. a. Hämatothorax) oder starker Fistelung ist eine zusätzliche Thoraxdrainage in Bülau-Position erforderlich.

!
- Spannungszustände rechtzeitig erkennen und entlasten.
- Eine bereits präklinisch sachkundig gelegte Thoraxdrainage kann bei richtiger Indikation lebensrettend sein.
- Regelmäßig den Zustand des Pat. reevaluieren.
- Bei kompensiertem klinischen Zustand des Pat. ist die präklinische Anlage einer Thoraxdrainage immer **kritisch am Einzelfall** auszurichten und insbesondere auch von der Transportdauer zum Krankenhaus sowie

der ausreichenden Kenntnis des NA in der Technik des Drainagelegens abhängig zu machen.
- Regelmäßige Drainageanlagen unter kontrollierten, innerklinischen Bedingungen bringen Routine und Sicherheit in der Anwendung und helfen typische Komplikationen wie Fehllagen, Abknicken oder gar Organverletzungen zu vermeiden.

Durchführung (▶ Abb. 2.15). Der NA sollte die Methode anwenden, die er am besten beherrscht. Am schnellsten und einfachsten gelingt die Drainage eines Pneumothorax mit dem Pleuro-Cath®-System. Am effektivsten und sichersten ist die Methode mit stumpfer digitaler Präparation und Austastung.

- **Identifikation des Punktionsorts:** Da das sternale Ende der 1. Rippe vom Schlüsselbein verdeckt wird, ist diese Rippe meist nicht tastbar. Die 2. Rippe lässt sich jedoch genau identifizieren:
  - Oberkante (Incisura jugularis) des Manubrium sterni tasten.
  - Mit dem Finger nach kaudal gleiten, bis man auf eine durch die Haut gut tastbare Querleiste trifft (Angulus sterni, Verbindung zwischen Manubrium und Corpus sterni).
  - Direkt lateral an diesem Querwulst setzt die 2. Rippe (obere Begrenzung des 2. ICR) an.

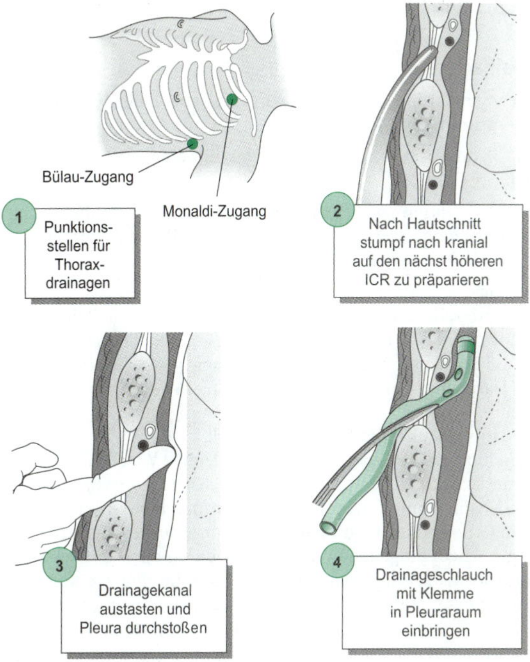

Abb. 2.15 Thoraxdrainage [L190]

- **Pleura-Cath®-System:** dicke Kanüle nach Desinfektion und ggf. Lokalanästhesie im 2. oder 3. ICR mind. 3–4 Querfinger lateral des Sternumrands am oberen Rand der Rippe in Stichrichtung 30° nach kranial in tiefer Exspiration (ggf. Tubus kurz diskonnektieren) so weit einstechen, bis ein Widerstandsverlust auftritt. Dann weißen Schlauch ca. 5 cm vorschieben und Sog anschließen, idealerweise mit Mehrkammerauffangsystem und Wasserschloss (präklinisch selten verfügbar, ggf. Drainagebeutel wie Magensonden-/Urinkatherterbeutel, anschließen und an einer Ecke aufschneiden = Ventil). **Cave:** Heimlich-Ventile werden wegen häufigem unbemerkten Verkleben nicht mehr empfohlen → erneuter Spannungspneu.
- **Drainage:** Prinzipielles Vorgehen wie bei Bülau-Drainage (s. u.).

! Interkostalgefäße und -nerven verlaufen am Rippenunterrand → Punktion immer am Rippenoberrand.

Monaldi-Drainage

Indikation Entlastung eines reinen Pneumothorax.

Punktionsort 2. oder 3. ICR in der MCL.

Material Desinfektionsspray, sterile Handschuhe, Kompressen, Pflaster, Pleura-Cath®-System oder Skalpell, Präparierschere bzw. Klemme, Thoraxdrainage (24–28 Ch).

Bülau-Drainage

Indikation Standardposition und -vorgehen zur Drainageanlage bei Pneu-, Hämatothorax und Mischformen.

Anlageort 4. oder 5. ICR in der vorderen bis mittleren Axillarlinie (immer **supramamillär**).

Material Desinfektionsspray, Kompressen, sterile Handschuhe, Lochtuch, Skalpell, Präparierschere, Klemme oder Kornzange, Thoraxdrainagen (28–32 Ch), Pflaster, Sog-/Auffangsystem.

Durchführung
- Arm abspreizen, Anlageort festlegen. Sprühdesinfektion. Beim wachen Pat. Lokalanästhesie z. B. mit 5–10 ml Lidocain an Rippenperiost der Punktionsstelle und der Haut 1 ICR tiefer (LA-Wirkung beginnt erst nach 1 Min.!). Sterile Handschuhe anziehen. Haut mit Tupfern desinfizieren. Lochtuch platzieren.
- Hautinzision parallel der Rippe mit Skalpell.
- Mit **geschlossener** Präparierschere oder Klemme Weichteile und Thoraxwandmuskulatur auf den Oberrand der nächst höheren Rippe tunnelieren, Schere/Klemme innen aufspreizen und **geöffnet** herausziehen.
- Mit Finger Wundkanal austasten und stumpf aufdehnen. Mit Schere/Klemme erneut eingehen und vorsichtig durch die Interkostalmuskulatur am Oberrand der Rippe gehen, Schere/Klemme spreizen und herausziehen. Mit Finger eingehen, Pleura tasten und durchstoßen. Bei beatmeten Pat. vorher Tubus dekonnektieren → Lunge verliert an Volumen → Verletzungsgefahr ↓.

- Mit Zeigefinger der nicht führenden Hand Pleurahöhle austasten und Finger dort belassen, ggf. Pleuraadhäsionen vorsichtig lösen. In den Pleuraraum spießende Rippen? Ortsfremde Organe (Zwerchfellruptur)?
- Thoraxdrainage direkt an der Spitze mit einer stumpfen Klemme fassen. Mit der führenden Hand Klemme mit gefasster Drainage vorsichtig entlang des sondierenden Fingers durch den vorpräparierten Weg auf den Oberrand der Rippe einführen. Klemme entfernen.
- Drainage am sondierenden Finger entlang nach kranial und dorsal vorschieben, bis die letzte seitliche Drainagenöffnung ca. 3 cm tief im Pleuralraum verschwunden ist. **Cave:** Gefahr der Verletzung von Mediastinalorganen bei medialer Richtung!
- Die intrathorakale Lage der Thoraxdrainage digital kontrollieren.
- Tubus wieder konnektieren.
- Wunde steril abdecken, Drainage mit mehreren Pflasterstreifen fest fixieren. **Cave:** Abknicken → evtl. Mullbinde an Austrittsstelle unterlegen.
- Wenn verfügbar, Sog anschließen, sonst Öffnung der Thoraxdrainage nacheinander mit 2 großen Kompressen umwickeln und mit Pflaster fixieren. Idealer Standard ist ein Mehrkammerdrainagesystem mit Wasserschloss.

! Bei korrekter Lage Entweichen von Luft, atemsynchrones Beschlagen der Schlauchinnenwand bzw. bei Hämatothorax Austritt von Blut.

Komplikationen

- Bei Verwenden eines Heimlich-Ventils unbemerkte Verlegung mit Blut → erneuter Spannungspneu, daher nicht mehr empfohlen.
- Zu dünne Drainagen können abknicken bzw. bei Hämatothorax verstopfen.
- Bei Fehlplatzierung (Drainageöffnung außerhalb der Pleurahöhle) → Persistenz der respiratorischen bzw. kardiozirkulatorischen Probleme.

- Der Hautschnitt, die subkutane Präparation sowie der präparierte Pleuraschlitz müssen so groß sein, dass die Pleura bequem mit dem Finger ausgetastet werden kann. Inzisionslänge ca. 3 cm + Weichteildicke (= 4–6 cm, bei adipösen Pat. ggf. länger).
- Drainage nie submammillär einlegen (mögliche Verletzung von Oberbauchorganen bei Zwerchfellruptur).
- Präklin. keine Drainagen über Punktionstrokar platzieren (Gefahr der iatrogenen Organverletzung).
- Keinen geschlossenen Beutel (z. B. Urinbeutel) zum Auffangen von Blut anschließen → Verhindern die Thoraxentlastung.

2.10.2 Ösophaguskompressionssonden

Ulrich v. Hintzenstern

Indikation Bei Pat. mit **schwerster** Ösophagusvarizenblutung und längerem Anfahrtsweg.

Sondentypen ▶ Abb. 2.16.

- Sengstaken-Blakemore-Sonde (3 Lumina: Ösophagusballon, Magenballon, Magendrainage).

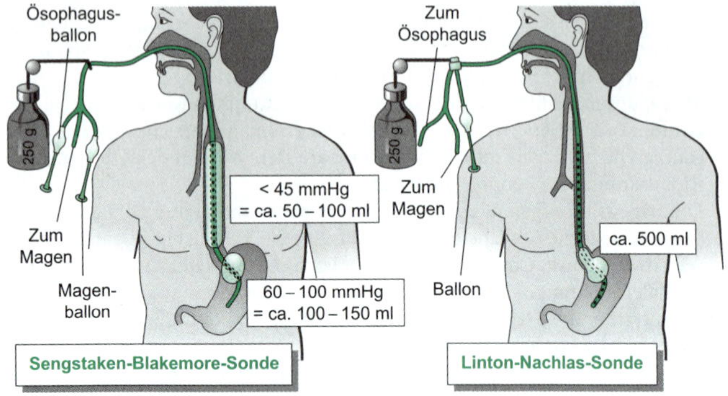

Abb. 2.16 Ösophaguskompressionssonden [L106]

- Minnesota-Vier-Lumen-Sonde (Sengstaken-Blakemore-Sonde mit zusätzlicher Ösophagusdrainage).
- Linton-Nachlas-Sonde (2 Lumina: Ballon am Magen/Ösophagusübergang, Magendrainage).

Sengstaken-Blakemore-Sonde

- Magenballon mit 100 ml Luft aufblasen und Druck mittels Manometer messen (z. B. RR-Messgerät mit dazwischengeschaltetem 3-Wege-Hahn). Luft aus beiden Ballons absaugen und Druckkontrollöffnungen mit Plastikpfropfen verschließen, um Deflation der Ballons zu sichern.
- EKG anlegen, Sonde dick mit Lidocaingel bestreichen und wie eine Magensonde (▶ 2.10.3) oral einbringen bis zur 50 cm Markierung (3 Querstreifen) (Sondenspitze im Magen).
- Lagekontrolle: Epigastrium während Luftinsufflation auskultieren.
- Magenballon unter Manometerkontrolle mit 100 ml Luft aufblasen:
  - Wenn der Ballondruck mehr als ca. 15 mmHg höher ist als bei gleichem insuffliertem Volumen vorher, befindet sich der Magenballon im Ösophagus (Rupturgefahr! Weiter vorschieben).
  - Wenn Ballon im Magen, Verschluss der Druckkontroll- und Lufteinlassöffnung.
- Sonde vorsichtig zurückziehen, bis man federnden Widerstand spürt.
- Ösophagusballon mit 50 ml Luft füllen und verschließen.
- Sonde an der Nase fixieren, Zug mit einer 500-ml-Infusionsflasche.

Linton-Nachlas-Sonde

- Platzierung im Magen wie Sengstaken-Blakemore-Sonde. Magen absaugen.
- Ballon mit 100 ml Luft aufblasen, zurückziehen bis leichter Widerstand spürbar: Nachblocken mit 400 ml Luft.
- Sonde an der Nase fixieren, Zug mit einer 500-ml-Infusionsflasche.

Evtl. Vagusreiz möglich → immer vorher i. v. Zugang legen und 0,5 mg Atropin bereithalten.

2.10.3 Magensonde

Ulrich v. Hintzenstern

Indikationen Vor einer Narkoseeinleitung bei bewusstseinsklaren Pat. Magenspülung (▶ 9.3.1). Dekompression des Magens nach Intubation zur Verbesserung der Ventilation nach Maskenbeatmung bei Kindern (▶ 12.2.3) bzw. bei bewusstlosen Pat.

Kontraindikationen Verletzung des oberen Magen-Darm-Trakts (z. B. Verätzungen), V. a. SHT mit Kiefer- und Mittelgesichtsfrakturen. Bewusstlose, nicht intubierte Pat.

Durchführung
- Sonde dick mit Lidocaingel bestreichen, EKG anlegen.
- **Bewusstseinsklare Pat.:** Rachenraum mit Lidocain-Spray besprühen, Zahnprothesen entfernen. Pat. sollte möglichst aufrecht sitzen, den Kopf leicht nach vorn geneigt; Sonde durch Mund oder Nase einführen (Sonden mit einem Umfang < 16 Ch nasal platzieren), Pat. während des Schiebens schlucken lassen. Bei 2- oder 3-Punkt-Markierung (55 bzw. 65 cm) Kontrolle der Sondenlage durch Einblasen von Luft und Auskultation über dem Epigastrium. Mit Pflaster fixieren und absaugen.
- **Intubierte Pat.:** Magensonde mit Führungsdraht verwenden, Kopf anheben bzw. mit Laryngoskop und Magill-Zange einführen.

> - Bei Luftnot, Hustenreiz oder plötzlicher Tubusleckage bei beatmeten Pat. → Fehllage: Sonde sofort aus der Trachea zurückziehen.
> - Evtl. Vagusreiz möglich → immer vorher i. v. Zugang legen und 0,5 mg Atropin bereithalten.

2.10.4 Harnblasenkatheter

Dirk Kusche und Ulrich v. Hintzenstern

Indikation Nur therapeutisch, nie diagnostisch!
- Akuter Harnverhalt mit starken Schmerzen und hoch stehendem Blasenfundus.
- Evtl. bei langen Transportzeiten nach hoch dosierter i. v. Diuretikagabe bei Lungenödem, Intoxikationen oder Crush-Sy.

Transurethralkatheter

Kontraindikation Verletzungen der Harnröhre (erkennbar an Blutung), Verletzungsmuster (z. B. Beckenfraktur).

Material Katheter (14, 16 oder 18 Ch) und steriles Katheterset, Urinbeutel, sterile Handschuhe, Unterlage und Lochtuch, Desinfektionsmittel (z. B. Povidoniod).

Durchführung
- Strenge Asepsis
- Keine Gewaltanwendung. Bei Widerstand Katheter zurückziehen und drehen, danach erneut vorsichtig vorschieben (nach 2 Versuchen abbrechen und Urethrozystografie abwarten)

- Bei Misslingen kleineren bzw. Katheter mit Thiemannspitze verwenden. **Cave:** Spitze muss nach oben zeigen. Ggf. Indikation zur suprapubischen perkutanen Zystostomie überprüfen

Bei Männern
- Rückenlage; mit sterilen Handschuhen ein (bei Bedarf vorher) eingeschnittenes Lochtuch um den Penis platzieren.
- Penis mit li Hand (Rechtshänder), die dadurch unsteril wird, fassen.
- Mit li Hand Vorhaut zurückstreifen und Harnröhrenöffnung spreizen.
- Mit re Hand Harnröhrenöffnung und Glans penis mit 3–4 Tupfern und Desinfektionslösung desinfizieren (von der Harnröhrenmündung kreisend zur Peripherie).
- Großzügige Verwendung von Gleitmittel: mit re Hand 10–15 ml steriles Gleitmittel mit Oberflächenanästhetikum langsam injizieren. Um Gleitmittelrückfluss zu verhindern, Harnröhre mit li Hand leicht komprimieren. 1 Min. Einwirkzeit.
- Spitze des Katheters mit sterilem Gleitmittel versehen.
- Den angereichten Katheter mit steriler Pinzette (re Hand) ca. 5 cm vor der Spitze fassen und das Katheterende zwischen den 4. und 5. Finger klemmen oder unter leichtem Zug von einer Hilfsperson halten lassen.
- Urinauffangbeutel mit dem Katheter vor dem Einführen verbinden (geschlossenes System).
- Penis mit der li Hand nach oben strecken und Blasenkatheter mit Pinzette ca. 15 cm in die Harnröhre vorschieben. Wird Widerstand spürbar, Penis unter Strecken absenken und Katheter weiter vorschieben. Wenn möglich, leichter Druck auf Abdomen bzw. mit Gleitmittelspritze am Katheter aspirieren und Urinfluss, -farbe beurteilen.
- Fließt Urin, Katheter ca. 5 cm weiter einführen. Ballon mit 5 ml Aqua destillata blocken (möglichst kein NaCl, Ventil-Verkrustung). Vorsichtig zurückziehen, bis federnder Widerstand spürbar wird. **Cave:** Vorhaut reponieren wegen Gefahr der Paraphimose.
- Katheter bzw. Urinbeutelschlauch erst mit Pflasterstreifen am Oberschenkel fixieren, wenn Pat. auf der RTW-Trage gelagert ist.

Bei Frauen
- Rückenlage, Fersen zusammenstellen, Knie nach außen.
- Lochtuch so platzieren, dass die Harnröhrenöffnung sichtbar ist.
- Zuerst Vulva von ventral nach dorsal desinfizieren. Dann mit linker Hand (Rechtshänder) mit sterilem Handschuh Labien spreizen und kleine Schamlippen dreimal desinfizieren. Zuletzt Harnröhrenöffnung desinfizieren. Der letzte Tupfer wird in den Vaginaleingang eingelegt. Desinfektionstupfer mit der Pinzette halten, nur einmal verwenden.
- Mit neuer Pinzette Katheter in die Harnröhre einführen. Blockballon mit 5 ml Aqua dest. füllen. Vorsichtig zurückziehen, bis man einen federnden Widerstand verspürt.
- Tupfer aus dem Vaginaleingang entfernen.
- Katheter bzw. Urinbeutelschlauch erst mit Pflasterstreifen am Oberschenkel fixieren, wenn Pat. auf der RTW-Trage gelagert ist.

Suprapubische perkutane Zystostomie

Indikationen Strenge Indikationsstellung nach misslungenem transurethralem Katheterisierungsversuch (nicht passierbares Harnröhrenhindernis, via falsa) oder bei Harnröhrenverletzungen.

! Vor Anlage sollte der Blasenfüllungszustand bekannt sein: prall-elastische Resistenz/Vorwölbung im Unterbauch. Perkussion gedämpft → volle Blase, tympanitisch → gespanntes Abdomen.

Kontraindikationen

- Nicht gefüllte Blase (am Notfallort keine Blasenfüllung versuchen)
- Bekannter Blasentumor, Gerinnungsstörungen, Infektionen im Punktionsbereich
- Relativ: abdominelle Voroperationen (Verwachsungsgefahr), stark übergewichtige Pat. mit abdominaler Fettschürze

Material Zystostomieset (z. B. Cystofix®), 5 ml Lokalanästhetikum 1 % (z. B. Lidocain 1 %), Skalpell, steriles Lochtuch und sterile Handschuhe, Einmalrasierer.

Durchführung ▶ Abb. 2.17

- Lagerung des Pat. in Rückenlage mit leicht abgesenktem Oberkörper und Erhöhung des Beckens (Kissen). Bauch- und Schambehaarung rasieren. Haut desinfizieren (z. B. mit Povidoniod). Sterile Handschuhe anziehen, mit sterilem Lochtuch abdecken.
- Hautinfiltration mit Lidocain ca. 2 Querfinger oberhalb der Symphyse in der Medianlinie (**Cave:** Lateral verläuft die A. epigastrica inferior).
- Tiefe Lokalanästhesie bzw. Probepunktion mit der langen 1er-Kanüle: senkrechte Stichrichtung, Aspiration von Urin zeigt die korrekte intravesikale Lage an. Ungefähre Eindringtiefe der Nadel merken und auf Zystostomienadel „übertragen".
- Urinauffangbeutel mit dem Katheter verbinden (geschlossenes System).
- Quere Stichinzision der Haut mit Einmalskalpell 2 Querfinger oberhalb der Symphyse.
- Katheter in die Hohlnadel einschieben, sodass er den Nadelanschliff nicht überragt.

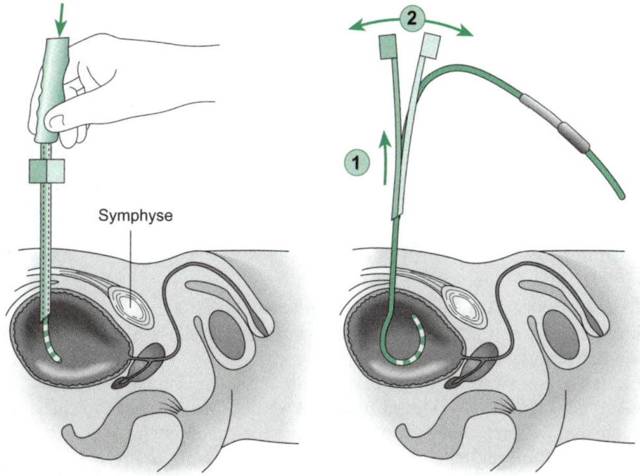

Abb. 2.17 Suprapubischer Blasenkatheter. 1) Zurückziehen der geschlossenen Split-Kanüle 2) Aufbrechen und Entfernen der Split-Kanüle [L190]

- Mit der Cystofix®-Hohlnadel in einem Winkel von 80° nach kaudal durch die Stichinzision die Blase punktieren (ungefähr gleiche Tiefe wie 1er-Kanüle).
- Widerstandsverlust und Urinabgang zeigen die intravesikale Lage an. Katheter durch die Hohlnadel bis zur grünen Markierung vorschieben.
- Lagekontrolle: Rückfluss von Urin bei vorsichtiger Kompression über der Symphyse.
- Split-Kanüle zurückziehen, spalten und entfernen, dabei Katheter nicht versehentlich mit herausziehen.
- Katheter mit Pflasterstreifen oder besser mit Naht fixieren, steriler Verband. Vorsicht beim Knoten, Kontrolle auf Durchlässigkeit.

Komplikationen

- Blutungen: meist nur unkomplizierte Makrohämaturie für einige Stunden (oft Blasenhinterwandverletzung!).
- Darmverletzung mit Peritonitis bei nicht ausreichend gefüllter Harnblase oder nach kranial gerichteter Stichrichtung.
- Blasenhals-/Prostataverletzungen bei zu weit nach kaudal gerichteter Stichrichtung.
- Bei Blutungen aus Stichkanal, wenn ein Ballonkatheter verwendet wurde: geblockten Katheter gegen die Bauchdecke ziehen und über eine Mullbinde leiten. Unter Zug an der Bauchhaut befestigen.

2.11 Sonografie

Gregor Lichy

Die Sonografie ermöglicht dem Untersucher die Darstellung und Differenzierung von Flüssigkeiten und Geweben. Durch die Entwicklung immer leichterer und kleinerer Ultraschallgeräte kommt sie auch im präklinischen Bereich inzwischen häufiger zum Einsatz.

Indikationen im Notarztdienst

- Primär bei Traumapat. zum Ausschluss oder Nachweis von intraabdomineller freier Flüssigkeit → Anpassung der präklinischen Strategie bei der Auswahl des Transportmittels und bei der Wahl der Zielklinik (Traumazentrum)
- Weitere Indikationen: V. a. Hämato- oder Pneumothorax, V. a. Pleuraerguss, V. a Aortenaneurysma, als Echokardiografie auch im Rahmen einer Reanimation (z. B. Darstellung einer Perikardtamponade), Gefäßdarstellung bei der ZVK-Anlage, ggf. weitere Untersuchungsmöglichkeiten (z. B. urologische oder gynäkologische DD)

Vorteile Schnelle Diagnosefindung, schmerzfreie Untersuchung.

Nachteile Ausreichende Erfahrung und Qualifikation des Untersuchers erforderlich. Hohe Anschaffungskosten.

Forderungen bei der Anwendung der präklinischen Sonografie

- Einsatz nur, wenn sich aus der Untersuchung unmittelbare Konsequenzen für die Behandlung des Pat. ergeben
- Einhalten eines Zeitlimits von max. 2 Min. für einen Untersuchungsgang. Konnte bis dahin keine Diagnose gestellt werden, Sonografie abbrechen. Ggf. auch kein weiterer Untersuchungsgang durch einen zweiten Untersucher
- Auf keinen Fall zeitliche Verzögerungen bei Versorgung/Transport des Pat.

- Im Zweifelsfall Pat. immer in ein Traumazentrum bringen (ggf. rechtzeitig an den Einsatz der Luftrettung zum Transport denken!)

!
- Bei starker Sonneneinstrahlung bessere Monitoransicht durch eine Decke, die über Kopf des Untersuchers und Monitor gelegt wird.
- Bei fehlendem Elektrodengel alternativ Hautdesinfektionsmittel verwenden
- Immer positive Befunde bei Pat. mit Peritonealdialyse oder Aszites
- Schwierige Schallbedingungen bei Adipositas per magna und ausgeprägtem Hautemphysem sowie bei Pat. mit Voroperationen (z. B. Z. n Splenektomie)

Durchführung der Untersuchung (FAST – Focused Abdominal Sonography For Trauma) Zur Untersuchung werden insgesamt 5 Einstellungen des Schallkopfs benötigt (▶ Tab. 2.3). Der Ablauf ist streng standardisiert, um einen schnellen Untersuchungsablauf ohne Zeitverzögerungen zu gewährleisten.

2.12 Sekundärtransport (Interhospitaltransfer)

Ulrich v. Hintzenstern

Definition Transport eines schwerstkranken Pat. (z. B. WS-Verletzung, ARDS) von einem Krankenhaus der niedrigeren Versorgungsstufe in ein Spezialkrankenhaus (z. B. Traumazentrum) bzw. Rückverlegung nach Spezialtherapie in das „Heimatkrankenhaus".

Ziel Kontinuierliche Aufrechterhaltung des intensivmedizinischen Niveaus auch während des Transports.

Tab. 2.3 Schallkopfeinstellungen nach dem FAST-Konzept

Schallkopfeinstellung	Strukturen	Diagnose
Lateral-diaphragmaler Längsschnitt re (▶ Abb. 2.18)	Pleura und subphrenischer Raum	Hämatothorax bzw. Pleuraerguss
Lateral-kaudaler Längsschnitt re (▶ Abb. 2.18)	Perihepatischer Raum (Morrison-Pouch)	Freie Flüssigkeit
	Retroperitoneum	Retroperitoneale Blutung
Lateral-diaphragmaler Längsschnitt li (▶ Abb. 2.19)	Pleura und subphrenischer Raum	Hämatothorax bzw. Pleuraerguss
	Perisplenischer Raum	Milzhämatom
Lateral-kaudaler Längsschnitt li (▶ Abb. 2.19)	Kollerpouch	Freie Flüssigkeit
	Retroperitoneum	Retroperitoneale Blutung
Medianer Längs-/Querschnitt Unterbauch (▶ Abb. 2.20 bzw. ▶ Abb. 2.21)	Para- und retrovesikaler Raum	Freie Flüssigkeit

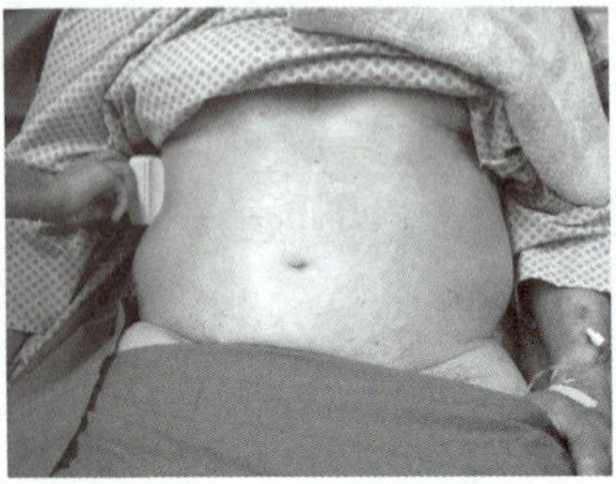

Abb. 2.18 Lateral-diaphragmaler Längsschnitt re, lateral-kaudaler Längsschnitt re [M346]

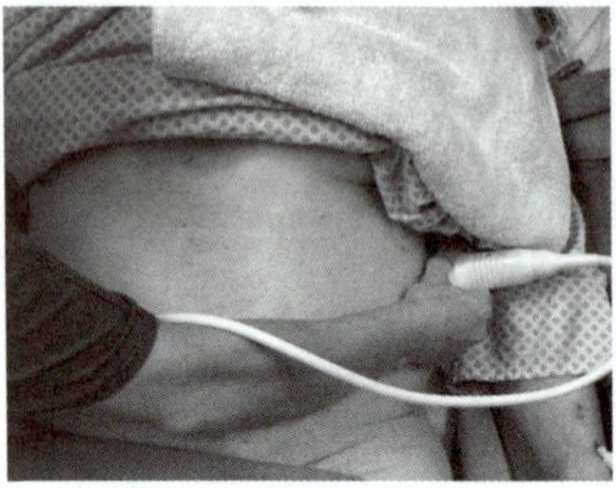

Abb. 2.19 Lateral-diaphragmaler Längsschnitt li, lateral-kaudaler Längsschnitt li [M346]

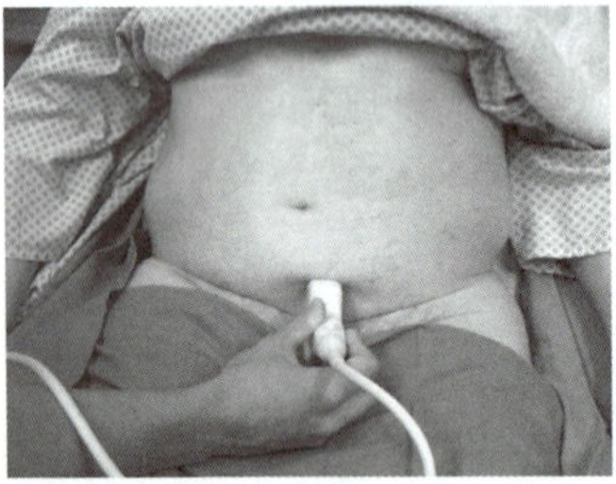

Abb. 2.20 Medianer Längsschnitt Unterbauch [M346]

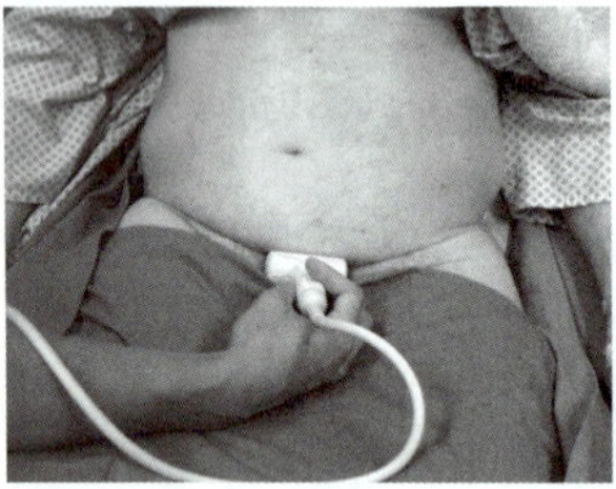

Abb. 2.21 Medianer Querschnitt Unterbauch [M346]

Voraussetzung Ausrüstungsniveau des Transportmittels entsprechend der Intensivstation (z. B. Respirator mit der Möglichkeit differenzierter Beatmungsformen), ausreichende Anzahl von Spritzenpumpen, Multifunktionsmonitoring; ausreichendes Platzangebot zur Versorgung des Pat. während des Transports; intensivmedizinisch erfahrenes Personal.

Durchführung Verlegung mit Luftfahrzeug ▶ 2.2.1.

> **!** Die Verantwortung für den sicheren und erfolgreichen Transport des kritisch Kranken trägt nur der NA → ausführliches Übergabegespräch mit dem verantwortlichen Klinikarzt zur Beurteilung der Transportfähigkeit.

- Welche Verletzung/Erkr. hat der Pat.?
- Diagnostik vollständig (Ausschluss vital gefährdender Begleitverletzungen)?
- Rö-Thorax: Abschlussaufnahme kurz vor Transportbeginn, v. a. nach Thoraxtrauma oder ZVK-Anlage? **Cave:** „Pneu-Tourismus".
- Aktueller K^+- und Hb-Wert?
- Liegt BGA, v. a. auch direkt zum Abtransport vor? Bedingungen, unter denen die BGA entnommen wurde, dokumentiert (Respirator-Einstellungen)?

- Wurden bedrohliche Störungen behoben und eine ausreichende Ther. eingeleitet?
- Ist erhaltene Eigenatmung suffizient bzw. ist Beatmung korrekt durchgeführt und effektiv?
- Kann der Pat. mit dem Transport-Respirator suffizient beatmet werden? Bei grenzwertiger pulmonaler Situation Probebeatmung über 10–15 Min. mit anschließender BGA durchführen.
- Katheter und Drainagen: Anzahl ausreichend, Lage kontrolliert, Fixierung ausreichend?
- **Krankenunterlagen:** Sind die Unterlagen komplett (Kopien)?
  - NA-Protokoll des Primäreinsatzes.
  - Kurvenblätter (Laborwerte, Therapiemaßnahmen, Beatmungsprotokolle, Verlauf).
  - Ggf. OP-Berichte.
  - Rö-Aufnahmen, CT, MRT, Sonografie-Befunde, EKG, mikrobiologische Befunde (z. B. MRSA, ESBL, VRE).
  - Verlegungsbrief.
- Ist der Pat. in der Zielklinik angemeldet?
- Vor Verlassen der Intensivstation beatmete Pat. ausreichend analgosedieren, wache Pat. über den Transport (Grund, Ziel, Besonderheiten) aufklären.
- Bei wachen Pat. Blick- und Sprachkontakt während des Transports. Im RTH Lärmschutz (Schallschutz aufsetzen).
- Adäquate Dokumentation mit DIVI-Intensivtransportprotokoll (▶ 1.19).
- In der Zielklinik persönliche Übergabe an den verantwortlichen Klinikarzt an der Trage des Pat.

!

- Vor Transportbeginn müssen folgende Fragen geklärt sein: Transport wohin? Welche Station? Welcher Ansprechpartner?
- Grundsätzlich gilt, dass moribunde Pat. nicht mehr in ein Spezialzentrum gehören. In Zweifelsfällen vor Transportbeginn die Zielklinik kontaktieren und Situation schildern (kooperatives Vorgehen).
- Nicht in jeder erstversorgenden Klinik kann eine (Hals-)Wirbelsäulenverletzung sicher ausgeschlossen werden → vor dem Umlagern ggf. Halsschiene bzw. Vakuummatratze.

3 Analgesie, Sedierung, Narkose, Beatmung, Reanimation

Ulrich v. Hintzenstern, Thomas Köhnlein, Wolfgang H. Maleck, Michael Reng, Dirk Risack und Harald Strauss

3.1 Analgesie *Ulrich v. Hintzenstern und Dirk Risack* 191
3.1.1 Grundlagen *Ulrich v. Hintzenstern und Dirk Risack* 191
3.1.2 Analgetika der 1. Wahl im Rettungsdienst *Ulrich v. Hintzenstern und Dirk Risack* 192
3.1.3 Analgetika der 2. Wahl im Rettungsdienst *Ulrich v. Hintzenstern und Dirk Risack* 193
3.1.4 Für den Rettungsdienst ungeeignete Analgetika *Ulrich v. Hintzenstern und Dirk Risack* 194
3.1.5 Krisen bei chronischen Schmerzpatienten *Dirk Risack* 194
3.2 Sedierung *Ulrich v. Hintzenstern und Harald Strauss* 199
3.3 Präklinische Narkose *Ulrich v. Hintzenstern und Harald Strauss* 200
3.3.1 Indikation und Risiken 200
3.3.2 Medikamente zur Narkoseeinleitung 201
3.3.3 Narkosevorbereitung 203
3.3.4 Narkoseablauf 203
3.4 Techniken zur Beatmung und Reanimation *Ulrich v. Hintzenstern, Wolfgang H. Maleck, Michael Reng und Thomas Köhnlein* 205
3.4.1 Freimachen und Freihalten der Atemwege *Ulrich v. Hintzenstern* 205
3.4.2 Freihalten der Atemwege mit Hilfsmitteln *Ulrich v. Hintzenstern* 205
3.4.3 Gesichtsmasken-Beutel-Beatmung *Ulrich v. Hintzenstern* 206
3.4.4 Endotracheale Intubation *Ulrich v. Hintzenstern und Wolfgang H. Maleck* 207
3.4.5 Larynxmaske und –tubus *Ulrich v. Hintzenstern und Wolfgang H. Maleck* 212
3.4.6 Koniotomie *Ulrich v. Hintzenstern* 215
3.4.7 Maschinelle Beatmung *Ulrich v. Hintzenstern* 216
3.4.8 Nichtinvasive Atemunterstützung und Beatmung *Thomas Köhnlein und Ulrich von Hintzenstern* 217

3.4.9 Präkordialer Faustschlag
Ulrich v. Hintzenstern und Michael Reng 219

3.4.10 Thoraxkompression („Herzdruckmassage")
Ulrich v. Hintzenstern und Michael Reng 219

3.4.11 Defibrillation und elektrische Kardioversion
Ulrich v. Hintzenstern und Michael Reng 221

3.4.12 Schrittmacherstimulation
Ulrich v. Hintzenstern und Michael Reng 223

3.4.13 Medikamentenapplikation
Ulrich v. Hintzenstern und Michael Reng 224

3.5 Praxis der Reanimation
Ulrich v. Hintzenstern und Michael Reng 225

3.5.1 Grundlagen 225

3.5.2 ABC-Regel 227

3.5.3 Therapiealgorithmen für Rhythmusstörungen mit Kreislaufstillstand 228

3.1 Analgesie

Ulrich v. Hintzenstern und Dirk Risack

3.1.1 Grundlagen

Ulrich v. Hintzenstern und Dirk Risack

Indikationen Alle akuten Schmerzzustände.

- Das Argument „die Diagnostik nicht verschleiern zu wollen", rechtfertigt nicht den Verzicht auf indizierte Analgesie mit potenten Analgetika. Wichtig ist eine sorgfältige Dokumentation des vor der Analgesie erhobenen klinischen Befunds (v. a. des neurologischen Ausgangsbefunds).
- Durch eine suffiziente Analgesie kann die den Schmerz begleitende Sympathikusstimulation mit ihren ungünstigen Auswirkungen (Puls ↑, RR ↑, kardialer O_2-Verbrauch ↑, Mikrozirkulation ↓) abgeschwächt werden.
- Eine frühzeitige und durchgehende präklinische Analgesie ist aus ethischen und neurobiologischen Gründen sinnvoll und trägt relevant dazu bei, die Chronifizierung von Schmerzen zu verhindern

- Die Basis jeder präklinischen Schmerzbehandlung ist ein ruhiges, souveränes, problemorientiertes und empathisches Auftreten des NA.
- Vor jeder Schmerzmittelgabe muss der NA sich eine Vorstellung von Ursache und Folge der Schmerzen bzw. Medikamentengabe erarbeiten (z. B. Fraktur, akute internistische Erkrankung, Sucht, chronisches Schmerzsyndrom).
- Kausale Behandlungsstrategien zur Schmerzreduktion sind z. B. achsengerechte Ruhigstellung (ggf. Reposition) von Frakturen, möglichst schmerzfreie Lagerung, schonender Transport sowie Vorlastsenkung (bei Myokardinfarkt).

Applikation

- Analgetika primär i. v. verabreichen. Alternative Applikationswege sind intranasal mittels Zerstäuber (MAD®) oder über intraossären Zugang (▶ 12.1.6). In Einzelfällen kann Esketamin auch i. m. gegeben werden.
- Analagesie schmerzadaptiert fraktioniert mit kleinen Dosen durchführen. Bei herabgesetztem Verteilungsvolumen (Volumenmangel, herabgesetztes HZV) müssen die Dosen reduziert werden. Auch bei geriatrischen Pat. vorsichtige Titration mit reduzierten Einzeldosierungen.
- Opioidgewöhnte Menschen (chron. Schmerzpatienten, substituierte oder opioidabhängige Pat.) benötigen für eine suffiziente Analgesie höhere Opioiddosen.

!

- Vorangegangene i. m. Injektionen sind eine relative KI für eine Lysetherapie. Deshalb bei V. a. akuten Myokardinfarkt, Hirninfarkt, Embolie oder Thrombose keine i. m. Injektion.
- Beeinträchtigung der Labordiagnostik (z. B. CK) durch vorausgegangene i. m. Injektion.
- Schlussfolgerung: Für die i. m. Applikation von Schmerzmitteln gibt es im Notarztwesen keine Ind.

3

3.1.2 Analgetika der 1. Wahl im Rettungsdienst

Ulrich v. Hintzenstern und Dirk Risack

Besonderheiten beim Einsatz von Opioiden

- Beschränkung auf wenige Substanzen, mit denen man gut vertraut ist (▶ Tab. 3.1).
- Nur reine µ-Agonisten mit starker Wirkung verwenden.
- Bei schmerzadaptierter Analgesie ist i. d. R. nicht mit einer relevanten Atemdepression zu rechnen. Dennoch muss das Behandlungsteam im Einzelfall mit dem Auftreten einer behandlungsbedürftigen Ateminsuff. (Atemfrequenz < 8/Min., Sedierung, Hyperkapnie) vorbereitet sein.
- Bei Verwendung von gemischten Agonisten/Antagonisten, z. B. Buprenorphin, muss bei vorausgegangener Ther. mit reinen µ-Agonisten (z. B. bei chron. Schmerzpat., Drogenabhängigen) mit der Antagonisierung und ggf. mit dem Auslösen von Entzugssymptomen gerechnet werden.
- Alle Opioide können Übelkeit und Erbrechen verursachen → langsame und fraktionierte Injektion, optional Zugabe eines Antiemetikums, z. B. Ondansetron 4 mg langsam i. v.
- Antidot: Naloxon als Antagonist der Opioide (▶ 21.3).

Grundvoraussetzungen für den Einsatz von Opioidanalgetika sind:

- Sicherer i. v. Zugang mit laufender Infusion oder intranasal mit Zerstäuber
- Beatmungsmöglichkeit
- Permanente Überwachung der Vitalfunktionen (▶ 4.1.2)
- Bei Analgosedierung: in jedem Fall prophylaktische O_2-Gabe, SaO_2-Messung

Tab. 3.1 Analgetika der 1. Wahl im RD (Dosierung für Erw.)

Indikation	Medikament	Dosierung
Myokardinfarkt	Morphin	• 0,05–0,1 mg/kg KG i. v. • Ggf. zusätzlich Boli (0,03 mg/kg KG)
Trauma	Fentanyl (Analgesie, bei Narkose höhere Dosierung)	• 0,5–1,5 µg/kg KG i. v. • Repetition: 0,5–1,5 µg/kg KG • Intranasal: 0,5–1,5 µg/kg KG
	Es-Ketamin (alleine oder zusätzlich z. B. bei eingeklemmtem Pat., instabilem Kreislauf, extrem starken Schmerzen)	• 0,125 mg/kg KG i. v. (analgetisch); ggf. wiederholen • Selten i.m.: 0,5–1 mg/kg KG (analgetisch)
Starke, kolikartige Schmerzen	Metamizol, ggf. mit Opioid kombiniert, da allein nicht immer ausreichend. Glyceroltrinitrat bei Schmerzen der glatten Muskulatur (z. B. Gallenwege, distaler Ureter)	1 g als Kurzinfusion (Injektionsgeschwindigkeit >> 1 Min.)

Medikamente

Fentanyl Reiner µ-Agonist. Analgetikum für starke Schmerzzustände und Narkose. Wegen Lipophilie intranasale Gabe möglich. Wirkeintritt i. v. 1 Min, i. n. 5(–10) Min. **NW:** Sedierung, Übelkeit, Erbrechen, Atemdepression, Thoraxrigidität.

Morphin Reiner µ-Agonist. Wegen vorlastsenkender Wirkung gut geeignet bei Infarktschmerz und kardial bedingtem Lungenödem. Wirkeintritt: 5–10 Min.; intranasale Gabe nicht sinnvoll (hydrophil).

Esketamin Bereits in niedriger Dosierung ausgeprägte Analgesie, in höherer Dosierung Hypnose und Anästhesie. Nicht zur primären Schmerzbehandlung sinnvoll, aber geeignet für die Analgesie und Sedierung des nicht bewusstlosen Traumapat. bei technischer Rettung und Lagerung (Einsatz bei SHT ▶ 3.3.3). **Cave** bei KHK wegen erhöhtem myokardialem O_2-Verbauch. Wirkeintritt i. v. 30 s, i. n. 5(–10) Min.

Metamizol Analgetisch und spasmolytisch, deshalb bei viszeralen Schmerzen geeignet. Oft bei starken Schmerzen alleine nicht ausreichend, Kombination mit Opioiden sinnvoll. Häufig gravierende Blutdruckabfälle → nur langsam, am besten als Kurzinfusion geben! Allergische Reaktionen möglich. Nicht intranasal geeignet.

3.1.3 Analgetika der 2. Wahl im Rettungsdienst

Ulrich v. Hintzenstern und Dirk Risack

▶ Tab. 3.2

Piritramid Reiner µ-Agonist. 15 mg entsprechen 10 mg Morphin. Dosierung: 3(–5)-mg-Boli repetitiv i. v. ; Wirkeintritt: 5–10 Min.

Sufentanil Opioidagonist mit hoher hypnosedativer Wirkung, nur im Fall der gleichzeitigen Intubation im RD indiziert. Analgetische Einzeldosis 0,1–0,2 µg/kg KG; intranasal möglich.

Oxycodon 7 mg Oxycodon i. v. entsprechen 10 mg Morphin i. v. Keine Zulassung für Kinder < 12 J.; Dosierung: 1(–3) mg Boli repetitiv i. v.

Acetylsalicylsäure Antiphlogistisch, antipyretisch, aber keine ausreichende Analgesie. Als Analgetikum im RD nur im typischen Migräneanfall i. v. indiziert, jedoch nicht bei Trauma (Thrombozytenaggregationshemmung).

Dexketoprofen i. v. applizierbares NSAID für mittelstarke bis starke Schmerzen. Geeignet bei Frakturen ohne Vorliegen einer Schocksituation. Sehr langsam spritzen (mind. 15 s, besser Kurzinfusion). Keine Zulassung bei Pat. < 18 J. **Cave:** Volumenmangel, Blutung, Niereninsuff., KHK, Hypertonie, Asthma, NSAID-Allergie.

Tab. 3.2 Analgetika der 2. Wahl im RD

	Substanz	i. v. Dosierung
NSAID	Dexketoprofen	50 mg
Stark wirksame Opioide (bei starken Schmerzen)	Piritramid	0,1–0,2 mg/kg KG
	Sufentanil	0,1–0,2 µg/kg KG

3.1.4 Für den Rettungsdienst ungeeignete Analgetika

Ulrich v. Hintzenstern und Dirk Risack

Pethidin μ-Agonist. Bei äquipotenter Dosierung mehr kardiozirkulatorische Nebenwirkungen (Tachykardie). Insbes. bei Kindern Erregungszustände und Krämpfe möglich. Schwierige Antagonisierbarkeit mit Naloxon.

Nalbuphin Agonistisch an κ-Rezeptoren, antagonistisch an μ-Rezeptoren. **Cave:** kann bei opioidgewöhnten Pat. ein Entzugssyndrom verursachen!

Buprenorphin Stark wirksamer partieller Opioidagonist; 1 Amp. à 0,3 mg Buprenorphin ≅ 10 mg Morphin. Wirkmaximum deutlich verzögert. **WW:** reine Opioidagonisten (z. B. Drogenabhängige, Tumorpat.). Schwer mit Naloxon antagonisierbar.

3

Remifentanil Extrem kurz wirksamer Opioidagonist, analgetische Potenz vergleichbar mit Fentanyl. Wegen seiner kurzen Wirkdauer nur mit Spritzenpumpe sinnvoll einsetzbar. Einzig sinnvolle Indikation im RD: Reposition frakturierter oder luxierter Extremitäten. **Cave:** ausgeprägte Thoraxrigidität.

Paracetamol Schwach analgetisch, nicht entzündungshemmend. I. v. Gabe als Infusion über mind. 15 Min. Keine Anwendung bei bekannter Leberkrankheit, aktueller oder früherer Alkoholabhängigkeit und Malnutrition. **Cave:** 5-HT_3-Antagonisten können ggf. die Wirkung von Paracetamol aufheben.

3.1.5 Krisen bei chronischen Schmerzpatienten

Dirk Risack

Tumorschmerzpatienten

Symptomatik

- Zunahme bekannter Schmerzen bzw. unzureichende Schmerztherapie bei bekanntem Tumorleiden.
- Ursachen der Schmerzspitzen sind oft Knochenmetastasen, Nervenschmerzen oder psychische Gründe (häufig Angst).
- NW der Schmerztherapie, z. B. Übelkeit, Emesis, Sedierung, Schwindel, Obstipation bzw. unzureichende Begleittherapie (Laxanzien), Opioidüberdosierung (Sedierung, schwer erweckbar, Atemfrequenz < 8/Min.).

Kurzanamnese

- Medikamentöse Vorther. (▶ Tab. 3.3), Schmerzpflaster, invasive Verfahren (Katheter, Pumpe), andere Medikamente (z. B. derzeit häufig Methadon), Bedarfsmedikation (v. a. Fentanyl, z. B. Nasenspray), Therapieausweis?
- Begleitmedikamente (Kortikosteroide, Antiemetika, Laxanzien)?
- Krankheitsstadium (palliative/präfinale Situation)?
- Schlucken und Magen-Darm-Passage möglich? Erbrechen?

Sofortdiagnostik

- Schmerzlokalisation, Schmerzstärke.
- Komplikationen ausschließen, z. B. pathologische Fraktur, Nervenkompression/-läsion (**Cave:** beginnende Querschnittslähmung!), Ileus, Hirndruck

(▶ 8.4.4), organische Psychose (z. B. durch ZNS-Metastasen, Hyperkalzämie, Medikamente wie Opioide, Antiepileptika, Antidepressiva, Neuroleptika, Benzodiazepine).

Tab. 3.3 Äquianalgetische Dosen gebräuchlicher Opioide

Substanz	Wirkdauer [h]	Tagesdosis [mg]									
Morphin oral	8–12	30	60	90	120	150	180	210	300	600	900
Morphin s. c./i. v.	4–6	10	20	30	40	50	60	70	100	200	300
Morphin epidural	12–24	2,5	5	7,5	10	12,5	15	17,5	25	50	75
Morphin intrathekal	12–24	0,25	0,5	0,75	1,0	1,25	1,5	1,75	2,5	5	7,5
Oxycodon retard	8–12	15	30	45	60	75	90	105	150	–	–
Oxycodon i. v.	4–6	7	14	21	28	35	42	49	70	140	210
Hydromorphon oral	8–12	4	8	12	16	20	24	28	40	80	120
Hydromorphon i. v.	4–6	2	4	6	8	10	12	14	20	40	60
Fentanyl µg/h	72	12	25	–	50	–	75	–	125	250	375
Fentanyl i. v.	2–3	0,1	0,2	0,3	0,4	0,5	0,6	0,7	1,0	2,0	3,0
Piritramid i. v.	4–6	15	30	45	60	75	90	105	150	300	450
L-Methadon	6–24	5 (20 Tr.)	10 (40 Tr.)	15 (60 Tr.)	20 (80 Tr.)	25 (100 Tr.)	30 (120 Tr.)	35 (140 Tr.)	50	100	150
Buprenorphin i. v.	6–8	0,3	0,6	0,9	1,2	1,5	1,8	2,1	3,0	–	–
Buprenorphin TTS in µg/h	84–96	–	35	52,5	70	87,5	105	122,5	175	–	–
Tapentadol p. o.	8–12 Std.	100	200	300	400	500	600	–	–	–	–

- Neurotraumatologischer Basischeck (Vigilanz, Meningismus, Paresen, Sensibilität, Stuhl- und Harnverhalt, lokaler DS, Hinweis auf pathologische Fraktur?).
- Hinweis auf Opioid-Überdosierung oder – Entzug?
- Inspektion: Medikamentenschachteln, klebende Schmerzpflaster (welche, wie viele, wo, Stärke?), Port, Katheter, Pumpe?
- Zeichen für Niereninsuff. (Urin ↓, Exsikkose)?
- Patientenverfügung, Vorsorgevollmacht?

Sofortmaßnahmen

- Unbedingt der Situation angepasstes Vorgehen. Dabei v. a. den Pat. und seine Angehörigen beruhigen sowie Wünsche des Pat. unter Berücksichtigung des Krankheitsstadiums und seines häuslichen Umfelds respektieren.
- Rasche Beseitigung der Schmerzen i. d. R. mit fraktionierter i. v. Gabe von Opioidagonisten (z. B. Morphin, ▶ 3.1.2) möglich, bis der Pat. eine Schmerzlinderung von 50–70 % angibt. Bolus: ⅙–⅓ der Opioidtagesdosis.
- Ggf. Nichtopioide (z. B. Metamizol, ▶ 3.1.2).
- Ggf. Pat. an Hausarzt, Onkologen oder Schmerztherapeuten oder Palliativstation verweisen.

> **!** Keine partiellen Opioidantagonisten (z. B. Buprenorphin) einsetzen (▶ 3.1.4) → Entzugsgefahr!

Transport

- Klinikeinweisung nur, wenn unumgänglich!
- Bei drohendem Querschnitt Transport in eine Klinik für Strahlentherapie mit Diagnostikmöglichkeiten (CT, MRT) zur Notfallbestrahlung.

> **Pharmakologische Tipps**
>
> - Tagesdosis orales Retardmorphin ÷ 3 = parenterale Tagesdosis Morphin.
> - Transdermale Systeme: Fentanyl oder Buprenorphin. Wirkdauer 48–72 h (Buprenorphin auch 7-Tagespflaster 5–20 μg/h verfügbar). Sehr langsamer Wirkungsanstieg bzw. Abfluten. Wirkmaximum nach ca. 12 h. Pflaster immer inspizieren (Klebt es gut?). Pflaster nicht zerschneiden.
> - Transmukosales und intranasales Fentanyl: Bedarfsmedikation, nahezu 100 % bioverfügbar; erhöhtes Risiko für Sedierung, Atemdepression bei Überdosierung.
> - Bedarfsmedikation bei Buprenorphin mit Opioidagonisten sinnvoll und möglich! Schnellerer Wirkeffekt als mit Buprenorphin s. l. oder i. v.

Patienten mit chronischen Schmerzen

Symptomatik Zunahme bekannter Schmerzen, unzureichende Schmerztherapie, neu hinzugetretene Beschwerden.

Kurzanamnese

- Schwierig, da Krankheitsbild meist umfangreich und komplex:
  - Langjährige Patientenkarriere.
  - I. d. R. vielschichtiges Krankheitsbild mit umfangreichen Vortherapien.
  - Häufig erhebliche psychosomatische oder psychische Beteiligung.
- Art und Dauer des Schmerzsy. und der Schmerzexazerbation.

- Medikamentenanamnese (Therapiepass?), Opioide als Dauertherapie?, Einnahmeverhalten.
- Hinweis auf Suchtverhalten?
- Ggf. mitbehandelnde Kollegen kontaktieren. Chronische Schmerzpat. haben häufig zahlreiche schriftliche Befunde zu Hause.
- Voroperationen, Begleiterkr.
- Suizidalität (▶ 10.4.1)?

Sofortdiagnostik

- Neurologischer Basischeck (Meningismus, Paresen, Sensibilität, Stuhl- und Harnverhalt?)
- Untersuchung des Achsenskeletts, Funktionsprüfung
- Zeichen einer primären Schmerzursache?
- Zeichen einer Medikamentenintoxikation (z. B. Opioide, Antidepressiva, Antiepileptika, Benzodiazepine)? Immer transdermale Opioide (z. B. Fentanyl) inspizieren!
- Psychischer Befund (Angst, Panik, Depression?)
- Fremdanamnese

Sofortmaßnahmen

- Beruhigung des Pat.
- Erkennen potenzieller **primärer** Schmerzen auf dem Boden eines chronischen Schmerzsy. (z. B. Spondylodiszitis, Sinusvenenthrombose, Hirndruck, pathologische Fraktur, Entzugssyndrom) wichtig, aber meist sehr schwierig.

Transport

- Klinikeinweisung i. d. R. nicht indiziert.
- Bei V. a. primär aufgetretenen symptomatischen Schmerz Transport in Klinik entsprechend dem jeweiligen Krankheitsbild (z. B. SAB, pathologische Fraktur).

Maßnahmen bei speziellen Schmerzsyndromen

Akuter Nervenschmerz (akute Gürtelrose, radikulärer Schmerz, neuropathischer Schmerz bei Tumorinfiltration, z. B. des Plexus brachialis) Elektrisierende, einschießende oder brennende Schmerzcharakteristik.

- Rasche Beseitigung der Schmerzen mit fraktionierter intravenöser Gabe von Opioidagonisten (z. B. Morphin, ▶ 3.1.2, abhängig von Vortherapie), bis der Pat. eine Schmerzlinderung von 50–70 % angibt (z. B. ⅕–⅓ der Äquivalenztagesdosis fraktioniert i. v.).
- Ggf. Nichtopioide (z. B. Metamizol ▶ 3.1.2).
- Ggf. Lidocain 2 % mit 2 mg/kg KG langsam in Kurzinfusion über 15 Min. i. v. (EKG-Monitoring!).
- Esketamin 0,125 mg/kg KG (▶ 3.1.2, ggf. wiederholen).

Chronischer Rückenschmerz, chronische Schmerzen nach Wirbelsäulen- und Bandscheiben-OP Klinischer Ausschluss eines akuten Geschehens (Fraktur, Tumor, Entzündung). Bei chronischen Rückenschmerzpat. häufig erhebliche psychische Komorbidität. Dumpfer Rückenschmerz, ggf. voroperiert (Bandscheiben-OP, Spondylodese); häufig Opioide als Vormedikation.

- Neue sichere Paresen, Stuhl-/Harnverhalt → Klinikeinweisung
- Wochen nach Bandscheiben-OP starke Schmerzzunahme → MRT zum Ausschluss Spondylodiszitis; Bettruhe
- Opioide, z. B. Morphin fraktioniert i. v.

Migräne, Kopfschmerz vom Spannungstyp, Trigeminusneuralgie (▶ 8.3.7). Ausschluss primärer Kopf-/Gesichtsschmerzen (z. B. SAB). Verdächtig ist eine akut neu aufgetretene Kopfschmerzsymptomatik bei chronischen Kopfschmerzen (eindeutig geänderte Lokalisation, Intensität, andere Begleitsymptome, z. B. massives Erbrechen). **Cave:** Opioide sind in der Behandlung von Kopfschmerzen nicht sinnvoll.

Ganzkörperschmerzen, multilokuläres Schmerzsyndrom, Fibromyalgiesyndrom, somatoforme Schmerzstörung Zahlreiche Schmerzpunkte, Schmerzen bestehen seit Langem, werden als unerträglich angegeben, häufig Diskrepanz zu äußerem Eindruck des NA, „nichts helfe", es liegt keine primäre Krankheitsursache (z. B. Tumorleiden, Osteoporose, rheumatoide Arthritis) zugrunde. Eigen- und Fremdanamnese, Arztbriefe (liegen häufig vor!) geben Hinweise. Kein eindeutiger neurologischer Befund, ggf. diffuse Sensibilitätsstörungen.

- Fragliche Wirkung von Opioiden (Anamnese, ggf. nur kurzer Effekt), Versuch kann bei starken Schmerzen ggf. durchgeführt werden, hilft in Einzelfällen (z. B. fraktionierte Gabe von Morphin, abhängig von Vorther. ▶ 3.1.2).
- Wenn Schmerzen lange Zeit in der vorliegenden Form bestehen (genau nachfragen, Fremdanamnese!) → an Spezialisten (Schmerzzentrum, Schmerzpsychologen usw.) verweisen, keine weitere Therapie durch NA sinnvoll.
- Bei psychischer Dekompensation Benzodiazepine (z. B. Diazepam 5–10 mg i. v.) zur Krisenintervention möglich. Weitere Betreuung durch Psychiater erforderlich (**Cave:** Suizidalität ▶ 10.4.1).
- Weitere Versorgung durch schmerztherapeutisch tätige Kollegen, Psychologen, Psychiater.

Entzugssymptome

- Medikamentenanamnese: Dosisreduktion, Einnahme vergessen, Durchfallerkrankung/Resorptionsstörung; Pflaster: kleben schlecht, Schmerzzunahme am Intervallende.
- Prüfen, inwieweit Entzugssymptome schwerwiegend sind, bzw. eine Verstärkung zu erwarten ist.
- Primär Therapie mit bisher genommenen Medikamenten, wenn möglich. Im Einzelfall vorsichtige Gabe von i. v. Opioiden und Anschlussmedikation mit bisher genommenen Medikamenten.
- Nur im Einzelfall Transport ins KH.
- Unverzügliche Vorstellung des Pat. beim behandelnden und rezeptierenden Arzt.

Schmerzpatienten mit Opioidabhängigkeit Konkretes Verlangen nach Opioiden (häufig Fentanyl) oder anderen Substanzen (z. B. Pregabalin). Häufig im Notfall/Bereitschaftsdienst unter Angabe einer chron. Schmerzerkr., ggf. akuter Exazerbation.

- Medikamentenanamnese, Therapieausweise
- Körperliche Untersuchung: sichere akute Schmerzursache?
- Entzugssymptomatik?
- Allenfalls Verordnung/Gabe minimaler Mengen von Opioiden zur Vermeidung einer Entzugssymptomatik und Information der behandelnden Ärzte.

Patienten mit Schmerzpumpen und/oder Port

Systeme

Externe Schmerzpumpen: subkutane oder intravenöse Medikamentenpumpen (venöser Zugang, Port) zur kontinuierlichen und/oder bolusweisen Medikamentenabgabe (Pumpenausweis bzw. Beschriftung).

Venöser Port: zur Chemotherapie, parenteralen Heimernährung und parenteralen Schmerztherapie. Katheterspitze liegt meist in der V. cava superior. Portmembran von außen ertastbar. Steriles Arbeiten erforderlich, Punktion nur mit Spezialnadel erlaubt.
Epiduraler oder intrathekaler Katheter mit oder ohne Port: zur langfristigen epiduralen oder intrathekalen Schmerzbehandlung mit Opioiden über externe Pumpe (direkt oder via Port); Katheter häufig subkutan getunnelt.
Implantierte intrathekale Systeme: mit implantierter Infusionspumpe (mechanisch, elektronisch, programmierbar) zur Schmerz- oder Spastiktherapie; niedrige Flussraten, müssen alle 7–60 Tage nachgefüllt werden. Befüllung meist mit Opioiden oder Baclofen (Therapieausweis!). Punktion der Pumpenports nur mit Spezialnadeln!
Implantierte elektrische Stimulationssonden (SCS): peridural implantierte Sonden, die mit einem ebenfalls implantierten Stimulationsgerät verbunden sind und entsprechend der Programmierung Impulse abgeben. Patienten haben meist ein externes telemetrisches Steuerungsgerät zur Verfügung.

Kurzanamnese

- Pumpenausweis; Befüllungsnachweis
- Tumorschmerz – chronischer Schmerz?
- Probleme mit der Pumpe?
- Probleme mit dem Katheter?

Sofortdiagnostik

- Schmerzen?
- Zeichen für Opioidentzug, bzw. -überdosierung? (Unruhe, Schwitzen, Schmerzzunahme, bzw. Sedierung, Atemfrequenz ↓)
- Lokalbefund am Porteinstich, allgemeine Infektionszeichen, Fieber, Meningismus, Kopfschmerzen, neurologische Ausfälle?
- Pumpenfunktion (bei implantierten Pumpen im RD nicht prüfbar)?

Sofortmaßnahmen

- Für Pumpen/Port-Unerfahrene gilt: „Finger weg", d. h. keinerlei Manipulationen!
- Unverzügliche Kontaktaufnahme – wenn möglich – mit Pumpe/Port betreuendem Arzt.
- Dislokation/Diskonnektion: steriles Abdecken der Katheterendigungen, betreuenden Arzt/Pflegekraft benachrichtigen.
- Schmerzen bzw. Entzugssymptome: i. v. titrierendes Vorgehen mit Opioiden. Rasche Beseitigung der Schmerzen mit fraktionierter i. v. Gabe von Opioidagonisten (z. B. Morphin, ▸ 3.1.2) bis der Pat. eine Schmerzlinderung von 50–70 % angibt. Ggf. Nichtopioide (z. B. Metamizol ▸ 3.1.2).

3.2 Sedierung

Ulrich v. Hintzenstern und Harald Strauss

Indikationen Unruhe-, Erregungs- und Angstzustände, Narkoseeinleitung. **Ziel:** Erregung und Angst dämpfen, überschießende Sympathikusstimulation verringern.

> **!**
> - Bei vielen plötzlichen Erkr. und Unfällen kann eine Sedierung erforderlich werden.

- Neben einer medikamentösen Intervention spielen persönliche Ansprache und entsprechendes Auftreten eine entscheidende Rolle.
- Vor Sedierung eines Pat. immer auch an andere, kausal therapierbare Ursachen denken (z. B. Hypoxie, Schmerzen, Hypovolämie).
- Unruhe ist ein häufiges Zeichen für Hypoxie.

Benzodiazepine

Wirkung Sedierend, anxiolytisch und antikonvulsiv. Zur präklinischen Sedierung gut geeignet. Wegen des fehlenden antipsychotischen Effekts in Einzelfällen bei psychiatrischen Notfallsituationen nicht ausreichend wirksam.

Nebenwirkungen Atemdepression und Blutdruckabfall; durch vorsichtige Titration meist vermeidbar.

Antidot Flumazenil.

Substanzwahl Midazolam besser steuerbar als Diazepam , da doppelte Wirkstärke, kürzere HWZ und fehlende intrinsisch aktive Metaboliten.

Dosierung Titrierende Gabe von Midazolam 1,25–2,5 mg bzw. Diazepam 2,5–5 mg. Bei Kindern intranasale Gabe von 0,2 mg/kg KG bzw. rektale Gabe von 0,5 mg/kg KG möglich (max. 15 mg).

Neuroleptika

Indikationen Sollten Situationen vorbehalten bleiben, in denen ein antipsychotischer Effekt erforderlich ist. Dazu eignen sich nur hochpotente Neuroleptika.

Substanzwahl

- **Haloperidol:** stark antipsychotisch wirksam. Einsatz bei akuten Psychosen und alkoholisch bedingten Erregungszuständen. Die parenterale Form ist nur zur i. m.-Gabe zugelassen, ggf. im Notfall auch durch die Kleidung möglich (z. B. 10–20 mg Haloperidol i. m.). Nach Möglichkeit i. v.-Gabe als Kurzinfusion (wegen möglicher kardialer Nebenwirkungen unter Monitorkontrolle). **Cave:** bei Kombination mit Benzodiazepinen kommt es leicht zur Atemdepression.
- **Niedrigpotente Neuroleptika** (Chlorprothixen, Levomepromazin und Promethazin): sedierende, aber kaum antipsychotische Wirkung. **Cave:** bei i. v. Gabe im Vergleich zu den hochpotenten Neuroleptika drastischer Blutdruckabfall (α-Blockade), der nur schwer zu beherrschen ist. Für den RD sind diese Substanzen deshalb primär nicht geeignet.

3.3 Präklinische Narkose

Ulrich v. Hintzenstern und Harald Strauss

3.3.1 Indikation und Risiken

Indikationen

- Zu jeder Intubation (einzige Ausnahme: Reanimation).
- Schmerzzustände, die sehr hohe Opioiddosen erfordern.
- Thoraxtrauma (▶ 11.3) → Sicherung der Atemwege und Beatmung notwendig, falls eine klin. relevante Atemdepression auftritt.
- Polytrauma (▶ 11.8).

- Schwierige oder zeitaufwendige Rettung (z. B. bei Einklemmung).
- Evtl. Repositionen.
- Ausgeprägtes Inhalationstrauma.
- Großflächige Verbrennungen.
- Jedes schwere SHT, d. h. GCS ≤ 8 (▶ 11.2).
- Therapieresistenter Status asthmaticus (▶ 7.2) oder epilepticus (▶ 8.3.5).
- Schwere Atem- oder Kreislaufinsuff. (Schock ▶ 5.8).
- Aspirationsschutz (z. B. bei schwerem Gesichtsschädeltrauma mit Blutung in den Nasen-Rachen-Raum).
- Kardioversion.
- Intoxikation bei fehlenden Schutzreflexen.

Risiken

- Jede Narkose ist eine iatrogen verursachte Bewusstlosigkeit mit ihren typischen Gefahren: verminderter Muskeltonus, verminderte Schutzreflexe, verminderter Atemantrieb, verminderte kardiozirkulatorische Kompensationsmöglichkeiten.
- Erbrechen mit nachfolgender Aspiration.
- Kreislaufdekompensation bei Demaskierung einer bestehenden Hypovolämie durch Wegfall des traumabedingt erhöhten Sympathikotonus.
- Hypoxie (suffiziente Beatmung zwingend notwendig).
- Hyperkapnie (Hypoventilation) und Hypokapnie (Hyperventilation) → auf adäquate Ventilation achten, Kapnografie als Monitoring einsetzen.

3.3.2 Medikamente zur Narkoseeinleitung

Hypnotika

(▶ 1.23)

> **!**
> - Im RD zur Narkoseeinleitung nur kurz wirksame Hypnotika verwenden, also **kein** Diazepam.
> - Thiopental, Methohexital und Propofol wirken negativ inotrop und peripher vasodilatierend → Kreislaufzusammenbruch bei Schock → vorsichtige Dosierung bei präklinischer Narkose, obligatorisch Intubationsbereitschaft.
> - Thiobarbiturate beim Asthmatiker vermeiden (Histaminliberation). Stattdessen Esketamin.

Etomidat Hohe Kreislaufstabilität und fehlende Histaminliberation. Trotzdem Vorsicht bei Hypovolämie. Möglicherweise kann bereits eine Einzelbolusgabe im Rahmen einer Narkoseeinleitung ein Risikofaktor für die Entwicklung einer Nebennierenrindeninsuffizienz sein.

Esketamin Als einziges Hypnotikum mit auch analgetischer Wirkung. Bei manifestem Schock sowie Status asthmaticus aufgrund seiner sympathomimetischen Wirkung Mittel der 1. Wahl.

Thiopental Ausgeprägte kardiodepressive Wirkung mit Blutdruckabfällen (bes. bei Hypovolämie) sowie potenziell bronchokonstriktorische NW. Vorteilhaft beim isolierten SHT wegen der Hirndruck- und Stoffwechselsenkung bis hin zur Burst-Suppression. Weiteres Einsatzgebiet ist der Benzodiazepin-refraktäre Status epilepticus. **Cave:** trotz titrierender Dosierung beim Durchbrechen des Status Atemdepressionen bzw. Apnoe möglich → Intubationsbereitschaft obligatorisch!

Propofol Ideal zur Analgosedierung in Kombination mit niedrig dosiertem Opiat (Propofol-Boli + Fentanyl) z. B. bei Repositionen unter Spontanatmung. Bei Trauma Kombination mit Esketamin vorteilhaft. Kurze HWZ von Vorteil, da Wirkung nach Gabe am Notfallort rasch nachlässt, sodass die Pat. in der Klinik rasch aufwachen und neurologisch befundet werden können (z. B. Schlaganfall mit initialem GCS von < 8). **Cave:** Konzentrationen von 1 % und 2 % und Ampullen zu 20 ml und 50 ml im Handel.

Analgetika

Für eine präklinische Narkose nach Möglichkeit nur stark wirksame Opioide (reine μ-Agonisten!) wie Fentanyl (kurze HWZ → gute Steuerbarkeit), Sufentanil oder Morphin verwenden. Tramadol ist wegen geringer Potenz und hoher emetischer Wirkung nicht geeignet. Alternativ Esketamin erwägen!

Muskelrelaxanzien

> **!** V. a. Notärzte ohne fundierte Anästhesieerfahrungen setzen Muskelrelaxanzien zur Intubation häufig nur zurückhaltend ein, damit der Pat. schnellstmöglich zur Spontanatmung zurückkehren kann, falls die Intubation misslingt. Dies ist jedoch aufgrund der Wirkungsdauer der anderen Narkosemedikamente oft nicht zu erwarten.

Indikationen Durch Muskeltonus erschwerte Intubationsbedingungen (Relaxanz als „Weichmacher"), Husten- und Würgereflexe bei beatmeten Pat. (insbes. SHT) trotz ausreichender Analgosedierung.

Substanzwahl ▶ 1.23

Zur Intubation:

- **Succinylcholin:** 1. Wahl; kurz wirksame mit sehr schnellem Wirkungseintritt. Dosierung 0,5–1,0 mg/kg KG. Depolarisierendes Muskelrelaxanz → evtl. starke Muskelfaszikulationen (evtl. Anstieg von intraokularem, intrakraniellem und intragastralem Druck). **NW:** Kaliumfreisetzung, Bradykardie bis Asystolie.
- **Rocuronium:** wird gelegentlich in einer hohen Dosis von 0,9 mg/kg KG mit ähnlich kurzer Anschlagszeit empfohlen. Wegen der langen Wirkdauer von 30–45 Min. bei fehlgeschlagener Intubation kritisch. Antagonisierung der Wirkung zwar möglich, aufgrund der hohen Dosis (6 Amp.) und der Wirkverzögerung des Antidots von 3 Min. kaum Vorteil gegenüber Succinylcholin.

Nach Intubation: nicht depolarisierende Muskelrelaxanzien (präklinisch v. a. Vecuronium und Rocuronium).

> **!**
> - Oft deutliche Optimierung der Intubationsbedingungen v. a. bei vorher wachen Pat. durch Muskelrelaxation (Pat. „wehrt" sich nicht, weite Stimmritze) → geringeres Risiko von Traumata im Mund-/Rachenbereich bzw. von Hypoxie aufgrund verzögerter Intubation.
> - Muskelrelaxanzien sind **keine** Garantie für eine problemlose Intubation, verursachen aber **immer** einen Atemstillstand → perfekte Beherrschung der Maskenbeatmung (▶ 3.4.3) und Intubation erforderlich! → notfalls Algorithmus für alternative Atemwege anwenden.

3.3.3 Narkosevorbereitung

Präklinisch jede Narkose als **Intubationsnarkose** durchführen, da Notfallpat. immer als nicht nüchtern zu betrachten sind (Aspirationsgefahr bei Maskennarkose).

Obligatorische Kontrolle Vor dem Einleiten einer Narkose überprüfen:

„Materialcheck":

- Atembeutel (Ambu®-Beutel) mit Reservoir, Maske, Sauerstoff, Guedel-Tubus
- Leistungsfähige Absaugpumpe mit großlumigem Katheter
- Laryngoskop mit Spatel (Lichtcheck), Tubus mit leicht gängigem Führungsstab (mit Gleitmittel einsprühen), Blockerspritze, Stethoskop zur Lagekontrolle, Fixationsmaterial (Mullbinde nicht elastisch, Pflaster, Tubushalter)
- Medikamente: vollständig, eindeutig beschriftet (ISO-Klebeetiketten, Faserschreiber), Konzentrationen bekannt?
- SpO_2, EKG, RR?
- Kapnografie vorbereitet?

Lagerung:

- Kopf für Intubation gut gelagert (flaches Kissen; ▶ 3.4.4)?
- Oberkörper erhöht gelagert (Aspirationsgefahr ↓)?

Personal:

- Ausreichend räumlicher Zugang zum Pat. möglich?
- Aufgabenverteilung geklärt?
  - 1. RA: Medikamente aufziehen und folgende Injektion
  - 2. RA: Intubation vorbereiten und folgende Intubationsassistenz

3.3.4 Narkoseablauf

(▶ Abb. 3.1).

Grundsätzlich sollten die Medikamente bevorzugt eingesetzt werden, mit denen der NA die meiste Erfahrung hat. Medikamente situationsbezogen auswählen:

- Labile Kreislaufverhältnisse kardialer Genese: Esketamin/Propofol (oder Etomidat) und Fentanyl oder Morphin.
- Nichtkardialer Schock (auch bei gleichzeitig vorliegendem SHT): Esketamin.
- SHT:
  - Mit stabilen Kreislaufverhältnissen: Propofol/Esketamin bzw. Thiopental und Fentanyl.
  - Mit labilen Kreislaufverhältnissen: Esketamin und Fentanyl.

> **!**
> - Beim SHT kann Esketamin bei kontrollierter Beatmung (pCO_2 ca. 35 mmHg) gegeben werden.
> - Etomidat nicht bei septischen Pat. einsetzen. Bereits die Einzelbolusgabe von Etomidat wird als evtl. Risikofaktor für die Entwicklung einer Nebennierenrindeninsuff. bei kritisch kranken und schwer traumatisierten Pat. diskutiert.
> - Thiopental und Propofol immer sehr langsam (über ca. 30–60 s) injizieren → Minimierung der kardiovaskulären Depression.

- Bei älteren und kreislaufinstabilen Pat. immer Dosisreduktion bzw. „vorsichtige Titration" der Narkosemedikamente.
- Präoxygenierung:
  - Spontan atmenden Pat. bereits während der Vorbereitungszeit mehrere Min. mit möglichst tiefer Inspiration über eine dicht aufgesetzte

Maske 100 % O_2 aus dem Beatmungsbeutel atmen lassen (10 Liter Flow, Reservoirbeutel).
- Primär apnoischen Pat. vor Narkoseeinleitung mit Maske (10 Liter Flow, Reservoirbeutel) beatmen. **Cave:** Mageninsufflation!

- Nach Applikation des Analgetikums dessen Wirkbeginn mind. 1 Min. abwarten und dann das Hypnotikum spritzen.
- Intubation, Lagekontrolle und Fixieren des Tubus (▶ 3.4.4). Unmittelbar danach RR-Kontrolle, um eine evtl. Hypotension nicht zu übersehen.
- Pat. obligatorisch von Hand oder mittels Gerät beatmen, da nach einer Narkoseeinleitung keine suffiziente Eigenatmung mehr möglich (Atemdepression).
- Weitere Narkoseführung (Nachinjektionen von Hypnotika und Analgetika) individuell nach klin. Bild.
- Zur Entlastung des Magens und zur Aspirationsprophylaxe nach der Intubation eine Magensonde oral legen, sofern nicht kontraindiziert (z. B. bekannte Ösophagusvarizen oder Ösophagusverätzung).
- Transport nur nach Voranmeldung in der Klinik (Anästhesieteam zur Übernahme des Pat.).

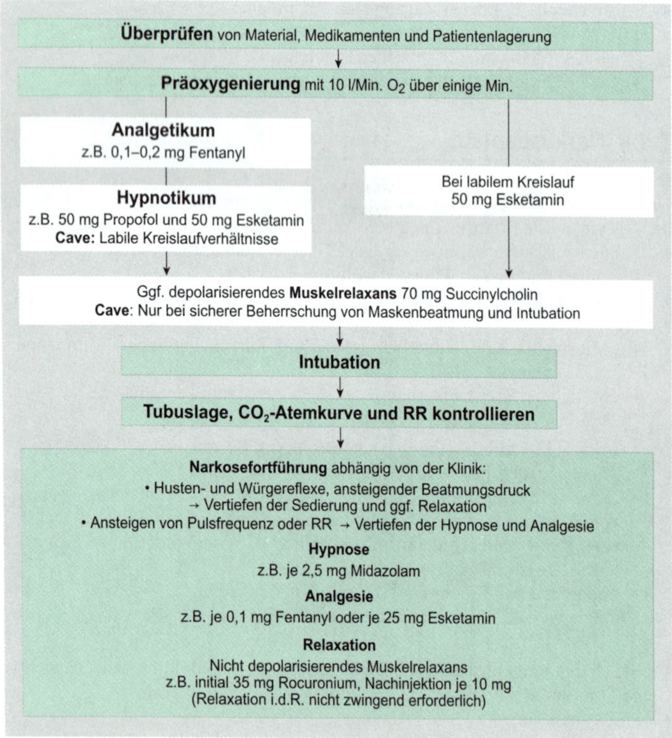

Abb. 3.1 Narkoseablauf für erwachsene Pat. (ca. 70 kg KG) [L190]

3.4 Techniken zur Beatmung und Reanimation

Ulrich v. Hintzenstern, Wolfgang H. Maleck, Michael Reng und Thomas Köhnlein

3.4.1 Freimachen und Freihalten der Atemwege

Ulrich v. Hintzenstern

Indikationen Verlegung der Atemwege durch einen Fremdkörper oder bewusstloser Pat. mit teilweiser oder vollständiger Verlegung der Atemwege aufgrund der mit dem Unterkiefer zurückgesunkenen Zunge.

Durchführung

- Beengende Kleidung am Hals öffnen.
- **Chin-lift-head-tilt-Handgriff:** seitlich neben dem Kopf des Pat. knien. Eine Hand auf die Stirn-Haar-Grenze, die andere unterhalb des Kinns (Daumen zwischen Unterlippe und Kinn) legen. Unterkiefer anheben, Kopf nackenwärts möglichst weit überstrecken (**Cave:** HWS, v. a. bei Trauma!), Mund leicht öffnen.
- Bei V. a. Verunreinigung der Mundhöhle (z. B. mit Blut, Schleim, Erbrochenem oder Fremdkörpern) Mund des Pat. öffnen und inspizieren.
- **Esmarch-Handgriff** (▶ Abb. 3.2): hinter dem Kopf des Pat. knien. Hände seitlich am Kopf anlegen: Zeige- und Mittelfinger am Kieferwinkel, Daumen am Kinn platzieren. Den Unterkiefer nach vorn und oben ziehen. Mund durch zusätzlichen Daumendruck auf das Kinn öffnen.
- Fremdkörper entfernen (z. B. Zahnprothesen).
- Ggf. absaugen (Blut, Erbrochenes).

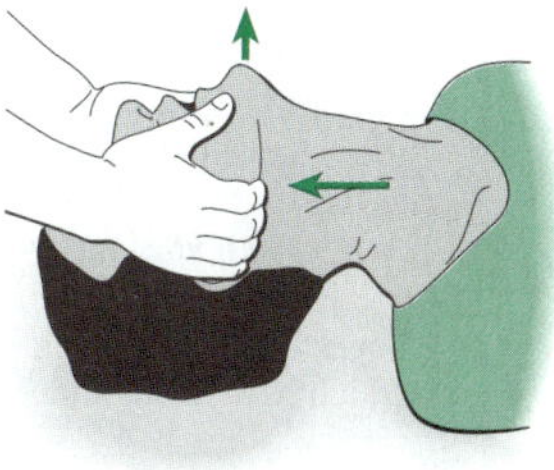

Abb. 3.2 Esmarch-Handgriff [L106]

> **!** Chin-lift-head-tilt-Handgriff ist bei V. a. HWS-Trauma kontraindiziert → Esmarch-Handgriff anwenden!

3.4.2 Freihalten der Atemwege mit Hilfsmitteln

Ulrich v. Hintzenstern

Guedel-Tubus (Oropharyngealtubus)

Der Guedel-Tubus wird nur von bewusstlosen oder stark bewusstseinsgetrübten Pat. mit erloschenen Schutzreflexen toleriert. **Merksatz:** „Ein Notfallpatient, der einen Guedel-Tubus toleriert, gehört intubiert!" Auch als Beißschutz zu verwenden. **Cave:** kein Aspirationsschutz.

Komplikationen Reflektorisches Würgen, Erbrechen, Laryngospasmus sowie iatrogene Atemwegsverlegung (falsche Tubusgröße).

Technik

- Abschätzen der **Tubusgröße** (Erw.: Größe 3, 4 oder 5): Länge entspricht dem Abstand zwischen Mundwinkel und Ohrläppchen des Pat.

- **Einführen:**
  - Mund durch Daumendruck auf Kinn oder untere Schneidezähne öffnen.
  - Guedel-Tubus mit pharyngealer Öffnung nach kranial (entgegen der Zungenwölbung) in den Mund einführen.
  - Tubus an der Zunge entlang vorschieben, dabei um 180° drehen und weiter vorschieben, bis die Abschlussplatte an der Lippenaußenseite anliegt.

Wendl-Tubus (Nasopharyngealtubus)

Wendl-Tuben werden auch von Pat. mit erhaltenen Schutzreflexen toleriert. Im Vergleich zum Guedel-Tubus geringere Reizung der Rachenhinterwand. **Cave:** kein Aspirationsschutz.

Komplikationen Verletzung der Nasenschleimhaut → Blutung → Aspiration; bei falscher Tubuslänge: reflektorisches Würgen, Erbrechen, Laryngospasmus sowie iatrogene Atemwegsverlegung.

Technik

- Abschätzen der **Tubusgröße** (Erw.: Größe 26–34 Ch, d.h. ID 6,0–8,0 mm). Länge entspricht Abstand zwischen Nasenspitze und Ohrläppchen des Pat.
- **Einführen:**
  - Tubus mit Silikonspray einsprühen oder einem Gleitmittel einschmieren.
  - Nasenspitze nach kranial drücken.
  - Tubus vorsichtig in den unteren Nasengang einführen, d.h. beim liegenden Pat. exakt vertikal.
  - Tubus so weit vorschieben, bis ein maximal lautes Atemgeräusch hörbar ist; ggf. durch Zurückziehen korrigieren.
  - Ist beim Vorschieben ein Widerstand zu spüren, dünneren Tubus verwenden bzw. in das andere Nasenloch einführen.

3.4.3 Gesichtsmasken-Beutel-Beatmung

Ulrich v. Hintzenstern

Indikationen Beatmung während der Latenzphase zur endotrachealen Intubation und als Alternative bei „can't intubate".

Technik (▶ Abb. 3.3).

- Auswahl der richtigen Maskengröße: Maske muss mit Randwulst Nasenwurzel, beide Mundwinkel und Unterkiefer zwischen Kinnspitze und Unterlippe umschließen.
- Maske möglichst fest auf den Ansatz des Beatmungsbeutels aufstecken (Masken- und Beutelachse rechtwinklig zueinander).
- Nach Möglichkeit Beutel an eine O_2-Quelle (▶ 1.7.3, ▶ 1.23) anschließen (10 l/Min.). Dann mit einem Reservoir kombinieren.

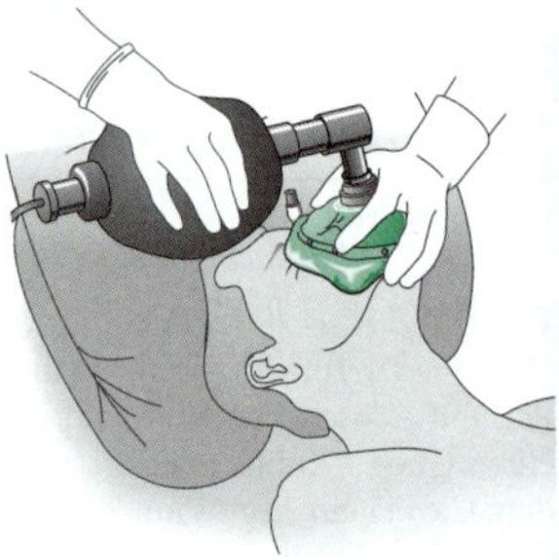

Abb. 3.3 Beatmung mit Maske und Beatmungsbeutel [L106]

- Kopf des Pat. zwischen den Knien des Beatmenden fixieren.
- Vom Kopfende aus Esmarch-Handgriff (▶ 3.4.1) anwenden sowie, wenn kein HWS-Trauma vorliegt, Kopf überstrecken und in dieser Stellung mit den

Fingern 3–5 der li Hand (Mittelfinger hält die Kinnspitze, kleiner Finger den Kieferwinkel) fixieren → Luftwege maximal weit und offen.

- Mit der re Hand Maske zuerst an der Nasenwurzel aufsetzen und dann nach unten auf das Gesicht klappen (bei korrekter Größenwahl sind Nase und Mund vollständig umschlossen).
- Mit den Endgliedern von Daumen und Zeigefinger der linken Hand Maske halten (C-Griff). Mit den Fingern 3–5 den Unterkiefer quasi der Maske entgegenhalten.
- Mit der re Hand den Beatmungsbeutel rhythmisch komprimieren (je 400–600 ml, Inspirationszeit ca. 2 s, Exspirationszeit 2–4 s, Frequenz 10–12/Min.).

!
- Aspirationsgefahr, insbes. bei Beatmungsdrücken > 20 cmH_2O (Ösophagusverschlussdruck) aufgrund von Mageninsufflation.
- Bei hohem Beatmungsdruck Kopf besser überstrecken. Wenn kein Erfolg, Guedel- oder besser Wendl-Tubus (▶ 3.4.2) einsetzen.
- Bei hör- oder fühlbarem Leck Finger auf der Maske umsetzen oder Maske neu positionieren; ggf. andere Maskengröße verwenden.
- Bei Bartträgern, adipösen und zahnlosen Pat. notfalls beidhändig Maske abdichten (rechte Hand spiegelbildlich zur linken einsetzen), dann Beatmung durch weiteren Helfer oder, falls verfügbar, ein druckgesteuertes Beatmungsgerät (Spitzendruck max. 20 mbar) anschließen.
- Maske nicht zu stark auf das Gesicht des Pat. pressen (li Hand ermüdet und verkrampft).
- Bei Verletzungen im Gesichtsbereich oder kraniofazialen Fehlbildungen kann eine Maskenbeatmung u. U. unmöglich sein → Intubation (▶ 3.4.4).
- Verminderte Regurgitationsgefahr durch kräftigen Druck auf den Ringknorpel durch einen zusätzlichen Helfer (Krikoiddruck → Verschluss des Ösophagus). **Cave:** HWS-Trauma.

3.4.4 Endotracheale Intubation

Ulrich v. Hintzenstern und Wolfgang H. Maleck

Indikationen Kontrollierte Beatmung, Aspirationsprophylaxe, Bronchialtoilette bei Z. n. Aspiration.

! Jeden Notfallpat. als nicht nüchtern, d. h. als aspirationsgefährdet betrachten → bei Ind. zur Beatmung immer die endotracheale Intubation („Goldstandard") anstreben! Falls Intubation nicht möglich, ein supraglottisches Hilfsmittel mit Drainagekanal (z. B. LMA Supreme®) verwenden.

Material Laryngoskop mit Macintosh-Spateln der Größen 3 (normal) und 4 (Übergröße) oder Videooptik, die auch eine direkte Sicht ermöglicht (z. B. C-MAC), Endotrachealtuben (6–8 mm ID), Führungsstab, Absaugvorrichtung mit konnektiertem Absaugkatheter, Blockerspritze, Fixiermaterial, Beatmungsmaske und -beutel, Reservoir, O_2-Anschluss. Evtl. Hilfsmittel zur Intubation mit indirekter Sicht wie Videolaryngoskope, z. B. C-MAC (▶ Abb. 3.4, ▶ Abb. 3.5), McGrath, oder mittels Fiberoptik (z. B. Bonfils) oder auch Spezialspatel mit aufstellbarer Spitze (z. B. Penlon McCoy, Heine FlexTip).

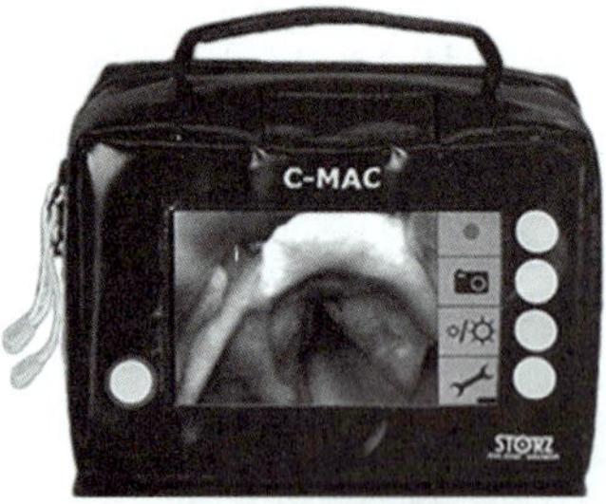

Abb. 3.4 C-MAC®-System mit Monitor in Schutztasche [V221]

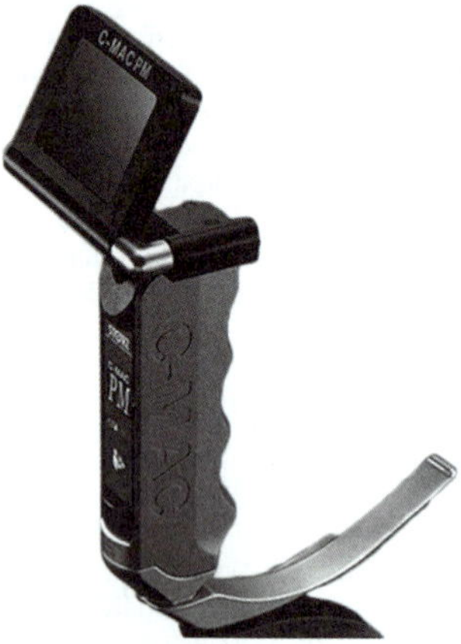

Abb. 3.5 Videolaryngoskop mit Pocket-Monitor (C-MAC®PM) [V221]

Bei manchen Tuben ist der Konnektor werkseitig nicht vollständig aufgeschoben. Vor Verwendung Konnektorsitz prüfen.

Intubationspositionen Pat. liegen in außerklinischen Notfallsituationen häufig auf dem Fußboden. In dieser Situation kann der Intubierende die in ▶ Tab. 3.4 aufgeführten Positionen einnehmen.

Tab. 3.4 Mögliche Intubationspositionen

Position des Intubierenden	Wertung für die Praxis
Bauchlage hinter dem Kopf des Pat., Ellenbogen aufgestützt	Ermöglichen zwar eine gute Sicht, haben aber hohen Platzbedarf und sind auf kontaminiertem Boden (z. B. Blut) unbequem, evtl. sogar gefährlich für den Intubierenden. **Cave:** bis auf Bauchlage bei Presbyopie wegen geringem Abstand zum Pat. ungünstig
Linksseitenlage im 90-Grad-Winkel zur rechten Körperseite des Pat., linker Ellenbogen aufgestützt	
Sitzend hinter dem Pat., ein Bein unter dem Kopf des Pat.	
Kniend hinter dem Pat. (alternativ beide Knie am Boden bzw. ein Bein angestellt)	Auch unter beengten Platzverhältnissen anwendbar; ermöglicht eine gute Sicht. Arbeitsbedingungen der Situation am OP-Tisch ähnlich
Inverse Intubation oder „Eispickelmethode": Der Intubierende steht oder kniet über dem Thorax des Pat., mit dem Gesicht zum Kopf des Pat. gewendet, beugt sich nach vorne, öffnet mit der **li** Hand den Mund des Pat., führt mit der **re** Hand das Laryngoskop und mit **li** den Tubus ein.	Unverzichtbar bei sehr engen Platzverhältnissen am Kopf des Pat., wenn Umstände (Einklemmung) oder Art der Erkr. (z. B. schwere Wirbelverletzung) eine schnelle Umlagerung des dringlich intubationspflichtigen Pat. ausschließen. Außerdem kann bei Intubationsschwierigkeiten mehr Kraft eingesetzt werden (Vorsicht bei HWS-Trauma!). **Cave:** Das Verfahren sollte jedoch ausgiebig am Simulator geübt werden, da wegen der vertauschten Rolle der Hände gewöhnungsbedürftig.

Technik ▶ Abb. 3.6

- **Check:**
  - **Patient:** Pulsoxymeter und EKG angeschlossen, i. v. Zugang vorhanden?
  - **Instrumentarium:** suffiziente Lichtquelle des Laryngoskops, Absaugung funktionsfähig, Tubuscuff (Blockmanschette) geprüft (mit 10 ml Luft füllen und Cuff wieder vollständig entlüften), Ersatztuben in kleineren Größen bereitgelegt, Führungsstab eingelegt (etwa 1 cm innerhalb Tubus ab Tubusende) oder bereitgelegt?

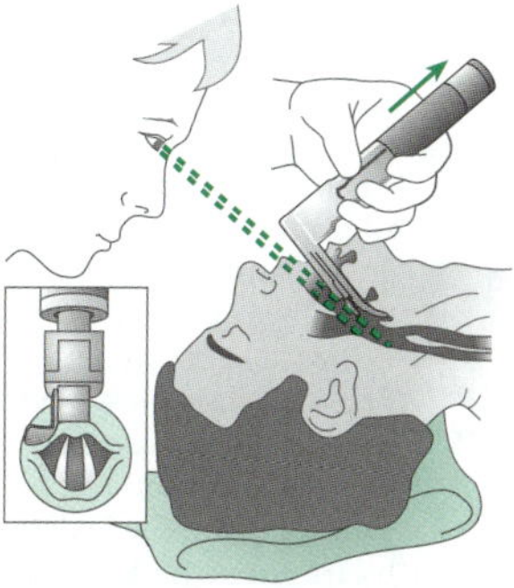

Abb. 3.6 Intubation [L106]

! Die Notfallintubation erfolgt i. d. R. orotracheal!

- Kopf durch Unterlegen eines Polsters ca. 5–8 cm erhöht lagern.
- Atemwege frei (z. B. Zahnprothese)? Ggf. freimachen.
- O_2-Gabe mit Flow von mind. 10 l/Min.: Pat. mit Gesichtsmaske und Beutel (mit Reservoir!) für ca. 3 Min. beatmen bzw. Maske auf Mund und Nase aufsetzen (wenn von Pat. toleriert) und Pat. mehrmals zu möglichst tiefem Einatmen auffordern.
- Bei Pat. mit erhaltenem Bewusstsein Analgosedierung, ggf. Relaxierung (▶ 3.0, ▶ 3.2).
- Kopf leicht reklinieren (**Cave:** HWS-Trauma), Laryngoskopgriff mit der linken Hand fassen.
- Mit der re Hand mittels **Kreuzgriff** den Mund öffnen: Kuppe des gestreckten Daumens auf die unteren Schneidezähne und Kuppe des gebeugten Zeigefingers auf die oberen Schneidezähne aufsetzen, Finger gegeneinander spreizen. Alternative: mit beidhändigem Esmarch-Handgriff (▶ 3.4.1) den Mund öffnen, mit der li Hand das Laryngoskop nehmen, den Esmarch-Handgriff re zunächst beibehalten, nach Einführen des Spatels re loslassen und Tubus mit der re Hand nehmen.
- Spatel in den re Mundwinkel einführen, Zunge nach li drängen und langsam unter Sicht auf die Spatelspitze über die Zunge in die Tiefe gleiten bis Epiglottis sichtbar.
- Spatelspitze in die epiglottische Falte einführen und Zungengrund durch Zug nach ventral und oben, d. h. in Griffrichtung, vorsichtig anheben → „Aufrichten“ der Epiglottis und Einblick in den Kehlkopf.
- Mit der re Hand Tubus (ID: Männer 7,5–8,0, Frauen 7,0–7,5) unter Sicht zwischen den Stimmbändern durchschieben, bis das proximale Ende der Blockungsmanschette 1–2 cm hinter der Glottis liegt.
- Cuff mit 5–10 ml Luft blocken, evtl. Cuffdruck messen (Zielwert: 20–30 mbar).
- Tubus in einem Mundwinkel direkt oberhalb der Zahnreihe gut festhalten und Tubuslage kontrollieren (s. u.).
- Intubation bei V. a. HWS-Trauma ▶ 11.6.
- Nach Bestätigung der korrekten Lage (s. u.) Tubus sorgfältig fixieren:

- Beißschutz einbringen (z. B. Guedel-Tubus, Beißkeil oder möglichst mit Pflaster umwickelte Mullbinde in Originalverpackung).
- Fixierung mit 2 Pflasterstreifen (25–30 cm lang, 1,25 cm breit): vom Kiefergelenk der dem Tubus gegenüberliegenden Seite aus den 1. Pflasterstreifen straff an der Unterlippe entlang um Tubus und Mundkeil herum zum anderen Kiefergelenk führen. 2. Pflasterstreifen vom Jochbein der dem Tubus gegenüberliegenden Seite aus straff an der Oberlippe entlang um Tubus und Mundkeil herum zum anderen Jochbein führen.
- Bei feuchter Haut oder Bart ungenügende Pflasterhaftung → Tubus und Beißschutz mit max. 6 cm breiter Mullbinde mit einem Knoten gesichert fest verbinden, Binde um den Nacken- bzw. Hinterkopfbereich führen und seitlich verknoten.
- Ggf. kommerzielle Fixierungssysteme.

• Tubuslage erneut prüfen (s. u.).
• Ggf. endobronchial absaugen (▶ 1.7.10).

Komplikationen

• **Verletzung von Zähnen und Weichgeweben** → keine Gewalt während der Intubation anwenden (nicht „hebeln"). Iatrogene Verletzungen dokumentieren!
• **Hypoxie** → Intubation verzögerungsfrei durchführen (max. 30 s), bei langwieriger Intubation mit Maske zwischenbeatmen (▶ 3.4.3).
• **Tubusfehllage** (▶ Tab. 3.5) → i. d. R. nur bei eindeutig dargestellter Stimmritze Tubus vorschieben, sofort nach Intubation Lagekontrolle (s. u.).
• **Vagale oder hypertone Kreislaufreaktionen** → bei erhaltenem Bewusstsein ausreichende Analgosedierung, engmaschige Kreislaufkontrolle vor, während und nach der Intubation durch Monitor mit NIBD, Pulsoxymeter und EKG oder manuell durch Helfer.
• **Erbrechen, Aspiration, Laryngo- oder Bronchospasmus** → zügiges Arbeiten, ausreichende Analgosedierung, ggf. Relaxierung, Sauger in Bereitschaft halten.
• **Tubusobstruktion** (Abknickung, Sekret) → Absaugen, ggf. Beißschutz einlegen und Tubusverlauf kontrollieren.
• **Einseitige Intubation eines Hauptbronchus** → Tubus entblocken und zurückziehen auf 22–24 cm (Mann) bzw. 20–22 cm (Frau) ab Zahnreihe

Tab. 3.5 Tubusfehllagen

Tubusspitze	Konsequenz	Komplikationen
„Zu tief": endobronchial (meist rechter Hauptbronchus)	Einlungenbeatmung („einseitige" Intubation)	Hypoxie bei endobronchialer Cufflage. Aspiration in die nicht beatmete Lunge, erhöhter Beatmungsdruck → Pneu
„Zu hoch": laryngeal (Tubusspitze ragt gerade in die Trachea; Cuff befindet sich vor bzw. genau zwischen der Stimmritze)	Cuff dichtet nicht oder nur mit erhöhtem Volumen/Druck ab	Hypoxie, Aspiration, Verletzung von Larynxstrukturen, sekundäre Tubusdislokation in den Ösophagus
Extratracheal: im Ösophagus oder Pharynx	Lungen nicht beatmet	Hyp- bzw. Anoxie, Mageninsufflation → Zwerchfellhochstand, Regurgitation und Aspiration, Herzstillstand

unmittelbar nach Intubation. **Cave:** Unerfahrene neigen häufig zur tiefen Intubation (meist rechter Hauptbronchus).

Kontrolle der Tubuslage

Die korrekte Lage des Tubus (Tubusspitze im mittleren Drittel der 12–15 cm langen Trachea) muss nach der Intubation und jeder Umlagerung überprüft werden.

!

- Eine gute Sicht auf den Larynx **vor** Intubation beweist nichts.
- Auch bei korrekter Tubuslage ist eine spätere Dislokation jederzeit möglich.
- Bei unsicherer Tubuslage den Tubus sofort wieder entfernen („in doubt take it out“).

Direkte Laryngoskopie unmittelbar nach Intubation Ist der Tubus zwischen den Stimmbändern sichtbar, ist eine ösophageale Fehllage ausgeschlossen. Methode ist sehr einfach durchzuführen, nach Tubusfixierung allerdings aufwendig.

Auskultation Bei kräftigen Beatmungshüben mit dem Beatmungsbeutel:

- Möglichst bereits beim 1. Beatmungshub Epigastrium auskultieren.
- Bei „Blubbern“ → ösophageale Tubusfehllage.
- Wenn kein „Blubbern“, beide Lungen möglichst hoch in der MAL auskultieren. Falls seitendifferent, Tubustiefe überprüfen (Zentimeter-Markierung), evtl. zurückziehen. Wenn bei 20 cm (Erw.) weiterhin seitendifferent, DD erwägen (z. B. Pneu).
- Fehlerbehaftetes Verfahren, bes. in lauter Umgebung, nach vorheriger Mageninsufflation durch Maskenbeatmung, bei Adipositas oder Emphysem. Nur zusammen mit anderen Verfahren anwenden!

Inspektion Bei korrekter Intubation und Beatmung hebt und senkt sich der obere Thorax (infraklavikuläres Dreieck) seitengleich. **Cave:** fehlerbehaftetes Verfahren, nur zusammen mit anderen Verfahren anwenden.

Kapnometrie (möglichst vor der ersten Beatmung anschließen):

- Ein Wert > 5 mmHg CO_2 für mehr als 6 Beatmungen beweist tracheale Tubuslage, < 5 mmHg CO_2 bei Pat. mit Eigenpuls beweist ösophageale Tubusfehllage.
- Ein Wert < 5 mmHg CO_2 während Reanimation bedeutet ösophageale Fehlintubation oder unzureichende Thoraxkompression **oder** massive Lungenembolie.

Wasserdampfkondensation Falls atemsynchroner Feuchtigkeitsniederschlag im Tubus fehlt, ösophageale Tubusfehllage. **Cave:** vorhandene Kondensation beweist nicht die tracheale Tubuslage.

Pulsoxymetrie (▶ 1.7.4). Verschlechtert sich die Sättigung nach Intubation oder während Beatmung, immer an eine Tubusfehllage (zu tief oder ösophageal) denken. **Cave:** Die Sättigung reagiert verzögert (frühestens nach einer Kreislaufzeit) und ein Abfall der Sättigung nach Intubation kann auch andere Ursachen haben (z. B. schlechte periphere Durchblutung, Messsonde disloziert, Entwicklung eines Spannungspneus).

Schwierige Intubation

(▶ Abb. 3.7).

Sofortdiagnostik Bei Intubationsschwierigkeiten zuerst Intubationstechnik überprüfen:

- Kopf erhöht gelagert? Kopf gebeugt oder zu stark überstreckt?
- Mund maximal geöffnet?
- Richtige Spatelgröße?
- Zunge von rechts aufgeladen?

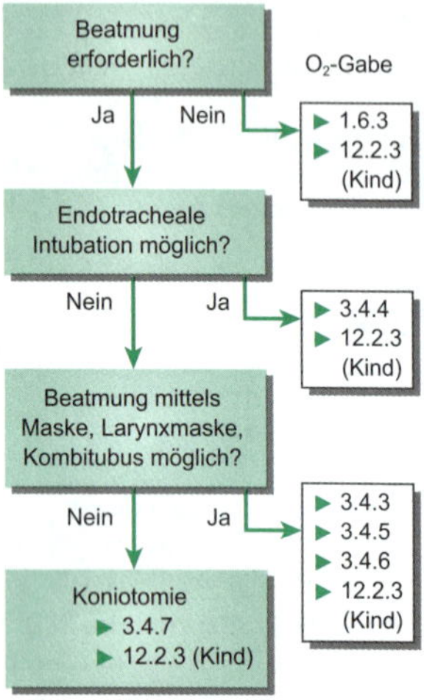

Abb. 3.7 Vorgehen bei schwieriger Intubation [L157]

Techniken bei schwieriger Intubation

- Wenn Glottis nicht oder nur teilweise einsehbar, von Helfer durch Krikoiddruck Kehlkopf nach dorsal rechts oben drücken lassen (englischer Merkspruch: „Burp"-Manöver: **B**ackward-**u**pward-**r**ight-**p**ressure). **D**rücke nach **r**echts, **o**ben und **h**inten (deutscher Merkspruch: „Droh").
- Lagerung ändern:
  - Kopf schrittweise nach ventral beugen oder nach dorsal extendieren.
  - Abstand zwischen Hinterkopf und Unterlage vergrößern oder verkleinern (ggf. zusätzliche Unterpolsterung der Schultern: „Hängende Lagerung").
- Mandrin mit Silikon einsprühen, in Tubus einführen und mit gewünschter Krümmung versehen.
- Notfalls Mandrin 1–2 cm über die Tubusspitze hinausschauen lassen, Kehldeckel unterfahren und nach ventral anheben bzw. „blind" oder unter Sicht als Guide vorsichtig zwischen den Stimmbändern einige Zentimeter in die Trachea einführen, festhalten und den Tubus darüber in die Trachea schieben. Möglichst atraumatischen Einführungsmandrin mit weicher Spitze verwenden.
- Ggf. kleineren Tubus verwenden.
- Falls verfügbar, ggf. Spezialspatel wie z. B. McCoy, DBLADE bei C-MAC®-Videolaryngoskopsystem oder auch Macintosh in anderer Größe (2er für Frauen, 4er für Männer) verwenden.

!

- Bei Intubationsschwierigkeiten nach max. 30 s Maskenzwischenbeatmung statt langwieriger frustraner Intubationsmanöver (Hypoxiegefahr).
- Nicht versuchen, die Intubation um jeden Preis zu erzwingen, sondern **rechtzeitig** alternative Möglichkeiten zur Sicherstellung der Atemwege erwägen und durchführen (s. u.).

3.4.5 Larynxmaske und -tubus

Ulrich v. Hintzenstern und Wolfgang H. Maleck

Indikation Alternative Sicherstellung der Atemwege bei unmöglicher endotrachealer Intubation.

Material der Larynxmaske Weitlumiger Tubus mit einer Maske mit aufblasbarem zirkulärem Wulst (▶ Abb. 3.8). Wichtig ist, dass das gewählte Gerät in allen Größen (auch für Kinder) verfügbar ist (▶ Tab. 3.6).

> **!** Die Anwendung sollte ausreichend an einer Intubationspuppe und/oder am Pat. „geübt“ werden.

Technik

- Cuff mit Spritze vollständig entlüften („Insider-Tipp“: mit ca. ⅓ des max. Füllvolumens füllen. Bei manchen Herstellern sind die Larynxmasken bereits in der Verpackung teilweise befüllt. Sie können dann ohne Manipulation der Cuff-Füllung direkt eingebracht werden, sofern die Mundöffnung ausreichend ist); Rückseite des Cuffs befeuchten oder mit einem Gleitmittel versehen, falls der Oropharynx trocken ist oder der erste Einführungsversuch scheitert.
- Den Kopf des Pat. mit der linken Hand leicht anheben und im Hals überstrecken. Ggf. von einer Hilfsperson den Mund mittels Esmarch-Handgriff öffnen lassen.
- Tubus mit der rechten Hand möglichst nahe am Cuff wie einen Stift anfassen (Zeigefinger auf Tubusvorderseite) und die Rückseite des Cuffs flach auf den harten Gaumen drücken.
- Larynxmaske unter ständiger Führung des Zeigefingers am harten Gaumen entlang tief in die Mundhöhle einführen; dabei die Maske nach Überwindung des Winkels an der Rachenhinterwand solange weiterschieben, bis ein leicht federnder Widerstand zu spüren ist (Spitze des Cuffs liegt im Ösophaguseingang).
- Den Tubus so drehen, dass die schwarze Markierungslinie auf die Oberlippe zeigt.
- Den Cuff blocken, ohne dabei den Tubus festzuhalten, da sich das Luftkissen selbst entsprechend den anatomischen Gegebenheiten positioniert. Max. Füllvolumina (ml) für Maskengröße 2–5: (10 × Maskengröße) – 10 (▶ Tab. 3.7). Evtl. Cuffdruck messen (Zielgröße: 40–60 mbar).

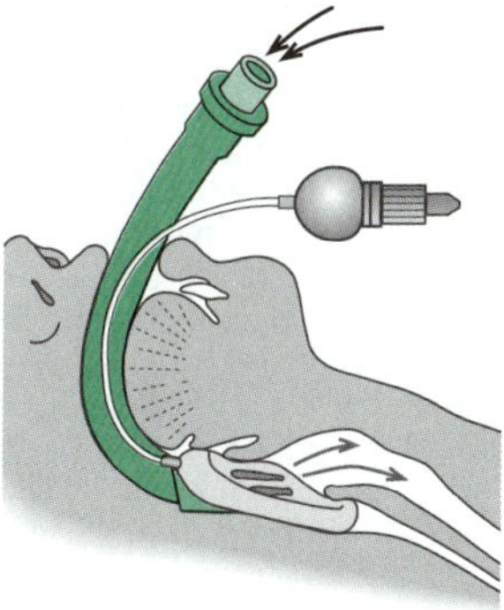

Abb. 3.8 Larynxmaske mit Luftkissenring [L157]

Tab. 3.6 Auswahl der Larynxmaskengröße nach Körpergewicht

Gewicht [kg]	<6,5	6,5–20	20–30	30–50	50–90	>90
Maskengröße [Nr.]	1	2	2,5	3	4	5

Tab. 3.7 Maximale Cuff-Füllvolumina für Larynxmasken

Maskengröße [Nr.]	1	2	2,5	3	4	5
Max. Cuff-Füllvolumen [ml]	5	10	15	20	30	40

- Lagekontrolle (▶ 3.4.4). Zusätzlich seitlich vom Kehlkopf auf Dichtigkeit abhören.
- Fixierung (▶ 3.4.4).
- Falls keine Beatmung möglich, ggf. andere Maskengröße verwenden.

!
- Gefahr eines Laryngospasmus → Larynxmaske nur bei tiefer Narkose oder bei Reanimation (Reflexe erloschen) einbringen.
- Beatmungsdrücke > 20 cmH_2O z. B. bei maschineller Beatmung können zur Mageninsufflation bzw. vermehrter Undichtigkeit der Larynxmaske führen → Anpassung der Beatmung, ggf. Narkosevertiefung bzw. Relaxierung.
- Kein sicherer Aspirationsschutz.

Alternativen zur Standard-Larynxmaske
Inzwischen ist eine Reihe von Alternativen zur Standard-Larynxmaske auf den Markt gekommen:
Larynxmaske mit Drainagekanal, die über einen erhöhten Leckdruck von etwa 25–30 mbar (gegenüber 20 mbar bei der Standard-Larynxmaske) und einen ösophagealen Drainagekanal verfügt.
Larynxtubus (VBM, ▶ Abb. 3.9), der eine geringere Mundöffnung als die diversen Larynxmasken erfordert und ebenfalls einen erhöhten Leckdruck aufweist. Die Larynxtuben sind entsprechend der unterschiedlichen Größen mit einem farbkodierten Normkonnektor gekennzeichnet (▶ Tab. 3.8). Die gleiche Farbkodierung befindet sich auf der jeweils dazugehörenden Blockerspritze, sodass das jeweils erforderliche Füllungsvolumen zweifelsfrei ersichtlich ist. Cuffdruck messen (Zielgröße < 60 mbar).

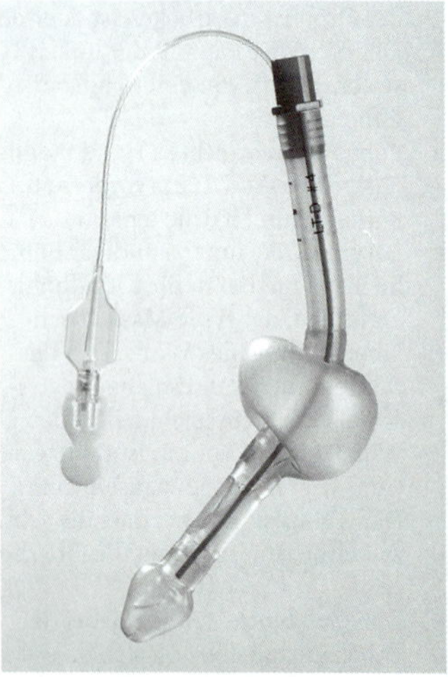

Abb. 3.9 Larynxtubus [K381]

Tab. 3.8 Auswahl der Larynxtubengröße nach Körpergewicht und -größe

Größe	Patient	Patientengewicht/-größe	Konnektorfarbe
0	Kleinkind	< 5 kg	Transparent
1	Kleinkind	5–12 kg	Weiß
2	Kind	12–25 kg	Grün
2,5	Kind/Jugendlicher	125–150 cm	Orange
3	Kind/kleiner Erwachsener	< 155 cm	Gelb
4	Erwachsener	155–180 cm	Rot
5	Großer Erwachsener	> 180 cm	Violett

Bewertung der supraglottischen Atemwegshilfen

- Keine der zwei prinzipiellen Bauarten der supraglottischen Atemwegshilfen (Larynxmaske, Larynxtubus) ist den anderen in allen Punkten überlegen.
- Bei der Auswahl vor Ort sollte man sich von folgenden Gesichtspunkten leiten lassen:
  - Mindestens 1, maximal 2 Typen präklinisch bevorraten.
  - Mindestens 1 Modell sollte in allen Größen ab Neonaten verfügbar sein.
  - Die Handhabung von mindestens 1 Modell sollte in der Klinik oder an einer Trainingspuppe intensiv geübt worden sein.
  - Weitere Abwägung nach Handhabung, Mundöffnung, Dichtigkeit, Preis.

3.4.6 Koniotomie

Ulrich v. Hintzenstern

Indikationen Endotracheale Intubation misslungen und Gesichtsmaskenbeatmung unmöglich; ggf. frustraner Anwendungsversuch von Kombitubus® oder Larynxmaske.

Material

- Chirurgisches Besteck: Skalpell, Schere, Kiliansspekulum und 2 Peanklemmen.
- Punktionsset (▶ Abb. 3.10).

Auswahl des Verfahrens „Do what you can do best!"

Chirurgische Technik

- Sterile Handschuhe anziehen, die vordere Halsregion desinfizieren und steril abdecken (falls genügend Zeit dafür zur Verfügung steht).
- Kopf des Pat. max. überstrecken (**Cave:** V. a. HWS-Verletzung).
- Mit Daumen und Zeigefinger der li Hand den Kehlkopf von kranial fixieren.
- Mit der re Hand das Lig. conicum (cricothyreoideum) in der Mittellinie zwischen Schildknorpel („Adamsapfel") und Ringknorpel aufsuchen (▶ Abb. 12.7).
- Ggf. Lokalanästhesie mit 2–4 ml Lidocain.
- Hautinzision: Längsschnitt von 2–3 cm, der jederzeit problemlos nach kaudal oder kranial erweitert werden kann, wenn die Inzision aufgrund der leichten Verschiebbarkeit von Haut und Gewebe nicht direkt über dem Lig. conicum liegt.

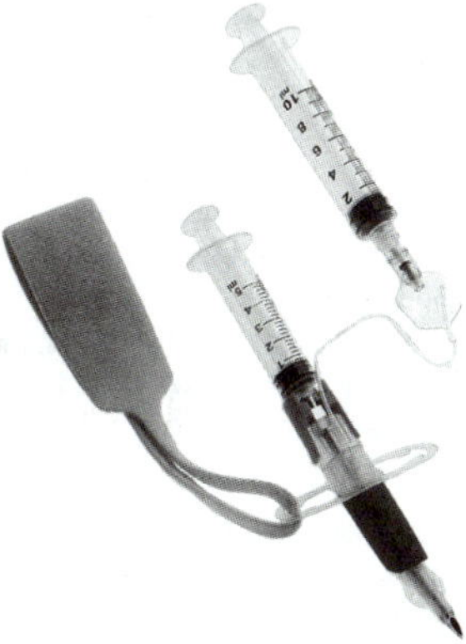

Abb. 3.10 Koniotomie-Set Quicktrach® II mit Cuff [V348]

> **!**
> - Die großen Halsgefäße verlaufen immer in Längsrichtung → deutlich erhöhtes Verletzungsrisiko beim Querschnitt.
> - Der R. cricothyroideus der A. thyreoidea sup. verläuft quer über das Lig. cricothyroideum.

- Muskulatur bis zum Lig. conicum stumpf präparieren.
- Lig. conicum durch die Inzision erneut palpieren; ggf. sichere Identifikation der Trachea durch Punktion mit 1er-Kanüle mit aufgesetzter Spritze und Aspiration von Luft.
- Ca. 1 cm breite Querinzision des Lig. conicum und Spreizen der Inzision, z. B. mit Klemme oder Nasenspekulum.
- Einbringen eines gecufften Spiraltubus (z. B. ID 5,5 bei Frauen, 6,0 bei Männern), möglichst über einen Führungsstab.
- Tubus blocken.
- Tubuslage kontrollieren, Tubus sicher fixieren, Pat. absaugen.
- Bei zu großem Luftverlust durch den Larynx Pharynx austamponieren.

Durchführung mittels Punktionsset
- Hautinzision mittels Skalpell (s. o.).
- Vorgehen nach Herstelleranleitung (Beispiel Quicktrach® II):
  - Lig. conicum aufsuchen (▶ Abb. 12.7).
  - Zur Punktion Quicktrach® II vorschieben.
  - Nach Anstoßen am roten Stopp über die aufgesetzte Spritze aspirieren, um die intratracheale Kanülenlage zu sichern.
  - Roten Stopp entfernen und die Außenkanüle über die Stahlinnenkanüle gleitend in die Trachea schieben.
  - Durch das grüne Sicherheitselement wird eine versehentliche Reinsertion der scharfen Innenkanüle verhindert.

Komplikationen Verletzung von Hautgefäßen (Blutung), Schildknorpel und Stimmbändern (Inzision zu kranial), Ringknorpel und Schilddrüse (Inzision zu kaudal), Tracheahinterwand und Ösophagus (Inzision zu tief), N. laryngeus superior und großen Halsgefäßen (Inzision zu lateral), pharyngeale Tubusfehllage.

> **!** Nur Koniotomiesets mit gecufftem Tubus verwenden, da bei Verwendung ungecuffter Tuben Aspirationsgefahr oder insuffiziente Beatmung durch Luftverlust aufgrund der nicht abgedichteten Trachea.

3.4.7 Maschinelle Beatmung

Ulrich v. Hintzenstern

Beatmungsform I. d. R. kontrollierte Beatmung, d. h. Vorgabe von Frequenz und Volumen (▶ 1.7.9).

Standardeinstellung der Beatmungsparameter
- **Atemzugvolumen:** 6–8 ml/kg KG bei Normoventilation (500 ml beim normalgewichtigen Erw.); zur Hyperventilation Atemfrequenz steigern.
- **Atemminutenvolumen:** 60–100 ml/kg KG zur Normoventilation.
- **Atemfrequenz:** 10/Min.
- **Sauerstoffgehalt:** F_iO_2 1,0 (= 100 % bzw. „no air mix“).

- **PEEP:** 5 mbar (= 5 cmH_2O).
- **Atemzeitverhältnis** (Inspiration : Exspiration): 1:2.
- **Beatmungsspitzendruck** möglichst < 30 mbar.

!
- Ggf. Optimierung der Beatmungsparameter bei Monitoring mit Kapnometer (Atemfrequenz, Atemvolumen) und Pulsoxymeter (F_iO_2, I : E-Verhältnis, PEEP).
- Bei exzessiven Beatmungsdrücken probeweise Erhöhung der Atemfrequenz und Verminderung des Atemzugvolumens.
- Ggf. druckkontrollierte Beatmung.

Monitoring der Beatmung
- Inspektion (Thoraxexkursionen, Hautfarbe) und Auskultation (s. o.). Als alleinige Überwachung nicht ausreichend.
- **Kapnometrie:** spezifische und kontinuierliche Überwachung der Beatmung (▸ 1.7.11); CO_2-Zielwert zur Einstellung der Beatmungsparameter: 36–40 mmHg, bei Hyperventilation ca. 33–35 mmHg.
- **Pulsoxymetrie:** SpO_2-Zielwert: > 95 % (▸ 1.7.3, ▸ 1.23).
- **Beatmungsdruck** (möglichst < 30 mbar):
  - **Abfall** bei Diskonnektion, Leckage oder Ausfall der Gasversorgung.
  - **Anstieg** bei Abknicken von Tubus oder Beatmungsschlauch, Verlegung des Tubus, Spannungspneu, unzureichend sediertem oder relaxiertem Pat. (Husten, Pressen, Würgen).
- **Endexspiratorisches Volumen:** sinkt bei Diskonnektion, Leckage.
- **Blutgasanalyse:** CO_2-Zielwert s. o. (▸ 1.7.8).

Bei Monitoren bzw. Beatmungsgeräten mit Alarmsystemen sämtliche Alarmgrenzen individuell bzw. patientengerecht einstellen. Alarme nie abschalten, da gefährliche Einschränkung der Überwachungsmöglichkeiten!

3.4.8 Nichtinvasive Atemunterstützung und Beatmung

Thomas Köhnlein und Ulrich von Hintzenstern

Indikationen Kardiales Lungenödem, exazerbierte COPD, Asthma bronchiale, neuromuskuläre Erkr. mit akuter Dekompensation, bronchopulmonale Infektionen mit akuter respiratorischer Insuff.

Bei richtiger Indikationsstellung können eine Intubation am Notfallort (immer mit einem hohen Risiko verbunden!) und die weiteren Konsequenzen wie invasive Beatmung und (Analgo-)Sedierung unter Umständen vermieden werden.

Kontraindikationen
- Vigilanzstörung mit aufgehobenen Schutzreflexen (GCS < 8)
- Hämodynamische Instabilität oder Schock
- Übelkeit und Erbrechen
- Aktive Blutungen im Oropharyngealraum

- SHT und Gesichtsschädeltrauma: Gefahr des Pneumenzephalus bei noch nicht diagnostiziertem offenem SHT
- Keine ausreichende Kommunikationsmöglichkeit mit dem Pat. (z. B. in der Luftrettung)

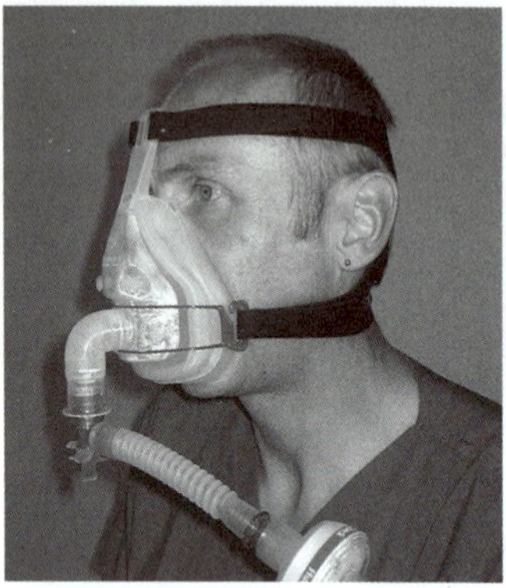

Abb. 3.11 Vollgesichtsmaske [M347]

Therapieprinzip Erzeugen eines positiven endexspiratorischen Drucks in den Atemwegen (CPAP = Continuous Positive Airway Pressure ▶ 1.7.9) z. B. über eine Vollgesichtsmaske (▶ Abb. 3.11). Durch Verminderung des endexspiratorischen Alveolarkollapses und Zurückdrängen interstitieller Flüssigkeit und Teilnahme weiterer Lungenarealen am Gasaustausch (sog. „Recruitment") → Verminderung intrapulmonaler Shunts → Verbesserung der Oxygenierung.

- Voraussetzung: ausreichender eigener Atemantrieb des Pat.
- Bei reduzierter eigener Atemkraft durch eingeschränkte Atemmechanik oder muskuläre Erschöpfung ist eine alleinige CPAP-Therapie oft nicht ausreichend → Gefahr einer CO_2-Retention.
- Bei reduzierter Atemkraft ist eine maschinelle Druckunterstützung der Atemzüge des Pat. erforderlich, um die CO_2-Elimination zu gewährleisten und eine respiratorische Azidose zu verhindern bzw. zu bessern (druckunterstützte Spontanatmung bis hin zur druckkontrollierten Beatmung; BiPAP® oder BiLevel-Beatmung).

Praktisches Vorgehen

- EKG, SpO_2, RR.
- I. v. Zugang.
- Narkose- und Intubationsbereitschaft herstellen für den Fall, dass ein Abbruch der nichtinvasiven Atemunterstützung (→ Abbruchkriterien) erforderlich wird.
- Pat. über den Ablauf der nichtinvasiven Atemunterstützung aufklären.
- Initiale Geräte-Einstellung: $F_iO_2 > 0,5$, PEEP/CPAP 5 mbar, inspiratorischer Druck 15 mbar, AF 15/Min., I:E 1:1,5. Bei suffizienter Oxigenierung Änderung des I:E auf 1:2 bis 1:3.
- Dem Pat. die Vollgesichtsmaske durch NA oder RA vorhalten, um ihn an das „Maskengefühl" zu gewöhnen. Beruhigender Zuspruch zum Pat. Erst wenn die Maske gute Dichtigkeit aufweist und vom Pat. toleriert wird, Haltebänder anbringen.
- Unter Umständen ist eine leichte Sedierung erforderlich (z. B. mit titrierten Morphingaben). Hierbei darf es auf keinen Fall zu einer Beeinträchtigung der Schutzreflexe kommen.
- Geräteeinstellung je nach Klinik des Pat. anpassen.
- Transport unter gezielter Voranmeldung ins nächstgelegene geeignete Krankenhaus. Je nach örtlichen Gegebenheiten muss der Transport des Pat. über die Notaufnahme hinaus bis auf die entsprechende Intensiv- oder Überwachungsstation erfolgen, um eine lückenlose Fortführung der NIV zu gewährleisten.

- Ab dem Beginn der NIV-Therapie muss der Pat. ununterbrochen von einer kompetenten und in die Bedienung des verwendeten Geräts eingewiesenen Person (NA oder RA) betreut und überwacht werden.
- Da alle Notfallpat. grundsätzlich als **nicht** nüchtern zu betrachten sind, muss ein besonderes Augenmerk auf Anzeichen von Übelkeit und Erbrechen insbesondere bei Verwendung von Vollgesichtsmasken und Helmen gerichtet werden.

Erfolgskontrolle Anstieg der Sauerstoffsättigung, Abnahme der Atemfrequenz, klin. Verbesserung des Pat.

Abbruchkriterien
- Keine klin. Verbesserung des Pat.
- Zunehmende Vigilanzminderung als Hinweis auf eine progrediente CO_2-Retention
- Mangelnde Patientencompliance, ggf. trotz vorsichtiger Sedierung
- Massive Aerophagie mit gastraler Luftinsufflation
- Extreme Produktion von Bronchialsekret

3.4.9 Präkordialer Faustschlag

Ulrich v. Hintzenstern und Michael Reng

Indikationen Nur bei beobachtet eintretendem Kammerflimmern bzw. ventrikulärer Tachykardie am Monitor und unverzüglicher Anwendung kann der präkordiale Faustschlag eine geeignete Therapie sein, wenn kein Defibrillator zur Verfügung steht (ERC 2015). **Cave:** Eine Reanimationssituation alleine ist keine Indikation für einen präkordialen Faustschlag.

Die Routineanwendung wird nicht empfohlen.

Kontraindikation Elektromechanische Entkopplung.

Technik Mit der ulnaren Seite der geballten Faust aus ca. 20 cm Entfernung kräftig auf die Mitte (!) des Brustbeins schlagen und die Faust sofort zurückziehen.

Komplikationen Selten Verletzungen von Brustbein, Rippen, Herz und Lungen.

3.4.10 Thoraxkompression („Herzdruckmassage")

Ulrich v. Hintzenstern und Michael Reng

Prinzip Aufrechterhalten einer eingeschränkten Blutzirkulation durch mechanische Maßnahmen. Entscheidend für die Prognose ist der frühzeitige Beginn der Thoraxkompression.

Indikation Reaktionsloser Pat. (▶ 3.5.1).

Die zentrale Pulsfeststellung bei leblosen oder bewusstlosen Pat. gilt als unsicher, ist zu 50 % falsch positiv/negativ (ILCOR) und daher entbehrlich.

Komplikationen Verletzungen von Brustbein, Rippen, Herz, Lungen, Leber und Milz sowie Aspiration bei nicht intubierten Pat.

Technik ▶ Abb. 3.12.
- Den Pat. flach auf einer harten Unterlage lagern.
- Seitlich am Pat. knien.
- Druckpunkt in der unteren Sternumhälfte aufsuchen:
  - Den Ballen einer Hand auf die Mitte der Brust des Pat. legen.
  - Den Ballen der anderen Hand auf die erste Hand legen und die Finger verschränken.
- So über den Pat. beugen, dass sich die eigenen Schultern senkrecht über dem Sternum des Pat. befinden.
- Mit gestreckten Armen das Brustbein 5–6 cm tief eindrücken und dann wieder vollständig entlasten. Auflagepunkt immer beibehalten.
- Kompressionfrequenz: 100–120/Min.
- Gleichmäßige und gleich lange Druck- und Entlastungsphase anstreben; eine kurze Druck- und längere Entlastungsphase ist zwar weniger anstrengend, aber relativ ineffektiv.
- Unterbrechungen der Thoraxkompression (no-flow-time) auf ein Minimum reduzieren. KEINE Karotis- oder Femoralispulskontrolle zur Effektivitätskontrolle durchführen.

Aktive Kompression-Dekompression (ACD)

Prinzip Verbesserung der myokardialen und zerebralen Durchblutung durch aktive Dekompression des Brustkorbs nach jeder Kompression. Die Thoraxkompression mittels Thorax-Saugglocke ist aber deutlich anstrengender als die konventionelle Methode.

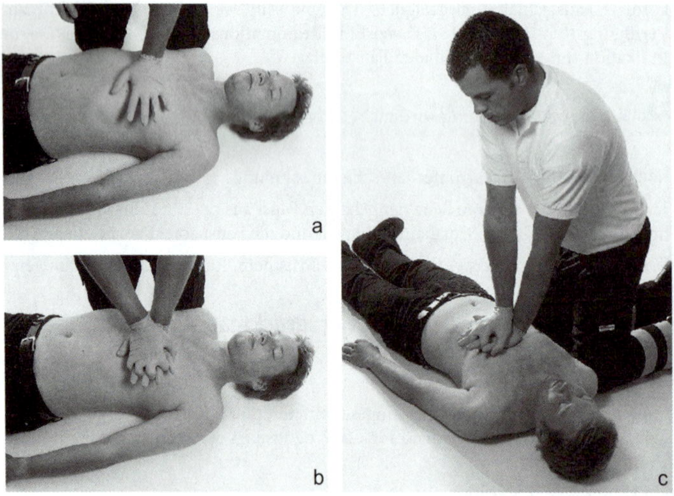

Abb. 3.12 Thoraxkompression [J747]
a) Handballen auf die Thoraxmitte legen
b) Ballen der zweiten Hand darüber legen, Finger verschränken
c) Schulter senkrecht, Arme gestreckt

Material Thorax-Saugglocke, z. B. CardioPump® (▶ Abb. 3.13).

Technik

- Druckpunkt, Drucktiefe, Druckfrequenz und Arbeitshaltung sind identisch mit der konventionellen Thoraxkompression (s. o.); alternative Arbeitshaltung: breitbeinig über dem Pat. stehend.
- Saugglocke statt der Hände auf die untere Sternumhälfte des Pat. setzen.
- Den Handgriff mit beiden Händen umfassen.
- Brustkorb komprimieren und aktiv dekomprimieren (s. Markierungen auf der Saugglocke).

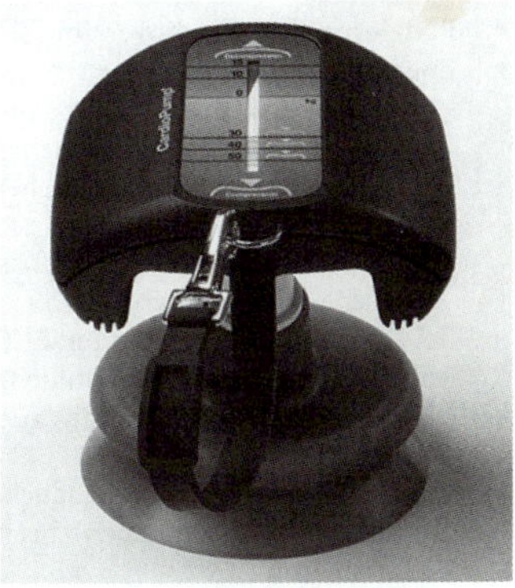

Abb. 3.13 CardioPump® [W794]

- Ggf. erschwerte Fixierung der Saugglocke auf dem Sternum bei großzügiger Verwendung von Elektrodengel zur Defibrillation, Trichterbrust, übergroßen Mammae, behaarter Brust.
- Bisher konnten unter ACD keine Vorteile hinsichtlich Kurz- und Langzeitüberleben oder dem neurologischen Reanimationsergebnis gefunden werden.

3.4.11 Defibrillation und elektrische Kardioversion

Ulrich v. Hintzenstern und Michael Reng

Indikationen

- **Defibrillation:** Kammerflimmern.
- **Kardioversion:** tachykarde, hämodynamisch instabile Rhythmusstörungen (RR_{syst} < 80 mmHg mit Bewusstseinstrübung, Herzinfarkt oder Lungenödem) nach frustraner medikamentöser Ther.

Vorbereitung Kardioversion EKG (ggf. über Defi-Elektroden), immer bei Kardioversion i. v. Zugang, Oberkörper des Pat. frei machen, ggf. Nitropflaster entfernen; Anzeichen für Schrittmacherimplantation (Narbe, tastbares Aggregat)? Bei nicht bewusstlosen Pat. Kurznarkose z. B. mit Propofol 1–1,5 mg/kg KG.

Technik (▶ 1.7.13, ▶ Abb. 3.14).

- Klebeelektroden aufbringen. Wenn nicht vorhanden, Elektroden mit Gel bestreichen. **Cave:** keinesfalls Desinfektionsmittel zum Anfeuchten nehmen, da Brandgefahr.
- **Platzierung bei Defibrillation:** sternal-apikal (eine Elektrode re parasternal subklavikulär, eine Elektrode in Höhe der V6-Elektrode) oder beide Elektroden auf der seitlichen Brustwand (eine auf der re und die andere auf der li Seite) oder eine Elektrode in Standardposition apikal, die andere auf dem re oberen Rücken oder eine Elektrode li präkordial, die andere hinter dem Herzen knapp unterhalb des li Schulterblatts.

- **Platzierung bei Kardioversion:** sternal-apikale Position bevorzugen.
- **Energievorwahl** einstellen:
  - **Kardioversion:** bei Geräten mit biphasischem Impuls mit 25 J und bei Geräten mit monophasischem Impuls mit 50 J beginnen.
  - **Defibrillation** mit biphasischem Impuls 1. Schock 150–200 J, ab dem 2. Schock 150–360 J. Monophasischer Schock immer 360 J.
- Bei Kardioversion im Monitor-EKG Ableitung mit max. R-Amplitude wählen und Synchronisationstaste drücken (R-Zacken-Triggerung).
- Ladetaste drücken (und bei manchen Gerätetypen gedrückt halten), bis Signalton ertönt.
- Falls keine Klebeelektroden Verwendung finden, Elektroden über Herzbasis und Herzspitze fest anpressen (▶ Abb. 3.14). **Cave:** nicht durch das Sternum defibrillieren!

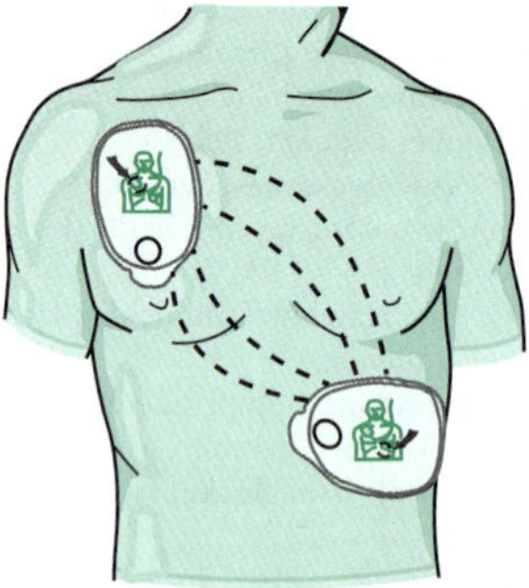

Abb. 3.14 Defibrillation [G701]

> Es ist für den Defibrillationsvorgang unerheblich, welche der beiden Elektroden an der Herzspitze bzw. auf dem Sternum liegt, da die „Impulsrichtung" die Effektivität der Defibrillation nicht beeinflusst.

- Alle Umstehenden laut und deutlich warnen: „Vorsicht Defibrillation, Abstand halten". **Cave:** auch Beatmungsbeutel loslassen, manuelle Beatmung unterbrechen. Bei maschineller Beatmung Pat. vom Gerät diskonnektieren, da Defibrillation in der Exspiration effektiver (transthorakaler Widerstand ↓).
- Berührung von Pat. und Trage vermeiden.
- Auslöseknopf betätigen.
- Nach dem Defibrillationsversuch die Basisreanimation („30 : 2") unverzüglich weiterführen. KEINE Unterbrechung zur Erfolgskontrolle am Monitor, KEINE Pulstastung.

Sonderfälle

- Bei Defibrillation von Pat. mit implantiertem Herzschrittmacher oder Kardioverter-/Defibrillator-System: Abstand der Elektroden zum Schrittmacheraggregat mind. 10 cm (▶ Abb. 3.15).
- Bei erfolgloser Defibrillation von Pat. mit implantiertem Kardioverter-/Defibrillator-System Elektrodenlokalisation variieren (z. B. anterior-lateral oder anterior-posterior) oder höhere Energiestufe wählen.

> Bisher konnte bei Anwendung biphasischer Defibrillationsimpulse unter präklinischen Bedingungen keine höhere Überlebensquote als für monophasische Impulse nachgewiesen werden.

> - Die Betriebsart „synchron" (für Kardioversion) wird bei den meisten Defibrillatoren nach erfolgter Impulsabgabe automatisch wieder

auf „asynchron" umgeschaltet. **Cave:** Ist bei Kammerflimmern die Betriebsart „synchron" gewählt, ist der Defibrillator nicht auslösbar, da keine Kammerkomplexe mehr erkannt werden.
- Nässebrücken auf dem Thorax des Pat. (Schweiß, Elektrodengel, Desinfektionsmittel) erzeugen Kurzschlussströme zwischen den Elektroden → li Thoraxhälfte ggf. vor der Defibrillation abtrocknen.
- Bei nassem Untergrund (Regen, Hallenbad) möglichst spezielle Erdungsmatte verwenden (Eigenschutz!).

3.4.12 Schrittmacherstimulation

Ulrich v. Hintzenstern und Michael Reng

(▶ 1.7.14).

Indikationen Bradykarde hämodynamisch instabile Rhythmusstörungen (RR_{syst} < 80 mmHg, Bewusstseinstrübung, Herzinfarkt, Lungenödem) bzw. nach frustraner medikamentöser Therapie, Ausfall eines implantierten Schrittmachers (▶ 5.5), Asystolie (▶ 3.5.2).

Vorbereitung I. v. Zugang, EKG; Defibrillator bereithalten; Pat. ggf. kurz aufklären über die Methode und eventuelle Missempfindungen; ggf. Sedierung z. B. mit Midazolam- und Fentanyl-Boli.

Transkutaner Schrittmacher ▶ Abb. 3.15.
- Haut von Elektrodengel reinigen, störende Brustbehaarung mit Schere kürzen (kleine Hautverletzungen können unter Stimulation schmerzverstärkend wirken → möglichst keinen Rasierer verwenden).
- Eine Elektroden präkordial und eine unter dem li Schulterblatt neben der Wirbelsäule aufkleben, Schrittmacherkabel anschließen.
- Stromstärke (Stimulation) auf ein Minimum stellen.
- DEMAND-Modus wählen, wenn vorhanden.
- Schrittmacherfrequenz auf 60–70/Min. einstellen.
- Stromstärke steigern, bis regelmäßige Kammerkomplexe im EKG auftreten.

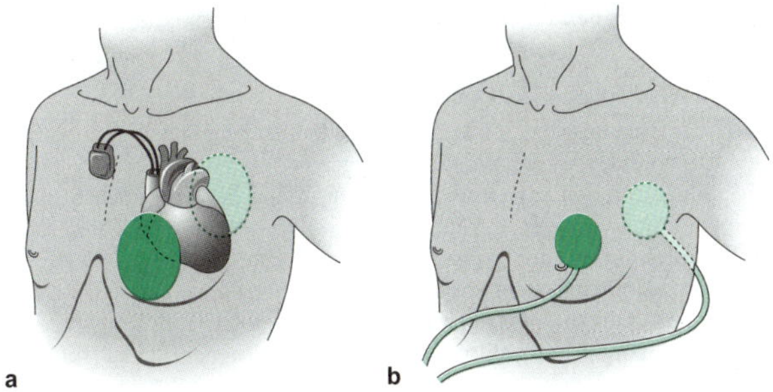

Abb. 3.15
a) Elektrodenposition bei Defibrillation eines Schrittmacherpat. [L190]
b) Elektroden bei transkutaner Schrittmacherstimulation [L190]

- Zur Pulskontrolle Femoralispuls tasten (bei Karotispuls u. U. Verwechslung mit stimulationssynchronen Muskelkontraktionen) bzw. Frequenzanzeige des Pulsoxymeters beachten.
- Ggf. Skelettmuskelkontraktionen durch Verschieben der vorderen Elektrode reduzieren (evtl. Defi-Paddle als vordere Elektrode verwenden).
- Manche Geräte schalten nach Alarmauslösung (z. B. durch lockeres EKG-Kabel) auf FIX-Modusbetrieb um → manuell zurückschalten auf DEMAND-Modus.

Ösophagealer Schrittmacher

- Ösophagusschrittmachersonde 30–35 cm tief (ab vorderer Zahnreihe) vorschieben.
- Stimulation mit < 20 mA beginnen und ggf. langsam steigern (Effektivitätskontrolle über Monitor und Femoralispuls).

Transvenöser Schrittmacher

- Einführungsschleuse in V. jugularis interna oder V. subclavia legen.
- Schrittmachersonde (10–15 mA; bei Asystolie maximale Stimulation) vorschieben, bis ein Erfolg im EKG sichtbar und der Femoralispuls tastbar ist.

! Die Effektivität jeder Schrittmacherstimulation nicht nur am Signal des EKG-Monitors überprüfen, sondern auch durch Tasten der (idealerweise schrittmachersynchronen) Pulsfrequenz, RR-Messung oder durch Messung der peripheren Pulswelle mittels Pulsoxymetrie.

3.4.13 Medikamentenapplikation

Ulrich v. Hintzenstern und Michael Reng

Reihenfolge der Zugangswege

1. Periphervenöser Zugang.
2. Punktion der V. jugularis ext.
3. Nach 2 frustranen Punktionsversuchen sofort intraossärer Zugang.

Periphervenöse Medikamentenapplikation

- Primär als Zugangsweg eine Venenverweilkanüle möglichst herznah (z. B. V. jugularis ext. oder V. basilica, ▶ 2.7.3) legen.
- Bei Punktion an den Extremitäten Stauungsmanschette möglichst umgehend wegen deutlich verzögerter Venenfüllung anlegen. Manschette max. auf 40 (–60) mmHg aufpumpen, sonst „Abbindung“ unter CPR.
- Bei Hypovolämie ggf. Arm vor Punktion herunterhängen lassen.
- Nach jeder Medikamenteninjektion Flüssigkeitsbolus (z. B. Ringeracetat oder NaCl 0,9 %) von 20 ml nachinjizieren oder Injektion parallel zu laufender Infusion.

Intraossäre Medikamentenapplikation Ist ein i. v. Zugang nur unter Schwierigkeiten oder gar nicht anzulegen (spätestens nach 2–3 frustranen periphervenösen Punktionsversuchen oder 90–120 s), ist umgehend eine intraossäre Medikamenteninjektion anzustreben (Applikationsweg der 2. Wahl). Durchführung Erw. ▶ 2.8, Kinder ▶ 12.1.6 bzw. ▶ Abb. 12.2.

Endotracheale Medikamentenapplikation Die endotracheale Medikamentenapplikation während der Reanimation wird nicht mehr empfohlen (GRC 2015).

Zentralvenöse Medikamentenapplikation Grundsätzlich gilt eine ZVK-Anlage unter Reanimation aufgrund des relativ hohen Zeitaufwands und der damit verbundenen Unterbrechung der Thoraxkompressionen (→ lange no-flow-time!) und des hohen Komplikationsrisikos (**Cave:** evtl. spätere Thrombolyse!) als relativ kontraindiziert. Auch ist eine arterielle Katheterfehllage aufgrund geringerer Pulsation und ggf. verschlechterter Oxygenierung unter Reanimationsbedingungen evtl. schwierig zu erkennen. Daher ZVK-Anlage nur als letzten Ausweg, wenn sie schnell und problemlos durchführbar und kein anderer Zugang verfügbar ist.

3.5 Praxis der Reanimation

Ulrich v. Hintzenstern und Michael Reng

3.5.1 Grundlagen

Reaktionsloser Patient

Leitsymptome Keine Reaktion auf Ansprache und Schütteln des Kopfes, keine sicht- und hörbare Atmung bzw. agonale Atmung (gelegentliche Schnappatmung, langsames, mühsames und lautes Atmen). Ggf. auch fehlende Körperspannung, fehlende Reaktion auf Schmerzreiz.

> **!** Die zentrale Pulsfeststellung bei leblosen oder bewusstlosen Pat. gilt als unsicher und ist zu 50 % falsch positiv/negativ (ILCOR) und daher entbehrlich.

Reanimation (▶ Abb. 3.16). Unverzüglich beginnen, keine Zeit mit Zugängen vertrödeln (ggf. intratracheale Medikamentengabe, ▶ 3.4.13).

- Wichtig ist eine möglichst kontinuierliche Durchführung des Reanimationszyklus („30:2").
- Eine erfolgreiche Reanimation wird unwahrscheinlich, je länger der Kreislaufstillstand andauert (Hypoxietoleranz des Gehirns: 3–5 Min.).
- Für eine langsame ineffiziente oder ineffektive Reanimation gibt es keine ethische Grundlage. Immer nach den ALS-Vorgaben vorgehen (ILCOR).

> **Reanimationszyklus**
> „Ein-Helfer-Methode" und „Zwei-Helfer-Methode": 30 Thoraxkompressionen gefolgt von 2 Beatmungen („30:2").
> Wichtig für den Reanimationserfolg ist die konsequente Durchführung des Reanimationszyklus („30:2") möglichst ohne jede Unterbrechung bis zur Wiederherstellung eines suffizienten Spontankreislaufs.

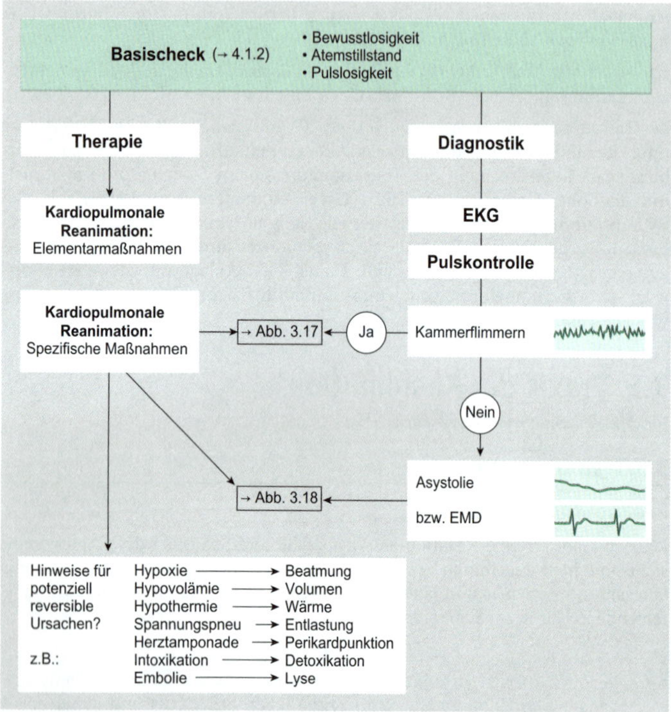

Abb. 3.16 Universeller Algorithmus der kardiopulmonalen Reanimation [L190]

Beenden der Reanimation

- Bei erfolgloser Reanimation über 45 Min. ist mit keinem Erfolg mehr zu rechnen. **Cave:** Bei Hypothermie oder Intoxikation ist die potenziell erfolgreiche Wiederbelebungszeit länger (▶ 11.14).
- Beenden einer Reanimation nach mind. 45 Min. Asystolie (max. Amplitudenverstärkung am EKG einstellen). Dokumentation: „Nach einer Reanimationsbehandlung von … Min. Dauer keine Herztätigkeit im EKG feststellbar" (mehrere Ableitungen dokumentieren).
- Bei Pat. mit Herzschrittmacher entspricht die fehlende Repolarisation dem Null-Linien-EKG. Bei Unsicherheit Reanimation.
- Bei bekannten infausten Vorerkr. (z. B. fortgeschrittenes Karzinom).
- Bei Vorliegen einer rechtsverbindlichen Patientenverfügung mit entsprechender Aussage.
- Bei suffizientem Wiedereinsetzen des Kreislaufs Thoraxkompression beenden, kontrollierte Beatmung jedoch weiterführen (ggf. Sedierung; ▶ 3.2). Ausnahme: deutliche Aufwachreaktion mit Schutzreflexen und suffizienter Spontanatmung.

Nach erfolgreicher Reanimation Kreislauf engmaschig klinisch überwachen. Nach dem Wirkende des zur Reanimation verabreichten Adrenalins oft erneute Reanimationspflichtigkeit, wenn Katecholamingabe nicht rechtzeitig fortgesetzt wird.

3.5.2 ABC-Regel

Grundsätzlicher Ablauf der Reanimation

- Nach Diagnose „reaktionslose Person" Hilfe holen bzw. holen lassen (sofern nicht bereits Rettungsteam vor Ort).
- Sofortiger Beginn mit Thoraxkompression und Maskenbeatmung („30 : 2"). Ohne Unterbrechung fortführen bis zum Ende der Reanimation.
- Thoraxkompression nach Möglichkeit bis zum Ende der Reanimation nicht mehr oder nur möglichst kurz unterbrechen.
- Parallel frühestmögliche EKG-Diagnostik (Asystolie, Kammerflimmern, elektromechanische Entkoppelung?) und ggf. Frühdefibrillation.
- Venösen Zugang herstellen.
- Erst dann Intubation und weitere Maßnahmen.
- Durch Intubation oder Venenpunktion EKG-Diagnostik und Frühdefibrillation nicht verzögern!

Atemwege (bei Bewusstlosigkeit)

- Mund öffnen (ggf. Esmarch-Handgriff, ▶ 3.4.1)
- Ausräumen der Mundhöhle (z. B. Fremdkörper, Zahnprothesen) mit Kompressen, Magill-Zange bzw. Sauger

Beatmung (bei Atemstillstand)

- Beatmung über Gesichtsmaske mit Beutel (▶ 3.4.3), möglichst mit O_2-Zuleitung und Reservoir. Alternative zur Maskenbeatmung: supraglottische Atemwegshilfe (Larynxtubus, Larynxmaske) (▶ 3.4.5).
- So früh wie möglich Defibrillation (▶ 3.4.11), falls erforderlich.
- Bis zum Einsatz des AED bzw. Defibrillators Durchführung des Reanimationszyklus „30:2" (s. o.).
- Zunächst Legen eines i. v. Zugangs.
- Danach Intubation vorbereiten und durchführen (▶ 3.4.4). Alternativ supraglottische Atemwegshilfe einsetzen bzw. belassen.
- Bei unmöglicher Intubation: Koniotomie (▶ 3.4.6).
- Nach endotrachealer Intubation kein fester Wechsel von Thoraxkompression und Beatmung. Stattdessen synchrone Durchführung der Thoraxkompression (f = 100–120/Min.) und Beatmung (f = 10/Min.).
- Endobronchiale Absaugung.
- Maschinelle Beatmung ▶ 3.4.7.

Circulation (bei Pulslosigkeit)

- Thoraxkompression mit einer Druckfrequenz von 100–120/Min. (▶ 3.4.10), bei endotracheal intubiertem Pat. unabhängig von der Beatmung ansonsten mit entsprechenden zyklischen Unterbrechungen (s. o.).
- EKG über Monitorelektroden oder Defibrillatorelektroden ableiten.
- Jetzt falls erforderlich Kardioversion oder Schrittmacher (▶ 3.4.12) einsetzen.

Glukosehaltige Infusionslösungen bei Reanimation kontraindiziert → neuronaler Schaden ↑. Ausnahme: nachgewiesene Hypoglykämie.

3.5.3 Therapiealgorithmen für Rhythmusstörungen mit Kreislaufstillstand

Kammerflimmern

Problem Schnelle, unregelmäßige Kammeraktionen ohne mechanische Herzaktion und damit ohne effektive Herzauswurfleistung.

EKG-Befund Hochfrequente „Flimmerwellen" in unregelmäßigem Rhythmus

Feinschlägiges Kammerflimmern (<0,2 mV) evtl. mit Asystolie (s.u.) verwechselbar → „Kontrolle" jeder Asystolie durch Umschalten des EKG-Monitors auf eine andere Ableitung bzw. Wechsel der Defi-Elektrodenposition um 90°.

Therapie (▶ Abb. 3.17)

- Bei am Monitor beobachtetem Kreislaufstillstand durch Kammerflimmern präkordialen Faustschlag (▶ 3.4.9) ohne Zeitverzögerung durchführen, wenn kein Defibrillator vorhanden ist.
- Bei beobachtetem Kreislaufstillstand und sofortiger (!) Verfügbarkeit eines Defibrillators /AED zuerst Rhythmusanalyse und (ggf.) Schock auslösen.
- In allen anderen Fällen sofortiger Beginn der Reanimation (30 : 2), Atemweg freimachen bzw. sichern. 1. Schock bei Kammerflimmern, sobald Defibrillator verfügbar. Unmittelbar nach der Defibrillation weitere 5 Reanimationszyklen „30 : 2" durchführen (ca. 2. Min.). Erst danach prüfen, ob Atmung oder suffizienter Kreislauf vorhanden ist.
- Sobald wie möglich i. v. oder ggf. i. o. Zugang legen.
- Unmittelbar nach jeder Einzeldefibrillation sofort wieder ohne Pause Basisreanimation fortführen. Keine erweiterten Maßnahmen (z. B. Defibrillation, Intubation, Venenpunktion) aneinander „koppeln" wegen der damit zwangsläufigen Unterbrechungen der Thoraxkompressionen (→ lange No-flow-time!).
- Bei persistierendem Kammerflimmern nach dem 3. Defibrillationsversuch 1 mg Adrenalin und 300 mg Amiodaron parallel zu laufender Infusion applizieren. Bei Torsade de pointes (▶ 5.4.1) evtl. 2 g, d. h. 20 ml Magnesiumsulfat 10 %. Weitere 1 mg Adrenalin nach jedem 2. Zyklus, d. h. nach jeweils ca. 4 Min. geben.
- Die Reanimation mind. solange fortführen wie das Kammerflimmern andauert („Wer flimmert, ist nicht tot!").
- Nach fünf Reanimationszyklen und persistierendem Kammerflimmern kann eine weitere Gabe von 150 mg Amiodaron erwogen werden.
- Bewusstlose, erw. Pat. mit Spontanzirkulation (ROSC = return of spontaneous circulation) nach präklinischem Kreislaufstillstand durch Kammerflimmern sollten für 12–24 h auf 32–34 °C gekühlt werden → präklinische Erwärmung verhindern (keine Decke, keine warmen Infusionen).
- Bei hämodynamisch instabilen Kammertachykardien Kardioversion durchführen (▶ 3.4.11, Abb. 5.3)

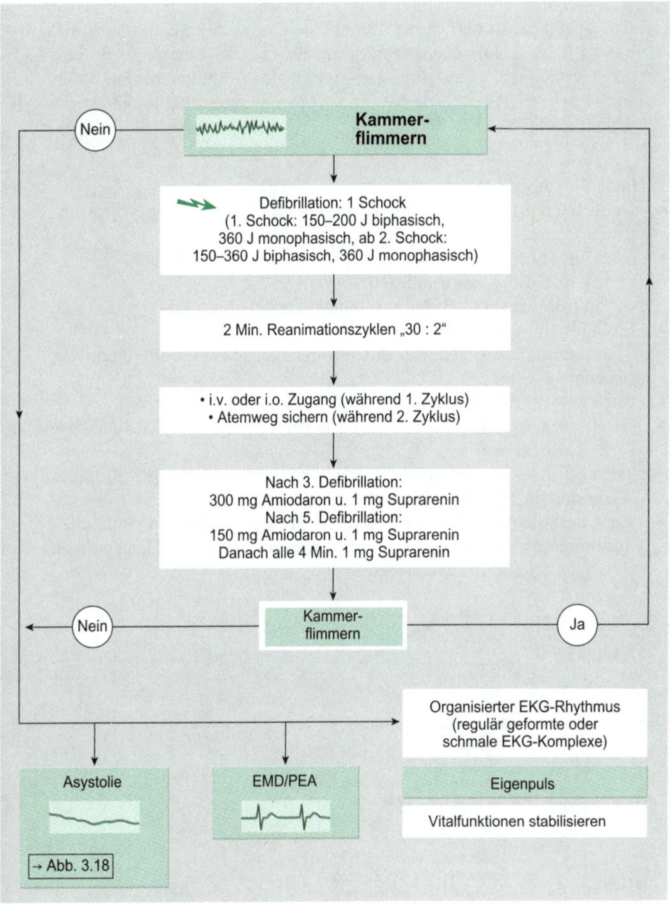

Abb. 3.17 Reanimation bei Kammerflimmern [L190]

Asystolie

EKG-Befund „Null-Linie" oder vereinzelte P-Wellen (pankardiale bzw. ventrikuläre Asystolie) mit lediglich Grundlinienschwankungen mit geringem und lang gestrecktem wellenförmigen Charakter.

! Bei isoelektrischer Null-Linie (= „mit dem Lineal gezogen") immer an ein Artefakt denken (z. B. „Kabelproblem"). Es werden immer die Impedanzschwankungen dargestellt, die alleine durch Beatmung und Berührung des

Pat. entstehen. Außerdem ist immer eine Grundlinienschwankung erkennbar, d.h., isoelektrische, streng horizontale Linien stammen nie vom Pat.! Artefaktmöglichkeiten sind z.B. minimale Amplitudenverstärkung am Bildschirm eingestellt, lose Klebeelektroden, eingetrocknetes Elektrodengel, diskonnektiertes EKG-Kabel.

Therapie (▶ Abb. 3.18)

- Defibrillieren, wenn ein Kammerflimmern nicht sicher ausgeschlossen werden kann.
- 5 Reanimationszyklen „30:2" durchführen (ca. 2 Min.). Dabei:
  - i.v. oder i.o. Zugang anlegen.
  - So früh wie möglich 1 mg Adrenalin applizieren.
- EKG-Rhythmus überprüfen.
- 5 Reanimationszyklen „30:2" durchführen (ca. 2 Min.). Dabei Atemweg sichern.
- Nach 5 Reanimationszyklen „30:2" EKG-Rhythmus überprüfen.
- Jeweils weitere 1 mg Adrenalin nach jedem 2. bis 3. Zyklus, d.h. nach jeweils ca. 3–5 Min. geben.
- Treten elektrische Aktivitäten (P-Wellen oder vereinzelte QRS-Komplexe) auf → transkutane Schrittmacherstimulation erwägen (▶ 3.4.12).
- Persistiert die Asystolie trotz Reanimation länger als 15 Min., so ist die Prognose schlecht. Ausnahmen sind z.B. Hypothermie (▶ 11.14), Hyperkaliämie (Dialysepat.) und Intoxikationen (▶ 9).

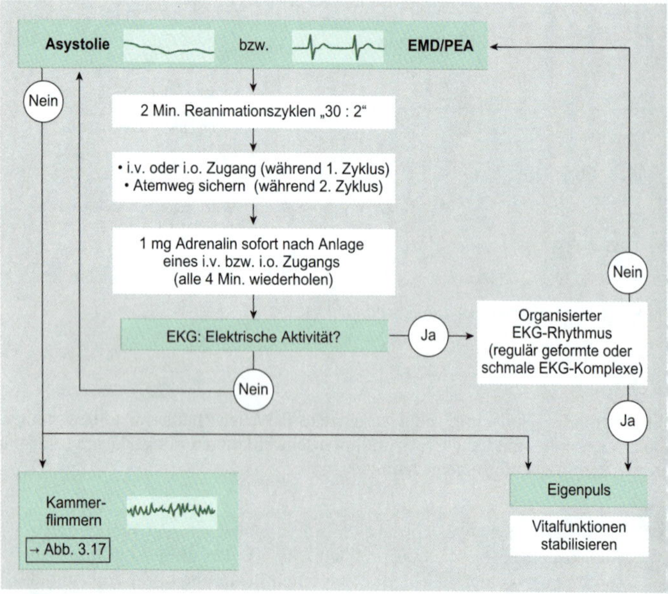

Abb. 3.18 Reanimation bei Asystolie [L190]

Elektromechanische Entkopplung

Synonyme Elektromechanische Dissoziation (EMD), pulslose elektrische Aktivität (PEA).

EKG-Befund Sämtliche Möglichkeiten von EKG-Aktivitäten außer Kammerflimmern/-tachykardie bei nicht tastbarem Puls (s. o.). Meist breite deformierte Kammerkomplexe bei noch regelmäßigem elektrischem Rhythmus ohne Auswurfleistung.

Therapie
- i. v. Zugang, sofortige Katecholamingabe (z. B. Suprarenin 1 mg), jedoch nicht länger als 15 s mit dem Einsatz von Thoraxkompression und Beatmung warten.
- Suche nach möglicher Ursache für die elektromechanische Entkoppelung.
- Sonst Behandlung wie bei Asystolie (s. o.)
- Spezifische Maßnahmen ▶ Abb. 3.16.
- **Thrombolytische Therapie:** Bei V. a. Kreislaufstillstand durch akute Pulmonalarterienembolie oder nach erfolgloser Standardreanimation bei V. a. thrombembolische Ätiologie des Kreislaufstillstands, thrombotische Therapie erwägen.
- Nach Thrombolytikagabe Reanimationsmaßnahmen für mindestens 60–90 Min. fortführen (Wirkeintritt der Thrombolyse).

! Bei Asystolie, PEA oder EMD immer auch an Intoxikationen, bei Dialysepat. an Hyperkaliämie denken. Ggf. Reanimation bis zur Verfügbarkeit des Antidots („Fahren unter Reanimation“ ausnahmsweise sinnvoll). Bei V. a. Hyperkaliämie (z. B. bei Dialysepat.) versuchsweise 10 ml Calciumchlorid 10 % oder 30 ml Calciumglukonat 10 % i. v. während der Reanimation geben.

4 Notfalluntersuchung und Leitsymptome

Ulrich v. Hintzenstern, Michael Reng, Stefan Schulz-Drost

4.1 Notfalluntersuchung 234
4.1.1 Beurteilung der Notfallsituation 234
4.1.2 Basischeck 234
4.1.3 Anamnese 236
4.1.4 Befunderhebung 237
4.2 Leitsymptome 238
4.2.1 Atmung 238
4.2.2 Herz/Kreislauf 239
4.2.3 Bewusstsein/Psyche 240
4.2.4 Atraumatische Schmerzen 241
4.2.5 Neurologische Störung 242
4.2.6 Blutung 242
4.2.7 Trauma 243
4.2.8 Schwangerschaft 244
4.2.9 Geburt 245
4.2.10 Kindliche Notfälle nach der Geburt 245

4.1 Notfalluntersuchung

4.1.1 Beurteilung der Notfallsituation

Allgemeines Vorgehen bei traumatologischen Notfällen ▶ 11.1.
Beim Eintreffen am Notfallort zuerst Überblick über die allgemeine Notfallsituation gewinnen:

- Gefahren an der Einsatzstelle (▶ 1.8.1)? → Eigen- und Patientenschutz beachten!
- Anzahl der Pat. (befinden sich z. B. noch weitere Pat. in der Wohnung, in Unfallfahrzeugen?) Werden Personen vermisst?
- Wer kann Angaben zum Krankheits- oder Unfallverlauf machen?
- Rettungsgerät, -personal, Transportkapazität ausreichend?
- Spezialkräfte erforderlich: z. B. EL-RD? Feuer? Wasser? Eis? Berge/unwegsames Gelände? Schienenverkehr?
- Aufgrund der Verletzungsschwere des Pat. NA bzw. wegen Anzahl der Verletzten zweiter NA bzw. LNA (▶ 1.9.2) erforderlich?
- Palliativmedizinischer Notfall (▶ 20).
- Soziales Umfeld.
- Wer hat die ILS verständigt?
- Hinweise auf besondere Begleitumstände, z. B. ungewöhnliche Auffindungssituation des Pat. (kriminelle Handlung?), zerstörte Einrichtungsgegenstände (gewalttätige Auseinandersetzung?), Spritzen, leere Tablettenschachteln, Schnapsflaschen (Intoxikation?), unnatürliches Verhalten der Eltern (Kindesmissbrauch?), Gerüche (ausströmendes Gas?).

Aufgrund dieser Informationen muss entschieden werden:

- Wenn eigene Personal- und Transportkapazität nicht ausreicht → Nachfordern weiterer Kräfte, wie RTW, NA, ggf. Führungsdienst (EL-RD, OrGL/LNA).
- Akute Bedrohung für NA, RD-Kräfte oder Pat.? Sicherheitslage? Polizei nachfordern.
- Gefahren der Einsatzstelle, aufwendige technische Rettung, spezielle Gefahrenlage, vermisste Person(en) → EL-RD, technische Hilfe und Polizei nachfordern.

! Bei Besonderheiten oder > 1 Pat. Lagemeldung vor (!) der Behandlung.

4.1.2 Basischeck

▶ Abb. 4.1.

Ziele In kürzester Zeit:

- Abklären, ob der Pat. vital bedroht ist.
- Grundlegende Funktionsstörungen beurteilen.
- Potenzielle Störungsmuster abschätzen.

Durchführung Nach Sicherung von Helfern bzw. Opfer:

- **Bewusstseinslage überprüfen:** Pat. ansprechen: „Wie geht es Ihnen“ bzw. „Was ist passiert?“ und ggf. Pat. (vorsichtig) an den Schultern schütteln → Antwort oder motorische Reaktion?

- **Keine Reaktion:** entsprechend Algorithmus „Reaktionslose Person" ▶ 3.5, ▶ 8.3.2 prüfen und ggf. kardiopulmonale Reaktion beginnen.

> **!** Bei Schwerhörigkeit und bei Extremitätenparese kann eine Bewusstseinsstörung vorgetäuscht werden.

ABCDE-Schema Definierte Reihenfolge für Erstuntersuchung und ggf. -versorgung („treat first what kills first"). Wichtig ist bei Traumapat. die frühe Einschätzung und umgehende Behandlung von vital bedrohlichen Störungen (z. B. Spannungspneumothorax ▶ 11.3, schwere Blutung) sowie des Gesamtzustands. Die detaillierte Erfassung und Behandlung aller Einzelverletzungen erfolgt am stabilisierten Pat., ggf. erst innerklinisch.

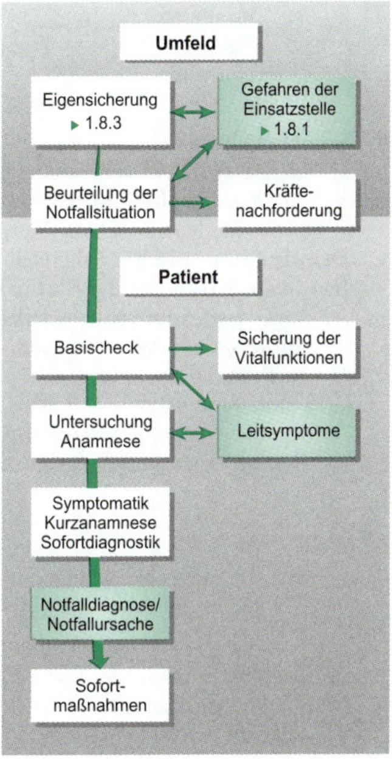

Abb. 4.1 Notfalluntersuchung [L190]

Airway and Cervical Spine Protection (Atemweg und ggf. HWS-Immobilisation):

- Atemwege freimachen (▶ 3.4.1) und sichern, ggf. Intubation (▶ 3.4): Atemgeräusche? Stridor? Schwellung des Halses? Verlagerung der Trachea? Flüssigkeit/Blut/Fremdkörper in Mund-Rachen-Raum?
- Bei V. a Trauma HWS-Stützkragen anlegen (▶ 2.1.2).
- Ggf. stabile Seitenlage.

Breathing (Atmung/Beatmung, Atemmechanik/Belüftung):

- Bei Atemstillstand oder -insuff. (z. B. Schnappatmung!) Pat. umgehend beatmen (▶ 3.4.3, ▶ 3.4.4, ▶ 3.4.8)
- Bei Lippenzyanose, brodelnder Lunge, Orthopnoe, Hautemphysem Ursache klären, (spezifische) Ther. einleiten
- Brustkorb (Verletzungen?) und Hals (gestaute Halsvenen?) vollständig inspizieren. Brustkorb abtasten, Lungen auskultieren, Spannungspneu ausschließen
- Bei allen Atemproblemen umgehende O_2-Gabe (▶ 1.8.3, ▶ 1.23), bei unzureichender Oxygenierung Beatmung erwägen

Circulation (Kreislauf)

- Karotispuls tasten (Bradykardie, Tachykardie, Arrhythmie?), ggf. nacheinander an beiden Seiten, bei Unsicherheit auch Femoralispulse
- Offensichtliche Blutung umgehend stillen, instabiles Becken → Stabilisierung (▶ 11.5)
- Bei Pulslosigkeit sofort mit Thoraxkompression beginnen (▶ 3.4.10)

! Fehldeutung des eigenen Pulses als Puls des pulslosen Pat. möglich. Ggf. mit der anderen Hand den eigenen Karotispuls zum Vergleich tasten.

- **Schockzeichen:**
  - Kapilläre Füllungszeit verlängert? Fingernagelprobe: Druck auf das Nagelbett, Wiederauffüllung nach Loslassen > 2 s → Zentralisation.
  - Blässe, kaltfeuchte, graue Haut, gestaute Halsvenen?
- **Dehydratation:** Haut in Falten abhebbar bzw. trockene Zunge.
- **Hinweis auf Trauma oder Blutung:**
  - Auffindesituation: Sturz des Pat. möglich?
  - Hinweise auf offene Verletzungen: Blutflecken an der Kleidung, Blutspuren auf dem Boden?
  - Innere Blutung aufgrund der Erkr. (z. B. Aortenaneurysma, Tumor, Sepsis, Gerinnungsstörung) bzw. des Unfallmechanismus (z. B. stumpfem Thorax-, Abdomen-, Beckentrauma, Oberschenkelfraktur)?

! „Blood on the floor and 4 more" = sichtbare Blutung nach außen und innere Blutung in Thorax, Abdomen, Becken und Retroperitoneum und aus Frakturen langer Röhrenknochen (v. a. Femur).

Disability (Einschränkungen des neurologischen Status):
- Neurologischer Basischeck: GCS und Pupillenfunktion; ausführlicher Status bei stabilisiertem Pat. ▶ 8.2.8. inkl. BZ und Evaluation möglicher Intoxikationen.
- Behandlung der Ursache, z. B. Glukosegabe, Antidotther.

Exposition und Umgebung (Wärmeerhalt und Umwelteinflüsse):
- Pat. entkleiden und vollständig körperlich untersuchen bei Trauma Pat., achsengerecht auf die Seite drehen (Logroll, Hypothermieprophylaxe).
- Temperatur: heiße Stirn bzw. Auskühlung aufgrund niedriger Umgebungstemperatur bzw. unzureichender Kleidung.
- Rekapitulation des Notfall-/Unfallereignisses, um mögliche Probleme und Verletzungen zu berücksichtigen.

! Immer einen Blick auf die Unfallstelle werfen, um Hinweise auf verdeckte Verletzungen zu erhalten. Idealerweise für Nachbehandler Foto vom Unfallort (v. a. Innenansicht von Fahrzeugen) anfertigen.

4.1.3 Anamnese

Bei schlechtem AZ und dringlichem Handlungsbedarf (z. B. Kreislaufstillstand) sofort Ther. einleiten. Möglichst parallel zur Durchführung der Sofortmaßnahmen die wichtigsten Informationen erheben (zeitlicher Ablauf des Notfallgeschehens). Bei Unfällen den Hergang und Mechanismus eruieren zur Abschätzung von nicht direkt erkennbaren Unfallfolgen.
Anamneseerhebung nur so ausführlich wie unbedingt notwendig zur Ermittlung und Erhärtung einer Verdachtsdiagnose bzw. zum Ausschluss von Begleiterkr./-verletzungen.

Die Fremdanamnese durch Zeugen des akuten Ereignisses ist i. d. R. Regel nur dem NA zeitnah möglich.

Aktuelle Anamnese bzw. Leitsymptome (bei Bewusstseinsstörung, Demenz oder Kindern als Fremdanamnese):

- Momentane Beschwerden: Wo, wie stark, seit wann?
- Ereignisse im Zusammenhang mit dem Beschwerdebeginn, z. B. Schwindel, Schwäche, Sturz, Anstrengung, Aufregung, Medikamenten- oder Drogeneinnahme
- Erstereignis oder wiederkehrende Symptome
- Evtl. Beschwerdeänderung (wann, wodurch?)
- Schmerzen (Beginn, Lokalisation, Quantität, Qualität?)
- Ärztliche Behandlung in letzter Zeit bzw. regelmäßig (Arztbriefe?)
- Palliativmedizinischer Hintergrund?
- Medikamente: Verschreibung, regelmäßige Einnahme, Medikamentenplan?
- Vorerkr., (kürzliche durchgeführte) OP, frühere Verletzungen (Arztbriefe?)
- Allergien
- Psychische Probleme
- Drogen- oder Medikamentenmissbrauch
- Letzte Mahlzeit (z. B. bei V. a. Hypoglykämie)
- Letzte Periode, gynäkologische Beschwerden
- Entsprechenden Ausweis zeigen und ins Krankenhaus mitnehmen lassen (SM-, Allergie-, Mutterpass; Bluter-, Antikoagulanzien/Marcumar-, Diabetiker-, Dialyse-, Epilepsieausweis)
- Soll ein Angehöriger/Bekannter verständigt werden?

Ein Beispiel für eine strukturierte Anamneseerhebung ist das Vorgehen nach dem **„SAMPLE"-Schema:**

- **Symptoms** (Symptome)
- **A**llergies (Allergien)
- **M**edications currently used (Medikamentenanamnese)
- **P**ast illness/Pregnancy (Krankheiten/Schwangerschaft)
- **L**ast meal (letzte Nahrungsaufnahme)
- **E**vents/Environment related to the injury (Ereignisse/Umwelteinflüsse im Zusammenhang mit dem akuten notfallmedizinischen Problem).

- Immer gezielt auf wesentliche Problemkreise hin fragen, v. a. bei der Fremdanamnese nicht ablenken lassen.
- Keine vorgefasste Diagnose suggerieren.

4.1.4 Befunderhebung

Allgemeines Vorgehen bei traumatologischen Notfällen ▶ 11.1.

- SpO_2, RR, EKG, BZ-Stix
- Auskultation von Herz und Lunge

- Palpation des Abdomens
- Orientierung zu Ort, Zeit, Person
- Orientierende Prüfung von Motorik (Hände drücken, Füße auf und ab bewegen) und Sensibilität (Gesicht, Arme, Rumpf, Beine). V. a. bei Frakturen ist die Beweglichkeitsprüfung oft eingeschränkt. Umso wichtiger ist daher die fast immer mögliche Sensibilitätsprüfung im verletzten Bereich.
- Hinweis für Krampfanfall (Zungenbiss, Urin-, Stuhlabgang)?
- Hautinspektion: Farbe (Zyanose, Rötung, Ikterus, Blässe, Marmorierung), Erythem, Schwellung, Blasenbildung, Leberhautzeichen, Hämatome (Alter?), Einstichstellen, Uhrglasnägel, Trommelschlägelfinger

4.2 Leitsymptome

4.2.1 Atmung

DD der Dyspnoe, bronchopulmonale Ursachen ▶ Tab. 4.1.

Tab. 4.1 Leitsymptome Atmung

Leitsymptom	Zusatzbefunde	Verdachtsdiagnose	
Ateminsuff., Dyspnoe	Mit inspiratorischem Stridor (Kind)	Krupp-Anfall, Fremdkörperaspiration (Spielzeug beim Kind, Gebissteil beim alten Menschen)	▶ 12.5.3
	Mit exspiratorischem Stridor	COPD, Asthma bronchiale, Asthma cardiale (= beginnendes Lungenödem)	▶ 7.2, ▶ 7.5
	Stenokardie, evtl. Übelkeit	ACS	▶ 5.2
		Stabile Angina pectoris	▶ 5.1
	Abdominalschmerz, Abwehrspannung	Akutes Abdomen, DD ACS	▶ 15.2 ▶ 5.2
	Herzinsuff.	Lungenödem	▶ 5.3
	Palliativpat.		▶ 20.2
Atemnot	Mit Stridor (Kind)	Krupp-Anfall, Fremdkörperaspiration	▶ 12.5.3
	Mit Giemen (Kind)	Asthma bronchiale	▶ 12.5.4

Tab. 4.1 Leitsymptome Atmung *(Forts.)*

Leitsymptom	Zusatzbefunde	Verdachtsdiagnose	
Störung des Atemmusters	Cheyne-Stokes-Atmung	Zentrale Atemstörung	▶ 8.2.2
	Biot-Atmung	Zentrale Atemstörung	▶ 8.2.2
	Maschinenatmung	Zentrale Atemstörung	▶ 8.2.2
	Kußmaulatmung	Diabetisches Koma	▶ 8.3.2
Tachypnoe	Fieber	Sepsis	▶ 15.5
Husten		Infekt, Malignom, Pleuritis, Spontanpneumothorax, Aspiration (v. a. Fremdkörper)	▶ 7.1.3

4.2.2 Herz/Kreislauf

▶ Tab. 4.2

Tab. 4.2 Leitsymptome: Herz/Kreislauf

Leitsymptom	Zusatzbefunde	Verdachtsdiagnose	
Bradykardie	Bewusstseinsverlust	Organische Herzerkr., Medikamentenwirkung, Schrittmacherfehlfunktion	▶ 5.4.2
Tachykardie		Organische Herzerkr., Hyperthyreose, Intoxikationen, Sepsis, Hypovolämie, Fieber	▶ 5.4.1 ▶ 15.4 ▶ 15.5
	In der Schwangerschaft	Vena-cava-Kompressionssy., Lungenembolie	▶ 14.2.2
Hypertonie			▶ 5.7
	In der Schwangerschaft	Gestose	▶ 14.2.3
Hypotonie	In der Schwangerschaft	Vena-cava-Kompressionssy.	▶ 14.2.2
Schock			▶ Tab. 5.1
	In der Schwangerschaft	Vena-cava-Kompressionssy.	▶ 14.2.2
	Kind		▶ 12.3

4.2.3 Bewusstsein/Psyche

▶ Tab. 4.3

Tab. 4.3 Leitsymptome: Bewusstsein/Psyche

Leitsymptom	Zusatzbefunde	Verdachtsdiagnose	
Bewusstseinstrübung	Alkoholabusus	Delir	▶ 10.4.4
	(Hemi-)Parese	Schlaganfall	▶ 8.3.4
	Schwindelattacken	Bradykardie/Schrittmacherfehlfunktion	▶ 5.4.2
		Kleinhirninfarkt	▶ 8.3.8
		Neuronitis vestibularis, benigner paroxysmaler Lagerungsschwindel, Menière-Krankheit	▶ 8.3.8
	Krampfleiden, Zungenbiss	Z. n. Krampfanfall	▶ 8.3.5
	Kopfschmerzen, Nackensteifigkeit, Arrhythmien	SAB	▶ 8.3.6
	Arrhythmie	Primär kardiales Problem	▶ 5.4
	Fieber, Nackensteife, Kopfschmerzen	Meningitis	▶ 8.3.6
	Diab. mell.	Diabetisches Koma, Hypoglykämie	▶ 8.3.2
	Fieber, evtl. Nackensteifigkeit	Infekt (Meningitis/Enzephalitis), Hitzeschaden (Sonnenstich, Hitzschlag)	▶ 8.3.6
	Z. n. Schädeltrauma, Prellmarken	SHT	▶ 11.2
	Ingestion unbekannter oder giftiger Substanzen, auffälliger Foetor	Intoxikation	▶ Tab. 9.1, ▶ Tab. 9.2
	Foetor ex ore	Wie rohe Leber: Leberversagen Harngeruch: Nierenversagen	
	Exsikkose		▶ 16.1
	Palliativpat.		▶ 20.3.1
Erregungszustand	Evtl. Wahnideen, Wahrnehmungsstörung	Psychose, Intoxikation	▶ 10.4.2, ▶ 9.5
	Foetor alcoholicus	Alkoholintoxikation	▶ 9.5.2

4.2.4 Atraumatische Schmerzen

▶ Tab. 4.4, ▶ Tab. 4.5

Tab. 4.4 Differenzialdiagnose atraumatischer Schmerzen im Abdomen

DD nach Schmerzlokalisation	▶ Tab. 15.1
DD nach Schmerzqualität	▶ Tab. 15.2
DD des akuten Abdomens	▶ Tab. 15.3
DD gynäkologisch bedingter Schmerzen	▶ Tab. 13.2

Tab. 4.5 Leitsymptome: atraumatische Schmerzen

Leitsymptom	Zusatzbefunde	Verdachtsdiagnose	
Auge	Pupillenveränderung		▶ 17.1.2
	Sehstörung		▶ 17.1.3
	Augenschmerz		▶ 17.1.4
	Rotes Auge	Glaukomanfall	▶ 17.1.4
Extremitäten	Haut blass, kühl	Embolie	▶ 6.1
	Schwellung, Ödem, Z. n. OP, Immobilisierung, Varikosis	Thrombose	▶ 6.2
	Schwellung, Rötung, Überwärmung	Erysipel	
	Nacken-Arm-Schmerz, sensible und motorische Ausfälle	HWS-Läsion	▶ Tab. 18.1
	Arm-/Beinschmerz, sensible und motorische Ausfälle	HWS-/LWS-Läsion, Kompartmentsyndrom, Aortendissektion	▶ Tab. 18.2 ▶ 11.7.5 ▶ 6.5
Hoden	Z. n. Sport, Kind	Hoden-/Hydatidentorsion	▶ 16.5
	Fieber	Epididymitis, Orchitis	▶ 16.5
Kopf			▶ Tab. 8.5
	Sehstörungen		▶ Tab. 17.2
	Schwindel		▶ Tab. 8.6
Thorax			▶ Tab. 7.2
Wirbelsäule	„Kreuzschmerzen", evtl. sensible und motorische Ausfälle	LWS-Läsion	▶ Tab. 18.2
Zahn			▶ 17.3.3
Palliativpat.			▶ 20

4.2.5 Neurologische Störung

▶ Tab. 4.6

Tab. 4.6 Leitsymptome: neurologische Störung

Leitsymptom	Zusatzbefunde	Verdachtsdiagnose	
Bewegungsstörung	Hyperkinesie		▶ 8.3.11
	Akinesie		▶ 8.4.1
Bewusstseinsstörung	Erwachsener		▶ 8.3.1, ▶ 20.3.1
	Kind		▶ 12.5.6
Krampfanfall	Erwachsener		▶ 8.3.5
	Neugeborenes		▶ 14.4.7
	Kind		▶ 12.5.5
Lähmung	Meist akute Hemiparese	Zerebral	▶ 8.3.5
	Atraumatische Querschnittslähmung	Spinale Kompression, Infekt, Ischämie	▶ 8.3.9
	Generalisierte periphere Lähmung	Infekt, Intoxikation, neurologische Erkr.	▶ Tab. 8.7
Schwindel	Evtl. Übelkeit, Erbrechen		▶ Tab. 8.6
Visusverlust	Mit Augenschmerzen		▶ 17.1.4
	Schmerzlos		▶ 17.1.3

4.2.6 Blutung

▶ Tab. 4.7

Tab. 4.7 Leitsymptome: Blutung

Leitsymptom	Zusatzbefunde	Verdachtsdiagnose	
Peranale Blutung			▶ Tab. 15.4
Blutung aus dem Mund			▶ 17.2.3
Blutung aus der Nase			▶ 17.2.2
Blutung aus dem Ohr			▶ 17.2.4
Bluterbrechen			▶ Tab. 15.4
Z. n. zahnärztlichem Eingriff			▶ 17.3.4

Tab. 4.7 Leitsymptome: Blutung *(Forts.)*			
Leitsymptom	**Zusatzbefunde**	**Verdachtsdiagnose**	
Posttraumatische Blutung			▶ 4.2.7
Tracheostoma-blutung			▶ 17.2.7
Vaginale Blutung			▶ Tab. 13.1
	In der Schwangerschaft		▶ Tab. 14.2
Hämaturie	Penetrierende Verletzung	Blasenperforation (Fremdkörper)	▶ 16.6.2
	Abdominaltrauma	Nierentrauma, Ureterverletzung	▶ 16.6.1
	Z. n. Trauma/OP	Blasentamponade	▶ 16.3.2
	Beckentrauma	Blasentamponade, Harnröhrenabriss	▶ 11.5
	Pyelonephritis, Blasenentzündung		▶ 16.4
	Tumorleiden	Arrosionsblutung (Niere, Blase; Infiltration durch umliegende Tumore, zB. Sigma/Rektum, Ovar, Uterus)	
	Bekanntes Steinleiden	Steinabgang	▶ 16.2

4.2.7 Trauma

▶ Tab. 4.8

Tab. 4.8 Differenzialdiagnosen Trauma	
Aorten- und Aortenaneurysmaruptur	▶ 6.5
Augenverätzung/-verbrennung	▶ 17.1.5
Augenverletzungen	▶ 17.1.6
Bauchtrauma	▶ 11.4
Beckenverletzung	▶ 11.5
Direkte Gefäßverletzung	▶ 6.3
Ertrinken	▶ 11.15
Extremitätenverletzung	▶ 11.7
HNO-Verletzungen	▶ 17.2.4
Kältetrauma	▶ 11.14
Kindesmisshandlung	▶ 12.5.9

Tab. 4.8 Differenzialdiagnosen Trauma *(Forts.)*		
Mund-/Kiefer-Verletzungen		▶ 17.3.1
Polytrauma	Erw.	▶ 11.8
	Kinder	▶ 12.5.1
SHT	Erw.	▶ 11.2
	Kinder	▶ 12.5.2
Schussverletzung		▶ 11.9
Strahlenunfall		▶ 11.13
Stromunfall		▶ 11.12
Stumpfe Gefäßschäden		▶ 6.4
Tauchunfall		▶ 11.16
Thoraxtrauma		▶ 11.3
Trauma in der Schwangerschaft		▶ 14.2.1
Trauma bei alten Menschen		▶ 20.1
Urogenitale Verletzungen		▶ 16.6
Verätzung		▶ 11.11
Verbrennung/Verbrühung		▶ 11.10
Wirbelsäulenverletzung		▶ 11.6
Zahntrauma		▶ 17.3.2

4

4.2.8 Schwangerschaft

▶ Tab. 4.9

DD der vaginalen Blutung in der Schwangerschaft ▶ Tab. 14.2.

Tab. 4.9 Leitsymptome in der Schwangerschaft		
Leitsymptom	**Verdachtsdiagnose**	
Akutes Abdomen		▶ 14.2.8
Hypertonie	Gestose	▶ 14.2.3
Hypotonie	Kava-Kompressionssy.	▶ 14.2.2
Koma	Coma in graviditate	▶ 14.2.7
Nabelschnurvorfall		▶ 14.2.5
Trauma		▶ 14.2.1

4.2.9 Geburt

▶ Tab. 4.10

Tab. 4.10 Differenzialdiagnosen: Komplikationen bei der Geburt	
Beckenendlage	▶ 14.4.7
Frühgeburt, Mangelgeburt	▶ 14.4.4
Geburtsstillstand	▶ 14.4.2
Mehrlinge	▶ 14.4.5
Nabelschnurumschlingung	▶ 14.4.1
Postpartale mütterliche Komplikationen	▶ Tab. 14.12
Querlage	▶ 14.4.8
Regelwidrige Kopflagen	▶ 14.4.6
Spontangeburt	▶ 14.3
Wehensturm, Uterusruptur	▶ 14.4.3

4.2.10 Kindliche Notfälle nach der Geburt

▶ Tab. 4.11

Tab. 4.11 Differenzialdiagnosen: Kindliche Notfälle nach der Geburt	
Atemstörung	▶ 14.5.2
Blässe	▶ 14.5.5
Fehlbildungen	▶ Tab. 14.10
Geburtsverletzungen	▶ Tab. 14.11
Hämatome	▶ 14.5.6
Herz-Kreislauf-Störungen	▶ 14.5.3
Krämpfe	▶ 14.5.7
Zyanose	▶ 14.5.4

5 Herz-Kreislauf-Notfälle

Ulrich v. Hintzenstern, Michael Reng

5.1 Stabile Angina pectoris 248
5.2 Akutes Koronarsyndrom 249
5.3 Herzinsuffizienz 254
5.4 Herzrhythmusstörungen 255
5.4.1 Tachykarde Rhythmusstörungen 255
5.4.2 Bradykarde Rhythmusstörungen 258
5.5 Notfälle bei Patienten mit Herzschrittmacher 260
5.6 Notfälle bei Pat. mit implantierten Kardioverter-/Defibrillator-Systemen 262
5.7 Hypertensiver Notfall 263
5.8 Schocktherapie 265
5.8.1 Grundsätze des Volumenersatzes 265
5.8.2 Schockformen 266

5.1 Stabile Angina pectoris

Symptomatik

- Anfallsweise unter körperlicher oder psychischer Belastung auftretende, retrosternale oder linksthorakale Schmerzen mit dem Pat. bereits bekanntem Charakter, die bei entsprechenden Gegenmaßnahmen (körperliche Ruhe, Nitroglyzerinspray) rasch nachlassen (Belastungsangina aufgrund eines durch KHK chron. „stabil" verengten Koronargefäßes).
- Schmerzcharakter: vages Ziehen bis starker Druck oder Stechen, evtl. mit Ausstrahlung in den li Arm oder sehr selten in re Arm, Oberbauch, HWS, Schulter, Unterkiefer, Rücken.
- Engegefühl in der Brust.
- Außerdem Dyspnoe, Schweißausbruch, Blässe, Übelkeit.
- Dauer der Symptomatik: wenige Min.

Kurzanamnese

- Auslösemechanismen: körperliche oder psychische Belastung, Nahrungsaufnahme, Wind- oder Kälteexposition?
- Z. n. ähnlichen Schmerzereignissen: Häufigkeit, Intensität und Dauer der Schmerzattacken?
- Z. n. Myokardinfarkt, Herzbypass-OP, Ballondilatation?
- Bekannte Herzvitien, Rhythmusstörungen?
- Gleichzeitige Einnahme von vasodilatatorisch wirkenden Medikamenten (z. B. Nitropräparate und PDE-5-Hemmer).
- Risikofaktoren: Hypertonie, Diab. mell., Nikotinabusus, Hyperlipidämie, Adipositas.

5

Sofortdiagnostik

- Basischeck (▶ 4.1.2)
- Puls (↑ oder ↓), SpO_2, RR (evtl. ↑), obligat 12-Kanal-EKG (STEMI ausschließen, evtl. Rhythmusstreifen)
- Falls mitgeführt Troponin-T- oder -I-Schnelltest (▶ 1.7.7)

Sofortmaßnahmen

- Beruhigender Zuspruch
- Oberkörperhochlagerung
- 2 Hub (0,8 mg) Nitroglyzerinspray s. l. oder 1 Nitroglyzerinkapsel zerbeißen lassen bei $RR_{syst.} \geq 100$ mmHg
- ASS 300 mg p. o. oder i. v.
- O_2-Gabe (▶ 1.7.3, ▶ 1.23) (4 l/Min.) bei Sauerstoffsättigung des Bluts < 90 % oder Atemnot
- Anhaltende Beschwerden: bei HF > 80/Min. Betablocker (z. B. Metoprolol 2,5–5 mg i. v.)
- Hypertensiver Notfall ▶ 5.7
- Übelkeit: Metoclopramid 10 mg i. v.

Transport Bei bekannter stabiler Angina pectoris und kompletter Schmerzfreiheit unter Behandlung ambulante kardiologische Abklärung ausreichend. Sonst immer Transport in die nächste geeignete Fachabteilung.

Prinzipien der Weiterbehandlung Infarktausschluss (Echo, Enzymdiagnostik, ggf. Koronarangiografie), forcierte antianginöse Ther.

Differenzialdiagnosen ▶ Tab. 7.2

!
- Keine i. m. Injektionen, um Infarktenzymbestimmung (CK) nicht zu verfälschen. KI für Lysether.!
- Keine Heparingabe bei Risiko einer intrazerebralen Blutung.
- Bei ausbleibender Besserung nach Nitroglyzeringabe innerhalb weniger Min. dringender V. a. ACS.

5.2 Akutes Koronarsyndrom

Definition Der Begriff „akutes Koronarsy." umfasst die Manifestationsformen der KHK mit akuter Lebensbedrohung:
- Instabile Angina pectoris: Beschwerden mit zunehmender Dauer und Intensität in Ruhe oder bei geringer Belastung.
- Nicht-ST-Strecken-Hebungsinfarkt (Non-ST-Elevation-Myocardial-Infarction = NSTEMI).
- ST-Strecken-Hebungsinfarkt (ST-Elevation-Myocardial-Infarction = STEMI).

Ätiologie Ruptur oder Erosion eines atherosklerotischen Plaques mit Teilverschluss (meist instabile Angina pectoris oder NSTEMI) oder vollständigem, oft auch thrombembolisch verursachten Verschluss (STEMI) eines Koronargefäßes.

Symptomatik
- Retrosternale oder/und linksthorakale Schmerzen:
  - Oft vernichtendes, > 20 Min. anhaltendes Druck- und Engegefühl
  - Evtl. Schmerzausstrahlung in den li oder beide Arme, Schultern, Unterkiefer, Oberbauch, Rücken
  - Beschwerdepersistenz trotz Bettruhe und Nitroglyzeringabe
- Todesangst, Dyspnoe, Kaltschweißigkeit
- Übelkeit, Erbrechen (evtl. einziges Symptom)
- Unerklärte Synkope, Dyspnoe oder Lungenödem

5

!
Bei alten Pat. oder Diabetikern häufig auch atypische Symptome:
- Geringer Schmerz bzw. isolierte Bauchschmerzen (Hinterwandinfarkt).
- Akute Verwirrtheit bzw. AZ-Verschlechterung.

Kurzanamnese
- Z. n. Stenokardien, Myokardinfarkt, aortokoronare Bypass-OP, PTCA.
- Gleichzeitige Einnahme von vasodilatatorisch wirkenden Medikamenten (z. B. Nitropräparat und PDE-5-Hemmer).
- Risikofaktoren: Hypertonie, Nikotinabusus, Diabetes mell., Hyperlipidämie, Adipositas, Stress, Kokaineinnahme.

Sofortdiagnostik
- Basischeck (▶ 4.1.2), Puls (↑ oder ↓), SpO_2 (evtl. ↓), RR (↑ oder ↓).
- Immer 12-Kanal EKG:
  - Nicht-ST-Hebungsinfarkt: kein Nachweis einer ST-Hebung im EKG, kein oder sicher längerfristig bekannter Linksschenkelblock (nur wenn Vergleichs-EKG vorliegt und sich nicht vom akut abgeleiteten unterscheidet).
  - ST-Hebungsinfarkt (STEMI): initial starke T-Überhöhung („Erstickungs-T"), danach ST-Hebungen. Alternativ (mutmaßlich) neu aufgetretener Linksschenkelblock.

Die ST-Strecke kann im 3-Kanal-EKG, in einem mit nur 25 mm/s ausgedruckten 12-Kanal-EKG und auf dem Monitor nicht beurteilt werden.

- Schocksymptomatik?
- Auskultation: vitientypische Geräusche (**Cave:** lautes pulssynchrones Geräusch bei Abriss eines intrakardialen Sehnenfadens), Lungenstauung?
- Inspektion: Blässe oder Zyanose, gestaute Halsvenen, verzögerte Rekapilarisierungszeit.
- Troponin-T-Schnelltest (▶ 1.7.7). Da die Zunahme des kardialen Troponins im präklinischne Setting kaum abgewartet werden kann, ACS mit steigendem Troponin dem ACS mit ST-Hebung zuordnen.
- Präinterventionelle Antikoagulation sowie Art und Form der Voranmeldung (ILS, Arzt-Arzt-Kontakt, EKG-Fax usw.) den örtlichen Gepflogenheiten anpassen.

! Vor Dienstbeginn über die regionalen Versorgungsstrukturen und „regionalen Gepflogenheiten" der PCI-Zentren informieren, um zeitaufwendige Diskussionen über die Vorgehensweise zu umgehen.

ACS ohne ST-Streckenhebung (NSTE-ACS)

Sofortmaßnahmen

5

- Beruhigender Zuspruch.
- Oberkörperhochlagerung.
- 2 Hub (0,8 mg) Nitroglyzerinspray s. l. oder 1 Nitroglyzerinkapsel zerbeißen lassen bei $RR_{syst} \geq 100$ mmHg.
- O_2-Gabe (4 l/Min.) bei einer Sauerstoffsättigung des Blutes von < 90 %, Zeichen der Herzinsuff. und/oder Atemnot (▶ 1.7.3, ▶ 1.23).
- I. v. Zugang (▶ 1.23).
- ASS 300 mg p. o. oder 500 mg i. v.
- **Persistierender, schwerer Thoraxschmerz:** Analgesie mit 5 mg Morphin i. v., ggf. Nachinjektion von 2-mg-Boli.
- **Hypertensiver Notfall** ▶ 5.7
- **Hypertonie und Herzinsuff.:** Spritzenpumpe: Nitroglyzerin 50 mg mit NaCl 0,9 % auf 50 ml → 2–6 ml/h, wenn $RR_{syst} \geq 100$ mmHg.
- **Übelkeit:** Metoclopramid 10–20 mg i. v.
- **Tachykardie und anhaltende Angina pectoris:** β-Blocker, z. B. Metoprolol max. 3 × 5 mg i. v. nach Herzfrequenz (KI: f < 60/Min., $RR_{syst} < 90$ mmHg, massive Linksherzinsuff., Asthma).
- **Linksherzinsuff.** (▶ 5.3): Furosemid 20–40 mg i. v.
- **Symptomatische ventrikuläre Tachykardie:** β-Blocker (s. o.). Bei Erfolglosigkeit Amiodaron 5 mg/kg KG über mind. 3 Min. Danach Dauerinfusion 10–20 mg/kg KG/24 h. Bei Unwirksamkeit Wiederholung des Bolus (5 mg/kg KG) nach 15 Min. Bei Erfolglosigkeit oder Kreislaufinstabilität synchronisierte Kardioversion, bei Kammerflimmern Defibrillation (▶ 3.4.11).
- **Bradykardie:** Atropin 1 mg i. v. (**Cave:** paradoxe Bradykardie bei niedriger Dosierung), bei Wirkungslosigkeit Orciprenalin 0,1–0,5 mg i. v. (**Cave:** off-label), ggf. externe SM-Stimulation (▶ 3.4.12).
- Schockther. (▶ 5.8).
- Bei erforderlicher Reanimation (▶ 3.5) weiteres Vorgehen wie bei STEMI.

> Bei Pat. unter oraler Antikoagulation mit Phenprocoumon oder neuen oralen Antikoagulanzien (Dabigatran, Apixaban und Rivaroxaban) Gabe von ASS 250–500 mg i. v. empfohlen. Auf weitere präklinische antithrombotische Ther. z. B. mit Heparin, Clopidogrel, Prasugrel oder Ticagrelor verzichten (Entscheidung über eine zusätzliche antithrombotische Ther. erst in der Klinik).

Transport Möglichst frühzeitige Organisation des Transports in die nächste internistische Fachabteilung.

Prinzipien der Weiterbehandlung Intensivmedizinische Überwachung, EKG-Verlauf mit 12 Ableitungen, Enzymdiagnostik.

Differenzialdiagnosen ▶ Tab. 7.2. Funktionelle Herzbeschwerden meist mit an den Extremitäten aufsteigenden Parästhesien, Schwere- oder Lähmungsgefühlen, Zeichen des Hyperventilationssy. (▶ 7.6), bekannten psychischen Problemen (kardiales Münchhausen-Sy.).

> Nur bei ca. 50 % der Pat. stenokardische Beschwerden in der Vorgeschichte.
> - Komplikationen: STEMI, kardiogener Schock, Lungenödem, Rhythmusstörungen (Kammerflimmern, Asystolie).
> - EKG-Veränderungen wie beim Myokardinfarkt bei SAB (▶ 8.3.6) und Perimyokarditis möglich.

> - Keine i. m. Injektionen, um Infarktenzymbestimmung (CK) nicht zu verfälschen. KI für Lysether. Bereits bei „nur" doppelter Plättchenaggregation (z. B. nach Koronarstenting) lebensgefährliche Blutungen.
> - Keine Heparin-Gabe bei Risiko für eine intrazerebrale Blutung.

ACS mit persistierender ST-Streckenhebung (STEMI)

Sofortmaßnahmen Wie bei NSTE-ACS außer:

- **Antikoagulation:** zusätzlich zu ASS (siehe NSTE-ACS) Heparin 5000 IE i. v. oder Enoxaparin 1 mg/kg KG s. c. **Cave:** bei Einnahme von DOAK kein Heparin.
- **Sedierung:** bei sehr ängstlichen Pat. nach Morphingabe zusätzlich Midazolam 2 mg i. v., ggf. langsame Steigerung um 1 mg/Min. **Cave:** Ateminsuff.
- **Präklinische Lyse** (▶ Tab. 5.1) im Rettungsmittel bzw. in nahegelegenem Krankenhaus ohne PCI-Option anstreben, falls PCI nicht binnen 2 h möglich und Symptome ≤ 12 h.

> - Primäre PCI Reperfusionsther. der Wahl
> - Voranmeldung im PCI-Zentrum erforderlich (ggf. Übergabe des Pat. direkt im Herzkatheter)

Transport

- Transport in Zentrum mit echter 24-h-PCI-Bereitschaft organisieren, falls zeitliche Verzögerung durch Transport < 90 Min. Sonst umgehender Transport in die nächste geeignete Fachabteilung.

Tab. 5.1 Präklinische Fibrinolyse bei akutem Myokardinfarkt

Substanz	Dosis	Applikationszeit
Streptokinase	1,5 Mio. E	In 30–60 Min.
Alteplase (-tPA)	100 mg	15 mg Bolus, dann 50 mg in 30 Min., dann 35 mg in 60 Min.
Reteplase (r-PA)	20 E	10 E als Bolus, nach 30 Min. Wdhlg.
Tenecteplase (TNK-tPA)	< 60 kg KG: 6.000 U (30 mg) 60–70 kg KG: 7.000 U (35 mg) 70–80 kg KG: 8.000 U (40 mg) 80–90 kg KG: 9.000 U (45 mg) > 90 kg KG: 10.000 U (50 mg)	Bolus in 10 s

- Bei Transport unter Reanimation zum Schutz des Personals frühzeitig maschinelle Reanimationshilfen (z. B. Lucas®) einsetzen, die bis zur Intervention im Herzkatheterlabor weiterbetrieben werden.

Prinzipien der Weiterbehandlung Notfallherzkatheter ggf. mit PTCA (in entsprechenden Zentren), intensivmedizinische Überwachung, 12-Kanal-EKG-Verlauf, Enzym-Verlauf, Lysether.

> **!** Bei Lyseversagen, kardiogenem Schock, Infarktalter > 12 h und Infarkt nach Bypass-OP Akut-PTCA einzige Option zur Reperfusion, daher immer Zentrum mit 24-h-PCI-Bereitschaft anfahren.

5

Differenzialdiagnosen Wie bei NSTE-ACS

Präklinische i. v. Lyse bei Myokardinfarkt

Präklinische i. v. Lyse bei V. a. Lungenembolie (▶ 7.4).

Durch Studien ist belegt, dass eine Akut-PTCA beim akuten Myokardinfarkt eindeutige Vorteile gegenüber einer Fibrinolyse bringt, auch wenn der Transport des Pat. eine zeitliche Verzögerung (< 120 Min.) bedingt. Eine (präklinische) Lyse (▶ Tab. 5.1) sollte nach Möglichkeit nur in den Fällen durchgeführt werden, in denen ein geeignetes PCI-Zentrum mit 24-h-Bereitschaft nicht in einem ausreichenden Zeitraum (s. o.) erreicht werden kann.

> **!**
> - Aufklärung und Einverständnis des Pat. einholen und dokumentieren.
> - Bei bewusstseinsgetrübten Pat. entfällt das Einholen des Einverständnisses („Geschäftsführung ohne Auftrag", ▶ 1.4.1).
> - Auch bei Berücksichtigung der NW ist eine Lyse bei Pat. > 75 J. sinnvoll, sofern keine gravierende Grundkrankheit besteht.
> - Vor der Lyse ASS und Heparin 5.000 IE i. v.
> - Im Anschluss an die Lyse Heparin 1.000 IE/h i. v.

Voraussetzungen

NA: eingehende Kenntnisse der EKG-Diagnostik (Ausnahme: Telemetrische EKG-Übertragung und Befundung durch Kardiologen), der Therapiestrategien bei Myokardinfarkt und der Behandlung möglicher Komplikationen sowie Praxis im Umgang mit Antifibrinolytika.

Technische Ausrüstung:

- EKG mit der Möglichkeit zur Dokumentation von 12 Ableitungen (1-, 3-, 6- oder 12-Kanal-Gerät, auch ▶ 1.7.6).
- Defibrillator.
- Medikamente zur Behandlung möglicher Komplikationen des Myokardinfarkts (Arrhythmien, Schock) und der Lysether. (anaphylaktische Reaktion, Blutdruckabfall, Volumenmangel).

Indikationen

- Nachweis eines akuten Myokardinfarkts.
- Situationen, in denen durch den Verzicht auf eine präklinische Lyse zugunsten einer Akut-PCI ein Zeitnachteil von > 90 Min. entsteht.

Kontraindikationen

Absolute: Z. n. Schlaganfall, ZNS-Trauma oder -Tumoren, Z. n. OP oder Kopfverletzung innerhalb der letzten 3 Wo, GIT-Blutungen im letzten Mon., bekannte Gerinnungsstörung, Aortendissektion, nicht komprimierbare Punktionsstellen (z. B. nach Leberbiopsie, Lumbalpunktion), akute Blutung, Z. n. potenziell blutungsbedingendem Trauma, Gerinnungsstörung (Antikoagulation), maligne Tumoren, vorausgegangene OP oder Punktion in den letzten 3 Mon., Z. n. Schlaganfall in den letzten 6 Mon.

Relative: transiente ischämische Attacke innerhalb der letzten 6 Mon., orale Antikoagulation, Schwangerschaft oder erste Woche post partum, therapierefraktäre arterielle Hypertonie (systol. Blutdruck > 180 mmHg und/oder diastol. Blutdruck > 110 mmHg), fortgeschrittene Lebererkr.: infektiöse Endokarditis, aktives Magenulkus, protrahierte Reanimation.

5

Komplikationen

- Zerebrale, gastrointestinale und urologische Blutungen
- Rezidiv-Gefäßverschluss (EKG vor und unmittelbar nach der Lyse zur Verlaufsbeurteilung erforderlich)
- Allergische Reaktionen (Streptokinase)
- Blutdruckabfall (Streptokinase)

!

- Bei Pat. mit akutem Myokardinfarkt und **erfolgreicher** Reanimation ist eine PTCA in der Klinik einer Lyse vorzuziehen (Reduktion der Blutungskomplikationen).
- Bei unspezifischen EKG-Veränderungen wie ST-Senkung oder T-Negativierung keine Lyse-Indikation.
- Bei gesichert neu (!) aufgetretenem Linksschenkelblock und sonst typischer Symptomatik ist die Indikation kritisch zu prüfen.
- Bei Pat. mit nicht genau datierbarem Schmerzbeginn oder schmerzfreiem Intervall keine präklin. Lyse.
- Keine nasotracheale Intubation, Magensonde oder Absaugung wegen der Gefahr von Blutungen.
- Pat. bei präklinischer Lyse immer in Klinik mit 24-h-PCI-Bereitschaft bringen, da ggf. Rescue-PTCA erforderlich wird.

5.3 Herzinsuffizienz

Symptomatik

- Dyspnoe, Tachypnoe, Orthopnoe
- Unruhe, Kaltschweißigkeit
- Schwächegefühl
- Verwirrtheit (v. a. ältere Pat.)

NYHA

„New York Heart Association Functional Classification". System der Einteilung des Schweregrads einer Herzinsuffizienz:

- NYHA I: keine Symptome.
- NYHA II: Symptome bei erheblicher Anstrengung.
- NYHA III: Symptome bei leichter Anstrengung.
- NYHA IV: Ruhesymptome.

Kurzanamnese

- KHK, Hypertonie, Klappenvitien, Nierenerkr.?
- Z. n. Myokardinfarkt, Myokarditis, hypertensive Krise, Rhythmusstörungen?
- Nykturie, Husten oder Atemnot im Liegen?
- Medikamente, z. B. Digitalis, Antihypertensiva, Antianginosa, Diuretika, Immunther. bei Krebserkr.?

Sofortdiagnostik

- Basischeck (▶ 4.1.2)
- Puls (↑), SpO_2 (evtl. ↓), RR (↓), EKG (evtl. Rhythmusstörungen)
- Schockzeichen?
- **Inspektion:**
  - Zyanose, Blässe
  - Halsvenenstauung
  - Schaumig, rötliches Sputum
- **Auskultation:**
  - **Lunge:** feuchte RG, ggf. nur Giemen und verlängertes Exspirium (Asthma cardiale)
  - **Herz:** Galopprhythmus (3. und 4. Herzton), vitientypische Geräusche?

Sofortmaßnahmen

- Oberkörperhoch- und Beintieflagerung
- O_2-Gabe (▶ 1.7.3, ▶ 1.27)
- 2 Hub (0,8 mg) Nitroglyzerinspray s. l. oder 1 Nitroglyzerinkapsel zerbeißen lassen bei $RR_{syst} \geq 100$ mmHg
- I. v. Zugang mit Infusion von Ringeracetat (▶ 1.27) mit minimaler Infusionsgeschwindigkeit
- Ggf. Intubation und Beatmung, besser (wenn vom Pat. toleriert): CPAP-Maskenbeatmung
- Furosemid 20–80 mg i. v.
- Morphin: ggf. 2 mg Boli i. v. zur Sedierung/Analgesie bzw. Hustendämpfung
- Midazolam: ggf. 1,25 mg i. v. (**Cave:** strenge Ind. wegen drohender Ateminsuff.)
- Hypertensiver Notfall ▶ 5.7
- Spritzenpumpe: Nitroglyzerin 50 mg mit NaCl 0,9 % auf 50 ml: 0,5–6 ml/h, wenn $RR_{syst} \geq 100$ mmHg und Puls > 50 und < 100/Min.

- Schockther. mit Focus auf Katecholaminther., Volumenther. erfolglos 5.9
- Rhythmusstörungen ▶ 5.4

Transport Immer Transport (sitzend) in die nächste geeignete Fachabteilung.

Prinzipien der Weiterbehandlung Weiterbehandlung je nach Ursache, Flüssigkeitsbilanzierung.

Differenzialdiagnose Asthma bronchiale (▶ 7.2), Lungenödem aus nichtkardialer Ursache (▶ 7.5).

> ! Nur minimale Flüssigkeitsmengen infundieren.

5.4 Herzrhythmusstörungen

5.4.1 Tachykarde Rhythmusstörungen

Symptomatik
- Herzrasen, Angst-, Beklemmungsgefühl
- Angina pectoris
- Dyspnoe
- Schwindel, präkollaptische Zustände, Synkope, Krämpfe
- Kardiogener Schock
- Evtl. Harndrang

Kurzanamnese
- Bekannte KHK, Herzvitien, Rhythmusstörungen
- Schilddrüsenüberfunktion
- Physische oder psychische Belastung
- Alkohol, Nikotinabusus
- Medikamenteneinnahme, Drogen, Fieber

Sofortdiagnostik
- Basischeck (▶ 4.1.2)
- **Puls** (zentral durch EKG oder Auskultation und peripher durch Palpation oder SpO_2 messen → Pulsdefizit?). Puls unregelmäßig, Pulsdefizit → ventrikuläre Extrasystolie, Tachyarrhythmie
- SpO_2 (↓), RR (↓)
- **EKG** (▶ Abb. 5.1, ▶ Abb. 5.2):
  - Ventrikuläre Extrasystolie (intermittierend schenkelblockartig deformierte QRS-Komplexe)
  - Sinustachykardie
  - Vorhoftachykardie, -flattern und -flimmern
  - Tachykardie mit schmalen Kammerkomplexen (< 0,12 s, d. h. QRS bei 25 mm/s EKG-Registriergeschwindigkeit < 3 mm und bei 50 mm/s < 6 mm)
  - Tachykardie mit breiten, schenkelblockartigen Kammerkomplexen (> 0,12 s)
  - Torsade de pointes (Sonderform der Kammertachykardie): um die Null-Linie spindelförmig undulierende QRS-Komplexe
  - Kammerflimmern, -flattern (▶ 3.5.2)

5

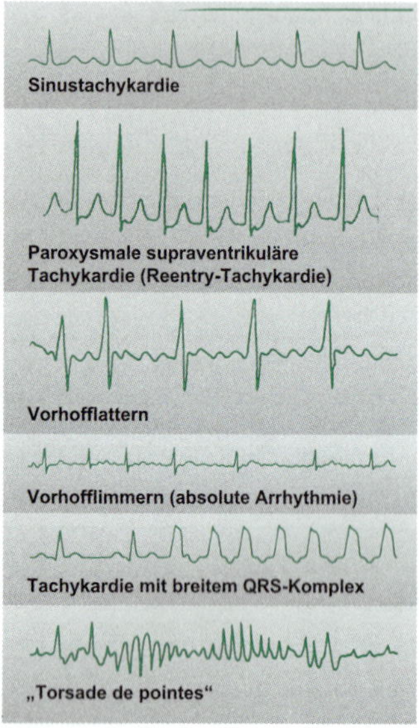

Abb. 5.1 Tachykarde Rhythmusstörungen [L190]

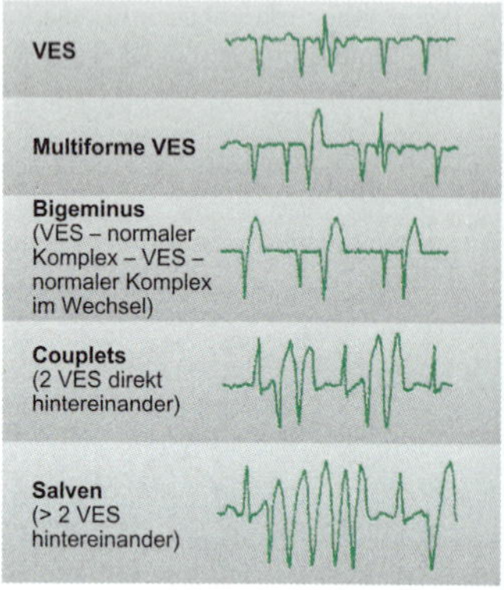

Abb. 5.2 Ventrikuläre Extrasystolen [L190]

5

- **Auskultation:**
  - **Herz:** vitientypische Geräusche?
  - **Lunge:** Stauung?

Sofortmaßnahmen

> ! Präklinische Behandlung nur bei relevanten hämodynamischen Auswirkungen (Schwindel, Benommenheit, Synkope, Bewusstlosigkeit, Stenokardie, Luftnot, Lungenödem, Schock) und unter permanenter EKG-Kontrolle.

- Lagerung je nach Kreislaufsituation (▶ 2.5).
- O_2-Gabe (▶ 1.7.3, ▶ 1.23).
- I. v. Zugang mit Infusion (Ringeracetat ▶ 1.23).
- Ggf. Valsalva-Pressversuch oder Karotis-Druckversuch (einseitig!).
- **Regelmäßige, symptomatische (niedriger RR) Kammertachykardie mit schmalen Kammerkomplexen:** Adenosin-Bolus 6 mg i. v., wenn erfolglos Adenosin-Bolus 12 mg i. v. Immer rasche Bolusgabe und sofort 10 ml NaCl 0,9 % nachspritzen. **Cave:** bei Wirkung AV-Knoten-Stillstand mit Kammerstillstand für bis zu 6 s. Pat. vorwarnen: „Es wird Ihnen gleich etwas unwohl werden". EKG-Dokumentation mit Rhythmusstreifen vom Beginn der Injektion bis nach dem passageren Herzstillstand. (Hier müssen Arzt und Pat. stark sein.)

- **Kammertachykardie ohne akute Dekompensation**: Betablocker i. v. (z. B. Metoprolol 2,5–5 mg). Falls Frequenz nach 2–3 Min. noch nicht sinkt, Digitalis i. v. (z. B. Metildigoxin 0,2 mg). Bei Arrhythmie ggf. auch Amiodaron 300 mg i. v.
- **Kammertachykardie mit manifester Dekompensation und nach Kardioversion:** Amiodaron 300 mg über mind. 3 Min. Danach Dauerinfusion ca. 30 mg/h. Bei Unwirksamkeit Wiederholung des Bolus (150 mg) nach 15 Min.

! Antiarrhythmika immer sehr langsam injizieren (außer Adenosin).

Prinzipien der Weiterbehandlung (▶ Abb. 5.3).

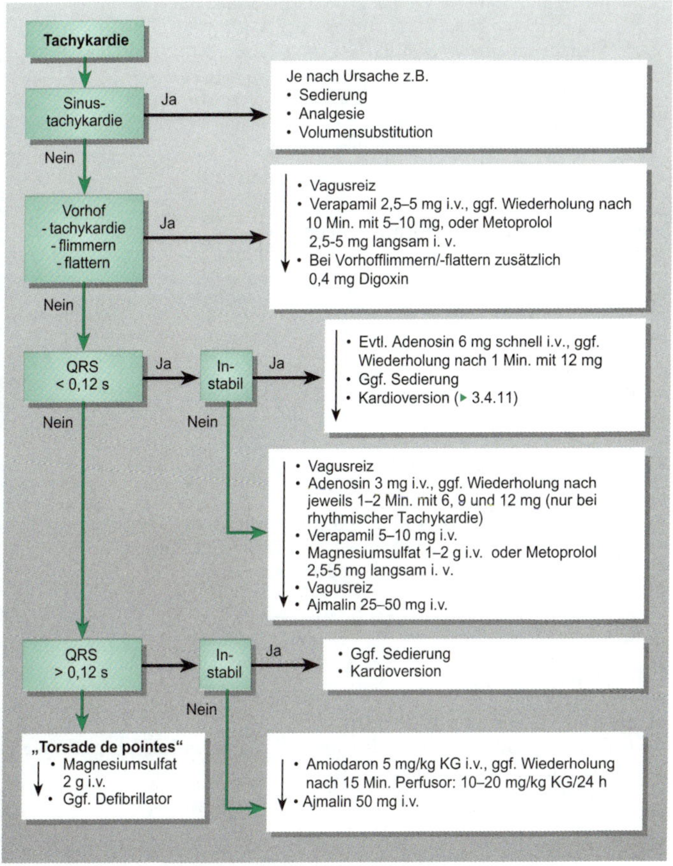

Abb. 5.3 Therapie tachykarder Rhythmusstörungen [L190]

- Langzeit-EKG, Diagnostik und Ther. einer Grundkrankheit (z. B. Hyperthyreose), ggf. Antikoagulation, Kardioversion, antitachykarde Pharmakother., antitachykarder SM (ICD), Katheterablation.
- I. d. R. keine präklinische Ther. erforderlich bei:
  - Sinustachykardie mit schmalem QRS-Komplex: Sinustachykardie ist meist eine Erfordernistachykardie (z. B. Lungenembolie, Hypovolämie).
  - Tachykardie mit intermittierend breitem QRS-Komplex: vereinzelte frühe VES oder längere und komplexere Arrhythmien wie Couplets oder ventrikuläre Salven relativ niedriger Frequenz.

!
- Ventrikuläre Extrasystolie als Komplikation einer Bradykardie (z. B. bei AV-Block) mit Atropin (1 mg i. v.) und nicht mit Antiarrhythmika behandeln.
- Kontraindikation für Verapamil bei Tachykardien mit breiten Kammerkomplexen (RR ↓, kardiogener Schock).
- Niemals Verapamil und β-Blocker kombinieren (lebensbedrohliche Hypotonie).
- Jede Tachykardie mit breiten Kammerkomplexen bis zum Beweis des Gegenteils wie ventrikuläre Tachykardie behandeln. Bei erfolgloser Ther. mit aufgeklebten Defi-Elektroden transportieren.

5.4.2 Bradykarde Rhythmusstörungen

Herzfrequenz < 50/Min.

Symptomatik
- Schwindel, Synkope (Adam-Stokes-Anfall)
- Bewusstseinstrübung, Krampfanfälle
- Dyspnoe
- Übelkeit
- Angina pectoris, Herzinsuff., kardiogener Schock

Kurzanamnese
- Bekannte KHK, Z. n. Myokardinfarkt, Myokarditis
- Hyperkaliämie (z. B. bei Niereninsuff. oder Dialysepflichtigkeit)
- Medikamente (Digitalis, β-Blocker oder Verapamil)
- Hypothyreose
- Gestörte Kreislaufregulation (Hirnstamminfarkt, erhöhter Hirndruck, ▶ 8.3.3)

Sofortdiagnostik
- Basischeck (▶ 4.1.2)
- SpO_2 (↓), RR (↓), EKG (▶ Abb. 5.4)
- Puls (↓). Radialispuls arrhythmisch und evtl. nur durch Pulsdefizit bradykard → ventrikuläre Extrasystolie (▶ 5.4.1)
- Schockzeichen?

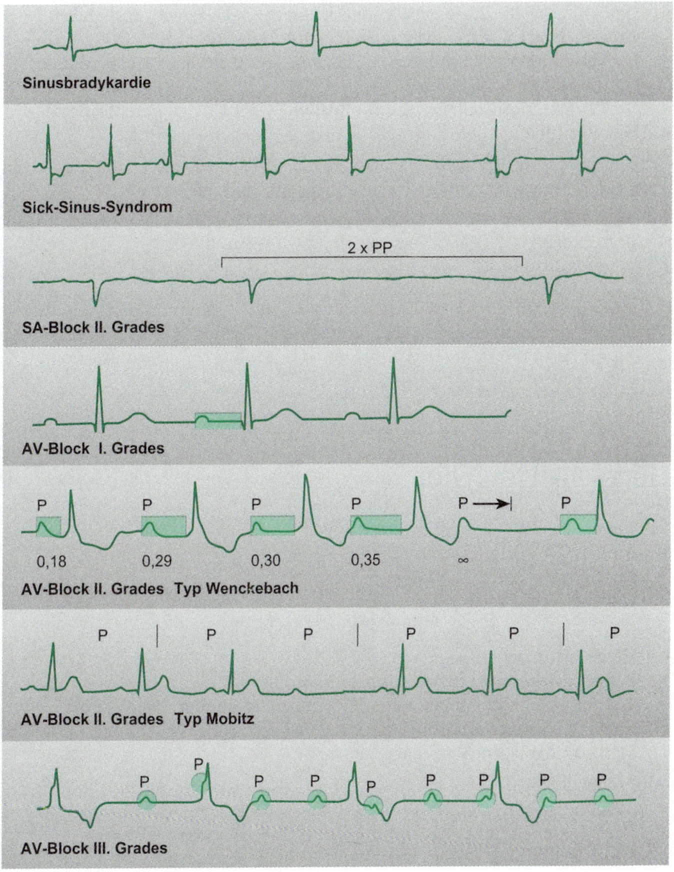

Abb. 5.4 Bradykarde Rhythmusstörungen [A300]

Sofortmaßnahmen

> **!** Präklinische Behandlung nur bei relevanten hämodynamischen Auswirkungen (Schwindel, Benommenheit, Synkope, Bewusstlosigkeit, Stenokardie, Lungenödem, Schock) und unter permanenter EKG-Kontrolle.

- Lagerung je nach Kreislaufsituation (▶ 2.5)
- O_2-Gabe (▶ 1.7.3, ▶ 1.23)
- I. v. Zugang mit Infusion von Ringeracetat (▶ 1.23)

- Ggf. Orciprenalin 2,5–5 mg als Bolus langsam i. v. Falls nicht vorhanden: Atropin 1 mg i. v., ggf. wiederholen (Höchstdosis: 3 mg)
- Bei Wirkungslosigkeit Adrenalin 1 mg mit NaCl 0,9 % auf 50 ml verdünnen (1 ml = 20 µg); 1-ml-Boli i. v.
- Bei Wirkungslosigkeit: externe Stimulation (▶ 3.4.12) ggf. unter Sedierung
- Ggf. Reanimation (▶ 3.5)

Prinzipien der Weiterbehandlung (▶ Abb. 5.4). Langzeit-EKG, Diagnostik und Ther. einer Grunderkr., antibradykarde Ther., ggf. permanenter SM.

Differenzialdiagnosen Zirkulatorische Synkope (▶ 8.3.1), epileptischer Anfall (▶ 8.3.5).

> **!** Bes. bei AV-Block II. Grades Typ II (Mobitz II°) und AV-Block III. Grades durch Atropin paradoxe Verstärkung der AV-Blockierung mit Abfall der Kammerfrequenz möglich. → Keine langsame Dosiserhöhung, sondern stets Beginn mit 1 mg i. v.

5.5 Notfälle bei Patienten mit Herzschrittmacher

Symptomatik
- Synkope (▶ 8.3.1)
- Ruhedyspnoe, evtl. Tachypnoe
- Unruhe, Kaltschweißigkeit

Kurzanamnese
- Herzschrittmacherpass
- Batterieerschöpfung bei versäumten Kontrollen
- Thorax- oder Abdominaltrauma (Elektrodendefekt oder -dislokation)
- Einwirken starker elektromagnetischer Felder, z. B. Hochspannungs- oder Starkstromanlagen, Sendeanlagen

Sofortdiagnostik
- Basischeck (▶ 4.1.2).
- Puls (↑ oder ↓), SpO_2, RR.
- **EKG** (▶ Abb. 5.5, ▶ Abb. 5.6):
  - Starrfrequente Stimulation mit einer tatsächlichen Frequenz unter der programmierten Frequenz, z. B. durch Batterieerschöpfung (SM-Pass: Programmierte Frequenz, Implantationsdatum).
  - Bradykardie ohne sichtbare SM-Impulse (z. B. durch Impulsgeberdefekt, Kabelbruch, oder Oversensing, d. h. Fehldeutung von Muskelaktionen als Eigenaktion).
  - Bradykardie mit sichtbaren SM-Impulsen ohne nachfolgende Depolarisation (Exitblock z. B. durch Elektrodendislokation oder Anstieg der Pacing-Schwelle durch Fibrosierung).

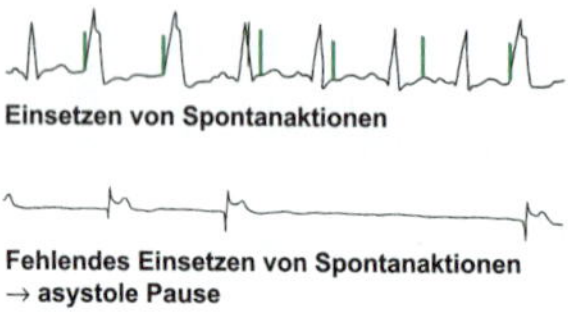

Abb. 5.5 EKG bei Schrittmacher – Sensingdefekt [A300]

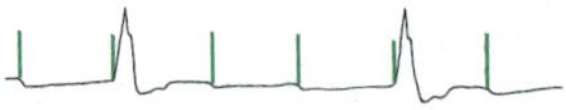

Abb. 5.6 EKG bei fehlender Beantwortung von Schrittmacherimpulsen [A300]

- Unkoordiniertes Auftreten von starrfrequenten SM-Impulsen und ausreichenden Eigenaktionen (undersensing z. B. durch Sondenkontaktprobleme), ggf. mit Auftreten von Kammerflimmern.
- Tachykardie ohne SM-Impulse (SM-unabhängig).
- Tachykardie mit SM-Impulsen (SM-abhängig, z. B. durch Reentrytachykardie).

- **Inspektion:**
  - Typische Narbenlokalisation li oder re infraklavikulär
  - SM-Taschendekubitus, evtl. mit Luxation des SM aus der Weichteiltasche
  - Zyanose, Halsvenenstauung
- **Palpation:** Aggregat im Narbenbereich
- **Auskultation:** Lungenstauung

Sofortmaßnahmen

- Oberkörperhochlagerung, ggf. Schocklagerung (▶ 2.5)
- O_2-Gabe (▶ 1.7.3, ▶ 1.27)
- I. v. Zugang mit Infusion von Ringeracetat (▶ 1.27)
- **Bradykardie:**
  - Ggf. Orciprenalin 2,5–5 mg als Bolus langsam i. v. Falls nicht vorhanden, Atropin 1 mg i. v.
  - Bei Erfolglosigkeit externe Stimulation (▶ 3.4.11)
- **Tachykardie:**
  - SM-abhängig: Magnet auf SM auflegen (→ Umschalten in starrfrequente Stimulation)
  - SM-unabhängig ▶ 5.4.1
- Kammerflimmern: Defibrillation (▶ 3.4.11)
- Ggf. Schockther. (▶ 5.9)
- Ggf. Reanimation (▶ 3.5)
- **SM-Luxation:** Aggregat in mit Ringeracetat oder NaCl 0,9 % getränkte Kompresse einwickeln oder mit Elektrodenpaste bestreichen und auf der Haut fixieren.

Immer SM-Ausweis mitnehmen.

Transport Nach Möglichkeit in das implantierende oder betreuende Zentrum, bei größerer Entfernung in die nächste kardiologische Fachabteilung. Falls SM-Ausweis vorhanden, Vorabklärung via ILS, ob Schrittmacher dort ausgelesen/programmiert werden kann.

Prinzipien der Weiterbehandlung Überprüfung des SM, ggf. Umprogrammierung, chirurgische Korrektur, Sonden- oder Aggregatwechsel, ggf. antiarrhythmische Ther.

!

- Elektromagnetische Störsignale oder -felder können regelrechte SM-Funktion stören (Phantomprogrammierung – sehr selten).
- Nach stumpfem Thoraxtrauma und nach Elektrounfall immer SM-Funktion in entsprechendem Zentrum überprüfen lassen.
- Durch festfrequente Stimulation bei Magnetauflage können SM-Impulse in die vulnerable Phase einfallen und Herzrhythmusstörungen auslösen. Magneten nur bei klarer Indikation einsetzen → Defibrillator bereithalten.
- Bei SM-Pat. zeigt das EKG auch postmortal Spikes (▶ 1.18).
- Im Todesfall Schrittmacher-Implantation auf der Todesbescheinigung vermerken.

5

5.6 Notfälle bei Pat. mit implantierten Kardioverter-/Defibrillator-Systemen

Definition Gerät zur Erkennung von tachykarden oder bradykarden Herzrhythmusstörungen mit Option zur entsprechenden elektrischen Ther. (Kardioversion bzw. Defibrillation bzw. antibradykarde Stimulation; z. T. auch antitachykarde Stimulation).

Mögliche Probleme

- Keine Impulsabgabe der Kardioversions-/Defibrillatoreinheit trotz behandlungspflichtiger Rhythmusstörung (z. B. durch Elektrodendefekt oder -dislokation, ICD-Funktionsstörung, Batterieerschöpfung).
- Nichtindizierte Schockabgabe (z. B. durch Sensingdefekt).

Symptomatik

- Dyspnoe, Angst, Kaltschweißigkeit, Synkope (Funktionsausfall)
- „Zucken", Schmerzen, evtl. Angst, Synkope (nichtindizierte Schockabgabe)

Kurzanamnese

- Bekannte maligne Herzrhythmusstörung, schwere Herzinsuff.
- ICD-Ausweis, „besonderer Herzschrittmacher"
- Thorax- oder Abdominaltrauma (Elektrodendefekt oder -dislokation)
- Einwirkung starker elektromagnetischer Felder, z. B. Hochspannungs- oder Starkstromanlagen?

5

Sofortdiagnostik

- Basischeck (▶ 4.1.2)
- Puls, SpO_2, RR
- **EKG:**
  - Maligne Rhythmusstörung (z. B. Kammertachykardie oder Kammerflimmern) → Funktionsausfall der Kardioversions-/Defibrillatoreinheit
  - „Normalbefund" nach Schockabgabe → nichtindizierte (bzw. indizierte!) Schockabgabe
- Schockzeichen (▶ 5.9)?
- **Inspektion:** typische Narbenkonstellation (li infraklavikulär)
- **Palpation** des Aggregats (meist li subpektoral)

Sofortmaßnahmen Funktionsausfall der Kardioversions-/Defibrillatoreinheit Ther. wie bei Pat. ohne ICD: bei Kammertachykardie Kardioversion, bei Kammerflimmern Defibrillation (▶ 3.4.11), ggf. Reanimation (▶ 3.5).

Nichtindizierte Schockabgabe:

- Ggf. Störsignale (z. B. elektrophysikalische Ther.) unterbrechen oder Pat. aus Störfeld (z. B. Hochspannungsleitung) entfernen.
- Magneten auf das Aggregat auflegen → ggf. Inaktivierung der Kardioversions-/Defibrillationseinheit (abhängig von Programmierung).
- O_2-Gabe (▶ 1.7.3, ▶ 1.23).
- I. v. Zugang mit Infusion von Ringeracetat (▶ 1.23).
- Ggf. vorsichtige Analgesie mit Morphin (5 mg i. v.) und/oder Sedierung z. B. mit Midazolam 1,25 mg i. v. als wiederholter Bolus.

! ICD-Ausweis mitnehmen.

Transport Nach Möglichkeit Transport in das implantierende oder betreuende Zentrum, bei größerer Entfernung in die nächste kardiologische Fachabteilung.

Prinzipien der Weiterbehandlung Überprüfung, ggf. Umprogrammierung, chirurgische Korrektur, Sonden- oder Aggregatwechsel. Ggf. antiarrhythmische Ther.

Differenzialdiagnose Epileptischer Anfall (▶ 8.3.5).

!

- Systemabhängig unterschiedliche Reaktion auf das Auflegen eines Magneten, z. B. temporäre (für die Dauer der Magnetauflage) oder permanente Ausschaltung oder Wiedereinschaltung der Defibrillatorfunktion → nach Magnetauflage Funktion klinisch prüfen.
- Bei Magnetauflage bleibt die Funktion der obligat vorhandenen VVI-Schrittmachereinheit i. d. R. erhalten.
- Bei ICD-Pat. zeigt das EKG postmortal noch Spikes (▶ 1.18).
- Bei körperlichem Kontakt mit dem Pat. (z. B. während Herzdruckmassage) kann bei ICD-Impulsabgabe evtl. ein ungefährlicher Schlag („Weidezaun“) gespürt werden.

- Nach stumpfem Thorax- oder Abdominaltrauma und nach Elektrounfall immer ICD-Funktion in entsprechendem Zentrum überprüfen lassen.
- Zur Kardioversion/Defibrillation bei ICD-Pat. ggf. Elektrodenposition variieren bzw. höhere Energie wählen. Bei Verwendung von Klebeelektroden Anterior-Posterior-Position bevorzugen (▶ 3.4.11).
- Elektrodenschäden z. B. durch Rautek-Griff bei Rettung des Pat. möglich.
- Im Todesfall ICD-System auf der Todesbescheinigung vermerken.

5.7 Hypertensiver Notfall

Hypertonus in der Schwangerschaft ▶ 14.2.3.

Symptomatik

- Zerebrale Symptome:
  - Starke Kopfschmerzen, Schwindel
  - Übelkeit, Erbrechen
  - Sehstörungen, Nystagmus
  - Motorische Unruhe, Verwirrtheit, Benommenheit, Bewusstseinsstörungen
  - Fokale oder generalisierte Krampfanfälle, Paresen, Koma
- Kardiale Symptome:
  - Stenokardien
  - Herzrhythmusstörungen
  - Dyspnoe, Herzinsuff., Lungenödem
- Starkes Nasenbluten

Kurzanamnese

- Bekannter Hypertonus (RR-Medikamente?)
- Unterbrechen einer antihypertensiven Ther. (v. a. Clonidin) → Rebound-Phänomen
- Kokainintoxikation

Sofortdiagnostik

- Basischeck (▶ 4.1.2)
- Puls, SpO_2, RR (↑; an beiden Armen messen), EKG (evtl. Rhythmusstörungen, Infarkt)
- **Inspektion:** zentrale Zyanose (bei hypertensivem Lungenödem), Halsvenenstauung, Beinödeme, Nasenbluten
- **Lungenauskultation:** feuchte, aber nicht klingende RG → Stauung
- **Neurologische Notfalluntersuchung** (▶ 8.2): Bewusstseinsstörung, Paresen, Pupillendifferenz (Hirnödem, intrakranielle Blutung)

Sofortmaßnahmen ▶ Abb. 5.7.

- Beruhigender Zuspruch
- Oberkörperhochlagerung
- O_2-Gabe (▶ 1.7.3, ▶ 1.23)
- I. v. Zugang mit möglichst geringer Infusion von Ringeracetat (▶ 1.23)
- Angina pectoris ▶ 5.1
- Rhythmusstörung ▶ 5.4
- Linksherzinsuff. (Lungenödem): Nitro-Spray (2 Hübe) oder/und Furosemid 20–40 mg i. v.
- Angstzustände oder Agitiertheit: vorsichtige Sedierung mit Midazolam in Boli von 1,25 mg i. v. oder Diazepam 2,5 mg i. v.
- Neurologische Ausfälle: Schlaganfall oder intrazerebrale Blutung mit reaktiver Hypertonie → vorsichtige RR-Senkung bis ca. 180/90 mmHg
- Akutes Abdomen, Trauma, starke Schmerzen: reaktive Hypertonie möglich → primär Analgesie

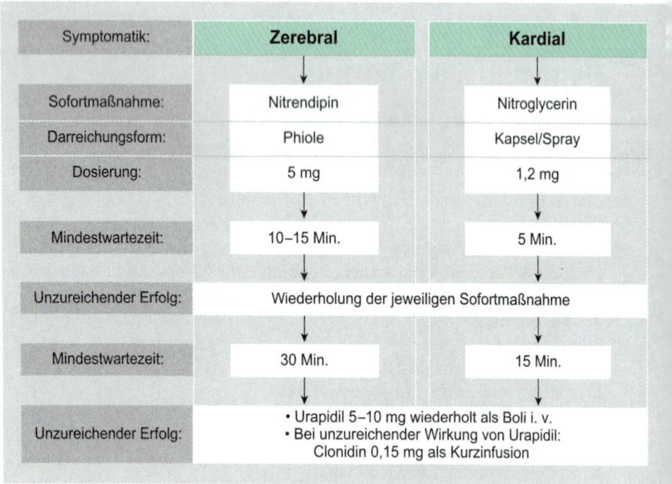

Abb. 5.7 Stufenschema der Blutdrucksenkung [L190]

!
- Bei bedrohlicher arterieller Hypertonie nur i. v. applizierbare Substanzen verwenden und Blutdruck langsam titrierend senken.
- Bei V. a. Phäochromozytom (krisenhafter Blutdruckanstieg, auffällige Rot- oder Weißfärbung des Gesichts) trotz Tachykardie niemals Betablocker geben.
- Bei forcierter RR-Senkung evtl. Krämpfe, Bewusstlosigkeit, Hemiparesen, Atemstillstand; Myokardinfarkt, Erblindung → RR-Senkung um 30–60 mmHg syst. in den ersten 30 Min. bzw. nicht unter 150/100 mmHg in den ersten 60–90 Min.
- Bei Nitrendipin erhebliche Komplikationen möglich (RR ↓↓ → kardiale und zerebrale Ischämien) → dosisabhängigen Effekt beachten und initial nicht mehr als 5 mg p. o. geben. Kapsel zerkauen und mit etwas Flüssigkeit schlucken lassen.
- Nitrendipin und Nifedipin wegen Gefahr von unerwünschter Reflextachykardie und koronarem Steal-Effekt nicht bei V. a. KHK (z. B. Angina pectoris) geben.
- Verschleierung einer neurologischen Symptomatik durch Sedativa.

Transport Immer Transport in die nächste geeignete Abteilung.

Prinzipien der Weiterbehandlung Weitere langsame Blutdrucksenkung, Ther. der Komplikationen, antihypertensive Ther.

5

5.8 Schocktherapie

5.8.1 Grundsätze des Volumenersatzes

Bei schwerem Volumenmangel Kristalloide nach Klinik infundieren. Ziel ist nicht Normotonie, sondern **klinische Stabilität:**
- Zwar noch gering tachykarder aber kaum noch schwankender (rhythmischer) Pulsfrequenz.
- Messbarkeit eines Perfusionssignals mit der Sättigungsmessung.
- Grenzwertig normaler Rekapilarisierungszeit.

!
- Extrem hoher Volumenbedarf meist Hinweis auf schwere Blutungen → zügiger Transport zur kausalen chirurgischen Versorgung.
- **Kolloidale Infusionslösungen** werden im RD wegen ihrer komplexen Einsatzbedingungen (spezielle Befugnis und Qualifikation für Anwendung und Bevorratung) derzeit nur noch in seltenen Ausnahmefällen vorgehalten.

Kristalloide Infusionslösungen (Elektrolytlösungen)

Indikationen Dehydratation (z. B. durch Schwitzen, Fieber, Diarrhö), initialer Volumenersatz, Verbrennungen, Offenhalten venöser Zugänge. Wirkdauer kristalloider Lösungen: Ca. 30 Min.

Verfügbare Lösungen (▶ 1.23).
- **Ringeracetat:** Kristalloid der 1. Wahl im RD.
- **NaCl 0,9 %:** Universelles Lösungs- und Verdünnungsmittel.

- **Ringerlaktat:** Leicht hypoton, daher z. B. bei SHT oder Polytrauma zusätzliche Schädigung möglich (Ödembildung verstärkt)..0

> Pädiatrische Infusionslösungen ▶ 12.1.7 sind nicht zum Volumenersatz indiziert!

5.8.2 Schockformen

Symptomatik (▶ Tab. 5.2)
- Veränderte Bewusstseinslage: Unruhe, Angst, Apathie, Somnolenz, Koma
- Zeichen der „Zentralisation": Kalte, feuchte, blassgraue Extremitäten (Ausnahme: septischer Schock in der Frühphase).
- Periphere Zyanose (**Cave:** bei CO-Vergiftung rosarote Haut, bei Hypovolämie immer blasse, nie zyanotische Haut!).
- Hyperventilation, evtl. Dyspnoe.

Sofortdiagnostik
- Basischeck (▶ 4.1.2).
- Puls (↑), SpO_2 (↓), RR (↓), EKG (bei kardiogenem Schock evtl. Rhythmusstörungen).
- **Inspektion:** gestaute Halsvenen (kardiogener Schock), trockene Haut und Zunge (sonstige Schockformen).
- **Auskultation** von Herz (Vitium → kardiogener Schock) und Lunge (Ödem → kardiogener Schock).
- **Abdomen palpieren:** Druckschmerz, gespannte Bauchdecke (intraabdominale Blutung, Perforation, Peritonitis, Ileus → hypovolämischer Schock), Pulsation + Schmerz (Aortenruptur → hypovolämischer Schock)?
- **Temperatur:** hohes Fieber → septischer Schock.
- Neurologische Ausfälle, v. a. Lähmungen → neurogener Schock.

Sofortmaßnahmen
- Lagerung:
  - **Kardiogener Schock:** Oberkörperhochlagerung (▶ 2.5).
  - **Sonstige Schockformen:** Volumenmangelschocklagerung (▶ 2.5).
- O_2-Gabe (▶ 1.7.3, ▶ 1.23).
- I. v. Zugang mit Infusion:
  - **Kardiogener Schock:** vorsichtige Volumenbelastung (Test mit 250 ml Ringeracetat ▶ 1.23). Dann vorsichtige Infusion von Ringeracetat.
  - **Sonstige Schockformen:** möglichst mehrere großlumige i. v. Zugänge zur massiven Volumensubstitution (anfangs z. B. mit 1.000–1.500 ml Ringeracetat).
- Ggf. Narkose und Intubation (▶ 3.3).
- Ggf. Reanimation (▶ 3.5).
- **Anaphylaktischer Schock** (▶ 19.1):
  - Falls Autoinjektor vorhanden, sofortige Gabe von Adrenalin 0,3–0,5 mg i. m.
  - Zunehmende Hypotension trotz adäquater Volumensubstitution: fraktionierte i. v. Gabe von Adrenalin nach Verdünnung einer Ampulle (1 mg) in 50 ml Flasche NaCl 0,9 %. Davon max. 0,1 mg/Min., d. h. 5 ml/Min. fraktioniert i. v. parallel zur laufenden Infusion geben. Insgesamt nicht mehr als 1 mg.

5

Tab. 5.2 Differenzialdiagnose der Schockformen

Leitsymptome	Anamnese/Zusatzbefunde	Schockform
Starker Durst	• Blutverluste • Verbrennungen • Erbrechen, Durchfälle, Peritonitis • Pankreatitis, Ileus	Hypovolämischer Schock
• Sekunden oder Min. nach Zufuhr des Allergens Unruhe, Juckreiz, Niesen, Erythem, Urtikaria • Dann Schwindel, Angstgefühl, Übelkeit und Erbrechen, Dyspnoe mit Bronchospasmus, Larynxödem • Evtl. Krampfanfälle	• Bekannte Allergie oder Atopie (Heuschnupfen, Nesselfieber) • Medikamenteneinnahme • Insektenstiche	Anaphylaktischer Schock
Hohes Fieber mit Schüttelfrost oder Hypothermie mit Kaltschweißigkeit	• Diab. mell. • Kachexie • Agranulozytose, Leukämie, Malignom • Glukokortikoid- oder Zytostatikather.	Septischer Schock
Orthopnoe, Angina pectoris	• Hypertonus, KHK, Herzinsuff. • Herzrhythmusstörungen • Myokardinfarkt • Klappenvitien, Myokarditis	Kardiogener Schock
Neurologische Ausfälle	• WS-/Rückenmarkverletzung • Atraumatische Querschnittslähmung • Guillain-Barré-Sy.	Neurogener Schock (▶ 8.3.10)

  - Kein unmittelbarer Erfolg der Primärther.: Dimetinden 4–8 mg ggf. zusätzlich Ranitidin 50–100 mg jeweils als Kurzinfusion über 5 Min.
  - Zeitgleich: Prednisolon 250–1.000 mg.
  - Larynxödem: Adrenalin-Inhalation (Inhalationsmaske) → ggf. Koniotomie (▶ 3.4.6).
- **Kardiogener Schock:**
  - Bei ausreichendem Blutdruck 1 Hub Nitrospray (0,4 mg).
  - Schleifendiuretika (z. B. Furosemid 20–40 mg i. v.).
  - Sauerstoffgabe ggf. mit Atemunterstützung.
  - Bei RR_{syst} < 80 mmHg Spritzenpumpe mit 250 mg Dobutamin auf 50 ml NaCl 0,9 %: Initial 2 ml/h, ggf. Steigerung bis 10 ml/h. Zusätzlich ggf. Spritzenpumpe mit 5 mg Noradrenalin auf 50 ml NaCl 0,9 %: Initial 2 ml/h, ggf. Steigerung nach Wirkung.
  - Bei völlig instabilem Blutdruck: Spritzenpumpe mit 5 mg Adrenalin auf 50 ml NaCl 0,9 %: Initial 2 ml/h, ggf. Steigerung bis 15 ml/h. Alternativ oder zusätzlich Spritzenpumpe mit 5 mg Noradrenalin auf 50 ml NaCl 0,9 %.

5

- Ggf. Ther. von ursächlichen Verletzungen bzw. Erkr.
- **Neurogener Schock:** Volumengabe (Ringeracetat ▶ 1.23) und Vasopressor (z. B. Cafedrin/Theodrenalin).

- Der Schockindex (Puls/RR_{syst} > 1,0) ist ein unzuverlässiger Parameter für die Schweregrad-Einschätzung des Schocks.
- Bei zuvor bestehender Hypertonie manifestiert sich ein Schock evtl. als „normaler“ RR.

! Tachykardie im Schock (Erfordernistachykardie) nicht mit β-Blockern oder Kalziumantagonisten „behandeln“.

6 Gefäßnotfälle

Ulrich v. Hintzenstern, Holger Rupprecht

6.1 **Akuter arterieller Extremitätengefäßverschluss**
Ulrich v. Hintzenstern 270

6.2 **Akuter venöser Gefäßverschluss**
Ulrich v. Hintzenstern 271

6.2.1 Venöse Thrombose 271

6.2.2 Phlegmasia coerulea dolens 272

6.3 **Direkte Gefäßverletzungen**
Holger Rupprecht 273

6.4 **Stumpfe Gefäßschäden**
Holger Rupprecht 274

6.5 **Aortenruptur und Aortenaneurysmaruptur**
Holger Rupprecht 275

6.1 Akuter arterieller Extremitätengefäßverschluss

Ulrich v. Hintzenstern

Symptomatik Bei vollständigem Ischämiesy. „6 P" in dem betroffenen Areal (Ausprägung abhängig von der Ursache, Zeitdauer des Verschlusses und der bestehenden Kollateralisation):

- Plötzlich einsetzender und äußerst starker Schmerz (**P**ain)
- Pulslosigkeit distal des Verschlusses (**P**ulselessness)
- Blässe (**P**aleness, **P**allor), nach einigen Stunden Marmorierung, Zyanose
- **P**arästhesie
- Schwäche bzw. Bewegungsunfähigkeit (**P**aralysis)
- Schock (**P**rostration)
- Zusätzlich: Abkühlung der betroffenen Extremität

Kurzanamnese

- PAVK, Herzerkr., Rhythmusstörungen (v. a. Vorhofflimmern)
- Z. n. Bypass- oder Herzklappen-OP

Sofortdiagnostik

- Basischeck (▶ 4.1.2)
- Puls, SpO_2, RR, EKG (Vorhofflimmern?)
- „6 P" s. o.
- Auskultation: Herz: Absolute Arrhythmie, Strömungsgeräusche, evtl. Klappenklick

Sofortmaßnahmen

- O_2-Gabe (▶ 1.7.3, ▶ 1.23)
- Extremität tief lagern
- I. v. Zugang mit Infusion (Ringeracetat, ggf. HAES ▶ 1.23)
- Watteverband zur Abpolsterung
- Schmerzbekämpfung: Morphin 5–10 mg i. v., ggf. Wiederholung
- Heparin 5.000–10.000 IE i. v.

Transport Immer unverzüglicher Transport in die nächste (gefäß-)chirurgische Klinik. Vakuummatratze zur Verminderung von Erschütterungen verwenden → Schmerzreduktion.

Prinzipien der Weiterbehandlung Arterienduplexuntersuchung, Angiografie, Embolektomie innerhalb von 6 h, Faszienspaltung, Endarteriektomie, Bypass-OP, Fibrinolyse, Vollheparinisierung bei Kontraindikationen zur Lysether., ggf. Gliedmaßenamputation, Abklärung und Behandlung der Ursachen.

Komplikationen Kompartmentsyndrom (→ Muskelnekrosen), Gliedmaßenverlust durch Gangrän.

Differenzialdiagnosen Phlegmasia coerulea dolens (▶ 6.2.2), akute periphere Neuropathie (z. B. Bandscheibenprolaps: keine Blässe, Pulse vorhanden, Laségue-Zeichen positiv). Akute tiefe Beinvenenthrombose (Ödem, eher Überwärmung, Extremität livide verfärbt im Gegensatz zur Blässe bei akutem arteriellen Verschluss), Arterienspasmus (Einnahme von Ergotaminpräparaten, posttraumatisch).

!
- Keine direkte Wärme (z. B. Wärmflasche)
- Keine i. m. Injektionen (evtl. Lysether.)
- Keine Vasodilatatoren (Steal Effect)
- **Cave:** HAES bei Herzinsuff. → Lungenödem!

6.2 Akuter venöser Gefäßverschluss

Ulrich v. Hintzenstern

6.2.1 Venöse Thrombose

Symptomatik
- Schwere- und Spannungsgefühl in der betroffenen Extremität
- Ziehende Schmerzen im Bereich der betroffenen Extremität

Kurzanamnese
- Immobilisation, z. B. Z. n. OP, längerer Reise, Paresen, Altersschwäche, Gravidität, Geburt
- Phlebitiden
- Gerinnungsstörung, Ovulationshemmer (v. a. in Kombination mit Nikotinabusus), Gravidität, Wochenbett, Lebererkr., Krebserkr. (paraneoplastisch), Glukokortikoide, forcierte Diurese mit Exsikkose
- Bei Armthrombose (Paget-von-Schroetter-Sy.): Halsrippe, nach sportlichem Armeinsatz

Sofortdiagnostik
- Basischeck (▶ 4.1.2)
- Puls, SpO_2, RR, EKG
- Inspektion:
  - Blaulivide Glanzhaut, evtl. sichtbarer Umgehungskreislauf
  - Schwellung (Umfangsdifferenz der Extremitäten)
- Palpation: Druckschmerz der betroffenen Extremität
- Evtl. Überwärmung
- Bei tiefer Beinvenenthrombose: Schmerzen in der Wade bei Dorsalflexion des Fußes (Homann-Zeichen) oder Druck auf die Fußsohle (Payr-Zeichen)

Sofortmaßnahmen
- O_2-Gabe (▶ 1.7.3, ▶ 1.23)
- Extremität hoch lagern und ruhigstellen
- I. v. Zugang mit Infusion von Ringeracetat (▶ 1.23)
- Bei relativ sicherer Diagnose 5.000–10.000 IE Heparin i. v.; Schwangere 5.000 IE

Transport Immer Transport in eine internistische Abteilung bzw. nach Möglichkeit in ein Krankenhaus mit (gefäß-)chirurgischer Abteilung (falls Thrombektomie, v. a. bei V.-iliaca- oder V.-cava-Verschluss, erforderlich).

Prinzipien der Weiterbehandlung Duplexsonografie, D-Dimer-Test, Vollheparinisierung, evtl. Thrombektomie, Implantation eines V.-cava-Schirms, Ursachenabklärung.

Komplikationen Lungenembolie, postthrombotisches Sy.

6

Differenzialdiagnosen Oberflächliche Thrombophlebitis, Lymphödem, kardiale, renale Ödeme. Postthrombotisches Sy., Erysipel, posttraumatische Schwellung, Baker-Zyste (evtl. rupturiert), arterieller Verschluss.

> **!** Keine i. m. Injektionen (evtl. Lysether.).

6.2.2 Phlegmasia coerulea dolens

Definition Fulminant verlaufende Thrombose des gesamten Venensystems einer Extremität mit Ausbildung einer Ischämie durch behinderte arterielle Zirkulation (Kompartmentsyndrom).

Symptomatik
- Stärkste Schmerzen im Bein, v. a. nachts, beim Auftreten oder Husten
- Häufig stärkste Rückenschmerzen mit Schocksymptomatik
- Parästhesien („Ameisenlaufen", „schwere Beine")

Kurzanamnese
- Wie bei akutem venösem Gefäßverschluss (▶ 6.2)
- Thrombophlebitis

Sofortdiagnostik
- Basischeck (▶ 4.1.2)
- Puls, SpO_2, RR, EKG
- Schockzeichen?
- Inspektion:
  - Rasch auftretendes, massives Ödem
  - Livide, lageunabhängige Hautverfärbung
  - Schmerzhafte, gestaute, gerötete, oberflächliche Venen
- Zehen bewegen lassen → herabgesetzte Motorik
- Abkühlung der betroffenen Extremität
- Pulsverlust bei extremer Ödembildung

6

Sofortmaßnahmen
- O_2-Gabe (▶ 1.7.3, ▶ 1.23)
- Sofortige Immobilisation (Vakuummatratze)
- Extremität hoch lagern
- I. v. Zugang mit Infusion (Ringeracetat, ggf. HAES ▶ 1.23)
- Analgesie z. B. mit Morphin 5–10 mg i. v., ggf. Wiederholung
- Heparin 7.500–10.000 IE i. v.; Schwangere 5.000 IE
- Ggf. Intubation (▶ 3.4.4), Beatmung (▶ 3.4.8) und Narkose (▶ 3.3)
- Ggf. Schockbekämpfung (▶5.9)

Transport Immer sofortiger Transport in die nächste (gefäß-)chirurgische Abteilung.

Prinzipien der Weiterbehandlung In der Akutphase Thrombektomie, Faszienspaltung bei Kompartmentsy., evtl. Amputation bei Gangrän, Schockbekämpfung.

Komplikationen Hypovolämischer Schock, Kompartmentsy., Gangrän, Lungenembolie, postthrombotisches Sy.

> **!** Keine i. m. Injektionen (evtl. Lysether.).

6.3 Direkte Gefäßverletzungen

Holger Rupprecht

Symptomatik Blutung, evtl. Hämatom , Schockzeichen?

Kurzanamnese
- Direkte Gewalteinwirkung wie z. B. Schnitt, Stich, Schuss
- Offene Fraktur oder Amputationsverletzung
- Zeitpunkt der Gefäßverletzung (Abschätzen des Blutverlusts)?
- Verletzungsentstehung (Möglichkeit des Suizids: Typische Lokalisation an Handgelenken)?
- Gerinnungshemmende Medikamente (z. B. ASS)

Sofortdiagnostik
- Basischeck (▸ 4.1.2).
- Puls, SpO_2, RR, EKG.
- **Inspektion:**
  - Spritzende arterielle oder kontinuierliche venöse Blutung.
  - Schnell zunehmendes Hämatom bei geschlossener Gefäßverletzung.
  - Evtl. distale Ischämie bei arterieller Verletzung.
- Pulse der betroffenen, im Vergleich zur nicht betroffenen, Extremität tasten (**Cave:** beidseits fehlender Puls bei Zentralisation im Schock!) bzw. kapilläre Füllungszeit im Seitenvergleich bestimmen. Finger- bzw. Zehennagel bleibt einseitig weiß → vollständige Gefäßdurchtrennung.
- Motorik und Sensibilität distal der Verletzungsstelle (Begleitverletzungen, z. B. Frakturen oder Nervenverletzungen)?

Sofortmaßnahmen
- Kompression:
  - Zunächst digitale Kompression (Handschuhe!).
  - Druckverband (▸ 2.6).
  - Bei schweren Extremitätenblutungen RR-Manschette proximal der Verletzung anlegen, über systolischen Blutdruck aufpumpen, dann Druckverband anlegen und Manschette wieder entleeren.
  - Falls ein Druckverband technisch nicht möglich ist (sehr proximal gelegene Verletzungen): Manuelle Dauerkompression der Blutungsstelle (durch Helfer).
  - Alternativ auch Kompression der zuführenden Arterie möglich: A. femoralis unterhalb des Leistenbands, A. brachialis medial am Humerus.
- Nur als letzten Ausweg bei bedrohlicher arterieller Blutung („life before limb"), wenn diese durch andere Maßnahmen nicht gestoppt werden kann (evtl. bei Amputationsverletzungen): Abbinden mit möglichst breitem Tourniquet (z. B. RR-Manschette) (mit breitem Pflasterstreifen umwickeln, da sich die Manschette sonst bei maximalem Druck lösen kann). Beginn der Abbindung dokumentieren. **Cave:** zusätzliche proximale Ischämie, Thrombosegefahr durch Blockade des venösen Rückstroms!
- O_2-Gabe (▸ 1.7.3, ▸ 1.23).
- Mind. 2 großlumige i. v. Zugänge mit Infusion (Ringeracetat, ggf. HAES ▸ 1.23).
- Analgesie z. B. mit 0,1-mg-Fentanyl-Boli (Schmerzen → Unruhe → Blutungsverstärkung). Im Schock Esketamin 0,125–0,25 mg/kg. Bei abdominaler oder thorakaler (Massiv-)Blutung Narkose zur Ruhigstellung.

- Bereits den V. a. Gefäßschäden dokumentieren (v. a. beim Polytrauma werden diese Verletzungen auch in der Klinik bisweilen übersehen, wenn andere Verletzungen – vielleicht auch nur scheinbar – im Vordergrund stehen).

Transport Bei stärkerer Blutung, V. a. Nervenverletzung oder V. a. Verletzung eines größeren Gefäßes Transport in Klinik mit gefäßchirurgischer Abteilung.

Prinzipien der Weiterbehandlung Dopplersonografische Untersuchung der Extremitätendurchblutung, angiografische Lokalisationsdiagnostik. Schnellstmögliche Rekonstruktion der Gefäßstrombahn durch direkte Anastomose der Stümpfe, Venen- oder Kunststoffinterponat (nicht bei offener oder penetrierender Wunde wegen Infektionsgefahr).

- Fremdkörper (z. B. Messer) in der Wunde belassen („Tamponadeeffekt") und fixieren.
- Bei Hypotonie des Pat. ist evtl. der eigene Puls fälschlich als schwacher Puls des Pat. zu „tasten" → im Zweifelsfall gleichzeitig eigenen Puls zum Vergleich an der A. carotis palpieren!
- Infusion nicht auf der betroffenen Seite legen (häufig begleitende Venenverletzung → Flüssigkeitsverlust in das Gewebe, z. B. V. subclavia-Läsion → „Serothorax" → Mediastinalverlagerung).
- Keine Klemmen oder Ligaturen setzen (zusätzliche Schädigung von Nerven- und Gefäßstrukturen). Ausnahme: Bei nicht kontrollierbarer Blutung mit frei liegendem Gefäß (Gefäß-)Klemme gezielt setzen. Als letzten Ausweg z. B. bei Beckenzerreißung mit abgerissener A. iliaca („life before limb") bzw. abgerissener Gliedmaße.

6

6.4 Stumpfe Gefäßschäden

Holger Rupprecht

Symptomatik Hämatom (Verfärbung, Fluktuation), evtl. Schockzeichen?

Kurzanamnese

- Schlag oder Stoß
- Dezelerationstrauma (Aorta)
- Gelenkluxation (Gefäßüberdehnung)
- Z. n. Trauma (Gefäßspasmus)

Sofortdiagnostik

- Basischeck (▶ 4.1.2).
- Puls, SpO_2, RR (im Seitenvergleich und im Vergleich zwischen oberen und unteren Extremitäten), EKG.
- Inspektion: Evtl. Ischämiezeichen distal des Gefäßschadens.
- Pulse der betroffenen im Vergleich zur nicht betroffenen Extremität abgeschwächt oder fehlend, verlängerte oder aufgehobene Kapillarfüllung.
- Inspektion der Anal- und Schamgegend: Einblutung bei Beckenzertrümmerung → evtl. zusätzliche Gefäßverletzung (häufig!). Bei digitaler Untersuchung Blut „am Fingerling" (Rektumverletzung).

Sofortmaßnahmen

- Wenn die Verletzung lokalisiert werden kann, Vorgehen wie bei direkter Gefäßverletzung (▶ 6.3).
- Bei V. a. stumpfe Gefäßverletzung an Extremitäten ohne Möglichkeit der Lokalisation und progredienter Schocksymptomatik als letzten Ausweg proximal an der betroffenen Extremität RR-Manschette anlegen und über systolischen Blutdruck aufpumpen.
- I. v. Zugang mit Infusion (Ringeracetat, ggf. HAES ▶ 1.23).
- O_2-Gabe (▶ 1.7.3, ▶ 1.23).
- Analgesie, z. B. mit fraktionierten Gaben von Fentanyl 0,1 mg i. v.
- Ggf. Intubation (▶ 3.4.4), Beatmung (▶ 3.4.8) und Narkose (▶ 3.3).
- Komplette Immobilisation in der Vakuummatratze.

Transport Immer Transport in Klinik mit gefäßchirurgischer Abteilung.

Prinzipien der Weiterbehandlung Doppler-Sonografie, konventionelle Angiografie oder digitale Subtraktionsangiografie; CT bei Verdacht auf Aortenverletzung.

!
- Stumpfe Becken- oder Oberschenkelgefäßverletzungen (▶ 11.5) können einen massiven intravasalen Volumenverlust ohne Blutung nach außen verursachen. Evtl. minimale äußere Verletzungszeichen, trotzdem Gefahr des hypovolämischen Schocks.
- Drohender Extremitätenverlust bei übersehener Verletzung.
- Bei einer Intimaläsion aufgrund einer stumpfen Gewalteinwirkung kann ein Gefäßverschluss auch noch Stunden nach dem Trauma auftreten (z. B. A. poplitea).

6.5 Aortenruptur und Aortenaneurysmaruptur

Holger Rupprecht

6

Definitionen

- **Aortenruptur:** traumatische, meist durch stumpfe Gewalteinwirkung entstandene Verletzung der Aortenwand.
- **Aortenaneurysmaruptur:** Ruptur einer durch eine pathologische Wandaussackung vorgeschädigten Aorta (z. B. bei Arteriosklerose).

Symptomatik

- „Herzinfarkt"-ähnliche Symptome.
- Schmerzen im Rücken, die in Schultern und (bei perforiertem abdominalem Aortenaneurysma) ins Gesäß ausstrahlen. **Cave:** Fehldiagnose Bandscheibenprolaps!
- Dyspnoe.
- Heiserkeit und Schluckstörung bei ausgedehntem mediastinalem Hämatom.
- Schockzeichen.

! Bei Ruptur der Aorta ascendens Perikardtamponade. **Cave:** gestaute Halsvenen (im schwersten Schock jedoch nicht vorhanden)!

Kurzanamnese

- Dezelerationstrauma.
- Arteriosklerotische Vorerkr. (Risikofaktoren z. B. Nikotinabusus, Hypertonie, Hyperlipidämie).

Sofortdiagnostik

- Basischeck (▶ 4.1.2).
- Puls, SpO_2, RR (an Oberarm und Oberschenkel → Differenz zwischen oberer und unterer Extremität), EKG.
- Auskultation: vermindertes Atemgeräusch bei Hämatothorax, evtl. „schwirrendes" Geräusch über dem Abdomen.
- Palpation:
  - Fehlende oder abgeschwächte Leistenpulse. **Cave:** Vorhandene Leistenpulse sprechen **nicht** gegen ein perforiertes Aortenaneurysma!
  - **Vorsichtige** Palpation des Abdomens (pulsierender Tumor). **Cave:** Gefahr der sekundär freien Ruptur einer primär gedeckten Ruptur.
- Ggf. Sonografie (▶ 2.11).

Sofortmaßnahmen

- Mehrere möglichst großlumige i. v. Zugänge mit Infusion (Ringeracetat und HAES ▶ 1.23) zur massiven Volumenersatzther. (bei Volumengabe beachten: RR_{syst} ca. 90 mmHg primär ausreichend!). Bei höheren Drücken wird ein okkludierender Thrombus aus der Gefäßperforation gepresst → Wiedereinsetzen der Blutung („pop the clot"). Deshalb Narkose, um unkontrollierte Druckanstiege zu vermeiden.
- O_2-Gabe (▶ 1.7.3, ▶ 1.23).
- Intubation (▶ 3.4.4) und Beatmung (▶ 3.4.8), Blutdrucksenkung (▶ 5.7).
- Analgesie z. B. mit 0,1-mg-Fentanyl-Boli (Schmerzen → Druckanstieg → Blutungsverstärkung). Bei Hypotonie ggf. Ketamin S.
- Bei Beatmungsproblemen (hoher Beatmungsdruck trotz ausreichender Relaxation, schlechte Oxygenierung) als letzten Ausweg großlumige Thoraxdrainage (≥ 28 Ch) in Bülau-Position ggf. bds. bei Hämatothorax (▶ 2.10.1). **Cave:** paravertebrale Anlage der Thoraxdrainage → Zerreißung der schützenden Pleura → Umwandlung einer gedeckten in eine offene Ruptur → Verblutungstod.
- Immobilisation in der Vakuummatratze.

!

- Eine Überlebenschance besteht bei einer Aorten- oder Aortenaneurysmaruptur nur bei gedeckter Ruptur oder bei einer unvollständigen Wandruptur (Dissektion).
- Relaxierung nur wenn unbedingt erforderlich bzw. wenn möglich erst im OP, da durch die Muskelerschlaffung mehr Raum für eine weitere Blutung (bes. beim abdominalen Aortenaneurysma) geschaffen wird.

Transport Immer unverzüglicher Transport in Klinik der Maximalversorgung mit gefäßchirurgischer Abteilung, bei thorakalem Aneurysma mit herzchirurgischer Abteilung.

Differenzialdiagnosen Herzinfarkt (▶ 5.2), Lungenembolie (▶ 7.4), akutes Abdomen (▶ 15.2).

7 Respiratorische Notfälle

Ulrich v. Hintzenstern, Thomas Köhnlein

7.1 Leitsymptome
Ulrich v. Hintzenstern 278

7.1.1 Dyspnoe 278

7.1.2 Thoraxschmerzen 278

7.1.3 Husten 278

7.2 Asthma bronchiale
Thomas Köhnlein 281

7.3 Pneumonie
Thomas Köhnlein 283

7.4 Akute Lungenembolie
Thomas Köhnlein 284

7.5 Lungenödem
Thomas Köhnlein 287

7.6 Hyperventilationssyndrom
Ulrich v. Hintzenstern und Thomas Köhnlein 289

7.7 Spontanpneumothorax („geschlossener" Pneumothorax)
Ulrich v. Hintzenstern 290

7.8 Chronisch obstruktive Lungenerkrankung
Thomas Köhnlein 292

7.1 Leitsymptome

Ulrich v. Hintzenstern

7.1.1 Dyspnoe

Definitionen

- **Dyspnoe:** subjektives Gefühl der Atemnot („Lufthunger") bzw. einer vermehrten Atemarbeit (▶ Tab. 7.1).
- **Tachypnoe:** Atemfrequenz > 20/Min., z. B. bei Lungenembolie (▶ 7.4), Pneumonie (▶ 7.3), Lungenödem (▶ 7.5), Hyperventilationssy. (▶ 7.6), Spannungspneumothorax (▶ 7.7), schwerer Anämie, Vergiftungen (z. B. Kohlenmonoxid ▶ 9.7.2).
- **Orthopnoe:** stärkste Dyspnoe, die sich beim Aufsetzen unter Einsatz der Atemhilfsmuskulatur bessert; meist bei Linksherzinsuff. (▶ 5.3).

7.1.2 Thoraxschmerzen

Thoraxschmerzen können vielfältige Ursachen haben (▶ Tab. 7.2).

> ! Fast alle Ursachen eines akuten Abdomens (▶ 15.2) können sich in einer überwiegend thorakalen Symptomatik äußern – und umgekehrt!

7.1.3 Husten

> - **Hämoptyse:** Blut ist teilweise schaumig
> - **Hämatemesis:** Blut ist niemals schaumig

- **Produktiver Husten** (mit Auswurf): z. B. bei Bronchitis oder Pneumonie (▶ 7.3).
- **Unproduktiver Reizhusten** (ohne Auswurf) z. B. bei:
  - Tracheareizung durch Fremdkörperaspiration (▶ 17.2.6).
  - Atemwegsobstruktion durch Asthma bronchiale (▶ 7.2).
  - Pleurareizung durch Pneumothorax (▶ 7.7) oder Lungenembolie (▶ 7.4).
  - Akuter viraler Tracheitis oder Bronchitis (meist mit Symptomen eines grippalen Infekts wie Kopfschmerzen, Fieber, Gliederschmerzen, Schnupfen).
  - Keuchhusten („Stakkato-Husten"); zusätzlich inspiratorischer Stridor, Erstickungsgefühl, evtl. Erbrechen.
- **Hämoptyse** (Bluthusten):
  - Häufige Ursachen: akute und chron. Entzündungen von Trachea und Bronchien, Bronchialkarzinom, Lungeninfarkt bei Lungenembolie (▶ 7.4) und gleichzeitiger Linksherzinsuff. (▶ 5.3).
  - Seltene Ursachen: Thoraxtrauma (▶ 11.3) und Bronchusverletzungen, z. B. Rippenfraktur, Fremdkörperaspiration (▶ 17.2.6), Pneumonie (▶ 7.3), Tbc.

Tab. 7.1 Differenzialdiagnose der Dyspnoe

Auftreten	Symptome	Befunde	Besonderheiten	Störung	Verdachtsdiagnose
Variabel; meist schon frühere Anfälle	Exspiratorischer Stridor; Unruhe, Angst; quälender Hustenreiz	Giemen oder „silent lung"	Meist aufgrund inadäquater Ther.; Pat. kennt „seine" Diagnose bereits	Bronchialsystem	Asthma bronchiale (▶ 7.2)
Innerhalb von Stunden	Produktiver Husten und zunehmende Luftnot	Exspiratorisches Giemen, leises Atemgeräusch	Langjährige COPD bekannt	Bronchialsystem	Exazerbierte COPD
Schlagartig	Thoraxschmerzen; Husten; Angst	Tachykardie; Tachypnoe	Risikofaktoren der venösen Thrombose	Pulmonalarterie	Akute Lungenembolie (▶ 7.4)
Innerhalb von Stunden	Husten	Feuchte RG über beiden Lungen	Meist aufgrund einer Linksherzinsuff.		Lungenödem (▶ 7.5)
Innerhalb von Tagen	Husten mit eitrigem Auswurf	Fieber, klingende RG über dem betroffenen Abschnitt	Aufgrund von Infektionen, Noxen oder Kreislaufstörungen	Lungenparenchym	Pneumonie (▶ 7.3)
Abrupt im Zusammenhang mit Fremdkörperinkorporation, (Blut-)Erbrechen oder Blutung der oberen Luftwege	Husten	Abhängig von der Lokalisation des Fremdkörpers; Reste von Erbrochenem oder Blut im Mund	Meist Kinder, geistig behinderte oder ältere Menschen bzw. bei Bewusstlosigkeit	Tracheal- oder Bronchialsystem bzw. Lungenparenchym	Aspiration (▶ 17.2.6)
Schlagartig; gelegentlich bei plötzlicher Anstrengung oder Trauma	Einseitig stechender Thoraxschmerz, Hustenreiz	Abgeschwächtes Atemgeräusch, hypersonorer Klopfschall; Spannungspneu: Hypotonie	Meist junge gesunde Männer	Lungenkollaps	Pneumothorax (▶ 7.7)
Nach Trauma	Atemabhängige Schmerzen	Paradoxe Atmung	Oft zusätzlicher Pneumothorax	Brustkorbverletzung	Instabiler Thorax (▶ 11.3)
Plötzlich in Stresssituation; ähnliche Anfälle in der Vorgeschichte	Periorale und karpopedale Parästhesien	Tetanie	Besserung durch Beruhigung	Meist psychogen	Hyperventilationssyndrom (▶ 7.6)

7

Tab. 7.2 Differenzialdiagnose von Thoraxschmerzen

Symptome	Befunde	Besonderheiten	Verdachtsdiagnose
Retrosternaler Schmerz von kurzer Dauer, evtl. mit Ausstrahlung; Dyspnoe, Schweißausbruch	Besserung auf Nitrospray	Häufig nach physischer oder psychischer Belastung	Angina pectoris (▶ 5.1)
Angina-pectoris-Beschwerden von langer Dauer; Angst, Übelkeit	Nitroresistenz	s. o.	Myokardinfarkt (▶ 5.2)
Umschriebene thorakale Schmerzen; Atemnot, Angst, Husten	Tachypnoe, evtl. Fieber	Typische Risikofaktoren, z. B. phlebologische Erkr., Immobilisation	Lungenembolie (▶ 7.4)
Akuter, stechender Thoraxschmerz (atemabhängig), Atemnot, Hustenreiz	Asymmetrische Thoraxexkursion; Auskultation: Abgeschwächtes Atemgeräusch	Z. n. Trauma, pulmonalen Vorerkr. oder idiopathisch	Pneumothorax (▶ 7.7, ▶ 11.3)
Atem-, evtl. bewegungsabhängige, umschriebene thorakale Schmerzen	Auskultation: Atemabhängiges Reibegeräusch	Meist sekundär, z. B. bei Pneumonie, Tbc, Lungeninfarkt, Bronchialkarzinom	Pleuritis
Rücken-Schulter-Schmerz; Schock	RR-Differenz zwischen oberer und unterer Extremität	Z. n. Dezelerationstrauma; Arteriosklerose	Aortenaneurysma (-ruptur) (▶ 6.5)
Gürtelförmig oder segmental begrenzte Schmerzareale	Druckschmerz im Bereich der irritierten Nn. intercostales	Häufig bei Herpes zoster, Rippenerkr. (z. B. Periostitis) oder Wirbelsäulenveränderungen	Interkostalneuralgie
Bewegungs- oder haltungsabhängige Myalgien und Nervenirritationen	Beschwerden oft durch manuellen Druck auf Sternum oder Thorax verstärkbar	Evtl. nach längerem Liegen, belastungsunabhängig; Z. n. Degeneration der WS	HWS-/BWS-Sy.
Lokalisierter, stechender, starker Schmerz	Schmerz durch gezielte Palpation auslösbar	Vorausgegangenes Trauma oder Hustenattacken	Rippenfraktur

! Bei massiver Hämoptyse (Hämoptoe) vermeiden von Atemwegsverlegungen → Kopftieflagerung, ggf. Intubation (▶ 3.4.4).

7

7.2 Asthma bronchiale

Thomas Köhnlein

Definition Anfallsweise auftretende Atemnot durch Atemwegsobstruktion (Bronchospasmus, übermäßige Schleimsekretion und Bronchialwandödem) durch eine chron. eosinophile Entzündung der kleinen Atemwege.

Symptomatik

- Anfallsweise Atemnot mit exspiratorischem Giemen.
- Orthopnoe mit Einsatz der Atemhilfsmuskulatur.
- Quälender Hustenreiz.
- Tachykardie und eventuell Hypertonie.
- Unruhe, Angst und Schweißausbruch.
- Verwirrtheit, Somnolenz.
- Pat. kann keinen vollständigen Satz zu Ende sprechen.

Kurzanamnese

- Asthma bronchiale bekannt?
- Allergenexposition?
- Respiratorischer Infekt?
- Medikamentöse Auslöser (Betablocker, Azetylsalizylsäure)?
- Chemische oder physikalische Irritation (Staub, kalte Luft)?
- Emotionale Erregung?
- Starke körperliche Anstrengung?

Sofortdiagnostik

- Basischeck (▸ 4.1.2).
- Puls (↑), Atemfrequenz (↑), SpO_2 (↓), RR (↑), EKG. Puls > 110/Min. oder < 60/Min. und Atemfrequenz ≥ 25/Min.: schwerer Anfall.
- **Inspektion:**
  - Unruhe bis Agitiertheit.
  - Zyanose.
  - Halsvenenstauung, periphere Ödeme.
  - Inspiratorisch interkostale Einziehungen, exspiratorisch Auswärtsbewegung des Abdomens.
- Messung des Peak-flow-Werts: PEF ≤ 50 % des Sollwerts → schwere Attacke, PEF ≤ 33 % Sollwerts → Lebensgefahr.
- **Auskultation:**
  - Verlängertes Exspirium, Giemen, Brummen, Pfeifen.
  - Fehlendes Atemgeräusch (silent lung).
- Perkussion: hypersonorer Klopfschall.

Sofortmaßnahmen

- Beruhigender Zuspruch.
- Sitzende Lagerung.
- Beengende Kleidung öffnen.
- Großzügige O_2-Gabe (6 l/Min. über Gesichtsmaske mit Reservoir, F_iO_2 > 60 %, ▸ Tab. 1.7). Meistens besteht durch die Hyperventilation neben der Hypoxämie eine Hypokapnie. Bei schweren oder lebensbedrohlichen Asthma-bronchiale-Anfällen kann das CO_2 jedoch normal oder erhöht sein. Auch in diesen Fällen besteht keine Kontraindikation gegenüber einer hoch dosierten O_2-Gabe (▸ 1.7.3, ▸ 1.23).

7

- Inhalative $β_2$-Sympathomimetika, z. B. Salbutamol oder Fenoterol als Dosieraerosol idealerweise mit Spacer, 2–4 Hub, nach 10–15 Min. wiederholen.
- I. v. Zugang mit Infusion von Ringeracetat (▶ 1.23). Vorsichtige Flüssigkeitsgabe bei Rechtsherzinsuff. im akuten Anfall.
- Prednisolon 50–100 mg i. v.
- Evtl. parenterale Sympathikomimetika, z. B. Terbutalin 0,25–0,5 mg s. c.
- Evtl. Theophyllin. Initialdosis 5 mg/kg KG als Kurzinfusion, Erhaltungsdosis 0,5–0,7 mg/kg/h. Zurückhaltende Dosierung bei vorbestehender Theophyllin-Medikation.
- **In lebensbedrohlichen Situationen:** i. v. Gabe des $β_2$-Sympathikomimetikums Reproterol, initial 1 Amp. mit 0,09 mg langsam i. v., Wiederholung nach 10 Min. möglich. Perfusor: 5 Amp. à 0,09 mg auf 50 ml NaCl 0,9 % mit 2–10 ml/h, d. h. 0,018–0,09 mg/h.

> **!** Nicht indiziert im akuten Anfall sind Sedativa, Mukopharmaka und Antibiotika.

- **Nur bei Therapieresistenz:** totale muskuläre Erschöpfung, ausgeprägte Zyanose, Bradykardie, schwere Arrhythmie, Bewusstseinsstörung:
  - Intubation (▶ 3.4.4), Beatmung (▶ 3.4.8), Narkose (▶ 3.3).
  - Einleitungshypnotikum Ketamin S 1–2 mg/kg KG i. v. oder Propofol 1,5–2,5 mg/kg KG i. v. Danach ggf. Ketamin S 100–200 mg/h über Spritzenpumpe in Kombination mit einem Benzodiazepin, z. B. Midazolam 7,5–15 mg/h.
  - Beatmungsparameter: Atemzugvolumen ca. 8 ml/kg KG, f = 10/Min., I : E = 1 : 2 bis 1 : 3; PEEP = 5 mbar. Möglichst niedriger inspiratorischer Flow bzw. Inspirationsdruck. Beatmungsziel: ausreichende Oxygenierung bei permissiver Hyperkapnie.
  - Alternativ Beatmungsversuch mit nichtinvasiver Beatmung gerechtfertigt, bei unzureichender Besserung des Pat. Intubation ohne Verzögerung indiziert.

> - $β_2$-Sympathomimetika und Theophyllin nur unter Pulskontrolle geben. Bei Tachykardie > 130/Min. keine weitere Applikation.
> - β-Blocker sind kontraindiziert.
> - CO_2-Narkose und Bewusstseinsverlust mit Atemstillstand durch Sedativa und O_2-Gabe möglich → Intubationsbereitschaft.
> - Möglichst großlumigen Tubus verwenden (→ einfacheres Weaning).
> - Bei Beatmung Spitzendrücke möglichst niedrig halten.
> - Gefahr einer zu flachen Narkose beim Asthmatiker → Medikamente ausreichend dosieren.
> - Bei Schwangeren Ther. wie bei anderen Asthmatikerinnen.
> - Bei Anlage eines Subklaviakatheters erhöhte Pneumothoraxgefahr.

Transport Immer Transport in die nächste internistische Abteilung. Bei Stabilisierung des Zustands schonender Transport auch ohne Sondersignale möglich, bei drohenden bzw. bereits eingetretenen Komplikationen rascher Transport mit Sondersignalen.

Prinzipien der Weiterbehandlung Ther. respiratorischer Infekte, Kombinationsther. (Glukokortikoide, β_2-Sympathomimetika, Theophyllin usw.) nach Stufenplan, Expektoranzien, Atem-Physiother., Hyposensibilisierung, Patientenschulung, evtl. Psychother.

Differenzialdiagnosen

- (Infektbedingte) Exazerbation einer COPD.
- Kardiales Lungenödem (▶ 7.5): Herzinsuff. bekannt?
- Lungenembolie (▶ 7.4): stechender thorakaler Schmerz, Z. n. Phlebothrombose, OP, Immobilisierung.
- Pneumothorax (▶ 7.7): einseitig fehlendes Atemgeräusch, hypersonorer Klopfschall.
- Aspiration (▶ 17.2.6): anamnestische Hinweise, inspiratorischer Stridor.
- Reizgasinhalation (▶ 9.7.1): anamnestische Hinweise.

!

- Sämtliche Maßnahmen ohne Hektik durchführen und dem Pat. in Ruhe erklären → Angstreduktion.
- KO durch Hypoxie: Tachykardie, Rhythmusstörungen, akutes Rechtsherzversagen.
- Nach länger dauernden Asthmaepisoden besteht meist Dehydratation (Schwitzen; Tachypnoe → Wasserverlust über die Lungen) → großzügige Infusionsgabe.

7.3 Pneumonie

Thomas Köhnlein

Symptomatik

- Husten:
  - Produktiver Husten mit grünlichem, im Verlauf gelblichem Sputum → bakterielle Pneumonie.
  - Trockener Husten mit spärlichem Auswurf → virale Pneumonie, Mykoplasmen, Chlamydien.
- Fieber, Schüttelfrost, allgemeines Krankheitsgefühl.
- Plötzlich oder allmählich beginnende Atemnot mit „Nasenflügeln".
- Tachypnoe.
- Atemabhängiger Thoraxschmerz bei Begleitpleuritis mit Fortleitung in das Abdomen (v. a. bei Kleinkindern).
- Verwirrtheitszustände bedingt durch Exsikkose (v. a. bei älteren Pat.).
- Appetitlosigkeit, Erbrechen, Übelkeit, Myalgie.

Kurzanamnese

- Alter oft < 1 J. oder > 60 J.
- Kardiale oder pulmonale Vorerkr. (kardiale Stauung, COPD, Bronchialkarzinom).
- Reduzierter Immunstatus (Tumorleiden, HIV-Infektion, Ther. mit Immunsuppressiva oder Zytostatika, Alkoholismus, Diabetes mellitus), Bewohner eines Pflegeheims.

Sofortdiagnostik

- Basischeck (▶ 4.1.2)
- Puls, SpO_2, RR, EKG
- „HNO-Untersuchung": Hinweise auf Otitis, Pharyngitis oder Sinusitis?

- Perkussion: Gedämpfter Klopfschall
- Auskultation: Bronchialatmen (Exspiration lauter, länger und höher als Inspiration), inspiratorisch ohrnahe „klingende" RG

Sofortmaßnahmen
- Oberkörperhochlagerung
- O_2-Gabe (▶ 1.7.3, ▶ 1.23)
- I. v. Zugang mit Infusion von Ringeracetat (▶ 1.23)
- Bei hohem Fieber evtl. bei längerer Anfahrt Wadenwickel
- Ggf. nichtinvasive Beatmung (▶ 3.4.8)
- Bei massiver respiratorischer Insuff. und Bewusstseinstrübung ggf. Intubation

Transport Bei Pat. < 65 J., fehlenden Begleiterkr. und leichtem Verlauf ambulante Ther. möglich. Bei mehr als einem CRB-65-Zeichen (s. Prinzipien der Weiterbehandlung) stationäre Ther. in einer internistischen Abteilung einleiten.

Prinzipien der Weiterbehandlung Rö-Thorax, Ther. der kardialen und respiratorischen Insuff. (ggf. Intubation und Beatmung), Erregernachweis → Antibiotikather., Ausschluss anderer Ursachen für pulmonales Infiltrat (z. B. Tbc, Bronchialkarzinom, Lungenmykose oder Infarktpneumonie).
- Risikostratifizierung mit CRB-65-Score: C = Confusion, Bewusstseinseinschränkung; R = Atemfrequenz ≥ 30/Min.; B = systolischer Blutdruck < 90 mmHg; 65 = Alter ≥ 65 J.
- Procalcitonin (PCT): PCT < 0,1 ng/ml schwerer Krankheitsverlauf unwahrscheinlich, PCT > 0,25 ng/ml schwerer Krankheitsverlauf wahrscheinlich.

Komplikationen Respiratorische Insuff., septisches Herz-Kreislauf-Versagen, Lungenembolie infolge Immobilisation.

Differenzialdiagnosen Bronchialkarzinom, Aspiration, Lungeninfarkt nach Lungenembolie (▶ 7.4), Lungen-Tbc, Lungenödem (▶ 7.5), ARDS.

!
- Bauchschmerzen bei Kindern evtl. Hinweis auf eine Pneumonie.
- Bei älteren Pat. trotz Schwere der Erkr. oft symptomarmer Verlauf.
- Neg. Auskultations- und Perkussionsbefund bei zentraler Pneumonie (→ Diagnosesicherung durch Rö-Thorax).

7.4 Akute Lungenembolie

Thomas Köhnlein

Definition Plötzliche Verlegung von Anteilen der Lungenstrombahn durch Thromben überwiegend aus dem Einzugsgebiet der V. cava inferior, seltener durch Luft, Fett, Fremdkörper, Fruchtwasser, Tumorzellen oder septische Embolien.

Symptomatik
- Plötzliche Atemnot
- Thorakale Schmerzen:
  - Umschrieben
  - Ausstrahlung in Schulter und Bauchwand
  - Häufig inspiratorisch verstärkter pleuritischer Schmerz
- Angst, Unruhe, Beklemmungsgefühl
- Husten (trocken und nicht produktiv), Hämoptysen

- Synkopen, Krampfanfälle, Verwirrtheit, neurologische Ausfälle (HZV ↓ → sekundäre zerebrale Ischämie)
- Seltenere Symptome: Übelkeit, Erbrechen, Schwindel, Schweißausbruch

Kurzanamnese
- Akute Phlebothrombose, meist im Bereich der Venen der unteren Extremität.
- Immobilisation: Bettlägerigkeit, eingegipste Frakturen, längere Reisen im Auto oder Flugzeug in sitzender Position.
- Auslösung der Lungenembolie evtl. durch plötzliche körperliche Anstrengung, das morgendliche Aufstehen oder die Druckerhöhung bei Defäkation.
- Chron. Herzinsuff. (Dauermedikation?).
- Hyperkoagulatorische Zustände (Krebserkr., Schwangerschaft und postpartale Phase, Östrogenther., hormonelle Kontrazeption und zusätzlicher Nikotinabusus!).
- Anamnestisch beim Pat. selbst oder in der Familie (Hinweis auf erblichen Koagulationsdefekt, ca. 25 % der Gesamtbevölkerung).
- Selten septische Embolien bei Schrittmacherträgern, Dialysepatienten mit infiziertem Shunt oder bei Suchtkranken mit i. v. Drogenmissbrauch.

Sofortdiagnostik
- Basischeck (▶ 4.1.2).
- Puls (↑), SpO_2 (↓), RR (↓), EKG (s. u.).
- Tachypnoe (Frequenz > 20/Min.).
- **Inspektion:** blasses, zyanotisches Hautkolorit. Bei der sehr seltenen nichtthrombotischen Fettembolie, z. B. nach Knochenverletzungen, Petechien am oberen Thorax und an den Armen.
- **Auskultation:**
  - **Pulmonal:** meist kein pathologischer Befund, Zeichen wie Entfaltungsknistern, selten lokalisiertes Giemen, Pleurareiben und basale Dämpfung infolge eines Pleuraergusses bei Lungeninfarkt treten i. d. R. erst später im Verlauf (ab 3. Tag) auf.
  - **Kardial:** evtl. betonter oder gespaltener 2. Herzton, 3. Herzton, Galopprhythmus.
- **BGA:** Hypokapnie, Hypoxämie (SpO_2 < 90 %), evt. bei Hyperventilation auch Normoxämie.
- **EKG:** oft normal oder unspezifisch verändert:
  - 3 Ableitungen: Sinustachykardie, Vorhoftachykardie (häufig Vorhofflattern mit 2 : 1-Überleitung, Vorhofflimmern).
  - 12 Ableitungen: altersuntypischer Rechts- oder Steiltyp, Lagetypwechsel nach rechts gegenüber Vor-EKG, S1Q3- oder S1S2S3-Typ, kompletter oder inkompletter Rechtsschenkelblock, T-Negativierung rechts präkordial (V_1–V_3); ST-Hebung in V_1/V_2 (EKG-Veränderungen sprechen immer für eine schwere Lungenembolie).
- Bei fulminanter Lungenembolie kardiogener Schock (▶ 5.9) oder Herz-Kreislauf-Stillstand (▶ 5.3).

Sofortmaßnahmen
- Oberkörperhochlagerung in halb sitzende Position.
- Strikte Immobilisierung.
- O_2-Gabe (▶ 1.7.3, ▶ 1.23).
- I. v. Zugang mit Infusion von Ringeracetat (▶ 1.23).
- Ggf. Analgesie mit fraktionierten Gaben von 5–10 mg Morphin i. v.

7

- Bei ausgeprägter respiratorischer Insuff.: Intubation (▶ 3.4.4), Beatmung (▶ 3.4.8) und Narkose (▶ 3.3).
- Ggf. Kreislaufstabilisierung mit Katecholaminen, z. B. Dobutamin 1,5–15 µg/kg KG/Min., Noradrenalin 0,1–1 µg/kg/Min.
- **Antikoagulation:** bei stabiler Kreislaufsituation und nicht lebensbedrohlicher Blutgassituation. Heparin 5.000–10.000 IE i. v. als Bolus, anschließend 1.000 IE/kg/d bei hochwahrscheinlicher Verdachtsdiagnose Lungenembolie und niedrigem Blutungsrisiko. Alternativ niedermolekulares Heparin s. c. geben (200 IE Anti Xa/kg/d).
- **Thrombolyse:** bei dringendem V. a. Lungenembolie, Schock oder schwerer Hypoxämie unter Reanimationsbedingungen als letzte Option (Medikamente auf NAW evtl. nicht vorhanden).
  - Rekombinanter Gewebeplasminogenaktivator rtPA 100 mg über 2 h oder 10 mg Bolus i. v., anschließend 90 mg über 2 h oder
  - Rekombinanter Plasminogenaktivator Reteplase 10 E als Bolus i. v. und Wiederholungsbolus von 10 E i. v. nach 30 Min. oder
  - Streptokinase: 1,5 Mio. IE über 30 Min. i. v. oder
  - Urokinase: hoch dosierte Boluslyse mit 1,5–2 Mio. E i. v. (aufgrund der geringeren allergisierenden Potenz gegenüber Streptokinase zu bevorzugen).
  - **Absolute KI:** Z. n. intrazerebraler Blutung, Schlaganfall oder OP am ZNS bis zu 2 Mon. vor der Lungenembolie, zerebrale Tumoren oder Gefäßanomalien, manifeste gastrointestinale Blutungsquelle aus Ulzera, Ösophagusvarizen oder Tumoren; Schwangerschaft und postpartale Phase (nicht für Heparin).
  - **Relative KI:** Z. n. größeren chirurgischen Eingriffen oder Trauma, latente Blutungsgefahr aus dem Magen-Darm- und Urogenitaltrakt, unbehandelter arterieller Hypertonus.

> **!** Bei allen Thrombolytika außer Streptokinase muss direkt nach der Lysether. eine Antikoagulation (s. o.) erfolgen.

Transport Immer zügiger Transport in die nächste internistische Abteilung mit Intensivstation, falls möglich mit angeschlossener Kardiochirurgie.

Prinzipien der Weiterbehandlung Kapilläre BGA, Echokardiografie, Angio-CT des Thorax, Kompressionssonografie, bei unklaren, nicht lebensbedrohten Pat. evtl. Ventilations-/Perfusionsszintigrafie, Pulmonaliskatheter. Bei instabilen Pat. evtl. Thrombolyse, operative pulmonale Embolektomie u. U. während extrakorporaler Zirkulation (s. o.).

> **!**
> - Die Lungenembolie ist eine typische Erkr. chron. kranker Pat., kommt aber auch bei völlig Gesunden vor.
> - Durch Appositionsthromben oder rezidivierende Embolien Übergang in höhere Schweregrade der Lungenembolie bis hin zum reanimationspflichtigen Rechtsherzversagen → vorsichtiger Transport.

Differenzialdiagnosen

- **Pulmonal:** Pneumonie (▶ 7.3), Pleuritis, infektexazerbierte chron.-obstruktive Bronchitis (▶ 7.8), Asthma bronchiale (▶ 7.2), Lungenödem (▶ 7.5), Spontanpneumothorax (▶ 7.7), Bronchial-Ca.

7

- **Kardial:** Herzinfarkt (▶ 5.2), Angina pectoris (▶ 5.1), akute Herzinsuff. (▶ 5.3), Aortendissektion (▶ 6.5), Myo- und Perikarditis. EKG-Veränderungen bei Hinterwandinfarkt: Ebenfalls große Q-Zacke in III, aber zusätzlich auch noch in aVF und evtl. II, meist kein Rechtsschenkelblock oder T-Negativierung in V_1–V_4.
- **Abdominal:** Cholezystitis, Pankreatitis, perforiertes Ulcus ventriculi oder duodeni (▶ 15.2).
- Muskuloskelettale Schmerzen, Rippenfrakturen (▶ 11.3).
- Herpes zoster.
- Hyperventilationssy. (▶ 7.6).

!
- Keine i. m. Injektionen und Punktion nicht kompressibler Gefäße (V. subclavia) wegen evtl. Lysether.
- Ohne adäquates hämodynamisches Monitoring eher zurückhaltende Volumenther.

7.5 Lungenödem

Thomas Köhnlein

Symptomatik

- Dyspnoe, insbes. im Liegen
- Pat. in sitzender Position (Orthopnoe)
- Angst, Unruhe, Agitiertheit

Kurzanamnese

- In den meisten Fällen kardiale Erkr.: Linksherzinsuff., Hypertonie, Angina pectoris, Myokardinfarkt, Herzklappenfehler, Arrhythmie.
- Dialysepflichtige Niereninsuff. (Überwässerung).
- Intox. (toxisches Lungenödem), z. B. Heroin (▶ 9.5.3), Salizylat (▶ 9.4.3), Reizgasinhalation (▶ 9.7.1).
- Ertrinkungsunfall.
- Neurogenes Lungenödem (z. B. nach SHT, Schlaganfall).

Sofortdiagnostik

- Basischeck (▶ 4.1.2).
- Puls (↑), SpO_2 (↓), RR (↑ oder ↓, s. u.), EKG (s. u.).
- **Inspektion:**
  - Blasse, oft zyanotische, feuchtkalte Haut.
  - Husten mit schaumigem, gelegentlich blutig tingiertem Sputum.
  - Sichtbare Stauung der Halsvenen.
- **Auskultation:**
  - **Pulmonal:** röchelndes, rasselndes Atemgeräusch (bei ausgeprägtem alveolärem Lungenödem auch ohne Stethoskop zu hören!) bes. über den abhängigen Lungenabschnitten, evtl. Giemen durch reflektorischen Bronchospasmus.
  - **Kardial:** Systolikum über Mitral- oder Aortenareal (Vitium?), evtl. 3. Herzton.
- **Palpation:** vergrößerte, evtl. druckschmerzhafte Leber.
- **Blutdruck:** häufig Hypertonie (hypertensive Krisen als Ursache der Linksherzinsuff.), bei Schocksymptomatik Hypotonie.

- **EKG:** keine typischen Veränderungen, evtl. Hinweise auf zugrunde liegende Pathogenese (z. B. Herzinfarkt, Arrhythmien, Linksherzhypertrophie).

Sofortmaßnahmen

- **Basismaßnahmen:**
  - Sitzende Lagerung mit tief hängenden Beinen.
  - O_2-Gabe (▶ 1.7.3, ▶ 1.23).
  - I. v. Zugang mit langsamer Infusion von Ringeracetat (▶ 1.23).
  - Diurese durch Furosemid 20–40 mg i. v.
- **Kardiales Lungenödem:** Vasodilatation zur Vorlastsenkung:
  - Nitroglyzerin 0,8–1,6 mg s. l., Wiederholung alle 5–10 Min. oder
  - Nitroglyzerin 0,5–1(–1,6) mg/h i. v. unter Blutdruckkontrolle.
- **Herzinsuff.:** bei kardiogenem Schock Dobutamin 1,5–15 µg/kg/Min.
- **Hypertensiver Notfall:** Nachlastsenkung z. B. mit Nitroglyzerin i. v. (s. o.) oder Urapidil 12,5–25 mg i. v.
- **Erstickungsgefühl:** vorsichtige Sedierung und Anxiolyse mit fraktionierten Gaben von 5–10 mg Morphin i. v.
- **Tachykardie:**
  - Lebensbedrohliche ventrikuläre Tachykardie: Antiarrhythmika (▶ 5.4), evtl. elektrische Kardioversion.
  - Supraventrikuläre Tachykardie mit schneller Überleitung: Digoxin 0,25 mg i. v. evtl. Verapamil 5–10 mg i. v. über mehrere Min. Vorsicht bei Verdacht auf Präexzitationssy. oder AV-Knoten-Reentry Tachykardie, hier Adenosin 6–12 mg schnell i. v. Bei therapierefraktärem schnellem Vorhofflimmern Versuch mit Amiodaron 300 mg i. v. (KI: Hyperthyreose).
- **Ausgeprägte Bradykardie** (AV-Block III, Sinusarrest): evtl. Implantation eines passageren Schrittmachers.
- **Respiratorische Insuff.:**
  - Mit Bewusstseinstrübung: Intubation, Beatmung (PEEP 5–10 cmH_2O) und Narkose (▶ 3.3).
  - Ohne Bewusstseinsstörung: nichtinvasive Beatmung (PSV oder CPAP 5–10 cmH_2O) (▶ 3.4.8).
- **Inhalation von Reizgasen** mit hoher Lipidlöslichkeit (z. B. Nitrosegase): Therapieversuch mit inhalativen Glukokortikoiden zur Prävention eines verspätet auftretenden toxischen Lungenödems (▶ 9.7.1).

7

!

- Bei V. a. Aortenvitium extreme Vorsicht mit Nitroglyzerin.
- Bei Unsicherheit, ob kardiale oder pulmonale Genese der Dyspnoe, Vorsicht mit Theophyllin (hohes arrhythmogenes Potenzial).

Transport Immer Transport in die nächste internistische Abteilung mit Intensivstation.

Prinzipien der Weiterbehandlung Echokardiografie, evtl. hämodynamisches Monitoring; ggf. nichtinvasive Beatmung (CPAP oder Bilevel-Beatmung) oder invasive Beatmung mit differenziertem Beatmungsmuster, hirndrucksenkende Maßnahmen bei Lungenödem aufgrund intrakranieller Druckerhöhung; bei Niereninsuff. mit Überwässerung evtl. Hämofiltration oder Dialyse.

- Herzauskultation oft schwierig bei dominanten Rasselgeräuschen.
- Häufig gleichzeitige kardiale und pulmonale Ursache der akuten Dyspnoe.
- Schwierige DD zu chron.-obstruktiven Bronchialerkr., wenn dominanter Bronchospasmus (insbes. bei interstitiellem Lungenödem).

7.6 Hyperventilationssyndrom

Ulrich v. Hintzenstern und Thomas Köhnlein

Definition Steigerung des Atemminutenvolumens (insbes. der Atemfrequenz) → respiratorische Alkalose → Abnahme des ionisierten Kalziums („relative Hypokalzämie").

Symptomatik

- Dyspnoe und Brustschmerzen (beides subjektiv)
- Tachypnoe
- Erregungszustand, Angst
- Blässe, Schwitzen, Tachykardie
- Parästhesien und Muskelspasmen perioral und an Händen („Pfötchenstellung") und Füßen, auch unilateral möglich
- Synkope (selten)

Kurzanamnese

- V. a. junge Frauen („Hysterie")
- Psychische Stresssituation?
- Evtl. bereits früheres Auftreten, Besserung der Symptomatik bei Anstrengung.
- Selten bei SHT (▶ 11.2), Enzephalitis (▶ 8.2.2), Salizylatintox. (▶ 9.4.3), hohem Fieber, Leberausfallskoma, Hypoxie.

Sofortdiagnostik

- Basischeck (▶ 4.1.2).
- Puls, SpO_2, RR, EKG.

Sofortmaßnahmen

- Pat. beruhigen.
- Zum bewussten, langsamen Atmen auffordern.
- Falls o. g. Maßnahmen nicht ausreichen: Benzodiazepine, z. B. Midazolam 2–5 mg i. v.

! Die CO_2-Rückatmung aus einer Tüte ist eine ungeeignete Maßnahme:

- Verursacht bei vielen Pat. Panik und Erstickungsängste → Verschlimmerung der Symptomatik.
- Hypoxämie möglich → nur mit zusätzlicher O_2-Gabe (3 l/Min. per Nasensonde).

Transport Bei gesicherter psychischer Ursache und unkompliziertem Verlauf Vorstellung beim Hausarzt ausreichend, ansonsten Transport in die nächste internistische, in Extremfällen psychiatrische Abteilung.

Prinzipien der Weiterbehandlung Maßnahmen zur zukünftigen Verhinderung des Hyperventilationssyndroms (z. B. Aufklärung über die Erkr., Psychother., Atemschule, autogenes Training).

Differenzialdiagnosen Asthma bronchiale (▶ 7.2), Intox. (▶ 9), Herzinfarkt (▶ 5.2), Lungenembolie (▶ 7.4), Herzrhythmusstörung (▶ 5.4), Pneumonie (▶ 7.3), Pneumothorax (▶ 7.7), Lungenödem (▶ 7.5), Fremdkörperaspiration (▶ 17.2.6), allergisches Glottisödem (▶ 17.2.7, ▶ 19.1), Fieber.

- Fast immer psychische Ursache des Hyperventilationssy. → nichtmedikamentöse Ther. („Verbalnarkose" bzw. „Droge Arzt") bei entsprechendem Engagement meist erfolgreich.
- (Vorschnelle) medikamentöse Ther. → bei späterem Hyperventilationssy. Fixierung des Pat. auf „bedrohliche Krankheit", die NA-Alarmierung und „Spritze" erfordert.
- Das Hyperventilationssy. ist eine Ausschlussdiagnose. Deshalb alle sonst möglichen Erkr. mit dem Leitsymptom „Dyspnoe" ausschließen (▶ 7.1.1).

7.7 Spontanpneumothorax („geschlossener" Pneumothorax)

Ulrich v. Hintzenstern

Definition

- **Pneumothorax** (▶ Abb. 7.1): Luftansammlung im Pleuraspalt nicht traumatischer Ursache (z. B. Platzen einer Emphysemblase). Traumatischer (geschlossener bzw. offener) Pneumothorax ▶ 11.3.
- **Sonderform:** Spannungs-(Ventil-)pneumothorax (▶ Abb. 7.2). Bei der Inspiration gelangt Luft in den Pleuraraum, die aufgrund eines Ventilmechanismus in der Exspiration nicht mehr entweichen kann → Überdruck → Mediastinalverdrängung zur gesunden Seite → Lebensgefahr!

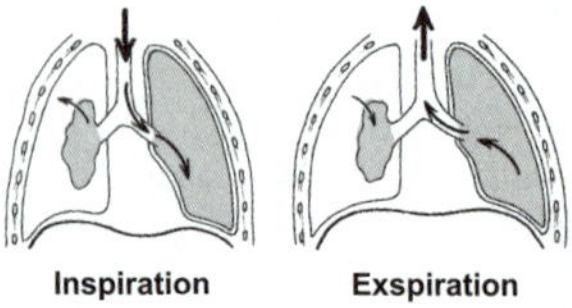

Abb. 7.1 Geschlossener Pneumothorax [L106]

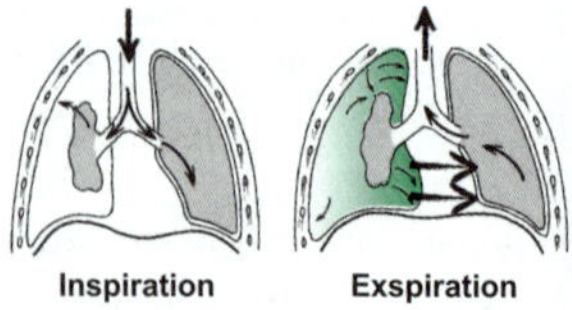

Abb. 7.2 Geschlossener Spannungspneumothorax [L106]

7

Symptomatik

- Akute Atemnot.
- Akut auftretender, einseitig stechender Thoraxschmerz (atemabhängig).
- Hustenreiz.
- Bei Spannungspneumothorax zusätzlich stärkste Atemnot, Tachypnoe, Blässe, Schweißausbruch, Zyanose, Unruhe, Todesangst, Schock, Herzstillstand.
- Bei kontrollierter Beatmung: ständiger Anstieg des Beatmungsdrucks.

Kurzanamnese

- Idiopathischer Spontanpneumothorax: Meist schlanke junge Männer zwischen 20 und 40 J. („weak lung").

- Symptomatischer Spontanpneumothorax: Bei Pat. (meist 55–65 J.) mit pulmonalen Vorerkr. wie Asthma, Tbc, Bronchialkarzinom, Mukoviszidose, Lungenabszess oder -fibrose.
- Gelegentlich im Zusammenhang mit plötzlicher körperlicher Anstrengung (schwere Arbeit, Husten, Pressen, Niesen, Defäkation).

Sofortdiagnostik

- Basischeck (▶ 4.1.2).
- Puls, SpO_2, RR, EKG.
- Inspektion: asymmetrische Thoraxexkursion, d. h. eingeschränkte Beweglichkeit („Nachhinken") der betroffenen Seite.
- Auskultation: abgeschwächtes oder selten völlig fehlendes Atemgeräusch auf der betroffenen Thoraxseite („stumme Lunge").
- Perkussion: hypersonorer (manchmal tympanitischer) Klopfschall auf der betroffenen Seite.
- Bei Spannungspneumothorax Puls (↑), SpO_2 (↓), RR (↓), EKG (Rhythmusstörungen), obere Einflussstauung.

> **!** Bei untypischen Befunden (kein Seitenunterschied bei Auskultation und Perkussion) an beidseitigen Pneumothorax denken.

Sofortmaßnahmen

- Beruhigender Zuspruch.
- Oberkörperhochlagerung in halb sitzender Position.
- O_2-Gabe (▶ 1.7.3, ▶ 1.27).
- I. v. Zugang mit Infusion von Ringeracetat (▶ 1.27).
- Ggf. vorsichtige Sedierung mit z. B. Diazepam 5 mg i. v.
- Ggf. Analgesie mit fraktionierten Gaben von z. B. Fentanyl 0,05 mg i. v.
- **Entlastungspunktion bei Spannungspneumothorax als Erstmaßnahme** wegen drohender Lebensgefahr im 2. oder 3. ICR ventral mit großlumiger Venenverweilkanüle, z. B. Größe 14 G (orange) oder 16 G (grau):
  - Oberkörperhochlagerung, Hautdesinfektion, Identifikation des 2. bzw. 3. ICR (▶ 2.10.1), Infiltration der Einstichstelle (3. bzw. 4. Rippe in der MCL) sowie des Stichkanals mit 3–5 ml Lidocain.
  - Hautpunktion mit Verweilkanüle, dann Vorschieben der Kanüle mit aufgesetzter Spritze auf den Oberrand der 3. bzw. 4. Rippe.
  - Nach Passieren der Rippe und Interkostalmuskulatur Metallkanüle um ca. 5 mm zurückziehen, sodass die scharfkantige Spitze nicht mehr aus der Plastikkanüle hervorragt.
  - Dann Kanüle waagerecht unter Aspiration weiterschieben, bis Luft aspiriert werden kann. Spritze abnehmen → Luft entweicht hörbar → schlagartige Befundbesserung durch Entlastung des Überdrucks.
  - Metallkanüle herausziehen und Plastikkanüle mit steriler Kompresse abdecken. Das Anbringen eines eingeschnittenen Fingerlings (Tiegel-Kanüle) zur Verhinderung des Lufteinstroms in der Inspiration ist nicht erforderlich, da das primäre Ziel der Notfallther. die Druckentlastung und nicht die Lungenentfaltung ist.

- Kann mit der Entlastungspunktion keine suffiziente Verbesserung der Symptomatik erzielt werden → Thoraxdrainage (▶ 2.10.1).
- Bei weiterbestehender respiratorischer Insuff. Intubation (▶ 3.4.4), Beatmung (▶ 3.3.8) und Narkose (▶ 3.3).

- Keine Angst vor einer Entlastungspunktion im 2. oder 3. ICR in der MCL! Das Vorgehen nach der angegebenen Technik ist „sicher", das Herz kann dabei nicht verletzt werden.
- Einstichstelle bei Entlastungspunktion mind. 3–4 Querfinger lateral des Sternumrands (A. thoracica int.).
- Punktion immer am Rippenoberrand (Interkostalgefäße und -nerven).
- Wird zur Punktion eine Stahlkanüle („Strauß-Kanüle") verwendet und mit einem eingeschlitzten Fingerling versehen (Tiegel-Ventil), kann die scharfkantige Kanülenspitze bei der Lungenentfaltung zur Verletzung der Pleura visceralis führen.

Transport Immer Transport in die nächste Klinik mit Intensivstation.

Prinzipien der Weiterbehandlung Rö-Thorax zur Befundsicherung, ggf. Thoraxdrainage, Thorax-CT zur Objektivierung von Emphysemblasen, ggf. operative Sanierung, z. B. Leckübernähung (evtl. endoskopisch), Keilresektion, Pleurodese, Pleuraresektion.

Differenzialdiagnosen

- Lungenembolie (▶ 7.4), Myokardinfarkt (▶ 5.2), Rippenprellungen oder -frakturen (▶ 11.3).
- **Zwerchfellruptur:** nach Bauch- und/oder Thoraxtrauma (→ Enterothorax), meist li Seite:
  - Symptome: Atemnot, Schulterschmerz, pektanginöse Beschwerden, Brechreiz, Aufstoßen.
  - Auskultation: abgeschwächtes Atemgeräusch, selten Darmgeräusche, Arrhythmie.
  - Gefahr der Darmverletzung bei blinder „Entlastungspunktion" oder Thoraxdrainage. Im Zweifelsfall hohe Thoraxdrainage im 2. ICR in der MCL nach digitaler Austastung.

7

7.8 Chronisch obstruktive Lungenerkrankung

Thomas Köhnlein

Engl.: Chronic Obstructive Pulmonary Disease (COPD)

Definition Progrediente Inflammation der mittleren und kleinen Atemwege, ausgelöst durch jahrelang inhalierte Toxine (z. B. Tabakrauch), mit ständigem Husten, Auswurf und (Belastungs-)Dyspnoe. Bei fortgeschrittenen Stadien sind wiederholte, schwere Exazerbationen typisch.

Symptomatik der akuten Exazerbation

- Progrediente Luftnot seit Stunden/Tagen mit vorwiegend exspiratorischer Atmungsbehinderung und vermehrter Sekretproduktion
- Orthopnoe, Sprechdyspnoe, Einsatz der Atemhilfsmuskulatur
- Agitation, Tachypnoe, Tachykardie

- Produktiver Husten
- Bei Hyperkapnie: herabgesetzte Vigilanz, Verwirrtheit

Kurzanamnese

- Langjähriger Tabakkonsum, Exposition gegenüber Berufsschadstoffen?
- Akuter respiratorischer Infekt? Purulente Verfärbung des Sputums?
- Frühere Exazerbationen?

Sofortdiagnostik

- Basischeck (▶ 4.1.2)
- Atemfrequenz (↑), Puls (↑), SpO_2 (↓)
- **Inspektion:**
  - Gesteigerte Atemanstrengungen, in- und v. a. exspiratorisch
  - Emphysemthorax.
  - Inspiratorische interkostale Einziehungen, exspiratorische Auswärtsbewegung des Abdomens
  - Obere Einflussstauung, periphere Ödeme
- **Auskultation und Perkussion:**
  - In- und v.a. exspiratorisches Giemen, Brummen, Pfeifen, verlängertes Exspirium
  - Abgeschwächtes Atemgeräusch
  - Hypersonorer Klopfschall, tiefstehende basale Lungengrenzen

Sofortmaßnahmen

- Sitzende, aufrechte Lagerung.
- Beengende Kleidung öffnen
- O_2-Gabe über Gesichtsmaske mit Reservoir. O_2-Flussrate nur so hoch einstellen, dass Sauerstoffsättigung 91–92 % (**Cave:** CO_2-Narkose)
- Nichtinvasive Beatmung über Mund-Nasen-Maske (▶ 3.4.8): assistierte Beatmung mit Druckvorgabe (inspiratorisch von 12 mbar auf > 18 mbar hochtitrieren, exspiratorisch 6–8 mbar) und Mindestfrequenz (> 12/Min.). Kurze Anstiegszeit bei Inspirationsbeginn (0,1 s)
- Kurz wirksame β_2-Sympathomimetika und/oder Anticholinergika als Dosieraerosol mit Spacer (Salbutamol, Fenoterol, Ipratropiumbromid), 1–2 suffizient durchgeführte Hübe, ggf. mehrfach nach jeweils 5–10 Min. wiederholen
- Feuchtinhalation über Inhaliergerät mit gleichen Medikamenten (falls verfügbar)
- I. v. Zugang mit Infusion von Ringeracetat (▶ 1.23). Vorsichtige Flüssigkeitsgabe bei Rechtsherzinsuff.
- Prednisolon 50–100 mg i. v., alternativ auch oral möglich
- Sympathomimetika s. c., z. B. Terbutalin 0,25–0,5 mg
- In lebensbedrohlichen Situationen Reproterol i. v. (β_2-Sympathomimetikum), initial 1 Amp. mit 0,09 mg langsam i. v., Wiederholung nach 10 Min. möglich. Perfusor: 5 Amp. à 0,09 mg auf 50 ml NaCl 0,9 % mit 2–10 ml/h, d. h. 0,018–0,09 mg/h
- Vorsichtige Sedierung mit nicht atemdepressiven Medikamenten möglich: Morphin 5 mg s. c., ggf. einmalige Wiederholung
- Nur bei Versagen der nichtinvasiven Beatmung: Intubation (▶ 3.4.4), Beatmung (▶ 3.4.7), Narkose (▶ 3.3)
- Beatmungsparameter: Atemzugvolumen ca. 8 ml/kg KG, f = 12/Min., I : E = 1 : 2 bis 1 : 3; PEEP = 5 mbar. Beatmungsziel: ausreichende Oxygenierung, langsame Reduktion der Hyperkapnie

- Theophyllin wird bei der akuten Exazerbation einer COPD nicht empfohlen (▶ 7.2).
- β_2-Sympathomimetika nur unter Pulskontrolle geben. Bei Tachykardie > 130/Min. keine weitere Applikation.
- CO_2-Narkose und Bewusstseinsverlust mit Atemstillstand durch Sedativa und O_2-Gabe möglich → Intubationsbereitschaft.
- Möglichst großlumigen Tubus verwenden (→ einfacheres Weaning).
- Bei Anlage eines Subklaviakatheters erhöhte Pneumothoraxgefahr.

Transport Ziel ist die nächste internistische Notaufnahme. Bei Stabilisierung des Zustands schonender Transport auch ohne Sondersignale möglich, bei drohenden bzw. bereits eingetretenen KO rascher Transport mit Sondersignalen.

Prinzipien der Weiterbehandlung Nichtinvasive Beatmung, High-flow- oder konventionelle O_2-Ther., Ther. eines respiratorischen Infekts, intensivierte medikamentöse Ther. (Glukokortikoide, Bronchodilatanzien, Expektoranzien), Atem-Physiother., Raucherentwöhnung.

Differenzialdiagnosen

- Pneumonie (▶ 7.3): Rasselgeräusche?
- Akuter Asthma-Anfall (▶ 7.2): Vordiagnose Asthma? Kontakt zu Allergenen? Fehlen klassischer COPD-Risikofaktoren? Jüngerer Pat.?
- Lungenembolie (▶ 7.4): stechender thorakaler Schmerz, Z. n. Phlebothrombose, OP, Immobilisierung?
- Akutes Koronarsyndrom (▶ 5.2): Angina pectoris?
- Kardiales Lungenödem (▶ 7.5): Herzinsuff. bekannt?
- Pneumothorax (▶ 7.7, ▶ 11.3): einseitig fehlendes Atemgeräusch, hypersonorer Klopfschall?
- Aspiration (▶ 17.2.6): inspiratorischer Stridor?

8 Neurologische Notfälle

Frank Erbguth, Ulrich v. Hintzenstern, Michael Reng

8.1 Verhalten am Notfallort
Frank Erbguth 296

8.2 Neurologische Notfalluntersuchung
Frank Erbguth 296

8.2.1 Anamnese und äußerer Eindruck 296

8.2.2 Atmung und Kreislauf 297

8.2.3 Bewusstseinslage 298

8.2.4 Kopf und Hirnnerven 299

8.2.5 Tonus und Motorik 303

8.2.6 Reflexe und Pyramidenbahnzeichen 303

8.2.7 Sensibilität, Koordination und Sprache 304

8.2.8 Kurzuntersuchung bei Bewusstseinsgetrübten 306

8.3 Leitsymptome und -syndrome
Frank Erbguth, Ulrich v. Hintzenstern und Michael Reng 306

8.3.1 Synkope
Ulrich v. Hintzenstern und Michael Reng 306

8.3.2 Nichttraumatische Bewusstseinsstörung/Koma
Frank Erbguth 308

8.3.3 Hirndruck/Einklemmung
Frank Erbguth 313

8.3.4 Zerebrale Lähmung
Frank Erbguth 315

8.3.5 Epiletpischer Anfall
Frank Erbguth 320

8.3.6 Nackensteife/Meningismus
Frank Erbguth 325

8.3.7 Akuter Kopfschmerz
Frank Erbguth 328

8.3.8 Akuter Schwindel
Frank Erbguth 332

8.3.9 Generalisierte periphere Lähmung
Frank Erbguth 336

8.3.10 Nichttraumatische Querschnittslähmung
Frank Erbguth 338

8.3.11 Akute Hyperkinesen
Frank Erbguth 340

8.4 Krisen bei neurologischen Erkrankungen
Frank Erbguth 341

8.4.1 Akinetische Krise bei Parkinson-Syndrom 341

8.4.2 Myasthene und cholinerge Krise bei Myasthenie 342

8.4.3 Multiple Sklerose 343

8.4.4 Hirntumor/ Hirnmetastasen 344

8.4.5 Progrediente irreversible neuromuskuläre Erkrankungen 345

8.1 Verhalten am Notfallort

Frank Erbguth

Am Notfallort muss eine **neurologische Syndromdiagnose** gestellt werden. Dementsprechend besteht die Notfallther. aus **syndromorientierten Maßnahmen.** Als Nächstes muss entschieden werden, ob diese Behandlung (z. B. bei Kopfschmerzen) wegen des nicht bedrohlichen Charakters der Symptome vorläufig ausreicht (z. B. bei Migräne) oder ob das klin. Bild Ausdruck einer bedrohlichen Erkr. sein könnte und der Pat. zur definitiven diagnostischen Zuordnung und Ther. in die Klinik eingewiesen werden muss (z. B. Kopfschmerzen bei Meningitis oder nach SAB). Die häufigsten neurologischen Notfälle sind mit jeweils 30–40 % „Schlaganfälle" (▶ 8.3.4) und „epileptische Anfälle" (▶ 8.3.5).

Neurologische Krankheitsbilder sollten vor Klinikeinlieferung nicht komplett verschleiert werden. Daher bei Intubation und zur Sedierung kurz wirksame und/oder antagonisierbare Sedativa und Relaxanzien verwenden, z. B.:

- Sedierung: Midazolam, Etomidat, Methohexital, Propofol.
- Relaxierung: Suxamethonium, Vecuronium, Atracurium, Mivacurium, Rocuronium, Cisatracurium.

8.2 Neurologische Notfalluntersuchung

Frank Erbguth

8.2.1 Anamnese und äußerer Eindruck

Grundsätzliches Vorgehen bei der neurologischen Notfalluntersuchung
Die neurologische Notfalluntersuchung soll in kurzer Zeit einen Überblick über die Funktionen von ZNS, peripherem Nervensystem und Muskulatur geben und eine **Syndromdiagnose** ermöglichen. Dieser Befund muss (außer unter Reanimationsbedingungen) vor evtl. notwendiger Sedierung und Relaxierung erhoben und dokumentiert werden. Neurologische Erkr. sind oft mehr aus der Anamnese als aus dem Befund beim Eintreffen vor Ort zu diagnostizieren (z. B. epileptischer Anfall).
Bei **Bewusstseinsgestörten** erfolgt eine rasche zügige Untersuchung neurologischer Kernfunktionen durch eine Basisuntersuchung (▶ 8.2.8). Bei **kooperativen Pat.** ist durch eine ausführlichere neurologische Untersuchung zu entscheiden, ob die Symptome harmlos oder bedrohlich sind (z. B. bei Kopfschmerzen).

Anamnese Bei Bewusstseinsgestörten oft nur **Fremdanamnese** möglich.

- Früher ähnliche Symptome, bekanntes Anfallsleiden, Anfallskalender (→ evtl. Krampfanfall oder Antikonvulsiva-Intoxikation).
- Prodromi, akuter oder schleichender Beginn (→ akuter Beginn spricht am ehesten für vaskuläre Genese; z. B. Schlaganfall, ischämische Querschnittslähmung).

- Medikamente, Drogen, Alkohol (→ evtl. Intoxikation, Entzugserscheinungen).
- Starke Hitze- bzw. Sonnenexposition und lang andauernde Anstrengung (→ evtl. Sonnenstich, Hitzschlag, Hitzekrämpfe).
- Psychische Auffälligkeiten (→ evtl. Intoxikation, Suizidalität, Psychogenität).
- Suizidabsichten (Sichten der Umgebung, z. B. Insulinspritze, leere Tablettenröhrchen).

Erster äußerer Eindruck

- Blutiger Speichel, Zungenbiss, Urinabgang oder Stuhlabgang: V. a. Krampfanfall (▶ 8.3.5).
- Opisthotonus: V. a. Meningoenzephalitis (▶ 8.3.6), Tetanus (▶ 8.3.6).
- Minderbewegung einer Halbseite: zerebrale Läsion (▶ 8.3.4).
- Herpetiforme Bläschen: V. a. Varicella-Zoster-Infektion (▶ 8.3.6).
- Kopfverletzungen: V. a. traumatische Hirnläsion (▶ 11.2).
- Venöse Einstichstellen: V. a. Drogenabusus (▶ 9.5).
- Medikamentenpflaster (z. B. Opioide).

> ! Eine Kopfverletzung muss nicht immer Ursache zerebraler Störungen sein, sondern kann auch deren Folge sein (z. B. Sturz mit Kopfplatzwunde nach Hirninfarkt).

8.2.2 Atmung und Kreislauf

Hypoventilation Neurologische Ursachen sind Hirnstammschädigung; ausgedehnte kortikale Schädigung; Störung der Atemmechanik bei: Myasthenie (▶ 8.4.2), Guillain-Barré-Sy. (▶ 8.3.9), fortgeschrittener degenerativer Muskel- oder Motoneuronerkr. (z. B. Muskeldystrophie oder amyotrophe Lateralsklerose, ▶ 8.4.5); Intoxikation (z. B. Psychopharmaka, Antikonvulsiva, ▶ 9.4.2).

Hyperventilation Neurologische Ursachen sind „Maschinenatmung" durch direkte Stimulation des Atemzentrums bei indirekter (Hirndruck) und direkter Mittelhirnschädigung (▶ 8.3.3) oder Liquorazidose (z. B. Meningitis ▶ 8.3.6); Hyperventilationstetanie bei psychogener Störung (▶ 7.6).

Störungen des Atemmusters

- **Cheyne-Stokes-Atmung** (periodisch zu- und abnehmendes Atemzugvolumen).
  - Neurologische Ursachen: große Hemisphärenläsion (▶ 8.3.4), bilaterale Großhirnläsion, Zwischen- und Mittelhirnläsion, Hirndrucksteigerung (▶ 8.3.3).
  - Sonstige Ursachen: z. B. metabolische Störungen, Intoxikation (▶ 9).
- **Biot-Atmung** (= ataktische Atmung; völlig unregelmäßiges Atemzugvolumen und Atemfrequenz) z. B. bei Hirnstammläsionen (▶ 8.3.4).
- **Kußmaul-Atmung** (großes, tiefes Atemzugvolumen) bei metabolischer Azidose, z. B. ketoazidotischem Coma diabeticum (▶ 8.3.2).

Blutdruck

- Bei **hypertensivem Notfall** zentralnervöse Symptome möglich (z. B. Psychosy., Krampfanfall; ▶ 5.7).
- Bei **niedrigem Blutdruck** bei älteren Pat. kann Halbseitensymptomatik auftreten als Zeichen nicht ausreichender lokaler zerebraler Perfusion (z. B. bei hämodynamisch wirksamer Karotisstenose) oder Verwirrtheit/Psychosy. als Folge unzureichender zerebraler Perfusion.

Ein Hypertonus bei Bewusstseinsgestörten muss nicht **ursächliche** Grunderkr. sein, sondern kann **Folge** des erhöhten Hirndrucks sein (= Cushing-Reflex: systemischer Hypertonus zur Sicherung des zerebralen Perfusionsdrucks bei Hirndruck). Daher sind abrupte Blutdrucksenkungen < 180 mmHg systolisch bei „zerebralen Notfällen" obsolet.

Puls und EKG Hinweise auf **kardiale Genese** zerebraler Symptome: z. B. Bewusstseinsverlust durch kardiale Synkope oder Schlaganfall durch kardiale Embolie. Vor diesem Hintergrund fahnden nach: Tachykardie, Bradykardie, Arrhythmie, AV-Block, Extrasystolie, Herzgeräuschen.

8.2.3 Bewusstseinslage

Festlegen der Bewusstseinslage Durch Ansprechen oder Schmerzreize Bewusstseinslage feststellen (▶ Tab. 8.1).

Tab. 8.1 Einteilung der Tiefe einer Bewusstseinsstörung

Bewusstseinslage	Klinischer Befund
Bewusstseinsklar	Örtlich, zeitlich und zur Person orientiert
Somnolent	Schläfrig, apathisch aber erweckbar, bedingt kooperativ
Soporös	Tiefschlafähnlich, allenfalls durch heftigen Reiz kurz erweckbar, gezielte Abwehr
Komatös	Nicht erweckbar, Augen geschlossen
• Grad I	**Gezielte Abwehr,** okulozephaler Reflex und Pupillenlichtreaktion positiv
• Grad II	**Ungezielte Abwehr,** okulozephaler Reflex und Pupillenlichtreaktion positiv
• Grad III (Mittelhirnsy.)	**Keine Abwehr,** reizinduzierte Automatismen (Beugen, Strecken), okulozephaler Reflex negativ, Pupillenreaktion schwach
• Grad IV (Bulbärhirnsy.)	**Fehlende motorische Reaktion,** allenfalls Streckautomatismus, Ausfall von Hirnstammreflexen, evtl. noch Spontanatmung

- Beeinträchtigung der Reaktionen auf verbale Aufforderungen bei Pat. mit **sensorischer Aphasie** (Pat. versteht nichts) kann Bewusstseinsstörung vortäuschen.
- **Komaähnliche Zustände,** die differenzialdiagnostisch abgegrenzt werden sollten (▶ 8.3.2): apallisches Sy., Locked-in-Sy., akinetischer Mutismus, psychogenes Koma, depressiver Stupor, Katatonie.

Quantifizierung der Bewusstseinslage durch Skalen Punktwerte erlauben eine quantifizierte Verlaufsbeobachtung. Weitverbreitet in deutschen Notarzt-Protokollen (DIVI): **Glasgow Coma Scale** (GCS; ▶ Tab. 8.2; Kleinkinder ▶ Tab. 12.17).

!

- Bei intubierten, ansprechbaren Pat. muss statt der verbalen Reaktion das Wortverständnis in vereinfachter Form geprüft werden (Reaktion adäquat = 4, verlangsamt adäquat = 3, nur teilweise adäquat = 2, keine Reaktion = 0).
- Bei analgosedierten Pat. ist ein Status nach GCS nicht erhebbar.

Tab. 8.2 Glasgow Coma Scale [F210-010]

Augenöffnen	
Spontan	4
Auf Ansprache	3
Auf Schmerzreiz	2
Fehlend	1
Beste motorische Reaktion	
Folgt Aufforderungen	6
Gezielte Reaktion auf Schmerzreiz	5
Normale Beugereaktion	4
Atypische Beugemechanismen	3
Streckmechanismen	2
Fehlend	1
Beste verbale Reaktion	
Orientiert	5
Konfuse Antworten	4
Inadäquate Worte	3
Unverständliche Laute	2
Fehlend	1

8

8.2.4 Kopf und Hirnnerven

Pupillenweite und Lichtreaktion Seitengetrennt mit Stablampe oder Lichtquelle des Laryngoskopspatels prüfen.

- **Beidseitige Miosis** bei:
  - Sympatholytika.
  - Parasympathomimetika.
  - Opioiden (z. B. auch Pflaster)
  - Hirnstammschädigung

- **Beidseitige Mydriasis mit Lichtreaktion** bei:
  - Sympathomimetika (z. B. Intoxikation mit Kokain, Amphetamin)
  - Parasympatholytika (z. B. auch Botulismus, Atropin)
  - Alkohol
- **Beidseitige Mydriasis ohne Lichtreaktion** bei: bilateraler Mittelhirnschädigung (direkt z. B. bei großer Mittelhirnblutung oder indirekt durch Hirndruck, z. B. bei Hirnblutung, Hirninfarkt, Hirntumor)
- **Anisokorie mit reduzierter oder fehlender Lichtreaktion der weiteren Pupille** bei: einseitiger Mittelhirnschädigung (direkt z. B. bei Mittelhirninfarkt oder indirekt durch einseitigen Hirndruck, z. B. bei Hirnblutung, Hirninfarkt, Hirntumor)
- **Anisokorie mit leichter Ptose auf der Seite der engen Pupille (= Horner-Sy.):** Hinweis auf Karotisdissektion (v. a. bei TIA/Hirninfarkt, evtl. mit Hals-/Gesichtsschmerzen)

Wichtige Hirnnervenfunktionen

- **N. II (opticus) und Sehbahn:** Prüfung von Sehkraft (Wie viele Finger werden gesehen?) und Gesichtsfeld (Hemianopsie fingerperimetrisch prüfen, bei Bewusstseinsgetrübten durch Drohbewegungen von re und li).
- **N. III/IV/VI (oculomotorius, trochlearis, abducens):** Prüfung der Okulomotorik (Finger in alle Richtungen nachblicken lassen), der Lidhebung (N. III; Ptose?) und der Lichtreaktion (s. o.), Doppelbilder?
- **N. V (trigeminus):** Prüfung der sensiblen Funktion durch seitenvergleichende Berührung und Schmerzreize und durch Auslösung des Kornealreflexes (s. u.).
- **N. VII (facialis):** Prüfung der Innervation der mimischen Muskulatur (Asymmetrie? Verstrichene Nasolabialfalte? Hängender Mundwinkel? Auffordern zum: Stirnrunzeln, Augen zukneifen, Zähne zeigen, Backen aufblasen, Pfeifen).
  - Bei peripherer Lähmung alle 3 Äste betroffen (auch bei Läsion des Kerngebiets im Hirnstamm).
  - Bei zentraler Lähmung: Stirnast intakt, Augenschluss evtl. leicht geschwächt.
- **N. VIII (vestibulocochlearis):** Prüfung des Hörvermögens (geflüsterte Zahlen) und des Gleichgewichts (Nystagmus? Steh- und Tretversuch?).
- **N. IX (glossopharyngeus) und N. X (vagus):** Prüfung von Würgereflex und seitengleicher Hebung des Gaumensegels.
- **N. XII (hypoglossus):** Prüfung der Zungenmotorik (Zunge herausstrecken; Atrophie? Faszikulationen? Abweichung zur kranken Seite?).

Hirnstammreflexe Ein Ausfall signalisiert bei Bewusstseinstrübung tiefes Komastadium bzw. direkte oder indirekte Hirnstammschädigung.

- **Kornealreflex:** seitliche Berührung der Kornea führt zum Lidschluss (Afferenz N. V_1, Efferenz N. VII). Beidseitiger Ausfall spricht für Hirnstammschädigung, einseitige Abschwächung kann Seite einer Hemisymptomatik anzeigen.
- **Okulozephaler Reflex:** passive Kopfbewegung horizontal und vertikal führt zu gegenläufigen konjugierten Bulbusbewegungen. Wird vom wachen Pat. unterdrückt („negativ"); bei Sopor „positiv", in tieferen Komastadien wieder Ausfall („negativ") als Ausdruck einer Mittelhirn- und Hirnstammläsion.
- **Würgereflex** (Afferenz N. IX, Efferenz N. X): Spatel an Rachenhinterwand löst reflektorisches Würgen und Anhebung des Gaumensegels aus. Ausfall im Koma: Hirnstammschädigung (Medulla oblongata, ▶ 8.3.4); Ausfall auch bei peripherer Hirnnervenläsion (z. B. beim Guillain-Barré-Sy. ▶ 8.3.9). Bei Ausfall: Aspirationsgefahr!

- **Hustenreflex:** Endotrachealer Absaugkatheter führt zu Hustenreflex. Ausfall bei Schädigung der Medulla oblongata (Bulbärhirnsy.).

> !
> - Ausfall der Hirnstammreflexe bedeutet Wegfall der Schutzreflexe; daher meist Indikation zur Intubation!
> - Bei Bewusstlosen mit Hirndruck kann Auslösung des Würgereflexes zu massivem Erbrechen mit Aspirationsgefahr führen! Intubationsbereitschaft!

Spontane Augenstellung und -bewegungen (▶ Abb. 8.1)

- **Divergente Bulbi:** < 15° ursachenunabhängig im Koma durch reduzierten Muskeltonus möglich; bei ausgeprägter Divergenz im Koma meistens Schädigung der Hirnnervenbahnen oder -kerne im Hirnstamm, sonst evtl. auch der Augenmuskeln oder der peripheren Augenmuskelnerven.
- **Skew deviation:** vertikale Divergenz der Bulbi (stehen in unterschiedlicher Höhe) bei Hirnstammläsion.
- **Spontanes Hin- und Herpendeln der Bulbi** („schwimmende Bulbi") unspezifisch bei oberflächlichen Komastadien.
- **Konjugierte Blickwendung** nach einer Seite, zeigt zerebrales Geschehen an:
  - Blick zum Herd bei Großhirnläsionen.
  - Blick weg vom Herd bei Reizung im Großhirn (z. B. epileptisch) oder Läsion im Hirnstamm.
- **Spontane Vertikalbewegungen** (z. B. ocular bobbing): schnelle konjugierte Abwärtsdeviation mit langsamer Rückdrift: Läsion im Bereich Mittelhirn/Brücke.
- **Nystagmus:**
  - Spontannystagmus und richtungsbestimmter Nystagmus (unabhängig von der Blickrichtung in gleiche Richtung schlagend) nach einer Seite (evtl. rotierende Komponente): meist peripher vestibuläre Läsion, z. B. Neuritis vestibularis (▶ 8.3.8), mit Tinnitus: Menière-Krankheit (▶ 8.3.8).
  - Blickrichtungsnystagmus (in Richtung des Blicks schlagend): zentral vestibuläre Läsion, z. B. Hirnstammischämie (▶ 8.3.4), Multiple Sklerose (▶ 8.4.3), Antiepileptika-Intoxikation.

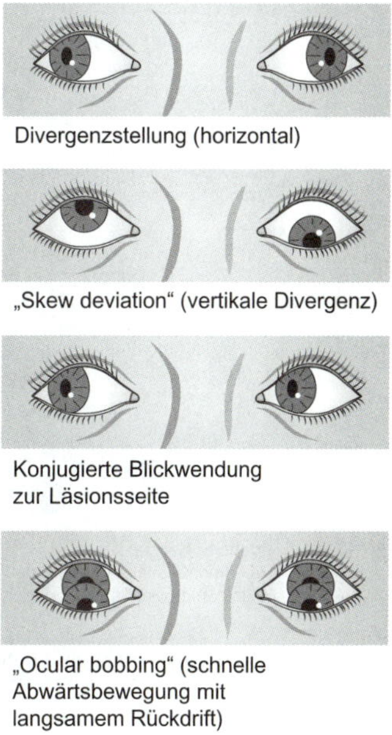

Abb. 8.1 Pathologische Bulbusstellungen [L157]

Meningismus (▶ Abb. 8.2). Hinweis auf meningeale Reizung. Bei jedem Pat. mit Fieber und/oder Kopfschmerzen prüfen.

- **Nackensteife:** passive Kopfneigung nach vorne → schmerzhafte Blockierung. **DD:** Nackenrigor bei Parkinson-Sy., Blockade bei degenerativen HWS-Veränderungen, Widerstand durch Anspannung der Nackenmuskeln.
- **Brudzinski:** bei Prüfung der Nackensteife. Reflektorisches Anziehen der Beine. **Cave:** Nackensteife und Brudzinski nicht prüfen nach Trauma bei V. a. HWS-Instabilität.
- **Lasègue:** Anheben des gestreckten Beins im Liegen → schmerzhafte Blockade. Einseitig bei Wurzelreizung. **DD:** Opisthotonus bei V. a. Tetanus; begleitender

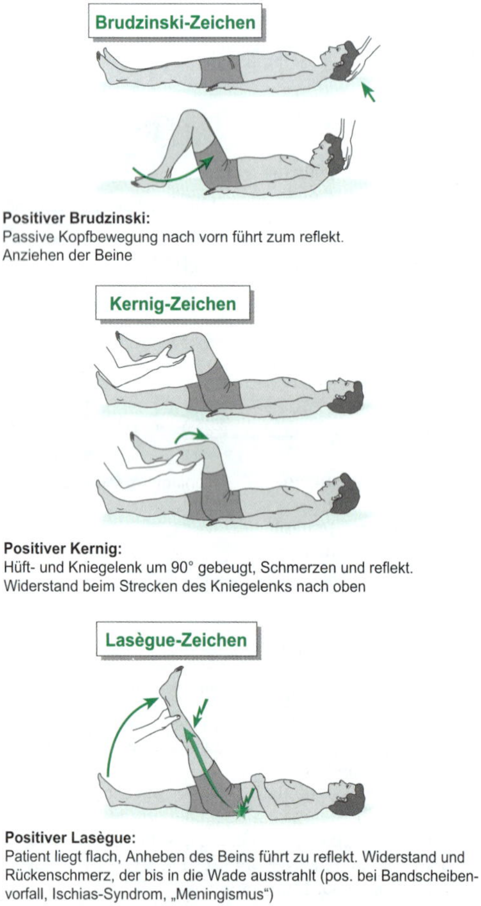

Abb. 8.2 Klinische Meningitiszeichen [L106]

Trismus, Risus sardonicus, generalisierte Muskelkrämpfe; auch möglich bei „Stiff-Person-Syndrom".
- **Kernig:** Pat. liegt mit im Hüft- und Kniegelenk um 90° gebeugtem Bein. Strecken im Kniegelenk → Schmerzen und Blockade.

8.2.5 Tonus und Motorik

Tonus Prüfung des Muskeltonus: passives Bewegen im Knie-, Ellenbogen- und Handgelenk.
- **Spastik:** bei schneller Bewegung größerer Widerstand, der sich zunehmend etwas lösen lässt. Typisch bei subakuter Schädigung der Pyramidenbahn (in der Akutphase zentraler Schädigung ist Tonus jedoch oft noch schlaff).
- **Rigor:** wachsartiger Widerstand, evtl. ruckhaft (= Zahnradphänomen). Typisch bei extrapyramidaler Schädigung (z. B. Parkinson-Sy.).

Motorik bei kooperativen Pat. Beurteilung von Spontanmotorik und Prüfung grober Kraft: Pat. zu kräftiger Bewegung auffordern; Untersucher versucht, Stellung zu lösen (z. B. Arm kraftvoll beugen lassen; Untersucher versucht, Beugung aufzubiegen). Prüfung auf **latente Paresen:** Arm- und Beinvorhalteversuch. Beide Arme mit geschlossenen Augen supiniert nach vorne halten bzw. beide Beine im Liegen hochhalten: Absinken bzw. Pronation einer Extremität zeigt latente Parese an.

Motorik bei bewusstseinsgestörten Pat. Beurteilung von Spontanmotorik und reizinduzierter Motorik. Kneifen im Gesicht, Klavikula-Bereich, Oberarm, Oberschenkel und die dadurch hervorgerufene Motorik beachten.
- Hinweise auf **Hemiparese:**
  - Halbseitig verminderte Spontanbewegung und verminderte Schmerzabwehr.
  - Schlaffes Herabfallen einer vom Untersucher hochgehaltenen Extremität.
  - Halbseitig hängender Mundwinkel und vermindertes Grimassieren.
  - Blasende Atmung aus paretischem Mundwinkel.
  - Halbseitig abgeschwächter Kornealreflex.
- Hinweise auf ausgedehnte **Hirnstammschädigung:** Schmerzinduzierte Beuge- oder Streckautomatismen.

8.2.6 Reflexe und Pyramidenbahnzeichen

Eigenreflexe BSR = Bizepssehnenreflex (C5–6), RPR = Radiusperiostreflex (C5–6), TSR = Trizepssehnenreflex (C6–7), PSR = Patellarsehnenreflex (L3–4), ASR = Achillessehnenreflex (S1–2).

> **!** Pathologisch sind Seitendifferenzen, Steigerung oder Abschwächung/Verlust, Kloni.

8

- **Steigerung:** bei Läsionen der Pyramidenbahn. Bei akuten Schädigungen jedoch auch vorübergehende Abschwächung (z. B. nach Schlaganfall, ▶ 8.3.4).
- **Abschwächung oder Verlust:** Zeichen einer peripheren Schädigung (z. B. bei Guillain-Barré-Sy. ▶ 8.3.9 oder Nervenwurzelläsionen).
- **Kloni:** rasche wiederholte Abfolge von Eigenreflexen als Ausdruck gesteigerter Reflextätigkeit, z. B. **Patellarklonus:** (Patella ruckartig nach distal schieben) und **Fußklonus** (ruckartige Fußbewegungen bei Dorsalflexion und ASR-Prüfung). Seitendifferenz und fehlende Erschöpfung sind pathologisch

und sprechen für Pyramidenbahnschädigung. Erschöpflicher Klonus nur bei Seitendifferenz pathologisch.

Fremdreflexe

Bauchhautreflexe (Th9–Th12): In 3 Höhen mit dünnem Gegenstand von lateral nach medial über die Bauchhaut jeder Seite fahren: Zucken der Bauchmuskeln. Nach mehrmaligem Prüfen erschöpflich. Ausfall bei Pyramidenbahnschädigung (feiner Indikator). Einseitiger Ausfall hinweisend auf Hemisy. Wichtig zur Höhenlokalisation bei Rückenmarkläsionen. Bei Verspannung, Adipositas, Narben, Schwangeren oft nicht auslösbar.

Pyramidenbahnzeichen

> ! Bei Erwachsenen **immer pathologisch.**

Babinski-Zeichen: Bestreichen der lateralen Fußsohle führt zu Dorsalflexion der Großzehe und Plantarflexion oder Spreizung der Zehen II–V. Positiv bei Pyramidenbahnschädigung (Großhirn, Hirnstamm, Rückenmark).

8.2.7 Sensibilität, Koordination und Sprache

Sensibilität Dermatome ▶ Abb. 8.3

Bei **kooperativen Pat.** Oberflächen- und (!) Schmerzempfindung prüfen. Wenn Oberflächensensibilität normal und Schmerzempfindung gestört = dissoziierte Empfindungsstörung. Typisch bei spinaler Durchblutungsstörung: „Spinalis-anterior-Sy." (▶ 8.3.10).

Bei **bewusstseinsgestörten Pat.** indirekte Hinweise auf Hypästhesie/Hypalgesie durch verminderte motorische Reaktionen (nicht gelähmter Extremitäten) auf sensible Stimuli im entsprechenden Areal.

Koordination Bei kooperativen Pat.:

- **Finger-Nase-Versuch:** Finger in großem Bogen zur Nase bewegen (Augen offen und geschlossen).
- **Knie-Hacke-Versuch:** im Liegen Ferse in großem Bogen auf das Knie des gestreckten anderen Beines setzen und am Schienbein nach unten gleiten. Pathologisch: Intentionstremor (Wackeln am Ende der Bewegung) und Ataxie (fahriges Wackeln während der gesamten Bewegung) bei Kleinhirnläsionen.
- **Diadochokinese:** Ausführung schnell alternierender Bewegungen („Glühbirne einschrauben", „Klavier spielen"). Pathologisch: („Dysdiadochokinese") bei zentralen Läsionen.
- **Romberg-Test:** Pat. steht mit geschlossenen Füßen und nach vorne ausgestreckten Armen vor dem Untersucher. Pathologisch: Fallneigung bei peripher oder zentral vestibulärer Läsion.
- **Seiltänzer-Gang:** einen Fuß vor den anderen setzen lassen. Pathologisch bei zerebellärer oder spinaler Ataxie oder bei Fallneigung vestibulärer Ursache.

Sprache

- **Dysarthrie:** Aussprache gestört (Testsatz: „Liebe Lilly Lehmann"). Bei Bewusstseinstrübung, Läsionen von Großhirn (z. B. Intoxikation, Schlaganfall), Hirnstamm, kaudaler Hirnnerven.
- **Aphasie:** Störung der Sprachbildung und des Sprachverständnisses (Broca = motorische Aphasie, Wernicke = sensorische Aphasie). Beurteilung der Spontansprache. Gezeigten Schlüsselbund, Kugelschreiber usw. benennen

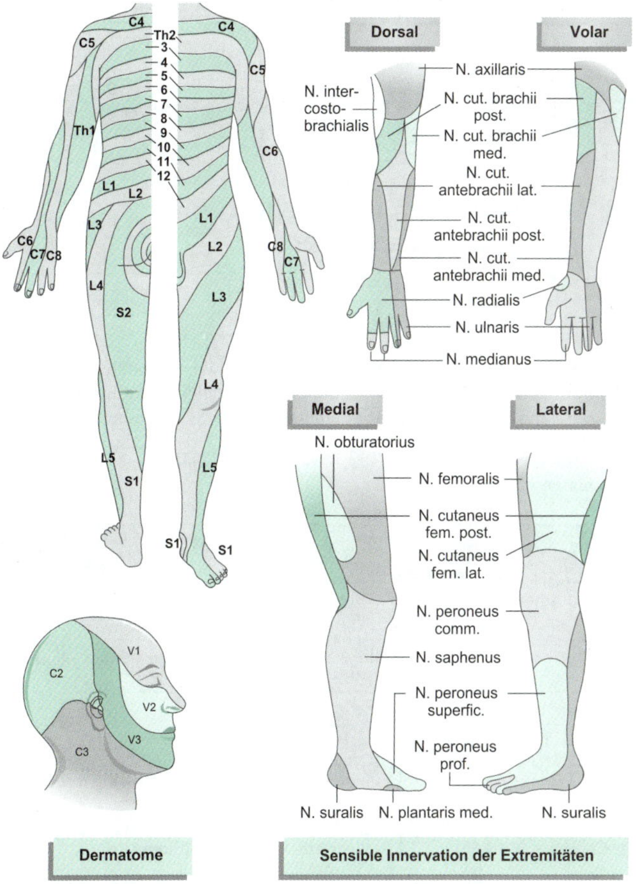

Abb. 8.3 Dermatome [L157]

lassen. Wortfindungsstörungen? Werden verbale Aufforderungen verstanden? Paraphasien (z. B. Kauffrau statt Hausfrau, Würst statt Fürst)?

Schlaganfall-Screening: F-A-S-T (Face – Arms – Speech – Time)

- **F**ace: Lächeln → Asymmetrie?
- **A**rms: Arme mit Handfläche nach oben nach vorne strecken → Absinken?
- **S**peech: Nachsprechen eines einfachen Satzes → Wortfindung oder Aussprache gestört?
- **T**ime: Schnelles Handeln → „Time is brain".

8.2.8 Kurzuntersuchung bei Bewusstseinsgetrübten

(▶ Tab. 8.3)

> **!** Meningismus kann im Koma bei Meningoenzephalitis oder SAB fehlen (= „falsch negativ").

8.3 Leitsymptome und -syndrome

Frank Erbguth, Ulrich v. Hintzenstern und Michael Reng

8.3.1 Synkope

Ulrich v. Hintzenstern und Michael Reng

Symptomatik Bewusstseinsverlust (infolge zerebraler Minderperfusion, d.h. nicht infolge Trauma) mit kurzer Dauer (< 20 s), plötzlichem Auftreten und spontaner Erholung. Somit besteht nach einer isolierten Synkope bei Eintreffen des NAs keine Bewusstlosigkeit mehr.

Kurzanamnese

Tab. 8.3 Neurologische Basisuntersuchung bei bewusstseinsgetrübten Patienten (verwendbar auch zur GCS-Einstufung)

Pat. ansprechen	• Orientierung? (Name, Geburtsdatum, Ort, Datum) • Sinnvolle Kommunikation? • Aphasie? • Bewusstseinslage: Somnolenz – Sopor – Koma? (▶ 8.3.2)
Spontanmotorik	Seitengleich – halbseitig?
Abwehr auf Schmerzreize	• Ja – nein? • Gezielt – ungezielt? • Seitengleich – halbseitig – halbseitig gekreuzt? • Streck-/Beugesynergismen? • Tonus?
Meningismus (▶ 8.3.6)	Nackensteife? **Cave:** nach Trauma bei V. a. HWS-Instabilität
Pupillenweite	• Lichtreaktion? • Isokorie – Anisokorie?
Bulbi (▶ 8.2.4)	• „Schwimmend"? • Divergent? • Konjugierte Blickwendung? • Spontane vertikale Bulbusbewegungen? • Nystagmus?
Okulozephaler Reflex (▶ 8.2.4)	Positiv? Negativ?
Kornealreflex (▶ 8.2.4)	Einseitig/beidseitig abgeschwächt oder aufgehoben?
Reflexe (▶ 8.2.6)	• Eigenreflexe seitendifferent, abgeschwächt, gesteigert? • Babinski einseitig/beidseitig? • Bauchhautreflexe seitendifferent?

8

- Hinweise auf **Reflexsynkope** (neurokardiogen, vasovagal)
  - Jüngere Pat., v. a. Frauen
  - Rezidivierende Synkopen in der Vorgeschichte
  - Auftreten nach 10–20 Min. Stehen, in überfüllten Räumen, bei psychoemotionalen Reizen (z. B. Rockkonzert)
  - Nach Mahlzeit, Miktion, Defäkation, Hustenattacke, Schmerzen, Schreckereignis
  - Nach Kopfdrehen oder Druck auf Karotissinus
  - Prodromi wie Schwindel, Kaltschweißigkeit, Ohrgeräusche, Sehstörungen, Palpitationen, „weiche Knie“
  - Kurze tonische Phase mit wenigen klonischen Zuckungen möglich (konvulsive Synkope); DD: epileptischer Anfall (längere Bewusstlosigkeit) (▶ 8.3.5)
- Hinweise auf **orthostatische Synkope:**
  - Ältere Pat. (> 40 J.)
  - Unmittelbar nach dem Aufstehen, z. B. bei nächtlicher Miktion im Stehen
  - Autonome Neuropathie bekannt (z. B. Parkinson-Sy., Diab. mell.)
  - Zeichen des Volumenmangels: Durchfall, Erbrechen, große Hitze, Diuretika
  - Alkoholmissbrauch, Medikamente, z. B. Antihypertensiva, Antidepressiva, Diuretikaüberdosierung
- Hinweise auf **kardiogene Synkope:**
  - Strukturelle Herzerkr. (Vitium, KHK, Z. n. Myokardinfarkt, Herzinsuff.)
  - Auftreten während Belastung
  - Plötzlicher Herztod in der Familie
  - Palpitationen vor der Synkope
  - EKG mit Hinweis auf rhythmogene Ursache (AV Block II, III, SVT, VT), Schrittmacher

Sofortdiagnostik

- Basischeck (▶ 4.1.2).
- RR und Puls dokumentieren (Puls ↓ bei Reflexsynkope, ↑ bei orthostatischer Synkope und posturalem Tachykardiesy.), SpO_2, (↓)
- EKG
- BZ-Stix
- Inspektion: Sturzverletzungen
- Auskultation (Aortenstenose, RG bei Herzinsuff.)
- Neurologische Notfalluntersuchung (▶ 8.2): neurologische Ausfälle, Zungenbiss, Einnässen
- Temperatur (Infekt, evtl. ↑ bei Hitzeohnmacht)

Sofortmaßnahmen

- Schocklagerung (ggf. in kühler, schattiger Umgebung) außer bei kardiogenem Schock (dabei oft Luftnot im Liegen)
- Frischluftzufuhr, O_2-Gabe (▶ 1.7.3, ▶ 1.23)
- Ggf. beengende Kleidung öffnen
- Bei ausbleibender Besserung sowie bei orthostatischer Synkope i. v. Zugang mit Infusion von Ringeracetat (▶ 1.23)
- Bei vagal bedingter Bradykardie fraktioniert Atropin 0,5 mg i. v.
- Bei führender Hypotonie Cafedrin/Theodrenalin fraktioniert nach Wirkung.

Transport Bei Reflexsynkope oder orthostatischer Synkope hausärztliche Abklärung ausreichend, in unklaren Fällen (V.a. Anämie, Elektrolytstörung, deutliche Exsikkose), bei kurzfristigem Rezidiv oder bei V.a. kardiogene Synkope Transport in die nächste geeigente Abteilung.

Prinzipien der Weiterbehandlung Diagnostische Abklärung. Erst- bzw. Fremdanamnese durch NA oft wegweisend → eingehende und möglichst umfangreiche Dokumentation.

Differenzialdiagnosen Epileptischer Anfall (▶ 8.3.5), kryptogene Sturzattacken („drop attacks"), vertebrobasiläre Ischämien oder Steal-Sy., dissoziative Anfälle, Vena-cava-Kompressionssy. (▶ 14.2.2), Hypoglykämie (▶ 8.3.2), Hyperventilationssy. (▶ 7.6), Lungenembolie (▶ 7.4, ▶ 11.3).

> Bei Gesichtsschädelverletzungen im Rahmen einer (nicht durch zusätzliches Trauma wie Treppensturz komplizierten) Synkope ist davon auszugehen, dass der Pat. bereits beim Sturz bewusstlos war. Ätiologisch sind damit i.d.R. nur eine kardiale Synkope (Adams-Stokes-Anfall) oder ein Krampfanfall verantwortlich. Bei allen anderen Synkopen kann sich der Pat. in der Regel beim Sturz noch schützen.

8.3.2 Nichttraumatische Bewusstseinsstörung/Koma

Frank Erbguth

Ätiologie Meist Intoxikationen, metabolische Störungen, primär zerebrale Erkr.

Symptomatik Bewusstseinstrübung oder Koma (▶ Tab. 8.4).

- Ohne sonstige zerebrale Begleitsymptome (meist Intoxikation oder Stoffwechselgeschehen).
- Mit multifokalen zerebralen Symptomen (internistisches oder primär zerebrales Geschehen).
- Mit Halbseitenlähmung (meist primär zerebrales Geschehen = **„Schlaganfall"**)
- Mit Meningismus (meist primär zerebrales Geschehen)
- Mit Ausfall von Hirnstammfunktionen (meist primär zerebrales Geschehen, ▶ 8.3.4).

Kurzanamnese

- **Zeitprofil der Symptome:**
  - Zuerst Bewusstseinsstörung oder motorische Störung, danach Störungen der Atmung und der Zirkulation → V.a. primär zerebrale Ursache.
  - Zuerst kardiopulmonales Problem, danach Bewusstseinsstörung durch sekundären zerebralen O_2-Mangel → V.a. extrazerebrale Ursache.
- **Neurologische Erkr. oder Ther.:**
  - Anfallsanamnese: V.a. Anfallsgeschehen.
  - Liquordrainagesystem bei Bewusstseinstrübung: V.a. Hirndruck bei Shuntdysfunktion.
- **Internistische Erkr. oder Ther.:**
  - Plötzliche Halbseitenlähmung bei Behandlung mit Cumarinen: V.a. Hirnblutung.

Tab. 8.4 Differenzialdiagnosen des unklaren Komas

Koma	Definition/Symptomatik	Ursachen
Ohne zusätzliche zerebrale Symptome	Zusätzlich zur Bewusstseinsstörung: • Keine Hinweise auf fokale zerebrale Läsion • Kein Meningismus • Generalisierter Anfall möglich	Meist internistische Ursache: • Intoxikation • Medikamentenüberdosierung • Metabolisch/Elektrolytstörung/Exsikkose • Endokrin • Diffus hypoxisch • Sonnenstich (Insolation), Hitzschlag • Schrittmacherfehlfunktion
Mit multifokalen zerebralen Begleitsymptomen	Zusätzlich zur Bewusstseinsstörung **multifokale Herdzeichen:** Paresen, Sensibilitätsstörungen, Aphasie, homonyme Hemianopsie, Hirnnervenausfälle, Myoklonien, fokale Krampfanfälle	• Hypoxisch • Entzündlich: Meningoenzephalitis, Enzephalitis, Herdenzephalitis bei Endokarditis • Vaskulär: Sinusthrombose, Vaskulitis, multiple Embolien, Luft- und Fettembolie, hypertensive Enzephalopathie, multiple Blutungen bei Gerinnungsstörungen • Tumoren/Metastasen • Metabolisch • Wernicke-Enzephalopathie bei Alkoholismus
Mit Halbseitenlähmung	Zusätzlich zur Bewusstseinsstörung zerebrales **Halbseitensy.**: Verminderte Spontanbewegung, schlaffes Herabfallen der hochgehaltenen Extremität, verminderte Abwehr auf Schmerzreiz, hängender Mundwinkel, blasende Atmung aus paretischem Mundwinkel, leicht geöffnete Lidspalte, außenrotiertes paretisches Bein, vermindertes einseitiges Grimassieren auf Schmerzreize, abgeschwächter Kornealreflex, konjugierte Kopf- und Blickwendung zur Seite der zerebralen Läsion, Blickparese zur Gegenseite	• Akut („Schlaganfall"): Hirninfarkt, Hirnblutung • Subakut: Sinusvenenthrombose, Hirntumor, Hirnabszess, Enzephalitis • Vorübergehend nach Krampfanfall mit fokaler Symptomatik (Todd-Parese) • Evtl. unter Hypoglykämie
Mit meningealem Sy.	Zusätzlich zur Bewusstseinsstörung **Meningismus** (▶ 8.3.6). **Cave:** Im Koma schließt fehlender Meningismus Meningoenzephalitis und SAB nicht aus.	• Vaskulär (akut): Subarachnoidalblutung (SAB) • Entzündlich (subakut): Meningitis, Meningoenzephalitis, Enzephalitis • Maligne (selten; langsam progredient): Meningeosis carcinomatosa, sarcomatosa, leucaemica • Selten Raumforderungen der hinteren Schädelgrube

8

  - Plötzliche Halbseitenlähmung bei Gefäßrisikofaktoren bzw. -vorerkr. und Herzerkr. mit Embolieneigung: V. a. Hirninfarkt.
  - Bekannter Diabetes, Insulinspritzen, Prodromi des Coma diabeticum (Polyurie, Polydipsie, Adynamie): V. a. Hypo-/Hyperglykämie.
  - Bewusstlosigkeit nach primär kardiopulmonalen Ereignissen: V. a. diffuse zerebrale Hypoxie, Schrittmacherfehlfunktion.
  - Elektrolyt- bzw. Stoffwechsel-Vorerkr. (z. B. Hypothyreose, Niereninsuffizienz, Addison-Krise): V. a. Enzephalopathie bei Dekompensation.
  - Bekanntes Tumorleiden: V. a. Hirnmetastasen oder Meningeosis carcinomatosa; bei Knochenmetastasen: V. a. hyperkalzämische Enzephalopathie.
- **Typische Symptomkonstellationen:**
  - Fieber, Infektion/Entzündung, subakuter Verlauf mit Kopfschmerz, Sinusitis, Otitis, Z. n. Schädel-Hirn-Trauma mit Rhino-/Otoliquorrhö, Tbc-Anamnese, Endokarditis, Immunsuppression, HIV-Infektion oder -Risikogruppe: V. a. Meningoenzephalitis.
  - Plötzlicher Kopfschmerz und evtl. zusätzliche neurologische Symptome, Auftreten nach plötzlicher Anstrengung (Defäkation, Koitus): V. a. Subarachnoidalblutung.
  - Suiziddrohung oder -anamnese, psychiatrische Erkr., sedierende Medikamente: V. a. Intoxikation.

Sofortdiagnostik

- Basischeck (▶ 4.1.2).
- Puls, RR, SpO_2, EKG (Herzrhythmusstörungen?) → evtl. Hinweise auf kardiale/kardiopulmonale Ursache (z. B. Koma nach Asystolie oder Kammerflimmern, Schrittmacherfehlfunktion)?
- BZ → hyper-, hypoglykämisches Koma? **BZ-Stix bei jedem Koma!**
- Neurologische Basisuntersuchung (▶ 8.2.8).
- Herzauskultation (Vitien?).
- Lungenauskultation → evtl. kardiopulmonale Ursache (z. B. Lungenödem, Pneumonie) für Zyanose und zerebrale Hypoxie?
- Kardiale Stauungszeichen?
- **Extremitäten:**
  - Pulse (blasse kalte Extremität bei Schlaganfall → V. a. multiple kardiale Embolien).
  - „Osler-splits" = purpurrote erhabene Hauteffloreszenzen 2–5 mm an den Fingerkuppen bei Schlaganfall oder Koma → V. a. Enzephalopathie oder septische Hirnembolien bei Endokarditis?
- **Temperatur:** Fieber? Hypothermie?
- **Hautbefund:** Zyanose, Exsikkose (in Kombination mit anamnestischer Schwäche, Apathie, Übelkeit, abdominalen Schmerzen → V. a. NNR-Insuffizienz, Addison-Krise), „Barbituratblasen" (→ V. a. Intoxikation); Schwitzen (→ V. a. Hypoglykämie, Hyperthyreose), heiße, trockene Haut (→ V. a. thyreotoxisches Koma), Ikterus, Spider-Naevus (→ V. a. Coma hepaticum), Café-au-Lait-Haut (→ V. a. Urämie), Gesichtsrötung (→ V. a. Hypertonie, Coma diabeticum, Sepsis), Blässe (→ V. a. Anämie, Schock, Hypoglykämie). Hochroter, heißer Kopf nach Sonnenexposition (→ V. a. Sonnenstich, Hitzschlag).
- **Foetor:** Alkohol, Aceton-Obst-Geruch (→ V. a. Coma diabeticum), Ammoniakgeruch (→ V. a. Coma hepaticum), Harngeruch (→ V. a. Coma uraemicum), Knoblauchgeruch (→ V. a. Alkylphosphatintoxikation).

- Umgebungshinweise auf Intoxikation? Umherstehende Medikamente oder mögliche Giftstoffe asservieren!
- Zungenbiss, Schaum vor dem Mund, Urin- oder Stuhlabgang? → V. a. Krampfanfall.
- Ohrinspektion (Zosterbläschen, eitriger Ausfluss?) → V. a. Meningitis, Enzephalitis.
- Liquorrhö aus Nase oder Ohr? → V. a. Trauma? V. a. Meningitis, Enzephalitis.
- Prall gefüllte Blase? → bei Bewusstseinsgetrübten oft Grund für psychomotorische Unruhe.

Sofortmaßnahmen

- Stabile Seitenlage bei Erbrechen; bei V. a. Hirndruck Kopf- und Oberkörperhochlagerung 30–40°.
- **Atmung:**
  - Bei oberflächlicher Bewusstseinsstörung, zurückfallender Zunge und SpO_2 zwischen 90 und 95 %: O_2-Gabe (▶ 1.7.3, ▶ 1.23) und ggf. Guedel- oder Wendl-Tubus.
  - Bei insuffizienter Atmung (trotz O_2-Gabe SpO_2 < 90 % bei pulmonal nicht Vorerkrankten) und/oder Beeinträchtigung der Schutzreflexe: Intubation und Beatmung.
  - Bei Koma Intubationsindikation großzügig stellen.
  - Anschließend Beatmung (Ziel: pCO_2 ca. 35 mmHg).
- **I. v. Zugang** mit Infusion: 500 ml isoosmolare Lösung (Ringeracetat ▶ 1.23).
- **BZ-Regulation:**
  - Bei Hypoglykämie: 50–100 ml 40 % Glukose i. v.
  - Bei Hyperglykämie: Flüssigkeitssubstitution 500–1.000 ml NaCl 0,9 %; **keine voreiligen Insulingaben.**
  - Nur wenn kein BZ-Stix vorhanden: 50 ml 40 % Glukose i. v. als Test ob Hypo- oder Hyperglykämie.
- **RR-Regulation:**
  - Bei RR < 100 mmHg systolisch: Substitution mit 500 ml Ringeracetat (**Cave:** dekompensierte Herzinsuff.) und/oder Katecholamingabe (▶ 5.9. **Cave:** Tachykardie).
  - Keine forcierte RR-Senkung unter 180/90 mmHg.
  - Bei RR systolisch > 190 mmHg oder diastolisch > 110 mmHg z. B. Nitrendipin-Phiole à 5 mg, bei Wirkungslosigkeit Clonidin 0,075–0,150 mg i. v. oder Urapidil 25–75 mg i. v.
- Behandlung bedrohlicher **Herzrhythmusstörungen** ▶ 5.4.
- Bei **psychomotorischer Unruhe** (▶ 10.4.2): Diazepam 5–10 mg langsam i. v. oder Midazolam 5–10 mg langsam i. v. **Cave:** Atemdepression, daher: Intubationsbereitschaft.
- Bei **V. a. schwere Benzodiazepinintoxikation** ggf. zur Differenzialdiagnostik und Behandlung Flumazenil 0,5–1,0 mg langsam i. v. **Cave** bei Epilepsie und Krampfanfällen.
- Bei **V. a. schwere Opioidintoxikation** ggf. zur Differenzialdiagnostik und Behandlung je nach Wirkung Naloxon 0,4–2 mg langsam i. v. **Cave:** Entzugssy. bei Opioidabhängigkeit.
- Bei **V. a. Sonnenstich oder Hitzschlag** Pat. entkleiden und in kühler Umgebung lagern, kühle, feuchte Tücher auf Kopf und Rumpf auflegen. Volumengabe (500 ml isomolare Lösung, Ringeracetat ▶ 1.23), Dexamethason 100 mg i. v.

- Bei **Hirntumoranamnese unklarer oder niedriger Malignität:** Dexamethason 40 mg i. v.
- Bei bekanntem **malignem Hirntumor** (z. B. Glioblastom) oder bekannten Hirnmetastasen möglichst **Verzicht auf invasive Sofortmaßnahmen** (z. B. Intubation) wegen infauster Prognose.
- Bei starken Kopfschmerzen und V. a. intrazerebrale Blutung oder SAB Opioid, z. B. Tramadol 1–2 mg/kg KG i. v. oder Metamizol 1.000 mg als Kurzinfusion.

> **!**
> - Psychomotorische Unruhe bei Bewusstseinsgetrübten kann durch Harnverhalt ausgelöst werden → bei voller Blase transurethrale Katheterisierung.
> - Keine ASS bei V. a. intrakranielle Blutung wegen Nachblutungsgefahr.

Transport

- Schnellstmöglicher Transport mit Sondersignalen.
- **Intensivstation,** möglichst mit Zugriff auf CT.
- **Internistische Klinik,** wenn außer Bewusstseinsstörung keine sonstigen zerebralen Symptome vorliegen.
- **Neurologische oder neurochirurgische Klinik** (wenn primär mit RTW erreichbar) bei fokalen zerebralen Herdsymptomen und damit V. a. primär zerebrales Ereignis.
- **Ausnahme:** Nach überstandener Bewusstlosigkeit durch Krampfanfall ohne Sekundärverletzung und nach Abklingen eines postiktalen Dämmerzustands bei bekannter Epilepsie kann Einweisung unterbleiben. Baldige Vorstellung beim Neurologen empfehlen (▶ 8.3.5).

> **!** Eine SAB kann die Verdachtsdiagnose durch eine Vielfalt von EKG-Veränderungen (Rhythmusstörungen, Veränderungen der ST-Strecke) in Richtung Herzinfarkt fehllenken.

Prinzipien der Weiterbehandlung

- **Diagnostische Abklärung:** klin. Untersuchung, Labor, CT, Liquor, Gefäßdiagnostik, EEG.
- **Spezifische Ther.:** z. B. Korrektur von Wasser-, Elektrolyt-, Stoffwechselstörung; Hämofiltration (bei Intoxikation); Osmother., evtl. Entlastungstrepanation (bei Hirndruck), i. v.-Thrombolyse evtl. plus mechanische Thrombektomie (bei Hirninfarkt) (neurologische Zentren, Zeitfenster ≤ 4,5 h evtl. ≤ 6 h); evtl. ischämieprotektive Substanzen; Liquordrainage (bei Liquorstau); Breitbandantibiose (bei bakterieller Meningitis); Aciclovir (bei Enzephalitis); Frühoperation (bei SAB).
- Frührehabilitation.

Seltene Differenzialdiagnosen des Komas

Apallisches Syndrom („Wachkoma", „persistent vegetative state"; neue Bezeichnung: „areaktive Wachheit"): Augen offen, aber keinerlei Kontaktaufnahme oder gezielte Reaktion möglich.

- Ursache: weitgehend intakte Hirnstammfunktion bei Verlust kortikaler Funktionen.
- Ther. Konsequenz: Ist apallisches Sy. vorher bekannt, sollte bei vitaler Bedrohung Zurückhaltung bei invasiven Therapiemaßnahmen geübt werden.

Locked-in-Syndrom: erhaltenes Bewusstsein, aber keine Möglichkeit, sich bemerkbar zu machen (außer Augenbewegungen).

- Ursache: meist Hirnstamminfarkt bei Basilaristhrombose oder Hirnstammblutung.
- Ther. Konsequenz: Pat. wirkt komatös, muss auch notfallmäßig so behandelt werden. **Aber:** Pat. versteht alles, was gesprochen wird.

Akinetischer Mutismus: Pat. sind erweckbar, öffnen Augen, fixieren kurz, sprechen nicht und bewegen sich nicht. Wirkt wie höchstgradige Antriebsstörung.

- Ursache: Hydrozephalus und bilaterale Gehirnläsionen.
- Ther. Konsequenz: hinsichtlich der Funktion von Spontanatmung und Schutzreflexen weniger gefährdet als „echt" Komatöser.

Psychogenes Koma: keine Reaktionen auf stärkste Schmerzreize (unterdrückt). Dazu diskrepant: Hirnstammreflexe o. B., Spontanatmung gut, aktives Zukneifen der Augenlider bei Öffnungsversuch, prompte Lidschlussverstärkung bei leichter Berührung der Wimpern, über Gesicht losgelassener Arm wird zum Schutz abgebogen.

- Ursache: psychische Erkr., Konfliktreaktion („Totstellen").
- Ther. Konsequenz: invasive Ther. vermeiden, z. B. Intubation bei erhaltenen Schutzreflexen und guter Spontanatmung. Nicht allein wegen des vermeintlichen Komas intubieren und max. versorgen.

Depressiver Stupor und Katatonie ▶ 10.4.5.

8.3.3 Hirndruck/Einklemmung

Frank Erbguth

Definitionen

- **Hirndruck:** Volumenvermehrung in der starren Kalotte führt zunächst zu mäßigem, bei weiterer Volumenzunahme zu exponenziellem Druckanstieg mit Abnahme der zerebralen Durchblutung. Plötzliche Dekompensation möglich.
- **Einklemmung:** Bei stark erhöhtem Hirndruck können Anteile des Schläfenlappens durch den Tentoriumschlitz oder/und die Kleinhirntonsillen ins Foramen magnum gepresst (eingeklemmt) werden. Dabei werden auch Gefäße komprimiert.

Ätiologie

Mögliche Ursachen sind:

- Hirnödem (Enzephalitis, Hirntumor, Hirnabszess, Hirninfarkt, diffuse Hypoxie z. B. nach Reanimation).
- Venöse Abflussbehinderung: Sinusvenenthrombose.
- Intrakranielle Raumforderung: Blutung, Tumor, Abszess.
- Behinderung von Liquorabfluss oder -resorption: Aquäduktstenose, Okklusion durch Raumforderung, posthämorrhagische oder meningitische Arachnopathie, Shuntdysfunktion.

Symptomatik

Akute Hirndrucksteigerung mit Einklemmung:

- Zunächst motorische Unruhe, Bewusstseinstrübung, Beugemuster der Arme und Streckmuster der Beine.
- Dann generalisierte Streckspasmen, Pupillenstörungen (erst eng, dann weit und lichtstarr), Ausfall von Hirnstammreflexen und zunehmender Ausfall vegetativer Zentren: Bradykardie, Hyperthermie, dann Tachykardie, Hypothermie, Atemlähmung.

Subakute oder chronische Hirndrucksteigerung: langsam fortschreitende Prozesse, z. B. bei Tumoren, Shuntfehlfunktion.

- Kopfschmerzen (am Morgen ausgeprägter)
- Erbrechen (schwallartig, nüchtern, evtl. ohne Übelkeit)
- Zunehmende Bewusstseinstrübung
- Gähnen, Singultus
- Bei weiterer Druckzunahme: Zeichen der Einklemmung (s. o.)

Kurzanamnese

- Bekannte zerebrale Erkr.? → V. a. Hirndruck durch Dekompensation?
- Liquordrainage (Shunt) bekannt? → V. a. Shuntdysfunktion
- Gefäßrisikofaktoren bzw. -vorerkr. (Hypertonus, Diabetes, Gefäßfehlbildung, Gerinnungsstörung)? → V. a. Hirnblutung
- Herzerkr. mit Embolieneigung (Rhythmusstörungen, Klappenerkr., Vitien)?
- Medikamentenanamnese (Antikoagulanzien)?
- Tumoranamnese? → V. a. Metastasen
- Fieber oder Infektion? → V. a. Meningoenzephalitis
- Anfallsanamnese? → V. a. traumatisches Hirngeschehen (▶ 11.2) oder V. a. Dekompensation einer zugrunde liegenden Hirnerkr.
- Starke Hitzeexposition und körperliche Anstrengung.

Sofortdiagnostik

- Basischeck (▶ 4.1.2)
- RR, SpO_2, EKG (Herzrhythmusstörungen?)
- BZ (Hyper-, Hypoglykämie)?
- Neurologischer Basischeck (▶ 8.2.8).
- Herzauskultation (Vitien?)
- Lungenauskultation → evtl. kardiopulmonale Ursache (z. B. Lungenödem, Pneumonie) für Zyanose und zerebrale Hypoxie?
- Kardiale Stauungszeichen?
- Periphere Embolien (blasse kalte Extremität bei Schlaganfall → V. a. kardiale Embolien oder Schlaganfall. Koma mit „Osler-splits" = purpurrote erhabene Hauteffloreszenzen 2–5 mm an den Fingerkuppen → V. a. Enzephalopathie oder septische Hirnembolien bei Endokarditis)?
- Fieber?
- Liquorrhö aus Nase oder Ohr? → V. a. Trauma? V. a. Meningitis, Enzephalitis.

Sofortmaßnahmen

- Kopf- und Oberkörperhochlagerung 30–40°.
- **Atmung:** bei akutem Hirndruck und Einklemmungszeichen großzügige Intubationsindikation und Beatmung (▶ 3.4.7; PEEP nicht > 5 mmHg; Ziel-pCO_2 ca. 35 mmHg).
  - Zur Sedierung bei Intubation wegen hirndrucksenkender Wirkung möglich: Thiopental 300–500 mg i. v. **Cave:** RR-Abfall bei niedrigem Ausgangs-RR.
  - Sind bei chronischer Drucksteigerung Schutzreflexe und Atmung noch gut, kann Intubation unterbleiben.
- **O_2-Gabe** (▶ 1.7.3, ▶ 1.23), ggf. Guedel- oder Wendl-Tubus.
- **I. v. Zugang** mit Infusion: 500 ml isoosmolare Lösung (Ringeracetat ▶ 1.23).
- **RR-Regulation:**
  - Bei RR < 120 mmHg systolisch: Substitution mit 500–1.000 ml Ringeracetat (**Cave:** dekompensierte Herzinsuff.) und/oder Katecholamingabe (▶ 5.9).
  - Keine forcierte RR-Senkung unter 200/90 mmHg.

  - Bei RR systolisch > 210 mmHg oder diastolisch > 110 mmHg: Clonidin 0,075–0,150 mg i. v. oder Urapidil 25–75 mg i. v. **Cave:** Ausgeprägte Vasodilatanzien wie Dihydralazin und Nitroglyzerin können den Hirndruck erhöhen.
- Bei **Einklemmungszeichen** (z. B. Anisokorie, lichtstarre Pupillen, Streckautomatismen): 125–250 ml Mannit 20 %, Dexamethason 40 mg i. v. (nur bei einigen Ursachen wirksam, z. B. Tumorödem).
- Bei **V. a. Hitzschlag,** Pat. entkleiden, in kühler Umgebung lagern, kühle, feuchte Tücher auf Kopf und Rumpf auflegen.
- Bei **Hirntumoranamnese unklarer Dignität** bzw. Tumor niedriger Malignität oder wenn **intrazerebrale Blutung** wahrscheinlich (z. B. unter oraler Antikoagulation): Dexamethason 40 mg i. v.
- **Bei bekanntem malignem Hirntumor** (z. B. Glioblastom) oder bekannten Hirnmetastasen möglichst **Verzicht auf invasive Sofortmaßnahmen** (z. B. Intubation) wegen infauster Prognose.
- Bei **starker psychomotorischer Unruhe:** Sedierung mit Diazepam 5–10 mg langsam i. v. oder Midazolam 5–10 mg langsam i. v. **Cave:** Atemdepression, daher: Intubationsbereitschaft.
- Bei **starken Kopfschmerzen** bei Verdacht auf intrazerebrale Blutung oder SAB Tramadol 1–2 mg/kg KG i. v. oder Metamizol 1.000 mg als Kurzinfusion.

!

- Bei Hirndruck jederzeit plötzliche Dekompensation möglich (z. B. dramatische Bewusstseinsverschlechterung, Hirntod).
- Kein ASS wegen Nachblutungsgefahr bei intrakranieller Blutung.
- Keine Venenkompression am Hals durch Halsdrehung! Vorsicht beim Umlagern! Heftige Kopfbewegungen können Einklemmung fördern.
- Keine längere Kopftieflage z. B. für Vena-jugularis-Katheter. Falls zentraler Venenkatheter notwendig, besser V. basilica oder V. subclavia punktieren (▸ 2.7.2).

Transport

- Schnellstmöglicher Transport mit Sondersignalen.
- Dringliche CT-/MRT-Diagnostik: Einweisung in neurologisch/neurochirurgische Intensivstation oder Intensivstation mit Zugriff auf CT/MRT und neurologischer/neurochirurgischer Weiterversorgungsmöglichkeit.

Prinzipien der Weiterbehandlung

- Bei akuten Raumforderungen (z. B. intrazerebrale Blutung) evtl. Trepanation, Dekompression, Hirndruckther. mit Osmodiuretika und/oder Glukokortikoiden.
- Bei Hydrozephalus: Externe Liquordrainage oder Shuntrevision.
- Behandlung der Ursache des Hirndrucks (z. B. Heparin bei Sinusvenenthrombose).

8.3.4 Zerebrale Lähmung

Frank Erbguth

- **Hemiparese** (am häufigsten): Läsion im Verlauf der zerebralen Pyramidenbahn.
- **Gekreuzte Lähmung** (Hirnnerven- und Extremitätenlähmung gekreuzt): Kleine Hirnstammläsion.
- **Tetraparese** (mit Hirnnervenausfällen): große Hirnstammläsion.
- **Monoparese:** kleine Läsion im motorischen Kortex.

Hemiparese (durchgehende Halbseitensymptomatik)

Definition Einseitige Läsion der Pyramidenbahn im intrazerebralen Verlauf mit kontralateraler Hemiparese und Teillähmung der mimischen Muskulatur.

Ätiologie

Akut („Schlaganfall", „Apoplex", „apoplektischer Insult"); häufigste Ursachen:

- **Hirninfarkt:** ca. 80 %. Thrombotisch (Verschluss einer Hirnarterie, meist bei Arteriosklerose) oder embolisch (kardioembolisch z. B. bei absoluter Arrhythmie oder arterio-arteriell-embolisch aus A. carotis oder Aorta). **Verlaufstyp TIA:** Halbseitensymptome (oft nur Sensibilitätsdefizit oder auch Sehstörungen auf einem Auge = Amaurosis fugax ▶ Tab. 17.4) verschwinden innerhalb von 24 h komplett; signalisieren drohenden irreversiblen Hirninfarkt (meist bei hochgradiger Karotisstenose).
- **Intrazerebrale Blutung:** ca. 15 %. Meist bei Hypertonus, auch Gefäßfehlbildung, Gerinnungsstörung.
- **Hypoglykämie** (mit Bewusstseinsstörung).
- **Komplizierte Migräne:** Migraine accompagnée, Migräne mit Aura; neurologisches Defizit geht dem Kopfschmerz meist voraus ▶ 8.3.7.
- Abgeklungener fokaler Anfall (= „Todd-Lähmung" ▶ 8.3.5).

Subakut: Tumor, Metastase, Abszess, Enzephalitis, Multiple Sklerose, Sinus-/Hirnvenenthrombose, chronisches subdurales Hämatom.

Symptomatik

- Arm, Bein und mimische Muskulatur einer Seite gelähmt.
- Augenschluss oft einseitig etwas schwächer.
- Mundastschwäche (einseitig hängender Mundwinkel).
- Bei Einbeziehung der Sprachregion (beim Rechtshänder links) motorische und/oder sensorische Aphasie (▶ 8.2.7).
- Bei akutem Auftreten (= „Schlaganfall") Tonus meist noch schlaff (Babinski kann aber positiv sein), später bzw. bei chronischer Schädigung spastisch.
- Oft halbseitige Sensibilitätsstörung (Hemihypästhesie).
- Evtl. konjugierte Blickwendung zum Herd und Blickparese zur Gegenseite.
- Bei kleinen Läsionen im motorischen Kortex auch Monoparese (z. B. nur ein Bein) möglich.
- Bei unkompliziertem Schlaganfall und subakuter Hemisymptomatik ohne Hirndruck Bewusstsein und Atmung meist intakt.
- Bei Schmerzen im Nacken oder lateralen Halsbereich → Dissektion (A. vertebralis oder A. carotis) möglich.
- Bei Hemisymptomatik, kontralateral enger Pupille und Ptose (= Horner-Sy.) V. a. Karotisdissektion ▶ 8.3.7.

Kurzanamnese

- Plötzliche Halbseitenlähmung bei Behandlung mit oralen Antikogulanzien oder Hirngefäßfehlbildung: V. a. intrazerebrale oder subdurale Blutung.
- Plötzliche Halbseitenlähmung bei Gefäßrisikofaktoren bzw. -vorerkr. und Herzerkr. mit Embolieneigung (z. B. Hypertonus, Diabetes, absolute Arrhythmie, Klappenerkr.): V. a. Hirninfarkt.

- Vorausgehende chiropraktische Manöver oder Bagatelltraumen: V. a. Vertebralis- oder Karotisdissektion ▶ Tab. 8.5
- Medikamentenanamnese?
- Tumoranamnese (bei subakutem Verlauf: V. a. Hirnmetastasen)?
- Anfallsanamnese? (V. a. postiktale Parese).
- Migräneanamnese? (Halbseite bei Migränekopfschmerz: V. a. Migraine accompagnée).
- Multiple-Sklerose-Anamnese? (V. a. akuten Schub).
- Fieber? (bei subakutem Verlauf: V. a. Enzephalitis, Hirnabszess).

Sofortdiagnostik

- Basischeck (▶ 4.1.2) inkl. FAST-Check (▶ 8.2.7).
- Puls, RR, SpO_2, EKG (Herzrhythmusstörungen?) → evtl. Hinweise auf kardiale Emboliequelle?
- Neurostatus (▶ 8.2).
- BZ (Hyper-, Hypoglykämie)?
- Herzauskultation (Vitien?) → evtl. Hinweise auf kardiale Emboliequelle?
- Hinweise auf periphere Embolie (Extremitätenpulse?)
- Fieber?

- Bei Halbseitensy. ohne Bewusstseinsstörung ist Infarkt wahrscheinlicher als Blutung, Blutung ist aber nicht ausgeschlossen. DD Infarkt oder Blutung ist letztlich nur mit CT-Diagnostik unterscheidbar.
- Auch bei positiver Migräneanamnese ist erstmalige Halbseitensymptomatik nicht automatisch als Migraine accompagnée zu betrachten (Ausschlussdiagnose! ▶ 8.3.7).

Sofortmaßnahmen

- Stabile Seitenlage bei Erbrechen; bei V. a. Hirndruck: Kopf- und Oberkörperhochlagerung 30–40°.
- **I. v. Zugang** mit Infusion:
  - 500 ml isoosmolare Lösung (Ringeracetat ▶ 1.23).
  - Bei Hypoglykämie: 100 ml 40 % Glukose i. v.
- **RR-Regulation:**
  - Keine forcierte RR-Senkung unter 180/90 mmHg (Ausnahme: kardiale Indikation).
  - Bei RR systolisch > 190 mmHg oder diastolisch > 110 mmHg z. B. Nitrendipin-Phiole à 5 mg, bei Misserfolg Clonidin 0,075–0,150 mg i. v. oder Urapidil 25–75 mg i. v.
  - Bei RR < 120 mmHg systolisch: Substitution mit 500–1.000 ml Ringeracetat (**Cave:** Dekompensierte Herzinsuff., Niereninsuff.) und/oder Katecholamingabe (▶ 5.9, **Cave:** Tachykardie).
- Behandlung von akuten **Herzrhythmusstörungen** ▶ 5.4.
- Bei **Hirntumoranamnese** unklarer bzw. niedriger Malignität oder bei V. a. **intrazerebrale Blutung** (z. B. unter oraler Antikoagulation) Dexamethason 40 mg i. v.
- Bei **bekanntem malignem Hirntumor** (z. B. Glioblastom) oder bekannten Hirnmetastasen möglichst **Verzicht auf invasive Sofortmaßnahmen** (z. B. Intubation) wegen infauster Prognose.

!

- Wegen möglicher Thrombolyseindikation keine i. m. Injektionen, keine Punktionen großer Gefäße und keine traumatische (nasotracheale) Intubation, Magensonde oder Absaugung.
- Präklin. – d.h. ohne CT-Kenntnis (Infarkt oder Blutung?) – **keine** (!) gerinnungsaktive Ther. (z. B. ASS, Heparin), auch wenn die Situation noch so „suggestiv" für einen Hirninfarkt sein mag (z. B. wiederholte Halbseitenlähmung bei Arrhythmia absoluta).

Transport

- Bei Schlaganfall besteht die gleiche Behandlungsdringlichkeit wie bei Herzinfarkt.
- Schnellstmöglicher Transport (evtl. Sondersignale).
- Immer Einweisung in Klinik mit Zugriff auf CT-Diagnostik. Möglichst Klinik mit Stroke Unit oder mit Stroke-(Tele-)Netzwerk.
- Ist die Hemisymptomatik bereits abgeklungen oder rückläufig (= TIA): **keine Entwarnung!** Zuweisung zur dringlichen Gefäß- und Herzdiagnostik.

Prinzipien der Weiterbehandlung

- **Diagn. Abklärung:** klin. Untersuchung, Labor, CT, Liquor, Herz- und Gefäßdiagnostik, EEG.
- **Spezifische Ther.:** z. B. Thrombolyse, meist systemisch, gelegentlich lokal; geeignete Fälle, erfahrene Kliniken, Zeitfenster 4,5 (Zulassung!) –9 h bei ausgewählten Fällen. Möglich sind auch „Bridging" mit i. v. Thrombolyse und anschließender mechanischer Thrombektomie. Vollheparinisierung bei Sinusthrombosen oder dissektionsbedingten Hirninfarkten, evtl. Osmother. und/oder Entlastungskraniotomie bei Hirndruck, Liquordrainage (bei Ventrikelblutung), Drainage (bei Abszess), Radiother. (bei Tumor, Metastasen), Kortisonstoß oder andere Immunsuppressiva (bei Schub einer Multiplen Sklerose), Aciclovir (bei Enzephalitis).

Gekreuzte Lähmung oder Tetraparese mit bilateralen Hirnnervenausfällen

- Hirnnerven- und Extremitätenlähmung gekreuzt bei einseitiger Hirnstammläsion.
- Lähmung aller 4 Extremitäten und Hirnnerven bei direkter (z. B. Hirnstamminfarkt) oder indirekter (z. B. Hirndruck) bilateraler Hirnstammläsion.

Ätiologie

- Akut: vaskulär; Hirnstamminfarkt, z. B. bei Basilaristhrombose, oder Hirnstammblutung.
- Subakut: entzündlich, Tumor, auch Wernicke-Enzephalopathie bei Alkoholismus.

Symptomatik

- **Hemiparese** an Arm und Bein kontralateral zur Läsion oder **Tetraparese.**
- **Hirnnervenstörungen:** Pupillenstörungen, Augenmuskel- und Blicklähmungen, Hypästhesie im Trigeminusbereich, Paresen von mimischen Muskeln und/oder Zungen-Schlund-Muskeln ipsilateral zur Läsion oder bilateral (Dysarthrie, Schluckstörungen). Nystagmus, Ausfall von Hirnstammreflexen. **Cave:** Beeinträchtigung der Schutzreflexe → Intubationsbereitschaft.

- Ein- oder beidseitiges Babinski-Zeichen und Streck- oder Beugeautomatismen.
- Oft mit Schwindel und Erbrechen.
- Bei größeren Läsionen Bewusstseinsstörung/Koma.
- Bewusstsein bei „Locked-in-Sy.“ (▶ 8.3.2) oft unbeeinträchtigt.

Kurzanamnese
- Plötzliches Geschehen bei Behandlung mit Antikoagulanzien oder Hirngefäßfehlbildung: V. a. Hirnstammblutung.
- Plötzliches Geschehen bei Gefäßrisikofaktoren bzw. -vorerkr. und Herzerkr. mit Embolieneigung (z. B. Hypertonus, Diabetes, absolute Arrhythmie, Klappenerkr.): V. a. Hirnstamminfarkt.
- Prodromi der vertebrobasilären Durchblutungsstörung (z. B. Schwindel, Dysarthrie, Doppelbilder) oder Hinweise auf A.-vertebralis-Dissektion (z. B. nach Trauma mit Nackenschmerzen): V. a. Hirnstamminfarkt.
- Anfallsanamnese?
- Tumoranamnese?
- Multiple-Sklerose-Anamnese: bei subakutem Verlauf V. a. Hirnstammherd.
- Fieber: bei subakutem Verlauf V. a. Enzephalitis, Hirnabszess.
- Alkoholanamnese: bei subakutem Verlauf V. a. Wernicke-Enzephalopathie, zentrale extra-/pontine Myelinolyse.
- Bekannte Elektrolytstörung: bei Hyponatriämie oder nach schnell korrigierter Hyponatriämie und subakutem Verlauf V. a. zentrale extra-/pontine Myelinolyse.

Sofortdiagnostik
- Basischeck (▶ 4.1.2), Schluckstörungen mit Aspirationsgefahr?
- Puls, RR, SpO_2, EKG (Herzrhythmusstörungen?) → evtl. Hinweise auf kardiale Emboliequelle?
- Neurostatus (▶ 8.2).
- BZ (Hyper-, Hypoglykämie)?
- Herzauskultation (Vitien?) → evtl. Hinweise auf kardiale Emboliequelle?
- Hinweise auf periphere Embolie (Extremitätenpulse?).
- Fieber/Infekt?

Sofortmaßnahmen
- **Stabile Seitenlage** bei Erbrechen.
- **Atmung:**
  - Bei Beteiligung kaudaler Hirnnerven, Schluckstörungen, Zurückfallen der Zunge und beeinträchtigten Schutzreflexen und/oder SpO_2 von 90–95 %: O_2-Gabe (▶ 1.7.3, ▶ 1.23), ggf. Guedel- oder Wendl-Tubus.
  - Wenn Atmung insuffizient (trotz O_2-Gabe SpO_2 < 90 % bei nicht pulmonal Vorerkrankten) und/oder bei Aspirationsgefahr durch Wegfall der Schutzreflexe: Intubation (▶ 3.4.4) und Beatmung (▶ 3.4.8).
- **I. v. Zugang** mit Infusion: 500 ml isoosmolare Lösung (Ringeracetat ▶ 1.23).
- **RR-Regulierung:**
  - Bei RR < 120 mmHg systolisch: Substitution mit 500–1.000 ml Ringeracetat. **Cave:** Dekompensierte Herzinsuffizienz, Niereninsuffizienz und/oder Katecholamingabe (▶ 5.9. **Cave:** Tachykardie).
  - Keine forcierte RR-Senkung unter 180/90 mmHg.
  - Bei RR systolisch > 190 mmHg oder diastolisch > 110 mmHg z. B. Nitrendipin-Phiole à 5 mg, alternativ oder bei Misserfolg: Clonidin 0,075–0,150 mg i. v. oder Urapidil 25–75 mg i. v.
- Behandlung von Herzrhythmusstörungen (▶ 5.4).

> **!** Wegen möglicher Thrombolyseindikation keine i. m. Injektionen, Punktion großer Gefäße oder traumatische (nasotracheale) Intubation, Magensonde oder Absaugung.

Transport
- Schnellstmöglicher Transport (evtl. Sondersignale).
- Immer Einweisung in Klinik mit Zugriff auf CT-, MRT- und Gefäßdiagnostik, Intensivstation bei Bewusstseinsstörung oder Aspirationsgefahr durch kaudale Hirnnervenstörung.
- Möglichst neurologische Klinik oder Klinik mit entsprechender Konsultations- bzw. Weiterverlegungsmöglichkeit.

Prinzipien der Weiterbehandlung Bildgebende Hirndiagnostik und Gefäßdiagnostik.
- Bei kleineren Hirnstamminfarkten evtl. hypervolämische Hämodilution. Bei begleitendem Kleinhirninfarkt evtl. Liquordrainage oder operative Dekompression.
- Bei Basilaristhrombose Möglichkeit zur i. v.-Thrombolyse und mechanischen Thrombektomie. Zeitfenster individuell länger als bei supratentoriellen Hirninfarkten, ansonsten Antikoagulation.
- Bei Kompression von Liquorabflusswegen z. B. durch Kleinhirninfarkt oder -blutung (4. Ventrikel): Liquordrainage.
- Bei Raumforderung in der hinteren Schädelgrube z. B. durch Kleinhirninfarkt oder -blutung: evtl. operative Dekompression.

8.3.5 Epiletpischer Anfall

Frank Erbguth

Krampfanfall bei Kindern ▶ 12.5.5.

Epileptischer Anfall allgemein

Ätiologie Mögliche Anfallsursachen sind:
- **Anfallserkr.:** genuine Epilepsie (ohne erkennbare Ursache) oder symptomatische Epilepsie nach stabiler ZNS-Läsion (z. B. nach Schädel-Hirn-Trauma, Schlaganfall).
- **Äußere oder „innere" Provokationen** (= „Gelegenheitsanfall") z. B. Schlafentzug, Alkoholentzug, akute Gehirnerkr. (z. B. Enzephalitis), anfallsfördernde Medikamente (z. B. Penicillin, trizyklische Antidepressiva) oder Elektrolyt-/Stoffwechselerkr. bzw. -entgleisungen (z. B. Hypoglykämie, Hyponatriämie, Urämie).

8

Anfallstypen Die häufigsten Anfallstypen:
- Grand-mal-Anfall/Grand-mal-Serie/Grand-mal-Status (tonisch-klonisch, immer bewusstlos).
- Komplex fokaler Anfall („psychomotorischer Anfall", „Temporallappenanfall"; komplexe Motorik möglich, bewusstseinsgestört).
- Einfach fokaler Anfall (z. B. motorischer Jackson-Anfall, bewusstseinsklar).
- Nonkonvulsiver Anfall (nur Bewusstseinsstörung ohne motorische Phänomene).

> **!** Bei bewusstseinsgetrübten Anfallspat. kann auch eine Antiepileptika-Intoxikation vorliegen. Die Notfallmeldung lautet dann oft fälschlicherweise **„Anfall"**.

Kurzanamnese Beim Eintreffen des NAs ist der **Anfall meistens vorbei** und allenfalls noch der postiktale Zustand feststellbar. Daher meist Fremdanamnese.

- Evtl. vorhandene Verletzungen vor, während oder nach Anfall (z. B. Sturz)?
- Anfallsbeschreibung: Fokaler oder primär generalisierter Beginn? Zungenbiss? Einnässen/Einkoten?
- Erster Anfall oder Anfallsleiden bekannt?
- Metabolische (z. B. Urämie, Hypoglykämie) oder zerebrale Erkr., die Anfälle auslösen können?
- Exogene Faktoren: z. B. Alkohol, Drogen, trizyklische Antidepressiva, Schlafentzug, Infekt, starke Hitze- oder Sonnenexposition?
- Compliance der Antiepileptika?
- Resorption eingenommener Antiepileptika beeinträchtigt (z. B. durch Durchfall)?
- Z. n. Implantation eines Kardioverters/Defibrillators (überzählige Entladung)?

Grand-mal-Anfall (generalisiert tonisch-klonisch)

- Einzelner Anfall (Bedrohlichkeit wird eher überschätzt; Sekundärverletzungsgefahr steht im Vordergrund).
- Anfallsserie: rasch hintereinander auftretende Anfälle, zwischen denen das Bewusstsein wiedererlangt wird. Bedrohlich bei Übergang in Status.
- Status epilepticus: Zwischen den Anfällen wird das Bewusstsein nicht wiedererlangt oder Anfallsdauer > 5 Min. Lebensbedrohlich! Ca. 10 % Letalität (abhängig von Grunderkr.).

Symptomatik

- Gelegentlich Aura: Pat. hat Vorgefühl auf kommenden Anfall, z. B. „aufsteigendes komisches Gefühl im Magen".
- Initialschrei (eher Röcheln), Hinstürzen, Augen meist geöffnet, fehlende Lichtreaktion der Pupillen.
- **Tonische Phase** (ca. 30 s): Beine gestreckt, Arme gebeugt oder gestreckt, lateraler Zungenbiss, Apnoe oder Dyspnoe, Zyanose.
- **Klonische Phase** (ca. 30 s): rhythmische Zuckungen der Extremitäten, Schaum vor dem Mund, Urin-, evtl. Stuhlabgang.
- **Nach dem Anfall:**
  - Postiktaler Dämmerzustand: Bewusstseinsstörung, Desorientiertheit, psychomotorische Unruhe und Agitiertheit.
  - Terminalschlaf: Pat. durch starke Reize erweckbar.
  - Oft Muskelkater.
  - Für den Anfall besteht Amnesie.

Sofortdiagnostik

- Basischeck (▶ 4.1.2)
- Puls, SpO_2, RR, EKG (Herzrhythmusstörungen im Anfall möglich)
- BZ (Hyper-, Hypoglykämie)?
- Zungenbiss? Einblutung in Skleren → typisch für Krampfanfall
- Atemluft: Alkoholfoetor, urämischer Foetor, hepatischer Foetor?
- Sekundäre Verletzung/Fraktur im Anfall: Prellmarken, Platzwunden, Hämatome, Bewegungseinschränkung im Bereich von Schädel, Wirbelsäule und Extremitäten?
- Fieber?
- Neurostatus (▶ 8.2), v. a. Bewusstseinslage, Meningismus, Pupillenreaktion, Kraftprüfung

Sofortmaßnahmen im Anfall

- **Verletzungssichere Lagerung** (vordringlichste Maßnahme): gefährliche Gegenstände wegräumen, Kopf auf weiche Unterlage.
- Nicht gewaltsam harte Gegenstände (Gummikeil) zwischen die Zähne schieben, falls möglich Guedel-Tubus.
- O_2-Gabe (▶ 1.7.3, ▶ 1.23).
- Vorübergehende Zyanose gehört zum Anfall und ist nicht per se Indikation für voreilige Intubation!
- Intubation nur bei Atemstillstand oder schwerer und/oder anhaltender Zyanose.
- Meist **keine Antikonvulsiva** nötig, da Einzelanfall spontan endet und Sedierung postiktale Beurteilbarkeit erschwert.
- Antikonvulsivum nur (s. u.):
  - Bei langer Anfallsdauer (> 3 Min.).
  - Bei wiederholtem Anfall (Anfallsserie oder Status epilepticus).

Maßnahmen nach dem Anfall

- Bei psychomotorischer Unruhe im postiktalen Dämmerzustand:
  - Diazepam 5–10 mg i. v. oder Midazolam 5–10 mg langsam i. v. **Cave:** Atemdepression → Intubationsbereitschaft!
  - Keine Neuroleptika (senken Krampfschwelle).
- Antikonvulsivum (s. u.) nur nach wiederholtem Anfall bei anamnestisch bekannter Neigung zu Anfallsserien oder Status epilepticus.

Antikonvulsiva

- I. v. Zugang mit 500 ml Lösung (Ringeracetat, NaCl 0, 9 % ▶ 1.23).
- Bei V. a. Hypoglykämie 50–100 ml Glukose 40 % i. v.
- Lorazepam 4 mg oder Diazepam 10 mg oder Clonazepam 1 mg oder Midazolam 5–10 mg jeweils langsam i. v. Evtl. wiederholen. **Cave:** Atemdepression → Intubationsbereitschaft!
- Wenn kein i. v. Zugang möglich: Midazolam 10–15 mg i. m. oder intranasal oder intraoral (schnelle Resorption) oder (umständlich): Diazepam-Rektiole 10 mg rektal.
- Bei Therapieresistenz (Übergang in Serie oder Status) wie bei Grand-Mal-Status.

> Kein Überaktionismus: Pat. mit bekannter Epilepsie und Einzelanfällen werden häufig unnötig intubiert.

> **Sofortmaßnahmen bei Grand-Mal-Status**
> - Verletzungssichere Lagerung: Gefährliche Gegenstände wegräumen, Kopf auf weiche Unterlage.
> - Nicht gewaltsam harte Gegenstände (Gummikeil) zwischen die Zähne schieben, falls möglich Guedel- oder Wendl-Tubus.
> - Atemwege frei machen und frei halten.
> - O_2-Gabe (▶ 1.7.3, ▶ 1.23).
> - I. v. Zugang mit 500 ml Lösung (Ringeracetat ▶ 1.23).
> - Bei V. a. Hypoglykämie 50–100 ml Glukose 40 % i. v.
> - Langsam i. v.: Diazepam 10 mg oder Clonazepam 1 mg oder Midazolam 5–10 mg oder Lorazepam 4 mg. Evtl. bis zu 2-mal wiederholen. **Cave:** Atemdepression. Intubationsbereitschaft!

- Wenn kein i. v. Zugang möglich: Midazolam 10–15 mg i. m. oder intranasal oder intraoral (schnelle Resorption) oder: Diazepam-Rektiole 10 mg rektal.
- Bei längerer Zyanose (SpO_2 < 90 % trotz O_2-Gabe): Intubation und Beatmung (▶ 3.4.4).
- Zur Intubation wegen antikonvulsiver Wirkung: Propofol 2 mg/kg KG (100–150 mg) i. v.; oder Thiopental 3–7 mg/kg KG (200–500 mg) i. v.
- Ist Status nicht zu durchbrechen (z. B. bei längerem Transport in Klinik), Schnellaufsättigung mit Phenytoin 250 mg langsam (5 Min.) i. v., danach 750 mg Phenytoin-Infusionskonzentrat in 20 Min. i. v. unter EKG-Kontrolle. **Cave:** nur bei sicherem i. v. Zugang wegen Gefahr schwerer Nekrosen bei paravasaler Injektion, Bradykardie, Hypotonie. Alternativ: Valproat 900–3.000 mg oder Levetiracetam 1.500–3.000 mg, Lacosamid 400 mg oder Brivaracetam 200 mg.
- Wenn erfolglos: Thiopental-, Propofol- oder Midazolam-Narkose.

Transport

Klinikeinweisung erforderlich (neurologische Klinik oder Klinik mit Möglichkeit zur zerebralen Diagnostik und neurologischer Konsultations- oder Weiterverlegungsmöglichkeit), wenn:
- Serie von Anfällen oder Status epilepticus
- Anfall > 10 Min.
- Länger dauernde postiktale Bewusstseinsstörung
- Persistieren zusätzlicher neurologischer oder anderer Symptome (z. B. Fieber)
- Erster Anfall unklarer Ätiologie
- V. a. akute Hirnerkr.
- Nach einem Anfall keine Überwachung durch andere Personen gewährleistet

Keine Klinikeinweisung, zunächst weitere Überwachung durch Angehörige, Empfehlung baldiger Vorstellung beim Neurologen zur Antiepileptika-Spiegelkontrolle bzw. Überprüfung der Medikation, wenn Anfallsleiden bekannt, Pat. reorientiert ist und kein V. a. sekundäre Verletzung durch Anfall besteht.

Pat., die nicht eingewiesen werden, darauf hinweisen, dass sie bis zur fachärztlichen Abklärung nicht an gefährdenden Maschinen arbeiten dürfen, keine gefährlichen Höhen betreten dürfen (z. B. Dachdecker) und keine Fahrtauglichkeit besteht.

Prinzipien der Weiterbehandlung

- **Nach erstem Anfall:** Diagnostik (EEG, CT, Liquoruntersuchung, MRT); evtl. Einstellung auf Antikonvulsiva.
- **Nach wiederholtem Anfall:** Serumspiegelbestimmung von Antiepileptika, evtl. Dosisanpassung oder Umstellung.
- **Ther. bei Status epilepticus:** Wenn Benzodiazepine und Phenytoin erfolglos: Valproat i. v., Levetiracetam i. v., Lacosamid i. v., Brivaracetam i. v., Barbiturate: Phenobarbital, dann Propofol-, Midazolam- oder Thiopental-Narkose.

Differenzialdiagnose

- **Synkopen** (▶ 8.3.1): oft mit „Schwarzwerden vor den Augen", Ohrgeräuschen, Schwitzen, Blässe usw. eingeleitet (▶ 5.8). Im Verlauf und bes. am Ende einer Synkope können generalisierte kloniforme Zuckungen als Ausdruck einer zerebralen Reaktion auf die Hypoxie auftreten (= „konvulsive Synkope").

- **Psychogene Anfälle:** kein Zungenbiss, erhaltene Pupillenreaktion, koordiniertere „klonische“ Aktivität, Schutzbewegungen vor Verletzungen, ungewöhnlich langes „Zucken“ (> 20 Min.) mit Zuwendung zu durchbrechen.
- **Hyperventilationstetanie:** Krämpfe der Arm- und Beinmuskulatur, Pfötchenstellung der Hände, Spitzfußstellung, Fischmaulstellung des Mundes (▶ 7.6).
- Hitzekrämpfe nach Hitzeexposition und Anstrengung.

!
- Auch bekannte Epileptiker können plötzlich aus anderer Ursache „krampfen“ (z. B. Enzephalitis).
- Persistierende Bewusstlosigkeit nach Anfall durch anfallsbedingtes SHT.
- Die Fehlfunktion eines implantierbaren Kardioverters/Defibrillators (ICD, AICD, PCD) mit unnötiger Impulsabgabe kann einen fokalen Krampfanfall vortäuschen (ICD-Implantation bekannt? OP-Narben unter linker Klavikula und im rechten Oberbauch, tastbares Aggregat im linken Oberbauch?). Selten, dennoch dran denken (▶ 5.6).

Komplex fokale Anfälle mit Bewusstseinsstörung (psychomotorische Anfälle) und einfach fokale Anfälle

Ätiologie Komplex fokale Anfälle gehen vom Temporallappen, einfach fokale Anfälle (z. B. motorische Jackson-Anfälle) von einem kleinen begrenzten Areal des Kortex aus. Immer Ausdruck einer symptomatischen Epilepsie.

Symptomatik Nicht primär vital bedrohlich; Übergang in Grand-mal-Anfall bzw. -Serie oder -Status möglich

- **Komplex fokale Anfälle:**
  - Beginn mit Aura
  - Bewusstseinstrübung
  - Motorische Automatismen (Schmatzen, Nesteln), auch komplexere Handlungen
  - Vegetative Symptome (Blässe, Speichelfluss)
  - Dauer: Min. bis Stunden
  - Amnesie für den Anfall
- **Einfach fokale Anfälle:**
  - Bei Störungen in motorischen Arealen z. B. tonisch-klonische Zuckungen im korrespondierenden kontralateralen Körperbereich.
  - Bei Störungen in sensiblen Arealen z. B. Kribbeln in der entsprechenden Körperregion.
  - Keine Bewusstseinsbeeinträchtigung.

Sofortdiagnostik

- Basischeck (▶ 4.1.2)
- Puls, SpO_2, RR, evtl. EKG
- Sekundäre Verletzungen?
- Neurostatus (▶ 8.2): insbes. Hinweise auf zugrunde liegende Gehirnläsion.
  - Orientierung?
  - Halbseitensymptomatik?
  - Meningismus?
- BZ (Hyper-, Hypoglykämie)?

Sofortmaßnahmen

- Vor sekundärer Verletzung schützen.
- Keine „Übertherapie" (z. B. keine atemdepressiven Benzodiazepindosen und keine Intubation wegen anhaltender fokaler Anfälle).
- Bei **lang andauerndem Status mit Anfallsausbreitung** oder **Bewusstseinstrübung:** Sofortmaßnahmen wie beim Grand-mal-Anfall (s. o.).
- Wenn durch Unruhe beim Status komplex fokaler Anfälle kein i. v. Zugang möglich: Midazolam 10 mg i. m. (schnelle Resorption).

Transport

Klinikeinweisung erforderlich (neurologische Klinik oder Klinik mit Möglichkeit zur zerebralen Diagnostik und neurologischer Konsultations- oder Weiterverlegungsmöglichkeit), wenn:

- Anfall nicht oder schwer zu durchbrechen ist.
- Pat. nicht reorientiert ist.
- Neurologische Defizite bestehen.
- Zunächst keine Überwachung besteht.
- Erster Anfall unklarer Ätiologie.

Keine Klinikeinweisung, aber baldige Vorstellung beim Neurologen, wenn zunächst weitere Überwachung z. B. durch Angehörige gewährleistet ist, Anfälle bekannt sind, zerebrale Diagnostik bereits erfolgt war und Pat. wieder orientiert ist.

> Pat., die nicht eingewiesen werden, darauf hinweisen, dass sie mindestens bis zur fachärztlichen Abklärung nicht an gefährdenden Maschinen arbeiten, keine gefährlichen Höhen betreten (z. B. Dachdecker) und kein Kraftfahrzeug führen dürfen.

Prinzipien der Weiterbehandlung Unterbrechung des Status (i. v.) mit Benzodiazepinen, Phenytoin, Valproat, Levetiracetam, Lacosamid oder Brivaracetam (s. o.), evtl. Carbamazepin, Topiramat. Evtl. EEG zur Diagnosesicherung. Bildgebende Verfahren (CT, MRT) zur Abklärung einer zugrunde liegenden Gehirnläsion; evtl. Lumbalpunktion zum Ausschluss Enzephalitis. Neueinstellung, Dosisanpassung oder Umstellung von Antikonvulsiva.

Differenzialdiagnose Verwechslung sensibler Jackson-Anfälle mit TIA (▶ 8.3.4) möglich. Jackson-Anfälle breiten sich eher von distal nach proximal aus.

8.3.6 Nackensteife/Meningismus

Frank Erbguth

Ätiologie **Leitsymptom bei Infektionen des ZNS (Meningitis, Meningoenze**phalitis, Enzephalitis), SAB, Meningeosis carcinomatosa. Evtl. kombiniert mit Bewusstseinsstörung und neurologischen Ausfällen (▶ 8.3.2).

Symptomatik Nackensteife, positive Zeichen nach Lasègue, Brudzinski, Kernig (▶ 8.2.4).

- Subakutes bis akutes Auftreten von Fieber, Nackensteife, Kopfschmerzen → **Meningitis.** Bei Hinzutreten neurologischer Herdsymptome (z. B. Krampfanfälle, Lähmungen) und/oder Bewusstseinsstörungen → **Meningoenzephalitis.**
- Akute Kopfschmerzen und verschiedengradige zusätzliche neurologische Ausfälle (bis zum Koma) → **SAB.**

- Langsam progrediente bis subakute Entwicklung von Kopfschmerzen und Nackensteife. Meist Krebserkr. bekannt (z. B. Mamma- oder Bronchialkarzinom) → **Meningeosis carcinomatosa.**

Kurzanamnese

- **Hinweise auf Meningitis/Meningoenzephalitis/Enzephalitis:** Fieber? Infektion/Entzündung? Gelenkschmerzen? Lichtscheu? Subakuter Verlauf mit Kopfschmerz? Sinusitis? Otitis? Z. n. Schädel-Hirn-Trauma evtl. mit Rhino-/Otoliquorrhö? Tbc-Anamnese? Endokarditis? Immunsuppression? HIV-Infektion oder -Risikogruppe? Zeckenbiss? Auslandsaufenthalte?
- **Hinweise auf SAB:** plötzlicher Kopfschmerz und evtl. zusätzlich neurol. Symptome. Auftreten nach plötzlicher Anstrengung (Defäkation, Koitus).
- **Hinweise auf Meningeosis:** bekannte Tumorerkr. und subakuter bis chronischer Verlauf.

Sofortdiagnostik

- Basischeck (▶ 4.1.2)
- Puls, SpO_2, RR, EKG (Herzrhythmusstörungen und ST-Veränderungen bei SAB möglich).
- BZ (Hyper-, Hypoglykämie)?
- Neurostatus (▶ 8.2).
- Herzauskultation (Vitien?)
- Lungenauskultation (Pneumonie?).
- Periphere septische Embolien: „Osler-splits" (purpurrote erhabene Hauteffloreszenzen 2–5 mm an den Fingerkuppen, typisch für Herdenzephalitis bei Endokarditis).
- Fieber? Lymphknotenschwellung?
- Liquorrhö aus Nase oder Ohr? → V. a. Trauma? V. a. Meningitis, Enzephalitis.
- Ohrinspektion (Zosterbläschen, eitriger Ausfluss?)

Sofortmaßnahmen

- Stabile Seitenlage bei Erbrechen; bei V. a. Hirndruck: Kopf- und Oberkörperhochlagerung 30–40°.
- Bei zusätzlicher Bewusstseinsstörung ▶ 8.3.2.
- **I. v. Zugang** mit Infusion: 500 ml isoosmolare Lösung (Ringeracetat ▶ 1.23).
- **RR-Regulation:**
  - Bei RR < 100 mmHg systolisch: Substitution mit 500–1.000 ml Ringeracetat (**Cave:** dekompensierte Herzinsuff.) und/oder Katecholamingabe (▶ 5.9. **Cave:** Tachykardie).
  - Bei RR systolisch > 190 mmHg oder diastolisch > 110 mmHg z. B. Nitrendipin-Phiole à 5 mg, bei Misserfolg Clonidin 0,075–0,150 mg i. v. oder Urapidil 25–75 mg i. v.
  - Keine forcierte RR-Senkung unter 180/90 mmHg.

! **Starke psychomotorische Unruhe** Sedierung mit Diazepam 10 mg langsam i. v. oder Midazolam 5–10 mg langsam i. v. **Cave:** Atemdepression → Intubationsbereitschaft.

- **Kopfschmerzen:** Tramadol 1–2 mg/kg KG i. v. oder Metamizol 1.000 mg i. v. **Cave:** keine ASS wegen Nachblutungsgefahr bei SAB.
- Evtl. **Antiemetika:** Droperidol 1,25–2,5 mg oder Metoclopramid 10 mg i. v.

! Foudroyanter Verlauf mit plötzlicher Verschlechterung während des Transports bei SAB und Meningitis möglich.

Transport Immer schnellstmöglicher Transport; möglichst in neurologische/neurochirurgische Klinik (evtl. Intensivstation) oder Klinik mit Möglichkeit zur zerebralen Diagnostik (CT, Lumbalpunktion) oder entsprechender Konsultations- oder Weiterverlegungsmöglichkeit.

Prinzipien der Weiterbehandlung

- Diagnosesicherung durch zerebrale Diagnostik: CT, Lumbalpunktion, Angiografie.
- Therapie:
  - Bakterielle Meningitis: kalkulierte Antibiotikagabe in Kombination mit Glukokortikoiden
  - Enzephalitis: Aciclovir 3 × 10 mg/kg KG/d i. v.
  - SAB: möglichst frühe Angiografie und Früh-Clipping oder -Coiling (sofern nicht schwerste neurologische Ausfälle)
  - Liquoraufstau: Liquordrainage
  - Meningeosis: evtl. intrathekale Zytostatika

Differenzialdiagnosen

▶ Abb. 8.4

- Nackenrigor bei Parkinson-Sy., Blockade bei degenerativen HWS-Veränderungen, Widerstand durch Anspannung der Nackenmuskeln
- Opisthotonus bei Tetanus: begleitender Trismus, Risus sardonicus, generalisierte Muskelkrämpfe

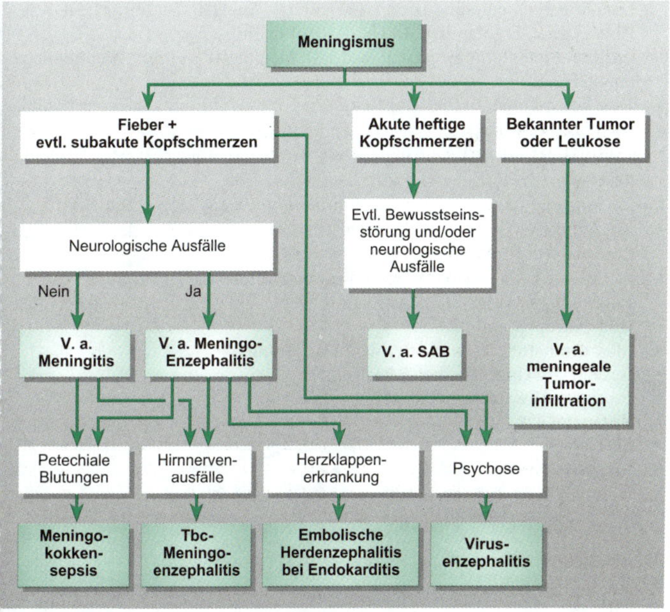

Abb. 8.4 Differenzialdiagnosen des Meningismus [L190]

8.3.7 Akuter Kopfschmerz

Frank Erbguth

Einteilung
- Symptomatische Kopfschmerzen (Hinweis auf evtl. bedrohliche Grunderkr.)
- Primäre Kopfschmerzen (z. B. Migräne)

Symptome
- Unterschiedliche **Lokalisation:** einseitig, beidseitig, frontal, okzipital, temporal, parietal, gesamter Kopf.
- Unterschiedlicher **Schmerzcharakter:** drückend, klopfend, bohrend, stechend.

Ätiologie Aus der Lokalisation ableitbare Ursachen:
- **Halbseitenkopfschmerz:** Migräne (s. u.), Trigeminusneuralgie (Gesichtsschmerz s. u.), Sinusitis maxillaris oder frontalis, Arteriitis temporalis (s. u.), Karotisdissektion (s. u.).
- **Frontaler und orbitaler Kopfschmerz:** Clusterkopfschmerz (s. u.), Zoster ophthalmicus, akutes Glaukom (▶ 17.1.2), diabetische Ophthalmoplegie (mit äußerer Okulomotoriusparese), Tolosa-Hunt-Sy. (unspezifische granulomatöse Entzündung im Bereich Fissura orbitalis superior oder Sinus cavernosus mit N.-III-, N.-VI-Parese + Sensibilitätsstörung im Ast V/1), Sinus-cavernosus-Thrombose (mit rotem Auge + Protrusio bulbi).
- **Okzipitaler und diffuser Kopfschmerz:** Meist Spannungskopfschmerz (s. u.); andere Ursachen: SAB (▶ 8.3.3), nach Lumbalpunktion, posttraumatisch, medikamenteninduziert (z. B. Nitrate), Analgetika-Abusus (z. B. ASS, Paracetamol, Ergotamin), Alkohol-/Nikotinabusus, Hypertonus (▶ 5.7), intrazerebrale Raumforderung (▶ 8.3.3), Meningitis (▶ 8.3.6), Meningoenzephalitis (▶ 8.3.6).
- **Deutlich orthostatischer Kopfschmerz:** Hinweis auf spontane oder traumatische Liquorleckage.
- **Halbseitiger blitzartig einschießender Gesichtsschmerz:** Trigeminusneuralgie (s. u.).

Kurzanamnese
- Kopfschmerzbeschreibung: Akuität? Charakter? Tagesschwankung? Lokalisation? Begleitsymptome?
- Auslöser z. B. Lebensmittel (Käse, Rotwein, Schokolade), Nikotin, Be- oder Entlastungssituationen, Menstruation, Wetterfühligkeit oder Medikamente (z. B. Nitropräparate)?
- Migräneanamnese, familiäre Migränebelastung?
- Regelmäßig eingenommene Analgetika?
- Psychische Belastungen, Stress?
- Fieber/Infekt?
- SHT?
- Muskelschmerzen?
- Neurologische Ausfallsymptome?

Differenzialdiagnosen ▶ Tab. 8.5

Sofortdiagnostik
- Basischeck (▶ 4.1.2)
- Puls, RR
- Bei schlechtem AZ auch SpO_2 und EKG

Tab. 8.5 Differenzialdiagnose des Kopfschmerzes mit Begleitsymptomen

Kopfschmerzcharakter	Begleitsymptome/Anamnese	Typisch für/Verdacht auf
• Akut • Massiv	• Meningismus • Evtl. neurologische Ausfälle	SAB (▶ 8.3.3)
• Akut/subakut • Halbseitig, klopfend	• Übelkeit • Flimmerskotome • Migräneanamnese • Familiäre Migränebelastung • Kein Meningismus!	Migräne (▶ 8.3.7)
• Akut/subakut • Halbseitig • Auch in Hals und Gesicht	• Ipsilaterales Horner-Sy. • Evtl. fokale kontralaterale neurologische Ausfälle	Dissektion der A. carotis
• Akut/subakut • Frontal • Halbseitig oder diffus	• Fieber • Kein Meningismus • Keine neurologischen Ausfälle	Sinusitis, Allgemeininfekt
• Subakut • Diffus	Nach Commotio cerebri	Posttraumatische Kopfschmerzen
	• Meningismus • Fieber	Meningitis/Enzephalitis (▶ 8.3.6)
	• Übelkeit, Erbrechen • Hirndruckzeichen	Hirndruck bei intrazerebraler Raumforderung (▶ 8.3.3)
• Subakut • Temporal	• A. temporalis verhärtet, druckschmerzhaft • Schmerzen beim Kauen • Evtl. Muskelschmerzen • Abgeschlagenheit • Sehstörungen • Höheres Lebensalter	Arteriitis temporalis (▶ 8.3.7)
	• Rotes, tränendes Auge • Phasenweise gehäuft	Clusterkopfschmerz (▶ 8.3.7)
	• Übelkeit • Rotes Auge • Mydriasis	Glaukom (▶ 17.1.2)
Akut/subakut	• Morgens am stärksten • Fokale neurologische Ausfälle • Bewusstseinsstörung	Intrazerebrale Raumforderung (▶ 8.3.4)
	Hirnnervenstörungen	Zoster ophthalmicus, Sinus-cavernosus-Thrombose, diabetische Ophthalmoplegie, Hirnstammläsion

- Neurostatus (8.2), insbes. Nackensteife? Bewusstseinslage? Fokale neurologische Ausfälle?
- Fieber?
- Augeninspektion (Rötung?), harter Bulbus (V. a. Glaukom ▶ 17.1.2)?

- Gezieltes Verlangen nach einem bestimmten Medikament (z. B. Opioide oder Sedativa) ist verdächtig auf Abhängigkeit oder Sucht.
- Jede Auffälligkeit beim Neurostatus (z. B. Herdzeichen, Hirnnervenbefunde, Meningismus) weist auf **symptomatische** Kopfschmerzen hin und ist klin. abklärungsbedürftig!

Transport Wenn Kopfschmerzereignis aus Anamnese und Befund nicht zwanglos als primär und harmlos einzuschätzen ist, oder wenn zwar Kopfschmerzanamnese bekannt ist, aber akutes Ereignis „anders als sonst" beschrieben wird, ist dringende neurologische Konsultation oder Klinikeinweisung erforderlich.

Kopfschmerz ohne sonstige Krankheitshinweise

Symptomatik Meist akuter Spannungskopfschmerz: Drückend wie Schraubstock, beidseits, diffus.

Sofortmaßnahmen Peripher wirkendes Analgetikum/nichtsteroidales Antiphlogistikum; z. B. Paracetamol 1.000–1.500 mg p. o. bzw. 1.000 mg i. v.

Transport **Keine Klinikeinweisung** nötig. Hinweis auf Wiedervorstellung bei Verschlechterung oder neuen Begleitsymptomen.

Chronischer Spannungskopfschmerz

Symptomatik Konstanter beidseitiger, chronischer, drückender Schmerz. „Kopf wie in Reif gespannt", Verstärkung unter psychischen Belastungen, oft Begleitdepression. Häufig auch übergehend in Kopfschmerz bei Analgetikaabusus.

Sofortmaßnahmen
- Bei Abususverdacht: Analgetika vermeiden
- Sonst: Peripher wirkendes Analgetikum/nichtsteroidales Antiphlogistikum; z. B. Paracetamol 1.000–1.500 mg p. o. bzw. 1.000 mg i. v.
- Wenn bei Pat. bereits erfolgreich verwendet: Evtl. trizyklische Antidepressiva z. B. Amitriptylin 25–150 mg/d p. o.

Transport
- I. d. R. **keine Einweisung** erforderlich. Baldige Vorstellung beim Neurologen/Nervenarzt.
- Hinweis auf Wiedervorstellung beim Auftreten neuer Begleitsymptome.
- Bei Analgetikaabusus und vorhandener Motivation zum Medikamentenentzug evtl. Einweisung in entsprechende Klinik.

Prinzipien der Weiterbehandlung Entspannungsmaßnahmen, autogenes Training, funktionelle Entspannung, physikalische Ther., Krankengymnastik, Analgetika-Entwöhnung. „Schmerzdistanzierende" Medikamente: Antidepressiva, Neuroleptika.

Migräne

Symptomatik Pulsierend klopfender Halbseitenkopfschmerz; meist einseitig und mit Übelkeit verbunden. In 20 % Beginn mit visuellen Erscheinungen (Flimmerskotome, Lichtblitze). Meist familiäre Belastung und anamnestisch bekannt.

Bei „Migräne mit Aura“ (Migraine accompagnée, komplizierte Migräne) Möglichkeit fokaler neurologischer Ausfälle vor Schmerzauftritt (immer Ausschlussdiagnose). Auslöser sind Nahrungsmittel (Käse, Rotwein, Schokolade), Nikotin, Be- oder Entlastungssituationen, Menstruation.

Sofortmaßnahmen

- Metoclopramid 10 mg i. v., danach ASS 500–1.000 mg i. v.
- Bei KI gegen ASS: Metamizol 750–1.000 mg p. o. oder 1.000 mg i. v.
- Triptane (Suma-, Zolmi-, Nara-, Riza-, Almo-, Eletriptan), z. B. Sumatriptan 50–100 mg p. o. oder 6 mg s. c. oder 10–20 mg intranasal. **KI:** schwere Hypertonie, KHK, Z. n. Myokardinfarkt, Z. n. TIA oder Schlaganfall, Schwangerschaft, Stillzeit, pAVK, schwere Leber-/Niereninsuff., Kinder, > 65 J., Raynaud-Sy. **Cave:** bei oraler Medikation immer vorher Metoclopramid geben.

!
- Zentral wirksame Analgetika wegen peripherem Schmerz-Pathomechanismus schlecht wirksam.
- Auch bekannte Migräniker können einmal andere Kopfschmerzursache haben (z. B. SAB oder Meningitis).

Transport

- **Keine Klinikeinweisung:** Wenn Migräne bekannt und Symptomatik eindeutig. Vorstellung beim Neurologen zur evtl. Intervallprophylaxe oder Medikamentenumstellung.
- **Baldige Vorstellung beim Neurologen** zur Ausschlussdiagnose bei erstem Anfall und eindeutiger Symptomatik.
- **Klinikeinweisung** in neurologische Klinik oder Klinik mit entsprechender Konsultationsmöglichkeit bei zusätzlicher neurologischer Symptomatik (Migraine accompagnée) oder Zweifeln an Migränediagnose.

Prinzipien der Weiterbehandlung Sichern der Diagnose durch Ausschluss anderer Ursachen; Gabe von Analgetika und Antiemetika. Im „Status migraenosus“ auch Kortikosteroide möglich.

Clusterkopfschmerz

Symptomatik Einseitige Kopfschmerzen der Orbitalregion mit Tränenfluss und rotem Auge, phasenweise gehäuft über Wochen, dann freies Intervall. Im Gegensatz zur Migräne meist Männer betroffen.

Sofortmaßnahmen

- O_2-Inhalation (5–7 l/Min. über 10 Min., ▶ 1.7.3, ▶ 1.27)
- Triptane, z. B. Sumatriptan 100 mg p. o. oder 6 mg s. c. oder 10–20 mg intranasal (KI: KHK, Raynaud-Sy., Neigung zu Gefäßspasmen) **oder**
- Lidocain-Pumpspray nasal
- Glukokortikoide (z. B. Methylprednisolon 1 mg/kg KG)

Transport

- **Keine stationäre Einweisung erforderlich:** bei bekanntem Leiden.
- **Einweisung:** bei zusätzlichen neurologischen Symptomen oder Zweifeln an der Diagnose.

Prinzipien der Weiterbehandlung Intervallprophylaxe z. B. mit Lithiumsalzen, Kalziumantagonisten, Kortikosteroiden.

Arteriitis temporalis

Riesenzellarteriitis mit Befall der A. temporalis, A. ophthalmica und A. centralis retinae. Pat. meist > 55 J.

Symptomatik Subakuter Beginn, evtl. kombiniert mit Polymyalgia rheumatica. Erblindung droht in 5–10 % der Fälle! Selten auch Hirninfarkte.

> ! Jeder ungeklärte Kopfschmerz bei älteren Pat. ist verdächtig auf Arteriitis temporalis.

Sofortmaßnahmen

- ASS 500–1.000 mg p. o. oder 500 mg i. v.
- Bei KI gegen ASS: Metamizol 750–1.000 mg p. o. oder 1.000 mg i. v.

Transport Immer bei Verdacht Einweisung in Klinik mit Möglichkeit zur Biopsie der A. temporalis (neurologische, ophthalmologische, internistische Klinik).

Prinzipien der Weiterbehandlung Bei BSG-Beschleunigung oder CRP-Erhöhung Behandlungsbeginn mit Glukokortikoiden, Diagnosesicherung durch Biopsie.

Trigeminusneuralgie

Symptomatik Blitzartig einschießender, stechender Schmerz im sensiblen Areal des N. trigeminus. Meist 2. und 3. Ast, evtl. triggerbar, Frauen häufiger betroffen, 2. Lebenshälfte.

Sofortmaßnahmen

- Analgetika gegen Schmerzattacken wenig wirksam; trotzdem Versuch mit peripheren Analgetika in höherer Dosierung, z. B. ASS 500 mg i. v. oder Opioide, wie Tramadol 1–2 mg/kg KG i. v. oder Fentanyl 0,1 mg i. v. Evtl. Kombination aus Neuroleptikum mit Analgetikum, z. B. ASS und Haloperidol 5 mg langsam i. v.
- Bei quälenden Schmerzen Klinikeinweisung zur antiepileptischen Ther.

> ! Pat. können durch heftige Schmerzen suizidal sein.

Transport

- Zuweisung zum Nervenarzt zur Abklärung und Einstellung auf Antiepileptika.
- Klinikeinweisung: Bei quälenden Schmerzen und/oder Suizidalität.

Prinzipien der Weiterbehandlung Einstellung auf Carbamazepin, Gabapentin, Pregabalin, Phenytoin, OP-Möglichkeit: Thermische oder toxische Koagulation des Ganglion Gasseri oder neurovaskuläre Dekompression in der hinteren Schädelgrube („Jannetta-OP").

8.3.8 Akuter Schwindel

Frank Erbguth

Symptomatik

- Allgemeines Unsicherheitsgefühl, Benommenheitsgefühl, Taumeligkeit = unsystematischer Schwindel.
- Drehschwindel, Schwankschwindel, Liftgefühl, Fallneigung, evtl. Übelkeit = systematischer (vestibulärer) Schwindel.

Kurzanamnese

- Gefäßrisikofaktoren bzw. -vorerkr. (Hypertonus, Diabetes, Gefäßfehlbildung, Gerinnungsstörung)?
- Traumaanamnese?
- Migräneanamnese? Vestibuläre Migräne möglich.
- Metabolische Grunderkr. (z. B. Diab. mell., Niereninsuff.)?
- Vergiftung: z. B. Alkohol, Koffein, Lösungsmittelexposition.
- Exogene Faktoren: z. B. Sonnenstich nach starker Hitze-/Sonnenexposition.
- Begleitsymptome: insbes. Hörstörungen, Ohrgeräusche, Kopfschmerzen, neurologische Ausfälle, Verwirrtheit, Übelkeit, Erbrechen, Fieber.
- Zerebrale Erkr.: z. B. Tumor.
- Herzerkr. (z. B. Herzinsuff., Kardiomyopathie) evtl. mit Embolieneigung (z. B. Rhythmusstörungen, Klappenerkr.)?
- Herzschrittmacherträger → evtl. Schrittmacherfehlfunktion (Batterieerschöpfung, Elektrodenbruch).
- Medikamentenanamnese: evtl. NW oder Überdosierung z. B. von H_2-Blocker, Digitalis, Antikonvulsiva, Tranquilizer, Neuroleptika.

Sofortdiagnostik

- Basischeck (▶ 4.1.2)
- Puls, SpO_2, RR, EKG (Herzrhythmusstörungen) → evtl. Hinweise auf kardiale Emboliequelle?
- BZ (Hyper-, Hypoglykämie)?
- Blasse Haut? Skleren? → evtl. Hinweise auf Anämie?
- Neurostatus (▶ 8.2) insbes. Gang-, Steh- und Tretversuch, Nystagmus, Hörvermögen?
- Herzauskultation (Vitien?)
- Lungenauskultation (Lungenödem, Pneumonie als Ursache für leichte zerebrale Hypoxie?)
- Fieber?
- Kardiale Stauungszeichen? Herzinsuff.?
- Entzugssymptomatik?
- Hyperventilation?

Differenzialdiagnosen ▶ Tab. 8.6

Neuritis vestibularis

Symptomatik Akuter einseitiger Vestibularisausfall, über Tage anhaltend, dann langsam abklingend.

Sofortmaßnahmen

- Bettruhe
- Wenn beim Pat. bereits erfolgreich verwendet: Dimenhydrinat 150 mg Supp. rektal oder 100 mg i. m. oder 62 mg i. v.
- Bei Erbrechen evtl. Metoclopramid 6 mg p. o. oder 10 mg i. v. oder Droperidol 1,25 mg i. v.

Transport

- Wegen massiver Beschwerden oft Klinikeinweisung erforderlich.
- HNO-Klinik/neurologische Klinik oder Klinik mit entsprechender Konsultationsmöglichkeit.

Prinzipien der Weiterbehandlung Bettruhe. Methylprednisolon 100 mg/d, alle 2 Tage um 20 mg reduziert. Rasche Mobilisierung und Bewegungstraining. Prognose günstig.

Tab. 8.6 Differenzialdiagnose des Schwindels

Schwindelcharakter	Begleitsymptome	Verdacht auf
Drehschwindel akut	• Übelkeit • Erbrechen • Fallneigung • Rotatorischer Spontannystagmus und richtungsbestimmter Nystagmus • Keine Hörstörungen	Neuritis vestibularis
Drehschwindel akut Attacken für Sekunden	• Durch Kopfbewegung auslösbar (typisch beim Umdrehen im Liegen oder Aufstehen) • Richtungsbestimmter Nystagmus und Spontannystagmus zum unten liegenden Ohr • Keine Hörstörungen • Erschöpflich nach Wiederholung	Gutartiger paroxysmaler Lagerungsschwindel
Drehschwindel akut längere Attacken	• Ohrgeräusche (Tinnitus) • Hypakusis • Meistens Erbrechen • Richtungsbestimmter Nystagmus und Spontannystagmus • Fallneigung zur Seite des betroffenen Ohrs	Menière-Krankheit
Dreh-/Schwankschwindel langsam progredient	• Tinnitus • Trigeminus-/Fazialisbeteiligung • Evtl. Kleinhirnsymptome, Pyramidenbahnzeichen, Hirndruckzeichen	Akustikusneurinom
Dreh- oder Schwankschwindel akutes Auftreten	• Blickrichtungsnystagmus • Übelkeit, Erbrechen • Kleinhirnzeichen oder • Hirnnervenausfälle (z. B. Dysarthrie)	Hirnstamminfarkt, Kleinhirninfarkt
Schwankschwindel attackenförmig	• Stand- und Gangunsicherheit • Vernichtungsangst • Panikattacke • Massiver Leidensdruck • Kein Nystagmus • Keine zusätzlichen pathologischen Befunde	Phobischer Schwankschwindel

8

! Treten zu vermeintlich peripher vestibulären Symptomen Bewusstseinsstörungen, Koordinationsstörungen oder Hirnstammausfälle hinzu, kann es sich um einen raumfordernden „pseudovestibulären Kleinhirninfarkt" handeln → unverzügliche zerebrale Bildgebung!

Gutartiger paroxysmaler Lagerungsschwindel

Symptomatik Durch bestimmte Kopfbewegungen und Lagewechsel ausgelöste Drehschwindelattacken mit Nystagmus; oft im Bett beim Umdrehen oder Aufrichten.

Sofortmaßnahmen Evtl. „Befreiung" durch Lagerungsmanöver zum unten liegenden Ohr (nach Sémont): Für das gesamte Manöver Drehung des Kopfs um 45° nach rechts bzw. links zum gesunden Ohr. Pat. sitzt zunächst aufrecht. Dann schnelle Lagerung des Pat. um ca. 100° in die auslösende Position (betroffenes Ohr unten). Nach 2 Min. Umlagerung um 180° mit raschem Schwung („großer Wurf") in die Gegenposition. Nach 2 Min. langsames Aufrichten.

Transport

- Zur Diagnosesicherung baldmögliche Vorstellung beim Neurologen oder HNO-Arzt.
- Klinikeinweisung bei massiver Symptomatik und/oder Zweifeln an der Diagnose.

Prinzipien der Weiterbehandlung Vestibularisprüfung. Lagetraining. Keine Antivertiginosa (da für Rekompensation eher hinderlich). Prognose günstig.

Menière-Krankheit

Ausfall des Gleichgewichts- und Hörorgans durch Vermischung von Endo- und Perilymphe im Innenohr.

Sofortmaßnahmen

- Wenn beim Pat. bereits erfolgreich verwendet: Dimenhydrinat 100 mg Supp. rektal oder 100 mg i. m. oder 62 mg i. v.
- Bei Erbrechen evtl. Metoclopramid 6 mg p. o. oder 10 mg i. v. oder Droperidol 1,25 mg i. v.

Transport Im akuten Anfall Vorstellung bei HNO-Arzt (evtl. Klinik) mit Audiometrie und Vestibularisprüfung oder Klinik mit entsprechender Konsultationsmöglichkeit.

Akustikusneurinom

Histologisch gutartiger, langsam wachsender Tumor ausgehend von Zellen des N. VIII.

Sofortmaßnahmen Nur erforderlich bei Hirndruckzeichen (▶ 8.3.3).

Transport Baldige Vorstellung bei Neurologen/HNO-Arzt zur bildgebenden zerebralen Diagnostik. Bei Hirndruck sofortige Klinikeinweisung.

Prinzipien der Weiterbehandlung Diagnosesicherung durch bildgebende Verfahren. Bei Hydrozephalus: Liquordrainage. Operation.

Hirnstamminfarkt, Kleinhirninfarkt

Sofortmaßnahmen/Indikation zur Klinikeinweisung und Prinzipien der Weiterbehandlung Wie bei Hirninfarkt (▶ 8.3.4).

8

> **!** Wenn Pat. mit Schwindel nach Stunden bis Tagen Bewusstseinsstörungen entwickeln, immer an Kleinhirninfarkt mit Kompression des 4. Ventrikels oder Hirnstamms und Liquorabflussstörung denken. Einklemmung droht! Dringendes CT erforderlich!

Phobischer Schwankschwindel

Oft nach abgeklungenem organischen Schwindel als Verarbeitungsproblem möglich.

Sofortmaßnahmen Evtl. Diazepam 5–10 mg p. o. oder i. v.

Transport

- I. d. R. keine Klinikeinweisung.
- Baldige Vorstellung bei Psychiater/Nervenarzt.
- Klinikeinweisung bei massiver Symptomatik und/oder Zweifeln an der Psychogenität.

8.3.9 Generalisierte periphere Lähmung

Frank Erbguth

Definition Lähmungen aufgrund von generalisierten Störungen im Bereich der peripheren Nerven, der Muskelendplatten oder der Muskeln.

Ätiologie Als Notfälle können auftreten (▶ Tab. 8.7):

Tab. 8.7 Differenzialdiagnose und Symptomatik generalisierter peripherer Lähmungen

Symptomkonstellation	Anamnese	Verdacht auf
• Aufsteigende schlaffe Lähmungen • Sensibilitätsstörungen/ Parästhesien • Reflexverlust • Anfangs oft Schmerzen • Auch Befall von Hirnnerven	• Gastrointestinaler Infekt	• Guillain-Barré-Sy. (GBS) • DD: Andere akut verlaufende PNP (z. B. Porphyrie, Vaskulitis), auch Myelitis (sensibler Querschnitt)
• Abnorme Ermüdbarkeit der Willkürmuskulatur (v. a. Augenmuskeln, Lidheber, Schlundmuskulatur) • Keine Sensibilitätsstörungen	• Belastungsabhängige Schwäche • Doppelbilder • Schluckstörungen	• Myasthenie
• Myasthenieähnliche Symptome • Proximale Paresen • Unter Belastung eher Besserung • Evtl. bekanntes Bronchialkarzinom	Paraneoplastisch z. B. Bronchialkarzinom	• Lambert-Eaton-Sy.
• Myasthenieähnliche Symptome • Mydriasis • Gastrointestinale Symptome: Übelkeit, Erbrechen, Durchfall, Bauchschmerzen • Mundtrockenheit	• Konsum verdorbener Lebensmittel/ Konserven • Gastrointestinale Symptome • Ebenfalls erkrankte „Mitesser"	• Botulismus
• Plötzliche Lähmungsattacken • Atem- und Schlundmuskeln meist ausgespart • Symmetrisch proximal betonte Paresen • Atemmuskulatur und Schluckmuskeln ausgespart • Vorwiegend familiäres Auftreten und/oder anamnestisch bekannt	• Bekannte Lähmungsepisoden • Familiäres Auftreten	• Dyskaliämische Lähmungen

8

Tab. 8.7 Differenzialdiagnose und Symptomatik generalisierter peripherer Lähmungen *(Forts.)*

Symptomkonstellation	Anamnese	Verdacht auf
• Proximale asymmetrische Paresen • Keine Sensibilitätsstörungen • Zweigipfliger Fieberverlauf	• Auslandsaufenthalt • Kein Polioimpfschutz	• Poliomyelitis • FSME (myelitische Manifestation)

Akute idiopathische Polyradikuloneuritis (Guillain-Barré-Sy.; GBS): autoimmun vermittelte Demyelinisierung der peripheren Nerven. Oft nach (gastrointestinalen) Infekten. Meistens spontane Rückbildung. Lebensbedrohliche Situationen durch zunehmende Atemlähmung und Befall des vegetativen Nervensystems (kardiovaskuläre Regulationsstörungen: Tachykardie/Bradykardie/Asystolie).

Störungen der neuromuskulären Übertragung:

- **Myasthenie:** Autoimmunerkr. der Azetylcholinrezeptoren der motorischen Endplatte. Lebensbedrohlich durch Ateminsuff. und/oder Schluckstörungen (Aspirationsgefahr).
- **Lambert-Eaton-Sy.:** paraneoplastische Erkr. der motorischen Endplatte.
- **Botulismus:** im Rahmen einer Lebensmittelvergiftung (Toxin von Clostridium botulinum) erworbene Störung der Azetylcholinfreisetzung in der präsynaptischen motorischen Endplatte.
- **Dyskaliämische Lähmungen:** Störung der Muskelerregung durch Störungen des Kaliumhaushalts. Meist familiäres Leiden; bei älteren Pat. auch selten als symptomatische Dyskaliämie möglich.

Sofortdiagnostik

- Basischeck (▶ 4.1.2)
- Insbes.: Atemexkursionen? Vitalkapazität?
- Puls, SpO_2, RR, EKG (Rhythmusstörungen bei Guillain-Barré-Sy. möglich)
- BZ (Hyper-, Hypoglykämie)?
- Neurostatus (▶ 8.2), insbes. Motorik, Ausmaß der Lähmungen, Reflexausfall, Sensibilitätsstörungen?
- Herzauskultation (Vitien?)
- Lungenauskultation
- Fieber?

Sofortmaßnahmen

- Wenn Atemmuskulatur betroffen, aber SpO_2 zwischen 90 und 95 %: O_2-Gabe (▶ 1.7.3, ▶ 1.23).
- Wenn Atmung kritisch (SpO_2 < 90 %): i. v. Zugang mit Infusion von 500 ml isoosmolarer Lösung (Ringeracetat ▶ 1.23) und Intubation (▶ 3.4.4) und Beatmung (▶ 3.4.8).
- Behandlung bedrohlicher Herzrhythmusstörungen (▶ 5.4).
- Bei Asystolieneigung oder bedrohlicher Bradykardie bei Guillain-Barré-Sy.: Evtl. passagerer Schrittmacher (▶ 3.4.12).
- Bei schweren Lähmungen (Ateminsuff.) bei eindeutiger Myasthenie: Gabe von Pyridostigmin 2–4 mg i. v. oder Neostigmin 0,5 mg i. v. vor Ort, dann Dauertropf mit Pyridostigmin 25 mg in 500 ml Glukose 5 % in 24 h i. v.

> !
> - Bei Intubation und endotrachealem Absaugen beim Guillain-Barré-Sy. führt erhöhter Vagotonus leicht zu Bradykardie und Asystolie; daher vorher Atropingabe und Reanimationsbereitschaft.
> - Bei medikamentöser Ther. der Herzrhythmusstörungen beim Guillain-Barré-Sy. sind überschießende und unvorhersehbare kardiale Reaktionen möglich.

Transport Immer Einweisung (bei Atem- und Schluckstörungen möglichst Intensivstation) in neurologische Klinik oder Klinik mit entsprechender Konsultations- oder Weiterverlegungsmöglichkeit.

Prinzipien der Weiterbehandlung

Klärung der Diagnose: Labor, evtl. Lumbalpunktion, Tensilontest bei V. a. Myasthenia gravis, Thymomdiagnostik.

Therapie:
- Guillain-Barré-Sy.: Immunglobuline, Plasmapherese
- Myasthenie: Cholinesterasehemmer, Plasmapherese, Immunsuppressiva, Immunglobuline
- Botulismus: Antitoxin, symptomatische Ther.
- Dyskaliämische Lähmung: Kaliumkorrektur
- Lambert-Eaton-Sy.: Tumorsuche und -ther.

8.3.10 Nichttraumatische Querschnittslähmung

Frank Erbguth

Ätiologie
- **Mechanische Kompression durch Raumforderungen:** Tumor oder Metastasen der Wirbelsäule und des Rückenmarks, Bandscheibenvorfall, Epiduralabszess, Spondylodiszitis, spinale Blutung (z. B. Epiduralhämatom unter Antikoagulation oder bei spinalem Angiom).
- **Rückenmarkischämie:** Spinalis-anterior-Sy., Aortenaneurysma, spinale Gefäßfehlbildung.
- **Entzündlich:** z. B. Multiple Sklerose = MS, viral, para-/postinfektiös.

Symptomatik
- Bei Läsionen oberhalb C4: Zwerchfellparese mit Atemlähmung!
- Evtl. Schmerzen.
- Lähmung auf Höhe der Läsion (Vorderhörner) und darunter (Läsion der Pyramidenbahn).
- Bei akutem Auftreten „spinaler Schock“: Tonus anfangs schlaff, Eigenreflexverlust.
- Bei langsamer Progredienz spastisch: Tonus gesteigert, Eigenreflexe gesteigert, Babinski positiv.
- Querschnittsförmige Sensibilitätsstörungen aller Qualitäten bei komplettem Querschnitt.
- Bei ventraler Läsion (z. B. Spinalis-anterior-Sy.) ist Berührungs- und Lageempfinden intakt (Hinterstränge), **aber** Schmerzempfindung aufgehoben (= dissoziierte Empfindungsstörung).
- Blasen- und Mastdarmstörungen.

Kurzanamnese
- **Bei akutem Verlauf:** V. a. vaskuläre Genese, wie Ischämie oder Blutung (z. B. Spinalis-anterior-Sy., Blutung unter antithrombotischer Behandlung)? Auch

Bandscheibenvorfall, pathologische Wirbelfraktur mit Rückenmarkkompression bei Tumor/Metastase, Instabilitäten der Kopfgelenke bei chronischer Polyarthritis.
- **Bei subakutem Verlauf:** V. a. Tumor, akute Entzündung, Abszess, Bandscheibenvorfall.
- **Langsam progredient:** V. a. Tumor, chronische Entzündung (z. B. MS).
- Tumor-Anamnese spricht für Metastase.
- Entzündung und Fieber sprechen für Myelitis oder Abszess.
- MS-Anamnese spricht für Querschnittsmyelitis bei Multipler Sklerose.
- Rückenschmerzen sprechen für mechanische Kompression (Tumor oder Bandscheibenvorfall).
- Antikoagulanzien sprechen für spinale Blutung.
- Bekanntes Aortenaneurysma spricht für spinale Ischämie.

Sofortdiagnostik

- Basischeck (▶ 4.1.2)
- Thoraxexkursionen, paradoxe Atmung?
- Puls, RR, SpO_2
- Neurostatus (▶ 8.2), insbes.:
  - Festlegung des Querschnittsniveaus: Sensibles Niveau? (Anhalt: Nabel Th10, Brustwarzen Th5)
  - Immer Berührungs- **und** Schmerzempfindung prüfen!
  - Verteilungstyp der Lähmungen: Paraparese? Tetraparese?
  - Art der Lähmung: Schlaff – spastisch; komplett – inkomplett?
- Wirbelsäule: Statik? Klopfschmerz?
- Bauchbefund: Hinweis auf Aortenaneurysma (pulsierender Tumor, Strömungsgeräusch)?

Sofortmaßnahmen

- Ruhigstellung in Rückenlage.
- Keine massiven Wirbelsäulenmanipulationen.
- I. v. Zugang mit Infusion von 500 ml isoosmolarer Lösung (Ringeracetat ▶ 1.23).
- Bei RR < 100 mmHg systolisch und V. a. Ischämie: Substitution mit 500–1.000 ml Ringeracetat (**Cave:** dekompensierte Herzinsuff.) und/oder Katecholamingabe (▶ 5.9).
- Möglichst keine Kopfreklination bei Intubation.
- Wenn mechanische Schädigung möglich, Verhalten und Transport wie bei Wirbelsäulen-/Rückenmarkverletzung (▶ 11.6).

Transport Immer Einweisung in neurologische oder neurochirurgische Klinik, Querschnittszentrum oder Klinik mit Möglichkeit zur Liquor- und Rückenmarkdiagnostik bzw. entsprechender Konsultations- oder Weiterverlegungsmöglichkeit.

Prinzipien der Weiterbehandlung

Diagnostik: spinales MRT, Wirbelsäulen-Röntgen, Myelografie, Myelo-CT, LP, evtl. Szintigrafie, Elektrophysiologie.

Therapie:
- Bei Raumforderungen: Solange Querschnitt nicht komplett: OP; bei Tumor/Metastasen auch Radiother.
- Bei Ischämie: RR erhöhen, evtl. Antikoagulation, rheologische Maßnahmen.
- Bei Entzündung: spezifische Antibiotikather.
- Bei MS: Evtl. Kortisonstoß.

Differenzialdiagnosen Rasch aufsteigende periphere Lähmung beim Guillain-Barré-Sy. (▶ 8.3.9).

8.3.11 Akute Hyperkinesen

Frank Erbguth

Definition Verschiedene Formen unwillkürlicher nicht unterdrückbarer Muskelüberaktivität.

Ätiologie Mögliche Ursachen sind:
- **Medikamenten-NW:** meist dystone Hyperkinesen (z. B. dopaminerge Ther. bei Parkinson-Sy., Neuroleptika; auch unter Metoclopramid).
- **Unterschiedliche Gehirnprozesse** im Stammganglienbereich: vaskulär, toxisch, entzündlich, degenerativ, metabolisch (z. B. hyperosmolare Hyperglykämie).
- **Spasmus hemifacialis:** einseitiges Gesichtszucken mit peripherer Ursache.
- **Diffuse zerebrale Prozesse:** Myoklonien, z. B. bei Hypoxie, Stoffwechselstörungen (Urämie), Creutzfeldt-Jakob-Krankheit, Alzheimer-Demenz.

Symptomatik
- Dystone Zungen-/Schlund-Krämpfe, zervikale dystone Verdrehungen und Blickkrämpfe sind typisch für NW von Neuroleptika oder Metoclopramid.
- Choreo-athetotische Hyperkinesen im Mundbereich, Schultergürtel und oberen Extremitäten sind typisch für NW von L-Dopa; möglich auch bei Hyperglykämie oder Kokainmissbrauch.
- Myoklonien bei Stoffwechselstörungen (z. B. Urämie).

Kurzanamnese
- Idiopathisches Parkinson-Sy. bekannt?
- Dopaminergika? Drogen?
- Einnahme von Neuroleptika oder „Magenmitteln", die Metoclopramid enthalten?
- Zerebrovaskuläre Vorerkr.?
- Psychische Vorerkr.?
- Rasche Demenz (z. B. bei Creutzfeldt-Jakob-Krankheit, Chorea Huntington oder Morbus Alzheimer)?
- Stoffwechselstörungen (v. a. Diab. mell.) oder Niereninsuff. bekannt?
- Schwangerschaft oder Kontrazeptiva (evtl. Chorea minor)?

Sofortdiagnostik
- Basischeck (▶ 4.1.2).
- Neurostatus (▶ 8.2), insbes. andere extrapyramidale Symptome (Rigor, Tremor)?

8

Sofortmaßnahmen Bei Neuroleptika- oder Metoclopramidanamnese: Biperiden 5–10 mg langsam i. v. Bestätigung der Diagnose durch promptes Sistieren der Symptome.

Transport
- **Keine Klinikeinweisung erforderlich** nach Kupierung durch Biperiden bei Medikamenten-NW.
- **Vorstellung bei Nervenarzt/Psychiater** bei notwendiger Fortführung neuroleptischer Medikation (z. B. Psychose), zur Medikamentenumstellung bzw. Zusatzmedikation mit Biperiden, und bei leichter bis mäßiger Symptomatik anderer Ursache.
- **Klinikeinweisung** (möglichst in neurologische Abteilung) bei massiver Symptomatik und unklarer Ursache.

8.4 Krisen bei neurologischen Erkrankungen

Frank Erbguth

8.4.1 Akinetische Krise bei Parkinson-Syndrom

Definition Symptomtrias „Rigor, Tremor, Akinese“ durch Dopaminmangel im Bereich des extrapyramidalen Systems. Krisenhaft bei schwerer, vital bedrohlicher Akinese bei länger bekanntem Parkinson-Sy.

Ätiologie Mögliche Auslöser sind:

- Andere Erkr.: Infekte, OP, körperliche oder psychische Belastungen
- Schlechte Medikamentencompliance
- Evtl. durch parkinsonverstärkende Medikamente, z. B. Neuroleptika

Symptomatik

- Schluckstörung
- Rigor
- Zentrale vegetative Regulationsstörung (Schweißausbrüche)
- Massive Exsikkose durch Schwitzen und Schluckstörung
- Pat. sind kontaktfähig, aber verlangsamt, z. T. psychotisch od. delirant. Bei längerem Bestehen/sekundären Komplikationen (z. B. septisch-metabolisch) auch komatös.

Kurzanamnese

- Parkinson-Sy. bekannt? Mit welchen Medikamenten behandelt?
- Flüssigkeits- und Nahrungszufuhr?
- Infekt?
- Neue Medikamente?

Sofortdiagnostik

- Basischeck (▶ 4.1.2)
- Puls, SpO_2, RR, EKG (Frequenz, Herzrhythmusstörungen)?
- BZ (Hyper-, Hypoglykämie)?
- Schluckstörung mit Aspirationsgefahr?
- Neurostatus (▶ 8.2), insbes. Bewusstseinslage, Rigor, Akinese, Motorik.
- Fieber/Infekt?
- Lungenauskultation: Hinweise auf Pneumonie?
- Exsikkose?

Sofortmaßnahmen

- Bei Erbrechen oder Aspirationsgefahr stabile Seitlagerung.
- Exsikkoseausgleich: i. v. Zugang mit Infusion:
  - 500 ml isoosmolare Lösung (Ringeracetat ▶ 1.23).
  - Bei RR < 100 mmHg systolisch Substitution mit Ringeracetat 500–1.000 ml (**Cave:** dekompensierte Herzinsuff.) und/oder Katecholamingabe (5.9).
- Wenn Zunge zurückfällt und Atmung behindert bzw. SpO_2 zwischen 90 und 95 %: O_2-Gabe (▶ 1.7.3, ▶ 1.23), ggf. Versuch mit Guedel- oder Wendl-Tubus.
- Wenn Atmung insuffizient (trotz O_2-Gabe SpO_2 < 90 % bei pulmonal nicht Vorerkrankten) und/oder Aspiration droht: Intubation (▶ 3.4.4) und Beatmung (▶ 3.4.8).
- Bei RR systolisch > 190 mmHg oder diastolisch > 110 mmHg z. B. Nitrendipin-Phiole à 5 mg, bei Misserfolg Clonidin 0,075–0,150 mg i. v. oder Urapidil 25–75 mg i. v.

Transport

- Bei internistischer Erkr. als Komplikation oder Auslöser für die Krise (z. B. Pneumonie): Einweisung in internistische Klinik.
- Sonst möglichst neurologische Klinik oder Klinik mit entsprechender Konsultations- oder Weiterverlegungsmöglichkeit.
- Je nach Bedrohlichkeit evtl. Intensivstation.

Prinzipien der Weiterbehandlung Symptomatische Behandlung per Magensonde und/oder i. v.: Korrektur der Exsikkose, bei Infektion: Antibiotika. Spezifische Parkinsonmedikamente.

8.4.2 Myasthene und cholinerge Krise bei Myasthenie

Autoimmun bedingte Erkr. der Azetylcholinrezeptoren der motorischen Endplatte. Krisenhafte Verschlechterung der Muskelkraft bei Myasthenie möglich. Bedrohlich durch Ateminsuff. und Schluckstörung.

Ätiologie Mögliche Ursachen sind:

- Krankheitsbedingt: „zu wenig" an cholinerger Aktivität (= myasthene Krise).
- Therapiebedingt durch „zu viel" an cholinerger Ther. (= cholinerge Krise).

Symptomatik

- **Myasthene Krise:** Mydriasis, Tachykardie, Hypotonie, Hyporeflexie.
- **Cholinerge Krise:** Miosis, Konjunktivalinjektion, Augentränen, Bradykardie, Hypersalivation, Schwitzen, Durchfall, Magenkrämpfe, Erbrechen, Psychosy., respiratorische Insuffizienz (verstärkt durch starke Bronchialsekretion).
- Auch gemischte Krise möglich.

Kurzanamnese

- Myasthenie bekannt?
- Thymektomie?
- Welche Medikamente?
- Durchfall/Erbrechen (Störung der Medikamentenresorption)?
- Medikamentenänderung?
- Überanstrengung?
- Fieber/Infekt?

Sofortdiagnostik

- Basischeck (▶ 4.1.2)
- Atemexkursion? Vitalkapazität?
- Schluckstörung mit Aspirationsgefahr?
- Puls, SpO_2, RR, EKG (Frequenz, Herzrhythmusstörungen?).
- BZ (Hyper-, Hypoglykämie)?
- Neurostatus (▶ 8.2), insbes. Ausmaß der Paresen, Schluckstörungen?
- Fieber?

Sofortmaßnahmen

- Bei leichter Hypoventilation (SpO_2 zwischen 90 und 95 %): O_2-Gabe (▶ 1.7.3, ▶ 1.23).
- Wenn nicht ausreichend, i. v. Zugang mit Infusion von 500 ml isoosmolarer Lösung (Ringeracetat ▶ 1.23), Intubation (▶ 3.4.4) und Beatmung (▶ 3.4.8).
- Relaxierung, wenn unbedingt zur Intubation erforderlich, mit Relaxans in reduzierter Dosis (⅕–½ der Normdosis) (▶ 21.2).
- Bei **eindeutig „myasthener Krise"** evtl. Gabe von Pyridostigmin 2–4 mg i. v. oder Neostigmin 0,5 mg i. v. vor Ort, dann Dauertropf mit Pyridostigmin 25 mg in 500 ml Glukose 5 % in 24 h i. v.

- Bei **eindeutig cholinergen Symptomen:** Gabe von Atropin 0,5–2 mg i. v. Immer Intubationsbereitschaft.
- Behandlung von Bradykardie/Tachykardie (▶ 5.4).

Prinzipien der Weiterbehandlung
- Bei **myasthener Krise:** Steigerung der Cholinesterasehemmer (i. v. Applikation), Kortikosteroide, Plasmapherese, evtl. Immunglobuline.
- Bei **cholinerger und gemischter Krise:** Cholinesterasehemmer reduzieren oder absetzen, Atropin, Medikamentenpause, Immunsuppressiva.

8.4.3 Multiple Sklerose

Synonym: Encephalomyelitis disseminata

Definition Autoimmunbedingte Entmarkungen in Gehirn und Rückenmark mit häufig schubförmigem Verlauf.

Ätiologie Krisen werden begünstigt z. B. durch Infektionen (gehäuft unter Immunsuppression) und Überanstrengungen.

Symptomatik Vital bedrohlich durch:
- Verschlechterung neurologischer Defizite (z. B. Paresen, Schluckstörungen mit Aspirationsgefahr, Atemstörungen).
- Sekundärkomplikationen (meist Infekte, z. B. Urogenitaltrakt, Pneumonie).

Kurzanamnese
- Bisheriger Verlauf?
- Ähnliche Zuspitzung bereits bekannt?
- Hinweise auf Infekt?
- Immunsuppression?
- Blasenstörung?
- Ausreichend Flüssigkeit?

Sofortdiagnostik
- Basischeck (▶ 4.1.2)
- Puls, SpO_2, RR, EKG (Frequenz? Rhythmusstörungen?)
- Schluckstörung mit Aspirationsgefahr?
- Fieber?
- Exsikkose?
- Lungenauskultation (Pneumonie?)

Sofortmaßnahmen
- Flüssigkeitsdefizit ausgleichen: i. v. Zugang und Infusion:
  - 500 ml isoosmolare Lösung (Ringeracetat ▶ 1.23).
  - Bei RR < 100 mmHg systolisch: Substitution mit 500–1.000 ml Ringeracetat (**Cave:** dekompensierte Herzinsuff.) und/oder Katecholamingabe (▶ 5.9).
- Bei gefüllter Blase: Katheterisierung.
- Bei Schluckstörung und/oder Atemstörung: O_2-Gabe (▶ 1.7.3, ▶ 1.23), Absaugen; wenn Zunge zurückfällt, Versuch mit Guedel- oder Wendl-Tubus.
- Wenn Atmung insuffizient (trotz O_2-Gabe SpO_2 < 90 % bei pulmonal nicht Vorerkrankten) und/oder bei drohender Aspiration: Intubation (▶ 3.4.4) und Beatmung (▶ 3.4.8).

Transport Einweisung je nach Symptomatik, die im Vordergrund steht:
- Bei internistischen Komplikationen (z. B. Infekte, Sepsis): Einweisung in internistische Klinik.
- Bei primär neurologischer Verschlechterung: neurologische Klinik.

Prinzipien der Weiterbehandlung Ther. von Infektionen und anderen internistischen Komplikationen. Evtl. Glukokortikoide hoch dosiert i. v. oder intrathekal. Antispastika oral, evtl. intrathekal („Baclofen-Pumpe"). Evtl. Immunmodulatoren (z. B. Interferone, Copaxon, Mitoxantron, Natalizumab, Fingolimod).

8.4.4 Hirntumor/Hirnmetastasen

Definition Bei bekanntem Hirntumor bzw. Hirnmetastasen kann durch Tumorwachstum bzw. Ödemzunahme oder Blockierung von Liquorabfluss Hirndruck entstehen.

Symptomatik Hirndruckzeichen:
- Morgendliche Kopfschmerzen
- Übelkeit und Erbrechen (schwallartig, nüchtern)
- Gähnen, Singultus
- Motorische Unruhe
- Bewusstseinstrübung
- Beuge-/Streckautomatismen
- Pupillenstörungen

Kurzanamnese
- Welche Art Hirntumor?
- Geplante Maßnahmen?
- Schon länger Hinweise auf Hirndruck?
- Medikamente? Kortikosteroide?
- Vorherige Willensäußerungen des Pat. hinsichtlich des Prozederes (z. B. Pat.-verfügung)?

Sofortdiagnostik
- Basischeck (▶ 4.1.2)
- Puls, SpO_2, RR, EKG (Frequenz? Rhythmusstörungen?)
- Fieber? Exsikkose?
- Neurostatus (▶ 8.2), insbes.: Bewusstseinslage, Hirndruckzeichen (s. o.)

Sofortmaßnahmen
- Bei malignem Hirntumor (z. B. Glioblastom) möglichst **Verzicht auf invasive Sofortmaßnahmen** (z. B. Intubation) wegen infauster Prognose.
- Bei Hirntumor niedriger Malignität: Dexamethason 40 mg i. v. als Bolus und Einweisung zur bildgebenden Diagnostik.

Transport
- Einweisung bei unklarer Dignität des Tumors und Unklarheit über geplantes Vorgehen.
- Bei infaustem Geschehen evtl. Klinikeinweisung, wenn Angehörige mit präfinaler Situation überfordert sind.

8.4.5 Progrediente irreversible neuromuskuläre Erkrankungen

Spätstadium von Erkr. des peripheren Nervensystems oder der Muskulatur, z. B. amyotrophe Lateralsklerose (ALS), spinale Muskelatrophie, progressive Muskeldystrophie.

Symptomatik Fortschreitende Lähmung von Atem- und/oder Schluckmuskulatur mit vitaler Bedrohung durch Hypoxie/Hyperkapnie und Aspiration.

Kurzanamnese

- Krankheit progredient?
- Welche Art Erkr.?
- Geplante Maßnahmen?
- Bereits anamnestisch ähnliche Symptome?
- Medikamente?
- Akuter bronchopulmonaler Infekt?
- Vorherige Willensäußerungen des Pat. hinsichtlich des Vorgehens (z. B. Pat.-verfügung)?

Sofortdiagnostik

- Basisuntersuchung (▶ 4.1.2)
- Atemexkursionen, paradoxe Atmung? Vitalkapazität?
- Puls, SpO_2, RR, EKG (Frequenz? Rhythmusstörungen?)
- Fieber/Infekt: Exsikkose?
- Lungenauskultation: Pneumonie?
- Neurostatus (▶ 8.2), insbes. Motorik

Sofortmaßnahmen

- Eine ursächliche Ther. ist bislang nicht bekannt; die Ateminsuff. ist letztlich die Todesursache dieser Erkr. (▶ 20.2).
- Intubation und Beatmung wegen Dauerbeatmung **ethisch problematisch;** allenfalls diskutabel, wenn Heimbeatmung erwünscht, vorher abgesprochen und durchführbar ist. Ggf. nichtinvasive Atemunterstützung (▶ 3.4.8).
- Versuch der Klärung des (mutmaßlichen) Patientenwillens und vorher getroffener Absprachen, wenn möglich **vor Intubation.** Entscheidung ist schwierig bei akuter Dekompensation aufgrund „potenziell behebbarer Ursache“ (z. B. Pneumonie bei ALS).

> ! Der Großteil der ALS-Pat. verstirbt nachts ohne akute Atemnot nach terminaler CO_2-Narkose. Bei Behandlung von evtl. Unruhe bei Atemnot im Terminalstadium atemdepressive Wirkung von Anxiolytika und Sedativa (z. B. Diazepam 5–20 mg i. v.) keine KI.

Transport

- Bei behandelbarer Ursache (z. B. bronchopulmonaler Infekt).
- Evtl. Klinikeinweisung, wenn Angehörige mit präfinaler Situation überfordert sind.

9 Vergiftungen

Ulrich v. Hintzenstern, Andreas Schaper

9.1 Basismaßnahmen 348
9.2 Vergiftungsdiagnostik 349
9.3 Giftentfernung 351
9.3.1 Primäre Giftentfernung **351**
9.3.2 Sekundäre Giftentfernung **353**
9.3.3 Neutralisierung der Giftwirkung **353**
9.4 Intoxikationen durch Medikamente 354
9.4.1 Hypnotika **355**
9.4.2 Psychopharmaka **357**
9.4.3 Analgetika **358**
9.4.4 Kardiaka **358**
9.4.5 Chloroquin **360**
9.5 Intoxikationen durch Drogen 360
9.5.1 Allgemeines **360**
9.5.2 Alkohol („Komasaufen") **360**
9.5.3 Opioide **360**
9.5.4 Kokain **361**
9.5.5 Halluzinogene **362**
9.5.6 Weckamine, Crystal-Meth, Liquid Ecstasy, NPS (neue psychoaktive Substanzen) **362**
9.6 Intoxikationen durch Chemikalien 362
9.6.1 Pestizide **362**
9.6.2 Haushaltsmittel **364**
9.6.3 Technische Lösungsmittel (Halogenkohlenwasserstoffe) **364**
9.6.4 Zyanide **365**
9.6.5 Chemische Kampfstoffe **366**
9.7 Intoxikationen durch Inhalationsgifte 372
9.7.1 Inhalationstrauma **372**
9.7.2 Kohlenmonoxid **373**
9.7.3 Schwefelwasserstoff **373**
9.8 Intoxikationen durch Nahrungsmittel 374
9.8.1 Lebensmittelvergiftung **374**
9.8.2 Botulismus **374**
9.8.3 Pilze **374**
9.9 Intoxikationen durch Pflanzen 375
9.10 Intoxikationen durch Tiere 376
9.10.1 Schlangen **376**
9.10.2 Spinnen, Skorpione **376**

9.1 Basismaßnahmen

Bei Vergiftungsfällen in folgender Reihenfolge vorgehen:

- **Selbstschutz** (▶ 1.8.3):
  - Versorgung des Pat. nur in sicherer Umgebung (Rettung ggf. durch Feuerwehr)
  - Handschuhe tragen zum Schutz gegen Infektion (z. B. bei HIV-Infizierten, Opioidabhängigen), Kontaktgifte (z. B. E 605), Säuren und Laugen
  - Bei V. a. Gasvergiftung Rettung nur mit Atemschutz (Feuerwehr nachalarmieren). Kein ungesichertes Betreten von z. B. Brandstätten (▶ 2.3.4), Kellern, Siloanlagen (▶ 2.3.7) und Garagen. Neben Gasvergiftung droht Explosionsgefahr (CO, Methan) und ggf. Einsturzgefahr!
  - Sicherheitsregeln im Umgang mit gebrauchten Kanülen beachten (▶ 1.8.3)
  - ! Nie Mund-zu-Mund-Beatmung, immer Beatmung mit Maske oder Tubus
- **Dekontamination:** bei Gasvergiftung Gashahn schließen, Kfz-Motor abstellen, Fenster öffnen
- Basischeck (▶ 4.1.2)
- Puls, SpO_2, RR, EKG
- O_2-Gabe (▶ 1.7.3, ▶ 1.23)
- I. v. Zugang mit Infusion (Ringeracetat ▶ 1.23)
- Sicherung der Vitalfunktionen (▶ 3.4, ▶ 3.5) bzw. Ther. entsprechender Störungen
- **Kraniokaudale Notfalluntersuchung** (▶ 11.1) des gesamten, möglichst entkleideten Pat.:
  - Anhalt für Verletzungen aufgrund eines Sturzes (z. B. Hinterkopf)?
  - Einstichstellen (atypische Injektionsorte: Zunge, Penis, Füße)?
- Vergiftungsdiagnostik (▶ 9.2) und Asservieren z. B. von Giftresten, Erbrochenem
- Detoxikation (▶ 9.3)
- Stabilisierung und Transport

Besonderheiten von Vergiftungsnotfällen

- Diagnose am Notfallort oft schwer zu stellen:
  - Häufig kein sicherer Hinweis auf das aufgenommene Gift durch Eigen- und Fremdanamnese oder Umgebungsbeobachtung (z. B. leere Medikamentenschachtel, Pflanzenschutzmittelflasche, Abschiedsbrief).
  - Nur höchstens 5 % der Vergiftungen weisen eine charakteristische Symptomatik auf.
  - Kombinationsvergiftungen sind sehr häufig.
- Frühzeitige Elementarther. (Sicherung der Vitalfunktionen und Detoxikation) für die Prognose entscheidend.
- Häufigkeitsverteilung von Vergiftungen bei Erw.: 85 % suizidal, 10 % akzidentell und 5 % gewerblich, bei Kindern 90 % akzidentell, 2 % suizidal, 8 % gemischt.
- Ständig werden neue Drogen „entdeckt", z. B. Esketamin. Die „jüngste" Droge ist anscheinend Biperiden. Die i. v. Injektion führt zu Euphorie und Halluzinationen. Süchtige bieten z. T. eine „perfekte" extrapyramidale Symptomatik (**Cave:** Mydriasis fehlt!), um vom Notarzt einen „goldenen Schuss" zu bekommen.
- In unklaren Fällen noch vor Ort den Rat einer Vergiftungszentrale (▶ 22.3) einholen.

- Kliniken mit der Möglichkeit spezieller Entgiftungsverfahren (z. B. Hämodialyse, Hämoperfusion) bevorzugt anfahren.
- Bei jedem V. a. Intox. Pat. immer unter NA-Begleitung zur genaueren Diagnostik in eine geeignete Klinik transportieren. **Cave:** Befinden des Pat. kann sich unvorhersehbar und akut verschlechtern.

Gemäß Chemikaliengesetz und Giftinformationsverordnung sind Vergiftungen bzw. deren Verdachtsfälle durch folgende Stoffe meldepflichtig (nach Abschluss der Behandlung): chemische Stoffe und Produkte, die im Haushalt verwendet werden (Wasch- und Putzmittel, Hobby- und Heimwerkerartikel), Pflanzen- und Holzschutzmittel, giftige Pflanzen und Pilze, beruflich verwendete Chemikalien, gesundheitsschädigende chemische Stoffe in der Umwelt.
Meldung per Fragebogen, Fax, telefonisch oder als anonymisierte Epikrise an die zentrale Erfassungsstelle für Vergiftungen (www.giftnotruf.de), bei der auch die Meldebögen sowie die periodisch erscheinenden Informationsbroschüren „Ärztliche Mitteilungen bei Vergiftungen" mit der Auswertung der Meldungen dieses Zeitraums angefordert werden können.

9.2 Vergiftungsdiagnostik

Leitsymptome Hinweise auf eine mögliche Vergiftung (▶ Tab. 9.1):
- Überraschend eingetretene Veränderung der Psyche
- Plötzliche Verminderung des Bewusstseins (insbes. bei Pat. < 40 J.)
- Unerwartete, abrupt aufgetretene Gesundheitsstörung
- Ataxie bei Kleinkindern

Bei V. a. Suizidalität (▶ 10.4.1).
- Auch bei auskunftsfähigen Pat. nach Möglichkeit zusätzlich Fremdanamnese erheben. **Cave:** Pat. nicht das Gefühl geben, dass seinen Worten nicht vertraut würde → Fremdanamnese nicht im Beisein des Pat. erheben.
- Auskünfte Dritter können gefärbt sein (Schuldgefühle, gestörtes Verhältnis, vorsätzliche Vergiftung).

Etwa 40 % der Bevölkerung können genetisch bedingt den Geruch von Aceton oder Bittermandel nicht wahrnehmen!

Anamnese Bei V. a. Vergiftung folgende Fragen zu beantworten versuchen:
- **Wer** ist der Pat.?
- **Gift:**
  - **Was** (Stoffart)?
  - **Wie viel** (aufgenommene Menge)?
  - **Auf welchem Weg** (Aufnahme: oral, i. v., kutan, durch Inhalation)?

- **Wann** (Zeitpunkt der Giftaufnahme)?
- **Warum** (Unfall, Suizidabsicht, Fremdverschulden)?
- **Mit wessen Hilfe** (Unfallbeteiligte, „Verursacher", z. B. Koch)?
- Was ist sonst noch wichtig:
  - Hat der Vergiftete selbst erbrochen oder wurden bereits durch Laien Maßnahmen getroffen (z. B. Erbrechen durch Kochsalzgabe ausgelöst, zu trinken gegeben).
  - Vorerkr. (alternative Erklärung für Symptomursachen)?
  - „Unfall"hergang: kürzlich dichte Fenster in Altbau bei Ofenbetrieb eingebaut, Betreten eines Kellers, Silos, Verwendung von Chemikalien (z. B. Reizgaslungenödem durch Toilettenreiniger)?
  - Umgebung: Hinweise wie Abschiedsbrief, Pilzsuppe im Kochtopf, leere bzw. angebrochene Behältnisse für Medikamente, Drogen oder Chemikalien?

Körperliche Untersuchung

- Basischeck (▶ 4.1.2)
- Auf Leitsymptome achten (▶ Tab. 9.1)
- Hinweise auf Sturz oder Begleitverletzungen: Prellmarken, Kopfplatzwunde (**Cave:** vorangegangenes SHT mit sekundärem subduralem Hämatom und Bewusstseinsstörungen beim Alkoholiker nicht als Alkoholintox. verkennen)

Technische Diagnostik

- **EKG:** Tachykardie, Bradykardie, Rhythmusstörungen
- **SpO_2:** Hypoxie? **Cave:** Fehlmessungen z. B. bei Dyshämoglobinämie (▶ 1.7.4)
- **BZ-Stix:** bei jeder Bewusstseinsstörung
- **Giftnachweis in der Ausatemluft** z. B. mit Dräger Gasspürgerät und Prüfröhrchen, z. B. für Blausäure, Phosgen, CO (evtl. bei Feuerwehr vorhanden)
- **Drogennachweis** (z. B. Amphetamine, Opioide, Phenylzyklidin) durch Schnelltest im Urin (▶ 1.7.7)

Tab. 9.1 Leitsymptome bei Vergiftungen

	Mögliche toxische Ursachen
Farbe der Haut	
„Schieferblau"	• Methämoglobinämie (▶ 9.7.1) • Opioid (▶ 9.5.3)
Ikterus	• Paracetamol (▶ 9.4.3) • Knollenblätterpilz (Spätsymptom, ▶ 9.8.3)
Ätzspuren	• Säuren und Laugen (▶ 11.11)
Hellrot/rosa	• Zyanid (▶ 9.6.4) • CO (▶ 9.7.2)
Injektionsspuren (auch atypische Lokalisation), Phlebitis	• Drogenintox. (v. a. Opioide, ▶ 9.5.3)
Foetor	
Alkoholgeruch	• Alkohol (▶ 9.5.2) • Phenol (▶ 9.6.3) • Chloralhydrat
Acetongeruch	• Aceton (▶ 9.6.3) • Coma diabeticum (▶ 8.3.1)

Tab. 9.1 Leitsymptome bei Vergiftungen *(Forts.)*

Foetor	
Bittermandelgeruch (s. u.)	• Zyanide (▶ 9.6.4) • Nitrobenzol (▶ 9.6.3)
Knoblauchgeruch	• Alkylphosphate (▶ 9.6.1) • Arsen, Phosphide
Geruch nach faulen Eiern	• Acetylcystein • Disulfiram
Geruch nach faulem Heu	• Phosgen
Weitere Leitsymptome	
Doppelbilder	• Methylalkohol (▶ 9.6) • Botulismus (▶ 9.8.2)
Tremor, psychische Störungen	• Drogen- oder Medikamentenintox., Entzug (▶ 10.4.4)
Brechdurchfall	• Paracetamol (▶ 9.4.3) • Tetrachlorkohlenstoff (▶ 9.6.3) • Knollenblätterpilz (▶ 9.8.3)
Lungenödem	• Reizgase (auch aggressive Reinigungsmittel, z. B. Toilettenreiniger, ▶ 11.11)
Verfärbung perioral und in der Mundhöhle	• Pestizide (▶ 9.6.1)

Asservation Alles asservieren, was möglicherweise eine Giftidentifikation erlaubt: Ausscheidungen (Erbrochenes, Urin, Stuhl), gewonnene Flüssigkeiten (Magensaft, Blut), Tablettenpackungen, Chemikalienbehälter, benutzte Spritzen. Finden sich keine Hinweise, naheliegende Schubladen, Kleidungstaschen, Küche, Badezimmer und die jeweiligen Abfallbehälter inspizieren.

9.3 Giftentfernung

9.3.1 Primäre Giftentfernung

Definition Entfernung der Noxe aus dem Körper **vor** deren Resorption.

Magenspülung

Die Magenspülung am Einsatzort ist eine absolute Rarität.

Indikation Ingestion einer lebensbedrohlichen Menge einer Noxe **und** Latenz < 1 h.

! Bewusstseinsgetrübte Pat. praktisch immer unter Intubationsschutz spülen.

Kontraindikationen

- Ingestion von ätzenden Substanzen, wie Säuren oder Laugen
- Ingestion von Kohlenwasserstoffen mit hohem Aspirationsrisiko, wie Benzin
- Anatomische Besonderheiten, wie Fehlbildungen, Ösophagusvarizen oder kurz zurückliegende chirurgische Eingriffe

Durchführung

- EKG, SpO_2, i. v. Zugang mit Infusion, Atropin 0,5 mg i. v. (Ausnahme: Herzfrequenz > 120/Min., bei Kindern entbehrlich)
- Großzügige Indikation zur Intubation (im Zweifel immer!)
- Gerätschaften bereitstellen: Beißkeil, Spülschlauch, Verbindungsschlauch, Trichter, ca. 10 l körperwarmes Wasser (bei Kindern isotone Flüssigkeit, z. B. NaCl 0,9 % oder Ringeracetat ▶ 1.23), 2 Eimer
- Gummischürze anziehen
- Inspektion des Mundraums, Gebissprothesen entfernen
- Stabile Seitenlage und leichte Kopftieflage (15°), Beißkeil
- Fingerdicke Spülsonde (max. 18 mm AD) einfetten oder anfeuchten (**Cave:** kein Lidocaingel → Schutzreflexe ↓), vorsichtig oral einführen (ggf. mit Magill-Zange) und Pat. zum Schlucken auffordern; bis ca. 35–50 cm vorschieben
- Lagekontrolle: bei nicht intubierten Pat. versehentliche tracheale Sondenlage ausschließen (atemsynchroner Luftstrom am Schlauchende). Mit Blasenspritze 50 ml Luft injizieren, dabei Magengegend auskultieren → „Blubbern" bei korrekter Lage
- Sondenende tief hängen, ggf. Magensekret ablaufen lassen und asservieren
- Trichter mit Verbindungsschlauch auf Sondenende aufsetzen, anheben und 300–500 ml körperwarmes Wasser einlaufen lassen. **Cave:** bei Säuglingen und Kleinkindern Spülung mit isotoner Lösung in Portionen zu 4 ml/kg KG
- Trichter unter Kopfniveau absenken und Flüssigkeit ablaufen lassen, ggf. erste Spülportion asservieren
- Vorgang wiederholen bis mit ca. 10 l gespült wurde; falls Rückfluss noch nicht klar, weiterspülen, bis klar
- Ggf. li Oberbauch während der Prozedur walken
- Am Ende 50–100 g Kohle und Abführmittel (s. u.) instillieren
- Schlauch abklemmen (Aspirationsgefahr) und rasch entfernen
- Ggf. Magensonde der Größe 16 Ch nasal legen (▶ 2.10.3)

> **!**
> - Genaue Flüssigkeitsbilanz: Ausfuhr muss Einfuhr entsprechen.
> - Perforationsgefahr → Spülsonde nie gegen Widerstand vorschieben.

Induziertes Erbrechen mit Ipecacuanha-Sirup

Wegen des nicht zu unterschätzenden Risikos für den Pat. (Aspiration) praktisch nur noch historische Bedeutung. Einzelfallentscheidung. In jedem Fall Absprache mit einem Giftinformationszentrum.

Einmalgabe von Aktivkohle

Indikationen

- Ingestion einer potenziell toxischen Dosis einer Noxe, die an Kohle bindet **und** Latenz < 1 h
- Immer nach Magenspülung

Kontraindikationen

- Verminderte Schutzreflexe
- Ingestion von Noxen, die schlecht an Kohle binden (z. B. Metalle, wie Eisen und Lithium; Alkohole, wie Ethanol und Methanol)
- Ingestion von ätzenden Substanzen, wie Säuren oder Laugen

- Ingestion von Kohlenwasserstoffen mit hohem Aspirationsrisiko, wie Benzin
- Passagebehinderungen im Magen-Darm-Trakt

Dosierung 0,5–1 g/kg KG oder zehnfach über der Giftmenge.

9.3.2 Sekundäre Giftentfernung

Definition Entfernung der Noxe aus dem Körper **nach** deren Resorption.

Verspätete und repetitive Kohlegabe

Indikationen Intox. mit Carbamazepin, Theophyllin, Chinin, Phenobarbital, Dapson (selten verwendetes Antimalariamittel, klin. wenig relevant).

Kontraindikationen Verminderte Schutzreflexe, Passagebehinderungen im Magen-Darm-Trakt.

Dosierung Aktivkohle 50 g alle 4 h alternativ 12,5 g jede Stunde.

Weitere Verfahren

Hämodialyse: Bei lebensbedrohlichen Intox. mit Azetylsalizylsäure, Lithium, Methanol, Ethylenglykol, Metformin (insbes. bei Vorliegen einer ausgeprägten Laktatazidose).
Hämoperfusion: Bei lebensbedrohlichen Intox. mit Carbamazepin, Theophyllin, Phenobarbital. Unzureichende Datenlage für Chinin und Dapson.
Urinalkalisierung: Bei mittelschweren ASS-Intox.
MARS (Molecular Adsorbent Recirculating System): momentan noch nicht in der klin. Routine verfügbar. Mögliche Indikation als Bridging-Verfahren bei geplanter Lebertransplantation, z. B. bei schweren Knollenblätterpilzvergiftungen.

9.3.3 Neutralisierung der Giftwirkung

Definition Gabe von Antidota (▶ Tab. 9.2) oder Antiveninen (Antiseren bei Gifttieren).

Indikationen Vergiftung mit hoch toxischen Substanzen wie Zyaniden, Alkylphosphaten, Paracetamol (ab 4 h nach Ingestion), Methanol.

- Bei Zweifeln bezüglich adäquater Therapiemaßnahmen am Einsatzort stets ein Giftinformationszentrum konsultieren (▶ 22.3).
- Die Gabe von Flumazenil bei einer Mischintox. von Benzodiazepinen mit Trizyklika kann zum Status epilepticus führen!
- Bei Intox. mit Atropin, Phenothiazin, Tri- oder Tetrazyklika oder Curare und ZNS-Symptomen wie Krampfanfällen, Halluzinationen oder Angstanfällen immer zuerst Benzodiazepine (z. B. Midazolam) geben und nur bei fehlender Wirksamkeit Anticholium (Pulsmonitoring mittels EKG) erwägen!
- Nur für wenige Giftstoffe ist ein spezifisches Antidot verfügbar.
- Evtl. sind spezielle Antidote in Bereichen besonderer Gefährdung verfügbar (z. B. entsprechendes Antivenin beim Züchter exotischer Giftschlangen).

- Spezifische Antidote gegen Opioide und Benzodiazepine können Entzugssy. (unruhiger, unkooperativer Pat.), Krämpfe, Lungenödem und kardiale Dekompensation verursachen.
- Die kurze Halbwertszeit der Antidote macht einen „Rückfall" in die Giftwirkung möglich.
- Antidote haben z. T. gefährliche NW → nur bei gesichertem Giftnachweis einsetzen.

9.4 Intoxikationen durch Medikamente

Tab. 9.2 Indikation und Dosierung von Antidota

Antidot	Wirkstoff/ Ampulle	Ampullengröße	Indikationen	Dosierung
4-DMAP	250 mg	5 ml	Schwere bis mittelschwere Intox. mit Zyaniden, Blausäure, H_2S, Nitrilen, Aziden	3 mg/kg KG (max. 250 mg) sofort i. v., anschließend Natriumthiosulfat
Acetylcystein	5 g	25 ml	Paracetamol, Meth- bzw. Acrylnitril, Methylbromid (ab 4 h nach Ingestion)	150 mg/kg KG in 200 ml Glukose 5 % i. v. (über 30 Min.) oder p. o.
Atropin	100 mg 5 mg	10 ml 1 ml	Alkylphosphate (z. B. E 605), Nervenkampfstoffe	Nach Herzfrequenz und Salivation dosieren, initial 2–5 mg (Kinder: 1 mg), bei Herzstillstand sofort 50 mg i. v.
Biperiden	5 mg	1 ml	Neuroleptika mit extrapyramidalmotorischen NW	2,5–5 mg i. v. Kinder: 0,04 mg/kg KG
Beclometason	–	–	Inhalation von Reizgasen mit hoher Lipidlöslichkeit (z. B. Nitrose-Gase) zur Prävention eines verspätet auftretenden toxischen Lungenödems	Initial 4 Hübe, dann alle 2 h 4 Hübe bis zum Abklingen der Beschwerden
Diazepam	Verschiedene Größen		Chloroquinintox.	1 mg/kg KG (Intubationsbereitschaft)
Dimeticon	–	30 ml	Schaumbildner (z. B. Waschmittel)	20–30 ml. Kinder: 1 TL
Flumazenil	0,5 mg	5 ml	Benzodiazepine (s. u.)	0,1 mg portionsweise i. v., bis gewünschte Wirkung, HWZ < 60 Min.
Hydroxocobalamin	2,5 g	100 ml	Zyanide, insbes. bei Mischintox.	70 mg/kg KG i. v.

Tab. 9.2 Indikation und Dosierung von Antidota *(Forts.)*

Antidot	Wirkstoff/ Ampulle	Ampullengröße	Indikationen	Dosierung
Naloxon	0,4 mg	1 ml	Opioide, z. B. Heroin; Kodein, Dextropropoxyfen	0,1-mg-weise i. v. (bis 2 mg), Kinder 0,01-mg-weise i. v., ggf. i. m. oder s. c. bis Atmung ausreichend, kurze HWZ
Natriumthiosulfat	1 g	10 ml	Zyanide, Blausäure, Nitrile, Alkylanzien (N-Lost, S-Lost), Iod	• 50–100 (bis zu 500) mg/kg KG i. v. (ggf. sofort nach Gabe von 4-DMAP) • Bei Alkylanzien 200–500 mg/kg KG
Obidoxim	250 mg	1 ml	Phosphorsäureester (s. u.), z. B. E 605 (nur nach vorheriger Gabe von 2–10 mg Atropin, evtl. weitere Atropingaben erforderlich)	1 Amp. i. v. Kinder: 4–8 mg/kg KG. **Cave:** 12 h nach Intox. sowie bei Karbamaten (s. u.) kontraindiziert
Physostigmin	2 mg	5 ml	Atropin, Phenothiazine, tri- und tetrazyklische Antidepressiva, Curare	2 mg portionsweise i. v. Kinder: 0,02–0,06 mg/kg KG
Toloniumchlorid (Toluidin-Blau), ersatzweise Methylenblau	300 mg	10 ml	Methämoglobinbildner (z. B. Nitrate, Nitrite, Anilin), 4-DMAP	2–4 mg/kg KG i. v., evtl. Wiederholung nach 30 Min.

9.4.1 Hypnotika

Am häufigsten verwendete Suizidmittel.

Benzodiazepine

Symptomatik Benommenheit, Schlafneigung (meist aber erweckbar), selten Bewusstlosigkeit, Muskelrelaxation und Ataxie. Selten Atemdepression und Hypotonie, häufiger Atemwegsverlegung durch zurückgefallene Zunge in Rückenlage.

Sofortmaßnahmen Stabile Seitenlage, Hypothermieschutz.

! Kurzfristige Aufhebung der Benzodiazepinwirkung durch Flumazenil zur DD zwar möglich, wegen der langen HWZ der Gifte aber wenig sinnvoll, Auslösung von Krämpfen und Unruhezuständen möglich, v. a. bei Mischintox. mit trizyklischen Antidepressiva.

9

Barbiturate

Symptomatik Schläfrigkeit, Nystagmus, initial enge Pupillen (später weit), Koma, tiefe Bewusstlosigkeit, Hypothermie, Hypotension, Atemdepression, Cheyne-Stokes-Atmung, Apnoe, Areflexie.

Sofortmaßnahmen Ggf. Schockther. (▶ 5.9).

Differenzialdiagnosen Koma, Hypothermie nach Unfall.

> ! Die Pat. können leicht fälschlich für tot gehalten werden. Prognose aufgrund der Hypothermie nicht vorhersehbar („Nobody is dead, until he/she is warm and dead!") → ggf. Transport unter Reanimation.

Weitere Hypnotika

Substanzen Rezeptfreie Schlafmittel, z. B. Diphenhydramin, Doxylamin, werden häufig wegen der vermuteten geringen Giftwirkung in Verbindung mit anderen Medikamenten eingenommen. In hohen Dosen gefährlich (Einnahmen > 2 g; Kinder > 0,5 g).

Symptomatik Tachykardie, heiße, gerötete Haut, trockene Schleimhäute, Fieber, weite Pupillen, Unruhe und Verwirrung; bei Kindern tonisch-klonische Krämpfe, Atemdepression, Koma, Rhabdomyolyse.

Sofortmaßnahmen Midazolam 2 mg als Boli i. v., wiederholen bis Krämpfe sistieren. Ggf. Intubation (▶ 3.4.4) und Beatmung (▶ 3.4.8).

Knock-out-Mittel (K.-o.-Mittel)

K.-o.-Mittel werden verabreicht, um Straftaten wie Raub oder Sexualdelikte zu ermöglichen.

Häufig verwendete Substanzen Meistens Alkohol. Außerdem z. B. Drogen (Cannabis, Kokain), Benzodiazepine, andere Hypnotika (Zopiclon, Zolpidem, Zaleplon), das i. v. Narkotikum γ-Hydroxybuttersäure (GHB; auch als Partydroge „Liquid Ecstasy", „Liquid X" oder „Fantasy" bekannt), das Anästhetikum Esketamin, Anticholinergika (Scopolamin, Hyoscin, Atropin), Antihistaminika (Diphenhydramin, Promethazin), Muskelrelaxanzien (Carisoprodol, Cyclobenzaprin), Barbiturate, das Antihypertonikum Clonidin, das atypische Neuroleptikum Clozapin sowie Chloralhydrat, das Lösungsmittel γ-Butyrolacton (GBL), der Weichmacher 1,4-Butandiol (BDO), flüchtige Substanzen (Äther, Chloroform, Lachgas, „Poppers" aus der Partyszene, wie Amyl-, Butyl-, Isobutylnitrit).

Symptomatik An eine Beibringung von K.-o.-Mitteln ist v. a. zu denken, wenn die klin. objektivierte Alkoholisierung eines Pat. in keinem Verhältnis zum Grad der Bewusstseinsstörung bzw. zum gesamten Beschwerdebild passt.

> ! Opfer, die K.-o.-Mittel erhalten haben, können sich nach einer mehr oder weniger langen Phase der Bewusstlosigkeit oder anterograden Amnesie meist nicht an den Vorfall erinnern → oft verzögerte Vorstellung beim Arzt oder Meldung bei der Polizei.

Vorgehen bei V. a. Beibringung von K.-o.-Mitteln

- **Anamnese:** wissentliche Einnahme von Alkohol, Medikamenten oder Drogen (Zeitpunkt und Dosis?), Getränk oder Lebensmittel angeboten bekommen (von wem?), Wahrnehmen eines veränderten Geschmacks eines Getränks, Getränk unbeaufsichtigt gelassen.
- **Symptomatik:** plötzliche Zustandsänderung, Dämmerzustand („wie in Watte gehüllt"), Gefühle der Willen- und Reglosigkeit, Sprachstörungen, Benommenheit, psychovegetative Auffälligkeiten, Erinnerungsstörung, im Nachgang Übelkeit, Erbrechen, Schwindel, Herzbeschwerden, Muskelschwäche.
- Hinweis auf den V. a. Beibringung von K.-o.-Mitteln an den aufnehmenden Arzt → ggf. Sicherung von Proben (Kühlung erforderlich!) für den toxikologischen Nachweis (10 ml Blut zitratfrei und 100 ml Urin) in spezialisierten Untersuchungsstellen (z. B. Institute für Rechtsmedizin).

> ! Manche K.-o.-Mittel werden sehr schnell resorbiert (z. B. GHB: Nachweis im Blut für max. 8 h, im Urin für max. 12 h).

9.4.2 Psychopharmaka

Neuroleptika ▶ 10.5.

Antidepressiva

Symptomatik

- Anticholinerges Sy.: Erregungszustände, Halluzinationen im Wechsel mit Müdigkeit. Heiße, trockene und gerötete Haut und Schleimhäute, weite Pupillen, Tachykardie, Fieber, Harnverhalt.
- Bei schwerer Vergiftung Myoklonien, Pyramidenzeichen, Krämpfe, Koma, AV-Block mit Kammertachykardie.

Sofortmaßnahmen

- Diazepam 5–10 mg i. v.
- Symptomatische Rhythmusbehandlung; Kardioversion vor medikamentöser Ther. (▶ 5.4).

Lithium

Symptomatik Durst, Übelkeit, Erbrechen, Durchfall, Polyurie, Benommenheit, Verwirrtheit, Apathie, Tremor, Somnolenz, Schwindel, Muskelfaszikulieren, Dysarthrie, Ataxie, Krämpfe.

Sofortmaßnahmen

- Asservierung von venösem Blut zur späteren Spiegelbestimmung.
- Ausgleich des Wasser- und Elektrolytverlusts möglichst mit NaCl 0,9 %, ansonsten Ringeracetat (▶ 1.23).

> !
> - Geringe ther. Breite. Toxische Symptome auch bei relativer Überdosierung möglich.
> - Keine Aktivkohle, da Lithium schlecht an Aktivkohle bindet.

9.4.3 Analgetika

Salizylate

> ! Mengen > 100 mg/kg KG sind gefährlich.

Symptomatik Pathognomonisch ist Ohrensausen. Tiefe, angestrengte Atemzüge, Tachypnoe, Dyspnoe, Übelkeit, Erbrechen, Lethargie, Reizbarkeit, Krämpfe, Koma, Zeichen der Dehydratation, bei Kindern Hypoglykämie.

Sofortmaßnahmen Vollelektrolytinfusion, ggf. mit Zusatz von 40 mval Natriumbikarbonat und 40 mval KCl/500 ml; bei niedrigem BZ: Glukoseinfusion parallel.

Pyrazolene

Substanzen Z. B. Phenylbutazon, Metamizol.

Symptomatik Bewusstseinstrübung, Muskelzittern, Krämpfe, evtl. Abgang roten Urins. Selten anaphylaktische Reaktion (▶ 19.1).

> ! Kollaps und Schockzustände bereits nach parenteraler Zufuhr in therapeutischen Dosen möglich, wenn zu schnelle, unverdünnte Injektion (z. B. Lösung mit 50 % Metamizol).

Sofortmaßnahmen Bei Krämpfen Diazepam 10 mg i. v. bis Krämpfe sistieren.

Paracetamol

> ! Mengen > 100 mg/kg KG sind problematisch, > 250 mg/kg KG potenziell lebensgefährlich.

Symptomatik Einige Stunden nach Einnahme uncharakteristische Beschwerden, Krankheitsgefühl, Übelkeit, Erbrechen, Schwitzen, Somnolenz, am Folgetag subjektive Besserung, aber Oberbauchschmerzen, Ikterus, Hypoglykämie.

Sofortmaßnahmen
- Bei Latenz < 1 h ggf. Magenspülung und Kohlegabe.
- Bei Giftaufnahme vor ≥ 4 h Blutprobe zur Spiegelbestimmung asservieren (vorher nicht aussagekräftig).
- **Antidot:** N-Acetylcystein 150 mg/kg KG, Gabe erst ab 4–8 h nach Ingestion sinnvoll (körpereigene SH-Gruppen dann aufgebraucht).

9.4.4 Kardiaka

> ! Sehr unterschiedliche Vergiftungsbilder; Elementarther. bei Vergiftungszentrale erfragen.

Antiarrhythmika

Bei der Vielzahl der möglichen Präparate symptomatische Ther. (hochnormales Serumnatrium anstreben durch Infusion von Ringeracetat (▶ 1.23) → häufig Verhinderung von lebensbedrohlichen Arrhythmien) indiziert oder Maßnahmen nach Auskunft der Vergiftungszentrale.

> ! Medikamentöse Behandlung von durch Antiarrhythmika ausgelösten Arrhythmien birgt Asystolierisiko → bei lebensbedrohlichen tachykarden Rhythmusstörungen Kardioversion (▶ 3.4.11), ggf. Transport unter Reanimation.

Digitalis

Sofortdiagnostik Erbrechen, (Farb-)Sehstörungen, Unruhezustände, Tremor, Krämpfe, Rhythmusstörungen.

Sofortmaßnahmen Magenspülung kann Rhythmusstörungen provozieren, dennoch indiziert, falls noch Medikament im Magen zu erwarten, Kohle zur enteralen Bindung. Ggf. Schrittmacherther.

> !
> - Behandlung tachykarder Rhythmusstörungen mit Phenhydan riskant, Risiko der Kreislaufdepression und des Stillstands, Defibrillation hat ebenfalls hohes Asystolierisiko.
> - Bei Asystolie transkutane Stimulation (▶ 3.4.12) bzw. bei fehlender Stimulationsbeantwortung Transport unter Reanimation zur Antikörperbehandlung.
> - Fab-Antikörper (Schaf-Anti-Digoxin) nur bei vital bedrohlichen Rhythmusstörungen indiziert.

Kalziumantagonisten vom Nifedipintyp (Antianginosum)

Symptomatik RR ↓, Puls ↑, Hitzegefühl, Schock.

Sofortmaßnahmen 10 ml Kalzium 10 % langsam i. v, ggf. wiederholen.

Kalziumantagonisten vom Verapamiltyp (Antianginosum)

Symptomatik Übelkeit, Zentralisation, periphere Zyanose, Bradykardie, AV-Block, Asystolie, Bewusstlosigkeit.

Sofortmaßnahmen Ggf. Schockther. (▶ 5.9).

Nitrokörper (Antianginosum)

Symptomatik RR ↓, Reflextachykardie, Vasodilatation, Hautrötung, Nitratkopfschmerz.

Sofortmaßnahmen Ggf. Nitropflaster entfernen, Schocklagerung.

9.4.5 Chloroquin

Symptomatik Sehstörungen, Benommenheit, maligne Herzrhythmusstörungen.

Sofortmaßnahmen Vor evtl. Maßnahmen der Giftentfernung Gabe des Antidots Diazepam: 0,5–1 mg/kg KG in Intubationsbereitschaft.

9.5 Intoxikationen durch Drogen

9.5.1 Allgemeines

!

- Gefahr, bei Drogenintox. die häufigen, akuten Notfälle anderer Art zu übersehen: SHT, Meningitis, intrazerebrale Blutungen, Mischvergiftungen (Polytoxikomanie), akutes Abdomen.
- Analgetische Wirkung und Bewusstseinstrübung sowie Amnesie gestalten Diagnostik anderer Erkr. schwierig bis unmöglich.
- Drogenabhängige haben z. T. schlechte Erfahrungen mit „pädagogisch ambitionierten" Mitarbeitern des Gesundheitswesens gemacht → der Umgang mit Drogenabhängigen wird wesentlich erleichtert, wenn man sie als Leidende ernst nimmt und professionell auf ihre spezielle Problematik eingeht.
- Auch zum Ausschluss von Haftungsansprüchen/Schuldvorwürfen stets exakte Untersuchung und Dokumentation, v. a. bei Haftfähigkeitsuntersuchung oder Verzicht auf Klinikeinweisung.

9.5.2 Alkohol („Komasaufen")

Symptomatik Mit steigendem Alkoholspiegel zunehmend: „It provokes desire, but inhibits performance" (Shakespeare): Euphorie, Kontroll- und Distanzverlust, Fehleinschätzung der eigenen Fähigkeiten, Gleichgewichts- und Koordinationsstörungen, Dysarthrie (Lallen), Unruhezustände (Tobsucht), vermindertes Schmerzempfinden; Verwirrung, Bewusstseinsstörung, schwere Koordinationsstörungen, Unterkühlung, Hypoglykämie, Blutdruckabfall, Vasodilatation, Polyurie; Bewusstlosigkeit, flache Atmung, Zyanose, Areflexie, Schock.

Sofortmaßnahmen Schutz vor Auskühlung und Aspiration, großzügige Indikation zur Intubation und Beatmung, leichte Hyperventilation. BZ-Stix → bei niedrigem BZ Glukose-Infusion. Bei Kindern mit Vergiftungssymptomen stets Glukose-Infusion.

9.5.3 Opioide

Akuter Opioidentzug ▶ 10.4.4, ▶ 20.3.2

- Durch Beschaffungsprostitution (beide Geschlechter) und hygienische Bedenkenlosigkeit hohes Infektionsrisiko (Tbc, Lues, Hepatitis, HIV).
- Meist schwierige Venenpunktion → Risiko einer Nadelstichverletzung.

Akute Opioidüberdosierung

Symptomatik

- Oft typischer Habitus: mager, gelbliches Hautkolorit, typische Venenpunktionsstellen über indurierter, thrombosierter Vene („main line"), neben Armen werden Venen z. B. an Beinen, unter der Zunge, am Penis verwendet, dort häufig auch Abszesse.
- Initial Euphorie, dann Somnolenz, extrem enge Pupillen, Bradypnoe (ohne Atemnot), Auskühlung, Hypoxie, Darmatonie, Übelkeit, Erbrechen.

Sofortmaßnahmen Aufhebung der Opioidwirkung für kurze Zeit mittels Naloxon möglich, Ampulleninhalt (0,4 mg) auf 10 ml verdünnen und milliliterweise injizieren, bis ausreichende Spontanatmung. Möglichst nicht ganz „wach" werden lassen, Auslösung evtl. schwerer Entzugssy. Bei schwerer Intox. Intubation und Beatmung.

!
- Fremdanamnese durch besorgte Angehörige oder gleichgültige Mitbetroffene wenig hilfreich.
- Naloxonwirkung nur kurz (30 Min.), Gefahr des Opioidrebounds.
- Abhängige haben häufig panische Angst vor Schmerzen, da sie während des Opioidmangels ein stark erhöhtes Schmerzempfinden durchmachen müssen.
- Antagonisierung bei Schwangeren kontraindiziert (Gefährdung des Kindes).

9.5.4 Kokain

- Kokain (Coke, Crack, Flake, Schnee) wird auch in „besseren" Kreisen verwendet, Modedroge. Anwendung meist nasal, aber auch i. v. möglich; kann geraucht werden.
- An „Body Packer" denken: Drogenschmuggler, die mit Kokain gefüllte Behältnisse im Magen-Darm-Trakt schmuggeln.

Symptomatik Erregbarkeit, Unruhe, Schlaflosigkeit, Euphorie, Angst, Panik, Tremor, gesteigerte Reflexe, Krämpfe, Halluzinationen, Schwindel, Koma; Tachykardie, Arrhythmien, Hypertonus, Angina pectoris, Kopfschmerzen, Blässe; Fieber, trockener Mund, weite Pupillen.

Komplikationen Herzinfarkt bei Herzgesunden mit normalen Koronarien durch Spasmus, intrazerebrale Blutungen, Aortenruptur, Darminfarkt, Bronchospasmus.

Sofortmaßnahmen

- Bei Krämpfen und Unruhezuständen: Midazolam-Boli von 2 mg i. v.
- Bei Tachykardie und Hypertonus: Clonidin 0,15 mg s. c. oder Urapidil 25 mg i. v.

!
- Nach Möglichkeit keine β-Blocker-Gabe (Blutdruckanstieg durch α-Wirkung), im Vordergrund sollte die Sedierung stehen → meist auch effektive Ther. der (reaktiven) Tachykardie und des Hypertonus; Glyzerolnitrat steigert die Tachykardie.
- Neuroleptika können die Krampfschwelle weiter senken, unter Diazepamschutz aber möglich bei psychotischem Bild.

9.5.5 Halluzinogene

Substanzen Z.B. Marihuana, Phencyclidin (PCP), Lysergsäurediethylamin (LSD), Mescalin, synthetische Cannabinoide.

- Mescalin und Marihuana sind relativ schwach wirksame Drogen ohne wesentliche akute Gefahr, Verkennung der Umstände und unbedachtes Verhalten können jedoch Unfälle induzieren.
- Auch längere Zeit nach Rausch kann es zu einer Echopsychose kommen („flash-back").

Symptomatik Angstzustände („Horrortrips"), Panik, Halluzinationen, Unruhe und Erregung mit Eigen- oder Fremdgefährdung, Tachykardie, Hypertonus, Hypersalivation und Übelkeit, Mydriasis, Reflexsteigerung; synthetische Cannabinoide können Hypokaliämie und zerebrale Krampfanfälle verursachen.

Sofortmaßnahmen Bei Krämpfen Sedation mit Midazolam 2–5 mg initial, wiederholen, bis gewünschte Wirkung, ggf. mit Haloperidol kombinieren.

9.5.6 Weckamine, Crystal-Meth, Liquid Ecstasy, NPS (neue psychoaktive Substanzen)

- Im Effekt große Ähnlichkeit mit Kokain. Neuere Variante „Ice" kann geraucht werden.
- Symptome und Behandlung wie bei Kokain (▶ 9.5.4).
- Bei Crystal-Meth und MDMA (Ecstasy, v. a. verbreitet in der „Techno"-Szene) Hyperthermie möglich, v. a. nach starker körperlicher Anstrengung → sofort reichliche Flüssigkeitssubstitution (bei massiver Hyperthermie > 40 °C 3–4 l i. v.).
- Neue psychoaktive Substanzen: drei große Gruppen (synthetische Cathinone, synthetische amphetaminähnliche Substanzen und synthetische Cannabinoide).
- Liquid Ecstasy (Synonyme: GHB, GBL, BDL): Intox. ähnlich wie Ethanol. Typisch ist plötzliches Erwachen aus dem Koma.

!
- Keine massive Flüssigkeitssubstitution bei moderater Hyperthermie, da sonst Gefahr des Sy. der inadäquaten ADH-Sekretion (SIADH) → Hyponatriämie, Eintrübung.
- An „liquid ecstasy" (GHB) und „herbal ecstasy" (Ephedra) denken.

9.6 Intoxikationen durch Chemikalien

9.6.1 Pestizide

- Bei gewerblichen Vergiftungen durch Arbeitsunfälle oder Betriebsstörungen wegen des Gefährdungspotenzials bzw. der möglichen Gegenmaßnahmen die Werksfeuerwehr oder die Betriebsleitung kontaktieren.

- Alle Herbizide, Insektizide usw. sind mit Warnfarbe eingefärbt (Mundhöhle auf Verfärbung kontrollieren) und riechen unangenehm (Foetor? ▶ Tab. 9.1).

Alkylphosphate

Substanzen Unterteilung der Alkylphosphate in Phosphosäureester, z. B. Dimethoat, Parathion (z. B. E 605) und Karbamate, z. B. Aldicarb, Barban.

Symptomatik Miosis, Sehstörungen, Speichel-, Tränenfluss, Schweißbildung, Geruch der Atemluft knoblauchartig (manche Alkylphosphate), abdominale Krämpfe, Brechdurchfall, Bronchospasmus, Bradykardie, Erregungszustände, fibrilläre Muskelzuckungen, tonisch-klonische Krämpfe, Dyspnoe, Zyanose, Bewusstlosigkeit, final: Pupillen weit, Lungenödem, Schock.

Sofortmaßnahmen

- Magenspülung bei oraler Giftaufnahme mit > 30 l, anschließend 50–100 g Kohle und Laxanz instillieren (z. B. Glaubersalz).
- Bei kutaner Resorption Opfer gänzlich entkleiden, abspülen mit Roticlean®, dann mit Wasser und Seife mechanisch reinigen.
- Ggf. Intubation und Beatmung mit PEEP und 100 % O_2 („No Air-Mix").
- Atropin i. v., sehr hohe Dosierungen nötig, 5 mg bis 50 mg, manchmal auch noch mehr, bis Vagussymptomatik nachlässt (Speichelfluss, Bronchospastik, Atmung, Herzfrequenz. **Cave:** Orientierung an der Pupillenweite ist unzuverlässig!), Kinder 0,1 mg/kg KG, Wiederholung ca. alle 10 Min. je nach Wiederauftreten der Symptomatik.
- Bei generalisierten Krampfanfällen Gabe von Lorazepam.

!

- Atropin hat keine Wirkung auf die muskulären Lähmungen (Muskarineffekt), z. B. bei Zwerchfelllähmung.
- Bei vielen Alkylphospaten ist Obidoxim wirksam (Vergiftungszentrale kontaktieren, ▶ 22.3), nicht jedoch bei Karbamaten: Erst nach Atropinther. Obidoxim 250 mg i. v., ggf. später 750 mg als Dauerinfusion über 24 h.
- Auch bei ausschließlich kutaner Aufnahme und fehlender Symptomatik immer stationäre Einweisung, da verzögerte Giftwirkung möglich.

Herbizide der Bipyridyliumgruppe

Substanzen Z. B. Paraquat, Deiquat. Oral extrem toxisch, Gefahr bei weniger als 60 mg/kg KG. Einmal resorbiertes Gift kaum noch aus dem Körper eliminierbar.

Symptomatik Initial Erbrechen, Durchfall und Bauchschmerzen. Schmerzen und Verätzungen im Rachenraum. Nach symptomlosem Intervall Reizhusten, blutiger Auswurf, Dyspnoe, ggf. massive Herz-Kreislauf-Depression mit Ateminsuff.

Sofortmaßnahmen Sofortige, konsequente Entleerung des Magen-Darm-Trakts (Magenspülung) und anschließend 50–100 g Kohle. Notfalls eine Handvoll Gartenerde in 250–500 ml Wasser aufschlämmen und trinken lassen.

!

- O_2-Gabe initial unnötig, evtl. sogar schädlich.
- Schleimhautresorption erfolgt sofort.

- Primäre Giftelimination ist für Prognose entscheidend.
- Klinik mit Möglichkeit zur Hämoperfusion ansteuern.

9.6.2 Haushaltsmittel

Substanzen Z. B. Reinigungsmittel, Fleckenwasser, Schmieröl, Klebstoffe, Stempelfarbe; Gefährlichkeit ist schwer abzuschätzen, stets Vergiftungszentrale um Rat fragen.

Symptomatik Häufig keine Symptome; ggf. Bauchschmerzen, Erbrechen, möglicherweise Geruch nach eingenommener Substanz. Evtl. Ätzspuren, Schaumbildung.

Sofortmaßnahmen Bei Schaumbildnern Simeticon 20–30 ml p. o.; kein Erbrechen auslösen. Chemikalienbehälter asservieren.

Lampenöl (Petroleum)

Substanzen Meist gefärbtes und/oder parfümiertes Duftpetroleum. Systemische Vergiftung erst bei Ingestion > 4 ml/kg KG. Hauptgefahr auch bei geringeren Mengen durch Aspiration → chemische Pneumonitis.

Symptomatik Husten, Tachypnoe, Dyspnoe, Zyanose, Erbrechen, initial kurzzeitige Bewusstseinstrübung möglich.

Sofortmaßnahmen Nach kurz zurückliegender (suizidaler) Ingestion (< 60 Min.) großer Mengen (> 5 ml/kg KG) nach Rücksprache mit Giftinformationszentrum ggf. Magenspülung.

!

- Kein Erbrechen auslösen (Aspirationsgefahr)
- Keine Paraffinölgabe

9.6.3 Technische Lösungsmittel (Halogenkohlenwasserstoffe)

Vorkommen Technische Reinigungsmittel („Tri“ und „Tetra“), Lackverdünner, Benzol, Petroleum, Benzin. Aufnahme durch die Haut, Inhalation der Dämpfe und enteral.

Symptomatik Übelkeit, Schwindel, Sehstörungen, Bauchschmerzen, bei Benzol evtl. schwarzer Urin, Bewusstseinsstörungen, selten Erregungszustand, Bewusstseinsverlust, Atemstörungen bis zur Apnoe, Ätzspuren im Mundraum, Herzrhythmusstörungen, Hypotonie.

Sofortmaßnahmen Bei kutaner Gabe Kleidung entfernen, mit Roticlean® oder Seifenwasser abwaschen.

!

- Kein Erbrechen auslösen, Aspiration unbedingt vermeiden, ggf. Intubation.
- Bei gewerblichen Vergiftungen durch Arbeitsunfälle oder Betriebsstörungen wegen des Gefährdungspotenzials beziehungsweise der möglichen Gegenmaßnahmen die Werksfeuerwehr oder die Betriebsleitung kontaktieren.

- Selbstschutz: keine Mundbeatmung, besondere Vorsicht bei Inhalations-vergiftung, ggf. Atemschutz. In Räumen mit Lösungsmitteldämpfen Funkenbildung vermeiden (z. B. durch elektrische Geräte, Defibrillator). **Cave:** Adrenalingabe kann zu Kammerflimmern führen.

9.6.4 Zyanide

Vorkommen Chemielabors, bei Verbrennung von Kunststoffen, Essen größerer Mengen bitterer Mandeln durch Kinder, Goldreiniger beim Gold- und Silberschmied.

Symptomatik Bittermandelgeruch (**Cave:** kann von vielen Menschen genetisch bedingt nicht wahrgenommen werden!), Kratzen im Hals, Erbrechen, Koliken, Erregungs- u. Angstzustände, Konzentrations- und Sehstörungen, Atemnot, evtl. rosige Hautfarbe trotz hypoxischem Zustand, Kopfschmerzen, Hyperventilation (Hypoventilation bei Chlorzyan) Bewusstseinsverlust, hypoxische Krämpfe.

Sofortmaßnahmen

- ABC-Maßnahmen (▶ 3.4).
- Bei leichter Intox. ohne Bewusstseinsstörungen Natriumthiosulfat 6–12 g i. v., bei Kindern 50–100 mg/kg KG.
- Bei schwerer oraler Intox. mit Bewusstseinsstörung 4-DMAP 1–3,25 mg/kg KG i. v., anschließend 10 g Natriumthiosulfat (Kinder 50–100 mg/kg KG) langsam i. v.
- Bei oraler Aufnahme Magenspülung, anschließend Kohle.
- Bei kutaner Kontamination Abwaschen mit Wasser, Seife und Handschuhen.

- Selbstschutz beachten, da Substanz extrem toxisch.
- Bei gewerblichen Vergiftungen durch Arbeitsunfälle oder Betriebsstörungen wegen des Gefährdungspotenzials bzw. der möglichen Gegenmaßnahmen die Werksfeuerwehr oder die Betriebsleitung kontaktieren.
- Bei reinen Zyanidvergiftungen wirkt Hydroxocobalamin zu langsam.
- Bei Mischintoxikationen, z. B. bei Kunststoffbränden mit zusätzlicher Freisetzung von Reizgasen oder CO kein 4-DMAP geben. Stattdessen Kurzinfusion von 70 mg/kg KG Hydroxocobalamin. Initialdosis bei Erw.: 5 g. Die Hydroxocobalamin-Gabe kann abhängig vom klin. Verlauf 1- bis 2-mal wiederholt werden.
- Die hellrote Hautfarbe ist ein Alarmsignal! Die Pulsoxymetrie ist zur Beurteilung des Patientenstatus unbrauchbar!
- Nach Injektion von 4-DMAP (Met-Hb-Bildner) kommt es zu einer „erschreckenden“ Änderung der Hautfarbe: blass-zyanotisch. Auch durch O_2-Gabe ist diese nicht zu beeinflussen, bedeutet aber bei korrekter Dosierung von 4-DMAP keine Gefahr.

9.6.5 Chemische Kampfstoffe

Vorkommen Mögliche Konfrontation mit Kampfstoffen in Friedenszeiten:

- Altlasten des Zweiten Weltkriegs: z. B. Anschwemmung von Lost oder weißem Phosphor (Verwechslungsgefahr mit Bernstein, Selbstentzündung nach dem Trocknen) an den Stränden.
- Terroristische Anschläge: z. B. Tokio 1995 (Sarin).
- Chemieladungen: z. B. Parathion, Methylparathion, Phosgen als Schiffsladungen oder Transporte mit der Bahn.
- Verlegung von betroffenen Personen aus Kriegsgebieten.

Gifttypen

- Reizstoffe/Reizgase vom Sofort-Typ (wasserlöslich) oder vom Latenz-Typ (fettlöslich), Hautkampfstoffe.
- Nervenkampfstoffe (Acetylcholinesterasehemmer).
- Zellatmungsgifte (Cytochromoxidasehemmer).
- Psychokampfstoffe (Neurotransmittermodulatoren).
- Pflanzengifte als Kampfstoffe.

Symptomatik Abhängig von der Art des Kampfstoffs (▶ Tab. 9.3). Da eine Identifizierung vor Ort mit erheblichen Problemen behaftet ist, kann nur eine erste grobe Orientierung anhand der gebotenen Symptome erfolgen.

Tab. 9.3 Differenzialdiagnosen der Kampfstoffvergiftung

Reizgase		
• Sofort-Typ	Schleimhäute: Verätzung, verbrennungsähnliche Schäden Stridor, Atemnot	Bronchospastik, membrantoxisches Lungenödem (nach bis zu 24 h beim Latenz-Typ)
• Latenz-Typ	Anfangs nur geringe lokale Symptomatik wie Halskratzen, Hustenreiz, evtl. Übelkeit, Schwindel u. Kopfschmerzen	
Hautkampfstoffe	Lokale Einwirkung auf Haut und Schleimhäute: Verbrennungsähnliche Verletzungen. Orale Aufnahme: Systemische Intox. mit Übelkeit, Schwindel, Kopfschmerzen, Diarrhö (z. T. blutig)	
Nervenkampfstoffe	Miosis, Hypersalivation, Erbrechen und Defäkation, Volllaufen der Lunge durch Bronchialschleim („Pat. ersäuft im eigenen Saft"), muskuläre und zerebrale Krämpfe, Bradykardie, Asystolie	
Zellatmungsgifte	Opisthotonus, zerebrale Krämpfe, zentraler Atemstillstand nach initialer Hyperventilation (Hypoventilation bei Chlorzyan)	
Psychokampfstoffe	Halluzinationen, Wahnvorstellungen, Angstzustände, Agitation, Aggression, Koma, zentral-anticholinerges Sy.	
Pflanzengifte als Waffen (hier zurzeit nur Ricin)	Symptomfreies Intervall (Stunden bis 2 d) • Ingestive Aufnahme: Blutiges Erbrechen, blutige Durchfälle, später reiswasserartige Durchfälle, Exsikkose, nekrotisierende Gastroenteritis • Inhalative Aufnahme: Husten, Atemnot, exspiratorischer und inspiratorischer Stridor, Lungenödem, nekrotisierende Pneumonie • Begleitsymptom (nekrotisierende) Konjunktivitis, Blepharospasmus	

Kurzanamnese

- Heftige Reizsymptomatik der oberen Luftwege und Konjunktiven in entsprechendem Umfeld (Fabrik, Umschlagplatz für chemische Waren, Chemietransporte).
- Expositions-Anamnese erstellen, Ladungspapiere einsehen lassen usw.
- Aufenthalt in geschlossenen Räumen und gleichartige Symptomatik bei mehreren Betroffenen.

Sofortmaßnahmen

- Eigenschutz umsetzen.
- **Nachalarmierung** durchführen lassen:
  - Bei der Vielzahl von Betroffenen sofort entsprechende Kräfte sowie LNA nachfordern und Verletztensammelstelle außerhalb der Gefahrenzone (Windrichtung!) einrichten (▶ 1.8.4).
  - Bei Allgemeingefährdung Nachforderung des Umweltzugs aus Einheiten der Berufsfeuerwehr, des THW oder freiwilliger Feuerwehren sowie ggf. Wasserschutzpolizei.
  - Lebensrettende Erstmaßnahmen.
  - Spezifische Therapiemaßnahmen.
  - Symptomatische Therapiemaßnahmen.

! Rettung Betroffener immer mit Vollschutz durchführen! Atemschutzmasken sind nicht ausreichend, solange Art und Eigenschaften von Atemgiften nicht bekannt sind bzw. die gängigen Filter keinen Schutz darstellen. Grundsätzlich müssen alle Rettungskräfte mit umgebungsluftunabhängigen Atemschutzgeräten ausgerüstet sein und einen Chemikalienschutzanzug tragen.

- Bei gewerblichen Vergiftungen durch Arbeitsunfälle oder Betriebsstörungen wegen des Gefährdungspotenzials bzw. der möglichen Gegenmaßnahmen die Werksfeuerwehr oder die Betriebsleitung kontaktieren.
- Die Umweltzüge sind in den Bundesländern unterschiedlich strukturiert (Gefahrgutzug, Umweltzug, ABC-Zug, Dekon-Einheiten) und ausgestattet. z. T. werden auch freiwillige Wehren eingesetzt. Die Organisation der Spür- und Räumungstrupps liegt oft in verschiedenen Zuständigkeiten.
- Beim Massenanfall muss mit einer Großzahl von Nichtverletzten gerechnet werden, die mit gleicher Symptomatik auffallen wie die ernsthaft Betroffenen (Massenhysterie) → besondere Gefahr für die Einsatzstelle → dieser Personenkreis muss nach Sichtung bei den Leichtverletzten gesammelt und fachkundig betreut werden.
- Wenn möglich, auf speziell gelagerte Antidot-Koffer für den Massenanfall von Verletzten zurückgreifen. Weitere Vorräte in den Krankenhausapotheken.
- Kontrollierte Beatmung immer mit 100 % O_2, d. h. mit „No Air-Mix", da „Air-Mix" ggf. nicht kampfstofffrei ist.
- Bei kontaminierter Atmosphäre sind Atemschutzmasken mit adäquatem Filter eine essenzielle Schutzmaßnahme für die Pat. Ggf. geeigneten Filter auch vor einen Beatmungsbeutel und Beatmungsgerät schalten (Kompatibilitätsprobleme erfordern Improvisation). **Cave:** Betriebserlaubnis!

Transport Vor Transportbeginn Sichtung und Dekontamination der betroffenen Pat. am Unfallort in Vollschutz (außerhalb des Reexpositionsgebiets!). Nach Dekontamination (Zeltsystem) Zuweisung in verschiedene geeignete Krankenhäuser (Verteilung) oder Aufnahme in ein für diese Fälle von der Routineversorgung abgekoppeltes Krankenhaus (Kompetenzzentrum). Einige Krankenhäuser führen eine Dekontamination im Zeltsystem auf ihrem Gelände durch (z.B. in Hamburg).
Immer Transport in eine internistische Fachabteilung mit angeschlossener Intensivstation oder interdisziplinäre Notaufnahme:
- Intoxikierte Einzelpersonen in die nächstgelegene Abteilung.
- Anfall von mehreren Verletzten: Verteilung auf geeignete umliegende Krankenhäuser.

Reizstoffe

Substanzen
- **Halogenierte organische Verbindungen:** Bromaceton, Brommethyläthylketon, Chloracetophenon (CN), Brombenzylcyanid (BBC), Chlorbenzylidenmalodinnitril (CS).
- **Organische Substanzen:** Pfefferspray (Capsaicin).
- **Organische Arsenverbindungen:**
  - Blaukreuz-Gruppe („Maskenbrecher"): Diphenylarsinchlorid (DA, Clark I/1880), Diphenylarsincyanid (DC, Clark II), Phenarsazinchlorid (DM, Adamsit/1915).
  - Lungenkampfstoffe/Grünkreuz-Gruppe: Phosgen (CG/1812), Diphosgen (Perstoff, DP), Triphosgen, Chlorpikrin (PS/1848), Chlorgas. Vorkommen in der chemischen Industrie → mögliche Freisetzung bei Unfällen bei Produktionsprozessen. Missbräuchlich angewandte Selbstverteidigungswaffen, aber auch Stoffe, die im Gefechtsfeld eingeplant wurden oder werden.
  - Trotz z. T. irreführender Nomenklatur wirken alle diese Substanzen auf die Schleimhäute.

Symptomatik Lokale Reizsymptomatik an Augen, Nase und Rachen: Sofort und schlagartig heftig bei wasserlöslichen Gasen und Aerosolen (z.B. Chlorgas), initial geringe Symptome („Halskratzen") bei fettlöslichen Reizgasen (z.B. Phosgene) → potenzielle spätere Gefährdung wird meist unterschätzt!
Bei fortgesetzter Exposition Reizung von Kehlkopf, Trachea und Bronchien mit retrosternalen Schmerzen, Bronchospastik und membrantoxischem Lungenödem, z. T. bei Hautkontakt verbrennungsähnliche Schäden. Mögliche Nebensymptome: Schwindel, Übelkeit und heftige Kopfschmerzen.

Sofortmaßnahmen
- Expositionsvermeidung.
- O_2-Gabe (▶ 1.7.3, ▶ 1.23), bei vitaler Indikation Intubation und kontrollierte pulmoprotektive Beatmung mit AZV 6 ml/kg Idealgewicht, PEEP ≥ 12 cmH_2O, AF ≥ 18/Min. orientiert an Kapnometrie, ggf. permissive Hyperkapnie.
- Methylxanthine (Theophyllin) und β_2-Mimetika (▶ 7.2).
- 4 Hübe Beclometason bei Reizgasinhalation.
- Analgesie mit Opiaten (z.B. Morphin).
- Bei externer Kontamination sofortiges Spülen der Haut und Augenschleimhäute mit Previn®.

Arsenhaltige Hautkampfstoffe

Substanzen Phenylarsindichlorid, Methylarsindichlorid, Äthylarsindichlorid (Dick), Chlorvinylarsindichlorid (Lewisit). Arsenhaltige Hautkampfstoffe werden in organischen Lösungsmitteln, z. B. Benzin, gelöst und zum Einsatz gebracht. Z. T. werden diese Hautkampfstoffe auch kombiniert. Knoblauchartiger Geruch, teilweise auch scharf stechend, Lewisit-Geruch nach Geranien.

Symptomatik Auf der Haut nach 30–60 Min. schmerzhaftes Erythem, Blasenbildung nach weiteren 12 h. Bei oraler Aufnahme lokale und systemische Schäden mit Organversagen.

Loste (Senfgas, Mustard Gas, Yperit), Hautkampfstoff

Substanzen Schwefel-Lost, Stickstoff-Loste: Loste sind fettlöslich und werden als Aerosole (Flüssig-Loste) oder nur als Kontaktsubstanzen (Zäh-Loste) ausgebracht. Es besteht eine lange Verweildauer der Substanz am Ort. Aufnahme über Haut und Schleimhaut sowie über kontaminierte Nahrungsmittel. Ein hohes Penetrationsvermögen besteht für Leder, Gummi und Textilien sowie Baustoffe wie Holz, Ziegel und Beton. In geschlossenen Behältern besteht wegen Gasbildung erhebliche Gefahr beim Öffnen. Loste sind mischbar mit anderen Kampfstoffen.

Symptomatik 6–8 h nach Exposition Auftreten eines Erythems, später bullöse Ablösung der Epidermis und Entwicklung schwerer Sekundärinfekte. Bei Inhalation entsprechende Schäden an der Lunge mit toxischem Lungenödem, später Bronchopneumonien und Ausbildung von Lungenabszessen. Im Endstadium ARDS. Bei peroraler Aufnahme Übelkeit und Erbrechen, sowie Fieber und blutige Diarrhöen. Später systemische Wirkungen wie Herz-Kreislauf-Versagen, Schäden des Nerven- und des blutbildenden Systems sowie Immundefizit („Lost-Kachexie", psychische und maligne Erkr.).

Sofortmaßnahmen

- Kontaminationsvermeidung bei Pat. und Helfer. Fachkundige sofortige Entfernung der kontaminierten Kleidung und Schuhe noch am Einsatzort in geschützter Position, Augenreiben unterbinden.
- Lokale Entgiftung mit Chloramin-T-Puder und **wässrigen** Chlorkalkaufschlämmungen.
- Bei Augenkontakt sofortiges Spülen mit viel Wasser und zusätzlich Natriumbikarbonat 3 % anwenden.
- Systemische Ther. mit 300–500 mg/kg KG Natriumthiosulfat 10 % i. v.

!

- Hohe Eindringgeschwindigkeit der Loste, aber Auftreten der ersten Symptome erst nach Stunden, d. h. keine Frühzeichen!
- Die lokale Anwendung von **trockenem** Chlorkalk führt zu heftigsten exothermen Reaktionen mit Lost.
- Die systemische Ther. hat keinen Einfluss auf lokale Schäden.

Nesselstoffe, Hautkampfstoff

Substanzen Phosgenoxim, Trichlormethylchlorformoxim, Trichloracetophenon. Feuchtigkeitsempfindliche Substanzen mit unangenehmem Geruch, die durch Versprühen oder in Geschossen eingesetzt werden.

Symptomatik Sofort einsetzende Hautreizungen mit Brennen und Stechen. Typisch sind anämische Flecken mit hyperämischem Rand und anschließender Quaddelbildung (Abheilung mit Sekundärinfekten über Wo.). Heftige Schleimhautreizungen, evtl. toxisches Lungenödem. Systemische Wirkungen: Schwindel, Kopfschmerzen und psychische Destabilisierung (Angstsymptome).

Sofortmaßnahmen Spülen der Kontaktstellen mit Wasser noch vor Transportbeginn, Entsorgung der Kleidung.

Nervenkampfstoffe (Acetylcholinesterase-Hemmer)

Alkylphosphate: Phosphosäureester und Carbamate (▶ 9.6.1).

Substanzen „Klassische" Nervenkampfstoffe: Tabun, Sarin, Cyclo-Sarin, Soman, VX.

- Acetylcholinesterase-Hemmer werden im landwirtschaftlichen und Gartenbau-Bereich als Insektizide, Herbizide oder Fungizide sowie Nematizide eingesetzt. Bei Herstellung, Transport und Anwendung durch Versprühen kann es zu Unfällen kommen, gelegentlich werden diese Substanzen in suizidaler Absicht eingenommen.
- Die klassischen Nervenkampfstoffe können im Rahmen von terroristischen Anschlägen und im Kriegsfall Bedeutung erlangen. Sarin kann z. B. von chemisch versierten Personen ohne großen Aufwand hergestellt werden (Einsatz z. B. in Tokio 1995 bei terroristischem Anschlag).
- Nervenkampfstoffe sind fettlöslich und haben bei einem relativ hohen Dampfdruck und Temperaturen ab 20 °C eine sehr große Ausbreitung (auch bei minimalen Mengen).

Symptomatik „Klassische" Nervenkampfstoffe führen zu Symptomen wie Alkylphosphate (▶ 9.6.1).

Sofortmaßnahmen

- Rettungspersonal unter Vollschutz
- Sofortiges, schnellstes Entfernen der kompletten Kleidung sämtlicher Betroffener vor Ort, simultan Beginn der Ther.

> Alkylphosphatintox. (▶ 9.6.1): Unterscheidung zwischen **irreversiblen** Acetylcholinesterasehemmern (Organophosphate und „klassische" Nervenkampfstoffe: Obidoxim-Ther.) und **reversiblen** Acetylcholinesterasehemmern (Carbamate: keine Obidoxim-Gabe!).

Arsenwasserstoffe (Zellatmungsgifte, Zytochromoxidase-Hemmer)

Substanzen Metallarsenide (Aluminiumarsenid) werden als Aerosole versprüht, die in feuchter Luft zu Arsenwasserstoff und Aluminiumtrioxid umgesetzt werden.

Symptomatik Nach 3–5 h Kältegefühl, Parästhesien, Übelkeit und Erbrechen sowie abdominale Krämpfe. Später Hämolyse und terminales Multiorganversagen.

Sofortmaßnahmen

- Atemschutzmaske mit speziellem Filter.
- Dekontamination mit Chlorkalk oder Kalziumhypochlorit als Oxidationsmittel.
- Symptomatische Behandlung, Sauerstoffgabe, Diuresesteigerung mit Mannit 4 × 125 ml/24 h, Volumensubstitution und Elektrolytausgleich.

Fluorcarbon-Verbindungen (Zellatmungsgift, Zytochromoxidase-Hemmer)

Substanzen Fluoralkanole, Fluorcarbonsäure, Fluorcarbonsäurealkylester, Fluorcarbonsäurefluoräthylester.
Als Flüssigkeit oder Salz zur Sabotage: Kontamination von Nahrungsmitteln.

Symptomatik Nach 30 Min. bis zu 6 h Angst, Schwächegefühl, Übelkeit und Erbrechen, Hypersalivation, Hyper- und Parästhesien, Sprach- und Sehstörungen, Einnässen und unwillkürlicher Stuhlabgang, ventrikuläre Tachykardie, zerebrale Krampfanfälle, Koma und Kammerflimmern.

Sofortmaßnahmen Sofortiges Auslösen von Erbrechen und Durchführung einer Magenspülung; Instillation von 20 g Kohlepulver in aufgeschlämmter Lösung. Danach Gabe von Bittersalz zur Beschleunigung der Magen-Darm-Passage.

> Spezielle Antidota sind nicht verfügbar.

Blausäure, Chlorcyan

(▸ 9.6.4).
Chemische Industrie, Aerosole oder Sabotagegifte.

Psychokampfstoffe

(▸ 9.5.5).
Halluzinogene können als Sabotagegifte eingesetzt und gezielt als Aerosole versprüht werden.

Pflanzengifte als Kampfstoffe: Ricin

Ricin ist ein Eiweißstoff aus dem Samen der Rizinuspflanze (Wunderbaum, Christuspalme), der bei der Gewinnung des Rizinusöls im Pressrückstand in großen Mengen zu finden ist. Das Gift ist leicht verfügbar und in großen Mengen zu gewinnen. Bereits geringe Mengen (20 µg/kg KG) sind bei Verschlucken tödlich. Die Ausbringung des Gifts kann über Nahrungsmittelkontamination oder über Aerosole durch Einatmung erfolgen.

Symptomatik Inkubationszeit: 2–8 h bis zu Tagen.

- **Ingestiv:** Übelkeit, (blutiges) Erbrechen, abdominale Krämpfe, schwere (blutige) Durchfälle (hämorrhagische, nekrotisierende Gastroenteritis), Fieber, Durst, Kopfschmerzen, Mydriasis, Multiorganversagen (Leber, Nieren), hämolytische Anämie, Tod durch Herz-Kreislauf-Versagen nach ca. 72 h.
- **Inhalativ:** nekrotisierende Entzündung des Respirationstrakts: Husten, Luftnot, in- und exspiratorischer Stridor, Konjunktivitis, Tracheitis, Fieber, Schwindel, Schwächegefühl, Thoraxenge, Gelenkschmerzen, Lungenödem, nekrotisierende Pneumonie, Mediastinitis, Tod durch Lungen- und Herz-Kreislauf-Versagen nach 36–72 h.
- **Nach Injektion:** Muskelschmerzen, Schläfrigkeit, Fieber, Übelkeit, generalisierte Krampfanfälle, Vasomotorenkollaps, Multiorganversagen, Lungenödem, Herz-Kreislauf-Versagen.
- **Auge:** Konjunktivitis, Nekrosen der Bindehaut.
- **Haut:** Quaddelbildung, Schwellungszustände.

Sofortmaßnahmen

- Symptomatisch, frühzeitige Intubation und pulmoprotektive Beatmung, Elektrolytinfusion (Ringeracetat ▶ 1.23).
- Dekontamination: Vollständige Entkleidung, Augenspülung (nach Möglichkeit mit PREVIN®-Lösung, notfalls mit fließendem Wasser), Spülung der Haut (Einsatz von Seifen, Polyethylenglykol).
- Pulmoprotektive Beatmung mit niedrigem Tidalvolumen (max. 6 ml/kg Idealgewicht), PEEP mind. 12 mbar, Atemfrequenzen an Kapnometrie orientiert angepasst hoch, ggf. > 20/Min., ggf. Inkaufnahme einer permissiven Hyperkapnie.

Prinzipien der Weiterbehandlung Magen-Darm-Spülung zur Giftreduktion (Aktivkohle, Glaubersalz), Respiratorther., Kortikosteroidther., Antibiotikather. Versuch mit frühzeitigem Einsatz von Nierenersatzverfahren, Infusionsther. zur Flüssigkeits- und Elektrolytsubsitution.

Differenzialdiagnosen Staphylokokken-Enterotoxin B, Organofluorine Polymere, Nitrigenoxide, Phosgen, Paraquat.

- Diagnosestellung ist schwierig und erst bei räumlich gehäuftem Auftreten möglich.
- Ricinnachweis über Nasenabstriche und Blutuntersuchung (Antikörperbildung nach 2 Wo.!), Spurennachweis am Einsatzort durch Spezialkräfte.
- Ein Impfstoff ist in Entwicklung.

9.7 Intoxikationen durch Inhalationsgifte

9.7.1 Inhalationstrauma

Definition Thermische und chemische Schädigung von Atemwegen und Lunge durch Einatmen von Rauch und Reizgasen. Kombination mit Kohlenmonoxid- und Zyanidvergiftung häufig. Sonderfall: NO (keine Reizwirkung, sondern Methämoglobinbildung).

Symptomatik Konjunktivitis, Rhinitis, Husten, Heiserkeit, retrosternale Schmerzen, schleimig-blutiger Auswurf, Dyspnoe, Tachypnoe, Larynxödem (inspiratorischer Stridor), Bronchospasmus, toxisches Lungenödem; evtl. Symptome der CO- oder Zyanidvergiftung (▶ 9.7.2, ▶ 9.6.4) bzw. Methämoglobinämie (NO).

! Auf Verbrennungen im Gesicht, verbrannte Haare in Gesicht und Nase und Ruß im Sputum achten.

Sofortmaßnahmen

- Atemwege sichern (Indikation zur Intubation rechtzeitig stellen)
- O_2-Gabe (100 %, ▶ 1.7.3, ▶ 1.23)
- Ggf. Sedierung, z. B. mit Midazolam 2–5 mg i. v. (**Cave:** Atemdepression)

- Ggf. bei Bronchospasmus Bronchodilatatoren (β_2-Sympathomimetika bzw. Theophyllin ▶ 7.2)
- Bei Methämoglobinämie Toloniumchlorid 2–4 mg/kg KG i. v.

- Der inspiratorische Stridor ist ein spätes Zeichen der Obstruktion der oberen Atemwege.
- Das Pulsoxymeter zeigt bei Kohlenmonoxidvergiftung und Methämoglobinämie falsch hohe Werte an (▶ 1.7.4).
- Wegen der umstrittenen Wirksamkeit und der potenziellen NW kann die generelle Gabe von inhalativen/systemischen Glukokortikoiden nicht empfohlen werden.

Transport

- Pat. bereits bei V. a. auf eine entsprechende Reizgasexposition möglichst immer in die Klinik einweisen, da die Symptomatik häufig über Stunden bis Tage progredient ist.
- Unauffällige Pat., die nicht in die Klinik eingewiesen werden, darauf hinweisen, beim ersten Auftreten von Symptomen unverzüglich Hausarzt oder Klinik aufzusuchen.

9.7.2 Kohlenmonoxid

Vorkommen Bei unvollständiger Verbrennung (z. B. Rauchgase, defekte Gasöfen, In-Door-Grill, Schweißarbeiten, Shisha-Bars, große Lager von Holzpellets), Auspuffgase suizidal heute katalysatorbedingt selten.

Symptomatik Kopfschmerz, Schwindel, Übelkeit, Erbrechen, Belastungsdyspnoe, Sehstörungen, Stenokardien, Herzrhythmusstörungen, Halluzinationen, Parästhesien, Tetanie, Koma, Krämpfe, evtl. hellrote Hautfarbe (nur in 30 %).

Sofortmaßnahmen Pat. aus dem Gefahrenbereich entfernen (lassen), O_2-Gabe (▶ 1.7.3, ▶ 1.23), ggf. Intubation und Beatmung mit 100 % O_2 und PEEP.

Differenzialdiagnosen Myokardinfarkt, Psychose.

!
- Kohlenmonoxid ist farb-, geschmacks- und geruchlos („silent killer“).
- Eigenschutz bei der Rettung beachten.
- Insbes. bei Schwangeren hyperbare Oxygenierung erwägen.

9.7.3 Schwefelwasserstoff

Vorkommen Entstehung z. B. bei Gärungs- und Verwesungsprozessen (z. B. Silos, Gärkeller, Jauchegruben, Biogasanlagen).

Symptomatik Kopfschmerzen, Schwindel, Ohrensausen, Puls ↑, RR ↑, Dyspnoe, Krämpfe, Koma, Zyanose.

Sofortmaßnahmen Pat. aus dem Gefahrenbereich entfernen (lassen), O_2-Gabe (▶ 1.7.3, ▶ 1.23), ggf. Intubation und Beatmung.

- Durch frühzeitige Schädigung des N. olfactorius entfällt die Warnwirkung des übel riechenden Gases.
- Eigenschutz bei der Rettung strikt beachten. Verdächtige Räume nur mit Pressluftatmer betreten (Feuerwehr).

9.8 Intoxikationen durch Nahrungsmittel

9.8.1 Lebensmittelvergiftung

Vorkommen Bes. in der warmen Jahreszeit nach Verzehr von z. B. Kartoffelsalat mit Mayonnaise, Sahne, Speiseeis, Fisch, Muscheln.

- Bei Vorkommen in Gemeinschaftseinrichtungen Massenanfall von Enteritis möglich.
- Meist harmlose Erkr., bei geschwächten Personen oder kleinen Kindern Wasser- und Elektrolytverluste evtl. problematisch.

Symptomatik Übelkeit, Erbrechen, Diarrhö, evtl. abdominale Krämpfe, Schwindel, ggf. Schock.

Sofortmaßnahmen Infusion, z. B. mit Ringeracetat (▸ 1.23).

9.8.2 Botulismus

Vorkommen Toxinbildung in kontaminierten, verschlossenen Konserven (Anaerobier) mit ungenügender Erhitzung bei der Zubereitung (Mikrowelle).

Symptomatik Nach einem halben bis mehreren Tagen Doppelbilder, Dysarthrie, Schluckstörungen, absteigende Lähmungen (symmetrisch), Pat. dabei wach, jedoch unruhig und ängstlich, beginnende Atemlähmung.

Sofortmaßnahmen Nach Klinik, ggf. Intubation und Beatmung.

Differenzialdiagnosen Guillain-Barré-Sy.; motorische Störungen (▸ 8.3.8).

9.8.3 Pilze

Todesfälle durch Pilze fast ausschließlich durch Verwechslung des Grünen Knollenblätterpilzes mit Champignons. Alle anderen Pilze sind weitaus weniger giftig, jedoch mit quälenden, meist intestinalen Symptomen.

Pantherina-Syndrom (Fliegen- und Pantherpilz)

Symptomatik Zerebrale Symptome, 1–2 Stunden nach Pilzmahlzeit, Schwindel, Rauschzustand, weite Pupillen, Erregungszustand, Halluzinationen, Verwirrtheit, Toben, ansonsten atropinartiges Bild mit Hautrötung, trockenen Schleimhäuten, Tachykardie, Harnverhalt und Fieber, selten Koma und Dyspnoe.

Sofortmaßnahmen

- Ggf. Diazepam 5–10 mg und/oder β-Blocker
- Ggf. Magenspülung mit abschließender Instillation von 50 g Kohle

Muskarinsyndrom (Trichterlinge, Risspilze)

Symptomatik Kurz nach Pilzmahlzeit Sehstörungen, Schwindel, Übelkeit, Schweißausbruch, Speichelfluss, Erbrechen, Darmkrämpfe und Durchfall, später asthmaähnliche Beschwerden, Bradykardie, Lungenödem.

Sofortmaßnahmen Kohlegabe. Ggf. Atropin 0,5 mg i. v., ggf. wiederholen.

Gastroenteritissyndrom

Symptomatik Innerhalb von 1–2 h nach Pilzgenuss Übelkeit, Erbrechen, Koliken, Durchfall.

Sofortmaßnahmen Keine. Zur Abklärung und Überwachung Klinikeinweisung.

Knollenblätterpilz

Symptomatik Erst 6–18 h nach der Pilzmahlzeit Erbrechen und Durchfall, Wadenkrämpfe, Koliken. Am 3. Tag scheinbare Besserung, ab dem 5. Tag zunehmendes Leberversagen mit Ikterus, Blutungsneigung, Nierenversagen, Koma.

Sofortmaßnahmen

- Bei Durchfall meist Volumensubstitution (Ringeracetat, ggf. HAES ▶ 1.23) erforderlich.
- Magen meist schon leer, sicherheitshalber Magenspülung, Kohle und Laxanz.

> **!**
> - Bes. Gefährlichkeit durch protrahierten Leberzerfall.
> - Transport in toxikologisches Zentrum, ebenso alle Mitesser sofort stationär, gleichgültig, ob symptomatisch oder nicht.
> - Beim Bundesinstitut für Risikobewertung (www.bfr.bund.de) kann man eine Broschüre über giftige Pilze anfordern.

9.9 Intoxikationen durch Pflanzen

Vorkommen Z. B. akzidentelle (Beeren-)Vergiftung bei Kindern, z. B. Amaryllis, Stechpalme, Eibe (nur Nadeln und zerbissener Samen), Tollkirsche, Goldregen, Herbstzeitlose, oder Verwendung als Droge (z. B. Stechapfel).

Symptomatik Übelkeit, Erbrechen, Durchfall, abdominale Koliken, Schwindel, Bradykardie und Kreislaufdepression, Benommenheit, Lähmungen.
Bei **Stechapfel und Tollkirsche:** Mundtrockenheit, Sprach- und Schluckbeschwerden, Tachykardie, Hypertonie, Mydriasis, Lichtscheu, Hautrötung, Erregung, Desorientiertheit, Delir, Halluzinationen, Krämpfe, Atemdepression (**Cave:** Verwechslung mit Psychose oder Alkoholdelir).

Sofortmaßnahmen

- Aktivkohle (▶ 9.3.1).
- Bei Einnahme sehr großer Mengen ggf. Magenspülung (▶ 9.3.1).
- Bei Intox. mit Stechapfel oder Tollkirsche bei gravierenden Intoxikationszeichen wie Halluzinationen, Delir, Krämpfen oder Rhythmusstörungen

Diazepam 5–10 mg, ggf. Wiederholung. Bei zentralem anticholinergem Syndrom Physostigmin 2 mg i. v.

- Zur Identifikation der Pflanze (Gartencenter oder Apotheke, im Internet über Botanikus.de) einen repräsentativen Teil mitnehmen, **keine** Einzelteile wie Blatt, Blüte, Frucht.
- Beim Bundesinstitut für Risikobewertung (www.bfr.bund.de) kann man eine Broschüre über giftige Pflanzen anfordern.

9.10 Intoxikationen durch Tiere

9.10.1 Schlangen

Die einzige bei uns heimische Giftschlange ist die Kreuzotter, deren Gift nur für Allergiker, schwerkranke und geschwächte Pat. gefährlich ist. Durch „freigelassene" oder „entkommene" exotische Schlangen aber auch andere Spezies möglich.

Symptomatik

- Lokalreaktion: Schwellung, Schmerz, Taubheitsgefühl
- Gastrointestinale Symptome (häufig erste Zeichen einer systemischen Giftwirkung): Übelkeit, Erbrechen, Diarrhö
- Neurologische Symptome: Muskellähmungen, Krämpfe, Koma
- Kreislaufsymptome: Schock
- Gewebstoxine: Ödem, Blasenbildung, Gangrän
- Gerinnungstoxine: Blutungen, Thrombosen, Gangrän

! Wenn die typischen Bissmale (zwei punktförmige „Einstiche") fehlen und innerhalb 20 Min. keine Lokalreaktionen aufgetreten, ist ein Biss unwahrscheinlich.

Sofortmaßnahmen

- Immobilisieren der Bissstelle, z. B. Schienung, falls möglich
- Ggf. Schockther. (▶ 5.9)
- Weiteres Vorgehen in Absprache mit Giftzentrum (z. B. spezifisches Antidot bei Kreuzotterbissen)

! Keine Behandlung „nach Winnetou": kein Abbinden, kein Aussaugen, keine Inzision.

9.10.2 Spinnen, Skorpione

Soweit nicht eine Allergie vorliegt, sind fast alle heimischen Spinnen harmlos. Die einzige in Deutschland heimische Giftspinne ist die Dornfingerspinne. Im Rahmen des internationalen Reiseverkehrs können jedoch versehentlich exotische Tierarten eingeschleppt werden oder können „freigelassene" oder „entkommene" exotische Spinnen und Skorpione zur Gefahr werden.

Symptomatik Heftiger Schmerz an der Bissstelle und lokale Parästhesien. Evtl. Unruhe, Hyperreflexie, Schweiß-, Speichel-, Tränenfluss, Krämpfe, Tachykardie, Rhythmusstörungen. Anaphylaktische Reaktion mit Schock möglich.
Dornfingerspinne: Schmerz an der Bissstelle, oft Schwellung, sehr selten Schwindel, Fieber, Erbrechen, Tachykardie.

Sofortmaßnahmen

- Lokale Kühlung und Ruhigstellung der Bissstelle
- Ggf. Analgesie, z. B. mit Tramadol 50–100 mg i. v.
- Ggf. Schockther. (▶ 5.9)
- Bei anaphylaktischer Reaktion ▶ 19.1

Eine aktuelle Liste der in Europa erhältlichen Antivenine kann bei allen Giftnotrufzentralen (▶ 22.3) abgefragt werden.

10 Psychiatrische Notfälle

Dieter Ebert

10.1 Besonderheiten des psychiatrischen Notfalls 380
10.2 Psychiatrische Untersuchung 381
10.2.1 Psychiatrische Notfalluntersuchung 381
10.2.2 Diagnostik 382
10.3 „Zwangseinweisung" 383
10.4 Syndrome 383
10.4.1 Suizidalität 383
10.4.2 Erregungszustand 385
10.4.3 Verwirrtheitszustände 387
10.4.4 Delir und einfache Entzugssyndrome 389
10.4.5 Stupor, Katatonie 391
10.5 Notfälle durch Psychopharmaka 392
10.5.1 Frühdyskinesien durch Psychopharmaka 392
10.5.2 Erregungszustände durch Psychopharmaka 393
10.5.3 Stupor durch Psychopharmaka 393
10.5.4 Delir, Verwirrtheitszustand durch Psychopharmaka 393

10

10.1 Besonderheiten des psychiatrischen Notfalls

- Unter einem psychiatrischen Notfall wird eine akute, ernsthafte Störung des Denkens, des Verhaltens, der Stimmung oder der sozialen Beziehungen verstanden. Damit verbunden ist häufig eine drohende Eigen- oder Fremdgefährdung.
  Deshalb ist ein unverzügliches Eingreifen zum Schutz des Pat. und/oder seiner Umwelt erforderlich.
- **Ärztliches Gespräch und Behandlung** werden krankheitsbedingt vom Pat. oft abgelehnt oder sind nicht möglich (z. B. Erregungszustand, Verwirrtheitszustand). In solchen Situationen ist die exakte Diagnose einer psychiatrischen Krankheit praktisch immer ausgeschlossen. Außerdem ist manchmal mit z. T. erheblichen Schwierigkeiten bei der Einleitung von Therapiemaßnahmen zu rechnen.
- Aufgrund von **Fremdanamnese und Verhaltensbeobachtung** kann jedoch trotzdem immer eine objektive Syndromdiagnose (siehe die unten aufgeführten Sy.) gestellt werden. Sie ist für die Notfallsituation und die zu ergreifenden Erstmaßnahmen ausreichend und hilft, eine eventuelle Stigmatisierung des Pat. durch vorschnelle Diagnostik einer bestimmten psychiatrischen Krankheit zu vermeiden.
- Werden eine **erforderliche Behandlung und/oder Klinikeinweisung vom Pat. bei drohender Selbst- oder Fremdgefährdung verweigert,** so müssen **„Zwangsmaßnahmen“** (▶ 10.3) nach dem entsprechenden Gesetz des jeweiligen Bundeslandes eingeleitet werden. Es reicht nicht aus, sich auf den Willen des Pat. zu berufen; der Notarzt kann straf- und zivilrechtlich trotzdem für Folgen verantwortlich gemacht werden, weil die „freie Willensbestimmung“ des Pat. krankheitsbedingt eingeschränkt ist und er somit eine Hilfeleistung im juristischen Sinne unterlässt.
- Wegen der Bedeutung der Fremdanamnese insbesondere bei der Frage der Fremd- oder Selbstgefährdung ist immer der **Gesprächskontakt zu Angehörigen** zu suchen. Angehörige können und sollen auch in der Notfallsituation in die Therapie integriert werden, z. B. bei der Beaufsichtigung suizidaler oder Beruhigung erregter Pat. sowie bei Diskussionen um eine freiwillige Klinikeinweisung.
- **Diskrepanzen zwischen Patientenangaben und Fremdanamnese** sind häufig (z. B. bei Angaben zu Suizidalität, Fremdaggressivität, Substanzmissbrauch): Im Zweifelsfall (v. a. bei fraglicher Fremd- oder Selbstgefährdung) ist immer der „gefährlichsten“ Version zu glauben.

Grundprinzipien der medikamentösen Therapie

In der akuten psychiatrischen Notfallsituation reichen aus:

- 1 Neuroleptikum (z. B. Haloperidol) plus
- 1 Benzodiazepin (z. B. Diazepam) plus
- 1 Antiparkinsonmittel (z. B. Biperiden)

Klinikeinweisung (Geschlossene psychiatrische Abteilung oder Station mit kontinuierlicher Überwachungsmöglichkeit):

- Bei Hinweisen auf Selbst- oder Fremdgefährdung immer erforderlich.

- Möglichst immer mit Einverständnis des betroffenen Pat., um eine sogenannte „Zwangseinweisung“ (▶ 10.3) zu vermeiden (Stigmatisierung, erhebliche psychische und manchmal sogar physische Traumatisierung).
- Eine freiwillige Aufnahme ist oft nur in einem geduldigen, verständnisvollen Gespräch in einer Atmosphäre echter menschlicher Zuwendung unter dem Einsatz der ärztlichen Autorität zu erreichen. Gelingt es, eine gewisse Vertrauensbasis aufzubauen und dem Pat. das Gefühl zu vermitteln, dass er und seine Probleme ernst genommen werden, kann u. U. auch in primär völlig „aussichtslos“ erscheinenden Fällen eine Einwilligung zur stationären Aufnahme erzielt werden. Evtl. kann es auch sinnvoll und hilfreich sein, Angehörige in die Bemühungen um eine freiwillige Behandlung bzw. Einweisung mit einzubeziehen.

10.2 Psychiatrische Untersuchung

10.2.1 Psychiatrische Notfalluntersuchung

Im Idealfall folgen der Kontaktaufnahme ein Untersuchungsgespräch, eine Fremdanamnese und eine körperliche Untersuchung sowie evtl. Zusatzuntersuchungen. Die Verhaltensbeobachtung gibt zusätzliche diagnostische Hinweise. Häufig müssen jedoch einzelne Untersuchungsschritte entfallen, da krankheitsbedingt eine vollständige psychiatrische Notfalluntersuchung nicht durchführbar ist.

Kontaktaufnahme Gesprächsbereitschaft lässt sich oft herstellen durch:
- Sicheres, vertrauenswürdiges Auftreten
- Vorstellung als Arzt und Angebot medizinischer Hilfe
- Beruhigung (z. B., dass schnelle Hilfe erfolgen wird)
- Fragen nach medizinisch somatischen Symptomen (evtl. Angebot einer körperlichen Untersuchung)
- Fragen nach „seelischen“ Symptomen

Untersuchungsgespräch (falls Gesprächskontakt möglich)

Psychischer Befund:
- Orientierung (Name, Alter, Wochentag, Datum, momentaner Aufenthaltsort?)
- Angst, Furcht? Wovor?
- Traurigkeit? Weshalb?
- Unruhe? Motorisch, innerlich?
- Wahneinfälle (z. B. Verfolgungsideen?).
- Halluzinationen?
- Beeinflussungserlebnisse („Gedanken werden über Radiosender gesteuert“, „Wille wird über Strahlung beeinflusst“, „fühlt sich als Roboter“)?
- Suizidgedanken, -pläne, -versuche (▶ 10.4.1)?
- Absicht oder Wunsch, Personen zu verletzen, zu töten, Dinge zu zerstören?

Anamnese:
- Somatische Symptome, Krankheiten, Verletzungen?
- Frühere ähnliche Symptome, psychiatrische Behandlungen?

- Medikamente?
- Alkohol, Drogen? Akut oder chronisch?

Oft ist nur eine **Fremdanamnese** möglich, dann die gleichen Fragen stellen, wie bei der Eigenanamnese.

> ! Fragen nach Suizidalität und Fremdgefährdung dürfen nie weggelassen werden, auch wenn sich dem ersten Anschein nach keine Hinweise darauf ergeben. Solche Impulse werden oft aus Scham oder Angst verschwiegen. Trotzdem erwartet der Pat. Hilfe: 50 % der Suizidanten waren im Monat vor dem Suizid beim Arzt, 80 % kündigten ihren Suizid an. Dem ärztlichen Notdienst kommt damit neben den Hausärzten eine Schlüsselrolle in der Suizidprävention zu.

Körperliche Untersuchung Bes. achten auf mögliche somatische Ursachen, die auch eine psychiatrische Symptomatik verursachen können:

- Verletzungen: z. B. Erregungszustand bei subduralem Hämatom.
- Hinweise auf Intoxikation: z. B. Nadeleinstiche, Stupor bei Morphinintoxikation.
- Neurologische Herdzeichen: z. B. Verwirrtheitszustand bei Hirninsult.
- Herz- oder Ateminsuff.: z. B. Verwirrtheit bei Hypoxie.
- Metabolische Störungen.

> Ein **sehr gefährlicher und häufiger Fehler** ist es, bei einer vermeintlich psychiatrischen Notfallsituation eine ernste therapierbare somatische Erkr. zu übersehen (z. B. Aggressivität oder Verwirrtheit aufgrund einer Hypoglykämie)!

Verhaltensbeobachtung

- Psychomotorisch unruhig?
- Gereizt, aggressiv?
- Verlangsamt? Stuporös?
- Hinweise auf eine Intoxikation (z. B. Gang- und Sprachstörungen)?
- Verletzungen? Somatische Zeichen?

10.2.2 Diagnostik

Eine exakte Diagnose ist meist nicht möglich, aber eine oder mehrere der folgenden Syndromdiagnosen können immer gestellt werden und sind in der Regel für die Notfallsituation ausreichend:

- Suizidalität (▶ 10.4.1)
- Erregungszustand (▶ 10.4.2)
- Verwirrtheits-, Dämmerzustand (▶ 10.4.3)
- Delir und einfache Entzugssy., z. B. Zittern bei Alkoholentzug, „Grippe“ bei Morphinentzug (▶ 10.4.4)
- Stupor (▶ 10.4.5)

Diese Sy. sind bereits psychopathologisch ohne spezielle Psychiatriekenntnisse und Kenntnisse zur Vorgeschichte zu erkennen (nur zum Erkennen eines Entzugssy. bedarf es anamnestischer Angaben).

Unabhängig von der zugrunde liegenden psychiatrischen Störung gibt es für jedes der Sy. weitgehend standardisierte Vorgehensweisen in der Notfallsituation.

Die Möglichkeit einer somatischen Krankheit oder Intoxikation muss immer in Betracht gezogen bzw. überprüft werden (auch bei noch so „eindeutigen" Krankheitsbildern), da jedem der Sy. eine organische Erkr. zugrunde liegen kann.

10.3 „Zwangseinweisung"

Rechtliche Grundlagen Pat. müssen auch gegen ihren Willen eingewiesen/behandelt werden (ansonsten kann sich der Arzt für Folgen straf-/zivilrechtlich straf-/haftbar machen), wenn sie:

- sich oder andere gefährden,
- in einer geschlossenen Abteilung behandelt werden müssen oder
- die Behandlung oder Einweisung ablehnen.

Solche Maßnahmen werden durch ein Gesetz des jeweiligen Bundeslandes („Psychiatriegesetze", „Unterbringungsgesetze") geregelt.

In der Regel werden Maßnahmen gegen den Willen des Pat. von einem Gericht oder einer Aufsichtsbehörde genehmigt bzw. angeordnet.

Für die Notfallsituation hat dieses Vorgehen keine Bedeutung. Im Notfall erfolgt die „Zwangseinweisung" stattdessen durch die Polizei, wenn Gericht bzw. Mitarbeiter des Ordnungsamts oder Gesundheitsamts nicht notfallmäßig hinzuzuziehen sind. Diese entscheidet dann aufgrund der notärztlichen Angaben, ob die Voraussetzungen einer Zwangseinweisung gegeben sind und veranlasst alle weiteren Maßnahmen.

In der Regel ist für solche polizeiliche Maßnahmen ein **ärztliches Attest** (im Notfall mündlich oder handschriftlich) erforderlich, in dem bestätigt wird:

- Der Betroffene leidet unter einer seelischen/psychischen Erkr. (keine genaue Diagnose erforderlich, sondern Syndromdiagnose, z. B. depressives Sy., Psychose, eventuell Angabe der wesentlichen Symptome).
- Im Rahmen dieser Erkr. gefährdet er sich und/oder andere (evtl. Beispiel angeben, worin die Gefährdung konkret besteht, z. B. Pat. hat Suizidabsicht geäußert, Pat. ist so erregt und gespannt, dass er jederzeit gewalttätig werden kann, Pat. halluziniert und die Stimmen können ihn zu gefährlichen Handlungen auffordern).
- Er verweigert die Behandlung, und es ist eine geschlossene Unterbringung erforderlich, um die Gefährdung abzuwenden.

- Der NA darf den Pat. nicht gegen seinen erklärten Willen behandeln oder zwingen, mit in die Klinik zu fahren.
- Bei Pat., die zu keiner verständlichen Willensäußerung fähig sind (z. B. Stupor, Delir, Verwirrtheitszustand) und die sich nicht deutlich gegen einen NAW-Transport wehren, ist i. d. R. von einer Zustimmung auszugehen und die Polizei nicht zu verständigen.

10.4 Syndrome

10.4.1 Suizidalität

Selbsttötungsgedanken, -absichten oder -handlungen, z. B. häufig bei depressiver Verstimmung, Wahn und Halluzinationen (Schizophrenien) oder Alkoholintoxikation. Dem Suizid geht häufig ein präsuizidales Sy. mit Suizidgedanken voraus.

Symptomatik

- Pat. hat einen Suizidversuch unternommen, hat gegenüber Dritten Suizidgedanken erwähnt oder äußert aktuell Suizidabsichten, bezeichnet das Leben als sinnlos.
- Oft werden konkrete Suizidabsichten zwar noch verneint, es werden aber in einem schwer depressiven, intoxikierten oder wahnhaften Zustand fast ausschließlich Gefühle von Ausweglosigkeit und Hoffnungslosigkeit signalisiert (in der Notfallsituation mit Suizidalität gleichzusetzen).

Kurzanamnese Abschätzung des Suizidrisikos:

- **Aktuelle Suizidalität:** Bereits eine Ja-Antwort bedeutet ein erhöhtes Risiko!
  - Suizidfantasien?
  - Sich aufdrängende Suizidgedanken?
  - Konkrete Pläne, wie der Suizid durchzuführen sei? Vorbereitungen zum Suizid?
  - „Ruhe", nachdem vorher ständig Suizidgedanken vorhanden waren?
- **Anamnese (zusätzliche Risikofaktoren):**
  - Aktuelle psychische Störung?
  - Frühere Suizidversuche oder -gedanken (häufig! Jeder 3. Suizidüberlebende begeht nochmals einen Suizidversuch!)?
  - Suizide in der Familie (genetischer Faktor)?
  - Aktuelle Suizide in der Umgebung (Nachahmungseffekt)?
  - Frühere psychiatrische Erkr. (oft Depression, Schizophrenie)?
  - Substanzmissbrauch (in ca. 30 % Alkohol- oder Drogensucht!)?
  - Trennung, Verlusterlebnisse? Einsamkeit?
  - Familiäre Probleme? Partnerkonflikte?
  - Soziale Isolierung (tatsächlich oder drohend)?
  - Schulische oder berufliche Probleme?
  - Finanzielle Probleme?

Sofortdiagnostik Basischeck (▶ 4.1.2), Puls, SpO_2, RR, EKG.

Sofortmaßnahmen

- Beruhigendes Gespräch
- Bei Agitiertheit oder Angst: Diazepam 5–10 mg i. v.
- Ggf. Versorgung von Verletzungen (▶ 11; Erhängen ▶ 2.3.10)
- Bei V. a. Intoxikationen Suche nach Hinweisen auf die verwendete Substanz (Tablettenschachteln, Flaschen mit „giftigem" Inhalt usw.). Erbrochenes asservieren

Transport Ohne eingehende fachpsychiatrische Exploration kann Suizidalität nicht sicher ausgeschlossen und Rolle der Angehörigen oder Einsicht des Kranken nicht zutreffend beurteilt werden. Deshalb immer Einweisung in eine Abteilung mit kontinuierlicher Überwachungs- bzw. geeigneter Therapiemöglichkeit (psychiatrische oder internistische Klinik). Bei fehlender Einwilligung: „Zwangseinweisung" (▶ 10.3). Alternativ, bei Unsicherheit über die Suizidgefährdung, sofortige Vorstellung bei einem Arzt für Psychiatrie, der dann die weitere Verantwortung übernehmen muss.

Prinzipien der Weiterbehandlung Diagnostik und Behandlung der psychiatrischen Grunderkr. (psychother. Gespräche und/oder medikamentöse Therapie).

> **!**
> - Suizidgedanken werden oft dem Arzt gegenüber verneint, fremdanamnestisch aber berichtet. Falls keine sichere Klärung möglich, immer von Suizidalität ausgehen.

- Suizidalität kann oft nur indirekt „geahnt" werden, direkte Fragen nach Suizidgedanken, -plänen werden aber verneint; bes. bei schwerer Depression mit Hoffnungslosigkeit, Sinnlosigkeit (siehe auch Fragen zur Abschätzung des Suizidrisikos). Eine sofortige fachärztliche diagnostische Abklärung oder Klinikeinweisung ist auch dann notwendig.
- Es reicht nicht aus, nur einen Überweisungsschein auszustellen!

10.4.2 Erregungszustand

Ätiologie Häufigste Ursache bei jüngeren Pat. ist eine (beginnende) akute endogene Psychose, bei älteren eine organische Störung.

Symptomatik

- Psychomotorische und innere Unruhe (Pat. läuft umher, bleibt nicht sitzen, spricht oder weint ständig, schreit).
- Steigerung bis zum Bewegungssturm mit Schreien, Schlagen, Toben, plötzlichen fremd- oder eigengefährdenden Impulshandlungen; häufig aggressiv – gereizt – dysphorischer oder ängstlicher Affekt, z. T. auch manisch-euphorisch; Sprache und Äußerungen manchmal unverständlich und von Verwirrtheit nicht zu differenzieren.
- Evtl. ist psychische Erregung das beherrschende Symptom: Beobachtet oder vom Pat. berichtet werden dann innere Anspannung und Unruhe, Gefühl des Getriebenseins, Angst, Misstrauen, Dysphorie, v. a. bei endogenen Psychosen auch unheimliche und angstbesetzte Wahneinfälle, Halluzinationen.
- Häufige Ursache eines Erregungszustands sind reine Angstzustände (= Panikattacken) im Rahmen einer Angststörung (ungerichtete, freie Angst ohne Grund, Todesangst oder Angst vor Herzstillstand, wegen der der Notarzt primär gerufen wurde). Sie können das klin. Bild beherrschen.

Kurzanamnese

- Psychopathologisches Bild und Syndromdiagnose bei psychomotorischer Unruhe unverkennbar.
- Zu psychischer (innerer) Erregung muss oft nachgefragt werden: innere Unruhe, Anspannung? Nervosität? Angst, vor was?
- Immer, wenn möglich, Fragen der allgemeinen Untersuchung zu psychischen Symptomen (▶ 10.2.1) stellen.
- Zusätzliche Hinweise auf Ätiologie durch (Fremd-)Anamnese: schizophrene oder manisch-depressive Phasen bekannt? Abnorme Erlebnisreaktion in belastender Situation? Angsterkr. mit häufigen Angstattacken in der Vorgeschichte? Epilepsie oder Anfall? Alkohol-, Medikamenten- oder Drogenmissbrauch? Trauma, Verletzung? Bekannte internistisch-neurologische Erkr.? Medikamente, Psychopharmaka?

Sofortdiagnostik

- Basischeck (▶ 4.1.2)
- Puls, SpO_2, RR, EKG
- BZ-Stix
- Wenn möglich, körperliche Untersuchung, v. a. Intoxikationszeichen, Hinweise auf internistisch-neurologische Erkr., Verletzungen

Sofortmaßnahmen

- Versuch der Erregungsdämpfung durch sicheres, ärztliches Auftreten und beruhigenden Zuspruch (**Cave:** Zu forsches Auftreten kann die Aggressivität steigern!).

- Wenn möglich, Klärung der Erregungsursache. Möglichst im Gespräch mit dem Pat. bleiben (**„talking down"**). „Talking down" heißt nicht, den Pat. nicht mehr zu Wort kommen zu lassen und ständig zu reden. Vielmehr soll ein Dialog entstehen, in dem der Pat. sich zunehmend auf Themen konzentrieren muss, die nichts mit dem Erregungszustand zu tun haben. Solche Themen können nur in der jeweiligen Situation erahnt werden. Denkbar sind z. B. eine allgemeine medizinische Anamnese, Gespräche über die genaue berufliche Tätigkeit oder sogar über die beste Wegbeschreibung zur Wohnung des Pat.
- I. v. Zugang (gut fixieren!) mit Infusion (Ringeracetat ▶ 1.22).
- Bei unbekannter Ätiologie: Haloperidol 5 mg i. m. (bei älteren Pat. mit V. a. hirnorganische Störung 2,5 mg) oder langsam i. v., ggf. Diazepam 5–10 mg i. v. (eher nicht bei Intoxikationen mit Alkohol oder Medikamenten, bevorzugt bei Epilepsie, Angst).

Ggf. i. m. Applikation durch die Kleidung (z. B. Pullover) → wegen Gefahr eines Spritzenabszesses Dokumentation im NA-Protokoll: „I. m. Injektion unter nicht sterilen Kautelen erfolgt."

- Therapie bei bekannter Ätiologie ▶ Tab. 10.1.
  - Bei sehr starker Erregung (notfalls i. m. Injektion!) können die angegebenen Dosierungen individuell (abhängig von Lebensalter, Körpergewicht und Geschlecht unter Beachtung der Kontraindikationen) erhöht werden. Zeigt sich keine ausreichende Wirkung, sollte nachappliziert werden.
  - Falls insbes. der Sedierungseffekt erwünscht ist, sollten jeweils die erstgenannten Medikamente gegeben werden.
  - Trauma (▶ 11), Intoxikation (▶ 9), Diabetes mellitus (▶ 8.3.2).

Tab. 10.1 Therapie von Erregungszuständen

Ursache	Medikament	Dosierung
Endogen-psychotisch	Haloperidol	5 mg i. m.
	Bei agitierter Depression: Diazepam	10 mg i. v.
Psychogen	Diazepam	5–10 mg i. v.
Hirnorganisch (Demenzen, Trauma, Tumor, Enzephalitis)	Haloperidol	2,5–5 mg i. m.
Metabolisch	1. Wahl: Diazepam	2,5–5 mg i. v.
	2. Wahl: Haloperidol	2,5–5 mg i. m.
Intoxikation mit Alkohol, Hypnotika, Sedativa, Opioiden, Liquid Ecstasy	Haloperidol	2,5–5 mg i. m.
Intoxikation mit Amphetaminen, Kokain, Halluzinogenen, Phencyclidin (PCP), Ecstasy	Diazepam	10 mg i. v.
Entzug Opioide	1. Wahl: Diazepam	10 mg i. v.
	2. Wahl: Haloperidol	5 mg i. m.

Tab. 10.1 Therapie von Erregungszuständen *(Forts.)*

Ursache	Medikament	Dosierung
Entzug von Alkohol, Sedativa, Kokain, Liquid Ecstasy	Diazepam	10 mg i. v.
Arzneimittelinduziert	Diazepam	10 mg i. m.

Sonderfall bekannte Angsterkrankung
Erregungszustand im Rahmen einer Angstattacke (z. B. bei Herzangst, Hyperventilation, frei flottierende Angst) bei einer bekannten Angsterkr. (Angstneurose) ohne Hinweis auf eine organische Erkr. (v. a. Herzkrankheiten).
Therapie: eingehendes, beruhigendes Gespräch und evtl. zusätzlich erforderliche Benzodiazepingabe (vorsichtige, „titrierte" Dosierung!). **Cave:** spätere Fixierung des Pat. auf Angstlösung durch Medikamentengabe!

Transport

- **Schwerer psychomotorischer Erregungszustand:** immer Einweisung in eine Abteilung mit kontinuierlicher Überwachungsmöglichkeit (psychiatrische oder internistische Klinik), bei fehlender Einwilligung „Zwangseinweisung" (▶ 10.3) (potenzielle Fremd- und Eigengefährdung, auch bei kurzfristigem Abklingen ist ein rasches Rezidiv nicht auszuschließen).
- **Leichterer Erregungszustand:** wenn ein geordnetes Anamnesegespräch möglich ist, v. a. bei vorwiegender innerer Erregung, kann auch ohne Klinikeinweisung eine sofortige ambulante fachärztliche diagnostische Abklärung erfolgen (unbedingt sofort erforderlich, da z. B. eine zugrunde liegende endogene Psychose ein sehr hohes Suizidrisiko bedeutet).
- **Angstattacke bei einer bekannten Angsterkr.** (s. o.): bei Abklingen unter Benzodiazepingabe (nach ca. 15 Min.) und keiner weiteren psychiatrischen Symptomatik (einschließlich Suizidalität), stationäre Therapie nicht unbedingt erforderlich. Stattdessen ambulante Therapie empfehlen.

Prinzipien der Weiterbehandlung Diagnostische Abklärung, Sedierung und Einleitung einer medikamentösen Therapie (Differenzialdiagnose und -therapie).

- Auch bei typischer psychiatrischer Anamnese kann sich hinter einem Erregungszustand eine bedrohliche organische Erkr. verbergen.
- Erregungszustände können kurzfristig abklingen („Ruhe vor dem Sturm") und so ein falsches Bild von der tatsächlichen Gefährdung geben.
- Bei aggressivem und drohendem Verhalten keine Selbstüberschätzung! Stattdessen **rechtzeitig** Helfer einbeziehen (Sanitäter, u. U. Polizei).

10.4.3 Verwirrtheitszustände

Definition Bewusstseinsveränderung mit Desorientierung oder Fehlorientierung und verwirrtem Denken. Manchmal mit Erregungszustand kombiniert.

Ätiologie I. d. R. organische Grunderkr. Wie beim Delir kommen alle Intoxikationen, internistische und neurologische Grunderkr. infrage, die das Gehirn beeinflussen können.

Symptomatik

- Desorientiertheit (zeitlich, örtlich, situativ)
- Umtriebigkeit (bettflüchtig)
- Verkennen der Umgebung (Angehörige und Arzt oder eigenes Zimmer werden nicht erkannt)
- Verminderte Merkfähigkeit
- Sprache unzusammenhängend
- Gedächtnis- und Konzentrationsstörungen
- Geordnetes Gespräch nicht möglich (Antworten ohne Bezug zur Frage)

Sonderform Dämmerzustand
Verlangsamte, automatenhafte Psychomotorik, „wie in Trance", scheinbar geordnetes Verhalten und Denken (erst bei genauem Nachfragen Zeichen der Desorientiertheit), kein Blickkontakt, oft unvermittelt heftige Wutausbrüche mit massiver Eigen- und Fremdgefährdung.

Kurzanamnese

- Psychopathologisches Bild unverkennbar.
- Fragen nach bekannten internistischen (z. B. Herzinsuff., Herzinfarkt, chron. respiratorische Insuff., Diab. mell., Hyperthyreose, Hepatopathie, fieberhafter Infekt) oder neurologischen Erkr. (z. B. Parkinson-Sy., Epilepsie, Schlaganfall mit isolierter Aphasie).
- Zeichen einer Demenz (v. a. höheres Alter, Gedächtnisabnahme, Wesensänderung, Alkoholabusus)?
- Hinweise auf Trauma (z. B. subdurales Hämatom nach Sturz)?
- Akute Intoxikation mit psychoaktiven Substanzen (u. U. auffällige Pupillenform oder -reaktion)?

Sofortdiagnostik

- Basischeck (▶ 4.1.2)
- Puls, SpO_2, RR, EKG
- Temperatur
- BZ-Stix

Sofortmaßnahmen

- I. v. Zugang mit Infusion (Ringeracetat ▶ 1.23).
- Falls sofortige Therapie erforderlich (Erregungszustand): Haloperidol 5 mg i. m.
- Bei älteren Pat. oder unklaren Intoxikationen Haloperidol 2,5 mg i. m.
- Alternativ bei Ausschluss einer Intoxikation (Atemdepression): Diazepam 5–10 mg i. v.

Transport

- Falls Grunderkr. bekannt (z. B. senile Demenz) und kein Erregungszustand oder Suizidalität nachweisbar, kann auf Klinikeinweisung verzichtet werden, wenn Angehörige die Betreuung (und Beaufsichtigung) des Pat. zuverlässig übernehmen können.
- In allen anderen Fällen immer Klinikeinweisung zur Primärdiagnostik, notfalls auch „Zwangseinweisung" (▶ 10.3).

Prinzipien der Weiterbehandlung Diagnostik und Therapie der Grunderkr., evtl. Sedierung bei Erregungszustand.

Differenzialdiagnosen

- Wichtige DD wegen schnell notwendiger Ther.: Hypo-/Hyperglykämie (▶ 8.3.2), kardiopulmonale Insuff., z. B. Myokardinfarkt (▶ 5.2), Asthma (▶ 7.2); Intoxikationen (▶ 9). Häufigste DD bei älteren Pat. ist Demenz (in der Vorgeschichte Gedächtnisstörungen bereits bekannt).
- Häufige DD bei Dämmerzustand: paroxysmal oder postparoxysmal bei Epilepsie. Ther. mit Diazepam 10–20 mg i. v.

> **!** Auch bei typischer Anamnese einer senilen Demenz oder eines langjährigen Alkoholabusus kann der Verwirrtheitszustand durch eine andere vital bedrohliche Grunderkr. (z. B. subdurales Hämatom nach Sturz oder Trauma) verursacht sein.

10.4.4 Delir und einfache Entzugssyndrome

Definition

- **Delir:** hirnorganisch bedingtes Psychosy. mit einer quantitativen oder qualitativen Bewusstseinsstörung und typische Klinik.
- **Prädelir:** Symptomatik des Delirs ohne Bewusstseinsstörung (v. a. Desorientiertheit), Halluzinationen; insgesamt leichtere Symptomatik.
- **Einfache Entzugssyndrome:** Kein psychopathologisch zu erkennendes einheitliches Sy., nur bei Kenntnis von Substanzmissbrauch zu diagnostizieren; sowohl Prädelir, als auch Erregungszustände, Depression, körperliches Unwohlsein möglich.

Symptomatik

Delir:

- **Vegetativ:** Hyperhidrosis, Tachykardie, Tachypnoe, Wechsel zwischen Hyper- und Hypotonie, Fieber, Erbrechen, Übelkeit, Diarrhö
- **Neurologisch:** Tremor, Ataxie, Sprechstörungen
- **Psychopathologisch:** Unruhe, Agitation bis zum psychomotorischen Erregungszustand, abrupter Wechsel zwischen Übererregung und scheinbarer Ruhe, Desorientiertheit (örtlich, zeitlich, situativ), optische Halluzinationen, die mit nestelnden Handbewegungen abgewehrt werden (oft kleine weiße Tiere oder Gegenstände), Angst, Wechsel zwischen Depression und Euphorie, Dysphorie, Schlaflosigkeit

Prädelir: vegetative und neurologische Symptome wie beim Delir, nur weniger schwere Ausprägung. Psychopathologisch keine Desorientiertheit (= Bewusstseinsstörung), keine Halluzinationen, Unruhe weniger stark

Einfache Entzugssyndrome: abhängig von der konsumierten Substanz:

- Alkohol, Liquid Ecstasy (GHB = γ-Hydroxybuttersäure), Hypnotika (Benzodiazepine und Barbiturate): Prädelir.
- Phencyclidin (PCP, „Angel dust“), Amphetamine („Ecstasy“), Kokain, Opioide: Angst, Depression, Erregung, Schmerzen, „Grippesymptome“.
- Schmerzmittel: Schmerzen, Angst, Depression, Erregung, selten Prädelir.
- Häufig werden verschiedene Substanzen konsumiert (= Polytoxikomanie) und ist kein einheitliches Entzugsmuster erkennbar..

Kurzanamnese

Delir und Prädelir: Psychopathologisches Bild ist unverkennbar. Fragen nach Alkohol-, Drogen- oder Medikamentenmissbrauch, Unterbrechung der

Substanzzufuhr (Selbstentzug, Krankheit), Medikamenteneinnahme (v. a. anticholinerge Psychopharmaka, Antiparkinsonmittel).
Einfache Entzugssyndrome: nach Substanzmissbrauch fragen, Diagnostik wie bei Delir.

Sofortdiagnostik

- Basischeck (▶ 4.1.2)
- Puls, SpO_2, RR, EKG
- Temperatur
- BZ-Stix
- Pupillengröße (▶ 8.2.4, ▶ 17.1.1): Hinweis auf Intoxikation?

Sofortmaßnahmen

Delir und Prädelir:

- I. v. Zugang mit Infusion (Ringeracetat ▶ 1.23).
- Evtl. Therapie einer internistisch-neurologischen Grunderkr.
- Diazepam 5–10 mg i. v. Wiederholung nach 15–30 Min.
- Stehen RR ↑ und Puls ↑ im Vordergrund: Clonidin 0,15 mg (1 : 10 mit NaCl 0,9 % verdünnt) langsam i. v. unter ständiger RR- und Pulskontrolle. Bei fehlender bzw. nicht ausreichender Wirkung: Wiederholung der halben Ausgangsdosis alle 5 Min.

Einfache Entzugssyndrome: Therapie des Erregungszustands (▶ 10.4.2), ansonsten keine weitere Soforttherapie erforderlich.

Transport Immer Klinikeinweisung, da möglicherweise Entwicklung eines lebensgefährlichen Delirs, eines Erregungszustands oder einer Suizidalität. Bei voll ausgeprägtem Delir Intensivstation.

Prinzipien der Weiterbehandlung Diagnostik; evtl. Behandlung einer internistisch-neurologischen Grunderkr. oder einer Intoxikation; Flüssigkeit und Elektrolyte; Clomethiazol, Benzodiazepine oder Haloperidol bei Kontraindikationen.

Komplikationen

- Atmungs-, Herz-, Kreislaufinsuff. (bei Tachykardie, Hypertonie, Hyperthermie, Elektrolytentgleisungen wie Hypokaliämie, Exsikkose, physische Erschöpfung, Erbrechen mit Aspiration).
- Krampfanfall.
- Aggressiver Erregungszustand.

Differenzialdiagnosen

- Intoxikationen mit Drogen/Med.; anticholinerges Delir bei Pharmaka
- Metabolisch-endokrine Störungen (z. B. Diab. mell., Hyperthyreose, Hypophyseninsuff.)
- Störungen des Wasser- und Elektrolythaushalts (z. B. Hypokaliämie bei Furosemid-Dauermedikation)
- Infektionen (z. B. Endokarditis, AIDS)
- Selten: kardiovaskuläre Störungen; neurologische Erkr. (v. a. Trauma, Raumforderung, Enzephalitis, Demenz, postparoxysmal); Sauerstoffmangel; Vitaminmangel (Mangelernährung)

- Auch bei typischer Suchtanamnese kann sich hinter jedem Delir eine somatische Erkr. (z. B. Trauma mit duralem Hämatom) mit vitaler Gefährdung verbergen.

- Das (Prä-)Delir kann durch eine zusätzliche Erkr. ausgelöst sein.
- Pat. nie vorschnell einfach als Alkoholiker behandeln!

10.4.5 Stupor, Katatonie

Definition
- **Stupor:** nosologisch uneinheitliches Sy. mit Akinese (Pat. bewegt sich nicht), Mutismus (Pat. spricht nicht), Negativismus (Pat. verweigert Kommunikation jeder Art)
- **Katatonie** ist eine Bezeichnung für einen Stupor im Rahmen einer Schizophrenie (katatone Schizophrenie) mit der seltenen Sonderform der potenziell tödlichen perniziösen Katatonie (mit Hyperthermie)
- **Malignes neuroleptisches Syndrom** (auch mit Hyperthermie): oft tödliche NW von Neuroleptika

Symptomatik
- **Akinese:** Pat. sind regungslos, starr oder bewegen sich sehr wenig und langsam (entweder völliges Fehlen motorischer Antriebe oder aktive Sperrung)
- **Mutismus:** völlige Sprachlosigkeit, fehlende Spontansprache oder stark verlangsamte Sprache
- Augen meist offen, Blickkontakt häufig kurz möglich, Reaktionen auf Reize oft erhalten (DD zum Sopor oder Koma); anders als beim Koma werden oft unwillkürliche Spontanbewegungen und automatisierte Handlungen (beispielsweise Essen, Einnehmen der Schlafstellung, zur Toilette gehen) durchgeführt
- Bei **perniziöser Katatonie** und **malignem neuroleptischem Sy.** zusätzlich Fieber (oft > 40 °C), starker Rigor, deutliche Zeichen der vegetativen Dysfunktion (Tachykardie, labiler Hypertonus, selten Hypotonus, Hypersalivation, Tachypnoe, Hyperhidrosis bei manchmal blassen Extremitäten) und Übergang zum Sopor oder Koma

Kurzanamnese
- Beim Stupor ist der Pat. im Vergleich zum Koma oder zur Somnolenz wach, mit geöffneten Augen, oft auch mit gezielten Augenfolgebewegungen, gelegentlichen Spontanbewegungen oder automatischen Bewegungsabläufen
- I. d. R. nur Fremdanamnese möglich: Dauer der Symptomatik; schizophrene oder depressive Symptome vor Stupor oder in Vorgeschichte; Neuroleptikamedikation (immer an malignes neuroleptisches Sy. denken); internistisch-neurologische Erkr. in Vorgeschichte (v. a. metabolische Erkr., Diab. mell., Parkinson-Sy.); Traumata; Epilepsie, Anfall

Sofortdiagnostik
- Basischeck (▶ 4.1.2)
- Puls, SpO_2, RR, EKG
- Temperatur (wichtig wegen perniziöser Katatonie oder malignem neuroleptischem Sy.)
- BZ-Stix
- Bei körperlicher Untersuchung v. a. achten auf: Hinweise auf eine Intoxikation, neurologische Herdzeichen (▶ 8.2.6), internistische Erkr. (Ateminsuff. und Pneumonie, Herz-Nieren-Insuff., metabolische Erkr. wie Diab. mell.).

Sofortmaßnahmen

- I. v. Zugang mit Infusion (Ringeracetat ▶ 1.23).
- Ggf. Glukosesubstitution.
- Bei Hyperthermie zusätzlich Kühlung (Pat. in feuchte Tücher wickeln, Ventilator im NAW einschalten).
- Evtl. Therapie internistisch-neurologischer Grunderkr. oder von Komplikationen.
- Benzodiazepine i. v. können den Stupor durchbrechen, sollten aber wegen möglicher Induktion von Erregungszuständen erst in der Klinik gegeben werden.

Transport Immer Klinikeinweisung zur weiteren Diagnostik, nur bei sicherer depressiver oder schizophrener Ätiologie Verlegung in eine psychiatrische Klinik. Bei V. a. malignes neuroleptisches Sy. oder perniziöse Katatonie Intensivtherapie mit Beatmungsmöglichkeit erforderlich.

Prinzipien der Weiterbehandlung Diagnostik; Therapie der Grunderkr.; Lorazepam 2 mg i. v. zur kurzfristigen Durchbrechung des Stupors.

Differenzialdiagnosen

- Psychiatrische Erkr.: endogene Depression, psychogene Ausnahmezustände
- Neurologische Erkr.: Parkinsonismus, Enzephalitiden, Status epilepticus, Z. n. Krampfanfall, Trauma
- Internistische Erkr.: v. a. metabolische Entgleisungen (Glukokortikoide, Hypo-, Hyperglykämie, Hyperkalzämie), hepatische Enzephalopathie, Hypo-, Hyperthyreose, Niereninsuff., Porphyrie, Pellagra
- Neuroleptika-NW: schwerer Parkinsonismus oder malignes neuroleptisches Sy.
- Intoxikation, atypisches Delir

- Wesentlich ist die Differenzierung einer Intoxikation und einer neurologischen oder internistisch-metabolischen Erkr. vom psychiatrischen Stupor.
- Auch bei psychiatrischer Vorgeschichte kann es sich um ein Koma oder Sopor handeln, deswegen immer intensive Überwachung der Vitalfunktionen.
- Komplikationen: Umschlag in psychomotorische Erregungszustände; Elektrolyt-, Flüssigkeits-, Temperaturentgleisungen; Nieren-, Herz-, Ateminsuff.

10.5 Notfälle durch Psychopharmaka

10.5.1 Frühdyskinesien durch Psychopharmaka

Definition Für den Pat. sehr unangenehme Fehlfunktionen im Bewegungsablauf die häufig mit Unruhe, psychomotorischer Erregung und Angst verbunden sind.

Kurzanamnese Neuroleptika (v. a. hochpotente), i. d. R. kurz nach Beginn der Medikation (einige Stunden bis ca. 3 d), seltener nach Anheben oder Senken der Dosis.

Symptomatik

- Krämpfe: Zunge, Schlund-, Gesichts- und Extremitätenmuskulatur, meist dystone, langsame, auch wurmartige und bizarre Bewegungen, seltener einschießende schnelle Hyperkinesen

- Unruhe
- Angst bis zum Bewegungssturm

Sofortmaßnahmen Biperiden 5 mg langsam i. v. (ggf. auch i. m.).

Transport Wirkung sollte abgewartet werden. Klinikeinweisung nur bei weiterhin vorhandenen Notfallsymptomen. Weiterverordnung von Biperiden 4 mg/d p. o., ambulante Überprüfung der Medikation empfehlen.

10.5.2 Erregungszustände durch Psychopharmaka

Kurzanamnese Antidepressiva, Neuroleptika, Benzodiazepinentzug, selten paradoxe Reaktion nach Benzodiazepingabe.

Symptomatik Psychomotorische und innere Unruhe, Steigerung bis zum Bewegungssturm, plötzliche fremd- oder eigengefährdende Impulshandlungen, häufig aggressiver oder ängstlicher Affekt.

Sofortmaßnahmen Diazepam 5–10 mg.

Transport Immer Klinikeinweisung.

10.5.3 Stupor durch Psychopharmaka

Kurzanamnese Neuroleptika (meist bei Neueinstellung mit Neuroleptika oder Umstellung von Neuroleptika).

Symptomatik Bewegungslosigkeit, Starre, nur wenige, langsame Bewegungen.

Sofortmaßnahmen Biperiden 5 mg i. m. oder langsam i. v.

Transport Immer Klinikeinweisung.

> **!** Immer an malignes neuroleptisches Syndrom mit Stupor (▸ 10.4.5) denken.

10.5.4 Delir, Verwirrtheitszustand durch Psychopharmaka

Kurzanamnese Antidepressiva, Neuroleptika, Entzug bei Benzodiazepinen.

Symptomatik Desorientiertheit, Umtriebigkeit, Verkennung der Umgebung, optische Halluzinationen.

Sofortmaßnahmen Diazepam 5–10 mg i. v.

Transport Immer Klinikeinweisung.

> **!** Psychopharmaka selbst können **auch in therapeutischen Dosierungen** ohne Intoxikation Ursache der Notfallsituation sein. Eine Medikamentenanamnese ist deswegen immer erforderlich.

11 Traumatologie

Larissa Arens, Günter Frey, Ulrich v. Hintzenstern, Uwe Lehmann, Rolando Rossi, Holger Rupprecht, Stefan Schulz-Drost, Ulrich Spiegl, Harald Strauss, Odo-Winfried Ullrich und Michael Wucherer

11.1 Allgemeines Vorgehen bei traumatologischen Notfällen
Stefan Schulz-Drost und Ulrich v. Hintzenstern 396
11.1.1 Anfahrt 396
11.1.2 Ankunft 396
11.1.3 Lageeinschätzung 396
11.1.4 Diagnostik 397
11.1.5 Sofortmaßnahmen 398
11.1.6 Transport und Klinikeinweisung 399
11.2 Schädelhirntrauma
Odo-Winfried Ullrich 399
11.3 Thoraxtrauma
Ulrich v. Hintzenstern und Stefan Schulz-Drost 404
11.4 Bauchtrauma
Stefan Schulz-Drost und Ulrich v. Hintzenstern 410
11.5 Beckentrauma
Stefan Schulz-Drost und Ulrich v. Hintzenstern 411
11.6 Wirbelsäulen- und Rückenmarkverletzung
Stefan Schulz-Drost und Ulrich v. Hintzenstern 413
11.7 Extremitätenverletzungen
Ulrich Spiegl und Larissa Arens 416
11.7.1 Frakturen 416
11.7.2 Repositionstechniken bei dislozierten Frakturen 418
11.7.3 Luxationen 420
11.7.4 Repositionstechniken bei Luxationen 421
11.7.5 Kompartmentsyndrom 424
11.7.6 Amputationsverletzungen 425
11.8 Polytrauma
Ulrich v. Hintzenstern, Stefan Schulz-Drost und Harald Strauss 426
11.9 Schussverletzungen
Uwe Lehmann 430
11.10 Verbrennung/Verbrühung
Ulrich v. Hintzenstern und Harald Strauss 432
11.11 Verätzungen
Rolando Rossi 438
11.11.1 Kutane Verätzungen 438
11.11.2 Perorale Verätzungen 440
11.12 Stromunfall
Rolando Rossi 443
11.13 Strahlenunfall
Michael Wucherer 446
11.14 Kältetrauma
Ulrich v. Hintzenstern 450
11.15 Ertrinkungsunfall
Günter Frey 452
11.16 Tauch- und Druckluftunfälle
Günter Frey 454
11.17 Rektale Fremdkörper
Holger Rupprecht und Ulrich v. Hintzenstern 456

11.1 Allgemeines Vorgehen bei traumatologischen Notfällen

Stefan Schulz-Drost und Ulrich v. Hintzenstern

11.1.1 Anfahrt

Bevor der NA den Pat. zum ersten Mal sieht, sollten bereits die wichtigsten Informationen eingeholt sein → gezielte Rückfragen bei der ILS noch während der Anfahrt bzw. Abklärung spätestens beim Eintreffen an der Unfallstelle.
Informationen einholen über:

- Anfahrtsweg (Bereitstellungsraum?, gesicherte Unfallstelle?)
- Eingesetzte Rettungskräfte (EL-RD?, SAN-EL?)
- Rettungswege (z. B. Fahrstuhl)
- Andere Gefahren (z. B. Feuer, Gase) der Einsatzstelle (▸ 1.8.1)
- Evtl. Fremdanamnesen (Unfallhergang, ggf. Alter, Vorerkr.)

11.1.2 Ankunft

Ggf. bereits am Ort befindliche Einsatzleiter (Feuerwehr, Polizei) kontaktieren, um sich über mögliche Gefahren zu informieren und das weitere Vorgehen zu koordinieren. Sind keine weiteren Kräfte vor Ort → eigene Einschätzung der Lage (▸ 1.8.1) unter den Gesichtspunkten:

- Gefahrenlage (kann der Pat. ohne Gefahr für ihn und die Helfer an Ort und Stelle versorgt werden?)
- Zahl und Verletzungsmuster der Pat. (bei mehreren Verletzten unverzügliche Rückmeldung und Vorsichtung ▸ 1.5, ▸ 1.8.)
- Zahl der Rettungsmittel/-kräfte ausreichend, Transportmittel ausreichend und adäquat, RTH erforderlich? (Evtl. nachfordern, frühzeitig Bereitstellungsraum festlegen)
- Zielkrankenhaus bereits festlegbar (Abklären der Aufnahmebereitschaft, Anmeldung)?

11.1.3 Lageeinschätzung

Bei möglicher Gefahr für Pat. und Helfer am Unfallort Patientenablage und Behandlungsplatz nach medizinischen und rettungstechnischen Gesichtspunkten in Absprache mit dem Leiter der technischen Rettung festlegen. Pat. durch technische Rettungskräfte aus dem Gefahrenbereich zur Patientenablage bringen lassen. Hier Sichtung und Verteilung auf Rettungsmittel. Behandlungsplatz einrichten (▸ 1.9), falls Patientenzahl die Rettungsmittel übersteigt.

> **!** Eigensicherung hat Vorrang vor jeder notärztlichen Tätigkeit!

Ständigen Kontakt mit dem Einsatzleiter der technischen Rettung halten. Nur so kann gezielt die weitere Rettung geplant werden (z. B. Befreiung eines eingeklemmten Pat. erst nach adäquater Analgesie).
Bei größeren Unfällen mit mehreren Verletzten weitere Rettungskräfte entsprechende Führungsdienste nachfordern (▸ 1.9.3) (ggf. Einrichtung einer SAN-EL).

Grundmuster der notärztlichen Versorgung traumatisierter Pat.

- Rettung aus dem Gefahrenbereich.
- Adäquate Erstversorgung.
- Herstellung der Transportfähigkeit.
- Zügiger Transport in ein für das Verletzungsmuster geeignetes und möglichst schnell erreichbares Krankenhaus zur definitiven Versorgung.

Der NA muss die koordinierte Abwicklung zweier paralleler Aufgabenbereiche sicher stellen:

- Technische Rettung:
  - Durch Schutzvorkehrungen den Pat. vor Gefährdung schützen (z. B. Splittergefahr).
  - Zeitverluste durch unkoordiniertes Vorgehen vermeiden.
- Medizinische Versorgung des Pat.: Ohne adäquate Diagnostik und Ther. am Unfallort reduzieren sich die Chancen des Pat., die Klinik in einem „optimalen“ Zustand, d. h. lebend und stabilisiert, zu erreichen.

11.1.4 Diagnostik

- Basischeck (▶ 4.1.2).
- Bei mehreren Pat. zuerst Überblick verschaffen und unverzügliche Lagemeldung, dann (Vor-)Sichtung (▶ 1.9.4).

Einfache lebensrettende Maßnahmen Ausräumung verlegter Atemwege oder provisorische Blutstillung durch Lagerung und Kompression an Assistenzpersonal delegieren.

Individualmedizinische Versorgung Lebensrettende Sofortmaßnahmen („Primary Survey“, ABCDE), dann

Kraniokaudale Untersuchung („Secondary Survey“, „von der Locke bis zur Socke“), am vollständig entkleideten Pat. Wunden inspizieren und dann steril abdecken. **Cave:** Nur die komplette Untersuchung schützt vor dem Übersehen von Verletzungen, v. a. bei nicht ansprechbaren Pat. und Kleinkindern.

- **Kopf:** Wunden, Blutung? Pupillenfunktion überprüfen. Druckschmerz/Instabilität der Kalotte?
- **Gesichtsschädel:** Atemwege frei? Blutung? Instabilität? Zahnverluste (Dokumentation)?
- **Hals:** Wunden? Schwellung? HWS auf Schmerzen und Stufen abtasten, Protektion sichern (Stifneck).
- **Thorax:** Atmung überprüfen (AF, Belüftung). Schmerzen, Emphysem, Instabilität, penetrierende Wunden?
- **Abdomen:** Prellmarken? penetrierende Wunden? Abwehrspannung? Ist ein (stumpfes) Bauchtrauma aufgrund des Unfallmechanismus denkbar (Leber-/Milzruptur)?
- **Becken:** Schmerzen, Schwellung, Beinlängenunterschied, Stabilität auf laterale Kompression und anterior-posteriore Distraktion und Translation, penetrierende Wunden (insbes. im Damm- und Perianalbereich)?
- **BWS/LWS:** Rücken abtasten, auf Schmerzen und Stufen achten, den Pat. achsengerecht auf die Seite drehen (logroll)!
- **Extremitäten:** getrennt auf DMS (Durchblutung, Motorik, Sensibilität) untersuchen. Auf Wunden, Blutung, Hämatome und Schwellungen achten, pathologische Lage/Beweglichkeit, Krepitationen?

11

- **Durchblutung:** Einen schnellen Eindruck geben Hautkolorit, Hauttemperatur und „capillary refill" (Druck auf das Nagelbett, Wiederauffüllung nach mehr als 2 s pathologisch).
- **Motorik:** Zehen (bzw. Finger) gegen Widerstand bewegen lassen.
- **Sensibilität:** Positive Rückmeldungen erfragen: „Welche Zehe fasse ich an?", nicht aber: „Spüren Sie das?"

- Der **neurologische Status** sollte vor Einleitung einer Narkose abgeklärt und später entsprechend dokumentiert werden. Beim eingetrübten oder bewusstlosen Pat. die motorische Reaktion auf Schmerzreize an sämtlichen Extremitäten überprüfen (Ausfälle? Querschnittssymptome?, Lateralisationszeichen?).
- Die **Verletzungsschwere** ist aufgrund des Verletzungsmusters, der Gewalteinwirkung und des klinischen Eindrucks (Vitalparameter) zu bewerten.

11.1.5 Sofortmaßnahmen

Organisatorische Sofortmaßnahmen

- Vorgehen zur Rettung des Pat. spätestens jetzt endgültig festlegen:
  - Dringlichkeit der technischen Rettung abhängig von der vitalen Gefährdung des Pat. und dynamischer Gefahrenentwicklung z. B. durch Gaswolke oder Brand (selten).
  - Aufgrund der Dringlichkeit wird entschieden, ob die technische Rettung sofort und schnell oder schonend durchgeführt wird.
  - Bei verschiedenen Möglichkeiten der technischen Rettung entscheiden medizinische Gesichtspunkte über das konkrete Vorgehen (z. B. Pat. mit V. a. Wirbelsäulenfraktur in Kfz: Fahrzeugdach abtrennen und Pat. in axialer Richtung nach hinten oben herausziehen; aufwendiger aber schonender, als Pat. mit seitlichen Drehungen durch die Tür zu befreien. Alternativ kann der Pat. auch über eine große Seitenöffnung gerettet werden).
- ILS über das Verletzungsmuster informieren → Auswahl einer geeigneten Klinik und Voranmeldung. Geeignetes Rettungsmittel wählen (RTH verfügbar in adäquater Zeit?).

Medizinische Sofortmaßnahmen

- **A** Atemwege sichern, HWS immobilisieren.
- **B** O_2-Gabe (▶ 1.7.3, ▶ 1.23). Bei insuffizienter Spontanatmung Ausschluss (Spannungs-)Pneumothorax, ggf. Drainage, ggf. Intubation (▶ 3.4.4) und Beatmung (▶ 3.4.8) (bei AF ≥ 30/Min., SpO_2 < 90 %). Beatmung primär mit reinem O_2 (F_iO_2 = 1,0), Konzentration kann nur bei sicherer SpO_2-Kontrolle (Pulsoxymetrie) vermindert werden.
- **C** Lebensbedrohliche Blutungen stillen (Druckverband, ggf. Tourniquet ▶ 2.6).
- **C** Mind. 2, bei Schwerstverletzten mind. 3 Kanülen der Größe > 16 G anlegen.
- **C** Großzügige Volumensubstitution, aggressive Standard-Schockther. (▶ 5.8).
- **D** GCS und Pupillenfunktion erfassen.
- **E** Analgesie, bei sehr starken Schmerzen ggf. Narkose (▶ 3.3):
  - Frühzeitiger Einsatz kurz wirksamer Opioide, z. B. fraktionierte Gaben von Fentanyl. Bei Übelkeit als Opioidnebenwirkung → Ondansetron oder Droperidol.
  - Narkose mit kurz wirksamen Medikamenten einleiten (z. B. mit Propofol und Esketamin) und aufrechterhalten (z. B. mit Fentanyl und Midazolam). In der Klinik sollte ca. 10 Min. nach Aufnahme eine erneute neurologische Untersuchung möglich sein. Falls Pat. „presst" oder „sich wehrt" Sedierung und Analgesie vertiefen bzw. Muskelrelaxanzien wie Vecuronium oder Rocuronium verwenden.

- Versorgung der Einzelverletzungen durchführen (s. u.).
- Nur bei sehr langen Rettungszeiten Anlage eines Dauerkatheters bereits präklin. sinnvoll (Erfolgskontrolle der Schockther.). **Cave:** bei V. a. Urethraverletzung (Blutung aus der Harnröhre, ▶ 16.6) keinen Harnblasenkatheter legen.

11.1.6 Transport und Klinikeinweisung

„Get the right patient to the right hospital at the right time."

- Monoverletzung oder Mehrfachverletzung/Polytrauma?
- Werden ggf. spezielle Fachdisziplinen benötigt? (z. B. Neurochirurgie, Kinderchirurgie/Pädiatrie, Herz/Thoraxchirurgie, Handchirurgie, Querschnittszentrum, Brandverletztenzentrum etc.).
- Wo ist die nächste geeignete Klinik für den Pat.? Ist diese auch aufnahmebereit? (über ILS abklären lassen). Anzustreben ist der Transport in ein Traumazentrum.
- Für einen beatmeten und intubierten Pat. wird erst **nach** der klin. Erstversorgung ein Platz auf einer Intensivstation benötigt. Die mangelnde Verfügbarkeit eines solchen Platzes darf nicht zu einer Verzögerung des Transports führen.
- Ist ein adäquates Transportmittel vorhanden (z. B. RTH bei größeren Entfernungen, SHT oder schwerem Polytrauma)?
- Bei polytraumatisierten Pat. Transport in ein überregionales Traumazentrum anstreben, sofern bei evtl. größerer Entfernung medizinisch zu vertreten.
- Ist die Versorgung für den bevorstehenden Transport adäquat (mind. 2 großlumige venöse Zugänge, ggf. intubiert, ggf. Thoraxdrainage, Frakturen reponiert und geschient, Blutungen versorgt, Monitoring, ▶ 2.12)?

!

- Fehleinschätzungen verunglückter Pat. sind auch bei erfahrenen NÄ möglich. Gefährlich ist v. a. die Unterschätzung der Verletzungsschwere → im Zweifel immer von schwerer Verletzung ausgehen.
- Neben der Schockbehandlung die Versorgung von Einzelverletzungen nicht vergessen (z. B. frühzeitige adäquate Versorgung von offenen Frakturen).
- Traumatisierte Pat. sind durch Hypothermie bedroht:
  - Wärmeerhalt durch (Rettungs-)Decke.
  - Bei ungünstigen Witterungsbedingungen (Regen, Wind, Kälte) und lang andauernder Rettungsaktion ggf. Gerüstzelt mit Zeltheizung über dem Unfallort oder -fahrzeug aufstellen. **Tipp:** Lichtgiraffe des Rüstwagens strahlt Licht und Wärme ab.
  - NAW bereits bei der Anfahrt vorheizen und Türen am Einsatzort geschlossen halten (Wärmeverlust!).

11.2 Schädelhirntrauma

Odo-Winfried Ullrich

Äußere Gewalteinwirkung auf den Kopf mit primären Verletzungen (Weichgewebe, Schädel[basis]knochen, Gefäße, Hirnhäute, Gehirn) und sekundären Verletzungsfolgen (raumfordernde Blutungen, Hirnschwellung, Hirnödem).

Einteilung Nach Schweregrad (Glasgow Coma Scale, ▶ 8.2.3) in schwer (GCS 3–8), mittelschwer (GCS 9–12) und leicht (GCS 13–15 Punkte).

Symptomatik (▶ Tab. 11.1)
- **Äußere Verletzungen** (Prellmarken, Hämatome, Wunden, Perforationen usw.) nach Ort und Art der Gewalteinwirkung.
- **Bewusstseinsstörung** (Leitsymptom), Erbrechen, Kopfschmerzen, Schwindel als Zeichen einer diffusen Beeinträchtigung der Hirnfunktion, ggf. Frühzeichen intrakranieller Drucksteigerung.
- **Neurologische Symptome** wie Krampfanfälle, halbseitige Lähmungen, Pupillenstörungen oder Hirnnervenausfälle bei lokalisierten Läsionen.
- Kombination von anhaltender oder (wieder-)einsetzender Bewusstlosigkeit, Pupillenstörungen und weiteren neurologischen Ausfällen → V. a. gravierende intrakranielle Traumafolgen.
- „Klassischer Verlauf" einer rasch progredienten intrakraniellen Blutung:
  - Initiale Bewusstlosigkeit.
  - Besserung der Bewusstseinslage für Min. bis Stunden („freies Intervall").
  - Erneute rasche Verschlechterung der Bewusstseinslage mit Anisokorie und Beuge-/Streck-Synergismen (Mittelhirn-Sy.).

Kurzanamnese Wegen Amnesie und Desorientiertheit möglichst auch fremdanamnestische Abklärung (Angehörige, Arbeitskollegen, Unfallzeugen):
- **Unfallhergang** („Was ist genau passiert?").
- **Verletzungsmechanismus:** scharfe, stumpfe, perforierende oder komprimierende Gewalteinwirkung? Stärke des Aufpralls?

Tab. 11.1 Schädelhirntrauma – Synopsis

Traumafolgen	Komplikationen
Offenes SHT (Verbindung vom Liquorraum zur Außenwelt bei Duraverletzung)	
Hirnprolaps, Hirnsubstanzverlust	Neurologisches Defizit
Profuser Liquorverlust	Hirnstammeinklemmung
Eindringen von Luft	(Spannungs-)Pneumatozephalus
Aufsteigende Infektion	Meningoenzephalitis, Hirnabszess
Gedecktes SHT	
Hirnkontusion (diffuse Axonschädigung, Lazerationen)	Fokal-neurologisches Defizit
Raumfordernde Blutung (Epiduralhämatom, Subduralhämatom, Kontusionsblutung)	Intrakranielle Drucksteigerung, Ischämie, Massenverschiebung, Einklemmung
Hirnschwellung (intrakranielle Blutfülle durch Störung der Autoregulation)	Intrakranielle Drucksteigerung, Ischämie, Massenverschiebung, Einklemmung
Hirnödem (Vermehrung des Hirnwassergehalts durch Störung der Blut-Hirn-Schranke oder hypoxische Zellschwellung)	Intrakranielle Drucksteigerung, Ischämie, Massenverschiebung, Einklemmung
Traumatische Subarachnoidalblutung	Vasospasmus, Liquorzirkulationsstörung
Läsion größerer Arterien oder Venen	Ischämischer Hirninfarkt

- **Begleitumstände:**
  - Alkohol- oder Drogeneinfluss (höheres Risiko intrakranialer Blutungen)?
  - Intox. (evtl. Koma und Pupillenstörungen)?
- **Begleiterkr.:**
  - Kardiale Erkr., Hypertonus (Synkope?)
  - Diabetes (Hypoglykämie)?
  - Anfallskrankheit (Z. n. Krampfanfall?)
- **Bisheriger Verlauf:**
  - Initialer Zustand?
  - Seitdem gleichbleibend, Besserung oder Verschlechterung?

Sofortdiagnostik

- Basischeck (▶ 4.1.2).
- Puls, SpO_2, RR, EKG.
- BZ-Stix (Hypoglykämie?).
- Temperatur (bei Unterkühlung bessere Ischämietoleranz).
- Neurologische Notfalluntersuchung (▶ 8.2.8) und Ermittlung des GCS (▶ 8.1.3).
- Symptome, die auf Schock (▶ 5.9), Brust- (▶ 11.3), Bauch- (▶ 11.4), Wirbelsäulen- (▶ 11.6) oder Extremitätenverletzungen (▶ 11.7) hinweisen?
- **Äußere Verletzungen:** Inspektion und Palpation des gesamten Kopfs (Hinterkopf nicht vergessen):
  - Prellmarken, Wunden, Skalpierungsverletzung, abnorme Beweglichkeit (Mittelgesichtsfraktur, ▶ 17.3.1), tastbare Stufe (Kalottenfraktur).
  - Protrusio bulbi, Monokel-/Brillenhämatom (V. a. frontobasale Fraktur, ▶ 17.3.1)?
  - Blutung und/oder Liquorrhö aus Nase, Rachen, Ohr (V. a. Schädelbasisfraktur, „offenes SHT"). Liquorhaltiges Blut bildet auf einer Kompresse einen farblosen Hof.
- **Pupillen und Okulomotorik:**
  - Pupillenweite und -reaktion auf Beleuchtung (▶ 8.2.4, ▶ 17.1.1).
  - Seitendifferenz der Pupillenweite (Anisokorie) → V. a. intrakranielle Blutung (▶ 8.3.2, ▶ 8.3.3). **Cave:** Eine Anisokorie ist auch bei Bulbustrauma, Hirnstammkontusion oder Z. n. Augen-OP möglich bzw. kann durch ein Kunstauge vorgetäuscht werden.
  - Nystagmus, „schwimmende" Bulbusbewegungen, Bulbusmotilitätsstörungen → V. a. Bulbustrauma, zentrale Blicklähmung (Intox. oder Hirnstammkontusion).
- **Motorik** (Ausfälle → V. a. schwere Kontusion):
  - Alle Extremitäten durchbewegen (lassen): Kraftminderung? Lähmung? Tonusverlust?
  - Muskeltonus gesteigert (Beuge-/Strecksynergismen) → Einklemmung oder Kontusion des Hirnstamms.
  - Halbseitenlähmung → zentrale Hemiparese bei Hirn-(stamm-)läsion mit Beteiligung der Pyramidenbahn.
  - Paraparese, Tetraparese → Querschnittslähmung.
- **Pyramidenbahnzeichen** („Babinski" ▶ 8.2.6): Reflexerfolg, außer bei Säuglingen, pathologisch.
- Sensibilität (▶ 8.2.7).

Sofortmaßnahmen

- O_2-Gabe (▶ 1.7.3, ▶ 1.23).
- **Lagerung:**
  - Ohne Aspirationsgefahr (wach oder intubiert) und ohne Schock: Oberkörper um 30° hochlagern, zur Verbesserung des venösen Abflusses Kopf gerade und ruhig in einer Achse mit dem Oberkörper halten (Vakuummatratze).
  - Ohne Aspirationsgefahr (wach oder intubiert) und Schock: Flachlagerung.
  - Aspirationsgefahr (bewusstseinsgetrübt, nicht intubiert): stabile Seitenlage.
- **I. v. Zugang** mit Infusion (Ringeracetat, ggf. HAES ▶ 1.23). Bei Schocksymptomatik mehrere großlumige Zugänge und massive Volumensubstitution. Bei SHT grundsätzlich **isoosmolare** Lösungen (Ringeracetat ▶ 1.23).

> **!**
> - Ringerlaktat ist leicht hypoton → nicht zur massiven Volumensubstitution bei SHT geeignet.
> - Keine hypoosmolaren Lösungen (z. B. Glukose 5 %) → osmotisches Hirnödem.
> - Keine Osmodiuretika (Mannit 20 %, Glyzerol 5–10 %) in der präklin. Phase ohne sichere Diagnose (z. B. CT). Ausnahme: drohende Einklemmung → plötzliche Verschlechterung, Bradykardie, Mydriasis.

- **Analgesie:**
  - Normotone oder hypertone Kreislaufsituation (isoliertes gedecktes SHT): fraktionierte Gabe von Fentanyl 0,1–0,2 mg i. v.
  - Hypotone Kreislaufsituation (gedecktes SHT und Polytrauma, offenes SHT): Esketamin 17,5–25 mg i. v.
- **Sedierung:**
  - Normotone oder hypertoner Kreislaufsituation (isoliertes gedecktes SHT): fraktionierte Gabe von Midazolam 2,5 mg oder Diazepam 5 mg; ggf. kurz wirksame Sofortsedierung bei intubierten Pat. mit Thiopental 250 mg i. v.
  - Hypotone Kreislaufsituation (gedecktes SHT und Polytrauma, offenes SHT): fraktionierte Gabe von Midazolam 1,25 mg oder Diazepam 2,5 mg; ggf. kurz wirksame Sofortsedierung bei intubierten Pat. mit Propofol 50 mg i. v.
- **Intubation** (▶ 3.4.4), Beatmung (▶ 3.4.8) und Narkose (▶ 3.3):
  - **Indikation:** GCS ≤ 8 (▶ 8.2.3), Bewusstlosigkeit, respiratorische Probleme (Aspiration, Dyspnoe, Thoraxtrauma), motorische Unruhe, Hirnstammsymptome, pathologisches Atemmuster, stärkere Blutung im Nasen-Rachen-Raum, Schwellung bei Gesichts- und Halsverletzungen mit drohender Atemwegsverlegung, Status epilepticus (▶ 8.3.4). Ggf. vor längerem (Hubschrauber-)Transport.
  - **Narkoseeinleitung:** nach ausgiebiger Präoxygenierung zur Vermeidung eines intrakraniellen Druckanstiegs durch Husten, Pressen, Würgen, Tachykardie und Hypertonie schonende Intubation (prophylaktisch Lidocain 1 mg/kg KG 1 Min. vor Intubation oder endotrachealer Absaugung). Einleitungshypnotikum Etomidat 0,2–0,3 mg/kg KG. Hochpotentes Opioid, z. B. Fentanyl 0,2–0,3 mg i. v.
  - **Beatmungsparameter:** F_iO_2 1,0, AZV 10 ml/kg KG, AMV 100 ml/kg KG, Frequenz 10/Min., max. Beatmungsdruck 40 Torr. Kapnometrie: Ziel pCO_2 (33–)35 mmHg. Bei Aspiration, Thoraxtrauma, Polytrauma PEEP 5–10 cmH_2O.

- **Blutstillung** (Druckverband, ▶ 2.6).
- **Krampfanfälle** (▶ 8.3.5): Lorazepam 1 mg s. l., alternativ Midazolam 2–3 mg als Bolus i. v.
- **Hypertonie** (▶ 5.7): fraktionierte Gabe von Urapidil 15 mg.

Transport

- Transport kopfverletzter Pat. immer in ärztlicher Begleitung.
- Transport in weiter entferntes Traumazentrum oder Neurochirurgie nach Möglichkeit mit RTH.
- Bei isoliertem SHT Transport in die nächste neurochirurgische oder ggf. unfallchirurgische Fachabteilung.
- Bei Polytrauma mit SHT zunächst Transport in die nächste chirurgische Fachabteilung (v. a. bei Bauch- oder Thoraxtrauma) oder ein Traumazentrum

Prinzipien der Weiterbehandlung

- Möglichst frühzeitige Diagnose und operative Entlastung raumfordernder intrakranieller Blutungen (nur bei stabilen Vitalfunktionen, chirurgische Versorgung von intrathorakalen oder -abdominalen Blutungen hat Vorrang).
- Bildgebende Diagnostik: Röntgen-Nativaufnahmen (Thorax, HWS, Schädel in 2 Ebenen obligat; BWS, LWS, Becken, ggf. Extremitäten je nach Verletzungsmuster); Schädel-CT, Thorax-Spiral-CT; Oberbauchsonografie.
- Intensivmedizinische Überwachung und Ther. aller Pat. mit mittelschweren, schweren und offenen SHT.

Differenzialdiagnose Nichttraumatische Ursachen einer Bewusstseinsstörung ▶ 8.3.1.

!

- Bereits bei geringstem V. a. SHT Pat. entsprechend behandeln.
- Erstbefund und Verlauf präzise dokumentieren (DIVI-Protokoll; ▶ 1.19).
- Schockther. (▶ 5.9) einschließlich Beatmung hat immer Vorrang vor allen anderen Maßnahmen, da Hypotonie und (bereits kurze) Phasen der Hypoxie die Prognose nachweislich erheblich verschlechtern.
- Galeahämatome und intrakranielle Hämatome können (nur) bei Säuglingen und Kleinstkindern zum Volumenmangelschock führen.
- Durchgebluteten Kompressionsverband nicht entfernen, sondern überwickeln.
- Esketamin: bei kontrollierter Beatmung mit moderater Hyperventilation (s. o.) keine intrakranielle Drucksteigerung.
- Isoliertes Anheben oder Drehen des Kopfs kann dramatische intrakranielle Druckanstiege provozieren.
- Immer an eine Wirbelsäulenverletzung denken: keine Prüfung auf Meningismus bei SHT; stabilisierende Halskrawatte zum Lagern und Transport.
- Frühzeitig intubieren („in dubio pro tubo").
- Fremdkörper unbedingt belassen, ggf. auf Transportmaß kürzen.
- Thrombozytenaggregationshemmer (z. B. ASS) bei V. a. SHT kontraindiziert (auch nicht bei vermeintlichem Bagatelltrauma).
- Stark erhöhte Blutdruckwerte sind nach SHT meist Ausdruck einer zentralen sympatho-adrenergen Stimulation oder starker Schmerzen. Grundsatz: keine übereilte Blutdrucksenkung vor Schmerzbehandlung und Sedierung.

11.3 Thoraxtrauma

Ulrich v. Hintzenstern und Stefan Schulz-Drost

11

Symptomatik (▸ Tab. 11.2).
- Thorakale Schmerzen
- Dyspnoe, Tachypnoe
- Angst, Vernichtungsgefühl, motorische Unruhe
- Retrosternale Schmerzen, Heiserkeit (Mediastinalemphysem)
- Prellmarken, offene Wunden

Kurzanamnese
- Unfallhergang → zusätzliche Informationen über mögliche Verletzungsfolgen? Mehrfachverletzung?
- Stumpfes Trauma: Auto- oder Zweiradunfall, Sturz, Schlägerei, Misshandlung, Einklemmung oder Verschüttung.
- Perforierendes Trauma: Stich- oder Schussverletzung, Pfählungsverletzung.

Sofortdiagnostik
- Basischeck, ABCDE, „Primary Survey" (▸ 4.1.2).
  - **A** Atemweg frei? HWS immobilisiert?
  - **B** Belüftung gesichert? AF, SpO_2.
  - **C** Blutung?, Schockzeichen (Puls, RR, EKG, periphere Kapillarfüllung > 2 s?).
  - **D** GCS, Pupillenfunktion.
  - **E** Entkleiden, den Pat. achsengerecht auf die Seite drehen (logroll), Wärmeerhalt.

Tab. 11.2 Thoraxverletzungen

Verletzung	Klinik	Befund
Thoraxprellung	Dyspnoe, atemabhängige Schmerzen	Evtl. Rhythmusstörungen; Prellmarken
Thoraxquetschung	Dyspnoe, evtl. Schock; meist Begleitverletzungen (einzeln oder in Kombination), s. u.	Petechiale Hautblutungen an Hals und Kopf, subkonjunktivale Blutungen, Hämatome, Wunden; meist Begleitverletzung(en), s. u.
Rippenfraktur		
• Solitärfraktur	Atemsynchroner Thoraxschmerz	Lokaler Druckschmerz, Krepitation (selten), Prellmarken, Hämatome der Brustwand, evtl. Stufe palpabel, Kompressionsschmerz des Thorax
• Serienfraktur	Schock?	Krepitationen, äußere Verletzungen, Atemexkursionen nachhinkend
• Zusätzlich bei instabilem Thorax (= Rippenserienstückfraktur)	Schock?	Ateminsuff. bis zur Anoxie, paradoxe Atmung; Krepitation, z. T. mit abnormer Beweglichkeit der Fragmente, paradoxe Atmung
Sternumfraktur	Retrosternales Druckgefühl, atmungsabhängige Schmerzen	Lokaler Druckschmerz, tastbare Stufe, Krepitation (selten); gelegentlich Gurtmarken, begleitende Rippenfrakturen

Tab. 11.2 Thoraxverletzungen *(Forts.)*		
Verletzung	**Klinik**	**Befund**
Herzverletzung		
• Stumpfe	Dyspnoe; retrosternaler, infarktähnlicher Schmerz, in leichteren Fällen vieldeutige präkordiale Schmerzen; kardiogener Schock	Herzrhythmusstörungen, Einflussstauung
• Penetrierende	Schock	Sichtbare Verletzung vordere Brustwand/Oberbauch, Herzrhythmusstörungen; bei Herzbeuteltamponade: Halsvenenstauung, extrem leise Herztöne
Mediastinale Gefäßverletzung: (gedeckte) Aortenruptur (▶ 6.5)	Rücken-Schulter-Schmerz, Schock	Blutdruckdifferenz: Obere Extremität re Arm (prästenotisch) RR ↑, li Arm und untere Extremität (poststenotisch) RR ↓; Hämatothorax (s. u.)
Zwerchfellruptur	Dyspnoe, Schulterschmerz, pektanginöse Beschwerden; Brechreiz, Aufstoßen, Bauchschmerzen	Abgeschwächtes Atemgeräusch, Darmgeräusche (selten); Arrhythmie
Bronchus-/Tracheobronchialruptur (Trachealabriss ▶ 17.2.5)	Dyspnoe, Hämoptyse (selten)	Kollares oder thorakales Hautemphysem (evtl. Ausbreitung auf Schultern, Gesicht, Bauchdecken und Skrotum); obere Einflussstauung
Lungenverletzung		
• Kontusion	Dyspnoe; meist durch Begleitverletzungen geprägt	Kompressionsschmerz, Belüftungsstörung, resp. Insuffizienz, ggf. auch bei „optimaler Oxygenierung"
• Penetrierende	Schock, Dyspnoe, ggf. äußere Blutung	Sichtbare, oft nur kleine äußere Verletzungszeichen (Einschüsse, Einstiche), schlürfende Geräusche, Hautemphysem, Halsvenenstauung
Hämatothorax	Dyspnoe, Tachypnoe, Schock, Blässe	Gestörte Atemmechanik (Nachhinken einer Thoraxhälfte, paradoxe Atmung), Tachykardie, Dämpfung, Blutung aus Thorax-Drainage, penetrierendes Trauma
Pneumothorax (nicht traumatischer Pneu ▶ 7.7)		
• Geschlossener Pneu	Dyspnoe, Tachypnoe, Zyanose, Hustenreiz, v. a. inspiratorischer Hustenreiz, Schmerzen	Abgeschwächtes Atemgeräusch, hypersonorer Klopfschall, gestörte Atemmechanik (Nachhinken einer Thoraxhälfte), Tachykardie, Einflussstauung, evtl. Hautemphysem

Tab. 11.2 Thoraxverletzungen *(Forts.)*

Verletzung	Klinik	Befund
• Zusätzlich bei offenem Pneu		Thoraxwunde mit Geräusch ein- und ausströmender Luft („sucking wound")
• Spannungspneu	Schock, Zyanose, Dyspnoe, Todesangst	Einflussstauung, aufgehobenes Atemgeräusch, hypersonorer Klopfschall, Tachykardie, Rhythmusstörungen, evtl. Hautemphysem, rasche Verschlechterung, Bradykardie, Bewusstseinsverlust als Alarmzeichen

- **Inspektion:**
  - **A** Schwellung?, Blutung bzw. Blut aus Tubus absaugbar (z. B. Bronchusabriss), Trachealverlagerung.
  - **B** Dyspnoe? Respiratorische Insuff.? Atemfrequenz, gleichmäßige Atembeweglichkeit beider Thoraxhälften oder Nachhinken der betroffenen Seite (Hämato- oder Pneumothorax), paradoxe Atmung (instabiler Thorax ▶ Abb. 11.2), Hautemphysem, Zyanose (Ateminsuff.)? Prellmarken, Hämatome, Wunden im Bereich des Brustkorbs (zusätzlich schlürfendes Geräusch → offener Pneumothorax ▶ Abb. 11.1), Deformitäten (instabiler Thorax), penetrierende Fremdkörper.
  - **C** Äußere Blutung? Wunden?, Schockzeichen? Halsvenenstauung (Spannungspneumothorax ▶ Abb. 11.3, Perikardtamponade = Versagen der Pumpleistung)? **Cave:** bei Schock ggf. keine Halsvenenstauung
  - **D** GCS, POM, Petechiale Blutungen (= Perthes-Sy.) im Hals- und Kopfbereich (durch venöse Fortleitung der intrathorakalen Drucksteigerung) immer auch mit Einblutungen im Auge (das „weiße" Auge ist meist blutrot). Bei starker Druckerhöhung (z. B. Überrolltrauma) Bewusstlosigkeit (Hirnödem) möglich.
  - **E** Verletzungen am Rücken? Den Pat. achsengerecht auf die Seite drehen (logroll)!

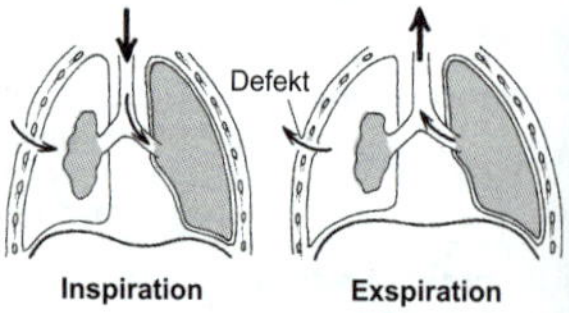

Abb. 11.1 Offener Pneumothorax [L106]

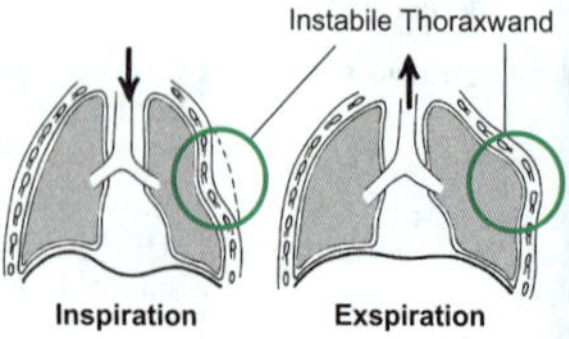

Abb. 11.2 Instabiler Thorax mit paradoxer Atmung [L106]

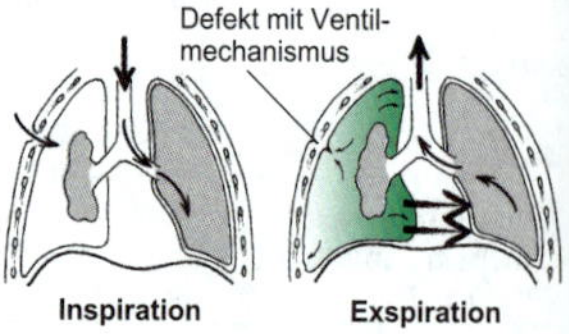

Abb. 11.3 Offener Spannungspneumothorax [L106]

- **Auskultation:**
  - Abgeschwächtes Atemgeräusch: Klopfschall hypersonor (Pneumothorax) oder gedämpft (Hämatothorax).
  - Brodelnde RG: Blutaspiration (Lungenödem, ▶ 7.5).
  - Rhythmusstörungen (Herzkontusion), abgeschwächte Herzgeräusche (Herztamponade), „Maschinengeräusch".
- **Palpation:**
  - Hautknistern (Hautemphysem).
  - Thoraxkompressionsschmerz, Krepitation von Rippenfragmenten, Stufenbildung über Brustbein und Rippen (Fraktur).
  - Bauchdeckenspannung ↑ (Zwerchfellruptur; häufig mit Beckenfrakturen kombiniert. Bei Auskultation gelegentlich „plätschernde" Geräusche aufgrund verlagerter Darmschlingen bei Enterothorax).
  - Keine inguinalen Pulse bei messbarem Blutdruck an den Armen bzw. RR-Differenz der Arme (Aortenruptur).
- **EKG:** Bei Herzkontusion evtl. infarkttypisches EKG; bei Perikardtamponade Niedervoltage.
- Ggf. Sonografie/E-FAST (▶ 2.11).

Sofortmaßnahmen

- **A** Atemweg sichern, ggf. Intubation, ggf. Koniotomie (bei Verlegung und Kompression der Atemwege).
- **B** Bei V. a. Spannungspneumothorax (Tachykardie, ggf. gestaute Halsvenen, vermindertes/aufgehobenes Atemgeräusch, Schock) als Erstmaßnahme wegen drohender Lebensgefahr sofortige Entlastungspunktion im 2. oder 3. ICR von ventral (▶ 7.7) mit möglichst großlumiger Venenverweilkanüle (z. B. 14 G) am Oberrand der Rippe, gefolgt von Drainageanlage.
- **B** Unverzügliche Anlage einer Thoraxdrainage der mutmaßlich verletzten Seite, bei ausbleibendem Erfolg Drainage der Gegenseite, ggf. zusätzlich auch mediastinal.

Indikationen zur Anlage einer Thoraxdrainage

- Gedämpfter oder hypersonorer Klopfschall (Hämato-/Spannungs-Pneumothorax).
- Aufgehobenes Atemgeräusch (Hämato-/Spannungs-Pneumothorax).
- Hautemphysem (Rippenfraktur mit Pleuraverletzung, Pneumothorax).
- Penetrierendes Trauma.

- **B** O_2-Gabe (▶ 1.7.3, ▶ 1.23).
- **B** Bei respiratorischer Insuff. Narkose (▶ 3.3) und Intubation (▶ 3.4.4), PEEP 5 cmH_2O, bei ausgeglichener Volumensituation 10 cmH_2O. Über Tubus absaugen: Blut (Parenchymverletzung) oder Mageninhalt (Aspiration)?
- **C** Mind. 2 möglichst großlumige i. v. Zugänge mit Infusion (Ringeracetat, ggf. später HAES ▶ 1.23).
- **C** Bei V. a. Herzbeuteltamponade (gestaute Halsvenen, Schock) → Perikardpunktion (▶ 11.9). Die Bradykardie ist ein Spätzeichen, d. h. allergrößte Dringlichkeit für Entlastungspunktion!
- **D** Analgesie z. B. mit fraktionierten Gaben von Fentanyl 0,1 mg i. v.
- **E** Wunden steril abdecken, Patienten achsengerecht auf die Seite drehen (logroll).

- Bei V.a. kombiniertes Thorax-/Abdominaltrauma (Gefahr von Milz-, Leber- oder Darmverletzung bei Zwerchfellruptur) Thoraxdrainage (mind. 28 Ch, sonst Gefahr der Verstopfung durch Blutkoagel) immer stumpf unter vorheriger digitaler Austastung der Pleurahöhle (▶ 2.10.1) legen.
- Thoraxdrainage niemals unterhalb der Mamillarlinie bzw. handbreit unterhalb der Achselhöhle legen → Gefahr der abdominellen Fehllage!
- Bei offenem Pneumothorax:
  - Semiokklusiver Verband, Anlage Thoraxdrainage.
  - Bei respiratorischer Insuff. Intubation (▶ 3.4.4) und Beatmung (▶ 3.4.8). Wunde o.ffenlassen bis zur Anlage einer Thoraxdrainage.

Transport Schnellstmöglicher Transport mit Sondersignalen ins nächste geeignete Traumazentrum, bei schwerer Blutung und instabilem Patienten in die nächste chirurgische Fachabteilung.

Prinzipien der Weiterbehandlung Die Anlage einer großkalibrigen (≥ 28 Ch) Thoraxdrainage in Bülau-Position führt beim stumpfen Thoraxtrauma in den allermeisten Fällen (> 90 %) zur Entfaltung und Selbsttamponade der Lunge und stellt somit die definitive Ther. (→ keine OP erforderlich!) dar.
Rö-Thorax, abdominale Sonografie, Thorax- bzw. Angio-CT, EKG, Echokardiografie, Bronchoskopie, ggf. Beatmung, Drainage, Thorakotomie bei persistierender Blutung.

Bei Perthes-Sy. immer augenärztliche Kontrolle, da im Extremfall sogar Erblindung durch Netzhautablösung möglich, an begleitendes SHT/Hirnblutung denken.

Differenzialdiagnosen
- Hämatothorax nach Wirbelsäulenfraktur.
- Bauchtrauma mit Zwerchfellruptur.
- Milz-, Leber- oder Nierenruptur aufgrund basaler Rippenfraktur.
- Primär internistische Ursache für den Unfall (z. B. Herzinfarkt, Aortendissektion).

- Bei einer Thoraxverletzung mit zerrissener Pleura immer Thoraxdrainage legen.
- Nach Möglichkeit keine Sedierung bei Thoraxtrauma (Atemdepression). Ggf. Narkose und Intubation.
- Die Thoraxdrainage fördert nach Trauma initial oft 500–700 ml Blut. Bei anhaltend starker Blutung schnellstmöglicher Transport in die nächste Klinik, möglichst Traumazentrum.
- Ursachen für gestaute Halsvenen beim Thoraxtrauma:
  - Spannungspneumothorax, Mediastinalemphysem.
  - Herzbeuteltamponade, Herzinsuff.
  - Pressen und Husten bei mangelnder Narkosetiefe bzw. Relaxierung beim beatmeten Pat.
- Bei Thoraxtrauma häufig Begleitverletzungen, z. B. SHT, WS, (Ober-) Bauchtrauma mit Milzruptur.

- Jeder traumatische Pneumothorax kann spontan und schlagartig in einen Spannungspneumothorax übergehen, v. a. bei Beatmung → Drainage.
- Penetrierende Fremdkörper belassen, ggf. auf Transportmaß kürzen.
- Bei perforierenden Thoraxverletzungen oft große Diskrepanz zwischen der geringen äußerlich sichtbaren Verletzung und der Thoraxbinnenverletzung.
- Bei massiver Blutung mit Hb-Abfall auf ca. 5 g/dl fehlen die klassischen Zeichen des Spannungspneu, wie Zyanose oder Einflussstauung. Daher bei Rippenserienfraktur, instabiler Brustwand usw. Indikation für Thoraxdrainage großzügig stellen.
- Bei Kindern und Jugendlichen durch erhöhte Thoraxelastizität schwerste intrathorakale Verletzungen trotz Fehlen äußerer Traumazeichen möglich, selten knöcherne Verletzungen.

Spannungsmediastinalemphysem

Ausschlussdiagnose bei entsprechender Anamnese. Es ist eine Rarität und kann nur auftreten, wenn große Mengen Luft ins Mediastinum eindringen („Schlotphänomen"), z. B. bei Ösophagusverletzung, Trachealverletzung oder Bronchusabriss (› Abb. 11.4a).

Symptomatik

- Starke Zunahme eines ausgeprägten **Hautemphysems** mit „Froschgesicht", „Schneeballknirschen" im Emphysembereich.
- Vital bedrohliche oberer Einflussstauung.
- Tachykardie und starker Atemnot trotz Anlage dicklumiger Thoraxdrainagen beidseits (auf der unverletzten Seite zumindest Probepunktion zum Ausschluss eines Spannungspneumothorax).

! Bei entsprechender Klinik und Traumen wie Verschüttung, Überrolltrauma oder Z. n. schwieriger Intubation an Spannungsmediastinalemphysem denken!

Sofortmaßnahme kollare Mediastinotomie (› Abb. 11.4).

- Oberkörperhochlagerung mit rekliniertem Kopf.
- Zur Prophylaxe einer Mediastinitis möglichst immer unter sterilen Kautelen arbeiten: Desinfektion des OP-Gebiets, steriles Lochtuch, sterile Handschuhe.

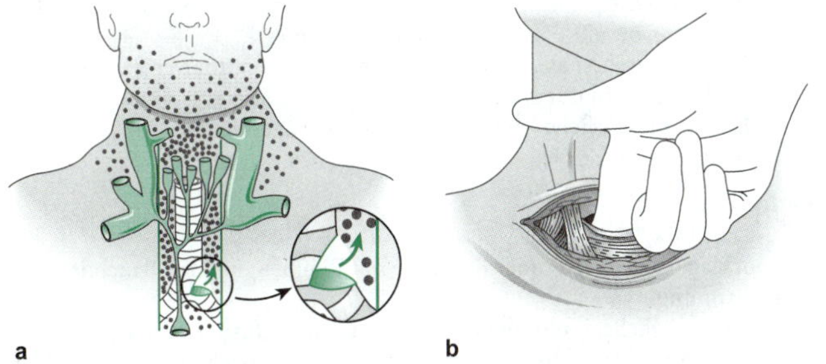

Abb. 11.4 **a)** Mediastinalemphysem bei Bronchusruptur [L190] **b)** Kollare Mediastinotomie [L190]

- Ca. 3 cm lange horizontale Skalpellinzision von Haut und Platysma direkt über dem Jugulum.
- Stumpfe Präparation durch die gerade Halsmuskulatur direkt auf die Trachea.
- Der tastende Finger muss streng entlang der Vorderseite der Trachea tasten. Nicht lateral der Trachea „bohren“ → Verletzungsgefahr großer Gefäße (z. B. V. anonyma).
- Finger angelhakenförmig nach kaudal umdrehen und den Finger entlang der Trachea in den prätrachealen Raum schieben → Eröffnung des vorderen oberen Mediastinums → Entlastung des Emphysems (Luft entleert sich zischend, d. h. Pfeifen wie beim Spannungspneu, roter Schaum tritt aus).
- Permanente Drainage erforderlich → Thoraxdrainage (24–28 Ch) einlegen.

11.4 Bauchtrauma

Stefan Schulz-Drost und Ulrich v. Hintzenstern

Symptomatik

- Prellmarken, offene Wunden
- Geringe bis stärkste Schmerzen im Bauchraum, evtl. Ausstrahlung in re (Lebertrauma) oder li (Milzverletzung) Schulter
- Volumenmangelschock (intraabdominale Blutung)
- Schmerzbedingte Schonatmung

Kurzanamnese

- Stumpfes Bauchtrauma durch Auto-, Zweirad- oder Sportunfall, Schlägerei, Misshandlung, Einklemmung oder Verschüttung.
- Perforierendes Bauchtrauma durch Stich-, Pfählungs- oder Schussverletzung (▶ 11.9).

Sofortdiagnostik

- Basischeck, ABCDE, „Primary Survey“ (▶ 4.1.2).
- Puls, SpO_2, RR, EKG.
- **Inspektion:** Prellmarken, Hämatome, Schürfwunden, Einstichstellen. **Cave:** insbes. bei Kindern/jungen Pat. häufig keine äußeren Verletzungszeichen, ebenso bei Schutzkleidung → Unfallhergang (z. B. Überrolltrauma, Motorradsturz usw.).
- **Begleitverletzungen:** Thoraxtrauma (Thoraxkompressionsschmerz, Ateminsuff. usw.), Beckeninstabilität, Blutung aus Harnröhre (Beckenfraktur bzw. Nierenruptur, oft mit Flankenhämatom kombiniert).
- **Palpation:** Abwehrspannung? → Gespannter oder brettharter Bauch → V. a. intraabdominale Blutung, Perforation eines Hohlorgans.
- **Auskultation:** spärliche bzw. aufgehobene Darmgeräusche.
- Ggf. Sonografie (▶ 2.11).

Sofortmaßnahmen

- O_2-Gabe (▶ 1.7.3, ▶ 1.23).
- Schocklagerung (▶ 2.5) oder Knierolle mit Beinbeugung zur Bauchdeckenentspannung.
- Mehrere möglichst großlumige i. v. Zugänge mit Infusionen: massive Volumenzufuhr zunächst mit Ringeracetat 1–2 l, danach ggf. HAES (▶ 1.23).
- Analgesie, z. B. mit fraktionierter Gabe von Fentanyl 0,1 mg i. v.

- Ggf. Sedierung mit fraktionierter Gabe von Midazolam 1 mg.
- Ggf. Intubation (▶ 3.4.4) und Narkose (▶ 3.3).
- **Offene Bauchwunden** steril abdecken, bei austretenden Darmschlingen mit feuchten (NaCl, Ringeracetat ▶ 1.23) Kompressen. Ausgetretene Darmschlingen nicht reponieren, aber auf den Bauch legen, da ansonsten das Eigengewicht des Darms am Darmmesenterium zieht → Einrisse mit Blutungen. Große Abdomeneröffnungen können mit großen Verbandtüchern abgedeckt werden.

Transport Bei Schocksymptomatik (V.a. intraabdominale Blutung) immer Transport in die nächste geeignete chirurgische Fachabteilung (möglichst Traumazentrum), schnellstmöglich („load and go") mit Sondersignalen und vorheriger Anmeldung.

Prinzipien der Weiterbehandlung Sonografie, Lavage, CT, Rö-Thorax, Laparotomie.

Differenzialdiagnosen
- Begleitverletzungen bei Polytrauma mit Schmerzausstrahlung in den Bauchraum
- Rippen-, Wirbel-, Beckenfrakturen mit peritonealen Reizerscheinungen, Zwerchfelltrauma (▶ 11.3), Verletzung von Urogenitalorganen (▶ 16.6).

- Weitgehende Beschwerdefreiheit trotz abdominaler Organverletzungen (Darm, Leber, Milz, Pankreas) möglich.
- Offene Bauchwunden nicht sondieren.
- Fremdkörper immer belassen, ggf. auf Transportmaß kürzen.
- Immer ausreichende Analgesie (auch wenn dadurch evtl. Verschleierung der Bauchsymptomatik).
- Keine Repositionsversuche bei prolabierten Darmschlingen oder Netzanteilen.

11.5 Beckentrauma

Stefan Schulz-Drost und Ulrich v. Hintzenstern

Symptomatik
- Schmerzen in Unterbauch, Becken, Hüftbereich, ggf. Rückenschmerzen, äußere Prellmarken, Beinlängenunterschied, sensomotorische Ausfälle der Beine.
- Volumenmangelschock (schwerste intra- und retroperitoneale Blutungen).
- Evtl. Hüftgelenkluxation, Rotationsfehlstellung des/der Beine/s, ggf. Längenunterschied (▶ 11.7).

Kurzanamnese
- Erhebliche Gewalteinwirkung auf das Becken, z. B. durch Sturz aus großer Höhe, Überfahrenwerden, Schleuderverletzung (z. B. Motorrad, Pferd), Quetschung, Verschüttung.
- Indirektes Trauma („dashboard injury"): Knieverletzung, Oberschenkelfraktur, Hüftluxation/Azetabulumfraktur.

Sofortdiagnostik
- Basischeck, ABCDE, „Primary Survey" (▶ 4.1.2).
- AF, SpO_2, Puls, RR, EKG.
- Beckenkompressionsschmerz, eingeschränkte Beweglichkeit von Hüfte bzw. Hüftgelenk.

- Stabilitätsprüfung des Beckens auf Kompression (Beckenkämme gegeneinander pressen), Distraktion (horizontal; Beckenkämme beidseits nach hinten und außen drücken) und Translation (vertikal; Beckenkämme nach kopf- und fußwärts drücken). **Cave:** Abbruch sobald eine Dimension instabil. Ein Untersucher! Kein „Beckentourismus".
- Hämatome (perineal, inguinal), Prellmarken, Schürfwunden oder offene Verletzungen im Hüft-, Perineal- oder Beckenbereich.
- Beinverkürzung, Beckenschiefstand, Beckendeformierung, asymmetrische Beckenkontur.
- Rektale Untersuchung: Blut am Finger bei begleitender Rektum- oder perinealer Weichteilverletzung.
- Blutaustritt am Meatus urethrae (begleitende Harnröhrenverletzung, ▶ 16.6).

> !
> - Typische Begleitverletzungen: SHT, Harnröhren- und Blasenverletzung, Darmperforationen, Zwerchfellruptur. Jedes Beckentrauma bedeutet präklinisch immer auch ein Bauchtrauma (▶ 11.4).
> - Bewegungen des instabilen Beckens können weiteren Blutverlust durch das Lösen der Koagel des Hämatoms erneute Blutungen provozieren → schonende Lagerung.

Sofortmaßnahmen

- O_2-Gabe (▶ 1.7.3, ▶ 1.23).
- Bei V. a. Instabilität des Beckens: Beckengurt (Tuchschlinge, T-Pod, SamPelvicSling) anlegen, dabei Zug am verletzten Bein und Innenrotation der Beine durch Helfer – Anlage über den Trochanteren!
- Mehrere möglichst großlumige i. v. Zugänge mit Infusion (zuerst 1–2 l Ringeracetat, danach ggf. HAES ▶ 1.23) zur massiven Volumensubstitution.
- Analgesie, z. B. fraktionierte Gabe von Fentanyl 0,1 mg.
- Ggf. Analgosedierung, z. B. mit Midazolam 0,025–0,1 mg/kg KG und Esketamin 0,125–0,5 mg/kg KG.
- Bei sehr starken Schmerzen ggf. Narkose und Intubation (▶ 3.4.4).
- Sterile Wundabdeckung.
- Lagerung: Stabilisierung des instabilen Beckens (s. o.) und Lagerung auf der Vakuummatratze.

Transport Immer zügiger Transport mit Sondersignalen unter Volumensubstitution in die nächste geeignete chirurgische Abteilung möglichst in ein Traumazentrum (ggf. RTH).

Prinzipien der Weiterbehandlung

- Sonografie, Rö, ggf. CT und Angiografie, Blasenkatheter bzw. bei V. a. Harnröhrenverletzung retrograde Zystografie und suprapubische Harnableitung, rektale digitale Untersuchung.
- Konservative Ther.: Bettruhe, Beckenschwebe, Volumensubstitution.
- Operative Ther.: Blutstillung, ventrale Stabilisierung bei reiner Distraktionsverletzung („open book") mit Platte oder Fixateur, bei komplexer Instabilität Beckenzwinge/externer Fixateur.
- Bei diffusen nicht stillbaren Blutungen zusätzlich pelvine Tamponade, dann Embolisation durch interventionelle Radiologie (ggf. wichtig bei Auswahl des Traumazentrums).

- Der Volumenverlust beim Beckentrauma kann bei eröffnetem Peritoneum durch massive Blutverluste in die freie Bauchhöhle unbegrenzt sein und wird präklin. meist unterschätzt.
- Keine Blasenkatheterisierung bei V. a. zusätzliche Verletzung der Harnröhre (Blutaustritt am Orificium urethrae).
- Schädigung des N. ischiadicus bei Sakralfraktur möglich → präklin. kaum differenzierbar von LWS-Verletzung. Pat. daher sachgerecht wie WS-Trauma (▶ 11.6) lagern und behandeln.
- Öffnen des Beckengurts innerklinisch bei stabilem Pat. und Ausschluss instabiler Beckenfraktur unter Monitoring.

11.6 Wirbelsäulen- und Rückenmarkverletzung

Stefan Schulz-Drost und Ulrich v. Hintzenstern

Symptomatik

- **A** Schwellung der Halsweichteile, Verlegung des Atemweges (Trachea)
- **B** Ateminsuff. bei hohem Querschnitt oder Kontusion des thorakalen Rückenmarks
- **C** Evtl. Schock durch Gefäßweitstellung
- **D** Neurologische Ausfälle abhängig von Schwere und Segmenthöhe der Verletzung (s. u.)
- **E** Dorsal Schmerzen, evtl. ventraler Druckschmerz

Kurzanamnese Verkehrs-, Arbeits-, Sport-, Badeunfall, Suizidversuch. Unfallmechanismus und typische Verletzungsmuster:

- Hochrasanzunfälle (Pkw-Überschlag, Motorradunfall usw.): häufig schwere Verletzung, „slice fracture", Lähmungen
- Auffahrunfälle: Distorsion der HWS
- Sturz/Sprung aus großer Höhe: Fersenbeinbrüche, LWK-Frakturen, Kettenverletzung
- Anprall Gegenstände/Sturz auf den Nacken bzw. zervikothorakalen Übergang: Flexions-Kompressionsverletzung von HWS, BWS, thorakolumbalem Übergang, zusätzlich ggf. Sternumfraktur
- Direktes Trauma: BWS, thorakolumbaler Übergang, dorsale Rippenbrüche, ggf. Sternumfraktur bei Hyperextensions-Distraktionsverletzung (= schwerste Verletzung)
- Beckengurttrauma: Duodenal-, Pankreas-, LWK-Verletzungen
- Direktes Trauma: Dorsale Rippenbrüche, BWS-Verletzungen
- Schädeltrauma: SHT, HWS-Verletzungen

Sofortdiagnostik

- Basischeck, ABCDE, „Primary Survey" (▶ 4.1.2).
- Atemweg frei?, HWS immobilisiert? Atemfrequenz, SpO_2, Puls, RR, EKG.
- **Inspektion** (den Pat. achsengerecht auf die Seite drehen – logroll!): Hämatome, Stufen, Gibbusbildung, Druckschmerzen.
- Kraniokaudale Untersuchung (▶ 11.1).
- **Dornfortsatzreihe abtasten** (Lücke, Stufe, seitliche Abweichung?), dabei auf Zwei- oder Mehretagenverletzung achten.
  - Komplette Dornfortsatzreihe nur bei Pat. abtasten, die **nicht** auf dem Rücken liegend vorgefunden werden (nicht zur Untersuchung umlagern).

- Bei Verletzten, die auf dem Rücken liegen, mit der Hand in den Raum (Lordose) zwischen Boden und Lendenbereich eingehen. Dann die LWS und so weit als möglich auch die BWS abtasten, ohne den Pat. zu bewegen.

- **V. a. Querschnittslähmung** „Blitz"-Untersuchung und Dokumentation:
  - Spontanatmung → kein Querschnitt über C3/4.
  - Faustschluss → kein Querschnitt bis C8.
  - Zehenbewegung → kein Querschnitt bis L5.
- **Untersuchung der Extremitäten auf DMS** (immer beidseits) (▶ Tab. 11.3):
  - **Durchblutung:** Hautkolorit, Hauttemperatur, „capillary refill" (Druck auf das Nagelbett, Wiederauffüllung nach mehr als 2 s pathologisch).
  - **Motorik:** Auf entsprechende Aufforderung kann der Pat. aktiv reagieren, d. h. positive Rückmeldungen geben, z. B.: „Beugen Sie Ihr Ellenbogengelenk", „Machen Sie eine Faust", „Strecken Sie Ihr Knie".
  - **Sensibilitätsstörungen** werden vom wachen Pat. meist klar angegeben. Positive Rückmeldungen erfragen, z. B. „Welchen Finger fasse ich an?", nicht aber: „Spüren Sie das?".
  - ! Zur Verlaufsdokumentation die Sensibilitätsgrenzen mit Stift auf der Haut markieren.
  - ! Beim eingetrübten oder bewusstlosen Pat. motorische Reaktion auf Schmerzreize an sämtlichen Extremitäten überprüfen.
- **Digital rektale Untersuchung:** (routinemäßig durchführen!) Sphinktertonus, Sensorik: „sacral sparing" = erhaltene Afterfunktion/Sensorik = günstigere Prognose einer Paraparese.
- **Neurologischen Status:** soweit möglich vor Narkose abklären und dokumentieren.

Sofortmaßnahmen

- **A** Atemweg sichern, HWS mit **Stifneck**® stabilisieren.
- **B** Belüftung/Oxygenierung prüfen, ggf. ITN.

Tab. 11.3 Schädigungslokalisierung bei Wirbelsäulentrauma

Erhaltene Motorik	Erhaltene Sensibilität	Schädigung unterhalb von
Zwerchfellatmung	Hals	C3
Schulterzucken	Hals	C4
Ellenbogenbeugung	Arm beugeseitig	C5
Drehung des Unterarms	Daumen	C6
Fingerstreckung	Zeigefinger	C7
Fingerbeugung	Kleinfinger	C8
Brustwand	Brustwarzen	Th4
Bauchdecke	Nabel	Th10
Hüftbeugung	Leiste	L1
Beinstreckung	Oberschenkelinnenseite	L2
	Knieinnenseite	L3
Fußhebung	Unterschenkelinnenseite	L4
Großzehenhebung	Großzeh	L5
Zeheneinkrallung		S1

- **C** I. v. Zugänge mit Infusion (Ringeracetat 1–2 l, dann ggf. HAES ▶ 1.23). **Cave:** bei vermindertem Gefäßtonus auf ausreichende Volumengabe achten, ggf. vasoaktive Substanzen (z. B. Noradrenalin).
- **C** Schockther. (▶ 5.9): mittleren arteriellen Druck ≥ 90 mmHg anstreben.
- **D** GCS, Pupillenfunktion, Lateralisationszeichen, Paraparese/Paraplegie.
- **E** Analgesie, z. B. mit fraktionierten Gaben von Fentanyl 0,1 mg i. v.
- **Lagerung:** Pat. mit mehreren Helfern achsengerecht auf Spineboard oder Vakuummatratze lagern (Logroll). Den Pat. immer axial drehen, d. h. der Rumpf darf nicht in sich verdreht werden, z. B.:
  - **Seitenlage:** Schaufeltrage/Spineboard gegen den Rücken legen, Pat. mit mehreren Helfern dagegen stabilisieren und die Einheit „in line" vollständig in Rückenlage drehen.
  - **Rückenlage:** Bei ebenem Untergrund Schaufeltrage/Spineboard, Stabilisierung Kopf/HWS. Bei sehr unebenem Untergrund Brückengriff (s. u.).
  - **Bauchlage** Sandwichtechnik: Schaufeltrage unter Pat., Vakuummatraze auf den Rücken anformen und absaugen, mind 3 Gurte straff anlegen. Mit (3–)4 Helfern vorsichtig drehen: Anheben, geführt drehen, Ablagern in Rückenlage. Schaufeltrage entfernen, Vakuummatratze nachmodellieren, Reevaluation Pat.
  - **Pat. sitzt noch im Kfz:** z. B. Dach abtrennen lassen und Pat. axial nach oben hinten auf Spineboard oder Schaufeltrage herausziehen. Vorher Rettungskorsett/-weste (z. B. KED®-System) anlegen.

Brückengriff

1. 3 Helfer stehen im Grätschstand über dem Verletzten mit Blickrichtung zum Kopf des Pat., NA in Höhe des Kopfs in umgekehrter Richtung.
2. Brustkorb, Becken und Beine mit den Händen unterfahren; permanenter axialer Zug am Kopf.
3. NA-Kommandos: „Fertig?" → „Hebt auf!" → gleichzeitiges Anheben des Pat. ohne Verkippung der HWS in Wirbelsäulenachse.
4. Trage mit Vakuummatratze vom Fußende her unter den Pat. schieben.
5. „Setzt ab!" → Pat. vorsichtig ablegen.

- **Intubation** bei V. a. HWS-Verletzung – Fixierung des Kopfs/HWS In-Line durch 2. Helfer:
  - Gefährdung durch übermäßige Flexion der HWS → strenge Indikationsstellung.
  - Leichte Reklination des Kopfs unter axialem Zug gefährdet das Rückenmark nicht.
  - Sofort nach Intubation Wiederanlage eines Stifneck®-Kragens.
- Sichern des Atemwegs geht grundsätzlich vor.

! Die Gabe einer Megadosis Methylprednisolon nach Rückenmarkverletzung wird nicht mehr empfohlen.

Transport

- Bei zusätzlicher abdominaler oder thorakaler Blutung Transport in nächste chirurgische Fachabteilung mit Sondersignalen.

- Sonst Traumazentrum mit der Möglichkeit der operativen Versorgung von Wirbelsäulen- und Rückenmarkverletzungen.
- Möglichst erschütterungsfreier Transport (Schonung vor Schnelligkeit). Schonenden Transport mit RTH anstreben.

Prinzipien der Weiterbehandlung

- Rö, CT, ggf. MRT
- Bei WS-Prellung und spinalem Schock konservative Ther. und Physiother.
- Bei WS-Verrenkungen und -Brüchen Reposition unter Durchleuchtung und OP-Bereitschaft
- Bei instabilen Verletzungen oder Kompressionsverletzungen mit starker Gibbusbildung operative Stabilisierung
- Bei neurologischem Defizit sofortige operative Dekompression des Rückenmarks und Stabilisierung der Wirbelsäule

Differenzialdiagnosen

- Beckentrauma mit Sakralnervschädigung (z. B. „C-Typ". **Cave:** Schockrisiko!)
- Periphere Nervenstörungen (z. B. Komplikationen bei Frakturen)
- Hyperventilationstetanien (mit peripheren Empfindungsstörungen)

- Auch Pat., die an der Unfallstelle umherlaufen, können eine instabile WS-Verletzung haben.
- Bei instabilem Kreislauf trotz Volumensubstitution → V. a. zusätzliche innere Blutung → der WS-Verletzung kommt dann erst nachrangige Bedeutung zu („C" vor „D" Problem).
- Immer auf Verletzten in dessen Blickrichtung zugehen, andernfalls Kopfdrehung des Pat. → Rückenmarkläsion bei instabiler Fraktur.
- Pat. mit V. a. Wirbelsäulenverletzung ausdrücklich darauf hinweisen, sich passiv zu verhalten und sich nicht zu bewegen.
- Bei Frakturen im thorakolumbalen und lumbalen Bereich durch retroperitoneale Hämatome (Schmerzausstrahlung/Abwehrspannung und paralytischer Ileus) Vortäuschung einer abdominalen Blutung möglich.

11.7 Extremitätenverletzungen

Ulrich Spiegl und Larissa Arens

11.7.1 Frakturen

Symptomatik

- **Sichere Frakturzeichen:** Fehlstellung, abnorme Beweglichkeit, Krepitation, bei offenen Frakturen zusätzlich oft Bruchstücke in der Wunde sichtbar.
- **Unsichere Frakturzeichen:** Schwellung, Schmerz, Hämatom, eingeschränkte oder aufgehobene Funktion (Schonhaltung).

Kurzanamnese

- **Direkte Gewalteinwirkung:** Schlag, Stoß, Schussverletzung.
- **Indirekte Gewalteinwirkung:** Biegung, Drehung, Stauchung, Abriss, Abscherung.

Sofortdiagnostik

- Basischeck (▶ 4.1.2).
- Puls, SpO_2, RR, EKG.
- **Inspektion und Palpation:** Weichgewebeverletzung (▶ Abb. 11.5)? Frakturzeichen (s. o.)? Stärkere Blutung?
- Motorik, Durchblutung und Sensibilität (▶ 11.6) **vor und nach** der Reposition überprüfen.

Sofortmaßnahmen

- O_2-Gabe (▶ 1.7.3, ▶ 1.23).
- Möglichst großlumiger i. v. Zugang mit Infusion (Ringeracetat, danach ggf. HAES ▶ 1.23). Bei Verletzung großer Röhrenknochen bzw. Mehrfachverletzung mehrere großlumige i. v. Zugänge zum aggressiven Volumenersatz.
- Analgesie (▶ 3.1), z. B. Fentanyl 0,1 mg i. v., ggf. zusätzlich 0,1 mg Boli.
- Ggf. vorsichtige Sedierung, z. B. mit Midazolam 2,5 mg.
- Bei größeren Frakturen ggf. Narkose (▶ 3.3) und Intubation (▶ 3.4.4).
- **Offene Frakturen** nach Möglichkeit fotografieren oder Wunde mit durchsichtiger OP-Folie abkleben (Einschätzen der Verletzung in der Notaufnahme ohne Öffnen des Verbands). Wunde steril abdecken, ggf. mit Kompression.
- **Dislozierte Frakturen** unter vorsichtigem Längszug reponieren, wobei eine achsengerechte Einstellung ausreichend ist (▶ 11.7.2), dann sichere Retention.

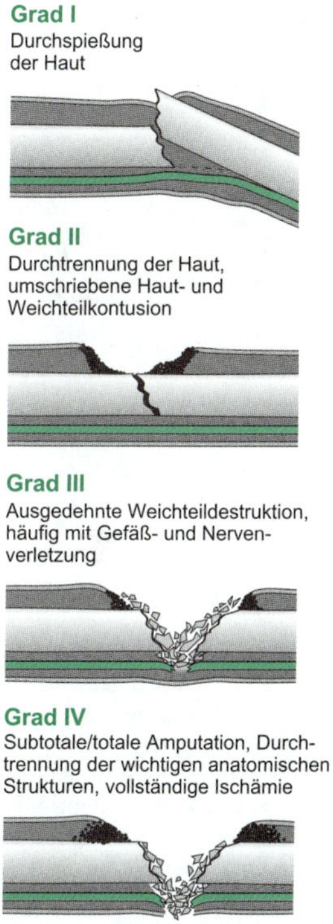

Abb. 11.5 Einteilung der Weichgewebeschäden bei offenen Frakturen nach Tscherne und Oestern [L190]

> **!**
> - Frühzeitige Frakturreposition und Ruhigstellung sind die entscheidenden Maßnahmen zur Vorbeugung weiterer Weichgewebeschäden, Nerven- und Gefäßverletzungen.
> - Offene Frakturen gelten immer als kontaminiert.
> - Der Blutverlust hängt von der Frakturlokalisation ab (▶ Abb. 11.6).

Transport

- Auch bereits bei V. a. Fraktur immer schonender Transport in die nächste chirurgische Abteilung, v. a. bei offenen Frakturen möglichst mit Voranmeldung.
- Während des Transports immer Motorik, Durchblutung und Sensibilität überprüfen, auf Hautkolorit und Temperatur (im Seitenvergleich) achten.

Prinzipien der Weiterbehandlung Rö-Diagnostik. Frakturversorgung in Abhängigkeit vom Frakturtyp, Lokalisation, Alter und Zustand des Pat., Tetanusschutz bei offenen Frakturen.

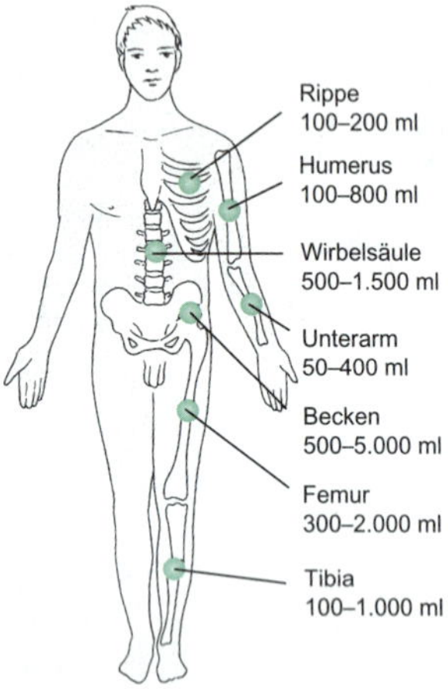

Abb. 11.6 Abschätzung des Blutverlusts bei Frakturen [A300]

!

- Pneumatische Schiene nicht zu stark aufpumpen (Gefahr eines Kompartmentsy.).
- Im hämorrhagischen Schock sind periphere Pulse oft nicht oder nur schlecht palpabel → Kapillardurchblutung und die Hauttemperatur im Seitenvergleich beurteilen.
- Krepitation und abnorme Beweglichkeit nicht auslösen (für Diagnosestellung wenig hilfreich, für Pat. sehr schmerzhaft, Gefahr von Komplikationen).
- Größere ausgesprengte Knochenfragmente (auch verschmutzte) in NaCl 0,9 % asservieren.
- Bei Fraktur großer Röhrenknochen Fettembolie möglich (selten).

11.7.2 Repositionstechniken bei dislozierten Frakturen

!

- Oft ist durch Muskelzug an Fragmenten keine Reposition möglich.
- Insbes. bei groben Fehlstellungen sollte eine Achskorrektur angestrebt werden, um weitere Weichteilschäden zu verhindern.
- Frustrane Repositionsmanöver nicht mehrfach wiederholen, dann lieber schonender Transport und weitere Maßnahmen nach radiologischer Abklärung in der Klinik.
- Bei Repositionen grundsätzlich auf ausreichende Analgosedierung (▶ 3.1, ▶ 3.2) achten. Vorher peripher neurologische Untersuchung und Befunddokumentation insbes. bei Vorliegen von peripheren Nervenschäden.

Allgemeines Vorgehen

Material Desinfektionslösung, steriles Verbandsmaterial für offene Verletzungen, Verbandsschere, Schienenmaterial (Vakuum-, pneumatische Schiene oder SAM® Splint).

Vorbereitung

- SpO_2, RR, EKG.
- I. v. Zugang mit Infusion (Ringeracetat ▶ 1.22).
- Analgosedierung, z. B. mit Esketamin 0,125 mg/kg KG und Midazolam 2,5–5 mg.
- Störende Kleidungsstücke mit der Verbandsschere entfernen.
- Bei offenen Frakturen Wundfläche desinfizieren (Sprühdesinfektion ausreichend. Keinen Alkohol verwenden!) und größere Schmutzpartikel entfernen, falls problemlos möglich. Wunde nicht gründlicher reinigen, penetrierende Fremdkörper grundsätzlich belassen.

Repositionsprinzip (Spezielle Repositionstechniken s. u.)

- Proximalen Extremitätenabschnitt durch Helfer fixieren lassen.
- Am distalen Extremitätenabschnitt in Verlängerung der Achse der Extremität ziehen (Orientierung erfolgt am proximalen Extremitätenanteil).
- Gleichzeitig einen eventuellen Rotationsfehler (unter Zug) korrigieren.
- Dieses Repositionsergebnis solange halten, bis es durch eine Schiene (durch Helfer anlegen lassen) sicher fixiert ist. Auch benachbarte Gelenke ruhig stellen. Notfalls Ruhigstellung auch durch anmodellierte Vakuummatratze möglich.
- Anschließend versorgte Extremität flach bzw. beschwerdeadaptiert lagern.
- Motorik, Durchblutung und Sensibilität ständig kontrollieren, auch während des Transports. Bei Minderdurchblutung Extremität tief lagern.

Oberarmfraktur

Fallhand als Hinweis auf Schädigung des N. radialis.

- Längszug in Richtung der Oberarmachse, Oberarm an den Körper anlegen, Ellenbogengelenk beugen und Unterarmbeugeseite an den Oberbauch anlegen.
- Verletzten Arm an den Oberkörper durch mehrere Dreiecktücher fixieren oder unterpolstern.

Fraktur der Ellenbogenregion

- Oberarmluftkammerschiene von distal auf den eigenen Unterarm aufkrempeln und die Hand des verletzten Arms greifen.
- Die zweite Hand in die Ellenbeuge des Verletzten legen.
- Den verletzten Arm unter dosiertem Zug in eine 90°-Beugestellung im Ellenbogengelenk bei Neutralstellung des Unterarms bringen, sodass die Handfläche des Verletzten gegen seinen Oberbauch gerichtet ist.
- Schiene durch Helfer anlegen und aufblasen lassen.

Unterarmfraktur, Handgelenkfraktur

- Handgelenkfrakturen erfordern meist nur eine Retention in einer Luftkammerschiene. Beim Anlegen Daumen und Zeigefinger der verletzten Hand unter dosiertem Zug halten.
- Bei Unterarmfrakturen Oberarmluftkammerschiene von distal auf den eigenen Unterarm aufkrempeln und die Hand des verletzten Arms greifen.
- Die zweite Hand in die Ellenbeuge des Verletzten legen.
- Den verletzten Arm unter dosiertem Zug in eine 90°-Beugestellung im Ellenbogengelenk bringen. Dabei Unterarm in Supinationsstellung halten (Kleinfinger des Verletzten gegen seinen Oberbauch gerichtet).
- Schiene durch Helfer anlegen und aufblasen lassen.

Proximale Oberschenkelfrakturen

Das Bein steht meist verkürzt und außenrotiert.

- Reposition bedingt durch Muskelzug kaum möglich.
- Vorsichtige achsgerechte Lagerung in Vakuummatratze (pneumatische Schienen sind hier sinnlos) herbeiführen (evtl. Anmodellieren der Vakuummatratze im Knie-, Knöchel- und Beckenbereich).
- Trägt der Verletzte festes Schuhwerk, kann dieses belassen werden, sofern keine weiteren Verletzungen vorliegen und die Beurteilung der peripheren Durchblutung, Sensorik und Motorik dadurch nicht beeinträchtigt wird.

Oberschenkelfrakturen

Meist steht das proximale Knochenfragment in leichter Beugestellung im Hüftgelenk, sodass eine Reposition in leichter Hüftbeugung anzustreben ist.

- Durch Helfer Becken stabilisieren lassen. Bein im Knie 30°, im Hüftgelenk ca. 30° beugen. Kräftigen Längszug ausüben und dabei Rotationsfehler korrigieren.
- Fuß durch 2. Helfer fassen und Bein im Kniegelenk strecken lassen.
- Bein unter kontinuierlichem Zug in Längsachse ablegen.
- Repositionsergebnis durch Anmodellieren der Vakuummatratze im Knie-, Knöchel- und Beckenbereich fixieren.

Kniegelenknahe Oberschenkelfrakturen

Das distale Oberschenkelfragment wird durch die Wadenmuskulatur in Beugestellung gezogen und gefährdet die beugeseitige Gefäß-Nerven-Straße.

- Unter Gegenzug durch Helfer am proximalen Oberschenkel das 30° gebeugte Knie mit beiden Händen fassen und kräftigen Längszug ausüben.
- Nach Wiederherstellung der Oberschenkellänge Fuß durch 2. Helfer fassen und unter kontinuierlichem Zug in Längsachse ablegen.
- Repositionsergebnis durch Anmodellieren der Vakuummatratze im Knie-, Knöchel- und Beckenbereich fixieren.

Proximale Unterschenkelfrakturen

- Gegenzug am proximalen Oberschenkel durch Helfer.
- Zug am Fuß in Längsrichtung.
- Oberschenkel-Vakuum- oder Luftkammerschiene anlegen.

Sprunggelenkfrakturen

Fuß steht meist nach medial disloziert, Knöchelregion deformiert, verplumpt oder in deutlicher Fehlstellung. Achskorrektur bei erheblicher Fehlstellung:

- Leichte Beugestellung im Kniegelenk, wobei ein Helfer mit beiden Händen den Schienbeinkopf umfasst.
- Mit einer Hand die Ferse fixieren, mit der zweiten Hand den Mittelfuß greifen (mit dem Daumen die Fußsohle und den Langfingern den Fußrücken).
- Unter kontinuierlichem Zug beider Hände Frakturzone zunächst distrahieren und den Fuß in Rechtwinkelstellung bringen.
- Luftkammer- oder Vakuumschiene anlegen.

11.7.3 Luxationen

Symptomatik

- **Sichere Zeichen:** Deformierung der Gelenkstruktur, leere Gelenkpfanne, federnde Fixation

- **Unsichere Zeichen:** Schmerz, Schwellung, Hämatom, eingeschränkte oder aufgehobene Funktion

Kurzanamnese

- Direkte oder indirekte Gewalteinwirkung (Sportverletzung, Unfall, Distorsion) → **traumatische Luxation**
- Reluxation nach ehemals traumatischer Luxation → **rezidivierende Luxation**
- Wiederholte Luxation ohne adäquates Trauma → **habituelle Luxation**
- Luxation bei chron. Erkr. (z. B. Rheuma oder Infektionen) → **pathologische Luxation**

Sofortdiagnostik

- Basischeck (▶ 4.1.2)
- Puls, SpO_2, RR, EKG
- **Inspektion und Palpation:** Fehlstellung, leere Gelenkpfanne
- **MDS:** Motorik, Durchblutung (Temperatur und Hautkolorit im Seitenvergleich) und Sensibilität **vor und nach** Reposition überprüfen

Sofortmaßnahmen

- O_2-Gabe (▶ 1.7.3, ▶ 1.23)
- I. v. Zugang mit Infusion (Ringeracetat ▶ 1.23)
- Analgesie, z. B. mit Esketamin 0,125 mg/kg KG oder fraktionierter Gabe von Fentanyl 0,1 mg
- Ggf. vorsichtige Sedierung, z. B. mit Midazolam 2,5 mg.
- **Repositionen am Notfallort** (▶ 11.7.4): bei habitueller Schulterluxation, Patellaluxation und Fingerluxation meist problemlos. Grundsätzlich sollten alle (!) Erstluxationen zunächst einer Röntgendiagnostik zugeführt werden (Dokumentation). Bei langen Rettungszeiten kann am Unfallort eine Reposition versucht werden. Kommt es hierbei zu Schwierigkeiten bzw. zu Krepitation (V. a. Luxationsfraktur), Repositionsversuch abbrechen → Schienung und sichere Fixierung ausreichend.

Transport Immer, auch bereits bei V. a. Luxation, Transport in die nächste chirurgische Abteilung (auch nach erfolgter Reposition am Unfallort).

Prinzipien der Weiterbehandlung Rö-Diagnostik, temporäre Ruhigstellung, evtl. ergänzende weitere Diagnostik (fragliche oder komplexe Luxationsfrakturen) und ggf. arthroskopische oder offene operative Versorgung.

> Im hämorrhagischen Schock sind periphere Pulse oft nicht oder nur schlecht palpabel → Kapillardurchblutung und Hauttemperatur im Seitenvergleich beurteilen.

11.7.4 Repositionstechniken bei Luxationen

> **!** Bei Repositionen grundsätzlich auf ausreichende Analgosedierung (▶ 3.1, ▶ 3.2) achten.

Schulterluxation

Meist vordere Luxation (Arm an den Körper angelegt).

- Wenn keine akute Kompressionsschädigung (d. h. periphere Pulse tastbar, keine Kribbelparästhesien oder motorischen Ausfälle) → nicht reponieren. Verletzten Arm mit mehreren Dreiecktüchern an den Oberkörper fixieren.
- Bei Hinweisen auf Kompressionsschädigung (fehlende periphere Pulse, Kribbelparästhesien, motorische Ausfälle) → Repositionsversuch:
  - **Nach Hippokrates:** Zug am gestreckten Unterarm bei liegendem Pat., Mittelfuß des NA dient als Hypomochlion. **Cave:** Gefahr von Gefäß-, Nervenverletzungen (▶ Abb. 11.7a).
  - **Nach Arlt:** Pat. auf Stuhl setzen, betroffenen Arm über die Lehne (mit Kissen gepolstert). Kontinuierlicher Längszug am Arm in Humerusschaftrichtung und Reposition unter leichter Drehbewegung (▶ Abb. 11.7b).
  - **Nach Kocher:** bei angewinkeltem Ellenbogen Humerus unter Längszug außenrotieren. Unter „Aushebeln" des Humeruskopfs bei weiter angewinkeltem Ellenbogen die Hand zur Gegenschulter führen (▶ Abb. 11.7c).

Ellenbogenluxation

Reposition im präklin. Bereich eher schwierig:

- Bei hinterer Ellenbogenluxation (Olekranon hinter der Oberarmrolle zu tasten) Zug am gebeugten und supinierten Unterarm bei gleichzeitigem Druck auf den distalen Oberarm von der Beugeseite her.
- Bei der seltenen vorderen Ellenbogenluxation den Arm beim Transport so lagern, dass eine Überstreckung vermieden wird.

Hüftgelenkluxation

Hüftgelenkluxationen sind für eine Reposition am Unfallort nicht geeignet. Die Anzahl der aufgetretenen Hüftgelenkluxationen hat sich in den letzten Jahren etwas erhöht, wobei es sich hier i. d. R. um Endoprothesenluxationen handelt.

- I. v. Zugang mit Infusion, Analgosedierung (▶ 3.1, ▶ 3.2).
- Lagerung auf der Vakuummatratze, wobei die verletzte Extremität in der vorgefundenen Lage unterpolstert und ruhig gestellt wird.
- Ist die Reposition durch Längszug am Bein leicht möglich (Abbruch der hinteren Gelenkpfannenanteile), besteht erhöhte Reluxationstendenz → Repositionsergebnis durch Anmodellieren der Vakuummatratze fixieren.
- Ggf. rezidivierendes Auftreten von TEP-Luxationen, dann gelegentlich Reposition spontan unter Zug und Rotation möglich. Nach Möglichkeit Transport in die Klinik, wo die TEP implantiert wurde.

Kniegelenkluxation

Meist hintere Luxation (Tibiakopf hinter die Femurkondyle in die Kniekehle luxiert, Beinachse verkürzt). Häufig assoziiert mit Gefäßverletzungen. Häufige Kontrollen von Durchblutung, Motorik und Sensibilität sind obligat.

- Unterstützen der Kniekehle durch einen Helfer, der die Kniekehle mit beiden Händen fasst und einen leichten Druck ausübt.
- Bein am Fuß fassen und kontinuierlichen Zug in der Längsachse ausüben.
- Repositionsergebnis durch Anmodellieren der Vakuummatratze im Knie-, Knöchel- und Beckenbereich fixieren.

Patellaluxation

Die Patella steht nach lateral luxiert in Höhe der äußeren Femurkondyle. Beim Versuch, das Bein zu strecken, spannt der Pat. schmerzbedingt reflektorisch die Oberschenkelstrecker an.

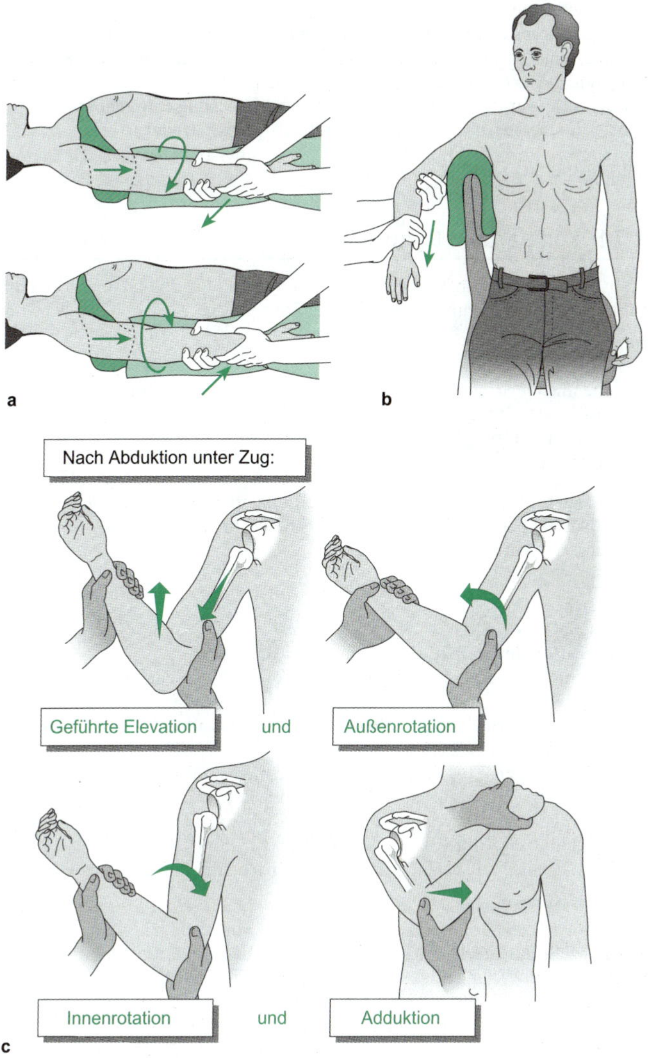

Abb. 11.7 Schulterluxation [L190]
a) Reposition nach Hippokrates
b) Reposition nach Arlt
c) Reposition nach Kocher

- Gelegentlich „Verbalnarkose“ ausreichend, ansonsten Sedierung.
- Druck auf die Patella von lateral ist sinnlos und führt lediglich zu einer weiteren Verkrampfung.

- Kniekehle und Ferse des Pat. fassen.
- M. quadriceps entspannen – soweit möglich – durch passive Beugung des Hüftgelenks und Umsetzung des resultierenden Längengewinns der Streckmuskulatur in eine schrittweise Kniestreckung.
- Reposition der Patella bei ausreichender Kniestreckung entweder spontan oder durch vorsichtigen Druck gegen die Patella von lateral.

Sprunggelenkluxation

Meistens Luxationsfraktur. Reposition ▶ 11.7.2.

11.7.5 Kompartmentsyndrom

Definition Störung von Motorik, Durchblutung und Sensibilität einer Gliedmaße infolge Drucksteigerung innerhalb einer Faszienloge.

Symptomatik
- Schwellung der Extremität
- Zunehmende Schmerzen, bes. beim Strecken der Muskulatur
- Sensibilitätsstörung
- Motorische Störung
- Pulsdefizit

Kurzanamnese Z. n. Fraktur, Luxation, stumpfem Weichteiltrauma, evtl. Folge von primär als Bagatellverletzung imponierenden Ereignissen (z. B. Muskelfaserriss), Liegetraumata.

Sofortdiagnostik
- Basischeck (▶ 4.1.2)
- Puls, SpO_2, RR, EKG
- **Inspektion und Palpation** im Seitenvergleich:
  - Druckschmerz, ggf. blass-livides Hautkolorit, ggf. Bein kühler als Gegenseite
  - Umfangvermehrung (Gegenseite, abschätzbar über C-Griff beider Hände)
  - Blickdiagnose bei manifestem Kompartmentsy.: Prall geschwollene, stark schmerzende, verfärbte und hypotherme Extremität mit eingeschränkter aktiver und passiver Beweglichkeit, periphere Pulse schwach
- **Durchblutung, Motorik und Sensibilität** (zunehmende Hypästhesie, am Unterschenkel z. B. beginnend im Zwischenzehenraum I/II) kontrollieren.

Sofortmaßnahmen
- O_2-Gabe (▶ 1.7.3, ▶ 1.23)
- Betroffene Extremität flach lagern und ruhig stellen
- Alle abschnürenden oder drückenden Verbände entfernen
- I. v. Zugang mit Infusion (Ringeracetat ▶ 1.23)
- Analgesie, z. B. mit Esketamin 0,125 mg/kg KG oder fraktionierter Gabe von Fentanyl 0,1 mg
- Ggf. vorsichtige Sedierung, z. B. mit Midazolam 2,5 mg

Transport Immer auch bereits bei V. a. Kompartmentsy. Transport in die nächste chirurgische Abteilung.

Prinzipien der Weiterbehandlung Ruhigstellung und Kühlung, kontinuierliche Überwachung, ggf. Logendruckmessung, bei V. a. Kompartment großzügige Eröffnung, Fasziotomie und offene Weiterbehandlung.

- Erst im Endstadium eines Kompartmentsy. sind die peripheren Pulse nicht mehr palpabel!
- Im hämorrhagischen Schock sind die peripheren Pulse oft nicht oder nur schlecht palpabel → Kapillardurchblutung und die Hauttemperatur im Seitenvergleich beurteilen.

11.7.6 Amputationsverletzungen

Definition Traumatische Abtrennung einer Gliedmaße, meist nur subtotal.

Symptomatik Schwere Weichteilverletzung mit Knochendurchtrennung und Durchtrennung großer Nerven- und Gefäßbündel.

Kurzanamnese Meist schwere Quetschung durch umgefallene Gegenstände (z. B. Maschine, Baum, Balken), seltener Scherkräfte oder scharfe Gewalteinwirkung.

Sofortdiagnostik

- Basischeck (▶ 4.1.2)
- Puls, SpO_2, RR, EKG
- Bei subtotaler Amputation Überprüfen der Durchblutung des peripheren Extremitätenabschnitts

Sofortmaßnahmen

- O_2-Gabe (▶ 1.7.3, ▶ 1.23)
- Möglichst großlumiger i. v. Zugang mit Infusion (Ringeracetat ▶ 1.23), bei stammnaher Amputation oder Mehrfachverletzten mehrere i. v. Zugänge zur Volumensubstitution
- Analgesie, z. B. fraktionierte Gabe von Fentanyl 0,1 mg oder Esketamin 0,125 mg/kg KG
- Ggf. vorsichtige Sedierung, z. B. mit Midazolam 2,5 mg
- Ggf. Narkose (▶ 3.3) und Intubation (▶ 3.4.4)
- Zügige und vor allem schonende Rettung des Verletzten
- Bei starken Blutungen Kompressionsverband, ggf. Tourniquet anlegen (▶ 2.6), Stumpf steril abdecken
- Bei stammnahen Verletzungen ggf. A. axillaris in der Axilla oder A. femoralis in der Leistenbeuge manuell abdrücken
- Stumpf hochlagern. Bei stammnaher Oberschenkelamputation Vakuummatratze anmodellieren
- Bei subtotaler Amputation Versorgung nach den Grundsätzen einer offenen Fraktur (▶ 11.7.1): Wunden steril abdecken, arterielle Blutungen mit Druckverband versorgen (▶ 2.6), Extremität grob reponieren und schienen
- Evtl. sind Amputatteile für die Bildung eines prothetisch besser versorgbaren Stumpfs verwendbar → Amputat immer mitnehmen

Amputatversorgung

(▶ Abb. 11.8).

- Das Amputat ohne weitere Manipulation in einen sauberen Plastikbeutel einpacken und diesen verschließen.
- Diesen Beutel in einen zweiten, mit kaltem Wasser und einigen Eisstückchen gefüllten Beutel eintüten. – Auf den Einsatzfahrzeugen sind meist Amputatbeutelsets vorhanden.

Transport Immer schonender und zügiger Transport in die nächste (replantations-)chirurgische Abteilung mit Voranmeldung.

Prinzipien der Weiterbehandlung Gesichtspunkte einer möglichen Replantation: Gesamtzustand des Verletzten (weite Indikationsstellung bei isolierter Amputation im Gegensatz zum Polytrauma und bei Schock), Wundverhältnisse und Zustand von Amputat und Stumpf (gut zur Replantation geeignet sind glatte Amputationsverletzungen ohne zusätzliche Weichteilschädigung). Lokalisation der Amputation (Indikation zur Replantation: Daumen-, Mehrfinger- und Großzehenamputationen sowie alle proximaleren Amputationsformen, Nasenspitze, Ohr, Penis).

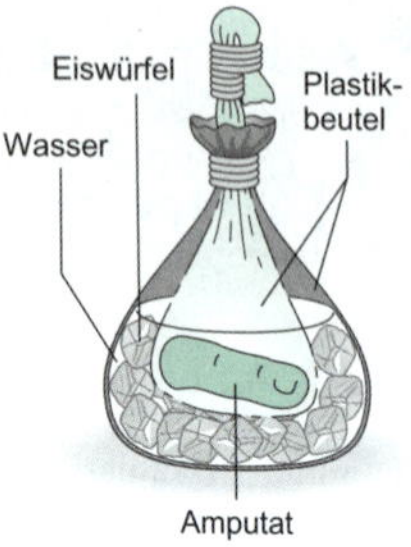

Abb. 11.8 Amputatverpackung [L190]

- Bei Kühlung (ca. 4 °C) kann die Überlebenszeit des Amputats verlängert werden.
- Ein direkter Kontakt des Amputats mit Eis muss vermieden werden (Gefahr von Erfrierungen).
- Möglichst frühzeitig ILS zur Abklärung der Möglichkeit einer Replantation in einem Zentrum einschalten (ggf. RTH).
- Bei eingeklemmtem Pat. oder eingeklemmtem Transplantat evtl. getrennter Transport von Pat. und Amputat.
- **Notamputation** (▶ 2.4) oder Vervollständigung einer subtotalen Amputation sind nur als **letzte Option** zulässig.
- Möglichst kein Setzen von Klemmen.
- Wenn Tourniquet erforderlich, auf ausreichende Breite achten und Anlagezeit dokumentieren.

11.8 Polytrauma

Ulrich v. Hintzenstern, Stefan Schulz-Drost und Harald Strauss

Ablaufschema ▶ Abb. 11.9, Kinder ▶ 12.5.1.

Symptomatik

- Lebensbedrohliche Mehrfachverletzung.
- **A** Verlegung des Atemwegs: Blutung, Schwellung, HWS Verletzung, Bewusstlosigkeit.
- **B** Respiratorische Insuffizienz, ggf. Tachypnoe AF > 30/Min.
- **C** Schock, äußere und innere Blutung (Thorax, Abdomen, Becken, Oberschenkel).
- **D** Beeinträchtigung des Bewusstseins: Desorientiertheit, Bewusstseinstrübung, Bewusstlosigkeit. Störung der Pupillenfunktion.
- **E** Schmerzen, Unterkühlung.

Kurzanamnese

- Häufigste Unfallursache: Verkehrsunfälle → oft relativ junge Pat. (männlich ca. 70 %, weiblich ca. 30 %) ohne bedeutende Vorerkr.
- Sturz aus großer Höhe (> 3 m)
- Arbeitsunfall, Suizid, Gewaltverbrechen

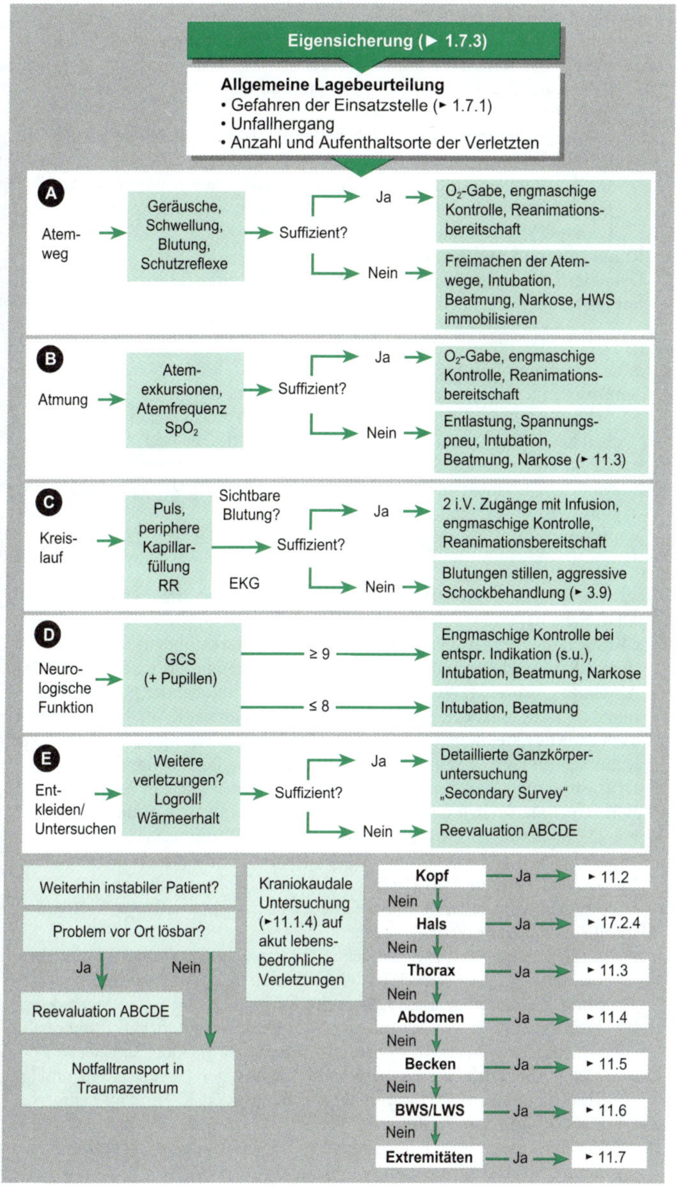

Abb. 11.9 Ablaufschema Polytrauma-Erstversorgung [L157]

Sofortdiagnostik

- Basischeck (▶ 4.1.2) (initiale Beurteilung = „primary survey“):
  - **A** Atemweg frei? HWS immobilisiert?
  - **B** Auskultation: Belüftung der Lungen? Pathologisches Atemmuster? SpO_2, AF.
  - **C** Äußere Blutung? Schockzeichen? Periphere Kapillarfüllung > 2 s?, Puls, RR, EKG.
  - **D** GCS, Pupillenfunktion (mittelweit?, isokor?, Lichtreaktion prompt?)
  - **E** Komplett entkleiden, den Pat. achsengerecht auf die Seite drehen („logroll“), Temperatur?
- Kraniokaudale Untersuchung (▶ 11.1).
- Detaillierte Anamnese und körperlicher Untersuchung („secondary survey“) nur bei stabilem Pat., keine Verzögerung des Transports.

- Kreislaufgesunde, junge Menschen können auch größte Volumenverluste relativ lange durch eine Tachykardie kompensieren.
- „Schock vor Schädel“: Die Behandlung von extrakraniellen Schockursachen hat immer Vorrang vor einer Versorgung des SHT („C“ vor „D“).
- Die durch Analgesie, Sedierung bzw. Narkose verschleierte Beschwerdesymptomatik spielt für die innerklinische Diagnostik (Sonografie, CT) keine wesentliche Rolle.
- Patientenangaben wegen retrograder Amnesie evtl. falsch.

Sofortmaßnahmen Prioritätenorientierte Ther. („treat first what kills first“, cABCDE-Schema).

- **c** Kritische Blutung nach außen erkennen und sofort stoppen, z. B. Abdrücken, RR-Manschette max. aufpumpen, Tourniquet, provisorisches Abbinden
- **A** Atemweg sichern, HWS stabilisieren (Stifneck®). Intubation (▶ 3.4.4), Beatmung (▶ 3.4.8) und Narkose (▶ 3.3), ggf. Notkoniotomie (KAP), bei (drohender) Verlegung des Atemwegs (z. B. Gesichts- oder Halsverletzungen, eingeschränkte Schutzreflexe, GCS ↓), respiratorischer Insuff., Hinweisen auf intrakranielle Drucksteigerung, stärksten Schmerzen. Beatmungsparameter ▶ 3.4.8
- **B** Thorax untersuchen und Atemfunktion sicherstellen, O_2-Gabe (▶ 1.7.3, ▶ 1.23). Spannungspneumothorax ausschließen. Pleuradrainage der verletzten Seite (▶ 2.10.1), ggf. auch der Gegenseite. Entlastungspunktion oder Fingerthorakostomie, falls Drainage nicht unmittelbar verfügbar
- **C** Blutungen kontrollieren und geeignete Gefäßzugänge anlegen, Kreislauf stabilisieren, ggf. Beckengurt anlegen
  - Äußere Blutungen durch manuelle Kompression oder Kompressionsverband versorgen (▶ 2.6). Offene Wunden, Frakturen, Körperhöhlen steril abdecken
  - Mind. 2 großlumige **i. v. Zugänge** mit Infusion (zuerst 1–2 l Ringeracetat, dann ggf. HAES, (▶ 1.23), massive Volumensubstitution; ggf. „Pulmonalis-Schleuse“ bzw. Emergency-Infusion-Device® bzw. Shaldon-Katheter (▶ 2.7.1). Aber auch „permissive Hypotonie“ erwägen (Systole ca. 90 mmHg)
  - Tranexamsäure: bei schweren Blutungen 20 mg/kg KG und im hämorrhagischen Schock frühestmöglich von 2 g i. v. erwägen
  - Bei schwerer innerer Blutung unverzüglicher Transport in geeignete Klinik zur operativen Ther.
- **D** Bewusstseinslage, Motorik und Sensibilität erfassen: GCS und Pupillenfunktion, Lateralisierungszeichen, z. B. Herdblick

- **E** Vollständige Entkleidung des Pat., Untersuchung des Rückens (den Pat. achsengerecht auf die Seite drehen – Logroll)
- **Lagerung:** Wirbelsäule und verletzte Extremitäten ruhigstellen und Wunden versorgen
- **Wärmeerhalt sicherstellen:** Vorheizen des NAW bei geschlossenen Türen, Wolldecken, Rettungsfolie, erwärmte Infusionslösungen. **Cave:** Hypothermie vermeiden
- **Analgesie:** Bei fehlender Intubations- und Beatmungsmöglichkeit (z. B. während technischer Rettung) z. B. Esketamin 0,125–0,5 mg/kg KG, ansonsten möglichst potente Opioide, z. B. Fentanyl fraktioniert 0,1 mg. **Cave:** Ateminsuff.
- **Sedierung,** z. B. mit fraktionierten Gaben von Midazolam 1–2,5 mg

Transport

- Möglichst frühzeitig geeignete Zielklinik (Traumazentrum) auswählen („get the right patient to the right hospital at the right time"), Abklärung der Aufnahmefähigkeit und Anmeldung durch ILS veranlassen
- Möglichst frühzeitig RTH anfordern, z. B. bei V. a. Wirbelsäulentrauma, schweres SHT, Verbrennungen, weiter entferntem Traumazentrum, langer technischer Rettung.
- Lagerung auf Vakuummatratze bzw. Spineboard, Extremitäten achsen- und rotationsgerecht (an-)lagern.
- Instabiler Zustand: z. B. bei V. a. innere Blutung schnellstmöglicher Transport in die nächste chirurgische Fachabteilung mit Voranmeldung, sofern ein Team aus Anästhesie und geeigneten chirurgischen Fachdisziplinen bereitsteht und Blutkonserven vorrätig sind.
- Stabiler Zustand: Verlegung in eine geeignete chirurgische Abteilung oder nach Möglichkeit in ein Traumazentrum.

> **!** Die Überlebenschance des Pat. hängt auch von der Versorgungszeit vor Ort ab („on scene time"). Daher zügige Grundversorgung etablieren und schnellen Transport anstreben („treat in street", „work and go"): „on scene time"! < 20 Min. wünschenswert.

Prinzipien der Weiterbehandlung Versorgungspriorität:

- Blutungen (OP, Angiografie): thorakal, abdominell, Becken, selten an den Extremitäten.
- SHT: Sub- oder epidurale Blutungen.
- Zunehmende oder inkomplette Querschnittslähmung.

> - Immer an Kombinationsverletzungen denken. Je nach Unfallmechanismus nach möglichen Mehrfachverletzungen suchen.
> - **Technische Rettung** (z. B. eines im Kfz eingeklemmten Pat.) erst **nach** optimaler Versorgung durch NA, d. h. nach orientierender Erstuntersuchung (▶ 4.1.2) und Sicherung der Vitalfunktionen. „Crush-Rettung" bei Gefahr im Verzug (z. B. brennendes Fahrzeug, (drohender) Kreislaufstillstand.
> - Auch während der technischen Rettung engmaschige Kontrolle der Vitalfunktionen → kontinuierliches Monitoring. Minimum: Pulsoxymetrie.
> - **Bergungstod:** plötzlicher Tod nach technischer Rettung durch unzureichende vorherige Sicherung der Vitalfunktionen.
> - Gegenstände bei Stich- und Pfählungsverletzungen nicht entfernen, ggf. auf Transportmaß kürzen.

11.9 Schussverletzungen

Uwe Lehmann

Einteilung der Schussverletzungen nach der Geschwindigkeit des Geschosses Die Schwere der Verletzung hängt von der Geschwindigkeit des Geschosses und deren Masse ab.

- **Niedriggeschwindigkeitsverletzungen:**
  - Projektilgeschwindigkeit ≤ 300 m/s
  - Meist durch zivile Waffen (Luftgewehr, Pistole)
  - Zerreißen und Zerquetschen des Gewebes beim Auftreffen des Projektils
- **Hochgeschwindigkeitsverletzungen:**
  - Projektilgeschwindigkeit > 600 m/s
  - Meist durch militärische Waffen
  - Zerreißen und Zerquetschen des Gewebes beim Auftreffen des Projektils
  - Bildung einer Höhle entlang der Schussrichtung
  - Verursachung einer ausgeprägten Schockwelle beim Auftreffen des Projektils → Verletzungen auch weit außerhalb des eigentlichen Schusskanals möglich
- Sonderfall **Schrotschussverletzungen:**
  - Niedrige Projektilgeschwindigkeit (ca. 300 m/s)
  - Hohe Gesamtmasse des Geschosses → kinetische Energie fast wie bei Hochgeschwindigkeitsgeschossen
  - Meist aus kurzer Distanz abgefeuert → Geschoss hat noch eine hohe Dichte → ausgeprägte Weichgewebeverletzungen

Symptomatik Abhängig von der betroffenen Körperregion sind für schwere Schussverletzungen der einzelnen Körperregionen folgende Symptome charakteristisch:

- **Kopf:** verminderte Ansprechbarkeit, Bewusstlosigkeit.
- **Körperstamm:** Schock, paradoxer Puls, Einflussstauung im Bereich der Halsvenen (Perikardtamponade), Pneumo-/Hämatothorax, Hämoptoe, Dyspnoe, Hautemphysem (Bronchialverletzung).
- **Extremitäten:** Frakturzeichen (▶ 11.7.1), fehlende peripherer Pulse.

Kurzanamnese Angaben über die verwendete Waffe und nähere Tatumstände können Hinweise über das Verletzungsausmaß geben:

- Handwaffe, Gewehr, Schrotschuss?
- Feuermechanismus (Einzelfeuer, semiautomatisch, automatisch)?
- Kaliber?
- Distanz Waffe ↔ Verletzter?

Sofortdiagnostik

- Basischeck (▶ 4.1.2).
- Puls, SpO_2, RR, EKG.
- Schockzeichen? Kapilläre Füllungszeit?
- **Auskultation:** Pneumothorax?
- **Inspektion:** Pat. vollständig entkleiden. Anzahl und Art der Wunden sind wesentlich bei der Beurteilung des Schusskanals und der Anzahl der Geschosse:
  - **Einschusswunde:** Rund oder oval, in Abhängigkeit von der Distanz der Waffe Verbrennung der Haut in 1–2 mm Umgebung, Schürfungen an der Eintrittsstelle und Schmauchspuren in der Umgebung.
  - **Ausschusswunde:** Zerreißung der Ränder der meist sternförmigen Wunde, Fehlen der Charakteristika der Einschusswunde.

Sofortmaßnahmen

> **Eigenschutz**
> Waffe nicht berühren, Laufrichtung beachten!

Basismaßnahmen grundsätzlich wie beim stumpfen Trauma:
- O_2-Gabe (▶ 1.7.3, ▶ 1.23)
- Bei GCS < 9 (▶ 8.2.3) oder drohender Atemwegsverlegung Intubation (▶ 3.4.4) und Beatmung (▶ 3.4.8)
- Zwei möglichst großlumige i. v. Zugänge mit Infusion (Ringeracetat, später evtl. HAES ▶ 1.23)
- Blutstillung durch Kompressionsverbände (▶ 2.6), bei deren Versagen Abbinden mit Blutdruckmanschetten
- Wundversorgung (sterile Verbände)

Extremitätenverletzung:
- Motorik, Durchblutung und Sensibilität überprüfen
- Periphere Pulse schwer tastbar → alternativ Kapillarpuls am Großzehennagel: Bei einseitiger Verzögerung der Nagelbettfüllung → V. a. Gefäßverletzung.
- Schussbrüche reponieren und schienen.
- Auf Begleitverletzungen achten (Gefäß-, Nervenverletzung).

Kopf-/Halsverletzung: Bei schwieriger Intubation aufgrund von Schussverletzungen des Mittelgesichts, des Mund-/Rachenraums und des Unterkiefers Koniotomie (▶ 3.4.6).

Abdomenverletzung:
- Bei Rumpfeinschüssen immer den Rücken inspizieren (Ausschuss!)
- An kombinierte thorako-abdominale Verletzung denken
- Steriler Wundverband, auch bei Eviszeration (dann möglichst angefeuchtete Kompressen)

Thoraxverletzung:
- An kombinierte thorako-abdominale Verletzung denken.
- Schusswunden mit luftdurchlässigem sterilem Verband versorgen (auch bei großen, offenen Thoraxwandverletzungen).
- Bei Brustkorbeinschuss Thoraxdrainage prophylaktisch legen.
- Bei Pneumo- oder Hämatothorax Thoraxdrainage (▶ 2.10.1, nicht durch den Schusskanal!).
- Bei V. a. Bronchial-, Trachealverletzung (Hautemphysem, schwere Dyspnoe, Hämoptoe) Intubation (▶ 3.4.4) und Beatmung (▶ 3.4.8), Thoraxdrainagen bds. (▶ 2.10.1).
- Bei Kreislaufinstabilität Volumenersatz (▶ 5.9), Intubation (▶ 3.4.4) und PEEP-Beatmung (▶ 3.4.8), Thoraxdrainage (▶ 2.10.1).
- Bei einem massiven Hämatothorax (> 1.000 ml initialer Blutverlust), persistierender Blutung und Kreislaufinstabilität Thoraxdrainage ggf. abklemmen.
- **Perikardpunktion** (▶ Abb. 11.10): bei V. a. Herztamponade (therapierefraktärer Schock, Einflussstauung, paradoxer Puls) nach Ausschluss

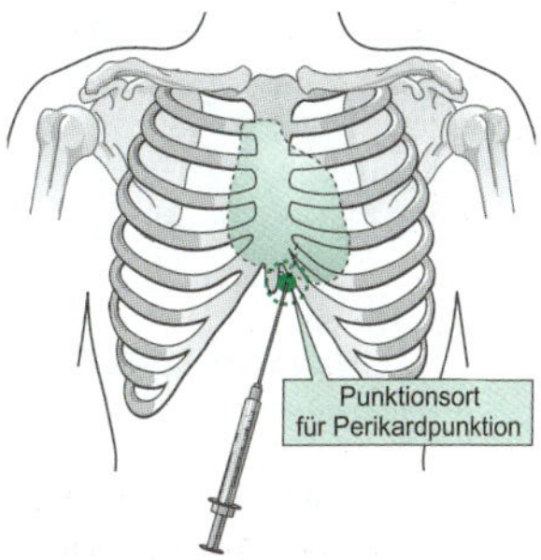

Abb. 11.10 Perikardpunktion [L190]

eines Pneumothorax, falls vorhanden mit Sonografiekontrolle unter EKG-Monitoring und in Defibrillationsbereitschaft mit Punktionsnadel (16 G oder 18 G), 3-Wege-Hahn und Spritze (z. B. 20 ml):
- 1–2 cm subxiphoidal parasternal, in einem Winkel von 45° zur Frontalebene einstechen (Stichrichtung auf das Zentrum der linken Skapula zu).
- Nadel unter Aspiration vorschieben, dabei auf EKG-Veränderungen achten.
- Bei Blutaspiration das Blut abziehen, danach den 3-Wege-Hahn schließen. Die Nadel nicht entfernen. Aspirierte Blutmenge dokumentieren.
- Bei wieder eintretender Symptomatik erneut aspirieren.
- Umgehender Transport in eine Klinik unter Begleitung des Arztes, der die Punktion durchführte.

Transport Mit Sondersignalen. Auswahl der erstversorgenden Klinik:
- Bei **peripheren Schussverletzungen** grundsätzlich schnellstmöglicher Transport in die nächste chirurgische Klinik.
- Bei **Schädelverletzungen** Klinik mit Neurochirurgie.
- Bei **Thorax-/Abdomenverletzung** mit Kreislaufinstabilität Klinik mit leistungsfähiger Infrastruktur (Blutbank, Anästhesie, OP-Bereitschaft).
- Bei **Thoraxverletzung** mit Luftleck und/oder Hämatothorax und/oder Perikardtamponade Klinik mit Herz-, Thorax- und Gefäßchirurgie.

Prinzipien der Weiterbehandlung Rö-Diagnostik, evtl. endoskopische Diagnostik, Antibiose und schnellstmögliche definitive chirurgische Versorgung.

!
- Kombinierte thorako-abdominale Verletzungen sind auch durch **ein** Projektil möglich.
- Auch beim Gebrauch von Schreckschusswaffen können nach entsprechender Manipulation an der Waffe perforierende Schussverletzungen auftreten.
- Abgesprengte Knochenstücke oder abgebrochene Fragmente einer Geschosskugel können in den Weichgeweben ebenfalls wie ein Geschoss wirken.
- Auch bei einer verletzten Extremität ohne Ischämiezeichen und mit tastbaren Pulsen ist eine Arterienverletzung nicht auszuschließen (temporärer Verschluss des Arterienwanddefekts durch kleine Hämatome → spätere Blutung jedoch möglich).
- Bei thorako-abdominalen Schussverletzungen kardiopulmonale Reanimation bis zum definitiven Ausschluss einer Perikardtamponade (Perikardfenster, Thorakotomie) fortsetzen.
- Der Herz-/Kreislaufstillstand ist im Gegensatz zum stumpfen Trauma prognostisch günstiger.
- Notthorakotomiebereitschaft rechtzeitig anmelden.
- Alle Symptome und Befunde ausreichend dokumentieren (ggf. Fotodokumentation).
- Kleidung des Verletzten asservieren.
- Polizei verständigen.

11.10 Verbrennung/Verbrühung

Ulrich v. Hintzenstern und Harald Strauss

Definition Verbrennung/Verbrühung → Freisetzung zahlreicher Mediatoren („Verbrennungstoxine") aus der verbrannten Subkutis → „Verbrennungskrankheit", eine schwere Systemerkr. („Systemic Inflammatory Response Syndrom, SIRS").

Tab. 11.4 Einteilung der Verbrennungsgrade		
Grad 1		Starke Schmerzen glatte, gerötete Haut trockener Wundgrund
Grad 2	Oberflächlich	Starke Schmerzen, Brandblasen
	Tief	Haut wirkt zerfetzt, abblassende Hautrötung, feuchter Wundgrund, Abnahme der Schmerzen
Grad 3		Derbe, nicht verschiebliche Haut, weißlicher Wundgrund, keine Schmerzen
Grad 4		Verkohlung

Symptomatik

- Die Symptomatik der Verbrennung/Verbrühung ist abhängig vom Verbrennungsgrad (▶ Tab. 11.4).
- **Sonderform:** Elektroverbrennung (11.12) durch Stromeinwirkung mit hohen Spannungen (> 1.000 Volt). Typische Schäden, die leicht übersehen und oft unterschätzt werden:
  - Ein- bzw. Austritt des Lichtbogens = Ein- bzw. Austrittsmarke: u. U. jeweils eurostückgroße, tiefe drittgradige Verbrennung.
  - Knochennahe Verkochungen von Muskulatur, Nerven und Gefäßen auch bei unauffälligen Hautverhältnissen möglich.

Kurzanamnese Heiße Flüssigkeit, Wasserdampf, Herdplatte, Brand, Explosion, Strom, Strahlung, mechanische Reibung.
Befragung von Ersthelfern und/oder Einsatzleiter:

- Unfallhergang (z. B. Zimmerbrand, Elektroverbrennung, Verkehrsunfall, V. a. Suizid, Stichverletzung, Schussverletzung).
- Sonstige Gefahreneinwirkungen (z. B. ABC-Kontaminationsgefahr) am Unfallort (4A1C4E-Regel ▶ 1.8.1)?
- Zustand des Pat. beim Auffinden (Bewusstsein, Hinweise auf Begleitverletzungen?).

Sofortdiagnostik

- Basischeck (▶ 4.1.2)
- Puls, SpO_2, RR, EKG
- Kraniokaudale Kurzuntersuchung (▶ 11.1) nach Entfernen der Kleidung mit Schere (vitale Begleitverletzungen?)
- Ausdehnung der **Verbrennung** grob abschätzen:
  - Überwiegender bzw. dominierender Verbrennungsgrad (▶ Tab. 11.4)?
  - Verbrannte Körperoberfläche (% VKOF, ▶ Abb. 11.11)
  - ! Die Ausdehnung wird meist überschätzt, die Tiefe unterschätzt!
- Hinweise auf **Inhalationstrauma:**
  - **Rauchinhalation:** Gesicht und Atemwege verrußt, Husten, obstruktive Ventilationsstörung, Stridor
  - **Reizgase:** Augentränen, laufende Nase, Brennen der Schleimhäute, Reizhusten, obstruktive Ventilationsstörung, retrosternales Brennen, Stridor; selten Lungenödem bei massiver Exposition
  - **Thermisches Inhalationstrauma:** verbrannte Lippen und Nasenlöcher, Stridor.
  - **Toxische Gase:** Übelkeit, Sehstörungen, Kopfschmerzen, Kraftlosigkeit, Bewusstlosigkeit, Herz-Kreislauf-Versagen
  - Starkstromverletzung (Strommarken, s. o., ▶ 11.12)?
- **Inspektion:** Mund- und Rachenraum (Schleimhautödem → Verlegung der Atemwege)

11

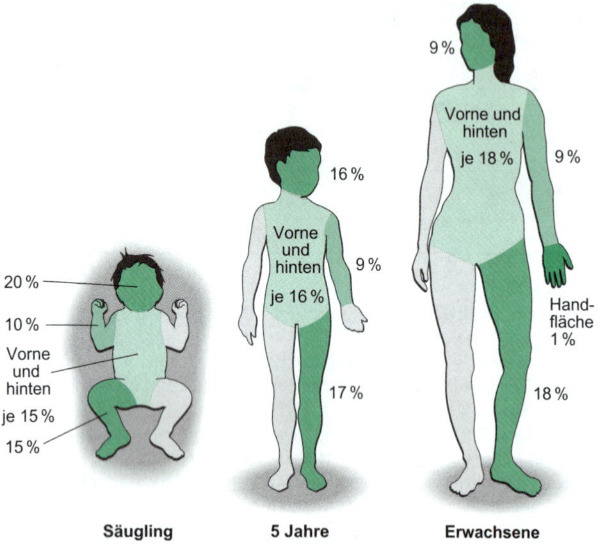

Abb. 11.11 Figurenschema zur Neunerregel [L190]

Sofortmaßnahmen

- Rettung des Pat. aus der Gefahrenzone (unter Beachtung der Eigensicherung, ▶ 1.8.3):
  - Brennende Kleidung mit Decke ersticken
  - Ggf. Stromkreis unterbrechen, Eigenschutz beachten!
- O_2-Gabe (▶ 1.7.3, ▶ 1.23)
- Mehrere möglichst großlumige i. v. Zugänge (Ringeracetat ▶ 1.23):
  - Meist können periphere Venenverweilkanülen platziert werden: übliche Punktionsstellen an den Unterarmen, Vena jugularis externa, ggf. beidseitig
  - Schuhe schützen vor thermischer Einwirkung, daher Fußvenen nutzen
  - Notfalls auch durch verbrannte Haut punktieren
- Lagerung je nach Begleitverletzung und Kreislaufzustand: ggf. Schocklagerung
- Ggf. Stifneck® und Vakuummatratze
- **Thermisches Inhalationstrauma:** sofortige Intubation (▶ 3.4.4) und kontrollierte Beatmung (▶ 3.4.8)
- **Rauch- und Reizgasinhalation:**
  - O_2-Gabe (▶ 1.7.3, ▶ 1.23), bei Ateminsuff. Intubation (▶ 3.4.4) und kontrollierte Beatmung (▶ 3.4.8). Symptomatische Ther. mit β_2-Mimetika i. v. (▶ 7.2). Kortikoide inhalativ (Wirksamkeit nicht bewiesen und kontrovers diskutiert, aber offiziell zugelassen)
  - Mind. 48 h stationäre Beobachtung auch bei leichten Symptomen (**Cave:** Spätlungenödem)

- **Inhalation toxischer Gase** (z. B. CO, Zyanide, Nitrosegase): O_2-Gabe (▶ 1.7.3, ▶ 1.23), ggf. Intubation (▶ 3.4.4) und kontrollierte Beatmung (▶ 3.4.8) mit $F_iO_2 = 1{,}0$. Bei Somnolenz i. v. Gabe von Natriumthiosulfat 100 mg/kg KG. Infusion von Hydroxocobalamin 70 mg/kg KG über 10 Min. i. v. (Kinder und Erw.). **Cave:** Gabe von Natriumthiosulfat nicht indiziert, da sich beide Substanzen neutralisieren.

> !
> - Bei V. a. Inhalationstrauma (▶ 9.7) bedenken, dass nicht immer eine Kombination aller Inhalationsschäden vorliegen muss.
> - Thermisches Inhalationstrauma: Glukokortikoide kontraindiziert!

Venenzugänge bei Schwerstbrandverletzten

- Prinzipiell möglichst großlumige Zugänge primär an unverletzten Stellen legen
- Ggf. periphere Venen im verbrannten Areal punktieren und sehr vorsichtig gut mit Mullbinden fixieren, ggf. annähen
- Bei der Kühlung des Pat. auf die Zugänge und ihre Fixierung achten
- Bei hochgradig und großflächig verbrannten Pat. ist die V. subclavia Zugangsweg der Wahl (keine besondere Lagerung erforderlich)

Intubation Brandverletzter (▶ 3.4.4).

- **Indikation:**
  - Zunehmender Stridor, schwere Dyspnoe, Tachypnoe, Atemstillstand
  - Glasgow Coma Scale < 8 (▶ 8.2.3)
  - Thermisches Inhalationstrauma (Lippen und Nasenlöcher verbrannt)
  - Verbrennungen im Gesicht mit beginnender enoraler Schwellung und längerem Transportweg, spätestens bei zunehmendem Lippenödem (später monströse Schwellungen und damit erschwerte Intubation)
  - Verbrennungsausdehnung > 20 % KOF (mit massiven Schmerzen bzw. Schock)
- **Tubusauswahl:**
  - Möglichst mit Low-pressure-Cuff, da spätere Umintubation evtl. schwierig.
  - Bei Erw. ID ≥ 7,0 mm (32 Ch) → Bronchoskopiemöglichkeit.
- **Beatmung** mit F_iO_2 1,0. Bei Inhalationstrauma pulmoprotektive Ventilation (ggf. PCV): „High"-PEEP ≥ 12 cmH_2O, AZV 6 ml/kg Idealgewicht, Atemfrequenz: 18–26/Min. an pCO_2 bzw. Kapnometrie orientiert.

Analgesie Brandverletzter

- **Erw.:** Opioid mit schnellem Wirkungsbeginn, z. B. Fentanyl 1,5–3,0 µg/kg KG (70 kg KG → 0,1–0,2 mg) i. v. oder Sufentanil 5–10–20 µg nach Wirkung fraktioniert i. v. **Cave:** ohne Intubation keine Sedativa oder Hypnotika (Atemdepression).
- **Kinder:** in Notfällen nicht „kooperativ", venöser Zugang schwierig zu legen → zunächst Esketamin 2–4 mg/kg KG i. m., dann venösen Zugang beim „bewusstlosen" Kind legen (ggf. intraossäre Nadel ▶ 12.1.6, kein ZVK). Gleichzeitige Gabe von Atropin 0,01 mg/kg KG i. v., bei Säuglingen 0,02 mg/kg KG i. v. wegen möglicher Hypersalivation, Nachgabe von Esketamin i. v. nach Bedarf, ca. 0,5–1 mg/kg KG.

> !
> - Wegen der wesentlich häufigeren Albträume sollte statt Ketamin immer Esketamin verwendet werden.
> - Ketamin muss 2- bis 3-fach höher dosiert werden als Esketamin.

Narkose Brandverletzter

- **Analgetika:** Bereits präklin. großzügige Dosierung, da in der Klinik eine Wundversorgung in Narkose ansteht, z. B. Fentanyl initial mind. 5,0 µg/kg KG i. v. oder Sufentanil 5–10–20 µg fraktioniert i. v., danach nach Klinik weiter mit Boli von 5–10 µg
- **Relaxierung:** Suxamethonium – beim akut Brandverletzten nicht problematischer als bei der Routineanwendung – zur Intubation erlaubt: 1–1,5 mg/kg KG. Bei entsprechender Indikation (SHT, hoher Beatmungsdruck, zirkuläre Verbrennung des Thorax) weitere Relaxierung mit nicht depolarisierenden Muskelrelaxanzien, z. B. Vecuronium 0,1 mg/kg KG
- **Sedativa:** z. B. Diazepam. Erw. 2,5–10 mg i. v., Säuglinge und Kleinkinder 1 mg/kg KG, Schulkinder 0,5 mg/kg KG i. v.
- Weitere Gaben jeweils nach Bedarf und Kreislaufsituation

Infusionstherapie brandverletzter Erwachsener

- Initial beim verbrannten Pat. 1.000 ml Ringeracetat (▶ 1.23) zügig infundieren (auch bei Herzinsuff.), danach weitere kristalloide Infusion mit Zurückhaltung. Andere Lösungen mit freiem Wasser (z. B. Glukose 5 %, Halbelektrolytlösung) vermeiden.
- Kolloide nur bei V. a. Begleitverletzungen mit inneren Blutungen und persistierender schwerer Hypotonie (RR < 70 mmHg), ca. 1.000 ml Ringeracetat (▶ 1.23) während der Versorgung und auf dem Transport, dann mehrere Infusionen parallel laufen lassen, Druckbeutel verwenden.

Infusionstherapie brandverletzter Kinder

- Volumenbedarf schwierig einzuschätzen. Überinfusion unbedingt vermeiden. In der ersten Stunden 20 ml/kg KG i. v. Ringeracetat (▶ 1.23). Bei Begleitverletzungen 10 ml/kg KG Kolloide zusätzlich.
- Das ermittelte Infusionsvolumen stellt einen Richtwert dar, ggf. müssen die Volumina unter Beachtung der Klinik etwas erhöht werden.
- Bei Säuglingen unbedingt Spritzenpumpe oder Infusionsbesteck mit Dosierkammer verwenden.

Erstbehandlung des thermischen Traumas Die sog. „Kaltwasserbehandlung" ist nicht weiter Erstmaßnahme des Rettungsdienstes, sondern ist Laienmaßnahme. Der Brandverletzte begibt sich selber unter eine Dusche oder wird von Laienhelfern im Bereich der Brandverletzungen mit Wasser gekühlt. Jedes optisch sauber wirkende Wasser (ca. 20 °C) eignet sich zum Kühlen (z. B. Wasserhahn, Dusche, Gartenschlauch, Löschfahrzeug). Kinder können auf dem Arm eines Erw. (z. B. Mutter) unter einer Dusche kurz gekühlt werden.

> **!** Zu Vermeiden sind in jedem Fall Auskühlung und Zeitverlust. Kältezittern ist zu vermeiden (Erhöhung des Sauerstoffverbrauchs!). Der Körperstamm ist daher im weiteren Verlauf der Behandlung vor weiterer Auskühlung zu schützen (Abdeckung mit Metalline®-Folien, darüber ggf. Decke legen). Decken nicht direkt auf die ungeschützte Wunde legen!

- **Verbrennungen ohne Begleitverletzungen:** kurze Initialkühlung (2 Min.) durch Laien. Nach Übernahme der Behandlung durch den Rettungsdienst sofortige Beendigung dieser Maßnahme und reguläre Versorgung für den Abtransport.
- **Verbrennungen mit Begleitverletzungen:**
  - Art und Umfang der Verletzungen können am Unfallort nicht abgeschätzt werden, jegliche Kühlungsmaßnahmen stellen einen kritischen Zeitverlust dar und müssen unterbleiben.

- Folgeschäden durch Körperbewegungen (Wirbelsäulenfrakturen, Extremitätenfrakturen mit Gefäßbeteiligung usw.) müssen vermieden werden.
- Die Versorgung erfolgt wie bei jedem Traumapat. (▶ 11.1).
- Ggf. ist der bei der kraniokaudalen Untersuchung erhobene Befund derart zeitrelevant (z. B. Blutungen in Körperhöhlen), dass die Versorgung der Verbrennungen nachrangig ist → Hauptbefund hat Primat bei der Auswahl der Aufnahmeklinik (NA muss sich ggf. vehement durchsetzen!). Jede nahe gelegene Klinik mit chirurgisch-operativer Behandlungskapazität muss in solchen Fällen einen derartigen Pat. aufnehmen und die Blutungsproblematik behandeln.
- Die Behandlung des NA konzentriert sich auf die Sicherung der Vitalparameter und sofortigen, schnellstmöglichen Transport (**Cave:** WS-Verletzungen, SHT, offene Frakturen).

- **Verbrennung mit Kontamination (ABC):** Dekontamination (Personal unter ABC-Schutz) außerhalb der Klinik (Zeltsystem) unter Beachtung möglicher Begleitverletzungen, keine Kühlmaßnahmen extra durchführen. Nach Sichtung durch LNA Transport in Kompetenzzentrum.

Transport Immer Transport in die nächste chirurgische Notaufnahme mit Voranmeldung. Ausnahme: kontaminierte Pat. (ABC).

- **Ambulante Behandlung:** gesunde Erw. mit < 5–10 % VKOF, ≤ 1° oder oberflächlich 2°, nicht durch Strom verursacht.
- **Stationäre Behandlung:** gesunde Erw. mit > 10 % VKOF und ab tiefer 2-gradiger Verbrennung. Kinder, alte Menschen und chron. kranke Pat. Verbrennungen von Händen, Füßen, Genital- und Analbereich, im Gesicht, sowie Hals und über Gelenke hinwegziehend.
- **Intensivmedizinische Behandlung:** Erw. ab 15–20 % VKOF 2- bis 3-gradig, Kinder und alte Menschen ab 10 % VKOF 2- bis 3-gradig. Inhalationstrauma (Hitze, Gase, Rauch), Stromverletzungen, chron. Begleiterkr., Begleitverletzungen.

Prinzipien der Weiterbehandlung

- Diagnostik und klin. Erstversorgung (Begleitverletzungen und Verbrennungen)
- Versorgung des Brandverletzten, ggf. in Rücksprache mit Spezialklinik. Bei CO-Intox. ggf. Transport des Pat. in ein Druckkammer-Zentrum zur hyperbaren Sauerstoffther. (HBO) zur Vermeidung schwerwiegender Spätschäden (Myokard, ZNS)
- Frühzeitige operative Abtragung sämtlicher Verbrennungsnekrosen
- Sofortige, dauerhafte Deckung der Defekte mit Eigenhaut (Meshgraft), passagere Deckung mit Kunsthaut oder Spenderhaut

- Schwerwiegende Begleitverletzungen werden leicht übersehen, da man sich von den Brandverletzungen beeindrucken lässt → gründliche Untersuchung (Bewusstlosigkeit: SHT oder CO-Vergiftung).
- Die Verbrennungsausdehnung und -tiefe kann am Unfallort bei starker Verrußung des Pat. oft nur mangelhaft eingeschätzt werden.
- Informationen über Stromverletzungen unbedingt dokumentieren.
- Der Transport vom Unfallort direkt in ein Brandverletztenzentrum ist nicht zwingend indiziert (z. B. große Entfernung). Jede chirurgische Notaufnahme ist in der Lage, eine adäquate Erstversorgung durchzuführen. Von dort aus schnellstmögliche Kontaktaufnahme mit einem Verbrennungszentrum, später Weiterverlegung.
- Burn-pac® bei kurzen Transportstrecken nicht sinnvoll.

- Keine Salben, Cremes oder Eis anwenden.
- Brennende Flüssigkeiten (z. B. Benzin) können nicht mit Wasser gelöscht werden → Pulverlöscher verwenden.

11.11 Verätzungen

Rolando Rossi

11.11.1 Kutane Verätzungen

- **Säureverätzung:** Koagulationsnekrose, d.h. oberflächliche, scharf begrenzte Schädigung der Haut bzw. Schleimhaut z. B. Essig-, Salz-, Schwefelsäure. Selten.
- **Laugenverätzung:** Kolliquationsnekrose, d. h. tief gehende Schädigung von Haut und Schleimhaut mit diffuser Ausbreitung und Bildung sog. Alkali-Albuminate. Mehrzahl aller Verätzungsunfälle in Haushalt und Betrieben, z. B. Natronlauge (Airbag-Trennmittel), Zement.

Die Erstversorgung von Säuren- und Laugenverätzungen ist grundsätzlich gleich und erfolgt im Sinne der Behandlung einer „chemischen Verbrennung".

Symptomatik Der Schweregrad der Verätzung (▶ Tab. 11.5) ist abhängig von Substanzart, Menge, Konzentration und Einwirkdauer. Ausprägungsformen: Meist örtlich eng begrenzte, oberflächliche Hautreizung. Seltener flächenhafte und/oder tief gehende Schädigung der Haut und ggf. des Unterhautgewebes.

- **Säureverätzung:**
  - Verfärbung bzw. Verschorfung.
  - Sehr starke, brennende oder stechende Schmerzen.
  - Stridor ist Hinweis auf tiefer liegende Schädigung.
  - Mund-Rachenbefund ist nicht aussagefähig bezüglich innerer Schädigungen.

Tab. 11.5 Einteilung der Schweregrade von Verätzungen

Grad	Symptomatik	Prognose
Erstgradige Verätzung	**Epidermale Schädigung** mit Schmerz, Rötung, Schwellung	Vollständige Regeneration möglich
Zweitgradige Verätzung	**Dermale Schädigung** mit Schmerz, Blasen, Ulzeration, Flüssigkeitsaustritt, Schorfbildung	Narbige Abheilung
Drittgradige Verätzung	**Subdermale Schädigung** mit Nekrosen aller Hautschichten, Schädigung von Nerven, Blutgefäßen möglich	Defektheilung (meist Hauttransplantation erforderlich)

- **Laugenverätzung:**
  - Unscharf begrenzte, gelatineartige, weich gequollene Nekrosen.
  - Eher dumpfe oder in der Tiefe bohrende Schmerzen.
- **Komplikationen** zusätzlich zur lokalen Schädigung:
  - Störungen im Respirationssystem (Inhalationstrauma, Larynxödem).
  - Verätzungen im (oberen) Gastrointestinaltrakt (Ingestionsschaden).
  - Vergiftungserscheinungen des Gesamtorganismus (z. B. Herz-Kreislauf-Insuff., akutes Nierenversagen, Gerinnungsstörungen. Selten, jedoch hohe Letalität).
- **Sonderfall Flusssäure-Verätzung:** Neben der säuretypischen lokalen Schädigung mit stärksten Schmerzen bei primär relativ wenig sichtbarer Schädigung kommt es zur kutanen oder inhalativen Resorption von Fluoridionen und Komplexbildung mit dem Serumkalzium → akute Hypokalzämie mit zerebraler Symptomatik analog der Hyperventilationstetanie (▶ 7.6).

Kurzanamnese

- Akzidentelles Ereignis (Unachtsamkeit im Arbeitsbereich, im Haushalt)?
- Suizidale Handlung? Ingestion weiterer Substanzen (Alkohol, Medikamente)?
- Zeitpunkt des Ereignisses, Art, Menge und Konzentration der Substanz? Einwirkzeit? Erstmaßnahmen?

Sofortdiagnostik

> Eigenschutz beachten: Handschuhe und ggf. Schutzbrille tragen, Kontamination vermeiden.

- Basischeck (▶ 4.1.2).
- Puls, SpO_2, RR, EKG.
- **Inspektion** des betroffenen Areals:
  - Rötung, Blutung, Schorfbildung?
  - Typische Verfärbung: Salzsäure → weißliche Beläge, Schwefelsäure → bräunlich-schwarze Beläge, Salpetersäure → gelbliche Beläge.
- Abschätzung der Tiefe und flächenmäßigen Ausdehnung in % der KOF (▶ 11.10).
- Substanzproben und Behälter asservieren (Eigenschutz!).
- Hinweise auf Ingestion (Verätzungen an Lippen und im Mund, ▶ 11.11.2)?
- **Hinweise auf systemische Störungen** (nach Resorption größerer Mengen): Tachykardie, Ateminsuff., Schocksymptome?

Sofortmaßnahmen

- **Dekontamination:**
  - Einwirkung der Substanz beenden, ggf. zunächst durch Rettung aus dem Gefährdungsbereich (Eigenschutz!). Gelegentlich Rettung erst durch Zuziehung technischer Hilfe möglich.
  - Lüftung des Raums, Entfernen betroffener Kleidung.
  - Trockenes Alkali zunächst abwischen/abbürsten.
  - Betroffenen Körperteil sofort intensiv abspülen (Wasser, Infusionslösung) über mind. 15 Min. (Eigenschutz, Spritzer vermeiden).
  - Augenspülung z. B. mit NaCl 0,9 % mittels Infusionssystem oder ins Auge eingelegter O_2-Brille.
  - Bei Kontinuitätserhalt der Epidermis (Schweregrad 1 und ggf. 2): Betroffenes Areal mit Wasser und Seife waschen, anschließend sterile Wundabdeckung.
- Möglichst großlumiger **i. v. Zugang** mit Infusion kristalloider Lösung entsprechend den Richtlinien zur Verbrennungsbehandlung (▶ 11.10).

- **Analgesie,** z. B. mit Esketamin 0,125 mg/kg KG i. v. oder Morphin 2–5 mg i. v., ggf. wiederholen.
- **Sedierung,** z. B. mit mgi. v.Midazolam 1–3 mg i. v.
- Bei Inhalation antiphlogistische Ther. mit Prednisolon 2 mg/kg KG i. v. (ggf. wiederholen) erwägen. Wegen umstrittener Wirksamkeit und potenzieller NW keine generelle Empfehlung für inhalative/systemische Glukokortikoide (▶ 9.7.1).

Sonderfall Flusssäure-Verätzung
Lokale Kalziumapplikation (Kalziumglukonat-getränkte Tupfer auflegen, evtl. lokale Umspritzung mit einer Mischung aus Kalzium 10 % und Lokalanästhetikum) und i. v. und i. a. Applikation von 10–20 ml Kalziumglukonat 10 % sowie 10 ml Magnesiumsulfat 10 %.

Transport

- Immer Transport in chirurgische Klinik, da die Ausdehnung in der Primärphase kaum eingeschätzt werden kann.
- Grundsätzlich stationäre Einweisung bei Schädigung > 5 % KOF, bei Beteiligung des Gesichts (Inhalation, Ingestion), von Gelenkregionen bzw. dem Genitale.
- Gezielte Vorinformation des Krankenhauses mit der Bitte, ggf. schon im Vorlauf Informationen zur Ther. der Verätzung (z. B. über Vergiftungszentralen) einzuholen.
- Bei V. a. Augenbeteiligung stets ophthalmologische Untersuchung.

Prinzipien der Weiterbehandlung Fortsetzen der Dekontamination, z. B. weitere Spülung bzw. chirurgische Maßnahmen (Débridement), bei Hinweisen auf systemische Resorption Labordiagnostik und Ther. der systemischen Störungen (Leber, Niere). Bei ausgedehnten Verätzungen evtl. Verlegung in Verbrennungszentrum.

- Nach Resorption größerer Mengen von Na- und K-Phosphatverbindungen Hypokalzämie durch Bildung von Kalziumphosphat-Komplexen möglich.
- Keine Milch- oder Kohlezufuhr.
- Keine lokale Ther. mit Salben, Cremes etc. im Rahmen der Erstversorgung.
- Keinesfalls „Neutralisationsversuche" (z. B. Applikation von $NaHCO_3$ nach Säureverätzung), da thermische Schäden durch Reaktionswärme möglich.
- Den Pat. in jedem Fall nüchtern lassen, um eine operative Ther. (Narkose) nicht zu erschweren.

11.11.2 Perorale Verätzungen

- **Säureverätzung:** Koagulationsnekrose, d. h. oberflächliche, scharf begrenzte Schädigung der Haut bzw. Schleimhaut z. B. Essig-, Salz-, Schwefelsäure. Selten.
- **Laugenverätzung:** Kolliquationsnekrose, d. h. tief gehende Schädigung von Haut und Schleimhaut mit diffuser Ausbreitung und Bildung sog. Alkali-Albuminate. Mehrzahl aller Verätzungsunfälle in Haushalt und Betrieben, z. B. Natronlauge (Airbag-Trennmittel), Zement.

Definition Durch Ingestion von Säure oder Lauge Schleimhautirritation, -nekrose oder -perforation der Lippen, des Mund-Rachen-Raums, Ösophagus und oberen GIT. **Sonderform:** Inhalation ätzender Dämpfe mit Schädigung der oberen Larynxödem (→ Atemwegsverlegung) und unteren Atemwege und der Lunge (Lungenödem, Pneumonitis).

Symptomatik

- **Schweregrad** der Verätzung abhängig von Substanzart, Menge, Konzentration und Einwirkdauer
- **Ausdehnung:** meist örtlich eng begrenzte, oberflächliche Schleimhautreizung mit Rötung und Ödem, evtl. oberflächliche Blutungen, seltener auch flächenhafte und/oder tief gehende Schädigung der Schleimhaut und ggf. des Unterhautgewebes in Mund-Rachen-Raum, Kehlkopfbereich, Ösophagus, Magen. Primär meist schwer einschätzbar, v. a. keine verlässliche Beurteilung von Schäden in Ösophagus/Magen
  - **Säureverätzung:** scharf begrenzt, Oberfläche pergamentartig verändert mit Verfärbung bzw. Verschorfung. Sehr starke, brennende bzw. stechende Schmerzen
  - **Laugenverätzung:** unscharf begrenzte, aufgequollene, gelatineartige Veränderungen. Eher dumpfe oder in der Tiefe dumpf bohrende Schmerzen
- **Komplikationen** zusätzlich zur lokalen Schädigung:
  - Störungen im Respirationssystem (Inhalationstrauma)
  - Vergiftungserscheinungen des Gesamtorganismus (nach Resorption) mit Störung von Bewusstsein, Atmung, Herz-Kreislauf-System, Wasser-Elektrolyt- und/oder Säure-Basen-Haushalt sowie des Gerinnungssystems
- Retrosternale Schmerzen (ösophageale Schädigung)
- Bluterbrechen, später blutige Diarrhö (stärkere GIT-Schädigung)
- Zeichen des akuten Abdomens (Perforation)
- **Sonderfall:** Phenole, Kresole (> 5 %): Hypersalivation, Schwitzen, zentralnervöse Störungen bis zu Krämpfen, Atem- und Kreislaufinsuff., akutes Nierenversagen

- Nach Ingestion (größerer) Mengen von Säure bzw. Lauge häufig Hypovolämie und Kreislaufinstabilität → ausreichende Volumensubstitution.
- Nach Laugeningestion (Kardiaspasmus mit verlängerter Einwirkzeit im distalen Ösophagusdrittel) Perforation und Mediastinitis möglich. Spätschäden: Ösophagusstriktur, Karzinombildung.
- Nach Säureingestion Magenperforation (im Pylorusbereich) möglich (verlängerte Einwirkzeit, da Pylorusöffnung erst nach Einstellung eines alkalischen Milieus im Duodenum), Spätschäden: Pylorusstriktur, Karzinombildung.

Kurzanamnese

- **Akzidentelles Ereignis:** Unachtsamkeit im Arbeitsbereich, im Haushalt; ungeeignete Behältnisse, z. B. „Limonadenflasche" zur Aufbewahrung von Ätzmitteln, Kind betroffen?
- **Zeitpunkt, Art und Menge** der aufgenommenen Substanz. Die Ingestion von > 5 ml konzentrierter anorganischer oder organischer Säuren ist potenziell gefährlich.
- **Verhalten** nach Ätzmittelingestion (Erbrechen, häufig wird Milch getrunken).

- **Suizidale Handlung?**
- Bei Erw. auf depressive Verstimmung? Ingestion weiterer Substanzen, Alkohol, Medikamente?

Sofortdiagnostik

- Basischeck (▶ 4.1.2)
- Puls, SpO_2, RR, EKG
- **Inspektion** des einsehbaren Mund-Rachen-Raums:
  - Speichelfluss, Blutung, Verschorfung?
  - Typische Verfärbung: Salzsäure → weißliche Beläge, Schwefelsäure → bräunlich-schwarze Beläge, Salpetersäure → gelbliche Beläge.
- Beteiligung der Atemwege, ggf. auch des Ösophagus → Stridor?
- Beteiligung der Augen?

Sofortmaßnahmen

- Sofortige, intensive **Spülung,** am besten mit Wasser (verdünntem Fruchtsaft, Tee, ggf. kann auch Milch verwendet werden). Pat. spülen und gurgeln lassen. Phenole mit Polyethylenglykol abwaschen. **Cave:** bei bewusstseinsgetrübten Pat. Aspirationsgefahr beachten → ggf. Intubation.
- Feste Partikel ausspülen, ggf. mit Tupfer abwischen.
- **Keine großen Mengen trinken lassen:** Kleinkinder max. 10–15 ml/kg KG, z. B. 100 ml, Erw. max. 250 ml (Risiko der Auslösung von Erbrechen).
- O_2-Gabe (▶ 1.7.3, ▶ 1.23).
- Atemwege freihalten, bei beginnender Atemwegsobstruktion frühzeitige Intubation (▶ 3.4.4) und Beatmung (F_iO_2 1,0; PEEP 5 cmH_2O, ▶ 3.4.8).
- Bei Inhalationstrauma (Heiserkeit, Stridor, Husten, Brennen) zur Verminderung der Schleimhautschwellung: Applikation von Glukokortikoiden, z. B. Prednisolon 2 mg/kg KG i. v. erwägen. Inhalative/systemische Glukokortikoiden wegen umstrittener Wirksamkeit und potenzieller NW nicht generell empfohlen (▶ 9.7.1, ▶ 11.10).
- Möglichst großlumiger i. v. Zugang mit Infusion größerer Mengen kristalloider Lösungen bzw. kolloidaler Volumenersatzmittel bei Hinweisen auf Hypovolämie.
- Analgesie, z. B. Metamizol 10 mg/kg KG i. v., Fentanyl 1 µg/kg KG i. v.
- Antiemetika, z.B. Ondansetron bis 1 mg i. v.
- Alle verdächtigen Behältnisse evtl. eingenommener Substanzen asservieren.
- **Sonderfall:** Phenole, Kresole (> 5 %): Symptomatische Behandlung der Krämpfe z. B. mit Midazolam 3–5 mg i. v., Infusion kristalloider Lösungen zur Diuresesteigerung, Medizinalkohle (0,5–1 g/kg KG p. o.).

Transport

- Immer Transport in chirurgische oder internistische Klinik mit Bronchoskopie-/Endoskopieeinheit und möglichst HNO-Fachabteilung, da die Ausdehnung in der Primärphase kaum eingeschätzt werden kann und meist wiederholte Endoskopien erforderlich sind.
- Gezielte Vorinformation des Krankenhauses mit der Bitte, ggf. schon im Vorlauf weitere Informationen zur Ther. der Verätzung (z. B. über Vergiftungszentralen) einzuholen.

Prinzipien der Weiterbehandlung Fortsetzung der Maßnahmen zur Sicherung freier Atemwege und suffizienter Kreislaufverhältnisse sowie der Dekontamination, z. B. weitere Spülung bzw. chirurgische Maßnahmen (Débridement). Endoskopie, ggf. dabei Magenspülung und Sondenplatzierung (Strikturprophylaxe). Ggf. Tracheo-, Bronchoskopie. Stationäre Beobachtung für mind. 24 h bei Hinweisen auf systemische Schädigungen. Bei Perforation Antibiotikather.

- **Kein Erbrechen** auslösen (erneute Exposition der Ösophagusschleimhaut, Aspirationsgefahr).
- **Keine Magensonde** legen (Perforationsgefahr).
- Schädigungen im Bereich des Ösophagus, ggf. auch des Magens ohne sichtbare Verätzungen im Mund-Rachen-Raum möglich.
- Medizinalkohle bei Verätzungen wegen fehlender Adsorptionswirkung bzw. des Risikos der Auslösung von Erbrechen nicht sinnvoll. Ausnahme: Phenole, Kresole.
- Antazida und H_1- bzw. H_2-Blocker sind bei Verätzungen wirkungslos.
- Handspülmittel sind normalerweise unproblematisch. Maschinenspülmittel können hingegen erhebliche Schäden erzeugen.

11.12 Stromunfall

Rolando Rossi

Eigensicherung bei Stromunfällen Strenge Beachtung der Eigensicherung bei jedem V. a. Stromunfall (auch ▶ 1.8.3):

- Vor Patientenkontakt Stromkreis unterbrechen (Gerät abschalten, Netzstecker ziehen, Sicherung herausnehmen). Falls nicht möglich, Verunfallten mit trockener Holzlatte, Besenstiel oder Seil vom spannungsführenden Teil trennen. Dabei auf folgende Voraussetzungen achten: isolierter Standort (Gummiplatte, Holzbrett), Patientenkontakt mit bloßen Händen vermeiden (Gummihandschuhe, trockene Tücher um die Hände wickeln), kein Kontakt des Retters mit Metallteilen oder feuchtem Boden. Bei der Rettung zur Vermeidung eines Lichtbogens (> 5.000 °C) Abstand zu stromführenden Teilen einhalten (mind. 1 cm je 1.000 Volt, z. B. 4 m bei Hochspannungsunfall).
- Bei Hochspannung Rettung nur mithilfe technischer Rettungskräfte („Elektrofachkraft", ggf. Feuerwehr): Spannungsleiter freischalten, gegen Wiedereinschalten sichern, Spannungsfreiheit feststellen, erden und kurzschließen, benachbarte, unter Spannung stehende Teile abdecken oder abschranken. Erst nach eindeutiger Freigabe durch die technischen Rettungskräfte Gefahrenzone betreten.

Schädigungsmuster

- Entscheidend für die Schädigung sind Spannung, Stromstärke, Hautwiderstand, Stromtyp, Dauer der Einwirkung und Weg durch den Körper (Durchströmung von Herz, Gehirn und Rückenmark).
- Der Hautwiderstand wird bestimmt durch Feuchte, Dicke und Gefäßdichte.
- Schädigung: Nerven > Gefäße > Muskeln > Haut > Sehnen > Fett > Knochen.
- 30 % der Pat. haben Arrhythmien, Zellschäden am Herzen mit Koronarspasmen, Katecholaminfreisetzung und Kammerflimmern durch „R-auf-T-Phänomen" (Wechselstrom) bzw. Asystolie (Gleichstrom).
- Atemstillstand durch Zwerchfell-Thoraxmuskel-Spasmus und/oder direkte Schädigung des Atemzentrums.
- Schädigung bei Stromweg durch Kopf-Rumpf-Bereich wesentlich größer als bei Einwirkung an den unteren Extremitäten.
- Sondersituation: Schwangere.

Symptomatik

- Primäre (strombedingte) oder sekundäre (hypoxische, durch Atemstillstand bedingte) Bewusstlosigkeit, Desorientiertheit, Amnesie, Erregung.

- Tetanische Muskelkontraktion („Klebenbleiben" an Stromquellen > 10 mA).
- Primärer/sekundärer Atem- und/oder Kreislaufstillstand.
- Evtl. pektanginöse Symptome.
- Dyspnoe, evtl. Apnoe.
- Krampfanfälle.
- Spastische Paresen (häufig inkomplett) mit geringen sensiblen Ausfällen.
- Verbrennungen.
- „Blitzsyndrom" bei Hochspannungsunfall: Bewusstlosigkeit, vorübergehende Lähmung, Blitzfigur (farnkrautartige Hautveränderungen, „Tannenbaummuster").
- Begleitverletzungen, z. B. durch Sturz von Leiter.

- Schulterluxation, Muskelverletzungen, Sehnenaus- und -abrisse durch strombedingte Muskelkontraktion möglich.
- Das Ausmaß innerer Verletzungen ist entlang gut leitender Gefäß-Nerven-Straßen am größten, aber nicht am Ausmaß der äußeren Verletzungen einschätzbar.
- Elektrounfälle sind häufig mit Stürzen verbunden → gezielt nach Begleitverletzungen suchen, ggf. wie bei V. a. WS-Verletzung (▶ 11.6) behandeln.

Kurzanamnese ▶ Tab. 11.6
- Akzidentelles Ereignis (Berufsunfall, Heimwerker) oder suizidale Handlung?
- Niederspannungsunfälle: „Do-it-yourself"-Elektroarbeiten, defekte bzw. nicht isolierte Elektrogeräte und -leitungen, Benutzung von elektrischen Geräten (Föhn) im Bad.
- Hochspannungsunfälle: Arbeiten an Starkstromanlagen, unvorsichtiges Hantieren mit Aluminiumleitern in der Nähe von Hochspannungsleitungen, Unfälle im Bereich von Bahnhöfen und Gleisanlagen.
- Blitzunfall: Tätigkeit im offenen Gelände (z. B. Landwirtschaft) bzw. Aufenthalt unter Bäumen.
- Zeitpunkt des Ereignisses?
- Art, Höhe und Dauer der Stromeinwirkung?

!
- Wechselspannung ist 3 × gefährlicher als Gleichspannung bei vergleichbarer Spannung/Stromstärke.
- Niederspannung führt zu elektrophysiologischen (Kammerflimmern v. a. durch Wechselstrom), Hochspannung vorrangig zu elektrothermischen Schäden (Verbrennung).

Tab. 11.6 Typische Spannungsbereiche (Niederspannung < 1.000 V, Hochspannung > 1.000 V)

Haushaltsstrom	230 V bzw. Drehstrom 400 V, Wechselspannung, 50 Hertz
Straßenbahn	500 V Gleichspannung
Eisenbahn	15.000 V Wechselspannung, 16,6 Hertz
Hochspannung	Bis 380.000 V Wechselspannung
Sonderform: Blitzunfall	Mega-Volt-Bereich

Sofortdiagnostik

- Basischeck (▶ 4.1.2).
- Puls, SpO_2, RR, EKG (sämtliche Rhythmusstörungen möglich).
- Inspektion des betroffenen Areals:
  - Strommarke (umschriebene Verbrennung an Ein- und Austrittsstelle). Hinweis auf tiefer liegende Gewebsschäden: Ausgeprägte Schwellung, palpable Verhärtung, Sensibilitätsstörungen proximal der Eintrittsmarke, oft sind innere Verbrennungen nur zu erahnen.
  - Flächige Brandverletzungen (Blitz und Lichtbogen).
- Kraniokaudale Untersuchung (▶ 11.1): Ausschluss von Verletzungen des Bewegungsapparats, z. B. Frakturen (▶ 11.7.1), Muskel-, Weichteilverletzungen bzw. Verbrennungen (▶ 11.10) und/oder Rauchinhalation (▶ 9.7.1).
- Untersuchung von Motorik und Sensibilität (▶ 8.2.5, ▶ 8.2.7).

Sofortmaßnahmen

- O_2-Gabe (▶ 1.7.3, ▶ 1.23).
- Möglichst großlumiger i. v. Zugang mit kristalloider Infusion.
- Bei großflächigen oberflächlichen Verbrennungen: Volumensubstitution wegen innerer Schädigungen meist deutlich mehr als bei Verbrennung (▶ 11.10), ansonsten nach Kreislaufsituation (z. B. ml/h = ½ kg KG × % VKOF).
- Atem- und/oder Kreislaufstillstand: CPR-Standardvorgehen bei Kammerflimmern bzw. Asystolie (▶ 3.5.3)
- 12-Ableitungs-EKG (Arrhythmie? Ischämiezeichen?)
- Arrhythmiebehandlung:
  - Supraventrikuläre, sympathikotone Arrhythmie → vorrangig: Sedierung, Analgesie (s. u.).
  - Ggf. β-Blocker, wie Metoprolol 2,5–10 mg i. v.
- Analgesie, z. B. Esketamin 0,125 mg/kg KG i. v. oder Fentanyl 0,1–0,2 mg i. v., ggf. wiederholen.
- Sedierung, z. B. Midazolam 2–5 mg i. v.
- Stifneck®, Schaufeltrage, Vakuummatratze.
- Strommarken steril abdecken.

Transport Großzügige Indikation zur Krankenhauseinweisung und Beobachtung (Ausdehnung innerer Schäden in der Primärphase kaum einschätzbar, Arrhythmien in den ersten 6 h). Grundsätzlich **stationäre** Einweisung bei

- Hinweisen auf zerebrale Beteiligung (Synkope o. Ä.).
- Kardialen Arrhythmien und/oder Angina-pectoris-Beschwerden.
- Pat. mit Herzschrittmacher bzw. AICD-Träger (Fehlfunktion, Totalausfall).
- Anhaltende Auffälligkeiten im (12-Ableitungs-)EKG.
- Schwangeren.
- Verbrennungen, Weichteilschädigungen, Begleitverletzungen.

Prinzipien der Weiterbehandlung Überwachung der respiratorischen und kardialen Funktion. Klinikentlassung bei Wohlbefinden, unauffälligem 12-Ableitungs-EKG bzw. schneller Rückbildung der initialen EKG-Veränderungen.

- Durch Stromschluss bedingt können auch Gegenstände wie Werkzeuge, Maschinen, Regenrinnen oder Blechdächer unter Spannung stehen.
- Auf Leitern oder Gerüsten stehende Stromopfer können bei Spannungsabschaltung (Muskelentkrampfung) abstürzen → Sicherungsmaßnahmen ergreifen (z. B. Helfer bei Pat. zum „Auffangen" positionieren, evtl. Sprungtuch).

- Volumenbedarf wird (bei ausgedehnten inneren Verletzungen) häufig unterschätzt → kontinuierliches Monitoring, ggf. großzügige Volumengabe.
- Typische Fehler: Übersehen von Begleitverletzungen durch Stromeinwirkung oder Sturz, z. B. Wirbelsäule.

Sondersituation: Blitzunfall
Vorgehen wie bei Stromunfall (s. o.) bzw. Verbrennung (▶ 11.10).
Besonderheiten:
- Mechanismen: direkter „Einschlag", Durchströmung eines Objektes (z. B. Baum) mit Weiterleitung/Überschlag, Schrittspannung.
- Extrem hohe Spannungen (durchschnittlich 10–30 MegaVolt), Stromstärken bis über 300.000 Ampère, Expositionszeit nur Sekundenbruchteile.
- Stromfluss hauptsächlich auf der Körperoberfläche („flashover", Tannenbaummuster) und nicht durch den Körper → Hautverbrennungen häufiger als innere Verletzungen.
- Häufig mehrere Personen betroffen; gute Reanimationschancen, deshalb „inverse Triage-Regel": sofortiger CPR-Beginn (nach üblichen Regeln), Zurückstellung der Behandlung ansprechbarer Personen.
- Schädigung vom Stromweg im Körper abhängig:
  - Sofortige Bewusstlosigkeit bei Durchströmung des Kopfs.
  - Kreislaufstillstand (Asystolie bzw. Kammerflimmern) bei Beteiligung des Herzens.
  - Atemstillstand durch Muskelkontraktion mit progredienter Hypoxie.
  - Trommelfellruptur (Knalltrauma).
  - Augenverletzungen („Verblitzen").

11.13 Strahlenunfall

Michael Wucherer

Symptomatik

- **Externe Bestrahlung:** Schädigung von Dosisleistung und Expositionszeit abhängig (▶ Tab. 11.7, ▶ Tab. 11.8).
- **Hautkontamination, Inkorporation:** keine Akutsymptomatik.

Tab. 11.7 Messgrößen radioaktiver Aktivität und Strahlung

Größe	Definition	Einheit	Bemerkung
Aktivität	Anzahl radioaktiver Kernumwandlungen pro Zeiteinheit	Bq (Becquerel)	Frühere Einheit 1 Ci = $3{,}7 \times 10^{10}$ Bq = 37 GBq
Äquivalentdosis	Energiedosis, bewertet mit der vorliegenden Strahlenart	Sv (Sievert)	Frühere Einheit 1 rem = 0,01 Sv Für Rö- und γ-Strahlung gilt: 1 R ≅ 1 rad = 1 rem = 0,01 Gy = 0,01 Sv

Tab. 11.7 Mögliche Intubationspositionen *(Forts.)*

Größe	Definition	Einheit	Bemerkung
Äquivalentdosisleistung	Äquivalentdosis pro Zeiteinheit	Sv/h	Natürlicher Strahlenpegel: ca. 0,1 µSv/h Gammastrahlung
Effektive Dosis	Organ-/Gewebe-gewichtete Äquivalentdosis bei inhomogener Exposition	mSv	Proportional zum zusätzlichen Risiko an Krebs zu sterben. Natürliche Strahlenexposition pro J. in Deutschland im Mittel 2,1 mSv (Grenzwerte für Personal 20 mSv/J, RD-Personal 250 mSv einmalig)

11

Tab. 11.8 Einteilung von akuten Strahlenschäden

Bestrahlungsregion	Dosis	Symptome
Teilkörper	> 3 Sv	Deutliches Erythem, Epilation der Haut (nach 3 Wo.)
	> 6 Sv	Ausgeprägtes Früherythem > 6 h
	> 50 Sv	Früherythem > 6 h Gewebezerfall, Geschwürbildung (nach 3 Wo.)
Ganzkörper	1–3 Sv	> 2–6 h: Leichte Übelkeit, kurzzeitig Kopfschmerzen
	3–6 Sv	> 0,5–1 h: starkes Erbrechen, ständiger Kopfschmerz, ggf. leichtes Früherythem, allgemeine Körperschwäche
	> 6 Sv	< 0,5 h: häufiges Erbrechen, sehr starker Kopfschmerz, schwach ausgeprägtes Früherythem, stark ausgeprägte Körperschwäche, Bewusstseinstrübung

Kurzanamnese

- Unfallhergang ermitteln.
- **Externe Bestrahlung:**
  - Unfall bei Bestrahlungseinrichtungen mit hoher Dosisleistung in der Industrie (Werkstoffprüfungen, Messtechnik, Sterilisation), Forschung und Medizin (z. B. Beschleuniger).
  - Abschätzung der Teil- bzw. Ganzkörperdosis durch Rekonstruktion des Unfallhergangs (Expositionszeit, Abstand zur Strahlenquelle).
- **Hautkontamination/Inkorporation:**
  - Unfall bei Transport von bzw. Umgang mit offenen radioaktiven Stoffen in der kerntechnischen Industrie, in Forschungseinrichtungen und in der Nuklearmedizin.
  - Abschätzung des Gefahrenpotenzials anhand der beteiligten Nuklide und deren Aktivität (offene α-Strahler!).

11

Sofortdiagnostik

- Basischeck (▶ 4.1.2)
- Puls, SpO_2, RR, EKG
- Kraniokaudale Untersuchung (▶ 11.1)
- Externe Bestrahlung: evtl. Hautrötungen (ab Dosen von 5 Sv nach einigen Stunden)
- Hautkontamination/Inkorporation: keine sichtbaren Schädigungen

Sofortmaßnahmen

> Die Strahlenexposition des RD-Personals durch die evtl. kontaminierte Unfallstelle bzw. den Strahlenunfallpatienten während der Erstversorgung ist außer in Extremfällen (KKW-GAU) minimal bzw. zu vernachlässigen. Hilfeleistung durch das RD-Personal hat absolute Priorität vor Strahlenschutzmaßnahmen.

- Ggf. Nachalarmierung der Feuerwehr bzw. des betrieblichen Strahlenschutzes.
- Selbstschutz (wie bei Infektionsgefahr!) durch Einmalhandschuhe (2 Paar), Mundschutz, Jacke oder Kittel (Armbedeckung) insbes. bei offenen radioaktiven Stoffen.
- Pat. ggf. aus Gefahrenzone retten.
- Messung der Strahlendosen durch Feuerwehr oder betrieblichen Strahlenschutz mittels Dosisleistungsmessgeräten → zusammen mit Zeitfaktor Abschätzen der Äquivalentdosis für Pat. bzw. Rettungsdienstpersonal. Bei offenen radioaktiven Stoffen Kontaminationsmessung einzelner Körperteile des Pat. bzw. des RD-Personals zur Abschätzung der Flächenaktivität der betroffenen Körperregionen (Angabe in Bq/cm^2 bzw. Imp./s).
- **Nach externer Bestrahlung** mit sehr hoher Dosis bestrahlte Körperteile steril abdecken.
- **Nach Hautkontamination:**
  - Kontaminierte Kleidung entfernen.
  - Inkorporation durch Abdecken offener Wunden und Körperhöhlen vermeiden.
- **Bei V. a. Inkorporation:**
  - Pat. Nase schnäuzen lassen.
  - Bei gesicherter Ingestion: Erbrechen auslösen bzw. Magenspülung (▶ 9.3.1).
- Pat. in jedem Fall immobilisieren (liegend lagern) und z. B. in Betttuch einwickeln, um die Weiterverbreitung von Radioaktivität zu vermeiden.
- Kontaktaufnahme mit einem regionalen Strahlenschutzzentrum (▶ Tab. 11.9).
- Verständigung eines nach dem Strahlenschutz-Recht ermächtigten Arztes (über ILS).
- Ermittlung der beteiligten Radionuklide.
- Nach Abschluss der Rettungsmaßnahmen Weiterverbreitung der Kontamination vermeiden:
  - Rettungspersonal auf Kontamination prüfen lassen, ggf. Kleidung wechseln.
  - Abfall (Kleidung, Taschentuch, Erbrochenes) sammeln und sicher verwahren.

Transport

- Medizinische Erstversorgung (Trauma/Krankheit) hat immer Priorität!
- Bei schweren Zusatzverletzungen oder -erkr. Transport in nächste geeignete Klinik mit Voranmeldung.
- Sonst immer Transport in das nächste regionale Strahlenschutzzentrum (▶ Tab. 11.9) mit Voranmeldung.

Tab. 11.9 Regionale Strahlenschutzzentren

Strahlenschutzentrum	Institution	Telefon
Berlin	Charité-Universitätsklinikum Klinik für Nuklearmedizin	(030) 4 50–55 73 38 Außerhalb der Dienstzeiten:(030) 4 50–65 70 24
Dresden	Uni-Klinikum „Carl Gustav Carus" der TU Klinik und Poliklinik für Nuklearmedizin	(03 51) 4 58–22 26
Düsseldorf	Heinrich-Heine-Universität Nuklearmedizinische Klinik	(0 24 61) 61–57 63
Greifswald	Uniklinikum Greifswald Klinik für Nuklearmedizin	(0 38 34) 86–69 89 Außerhalb der Dienstzeiten:(0 38 34) 86–70 01
Hamburg	Asklepios-Klinik St. Georg Abt. für Nuklearmedizin	(040) 18 18 85–23 71 Außerhalb der Dienstzeiten:(040) 18 18 85–41 73
Hannover	Medizinische Hochschule Hannover Abt. für Nuklearmedizin/ Stabsstelle Strahlenschutz und Abt. Medizinische Physik – OE 0020	(01 76) 15 32–30 82/-22 95 (Nuklearmedizin)
Homburg/Saar	Universitätskliniken des Saarlandes Abt. für Nuklearmedizin	(0 68 41) 1 62–22 01 Außerhalb der Dienstzeiten:(0 68 41) 1 62–33 05
Karlsruhe	Karlsruher Institut für Technologie Medizinische Abteilung	(07 21) 60 82–33 33
München	Städtisches Krankenhaus Schwabing Klinik für Unfallchirurgie und Orthopädie	(089) 30 68–26 00
Neuherberg	Helmholtz-Zentrum München Institut für Strahlenschutz	(089) 31 87–3990
Würzburg	Universität Würzburg Klinik und Poliklinik für Nuklearmedizin	(09 31) 201–4 44 00

Prinzipien der Weiterbehandlung

- **Externe Bestrahlung:** Behandlung der Ulzera, ggf. „Steril"-Ther. bzw. Knochenmarktransplantation.
- **Hautkontamination:** Dekontamination (waschen, spülen) und Überprüfung auf Inkorporation.
- **Inkorporation:** Inkorporationsmessungen, Dekorporation, Messung der Ausscheidungen. Bei kontaminierten Wunden durch α-Strahler ggf. chirurgische Intervention.

11

11.14 Kältetrauma

Ulrich v. Hintzenstern

- **Hypothermie:** Absinken der Körperkerntemperatur < ca. 35 °C. Akute Lebensgefahr bei Temperaturen < 30 °C (drohendes Kammerflimmern).
- **Erfrierung:** schwere lokale Gewebsschädigung, meist an den Akren (Zehen, Finger, Nase, Ohren).

Kurzanamnese

- Kälteexposition, z. B. durch Eiseinbruch, Berg-, Lawinen-, Ertrinkungs-, Tauchunfall, Seenotfall, Obdachlosigkeit.
- Begünstigende Faktoren:
  - Wind, Wasser, Feuchtigkeit.
  - Medikamenten-, Drogen- oder Alkoholintox. (Vasodilatation)
  - Periphere Mangeldurchblutung (pAVK).
  - Immobilisation aufgrund von Bewusstlosigkeit, Verletzungen oder Einklemmung.
  - Kachexie, höheres Lebensalter.

Sofortdiagnostik ▸ Tab. 11.10, ▸ Tab. 11.11

- Basischeck (▸ 4.1.2)
- Puls, SpO_2 (falls möglich), RR, EKG
- Temperatur (Hypothermie?)
- Neurologische Notfalluntersuchung (▸ 8.2)
- BZ-Stix (Hypoglykämie?)

Sofortmaßnahmen

„3 I" der präklin. Hyperthermietherapie: **I**mmobilisation, **I**solation und ggf. **I**ntubation.

- Pat. nur vorsichtig, möglichst horizontal bewegen und lagern (Schaufeltrage).
- Transport in wind- und wettergeschützten Raum (z. B. NAW, Hütte) zur Erstversorgung.

Tab. 11.10 Symptomatik der Erfrierungsstadien

Stadium	Betroffene Gewebeschichten	Symptomatik
Grad 1	Haut	Abkühlung, Blässe, Hyp- bis Anästhesie bei Wiedererwärmung: Rötung durch reaktive Hyperämie, mäßige Schmerzen, Pruritus
Grad 2	Haut und Unterhaut	Ödem und Blasen (frühestens nach 1 d)
Grad 3	Tiefe Gewebsschichten	Nekrosen (frühestens nach 1 Wo.)
Grad 4	Alle Gewebsschichten	Totalvereisung (Akren können bei Berührung abbrechen)

Tab. 11.11 Stadieneinteilung der Hypothermie

Stadium	Stadienmerkmale	Bewusstsein	Klinik und Befunde	Körpertemperatur
Grad 1	Erregung, Exzitation, Abwehr, Gegenregulation, „safe zone"	Voll erhalten	Muskelzittern, Schmerzen, RR ↑, Puls ↑, Hyperventilation	37–34 °C
Grad 2	Erschöpfung, Erregungsabnahme, Adynamie, Kreislaufzentralisation, „danger zone"	Eingeschränkt	Ungelenke Bewegungen, Ataxie, Muskelrigidität, Apathie, Schmerzempfindung ↓, Puls ↓, RR ↓, Abnahme der Atemtätigkeit, Halluzinationen (paradoxal undressing)	34–30 °C
Grad 3	Lähmung, Paralyse, Stupor, Reaktionslähmung	Koma	Reflexlosigkeit, weite Pupillen, Minimalatmung, extreme Bradykardie oder -arrhythmie, evtl. Herz-Kreislauf-Stillstand	30–27 °C
Grad 4	Scheintod (Vita minima)		Apnoe, Kammerflimmern	< 27 °C

- Immobilisation: Aktive und passive Bewegungen des Pat. vermeiden.
- O_2-Gabe (▸ 1.7.3, ▸ 1.23).
- Isolation: Schutz vor weiterer Abkühlung durch passive Erwärmung (nasse und einschnürende Kleidung aufschneiden, Pat. in Wolldecken oder Alufolie einwickeln).
- I. v. Zugang mit Infusion (NaCl 0,9 %) mit minimaler Tropfgeschwindigkeit. Ggf. Analgesie, z. B. mit Morphin 5 mg oder Pethidin 25 mg i. v. (**Cave:** bei Pethidin negative Inotropie → vorsichtige Boli-Gabe unter Kreislaufkontrolle).
- Bei starkem Kältezittern fraktionierte Gabe von Clonidin 0,025 mg oder Pethidin 10 mg i. v.
- Ggf. Intubation (▸ 3.4.4) und Beatmung (▸ 3.4.8, Atemfrequenz 6–8/Min., AZV 7,5–10 ml/kg KG, Atemminutenvolumen 60 ml/kg KG, F_iO_2 1,0, PEEP 5 cmH_2O). Trotz tiefem Koma sind Abwehrbewegungen bei Intubation möglich → Etomidat 10 mg und Fentanyl 0,1 mg.
- Bei Übergang von Bradykardie in Kammerflimmern: Präkordialer Faustschlag (▸ 3.4.9).
- Bei Asystolie und defibrillationsrefraktärem Kammerflimmern Thoraxkompression (f = 30–40/Min.).
- Betroffene Akren steril abdecken und polstern.
- Bei leichter Hypothermie Wiedererwärmung z. B. durch Infusionswärmer, heizbare Tragenauflage.

Transport

- **Erfrierung:** Transport in die nächste chirurgische Abteilung.
- **Hypothermie:**
  - Stadium 1: Transport in die nächste chirurgische oder internistische Abteilung.
  - Stadium 2: Zügiger Transport in die nächste chirurgische oder internistische Abteilung mit Intensivstation.
  - Stadium 3 und 4: Umgehender Transport nach Voranmeldung in eine chirurgische Klinik mit Intensivstation und Möglichkeit der extrakorporalen Zirkulation (Kardiochirurgie).

Prinzipien der Weiterbehandlung

- **Hypothermie:** Wiedererwärmung durch heißes Wasserbad, extrakorporale Zirkulation, Peritonealdialyse.
- **Erfrierung:** langsames Erwärmen, evtl. Sympathikusblockade, regionale Lyse, Nekrosenabtragung, plastische Rekonstruktion.

Differenzialdiagnosen Bewusstseinsstörungen z. B. bei Intox. (▶ 9), diabetischem Koma oder zerebrovaskulärer Insuff.

!

- Stoffwechsel: O_2-Verbrauch ↓ um ca. 7 % je 1 °C Temperaturabfall → Fortsetzung der Reanimationsmaßnahmen bis zur Übergabe des Pat. in der Klinik.
- Muskelzittern erhöht den O_2-Verbrauch um 500 %.
- Bei einer Körperkerntemperatur < 30–32 °C Medikamente weitgehend wirkungslos, Defibrillation meist erfolglos.
- Bei starker Unterkühlung ist ein i. v. Zugang ohne Nutzen → bei Punktionsschwierigkeiten keine Transportverzögerung, ggf. Verzicht auf i. v. Zugang.
- Zentrale Venenkatheter sind im Hypothermiestadium 2 und 3 kontraindiziert (Gefahr des Kammerflimmerns bei Kontakt des Katheters mit Myokard).
- **Bergungstod:** Durch Manipulationen während der Rettung vermischen sich kaltes Schalenblut und warmes Kernblut → Absacken der Körperkerntemperatur (Nachkühlung) → Kammerflimmern.
- Präklin. keine aktive Erwärmung: Gefahr eines Wiedererwärmungskollapses (After-drop) bei peripherer Erwärmung: Hauttemperatur ↑ → peripherer Widerstand ↓ (Vasodilatation) → RR ↓.
- Bradykardie bei Hypothermie nie medikamentös „behandeln".
- Keine depolarisierenden Muskelrelaxanzien (Succinylcholin) verwenden.
- Die Versorgung einer systemischen Hypothermie hat immer Priorität vor der einer lokalen Erfrierung.
- Keine mechanische Irritation (Massage oder Einreiben mit Schnee) erfrorener Bereiche.

11.15 Ertrinkungsunfall

Günter Frey

Formen

- **Beinahe-Ertrinken:** primäres Überleben des Ertrinkungsunfalls um mehr als 24 h.
- **„Trockenes" Ertrinken:** Eintritt des Atem- und Kreislaufstillstands durch zerebrale und/oder kardiale Hypoxie noch vor der Aspiration von Flüssigkeit in die tieferen Atemwege aufgrund des Vagusreflexes.

- **Süßwasseraspiration:**
  - Süßwasser (hypoton) wird innerhalb weniger Min. aus den Alveolen in den Kreislauf resorbiert → Hypervolämie, Hyponatriämie, Hypoproteinämie, Hämolyse, massive Hyperkaliämie.
  - Zerstörung des Surfactant → Atelektasen nach Resorption des aspirierten Wassers.
- **Salzwasseraspiration:**
  - Salzwasser (hyperton) zieht Plasma in die Alveolen → Lungenödem, Hypovolämie und Hämokonzentration.
  - Durch Diffusion der Elektrolyte des Salzwassers ins Blut Hypernatriämie und Hyperkaliämie.

Symptomatik

- Bewusstlosigkeit
- Meist Atem- und Kreislaufstillstand
- Zyanose (nicht erkennbar bei Hämolyse, Zentralisation)
- Hypothermie (▶ 11.14)

Kurzanamnese

- Nichtschwimmer (Kinder), evtl. am Ufer ausgerutscht und ins Wasser gestürzt
- Badeunfall durch Synkope oder SHT
- Einklemmung unter Wasser (Verkehrsunfall, Bootskenterung, Tauchunfall)
- Z. n. Alkoholgenuss

Sofortdiagnostik

- Basischeck (▶ 4.1.2)
- Puls, SpO_2, RR, EKG (Flimmern? Asystolie? Elektromechanische Entkopplung?)
- Neurologische Notfalluntersuchung (▶ 8.2)
- Kraniokaudale Untersuchung (▶ 11.1): Begleitverletzungen?

Sofortmaßnahmen

- Bei V. a. Wirbelsäulentrauma Stifneck®, Schaufeltrage, Vakuummatratze.
- Flachlagerung, bei Hirndruckzeichen (Hirnödem) Oberkörperhochlagerung 30°.
- O_2-Gabe (▶ 1.7.3, ▶ 1.23).
- I. v. Zugang mit Infusion (Ringeracetat, später ggf. HAES 1.23).
- Ggf. Reanimation (▶ 3.5).
- Ggf. Intubation (▶ 3.4.4) und Beatmung (▶ 3.4.8) mit F_iO_2 1,0 und PEEP 5–10 cmH_2O.
- Evtl. Einmalige Blindpufferung mit Natriumbikarbonat 8,4 %, 0,5 ml/kg KG (Azidose, Hyperkaliämie).
- Bei zerebralen Krämpfen fraktionierte Gabe von Barbituraten, z. B. Thiopental 100–150 mg i. v. als Bolus.
- Evtl. Magensonde (Entleeren verschluckten Wassers). Bei längerem Transportweg Dauerkatheter.
- Schutz vor weiterer Auskühlung (Decken, Wärmeschutzfolien).

! Bei **Hypothermie** (▶ 11.14) ist die zerebrale Hypoxietoleranzzeit verlängert. Daher CPR auch über längere Zeit (45–60 Min.) sinnvoll. Bei Hypothermieverdacht Kliniktransport notfalls unter laufender CPR und beenden „erfolgloser" Wiederbelebungsmaßnahmen erst in der Klinik nach erfolgreicher zentraler Wiedererwärmung.

11

Transport **Immer** (auch bei scheinbar vital stabilen Pat.) Transport in die nächste anästhesiologische, chirurgische oder internistische Fachabteilung mit Intensivstation.

Prinzipien der Weiterbehandlung
- Respiratorther., zentrale Wiedererwärmung (Hypothermie), Hirndruckther. (hypoxisches Hirnödem), Antibiose (Aspirationspneumonie), ggf. Hämofiltration (Lungenödem, akutes Nierenversagen durch Hämolyse).
- Intensivüberwachung für mind. 24 h (Gefahr des „sekundären Ertrinkens").

Differenzialdiagnosen Tod im Wasser anderer Genese:
- Vasovagaler Reflex (Immersionsschock)
- Suizidversuch (Begleitintox.?)
- Verbrechen, Verschleierung einer Straftat

!
- Versuche, durch „Lagerungsmaßnahmen" oder „Absaugen" Wasser aus den tieferen Atemwegen des Pat. zu entfernen, sind obsolet.
- Auch scheinbar vital stabile Pat. wegen Gefahr des sekundären Lungenödems immer ins Krankenhaus zur Intensivüberwachung transportieren.

11.16 Tauch- und Druckluftunfälle

Günter Frey

- **Stickstoffübersättigung:** Ausperlen von Stickstoffblasen interstitiell und intravasal während oder nach dem Aufstieg (Dekompressionsunfall).
- **Lungenüberdruckbarotrauma** mit nachfolgender arterieller Gasembolie während des Aufstiegs.

Symptomatik
- **Dekompressionsunfall** (Symptome häufig erst Min. bis Stunden nach dem Tauchgang, akut bis subakut-progredient):
  - Hautjucken („Taucherflöhe") und Gelenkschmerzen („bends")
  - Bewusstseinsstörungen aller Schweregrade, von einfacher Verlangsamung bis zum Mittelhirnsy.
  - Querschnittslähmung (komplett/inkomplett)
  - Gleichgewichts- und Sehstörungen (Beteiligung von Kleinhirn oder Labyrinth)
  - Akuter Thoraxschmerz („chokes"), Dyspnoe → pulmonal-arterielle Gasembolie (Lungenembolie ▶ 7.4)
- **Arterielle Gasembolie** (meist unmittelbar nach dem Auftauchen Zeichen eines apoplektischen Insults):
  - Seh- und Sprachstörungen
  - Rasch einsetzende Bewusstlosigkeit
  - Fokale zerebrale Krampfanfälle
  - Hemiplegie
  - Evtl. Atemstillstand
  - Stenokardie, kardiogener Schock („Herzinfarkt"), Rhythmusstörungen
- **Lungenbarotrauma** (auch ohne arterielle Gasembolie):
  - Dyspnoe, Hustenreiz, Heiserkeit, blutiger Auswurf
  - Retrosternale Schmerzen

Kurzanamnese

- Gerätetaucher, auch nach Tauchtraining im Hallenbad („Notaufstiegs"-Übungen).
- Druckluftbaustellenarbeiter, Tunnelarbeiter.
- Dekompressionsunfall: Z. n. längerem Aufenthalt in größerer Tiefe; Nichtbeachten der Auftauchvorschriften (Dekompressionszeiten, „Haltezeiten").
- Lungenbarotrauma: bereits nach kurzem Aufenthalt in geringer Tiefe (ab 1 m) bei Luftanhalten während dem Auftauchen möglich (nur beim Gerätetauchen).
- Tauchganganamnese wichtig zur Differenzialdiagnose und zur Planung der Dekompressionsbehandlung (Tauchcomputer mitnehmen, ggf. Fremdanamnese bei Tauchkameraden erheben).

Sofortdiagnostik

- Basischeck (▶ 4.1.2)
- Puls, SpO_2, RR, EKG
- Tachykardie, RR ↓ → V. a. Lungenembolie
- Rhythmusstörungen → V. a. arterielle Gasembolie
- **Inspektion:**
  - Hautemphysem am Hals und im Bereich der oberen Thoraxapertur → V. a. Lungenbarotrauma
  - Kleine juckende Hautflecken (ungelöste Gasblasen) oder schmerzhafte Schwellungen (Apfelsinenhaut) → V. a. Dekompressionsunfall
- **Auskultation:** einseitig abgeschwächtes Atemgeräusch (Pneumothorax, Spannungspneumothorax ▶ 7.7) → V. a. Lungenbarotrauma
- **Neurologische Notfalluntersuchung:** topografisch-anatomisch nicht immer eindeutig zuzuordnende Ausfälle (motorisch, sensibel, spinal, zerebral) in unterschiedlicher Ausprägung
  - Meist partielle bis komplette Paraplegie (Störungen der Blasen- und Mastdarmkontrolle bis hin zur vollständigen Querschnittslähmung) mit Höhenlokalisation bevorzugt im unteren Thorakal- oder oberen Lumbalmark → V. a. Dekompressionsunfall.
  - Hemiplegie → V. a. arterielle Gasembolie.

Sofortmaßnahmen

- Lagerung: Flach- bis 30°-Oberkörperhochlagerung
- O_2-Gabe (▶ 1.7.3, ▶ 1.23) mit 100 % O_2 (Kreis- oder Demand-System)
- I. v. Zugang mit Infusion (initial HAES, dann Ringeracetat ▶ 1.23); 1–1,5 l in der ersten Stunde (Hämokonzentration durch paravasale Ödeme)
- Ggf. Intubation (▶ 3.4.4) und Beatmung (▶ 3.4.8, F_iO_2 1,0)
- Ggf. Analgesie, z. B. mit fraktionierter Gabe von Fentanyl 0,1 mg i. v.
- Ggf. Sedierung mit fraktionierter Gabe von Midazolam 2,5 mg oder Diazepam 5 mg i. v.
- ASS 500–1.000 mg i. v. (Hemmung der Thrombozytenaggregation an die intravasalen Gasblasen)
- Zerebrale Krampfanfälle: fraktionierte Gabe von Barbituraten, z. B. Thiopental 100–150 mg i. v. als Bolus
- Bewusstlosigkeit und/oder Paraplegie: Blasenkatheter
- Spannungspneumothorax (▶ 7.7): sofortige Entlastung und ggf. Thoraxdrainage (▶ 2.10.1)
- Schutz vor Auskühlung (Decken, Wärmeschutzfolie)

- Lagerung in Kopftieflage (Ziel: Verminderung des Aufsteigens von Gasblasen in das Gehirn) ist heute obsolet (→ Zunahme des Hirndrucks).
- Einmann-Transport-Druckkammer obsolet, da O_2 verboten. Zusätzlich Zeitverzug durch Antransport an den Unfallort. Außerdem notärztlicher Zugriff bei evtl. Verschlechterung der Vitalfunktionen unmöglich.

Transport Umgehender schonender Transport (auch mit RTH) in eine Klinik mit Überdruckkammer und Intensivstation nach Voranmeldung. Aktuelles Verzeichnis stationärer Druckkammern siehe Internetadressen: www.gtuem.org (Gesellschaft für Tauch- und Überdruck-Medizin) oder www.daneurope.org (Divers Alert Network, Europe).

Prinzipien der Weiterbehandlung Sofortige Rekompressionsther. mit hyperbarer Oxygenierung in einer Überdruckkammer unter Weiterführung der eingeleiteten Intensivtherapiemaßnahmen. Frühzeitige und umfassende neurologische Rehabilitationsther.

Differenzialdiagnosen

- Thromboembolisches Ereignis, Trauma, Blutung, Bandscheibenvorfall, Tumor, Enzephalitis/Meningitis, Spontanpneumothorax.
- Im Zweifelsfall bis zum Beweis des Gegenteils als Tauchunfall behandeln.

- O_2 ist das wichtigste Medikament in der Frühbehandlung des schweren Tauchunfalls. Ziel ist die beschleunigte Stickstoffauswaschung → immer O_2 mit max. F_iO_2 unabhängig von Blutgas- oder Sättigungswerten.
- Dekompressionsunfälle können auch bei Arbeiten unter Überdruck (Caisson-Baustelle: U-Bahn-, Tunnelbau) oder bei plötzlichem Druckabfall (z. B. Absprengen der Pilotenkanzel bei großer Flughöhe, Druckverlust in der Flugzeug-Kabine) auftreten.
- Taucher dissimulieren nicht selten und verkennen häufig den kausalen Zusammenhang ihrer diffusen Beschwerden mit dem vorangegangenen Tauchgang, insbes. bei zeitlicher Latenz.
- „Tiefenrausch": narkoseähnliche Wirkung von Stickstoff ab 4 bar Umgebungsdruck (30 m Tauchtiefe) bei Pressluftatmung → Selbstüberschätzung, Euphorie → Verletzung von Tauchsicherheitsregeln → Panik oder Apathie → Bewusstlosigkeit.
- Tauchunfall mit schwerem neurologischem Defizit häufig verbunden mit Ertrinkungsunfall (▶ 11.15).

11.17 Rektale Fremdkörper

Holger Rupprecht und Ulrich v. Hintzenstern

Symptomatik

- Z. T. heftigste Bauchschmerzen (Pat. liegt mit angezogenen Beinen) v. a. bei Perforation
- Dyspnoe (schmerzbedingt oder nach Aspiration)
- Brechreiz bzw. Erbrechen bei Ileus

- Evtl. geblähtes Abdomen (Z. n. Einführung einer Spraydose → ausweichendes Gas)
- Volumenmangelschock (intraabdominale Blutung)

Kurzanamnese Einverleibung diverser Fremdkörper von teils monströsen Ausmaßen (z. B. Sektflaschen) peranal im Rahmen von auto- oder homoerotischen Praktiken.

Sofortdiagnostik
- Basischeck (▶ 4.1.2)
- Puls, SpO_2, RR, EKG
- **Inspektion:** Blutspuren, Hautkratzer in der Analregion, ggf. massiver Blutaustritt aus dem Anus, evtl. Blutung aus der Harnröhre
- **Palpation:** evtl. massiv geblähtes Abdomen
- **Digital-rektale Untersuchung:** ggf. „derber" Widerstand bei der Austastung
- **Auskultation:**
  - „Brodelndes" Geräusch über den Lungen → Aspiration
  - „Surrendes" Geräusch über dem Abdomen → Vibrator

Sofortmaßnahmen
- O_2-Gabe (▶ 1.7.3, ▶ 1.23)
- Ggf. Schocklagerung (▶ 2.5), Knierolle mit Beugung zur Bauchdeckenentspannung.
- Mehrere, möglichst großlumige i. v. Zugänge mit Infusionen.
- Analgesie, z. B. mit fraktionierter Gabe von Fentanyl 0,1 mg i. v.
- Ggf. Sedierung mit fraktionierter Gabe von Midazolam 1 mg.
- **Fremdkörper:**
  - Ist der Fremdkörper sichtbar und steckt im Analkanal fest, kann versucht werden, den Analspasmus durch titrierte Gabe von Benzodiazepinen zu lösen und den Fremdkörper durch vorsichtiges Drehen zu extrahieren. **Cave:** danach oft schwallartige Darmentleerung!
  - Ist der Fremdkörper in das Gesäß oder Rektum penetriert, wird er belassen. Abpolstern des Fremdkörpers sowie Seitenlagerung des Pat. auf einer Vakuummatratze zur Vermeidung eines weiteren Eindringens des Fremdkörpers.
- Bei sichtbaren Schleimhauteinrissen, die u. U. sehr stark bluten können, lokale Blutstillung durch Aufdrücken einer mit verdünnter Adrenalinlösung oder mit Nasentropfen (z. B. Otriven®) getränkten Kompresse.
- Rektumprolaps bei „chronischer" Inkorporation: Nach i. v. Sedierung ist häufig eine Reposition mit feuchten, evtl. mit Lidocain-Gel versetzten Kompressen möglich. Ansonsten die Schleimhaut während des Transports mit nassen Auflagen feucht halten, um Schleimhauteinrisse zu verhindern.
- Ggf. Magensonde.
- Ggf. Intubation (▶ 3.4.4) und Narkose (▶ 3.3). **Cave:** Pat. nicht nüchtern → Aspirationsgefahr insbes. bei Maskenbeatmung → Crash-Intubation.

Transport Immer in die nächste chirurgische Fachabteilung, bei Schocksymptomatik (V. a. intraabdominale Blutung) schnellstmöglich („load and go") mit Sondersignalen und vorheriger Anmeldung.

Prinzipien der Weiterbehandlung Sonografie („freie" Flüssigkeit), CT, Rekto- bzw. ggf. Koloskopie, ggf. Laparotomie.

- Pat. mit rektalen Fremdkörpern sind häufig Hepatitis- oder HIV-positiv → Eigenschutz beachten (► 1.8.3). So z. B. bei V. a. Fremdkörper aus Glas (glattrandige Schnittwunden im Analbereich) auf eine digitale Austastung wegen möglicher Eigengefährdung durch Schnittverletzung verzichten.
- Oft kann die Diagnose einer Fremdkörperinkorporation präklin. nicht gestellt werden, da der Fremdkörper bereits entfernt oder nicht sichtbar ist.
- Pat. bestreiten häufig die Inkorporation eines Fremdkörpers. Selbst auf gezielte Fragen hin, werden die „Unterstellungen" des NAs heftig dementiert.
- Oft kann das Umfeld den V. a. auf entsprechende erotische Handlungen wecken (z. B. auffällig geschminkter, in exotische Kleidung gehüllter Pat. oder Partner).
- Trotz Übelkeit und Brechreiz ist die Gabe von Metoclopramid kontraindiziert, da bei einem mechanischen Darmverschluss durch die medikamentös gesteigerte Darmperistaltik eine Darmperforation möglich ist.
- Beim Bodypushing werden Drogen in Beuteln verpackt z. B. in das Rektum eingebracht. Platzt ein Päckchen, werden die Drogen über die Schleimhäute aufgenommen und können zu einer entsprechenden Symptomatik führen.

12 Pädiatrische Notfälle

Ursula Cammerer

12.1 Basisinformationen 460
12.1.1 Besonderheiten pädiatrischer Notfälle – Notarzterfahrung 460
12.1.2 Logistik und Transport 461
12.1.3 Umgang mit Kind und Eltern 462
12.1.4 Alter und Größenverhältnisse 464
12.1.5 Thermoregulation 464
12.1.6 Zugangswege für Volumenersatz und Medikamente 465
12.1.7 Infusionslösungen 471
12.2 Akute respiratorische Insuffizienz 472
12.2.1 Besonderheiten im Kindesalter 472
12.2.2 Symptomatik und Diagnostik 473
12.2.3 Therapie 474
12.3 Schock 483
12.3.1 Besonderheiten im Kindesalter 483
12.3.2 Symptomatik und Diagnostik 484
12.3.3 Therapie 486
12.4 Reanimation 488
12.5 Spezielle Kindernotfälle nach Leitsymptomen 493
12.5.1 Polytrauma 493
12.5.2 Schädelhirntrauma (SHT) 496
12.5.3 Atemnot mit Stridor 499
12.5.4 Atemnot mit Giemen: Asthma bronchiale und Bronchiolitis 504
12.5.5 Krampfanfall 509
12.5.6 Bewusstseinsstörung und Bewusstlosigkeit 512
12.5.7 Herzinsuffizienz 514
12.5.8 Zyanose 516
12.5.9 Verdacht auf Misshandlung 518
12.5.10 Beinahe-Kindstod (Near miss SID) 520
12.5.11 Plötzlicher Kindstod (SID) 521

12.1 Basisinformationen

12.1.1 Besonderheiten pädiatrischer Notfälle – Notarzterfahrung

Die meisten NA besitzen nur wenig Routine in der Notfallversorgung von Kindern. Insbes. die **mangelnde praktische Erfahrung** in der Anlage von **venösen Zugängen** sowie der **Intubation von Säuglingen und Kleinkindern** lässt viele Notärzte mit Sorge an entsprechende Notfälle denken.
Bei schwerwiegenden Atemstörungen oder Situationen, die eine intravasale Volumen- oder Medikamentengabe erfordern, sind jedoch nicht in jedem Fall relativ schwierige Techniken wie eine Intubation oder ein zentraler Venenzugang erforderlich bzw. lebensrettend. So kann bei Kindern auch mit wesentlich einfacher durchzuführenden Maßnahmen, wie z. B. mit einer suffizienten Maskenbeatmung und einer intraossären Infusion, durchaus eine vitale Funktion erreicht werden.

- Schreien und Weinen bedeutet Atmung. Kinder, die viel schreien und sich heftig wehren, verursachen zwar eine dramatische Atmosphäre, sind aber meist nicht vital gefährdet. Besondere Vorsicht dagegen bei „stillen" Kindern!
- Das Kind kann i. d. R. erst in der Kinderklinik definitiv versorgt werden. Die notärztlichen Maßnahmen sollen nur die Phase bis zur Klinikeinlieferung überbrücken → Interventionen auf wirklich notwendige Maßnahmen beschränken.

Unterschiede Säugling – Kind – Erwachsener Für den NA relevant sind Kenntnisse der Unterschiede zwischen Kindern (insbes. bis zum 1. Lj.) und Erw. hinsichtlich physiologischer und anatomischer Besonderheiten (z. B. Thermoregulation und Luftwege), Pharmakokinetik und -dynamik (wichtig für die Medikamentendosierung). Bei den Kindern wiederum unterscheiden sich die Richtlinien im Wesentlichen zwischen Säuglingen (≤ 1. Lj.) und Kindern (> 1. Lj.) bis ins Adoleszentenalter (▶ Tab. 12.1, ▶ Tab. 12.2).
Für Erw. typische Herz-Kreislauf-Probleme treten im Kindesalter praktisch nie auf:

- Beim Kind kann man im Gegensatz zum Erw. fast immer mit einem gesunden Myokard rechnen – selbst wenn ein Vitium besteht.
- Ein Kammerflimmern kommt kaum vor.
- Ein **Herz-Kreislauf-Stillstand ist fast immer hypoxisch bedingt,** d. h. eine Reanimation bei Asystolie kann durch Beheben der ursächlichen Hypoxie erfolgreich sein.

Tab. 12.1 Bezeichnung von Kindern nach Altersstufen

Begriff	Altersgruppe
Neugeborenes	Bis 1 Mon.
Säugling	Bis 1 J.
Kleinkind	1–6 J.
Schulkind	6–12 J.

Tab. 12.2 Altersschätzung

Charakteristischer Befund	Alter
Säugling ohne Zähne	Jünger als 6–8 Mon.
Kind mit offener Fontanelle	Jünger als 18–24 Mon.
Kind mit Windeln	(meist) jünger als 4 J.
Kind mit Zahnlücken vorn	Älter als 6 J. (ca. 7 J.)

Spektrum der Notarzteinsätze

- Die bei Kleinkindern häufigste Einsatzindikation ist der Krampfanfall, der allerdings meistens beim Eintreffen des Arztes bereits beendet ist.
- **Akute Atemprobleme,** wie Krupp-Sy., Asthma oder Fremdkörperaspiration erfordern eine gewisse Kenntnis in der DD. Selten, aber lebensgefährlich ist die Epiglottitis.
- **Unfälle** im Kindesalter sind relativ häufig, so z. B. im Straßenverkehr, beim Baden (▶ 11.15), mit elektrischem Strom (▶ 11.12), mit giftigen Haushaltsmitteln (▶ 9.6.2) und heißen Medien (▶ 11.10). **Cave:** bei „ungewöhnlichem" Verletzungsmuster auch an die Möglichkeit einer Kindesmisshandlung denken (▶ 12.5.9).

Todesfälle im Kindesalter

- Bei Kindern < **1 J.** wird der NA mit dem **„Plötzlichen Kindstod"** (2–4 von 1.000 Lebendgeburten im Alter zwischen 1 Wo. und 1 J.) als häufigster Todesursache konfrontiert (▶ 12.5.11).
- Bei Kindern > **1 J.** sind **Unfälle** die häufigste Todesursache. In erster Linie treten hierbei **Schädelhirntraumen** (▶ 12.5.2) auf. Eine optimale präklin. Versorgung der kleinen Pat. kann in diesen Fällen wesentlich zur Senkung der Mortalität beitragen.

12.1.2 Logistik und Transport

Information über örtliche Besonderheiten In größeren Ballungsräumen gibt es manchmal einen **„Babynotarzt"** speziell für Neugeborenennotfälle, seltener zusätzlich einen **„Kindernotarzt".** Diese Spezialisten kommen i. d. R. im **Rendezvous-System** aufgrund des längeren Anfahrtswegs jedoch erst nach dem NA zum Einsatzort.

Transportindikation Auch scheinbar „harmlose" Fälle bei Kindern sollten grundsätzlich in eine geeignete Klinik oder je nach örtlichen Gegebenheiten in eine pädiatrische Facharztpraxis gebracht werden zur weiteren Beurteilung durch einen entsprechend ausgebildeten Kollegen, z. B. zum Ausschluss einer Meningitis nach Krampfanfall.

> Transport des wachen Kleinkindes am praktikabelsten meist auf „Mutters Schoß", allerdings wegen fehlender Rückhaltesysteme gefährlich. Alternativen jedoch nicht vorhanden.

Inkubator Ein Inkubatortransport muss bei der Rettungsleitstelle extra angefordert werden und ist bei Neugeborenen immer, bei Säuglingen je nach Zustand und

Dauer des Transports indiziert. **Alternative:** Kind in warme Decke oder Isolierfolie einwickeln.
Für den normalerweise gebräuchlichen Inkubator darf das Kind max. 5 kg schwer und 50 cm groß sein (Liegefläche nur 60 cm lang). Für Spezialfälle gibt es „Übergrößen".

Hubschraubertransport Bei instabilen Kindern vorher Intubation, Anlage eines 2. venösen Zugangs und evtl. einer Thoraxdrainage. Im Hubschrauber ist aufgrund der beengten Platzverhältnisse und der großen Lautstärke eine entsprechende Kontrolle der Vitalfunktionen erschwert bzw. diese Versorgung nicht mehr möglich.

12.1.3 Umgang mit Kind und Eltern

Umgang mit dem kranken Kind

- Kinder unter ½ J. tolerieren die vorübergehende Trennung von den Eltern relativ problemlos. Es muss nur jemand als „Ersatzmutter" einspringen. Auf den Arm genommen lassen sie sich am besten beruhigen.
- Auch Kleinkindern immer erklären, was geschieht, nicht anlügen, sonst verlieren sie jegliches Vertrauen. Vor dem Legen einer Venenkanüle ankündigen, dass es kurz wehtun wird. Der Fantasie sind dabei keine Grenzen gesetzt: „Deine Freundin, die Biene Maja kommt jetzt zu Dir …", „Es piekst wie ein Mückenstich" usw.
- Kinder sind gut ablenkbar mit Geschichten, man kann sie auch relativ leicht in ein Gespräch verwickeln, Fragen nach Geschwistern, Freunden im Kindergarten, Ferien usw.

Umgang mit den Eltern

- Bei Kindernotfällen ist nicht nur ein Pat. – das kranke Kind – zu versorgen, sondern auch die meist in großer Angst befindlichen Eltern oder der/die jeweilige Betreuer/in. Um diese Problematik zu entschärfen ist es wichtig, die Eltern so gut wie möglich zu **beruhigen** und zu einer **Mitarbeit bei der Versorgung** des Kindes, soweit sinnvoll, zu gewinnen.
- Oft leiden die Eltern bei notärztlichen Maßnahmen (z. B. Anlage einer Infusion) mehr als das eigentlich betroffene Kind und können so evtl. ihre Nervosität auf den Notarzt übertragen → klare **„Führung" der Eltern:** kleine Aufgaben verteilen (z. B. Kopf halten und streicheln), bei großer Verunsicherung bzw. Problemen (z. B. schwierige Punktion) auch Eltern kurz hinausbitten.
- **In Begleitung eines Elternteils sind Kleinkinder und Schulkinder meist wesentlich ruhiger und kooperativer.** Das beste Sedativum ist oft die Mutter oder der Vater – gerade bei Kindern mit „Atemnot" ein bes. wichtiger Faktor. Nach Möglichkeit bei wachen Kindern immer ein Elternteil im Notarztwagen mitnehmen – vorausgesetzt, die Mutter/der Vater haben einen beruhigenden Einfluss auf das Kind.
- **Weinende oder schreiende Eltern,** die sich an ihr krankes Kind klammern, sind **als Begleitung denkbar ungeeignet.** Solchen oder extrem verängstigten Eltern muss man verständlich machen, dass man die Sorge um ihr Kind versteht, dass sie sich jetzt aber „zusammennehmen" müssen, um gemeinsam ihrem Kind helfen zu können:

- „Sie können Ihrem Kind viel weiterhelfen, indem Sie versuchen, es zu beruhigen, anstatt es noch mehr aufzuregen."
- Konstruktive Vorschläge wie: „Wollen Sie Ihr Kind vielleicht auf den Schoß nehmen?" sind für die verunsicherten Eltern oft hilfreich.

- Seltener sind Eltern aggressiv und vorwurfsvoll, z. B.: „Jetzt tun Sie doch endlich was, ich glaube, mein Kind stirbt gleich", wobei das leicht verletzte Kind aus vollem Hals brüllt. Dabei spielen oft **Schuldgefühle,** das Kind vermeintlich oder tatsächlich nicht gut genug betreut zu haben, eine Rolle. Die Vorwürfe, die sich die Eltern selbst machen, werden an den Notarzt weitergegeben. Unter Umständen hilft es weiter, wenn man den Eltern entgegenkommt, z. B.: „Man kann Kinder nicht immer im Auge haben; das hätte genauso in Ihrem Beisein passieren können"; „Sie haben den fieberhaften Infekt ja richtig behandelt, mehr konnten Sie nicht tun" o. Ä. in diesem Sinne. Dadurch fühlen sich die Eltern evtl. entlastet und werden zugänglich für eine Zusammenarbeit.
- In der Diskussion mit den Eltern **immer sachlich** bleiben. Erklärungen in verständlichem Deutsch.
- Wenn Eltern sich überhaupt nicht kooperativ zeigen, kann man sie freundlich und bestimmt im Interesse des Kindes vom Notfallort wegschicken, evtl. in Begleitung eines entbehrlichen Helfers.
- Bei der Versorgung akut vital bedrohter oder bewusstloser Kinder müssen die Eltern nicht zusehen und auch nicht beim Transport mitfahren.
- Allerdings soll das Beisein Familienangehöriger bei der Reanimation deren anschließende Depression oder Trauerarbeit positiv beeinflussen. Daher, wenn es das Team nicht stört, Eltern in kritischen Situationen dabei sein lassen.
- Wenn das Kind ohne Begleitung der Eltern transportiert wird, muss man sie vor einer „kopflosen" und hektischen Fahrt mit dem eigenen Wagen in die Klinik warnen, da „mit einem Unfall der Eltern dem Kind auch nicht geholfen ist". Sie sollten sich möglichst hinfahren lassen (Taxi, Verwandte, Nachbarn).
- **Vorrangig** ist prinzipiell immer die **zügige Versorgung des Kindes;** wenn irgend möglich, den Eltern gleichzeitig Hoffnung vermitteln: „Es geht ihrem Kind schon deutlich besser", aber keine lang dauernden Gespräche mit den Eltern, weitere Ther. und Prognose werden in der weiterbehandelnden Klinik erörtert.
- Bei Todesfall ▶ 12.5.11.
- Bei Verweigerung der Versorgung oder Mitnahme in die Klinik bei unmittelbarer Lebensgefahr für das Kind steht das **Lebensrecht des Kindes höher als das** Elternrecht. Dann kann das Kind auch gegen den Willen der Eltern versorgt werden. Über den diensthabenden Amtsrichter (rund um die Uhr über die Polizei erreichbar) muss den Eltern vorübergehend das Sorgerecht entzogen werden (auch im Nachhinein möglich). Man sollte derartige Situationen möglichst vermeiden und in einem Gespräch versuchen, die Eltern zu überzeugen.
- Wenn Kinder in die Klinik gebracht werden, die Eltern bitten, das gelbe U-Heft und den Impfpass, evtl. auch Mutterpass, mitzunehmen, insbes., wenn die Kinder vorbestehende Krankheiten haben.
- Bei unklarer neurologischer Symptomatik ohne Fieber immer an den Medikamentenbehälter oder -schrank der Eltern oder Großeltern denken: fehlen Tabletten?

12.1.4 Alter und Größenverhältnisse

Die Proportionen des Säuglings zeichnen sich durch einen relativ großen Kopf, kleinen Thorax, ein großes Abdomen und kleine Extremitäten aus. Als Folge davon gelten z. B. zur Abschätzung der Größe einer Verbrennung andere Maßstäbe als die beim Erw. gültige „Neunerregel" (▶ 11.10).
Die KOF ist im Vergleich zum Körpergewicht relativ groß (2- bis 3-mal größer als beim Erw.). Daher sind Kinder bes. rasch durch Auskühlung bedroht.
Die Dosierung von Medikamenten wird meist durch die Körperoberfläche bestimmt. Der Einfachheit halber wird häufig nur auf das Körpergewicht Bezug genommen. In der Notfallpraxis bewährt sich eine Tabelle nach Körpergröße (▶ Tab. 12.3). Das Pädiatrische Notfalllineal (www.notfalllineal.de) ermöglicht eine längenbezogene Gewichtsschätzung und bietet eine Auflistung altersentsprechender physiologischer Normwerte, gewichtsbezogene Dosierungsempfehlungen und passende Größen von Ausrüstungsgegenständen.

12.1.5 Thermoregulation

Aufgrund der großen KOF sind die Wärmeverluste sehr hoch: Ein Neugeborenes, das bei 23 °C Raumtemperatur ausgezogen wird, kühlt so schnell aus wie ein Erw., der sich bei 1 °C nackt aufhält.

Neugeborene können noch nicht Wärme durch Muskelzittern erzeugen. Sie metabolisieren braunes Fettgewebe, was jedoch mit einem erheblich gesteigerten Sauerstoffbedarf einhergeht.

Tab. 12.3 Körpergewicht und -größe (50. Perzentile) nach Alter

Alter	Gewicht [kg]	Größe [cm]
Neugeborenes	3	52
1 Monat	4	54
3 Monate	5,5	62
6 Monate	7	66
1 Jahr	10	80
2 Jahre	12	90
3 Jahre	14	95
4 Jahre	16	105
5 Jahre	18	110
6 Jahre	20	115
7 Jahre	22	125
8 Jahre	25	130
9 Jahre	28	135
10 Jahre	34	140
12 Jahre	40	150

Klinische Konsequenzen

- **Insbes. Säuglinge und Neugeborene nicht unnötig ausziehen.**
- **Verdunstung verhindern,** Urin, Desinfektionsmittel etc. abtrocknen.
- **Auskühlung auf dem Transport vermeiden,** daher Standheizung im RTW einschalten und maximal aufheizen bzw. insbes. bei Neugeborenen und kleinen Säuglingen immer an Inkubatortransport denken, v. a. bei längeren Wegen und kalter Umgebung. Sonst vorgewärmte Decken verwenden (Mikrowelle), Kind einschlagen in Kunststofffolie, im Winter notfalls Wärmflaschen zu beiden Seiten, mit Wasser solcher Temperatur füllen, dass man gerade noch hineinfassen kann (< 45 °C). **Cave:** bei > 45 °C schwere Verbrennungen. Kopf bedecken, z. B. mit Mütze (größter Wärmeverlust). Thorax sollte nach Möglichkeit beurteilbar bleiben (Atemexkursionen). Aluminiumfolien haben den Nachteil, dass eine vorbestehende Unterkühlung konserviert wird und eine Wärmezufuhr von außen ineffektiv ist.
- O_2-Gabe bei ausgekühlten Neugeborenen und niedriger Umgebungstemperatur sinnvoll (▶ 1.23).

12.1.6 Zugangswege für Volumenersatz und Medikamente

- Bei den kleinen Pat. ist ein i. v. Zugang oft nicht ganz einfach zu legen („Speckärmchen", „zierliche" Venen, Auskühlung, unruhige oder unkooperative Kinder).
- Für die kardiopulmonale Reanimation ist die Vene am geeignetsten, deren Anlage keine Unterbrechung der Reanimationsmaßnahmen erfordert. Am besten gleich i. o. Nadel legen.
- Ein ZVK scheint beim Kind während korrekt durchgeführter kardiopulmonaler Reanimation kein wesentlich schnelleres Einsetzen der Medikamentenwirkung zu erbringen und ist daher nicht primär indiziert. Einen ZVK rasch zu legen, bleibt dem bes. Erfahrenen vorbehalten.

Peripher-venöser Zugang

Material

- Am günstigsten sind immer Venenverweilkanülen (Größe ▶ Tab. 12.4).
- Zur Lagekontrolle der Kanüle kurzes entlüftetes Schlauchzwischenstück mit angeschlossenem 3-Wege-Hahn (Distanz zwischen Kanüle und 3-Wege-Hahn senkt Dislokationsgefahr des Zugangs bei Injektionen) und aufgesetzter 2 ml Spritze mit 0,9 % NaCl-Füllung richten. Problemlose Injektion nach Anschluss an die Plastikkanüle beweist die richtige Lage der Kanüle.
- Vorbereitete Pflasterstreifen (beim zappelnden Kind ist eine rasche Fixierung hilfreich).

Tab. 12.4 Venenverweilkanülen im Kindesalter

Alter	Kanülengröße [G]
Säuglinge (bis 1 J.)	24 (hellgelb) oder 22 (hellblau)
Kleinkinder (1–6 J.)	24 (hellgelb) oder 22 (hellblau), ggf. 20 (rosa)
Schulkinder (ab 6 J.)	22 (hellblau), ggf. 20 (rosa) oder größerer Durchmesser

- Geeignete Venenzugänge im Säuglings- und Kleinkindalter sind zusätzlich zu den bei Erw. üblichen Stellen die Kopfhautvenen (v. a. beim Säugling) und Venen im Fußbereich (▶ Abb. 12.1).

> **!** Kein falscher Ehrgeiz: Eine kleinkalibrige i. v. Venenverweilkanüle hilft mehr als eine großkalibrige verstochene.

Punktion von Arm-, Hand- oder Fußvenen

- Arm oder Bein des Kindes, an dem der Zugang gelegt werden soll, vom Helfer gut festhalten lassen.
- Nicht zu stark mit dem Stauschlauch stauen, nicht die arterielle Zufuhr unterbrechen, evtl. nur von Hand durch eine Hilfsperson stauen lassen.

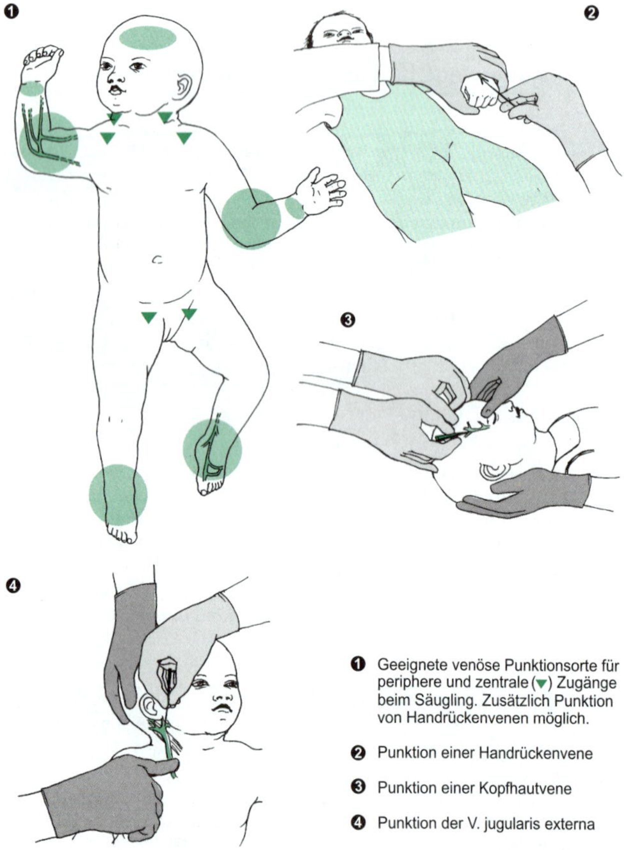

Abb. 12.1 Periphere Zugangswege beim Säugling [L215]

- Desinfektion.
- Haut über der Vene straff mit der nicht dominanten Hand spannen.
- Vene mit Verweilkanüle punktieren (im Winkel von etwa 30°).
- Sobald Blut im durchsichtigen Kanülenansatz erscheint, Plastikkanüle vorsichtig über die Punktionsnadel vorschieben. Nicht die Punktionsnadel zuerst herausziehen, dabei wird leicht auch die Plastikkanüle disloziert.
- Im Schock läuft evtl. kein Blut zurück, das Durchstechen der Venenwand ist oft durch ein leichtes „Knacken" während des Stichs zu merken.
- Bei eindeutiger Kanülenlage sofort die Infusion anschließen.
- Bei zweifelhafter Lage mit dem vorbereiteten gefüllten Schlauchzwischenstück Durchspritzversuch und evtl. gefühlvolle Lageveränderung (Zurückziehen bis Blut kommt, erneutes Vorschieben unter vorsichtigem Spritzen).
- Kind festhalten, bis Kanüle endgültig fixiert ist.
- In der Kubitalregion auf versehentliche arterielle Punktion gefasst sein (selten).

> **!**
> - Bei vitaler Indikation Zeit für i. v. Punktion begrenzen. Einfacher ist ein interossärer (i. o.) Zugang zu legen. Bei Herzstillstand sofort i. o. Nadel legen (▶ Abb. 12.2).
> - Sollte sich bei vitaler Indikation innerhalb von 5 Min. kein vaskulärer Zugang herstellen lassen **endotracheale Gabe von Notfallmedikamenten** über einen liegenden Tubus (s. u.).

Punktion von Kopfhautvenen

- Säugling auf den Rücken legen und Kopf von Helfer festhalten lassen
- Vene sorgfältig aussuchen, von Arterie (Pulsation tastbar, nicht staubar) unterscheiden
- Falls Venen schlecht zu sehen sind, Kind notfalls zum Schreien bringen
- Bei Bedarf rasieren, bis Vene gut sichtbar (dient auch der besseren Fixation der Kanüle mit Pflasterstreifen)
- Flussrichtung mittels Ausstreichen und Beobachten der erneuten Füllung feststellen
- Haut mit der nicht dominanten Hand straff spannen und Vene mit einem Finger stauen
- Punktionsort desinfizieren.
- Kanüle in Flussrichtung des venösen Blutes legen und gut festkleben.

> **!** Wird nach Durchspritzen der Nadel die umgebende Haut weiß, wurde eine Arterie punktiert. Dann Kanüle gleich entfernen, sonst Gefahr von Kopfhautnekrosen.

Punktion der V. jugularis externa

- Die V. jugularis externa ist am besten in Kopftieflage (bessere Stauung und Vermeidung von passiver Luftaspiration) und Überstreckung des Halses durch Unterlagen im Schulterbereich punktierbar.
- Beim wachen Kind ist dieses Vorgehen nur erschwert durchführbar. Kanülierung der V. jugularis externa daher sinnvoll als weiterer Zugang beim bereits intubierten Kind, ansonsten meist nur mit kräftigen Helfern oder beim bewusstlosen Kind möglich.

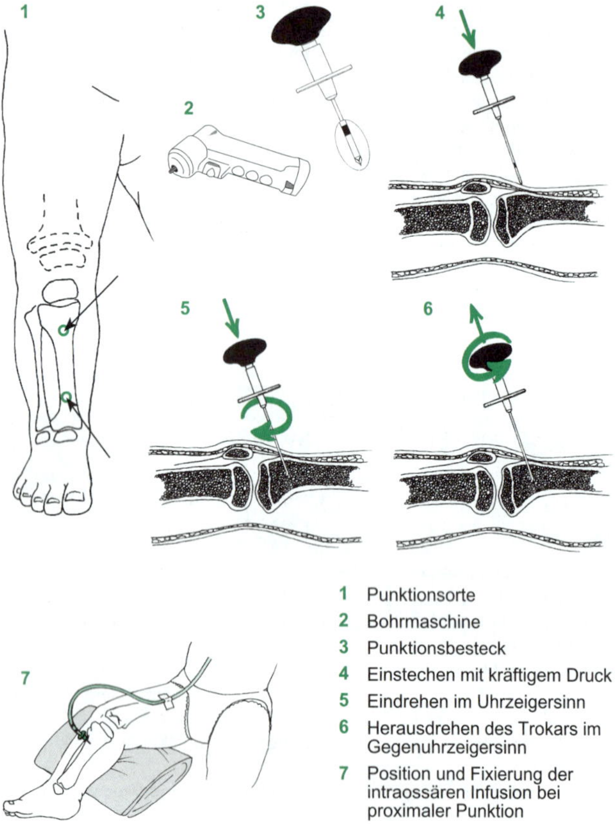

Abb. 12.2 Intraossäre Punktion [L215]

Intraossärer Zugang

Bis zum Alter von 6 J. empfohlen, bei Bedarf jedoch auch beim älteren Kind möglich. Die jeweilige Anwendung sollte im Vorfeld geübt werden.

Material Es sind unterschiedliche Modelle verfügbar (2 häufige Systeme ▶ Tab. 12.5).

Tab. 12.5 Intraossäre Nadeln

Cook®		EZ-IO®	
Alter	**Nadeldurchmesser**	**Gewicht**	**Nadeldurchmesser**
< 2 Jahre	18 G	3–39 kg	15 G 15 mm
> 2 Jahre	16 oder 18 G	Ab 39 kg	15 G 25 mm

- Ähnlich einer Knochenmarkpunktionsnadel vom Jamshidi-Typ (notfalls auch verwendbar) starre Nadel mit Mandrin (z. B. Firma William Cook Europe) mit Luer-Lock-Anschluss für Infusionssysteme.
- Automatische Punktionssysteme einfacher und schneller, komplikationsarm, z. B. EZ-IO®, Infusionssystem mit akkubetriebener Handbohrmaschine.

- Intraossäre Nadeln/Systeme sollten sich auf jedem NAW befinden.
- Falls eine **Spezialnadel nicht verfügbar** ist, kann nur im äußersten Notfall auch mit anderen Nadeln punktiert werden, z. B. den Punktionsnadeln der Venenverweilkanülen. Dabei besteht aber ein hohes Risiko für folgende KO: Perforation, Abbrechen der Nadel oder Verschleppen von Hautzylindern in das Knochenmark.

Kontraindikationen
- Hautinfektion oder Fraktur im Punktionsgebiet
- Liegendes oder ehemaliges Osteosynthesematerial im Punktionsgebiet. Bei Fraktur oder vorausgegangener Punktion am einen Ende eines Röhrenknochens, Punktion am anderen Ende möglich
- Vorausgegangene ossäre Punktionsversuche (< 48 h)
- Gefäßverletzung proximal der Punktionsstelle

Punktion (proximale Tibia) (▶ Abb. 12.2).
- Bein auf möglichst hartem Untergrund lagern, Kniegelenk gegen Durchfedern sichern (z. B. mit fest gewickelter Stoffrolle unterpolstern)
- Schienbeinhöcker und -innenkante tasten → Einstichstelle: mediale Schienbeinfläche, 1–3 cm unterhalb der Mitte der Tuberositas tibiae
- Gründliche Desinfektion
- Unterschenkel mit Zeigefinger und Daumen der nicht dominanten Hand an der Schienbeininnen- und -vorderkante in Höhe der Einstichstelle fixieren
- **Cook®-Nadel:**
  - Nadelgriff mit Daumen und Mittelfinger der anderen Hand (sterile Handschuhe) umfassen, Zeigefinger auf der Haut neben der Nadelspitze abstützen.
  - Mediale Schienbeinfläche in einem Winkel von 90° mit kräftigem Druck punktieren.
  - Nach Erreichen des Knochens die Nadel mit einer gleichmäßigen Drehbewegung **im Uhrzeigersinn** und konstant kräftigem axialem Druck durch das Knochengewebe bohren, bis ein Widerstandsverlust nach Durchdringen der Kortikalis spürbar ist.
  - Stützplatte der Nadel festhalten und dann Trokar durch Drehen **gegen den Uhrzeigersinn** aus dem Schaft entfernen.
- **EZ-IO®-Nadel:** bei speckigem Beinchen ohne gut tastbarem Knochen mit der Nadelspitze zunächst Knochenkontakt suchen, Knochenrand nach beiden Seiten mit der Nadel suchen (bis man ohne Widerstand eindringen kann) abtasten, mittig davon bohren, sonst Gefahr, nur im Weichgewebe zu landen. Nadel bis zur tiefenlimitierenden Eindrehbegrenzung einbringen (bei Kindern bis zu 3 Mon. nur gerade bis zum Widerstandsverlust). Mitgelieferte Infusionsleitung anschließen

Zusätzliche Tipps

- Jede Medikation mit 10 ml NaCl-Lösung nachspülen.
- Die **Nadel** ist **verstopft** (meist mit Knochenmark): Nadel entfernen und eine neue in die ursprüngliche Punktionsstelle einstechen.
- Für eine erfolgreiche **rasche Volumensubstitution** mittels i. o. Zugang muss u. U. mit Druck infundiert werden: Druck auf die Plastikinfusionsbehälter per Hand oder Druckmanschette (bis 300 mmHg aufpumpen) oder über Infusionspumpe bzw. Perfusor. Damit ist eine Flussrate von 25–50 ml/Min. für Kristalloide erreichbar.
- Bei Kindern > 6 J. Knochennadel seltener erforderlich. Als Punktionsort für diese Altersklasse gilt auch die distale Tibia, direkt oberhalb des Knöchels. Einstichrichtung leicht nach kranial gerichtet (sonst Verletzungsgefahr der Epiphysenfuge).
- Cook®- und EZ-IO®-Nadel sind MR-tauglich.

> Bei Erw. ist auch das Sternum als Punktionsort möglich, bei Kindern aber verboten.

Art der Infusion und Dosierungen

- Wirkeintritt und Wirkspiegel wie bei i. v. Gabe
- Dosierung wie bei i. v. Gabe
- Evtl. Depotbildung im Knochenmark: mit verlängerter Wirkung rechnen

> Alle Notfallmedikamente und Infusionslösungen (auch Blut) können i. o. verabreicht werden. Hypertone Lösungen wie Nabic® oder hochprozentige Zuckerlösung verdünnen.

Komplikationen Häufigkeit < 1 %.

- Tibiafraktur.
- Kompartmentsy. des Unterschenkels.
- Osteomyelitis (deshalb vor der Punktion gründliche Desinfektion).
- Verletzung der Epiphysenfugen mit folgender Wachstumsstörung (deshalb Stichrichtung weg von der Epiphysenfuge).
- Klin. nicht relevante Knochenmark- und Fettembolien. **Cave:** bei Kindern mit bekanntem intrakardialem Rechts-links-Shunt auf Druckinfusion verzichten.
- Evtl. Blastenübertritt ins periphere Blut.

Intranasale Medikamentengabe über Nasenzerstäuber

- Der Nasenzerstäuber (auch nasal mucosal atomization device, MAD) erlaubt durch ein feines Zerstäuben der Medikation eine schnellere Resorption über die Nasenschleimhaut, als beim Einträufeln.
- ! Totraum des Applikators (0,1 ml) zur Dosis hinzurechnen.
- **Dosierung:** hälftige Verteilung der geplanten Gesamtdosis auf beide Nasenlöcher zur Verdopplung der Resorptionsfläche (ideal: 0,3–0,5 ml je Nasenloch).
- **Geeignete Medikamente:** Midazolam, Ketanest, Fentanyl sowie die Antagonisten Naloxon und Flumazenil.

> ! Die **endotracheale** Medikamentengabe wird nicht mehr empfohlen

12.1.7 Infusionslösungen

Grundlagen

- Wichtig für das Verständnis der Infusionsther. bei Kindern ist die Kenntnis der wesentlichen **Unterschiede zwischen den Körperwasserkomponenten von** Erw. und Kindern bezogen auf das Körpergewicht:
  - Da beim **Säugling** ein wesentlich höherer Energieumsatz vorliegt und der Wasseranteil etwa 80 % des Körpergewichts ausmacht, ist auch der Wasserbedarf beim Säugling relativ zum Körpergewicht größer als beim Erw.
  - Bei **Kindern ab 1 J.** werden die Werte von Erw. erreicht: Nur noch 60 % des Körpergewichts besteht aus Wasser.
  - Der tägliche Natriumbedarf bleibt in jedem Alter konstant.
- Der **Flüssigkeitsbedarf** gesunder Kinder bei Nüchternheit beträgt ca. 4 ml/kg KG/h (= 100 ml/kg KG/d). Bei länger bestehender Nahrungs- und Flüssigkeitskarenz kann anhand dieses Anhaltswerts das entstandene Flüssigkeitsdefizit in etwa errechnet werden.
- Ein häufiges Problem beim Kindernotfall ist der hypovolämische Schock durch Blutverlust, Sepsis oder Dehydratation, der eine dringliche Volumensubstitution erforderlich macht.

!

- Pädiatrische Infusionslösungen sind ebenso wie Glukose 5 % als Mittel zur Volumensubstitution in allen Altersgruppen und insbes. beim SHT kontraindiziert. Glukosehaltige Lösungen sind nur zur Behandlung einer dokumentierten Hypoglykämie zu verwenden.
- Die initiale Volumensubstitution muss auch beim Kind immer mit isotonen Lösungen erfolgen.

Hypotone zuckerhaltige kristalloide Lösungen

Sog. pädiatrische Infusionslösungen und Glukose 5 %.
Die pädiatrischen Lösungen können den täglichen Basisbedarf an Wasser, Glukose und Natrium von gesunden Kindern decken.

- **Basisinfusion** z. B. für Kinder < 2 J.: 4 Teile Glukose 5 % und 1 Teil NaCl 0,9 % → NaCl 0,18 % (sog. 4:1-Lösung). Entsprechend sind diese Infusionslösungen relativ hypoton.
- **Dosierung:** Der Erhaltungsbedarf bei nüchternen gesunden Kindern beträgt etwa 4 ml/kg KG/h. Die pädiatrischen Lösungen sind nur in dieser Dosierung einzusetzen bzw. im Notarzteinsatz verzichtbar.

- In großen Mengen gegeben kann daraus eine Wasserintox. oder eine Hyperglykämie mit sekundärer osmotischer Diurese und möglicherweise ein schlechteres neurologisches Ergebnis z. B. nach SHT resultieren.
- Lediglich Neugeborene neigen nach längerer Nüchternheit zu Hypoglykämie und können im Notarzteinsatz primär eine Glukoselösung (etwa 5 %) als Basisinfusion erhalten (BZ-Stixkontrolle, normal beim Neugeborenen > 40 mg/dl).

Isotone kristalloide Lösungen

Vollelektrolytlösung, Ringeracetat (▶ 1.23).

Mit diesen Lösungen wird v. a. der interstitielle Raum mit Flüssigkeit aufgefüllt. Nur ¼ der kristalloiden Lösung verbleibt im Plasma.

Dosierung: Zum initialen Volumenersatz empfiehlt sich Ringeracetat 10–20 ml/kg KG (▶ 1.23). Von kardiopulmonal gesunden Kindern werden auch größere Mengen problemlos vertragen, bei schwer kranken Kindern mit kardiopulmonaler Beeinträchtigung kann bei Überdosierung evtl. ein Lungenödem auftreten.

Hypertone Kochsalzlösungen

Die Daten für oder gegen eine Verwendung hypertoner Kochsalzlösungen sind bisher für die Behandlung von Schock mit Kopfverletzungen oder Hypovolämie nicht eindeutig.

Kolloide

Z. B. Humanalbumin 5 %, Biseko®, künstliche Kolloide (Hydroxyäthylstärke = HAES ▶ 1.23) oder Gelatine.

Indikationen Erhöhung des zirkulierenden Volumens.

Dosierung Im Volumenmangelschock initial 10–20 ml/kg KG, dann nach Wirkung. HAES (HAES 130) bei nierengesunden Kindern bei Volumenmangelschock max. Tagesdosis 50 ml/kg KG. Gelatine und Humanalbumin sind ohne Höchstdosis.

12.2 Akute respiratorische Insuffizienz

12.2.1 Besonderheiten im Kindesalter

Die Empfindlichkeit der kindlichen Atemwege prädestiniert für Erkr. in diesem Bereich.

> ! Die respiratorische Insuff. ist die häufigste Ursache eines Herzstillstands beim Kind.

Anatomie

- Die Zunge ist relativ groß.
- Der Larynx steht höher (C3/4) als beim Erw. (C4/5).
- Die Epiglottis ist relativ groß und U-förmig.
- Die Trachea eines Neugeborenen ist nur 4 cm kurz.
- Die engste Stelle im Trachealsystem von Kindern befindet sich unterhalb der Stimmlippen in Höhe des Krikoids. Diese Region ist sehr anfällig für Ödembildung durch Entzündung oder Trauma.
- Narbige Trachealstenose durch traumatische Intubation oder zu großen Tubus.

Atemmechanik, Physiologie

- Das Thoraxskelett ist elastisch und instabil, Säuglinge atmen v. a. mit dem Zwerchfell.
- Säuglinge sind Nasenatmer, bei Obstruktion der Nase kann es deshalb zu Atemnot kommen (z. B. Choanalatresie, Fremdkörper, Schnupfen).
- Die funktionelle Residualkapazität ist beim Säugling mit 30 ml/kg KG kleiner als beim Erw. Die Sauerstoffreserve ist deshalb gering, bei Atemstillstand kommt es sehr schnell zur Hypoxie.

- Kinder haben einen erhöhten Grundumsatz, der O_2-Verbrauch ist – bezogen auf kg KG – doppelt so hoch wie bei Erw., deshalb raschere Entwicklung einer Hypoxämie.
- Das Atemzugvolumen ist bezogen auf kg KG in jeder Altersstufe gleich groß: 6 ml/kg KG.
- Die Atemfrequenz ist altersabhängig wesentlich höher als beim Erw. (▶ Tab. 12.6).

Häufige Ursachen der Ateminsuffizienz

- **Luftwege:**
  - Obstruktion durch Krupp-Sy. (Pseudokrupp), Epiglottitis, Fremdkörper, Hypertrophie der Tonsillen oder Adenoide, Trauma, Ertrinken, Asthma, Bronchiolitis
  - Parenchymale oder pleurale Erkr.: Pneumonie, Pneumothorax, Hämatothorax
- **ZNS:**
  - Erhöhter Hirndruck (ICP): obstruierter Shunt bei Hydrozephalus, Hirntumor, SHT
  - Zentral wirksame atemdepressive Medikamente: Opioide, Barbiturate, Benzodiazepine
  - Neuromuskuläre Erkr.: Guillain-Barré-Sy., Myasthenia gravis, Epilepsie
  - Infektionen: Meningitis, Enzephalitis
- **Herz-Kreislauf:** Schock, Sepsis, Herzinsuff., Intox., direkte Wirkung auf die Lunge (Aspiration/Inhalation), über das ZNS
- **Stoffwechsel:** Erschöpfung der Atemmuskulatur bei metabolischer Azidose durch Leber-/Niereninsuff., Ketoazidose bei Diab. mell.

12.2.2 Symptomatik und Diagnostik

Symptomatik

- Tachypnoe.
- Husten.
- Nasenflügeln.
- Sternale und interkostale Einziehungen: paradoxe Atembewegung beim Einatmen aufgrund des elastischen Thoraxskeletts, einhergehend mit erhöhter Atemarbeit.
- Schaukelatmung: Das Abdomen wölbt sich vor und gleichzeitig zieht sich der Thorax zusammen als Ausdruck einer Obstruktion der oberen Luftwege.

Tab. 12.6 Atemfrequenzen im Kindesalter

Altersklasse	Atemfrequenz [/Min.]
Neugeborenes (0–1 Mon.)	40–60
Säugling (bis 1 J.)	30–40
Kleinkind (1–6 J.)	20–30
Schulkind (6–12 J.)	18–22

- Inspiratorischer Stridor als Zeichen einer laryngealen oder trachealen Obstruktion, auch in Kombination mit:
  - Exspiratorischem Stridor (Rasselgeräusche, Giemen).
  - Tachykardie, Bradykardie bei zunehmender Hypoxie.
  - Kopfschmerzen.
  - Unruhe, Agitation, Benommenheit und schließlich Hypotonie als Hinweis auf eine zunehmende Hypoxie.
  - Zyanose als spätes Zeichen einer schweren Hypoxie.

Kurzanamnese

- Atemnot mit Stridor (▶ 12.5.3): Epiglottitis, Krupp-Sy., Fremdkörperaspiration.
- Atemnot mit Giemen (▶ 12.5.4): Asthma.

Sofortdiagnostik

- Basischeck (▶ 4.1.2).
- Sorgfältige Beobachtung der Atemmechanik.
- Auskultation.
- Keine Inspektion der Mundhöhle mit Spatel o. Ä. bei V. a. Epiglottitis oder Krupp-Sy. (Gefahr eines reflektorischen Atem-Kreislauf-Stillstands).
- Pulsoxymetrie. Ziel: O_2-Sättigung > 90 %. Oft ist die Verlaufsbeurteilung der Sättigungswerte hilfreich.
- Da schwer kranke Kinder häufig peripher minderperfundiert und/oder ausgekühlt sind, ist die Messung in diesen Fällen schwierig zu beurteilen.
- Beurteilung der Kreislaufsituation (▶ 12.3.2).

12.2.3 Therapie

> Im Notfall ist die Ätiologie der Atemstörung manchmal nicht zu klären. Trotzdem kann durch entsprechende therapeutische Maßnahmen eine entscheidende Verbesserung der Situation erreicht werden.
> Grundsätzlich gilt folgendes Vorgehen in der Reihenfolge:
> **A:** Atemwege frei machen
> **B:** Beatmen
> **C:** Kreislaufther. (Circulation, s. u.)

Wenn trotz der im Folgenden beschriebenen Maßnahmen zu Oxygenierung und Beatmung der Puls < 60/Min. bleibt und Zeichen schlechter Perfusion vorliegen (Blässe, Zyanose) zusätzlich mit Thoraxkompressionen beginnen (▶ 12.4).

Freihalten der Atemwege

- **Guedel-Tubus:** beim bewusstlosen Kind manchmal hilfreich. Bei nicht tief bewusstlosen Kindern Würgen und Erbrechen möglich. Größe: Länge von den Schneidezähnen bis zum Kiefergelenk. **Cave:** bei falscher Größe zusätzliche Obstruktion der Atemwege möglich!
- **Wendl-Tubus:** meistens besser toleriert als ein Guedel-Tubus. Der richtige Durchmesser: Tubus passt gerade gut durch das Nasenloch. Einführungslänge: Abstand von der Nasenspitze bis zum Tragus des Ohrs.

!
- Das Einführen des Tubus durch die Nase kann Blutungen aus dem Nasopharynxraum auslösen, die die Luftwegsobstruktion weiter verschlechtern.
- Ein dünner Tubus kann leicht mit Sekreten verstopfen.

Sauerstoffgabe

Alle kranken oder verletzten Kinder mit Anzeichen einer akuten respiratorischen Insuff. müssen Sauerstoff erhalten.
- O_2-Gabe vermeidet Organhypoxie und entlastet die Atemmuskulatur.
- Toxizität von O_2 spielt in akuten Notfallsituationen primär keine Rolle.
- Während einer akuten Atemnot besteht ein max. Atemantrieb. Ein Verlust des Atemantriebs durch O_2-Gabe ist nicht zu befürchten.
- Nach Stabilisierung, in der Postreanimationsphase, wenn SpO_2 zuverlässig messbar, F_iO_2 reduzieren, sodass $SpO_2 \geq 94\,\%$.

Wache Kinder mit Atemnot

- Nehmen spontan die für sie optimale Körperhaltung ein. Kinder nie gegen ihren Willen zum Hinlegen zwingen oder eine Sauerstoffmaske oder -brille umschnallen.
- Abwehrreaktionen steigern den Sauerstoffbedarf weiter.
- Günstig sind sie oft auf dem Schoß eines Elternteils aufgehoben, wobei ihnen der Sauerstoffschlauch lediglich vor Mund und Nase gehalten wird. Dabei Flow so hoch aufdrehen, wie er vom Kind gerade toleriert wird (max. F_iO_2 nur 30–60 %!). Nasenkanülen (bei O_2-Flow 2 l/Min. → $F_iO_2 > 50\,\%$) werden oft besser toleriert als Gesichtsmasken.
- Kind mit Atemnot nie sedieren! Gefahr der Unterdrückung des Atemantriebs. Ausnahme: Injektion eines Hypnotikums im Rahmen einer Intubation.

Somnolente oder bewusstlose Kinder

- Oft Obstruktion der Atemwege durch zurückgesunkene Zunge, verlagerten weichen Gaumen oder Schleim, Blut o. Ä. im Rachenraum. Stabile Seitenlage nur, wenn kein Hinweis auf ein Wirbelsäulentrauma vorliegt.
- Wenn ein leichtes Überstrecken des Kopfs mit Vorziehen des Kinns (Esmarch-Handgriff), das Absaugen des Rachens und O_2-Gabe keine adäquate Atmung erbringen, sollte eine assistierende Maskenbeatmung begonnen werden.

Maskenbeatmung

Material

- **Ambu®-Beutel:** in der Mindestgröße 450 ml ohne Überdruckventil bzw. mit verschließbarem Ventil (Neugeborenen-Beatmungsbeutel 250 ml sind selbst für reife Neugeborene schon knapp bemessen, um ein ausreichendes Atemzugvolumen und eine längere Inspirationszeit zu erreichen).
  - Bei Verwendung des Erw.-Beutels darauf achten, nur so viel Kraft und Atemzugvolumen zu geben, dass sich der Thorax ausreichend hebt.
  - Ein Überdruckventil kann während der Reanimation die Zufuhr eines ausreichenden Atemzugvolumens verhindern. Oft werden deutlich höhere Beatmungsdrücke gebraucht als die am Ventil einstellbare Grenze.

  - Zur zusätzlichen Sauerstoffapplikation beim spontan atmenden Kind ist ein Ambubeutel mit einem Auslassventil nicht geeignet. Bei flacher Inspiration öffnet sich das Ventil nicht, das Kind erhält keinen Sauerstoff.
  - Reservoir für O_2 am Ambu®-Beutel zur Erhöhung der inspiratorischen Sauerstoffkonzentration bis auf 95 %.
- **Sauerstoff:** sofern irgend möglich, sollte immer mit O_2 beatmet werden.
  - Flow für Kinder-Ambu®-Beutel ohne Reservoir mind. 10 l/Min.
  - Flow für Erw. -Ambu®-Beutel ohne Reservoir mind. 15 l/Min.
- **Beatmungsmaske:** bei richtiger Größenwahl (▶ Tab. 12.7) soll:
  - Die Maske dicht abschließen und nicht auf die Augen drücken.
  - Der Totraum unter der Maske möglichst klein sein.
- **Absaugung:** stets bereithalten. Die Maskenbeatmung wird erleichtert und die Aspirationsgefahr verringert, wenn Erbrochenes, Blut, Sekret usw. sofort abgesaugt werden können.
- **Sonstige Beatmungssysteme im NAW:** Gelegentlich ist ein sog. **Kuhn-System** zur Beatmung vorhanden, das im Unterschied zum Ambu®-Beutel keine Ventile enthält. Bei der Einatmung muss das Loch im Beutel mit einer Fingerkuppe zugedrückt werden, bei der Ausatmung muss das Loch unbedingt frei bleiben. Wesentlich ist, dass der erforderliche Sauerstoffflow mind. dem 2,5- bis 3-fachen Atemminutenvolumen des Kindes entspricht.

- Die Intubation ist beim bewusstlosen Kind oder beim Kind nach Atem- oder Kreislaufstillstand sicherlich die beste Methode zur Sicherung der Atemwege. Da die Intubation kleiner Kinder sehr risikoreich ist, sollte sie in Notarzteinsätzen dem Geübten vorbehalten bleiben. Eine suffiziente Maskenbeatmung ist wesentlich besser als ein nach erfolglosen Intubationsversuchen blutender und zuschwellender Larynx.
- Ein kurzer Transport lässt sich auch mit Maskenbeatmung durchführen.

Technik ▶ Abb. 12.3

Lagerung Der optimale Extensionsgrad des Kopfs während der Maskenbeatmung ist beim Kind meist die neutrale „Schnüffelposition“. Hyperextension führt oft zu Atemwegsobstruktion (▶ Abb. 12.4). Während der Beatmung die optimale Position in verschiedenen Extensionsgraden ausprobieren.

Fixierung der Maske und Beatmung
- Die Maske mit einer Hand mit Daumen und Zeigefinger gut dichthalten (▶ Abb. 12.3), mit dem Mittelfinger Kinn nur an den Mandibulae leicht nach oben ziehen, dabei keinesfalls den Mundboden eindrücken.

Tab. 12.7 Maskengrößen im Kindesalter

Alter	Maskengröße
Neugeborenes	0 (Rendell Baker)
Säugling (bis 1 J.)	1 (Rendell Baker)
Ab 1 J.	2 (Rendell Baker)
Ab 4 J.	3 (Rendell Baker)
Größere Kinder	1 (Erwachsenen-Maske)

- Sind mehrere Helfer anwesend, kann einer mit beiden Händen die Maske oft besser dichthalten und ein zweiter den Beutel drücken.
- Mit der anderen Hand den Beatmungsbeutel so drücken, dass eine gute Thoraxhebung sichtbar wird (Dauer 1 s ▶ Abb. 12.4).
- Man muss die Atembewegungen des Kindes sehen können, d. h. evtl. Oberkörper frei machen. Den womöglich noch vorhandenen Einatmungsversuch des Kindes erkennt man an der Abdomenhebung, evtl. an interkostalen und sternalen Einziehungen, weniger an einer Thoraxhebung.

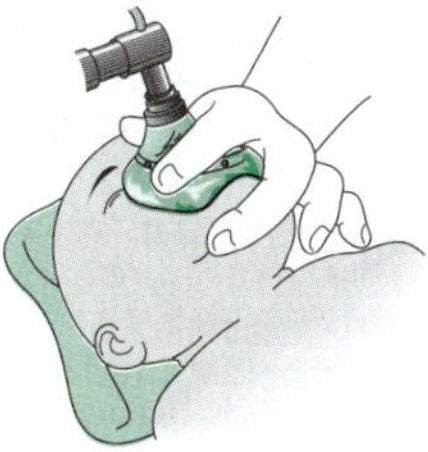

Abb. 12.3 Maskenbeatmung [L190]

- Zur Verringerung der Aspirationsgefahr durch das oft unvermeidliche Aufblasen des Magens beim bewusstlosen Kind sind eine längere Inspirationszeit und damit ein niedrigerer Beatmungsspitzendruck günstig. Beim bewusstlosen Kind durch einen zweiten Helfer einen mäßigen Krikoiddruck während der Maskenbeatmung ausüben lassen.
- Assistierende Maskenbeatmung: Den Einatmungsimpuls unterstützt man synchron mit einem zunächst geringen, später höheren Hub aus dem Beatmungsbeutel, bis eine ausreichende Thoraxexkursion zu sehen ist.
- Inadäquate Beatmung: minimale Thoraxexkursion, auskultatorisch schwaches Atemgeräusch, Pulsoxymetrie < 90 % Sättigung (bei schlechten Perfusionsverhältnissen nicht verwertbar).

! Wenn sich der Thorax nicht hebt, ist das Kind nicht ventiliert.

Sicherung der Atemwege und Beatmung

Indikationen

- Inadäquate Kontrolle über die Atmung aufgrund einer ZNS-Störung.
- Funktionelle oder anatomische Obstruktion der Luftwege.
- Erschöpfung aufgrund einer erhöhten Atemarbeit.
- Ermöglichung eines Gasaustauschs nur mittels einer Überdruckbeatmung oder eines positiven endexspiratorischen Drucks (PEEP).

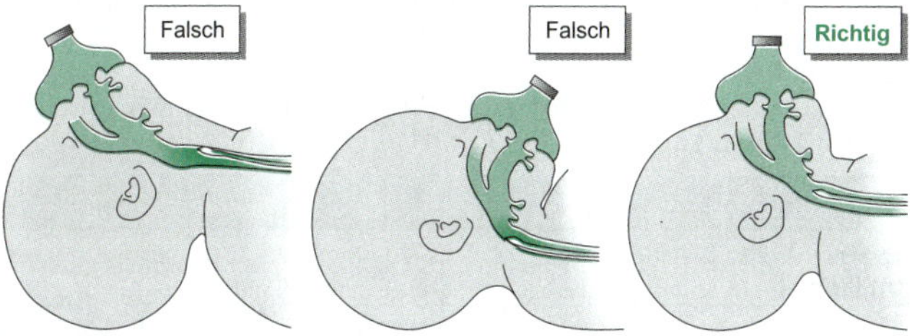

Abb. 12.4 Extension bei Maskenbeatmung [L190]

12

> !
> - Für den in der Kinderintubation Unerfahrenen ist es manchmal schwierig, eine gut einsehbare Ebene vom Mund bis zur Glottis mit dem Laryngoskop herzustellen.
> - Kinder intubieren sollte präklinisch nur der darin Geübte.

Wahl des Verfahrens

- **Larynxmaske (LMA, ▶ Tab. 12.8):** alternatives Atemwegsmanagement mit supraglottischer Atemwegshilfe (SGA). Modell mit Kanal zum Einführen einer Magensonde verwenden. Diese in der passenden Größe verfügbar haben. Nicht bewusstloses Kind vor dem Einführen der LMA in tiefe Narkose versetzen, um Würgen und Erbrechen zu verhindern.
- Der **Larynxtubus** wird aktuell, insbes. für kleine Kinder < 10 kg KG, nicht empfohlen.
- **Intubation:** Die richtige Tubusgröße wird durch die engste Stelle im Trachealsystem unterhalb der Stimmlippen in Höhe des Krikoids bestimmt.
- Kapnografie bei LMA sowie Intubation.

> ⚡
> - Die Notfallintubation erfolgt auch beim Kind immer oral (einfacher und schneller als nasal).
> - Bis die Vorbereitungen für die Intubation vollständig getroffen sind, das Kind kontinuierlich mit der Maske und O_2 beatmen, an EKG und Pulsoxymeter anschließen lassen.

Wahl des Tubus (▶ Tab. 12.9). Bislang wurden Kinder unter 6–8 J. immer mit Tuben ohne Cuff intubiert, um eine Verletzung der empfindlichen Trachealschleimhaut, insbes. im Bereich der subglottischen Engstelle mit folgender narbiger Stenosierung zu vermeiden. Auch in dieser Altersgruppe werden nun vermehrt gecuffte Tuben in Notfallsituationen eingesetzt, da die Treffsicherheit bei der Tubusgrößenwahl und eine zuverlässigere Abdichtung von Vorteil sind.

- Gecuffte Tuben werden im Innendurchmesser 0,5–1 mm kleiner als ungecuffte gewählt.

> !
> Herstellerabhängig ist der Außendurchmesser bei Tuben gleicher Größe sehr verschieden. Der Innendurchmesser dagegen ist standardisiert. Für einen korrekten Sitz ist aber der Außendurchmesser entscheidend.

- Bei der Auswahl eines idealen gecufften pädiatrischen Tubusmodells ist auf Folgendes zu achten:
  - Dünnwandigkeit
  - Kurzer Hochvolumen-Niederdruckcuff (Microcuff®), der möglichst distal am Tubus liegt

Tab. 12.8 Größentabelle Larynxmaske

Körpergewicht (kg)	< 5	5–10	10–20	20–30	> 30
Größe Larynxmaske	1	1,5	2	2,5	3

Tab. 12.9 Wahl der Tubusgröße: ungecuffte Tuben

Alter	Innendurchmesser [mm]
Reife Neugeborene	3
Ab 6 Mon.	3,5
Ab 1 J.	4
Kinder über 2 J.	(16 + Alter in J.): 4 = Tubusgröße

  - Polyurethancuff (dichtet besser)
  - Korrekte Tiefenmarkierung (z. B. Kimberly & Clark®)

Intubationstiefe

- Bei Kindertuben ohne Cuff gibt es i. d. R. eine verlässliche Markierung, bis zu der der Tubus hinter der Stimmritze verschwinden soll.
- Bei gecufften Tuben fehlt diese Markierung oder ist oft falsch mit dem Risiko der endobronchialen Intubation. Der Cuff selbst ist häufig zu hoch am Tubusschaft oder zu langstreckig mit dem Risiko der intralaryngealen Cufflage.

Arbeitsablauf beim Einsatz von gecufften Tuben

- Tubus mit Cuff gemäß Tubusgrößenwahlliste auswählen.
- Cuff vor der Intubation vollständig entleeren.
- Nach der Intubation Tubus bei noch entleertem Cuff auf Luftleckage überprüfen.
- Cuff unter Cuffdruckkontrolle blocken (Cuffmanometer). Cuffdruck auf max. 20 cmH_2O begrenzen.
- Tubus sicher fixieren (▶ Abb. 12.6).

> **!** Steht im RTW kein guter gecuffter Pädiatrietubus mit Auswahlliste für die Größe und kein Cuffdruckmanometer zur Verfügung, so sollte kein gecuffter Tubus bei Kindern im Notarzteinsatz verwendet werden. Dann mit ungecufftem Tubus intubieren.

Medikamente Zur Intubation bei noch wachem Kind:

- Das Medikament, mit dem man die meiste Erfahrung besitzt, ist prinzipiell auch bei Kindern am besten!
- Thiopental bei Hypovolämie niedriger als üblich dosieren: 5(–10) mg/kg KG bzw. nach Wirkung. Alternativ Midazolam 0,1–0,5 mg/kg KG, evtl. in Kombination mit Esketamin 0,5–1 mg/kg KG i. v. oder Fentanyl 0,005 mg/kg KG.
- Muskelrelaxanzien nur bei entsprechender Erfahrung im Umgang mit diesen Medikamenten verwenden, z. B. Succinylcholin 1–2 mg/kg KG i. v., Vecuronium 0,1 mg/kg KG i. v., Rocuronium 0,6 (–0,75) mg/kg KG oder Mivacurium 0,25 mg/kg KG.

Laryngoskopie und Intubation Der Larynx von Kindern < 1 J. ist oft leichter mit einem geraden als mit einem gebogenen Spatel einzustellen. Die Auswahl des Laryngoskops ist grundsätzlich jedoch sehr von der persönlichen Erfahrung abhängig. Im Zweifel eher einen größeren als einen kleineren Spatel nehmen; Beleuchtung vor der Intubation überprüfen.

- Großlumigen Absauger bereithalten.
- Von einem Helfer von Anfang an Krikoiddruck ausüben lassen: Regurgitation wird vermieden, Larynx lässt sich leichter einstellen.
- Den Kopf in Neutralposition legen, keine Überstreckung.
- Bei Säuglingen kann evtl. eine bessere Sicht auf die Stimmlippen erreicht werden durch Aufladen der Epiglottis auf den geraden Spatel (▶ Abb. 12.5).
- Sollte sich hinter den Stimmlippen beim Einführen des Tubus ein Widerstand bemerkbar machen, Krikoiddruck etwas nachlassen.
- Viele Tubusfabrikate sind an der Spitze mit einer Markierung versehen, die die übliche Eindringtiefe bis zur Stimmbandebene angibt. Auf korrekte Lage dieser Markierung bei der endgültigen Tubusposition achten (z. B. Ende der schwarzen Färbung „verschwindet gerade hinter der Stimmritze").
- Bei erfolgloser Intubation nach spätestens 30 s Laryngoskopie abbrechen, mit Maske zwischenbeatmen bis zum nächsten Versuch.
- Bei Bradykardie (Säugling unter 80/Min., Kleinkind unter 60/Min.) den Intubationsversuch sofort abbrechen und mit Maske und O_2 beatmen. Die Gabe von Atropin kann eine hypoxisch bedingte Bradykardie maskieren.
- Nach Intubation Tubus direkt am Mund gut festhalten und mit Ambu®-Beutel ventilieren unter Beobachtung der Thoraxhebung. Bei der Auskultation auf Seitendifferenzen achten, vor allem über den Oberfeldern der Lunge, also in Nähe der Klavikulae.
- Einseitiges Atemgeräusch: Verdacht der einseitigen bronchialen Intubation.
  - Tubus vorsichtig halbzentimeterweise zurückziehen unter erneuter Auskultationskontrolle. Dabei nicht wesentlich von der in der Notfalltabelle angegebenen mittleren Länge bis zur Zahnreihe abweichen.
  - **Cave:** auch an Pneumothorax, Hämatothorax, bronchialen Fremdkörper denken! Eine Seitendifferenz ist allerdings oft nicht eindeutig beurteilbar

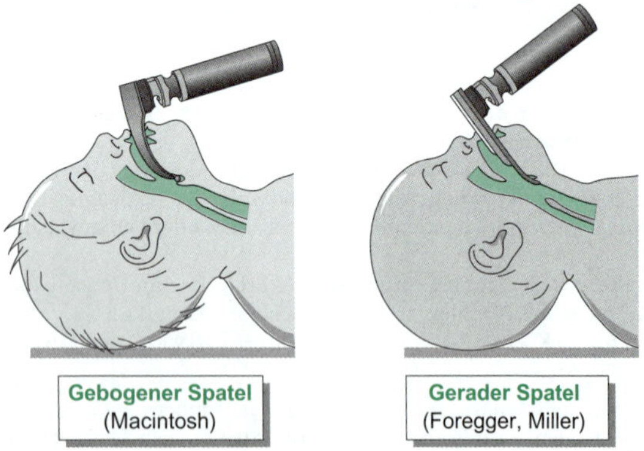

Abb. 12.5 Spatelposition bei Intubation [L157]

aufgrund der guten Fortleitung des Atemgeräuschs in dem sehr kleinen Thoraxraum.

- Kapnografie immer verwenden, CO_2 kann allerdings bei Kreislaufstillstand fehlen.

> Bei Problemen nie mit Gewalt intubieren, mit Maske zwischenbeatmen und erneut mit dem nächst kleineren Tubus versuchen!

- Bei Zweifeln bezüglich der korrekten endotrachealen Lage des Tubus umgehend erneut laryngoskopieren und überprüfen, ob der Tubus zwischen den Stimmlippen verschwindet.
- Hat man den Tubus zu klein gewählt bzw. ist er sehr undicht, sollte man den Rachenraum mit angefeuchteten Kompressen austamponieren, um in der Notfallsituation eine Umintubation zu vermeiden.
- Während kurzer Beatmungspause Tubus gut festkleben (▶ Abb. 12.6); zur Schienung gegen Abknicken und als Beißschutz kann eine kleine Mullbindenrolle oder eine zusammengerollte Kompresse in den Mund gesteckt und mit dem Tubus festgeklebt werden. **Cave:** zur Beurteilung der Lippenfarbe, diese nicht mit Pflaster überkleben. Guedel-Tuben beinhalten bei sehr kleinen Kindern ein erhöhtes Verletzungsrisiko und sind oft nicht in der richtigen Größe vorhanden.
- Um eine Dislokation frühzeitig zu erkennen, sollte man sich die Zentimeterangabe an der Zahnreihe merken, bzw. im NA-Protokoll notieren.
- Von nun an den Kopf nicht mehr flektieren oder extendieren (Dislokationsgefahr des Tubus). Relativ gefahrlos kann der Kopf zur Seite gedreht werden.
- Magensonde zur Entlastung des meist mit Luft- oder Speiseresten gefüllten Magens als Aspirationsprophylaxe legen. **Cave:** bei Gesichtsschädelverletzungen nur oral (intrakranielle Penetrationsgefahr bei nasalem Zugangsweg).
- Immer ein Auge auf die Thoraxhebung haben, Atemfrequenz altersentsprechend (▶ Tab. 12.6).
- Keine Spontanatmung am Tubus, v. a. bei Neugeborenen und Säuglingen. Intubierte Neugeborene und Säuglinge müssen immer beatmet werden (erhöhte Atemarbeit durch Tubus, fehlende physiologische Bremsung des Exspiriums durch die Stimmbänder führt zu Hypoxie und Hyperkapnie).

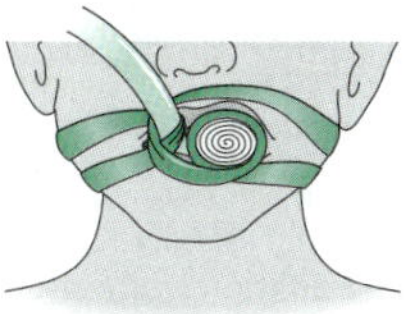

Abb. 12.6 Tubusfixierung [L190]

> **Häufige Fehler**
> - Zu starke Extension des Kopfs, insbes. bei kleinen Kindern.
> - Hebeln am Laryngoskop → Beschädigung der Zähne, mangelnder Intubationserfolg.
> - Tubus wird zu tief geschoben, gelangt dann in einen Hauptbronchus (→ einseitiges Atemgeräusch).
> - Tubus soll beim Kind < 6–8 J. nicht ganz dicht sein, er muss unter einem Beatmungsdruck > 20 cmH_2O undicht werden, sonst Gefahr subglottischer Stenosebildung.
> - Blinde nasale Intubationen führen bei Kindern selten zum Erfolg.
> - Bei manueller Beatmung neigt man meist zur Hyperventilation.

Einstellen des Beatmungsgeräts

- Bei weiter instabiler Situation Beatmung mit 100 % O_2 fortführen, bzw. nach Stabilisation bei zuverlässig messbarer SpO_2, F_iO_2 reduzieren, sodass SpO_2 $\geq 94\,\%$.
- Frequenz für Säuglinge 25–30/Min., für Kleinkinder ca. 20/Min.
- Das Atemzugvolumen sollte 10 ml/kg KG betragen.
- Beatmungsdrücke und PEEP (ähnlich wie beim Erw.): Beatmungsspitzendruck 20–30 cmH_2O (in Abhängigkeit vom Alter); bei Säuglingen und Kindern mit Polytrauma immer PEEP initial 4–6 cmH_2O, bei Oxygenierungsproblemen evtl. erhöhen (auch an Spannungspneu oder Tubusdislokation denken!).

12

Punktionskoniotomie

Wenn der kleine Pat. nicht mit der Maske beatmet werden kann, die Intubation nicht gelingt und alle Möglichkeiten freie Atemwege zu schaffen, ausgeschöpft sind, kann man bei vitaler Bedrohung eine transtracheale Beatmung über einen Katheter oder ein entsprechendes Punktionsset versuchen. Alternativ ist auch die Punktion mit einer großlumigen Venenverweilkanüle möglich (▶ Abb. 12.7).

Vorgehen Kopf des bewusstlosen Kindes im Liegen leicht überstreckt festhalten lassen. Mit einer 12-G-(dunkelblau-) oder 14-G-(orange-)Venenverweilkanüle und aufgesetzter 10-ml-Spritze die Membrana cricothyroidea (zwischen Schild- und Ringknorpel des Kehlkopfs) im Winkel von 45° von kranial nach kaudal punktieren bis Luft zu aspirieren ist. Die Nadel entfernen, dabei die Kanüle in die Trachea vorschieben. Das Ansatzstück eines 3 mm (ID) Tubus auf die Kanüle aufsetzen und einen 100 % Sauerstoff liefernden Beatmungsbeutel aufsetzen. **Alternative:** von einer 10-ml-Spritze den Stempel entfernen, in die Spritze einen blockbaren Tubus einführen und den Cuff blocken, Spritzenkonus auf die Kanüle setzen, Beatmungsbeutel anschließen. Alles gut festhalten oder festkleben.

Beatmungsmuster bei transtrachealer Beatmung Inspirationszeit: 1 s, Exspirationszeit 4 s. Evtl. Thoraxkompression zur Unterstützung der Exspiration. Erleichterung der Exspiration durch Diskonnektion des Beutels während der Exspiration.

Probleme

- Aufgrund der Kleinheit der anatomischen Verhältnisse beim Säugling ist die Punktion erschwert und komplikationsreich, ab Schulter erfolgversprechend
- Aspiration möglich → Sauger bereithalten

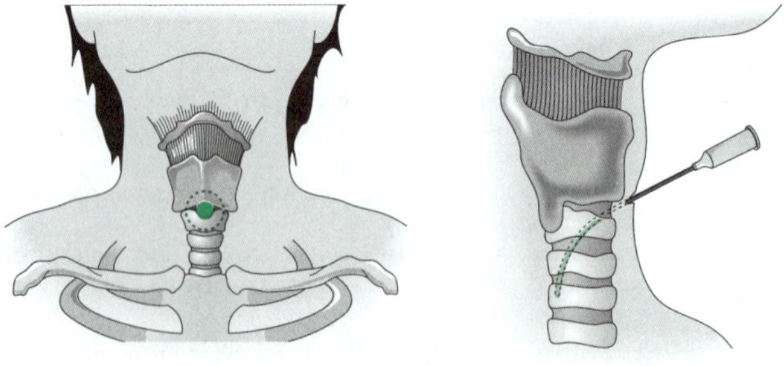

Abb. 12.7 Punktion der Membrana cricothyreoidea [L190]

- Perforation der Tracheahinterwand oder des Ösophagus → bei Verdacht Kanüle etwas zurückziehen
- Blutung → Sauger bereithalten, ggf. Blutungsquelle leicht komprimieren
- pCO_2-Anstieg

Sonderfall: Kinder mit Tracheostomie und Trachealkanüle
Bei Problemen (Obstruktion):
- Zunächst Absaugen.
- Bei Fortbestehen der Obstruktion Entfernen der Kanüle.
- Ersatz der Trachealkanüle evtl. durch Tubus geeigneter Größe (**Cave:** Tubus bei Intubation durch das Tracheostoma nicht zu weit vorschieben!).
- Evtl. Mund-zu-Stoma-Beatmung.
- Alternative: Versuch der Maskenbeatmung bei gleichzeitigem Verschluss des Stomas.
- Orotracheale Intubation (nur möglich falls keine Obstruktion oberhalb des Tracheostomas).
- Zeichen effektiver Ventilation ist immer eine adäquate beidseitige Thoraxexpansion.

12.3 Schock

12.3.1 Besonderheiten im Kindesalter

- Der Blutdruck kann bei Kindern aufgrund ihrer ausgeprägten Fähigkeit zur Vasokonstriktion noch im Normalbereich sein, obwohl das Herzminutenvolumen bereits deutlich eingeschränkt ist. Daher besser Perfusionszustand (kapilläre Füllungszeit) beurteilen.
- Die Hypotension ist ein spätes und plötzliches Zeichen der Kreislaufdekompensation, sog. dekompensierter Schock.
- Beim Neugeborenen und Säugling ist das Herzzeitvolumen ganz von der Herzfrequenz abhängig. Bradykardie bedeutet immer Kreislaufinsuff. Häufigste Ursache ist Hypoxie.
- Kapilläre Füllungszeit: eine Extremität leicht über Herzhöhe anheben, nach Drücken auf die Haut für ca. 5 s soll die Blässe bei guter peripherer Perfusion innerhalb von 2 s wieder verschwinden. Bei Dauer > 3 s → Schock.
- Normale Blutdruckwerte (▶ Tab. 12.10) schließen einen Schock keinesfalls aus.
- Die passende Blutdruckmanschette soll ⅔ des Oberarms des Kindes bedecken. Häufig stehen jedoch genau passende Blutdruckmanschetten nicht zur Verfügung (**Cave:** Zu breite Manschetten liefern falsch niedrige, zu schmale Manschetten falsch hohe Blutdruckwerte!).
- Ein kräftiger Puls an der A. radialis, brachialis oder A. femoralis spricht für einen suffizienten Kreislauf.
- Gesunde Kinder haben warme Extremitäten und rosige Haut.

Ursachen des Schocks im Kindesalter

- Die Ursache einer Minderperfusion ist bei Kindern meist ein absoluter (Blutverlust, Verbrennung, Dehydratation) oder relativer (Sepsis) Volumenmangel.

12

Tab. 12.10 Puls- und RR-Normalwerte im Kindesalter			
Altersklasse	Herzfrequenz [/Min.]	RR systolisch [mm Hg]	RR diastolisch [mm Hg]
Neugeborenes	100–180	70 ± 10	50 ± 10
Säugling (bis 1 J.)	100–160	80 ± 30	60 ± 10
Kleinkind (1–6 J.)	90–140	90 ± 20	60 ± 25
Schulkind (6–12 J.)	70–120	100 ± 15	55 ± 10

- Dehydratation durch Erbrechen. Typische Differenzialdiagnosen: Pylorushypertrophie (Alter: 3–8 Wo.).
  - Invagination (Alter v. a. 6–12 Mon., Fieber, evtl. abdominaler Tumor tastbar)
  - Duodenalatresie/-stenose (Neugeborenes)
  - M. Hirschsprung (Neugeborenes)
  - Gastroenteritis (alle Altersstufen)
  - Intoxikationen
- Zur Abschätzung von Blutverlusten: Das zirkulierende Blutvolumen beim Kind beträgt ca. 80 ml/kg KG.
- Ein anaphylaktischer Schock kann auch bei Kindern auftreten (▶ 5.9).
- Selten erleiden Kinder einen kardiogenen Schock, in diesen Fällen ist meist eine Herzerkr. oder ein Vitium (▶ 12.5.7, ▶ 12.5.8) beim Kind bekannt.
- Arrhythmien sind fast immer Folge von Hypoxie, Azidose, Hypotension (Volumenmangel) und Hypothermie. Kammerflimmern tritt sehr selten, fast nur bei Kindern mit angeborenen Herzerkr., nach Elektrounfällen (▶ 11.12) oder infolge Vergiftung mit arrhythmogenen Medikamenten, z. B. trizyklischen Antidepressiva (▶ 9.4.2) auf.

12.3.2 Symptomatik und Diagnostik

Der Schock ist ein Zustand, bei dem Blutfluss und O_2-Angebot nicht dem metabolischen Bedürfnis des Gewebes gerecht werden.

Symptomatik Kombination aus mehreren der folgenden Zeichen:

- Bewusstseinsstörungen unterschiedlichen Grades
- Blasses bis blaues Hautkolorit
- Kühle Extremitäte.
- Angst, Unruhe als Zeichen der zerebralen Hypoperfusion
- Tachypnoe
- Evtl. Ateminsuff.
- Dekompensierter Schock. Neben den genannten Zeichen: Hypotonie (Kind von 1–10 J. RR_{syst} < 70 mmHg, Kind ab 10 J. RR_{syst} < 90 mmHg) bzw. nicht tastbare periphere Pulse mit schwachen zentralen Pulsen
- Klin. Zeichen bei Blutverlust ▶ Tab. 12.11; klin. Einschätzung einer Dehydratation ▶ Tab. 12.12
- Wichtiger Sonderfall Meningokokkensepsis: Frühform: Petechien, kleine Flecken auf der Haut, die mit Glasspatel (Trinkglas) nicht wegdrückbar sind (Kind ganz entkleiden). Später große Hautblutungen. Nackensteife eher selten

Tab. 12.11 Klinische Symptomatik bei Blutverlust bei Kindern

Klinische Zeichen	Blutvolumenverlust
• **Kreislauf:** tachykard, schwacher peripherer Puls • **Haut:** kühl, kapilläre Füllungszeit 2–3 s • **ZNS:** reizbar, evtl. aggressiv	< 20 %
• **Kreislauf:** tachykard, schwacher, dünner Puls • **Haut:** Extremitäten kalt, zyanotisch, marmoriert • **ZNS:** lethargisch, verwirrt	25 %
• **Kreislauf:** hypoton, Tachykardie kann sich zur Bradykardie entwickeln • **Haut:** blass, kalt • **ZNS:** komatös	40 %

Tab. 12.12 Klinische Einschätzung einer Dehydratation bei Kindern

Klinische Zeichen	Geschätzter Volumenmangel
Verminderter Hautturgor, trockener Mund	5 %
Eingesunkene Fontanelle, Tachykardie, anamnestisch Oligurie	10 %
Eingesunkene Augen, eingesunkene Fontanelle	15 %
Koma	20 %

Kurzanamnese

- Trauma, Verbrennung, Verbrühung
- Fieber, Infekt der Atemwege oder des GIT
- Flüssigkeitsverluste durch Erbrechen, Durchfälle, fehlende Flüssigkeitsaufnahme (seit wann?)
- Allergie, cntsprechende Exposition
- Bekannte Herzerkr.
- Dauer der Symptomatik

Sofortdiagnostik

- Basischeck (▶ 4.1.2)
- Atmung ausreichend (▶ 12.2.2)?
- Puls: nur schwach tastbar, Tachykardie
- Beurteilung der Bewusstseinslage
- Hautfarbe: blass oder peripher zyanotisch (Säuglinge: grau)
- Temperatur der Extremitäten: kühl
- Kapilläre Füllungszeit: verlängert > 3 s
- Auskultation: leise Herztöne
- RR niedrig
- SpO_2 niedrig

- Bei bereits länger bestehenden Dehydratationszuständen:
  - Fontanelle eingesunken
  - Haut trocken und faltig, „stehende Hautfalten“
  - Eingesunkene Augen
- **EKG-Ableitung:** Primäre kardiale Ereignisse sind selten, dennoch muss bei allen schwer kranken oder verletzten Kindern ein EKG abgeleitet werden, um rechtzeitig Rhythmusstörungen zu erkennen.
  - Eine Tachykardie mit weiten QRS-Komplexen ist fast immer ventrikulär bedingt (sehr selten beim Kind!). Kinder > 0,08 s, Jugendliche > 0,12 s.
  - Eine Tachykardie mit engen QRS-Komplexen ist fast immer supraventrikulär bedingt. Kinder < 0,08 s, Jugendliche < 0,12 s.
  - Bradykardie ist der terminale Rhythmus des Kindes.

12.3.3 Therapie

! Prinzipiell: Sauerstoffangebot optimieren, d. h. immer O_2-Gabe und bei Bedarf Beatmung (▶ 12.2.3, ▶ 1.22).

Therapie des Volumenmangelschocks

Flüssigkeitsersatz, Indikation zur präklin. Substitution abhängig von der Kreislaufsituation des Kindes, von den Venenverhältnissen und von der Entfernung zur Zielklinik.

- Initial 20 ml/kg KG Ringeracetat als Infusion (▶ 12.1.7, ▶ 1.23). **Cave:** keine hypotonen Lösungen verwenden → Gefahr des Hirnödems
- Infusion tropft nicht schnell genug: Bolusgabe über einen 3-Wege-Hahn mit angesetzter 20-ml-Spritze
- Neubeurteilung des Perfusionszustands: kapilläre Füllung kürzer, gleich oder länger als zuvor; RR oft wenig hilfreich
- Wenn keine Besserung, erneuter Bolus 10–20 ml/kg KG Ringeracetat (▶ 1.23), evtl. BZ-Kontrolle bei atraumatischen Problemen
- Wenn keine Besserung, kolloidale Lösung 10–20 ml/kg KG (▶ 12.1.7)
- Je nach evtl. fortdauerndem Blutverlust Volumensubstitution nach Wirkung
- Bei komatösem Kind mit schlechten Venenverhältnissen an i. o. Zugang denken (▶ Abb. 12.2)

Therapie des septischen Schocks

- Flüssigkeitsbolus 20 ml/kg KG bei Bedarf 3x, dann mit Katecholaminthearpie beginnen, z. B. Adrenalin 0,1–0,3 µg/kg/Min. Adrenalinperfusor: 1 mg/kg KG ÷ 3 in 50 ml NaCl 0,9 %. Infusionsrate (ml/h) = 0,1 µg/kg KG/Min.
- Besteht nur hohes Fieber ohne Zeichen eines Schocks, restriktive Volumengabe.
- Antibiotikagabe bei Transportzeit > 30 Min.
- Bei V. a. Meningokokkensepsis: immer präklin. Antibiotikagabe, z. B. Cefotaxim 200 mg/kg KG, max. 2 g oder Ceftriaxon 100 mg/kg KG, max. 2 g. Infrage kommen fast alle Antibiotika, auch Penicillin. Applikationsroute ist unwesentlich, auch i. o. indiziert.

Therapie des kardiogenen Schocks

Dekompensiertes Kind mit Herzfehler, Zyanose, Herzinsuff. (▶ 12.5.7, ▶ 12.5.8). Kammerflimmern und Bradykardie (▶ 12.4).

Ventrikuläre Tachykardie mit breiten QRS-Komplexen >0,08 s (sehr selten), präklin. nur bei Zeichen von Schock: zuerst elektrische Kardioversion (s. u.). Evtl. Amiodaron 5 mg/kg KG i. v. (▶ Tab. 12.14). Selten gibt es eine supraventrikuläre Tachykardie mit alternierender Überleitung mit weiten QRS-Komplexen. Deshalb kann man bei einer Tachykardie mit weiten QRS-Komplexen zunächst auch Adenosin zur medikamentösen Kardioversion versuchen.
Supraventrikuläre Tachykardie (SVT; HF = 240–300/Min.): häufigste Arrhythmie, die bei Kindern zu kardiovaskulärer Instabilität führt. Die QRS-Komplexe sind dabei schmal. Keine oder abnorme P-Wellen.

- Ther. präklin. nur bei Zeichen von kardiogenem Schock, peripherer Minderperfusion und Hypotension.
- Nicht mit Fieber- oder Volumenmangeltachykardie verwechseln (Anamnese). Herzfrequenz bei SVT > 220/Min. bei Säuglingen und > 180/Min. bei Kleinkindern, bei Sinustachykardie niedriger, P-Wellen vorhanden.
- Initial vagale Manöver: Eiswasser oder Eisauflage ins Gesicht oder zumindest nasse kalte Tücher, ältere Kinder das Valsalva-Manöver durchführen lassen (tief einatmen und bei geschlossener Glottis Bauchpresse und Exspirationsmuskeln so lang wie möglich betätigen; dem Kind das Manöver erklären und selbst vormachen bzw. das Kind in einen Strohhalm blasen lassen), Druck auf Karotissinus (einseitig!). Vor, während und nach vagalem Manöver EKG ableiten.
- Kontraindiziert ist Druck auf die Augen wegen Verletzungsgefahr („Linsenschlottern").
- Kontraindiziert ist Verapamil absolut bei Kindern unter 1 J. (Todesfälle beschrieben).
- Bei Versagen der vagalen Manöver weitere Ther. präklin. nur bei Zeichen von kardiogenem Schock, deutlicher peripherer Minderperfusion, Hypotension und eingeschränkter Bewusstseinslage: Kardioversion (s. u.).

Medikamentöse Kardioversion Alternative mit sehr gutem Erfolg. Sehr effektive Ther. mit minimalen NW, HWZ von Adenosin ist etwa 10 s.

! Nur, wenn i. v. Zugang rasch möglich.

- **Ind.:** paroxysmale supraventrikuläre Tachykardie (präklin. nur bei symptomatischem Kind)
- **Dosierung:** Adenosin (2 ml = 6 mg) 0,1 mg/kg KG über liegenden venösen Zugang als Bolus mithilfe eines „Kochsalzbolus" unter laufender EKG-Kontrolle rasch einschwemmen. Bei Nichtansprechen Wiederholung mit doppelter Dosis; max. Einzeldosis 12 mg, max. 3 Wo.
- **KI:** Sick-Sinus-Sy., AV-Block II° und III°, Vorhofflimmern, -flattern, Asthma bronchiale.
- **NW:** aufgrund der sehr kurzen HWZ von kurzer Dauer und selbstlimitierend. Rhythmusstörungen, seltenen Bronchospasmus. **Cave:** Adenosin nur unter EKG-Kontrolle und in Defibrillationsbereitschaft anwenden.

Elektrische Kardioversion (synchronisierte Defibrillation)

- **Ind.:** symptomatisches Kind mit supraventrikulärer oder ventrikulärer Tachykardie (präklin. nur bei schlechter Perfusion, Hypotension und eingeschränkter Bewusstseinslage)
- **Durchführung:**
  - Analgesie, falls nicht bewusstlos
  - Wenn EKG nicht über die Paddles abgeleitet wird, EKG-Elektroden mit dem Defibrillator verbinden

- Ableitung mit der höchsten R-Amplitude wählen
- Synchronisation einschalten, initiale Dosis 1 J/kg KG, bei Wiederholung auf 2 J/kg KG erhöhen
- Ggf. Amiodaron 5 mg/kg KG i. v. als Kurzinfusion

12.4 Reanimation

Apnoe, Schnappatmung, fehlende Lebenszeichen müssen mit mechanischer Reanimation und Beatmung sowie CPR (kardiopulmonaler Reanimation) behandelt werden.
Vorgehen immer in der Reihenfolge:
A: Atemwege frei machen (▶ 12.2.3)
B: Beatmung (▶ 12.2.3)
C: Thoraxkompression (Circulation)
Nur in etwa 10 % ist Kammerflimmern Ursache des kindlichen Kreislaufstillstands außerhalb von Krankenhäusern. Die Häufigkeit steigt mit dem Alter der Kinder. Meist findet man im EKG eine Asystolie oder pulslose elektrische Aktivität (PEA) mit breiten QRS-Komplexen.

Thoraxkompression

- **Ind.:** Apnoe, Schnappatmung, fehlende Lebenszeichen, wie Husten, Würgen, Bewegen, nach 5 Atemhüben. **Cave:** Pulstasten als alleiniges Merkmal nicht zuverlässig genug, nicht länger als 10 s suchen (A. carotis, A. femoralis, A. brachialis), im Zweifel CPR beginnen.
- **Lagerung:** harte Unterlage (Brett, Boden).
- **Druckfrequenz:** 100/Min.
- **Druckpunkt:**
  - **Säugling:** auf Sternummitte (▶ Abb. 12.8), etwa eine Fingerbreite unterhalb der Verbindungslinie zwischen den Brustwarzen entweder mit zwei Fingern oder wenn möglich, in der zu bevorzugenden thoraxumfassenden Technik. Bis auf mind. ⅓ des Brustdurchmessers im Ruhezustand bzw. 4 cm tief komprimieren, den Brustkorb bis in die Ausgangsposition wieder entfalten lassen.
  - **Kleinkind** (> 1 J.): in der unteren Hälfte des Sternums auf der Verbindungslinien der Mamillen mit einem Handballen oder mit beiden Händen (wie beim Erw.) auf mind. ⅓ des Brustdurchmessers im Ruhezustand bzw. 5 cm tief eindrücken.

! Auf komplette Entfaltung des Brustkorbs nach jeder Kompression achten.

- Mechanische Thorax-Kompressionsgeräte werden bei Kindern nicht empfohlen, weil sie bei ihnen oft verrutschen.
- **Maskenbeatmung:** Verhältnis Thoraxkompression : Beatmung = 15 : 2, Pause für Beatmung so kurz wie möglich.
- **Beim intubierten Kind:** kontinuierliche Thoraxkompression, keine Pause für Beatmung; 8–10 Atemhübe/Min.
- **Zeichen einer suffizienten Massage:** Puls wird spürbar (Taststellen bei Säuglingen: Arminnenseite, A. femoralis, älteres Kind auch A. carotis) und SpO_2 messbar; Inspektion: Rückgang der Zyanose/Marmorierung, enger werdende Pupillen.

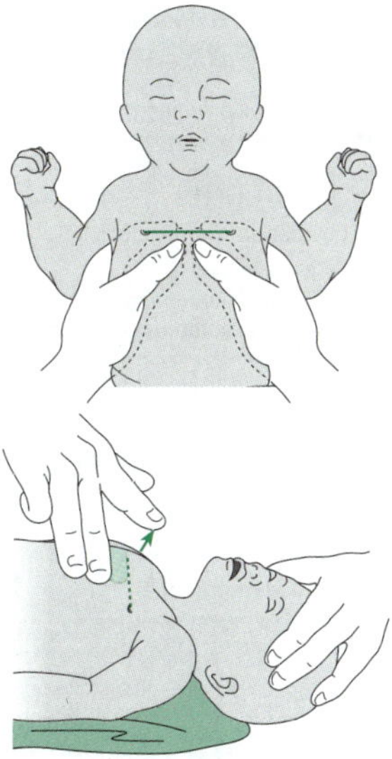

Abb. 12.8 Druckpunkt für die Thoraxkompression beim Säugling: untere Hälfte des Sternums etwa 1 Fingerbreit unterhalb der Verbindungslinie der Brustwarzen. Nicht auf das Xiphoid drücken. Oben: thoraxumfassende Technik (effektiver). Unten: 2-Finger-Technik [L190]

! Der komprimierende Helfer sollte alle 2 Min. wechseln, um eine Verschlechterung der Kompressionsqualität wegen Ermüdung zu vermeiden.

Defibrillation

- **Ind.:** ventrikuläre pulslose Rhythmusstörungen. Selten, aber bei beobachtetem plötzlichem Kollaps wahrscheinlich. Je früher defibrilliert wird, desto höher die Erfolgsrate.
- **Paddles:** für Kinder < 10 kg KG (bis ca. 1 J.) die kleinen, darüber die normalen Erw.-Paddles verwenden. Die Paddles so platzieren, dass das Herz genau dazwischen liegt, üblicherweise eines auf der re Thoraxhälfte unterhalb der Klavikula, das andere lateral der li Brustwarze. Abstand der Paddles etwa 3 cm. Alternativ: ein Paddle vorne li des Sternums, eines auf dem Rücken unterhalb der li Skapula. **Dosis:** 4 J/kg KG. Wenn kein Erfolg ▶ Abb. 12.9, ▶ Abb. 12.10.
- **Automatische externe Defibrillatoren** (AED, sog. Halbautomaten) können präklin. bei Kindern ab 8 J. angewandt werden. Bei Kindern mit einem Körpergewicht < 25 kg oder einer Körpergröße < 127 cm sollte ein AED mit Leistungsminderer eingesetzt werden.
  - Bei Kindern < 1 J. ist ein manueller Defibrillator vorzuziehen. Ist dieser nicht verfügbar, ist ein AED mit pädiatrischem Dämpfungssystem vorzuziehen. Ist keines dieser Systeme vorhanden, einen AED ohne pädiatrisches Dämpfungssystem verwenden.

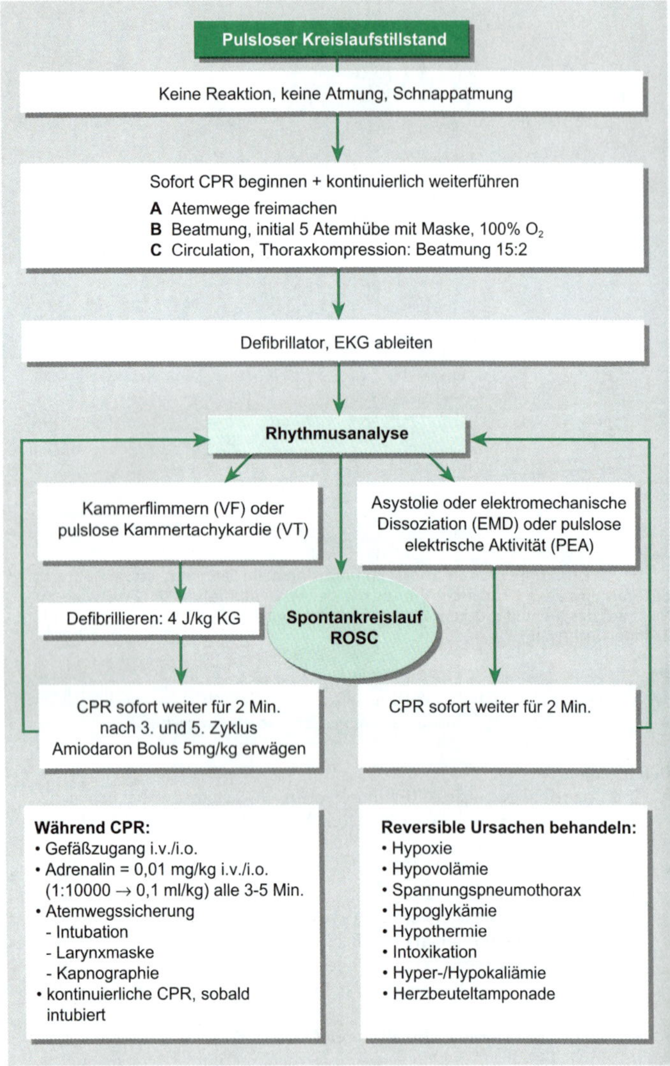

Abb. 12.9 Algorithmus zur Behandlung des pulslosen Kreislaufstillstands beim Kind [L157]

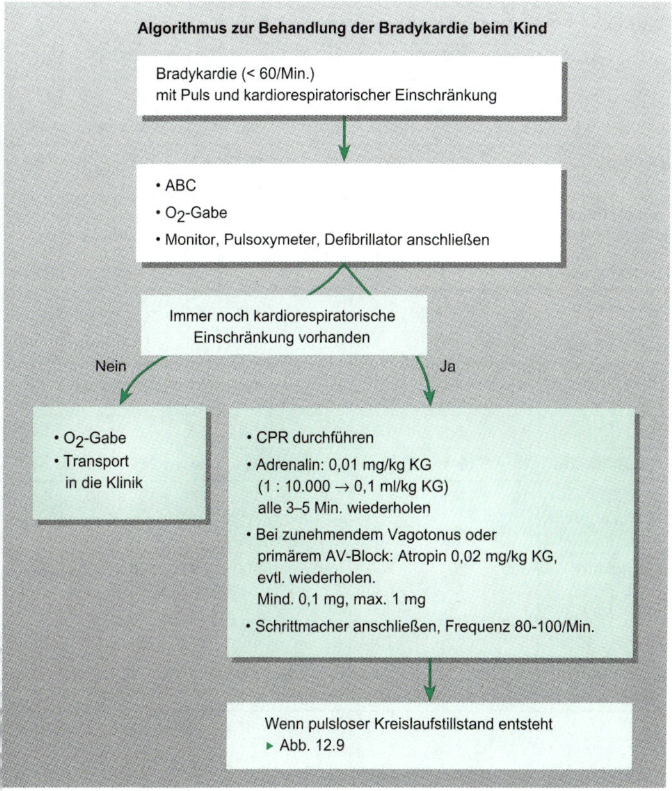

Abb. 12.10 Algorithmus zur Behandlung der Bradykardie beim Kind [L157]

  - Bei Kindern > 8 J. bzw. > 25 kg sollte kein pädiatrisches, dosisreduzierendes System verwendet werden, da die applizierte Energiedosis zu gering ist.
  - Wichtig ist, dass ein ausreichender Abstand zwischen den Paddles oder Klebeelektroden besteht.
- Kardioversion (▶ 12.3.3).

Transkutane Schrittmacher Beim Kind aufgrund der meist nicht kardialen Genese einer präklin. Asystolie ganz selten erfolgreich. Bei Kindern < 15 kg KG sollten kleinere Elektroden verwendet werden.

Medikamentöse Reanimation

- Da i. v. Zugang bei Reanimation oft sehr schwierig, am besten gleich i. o. Zugang legen.
- Die in ▶ Tab. 12.13 angeführten Dosierungen für kreislaufwirksame Substanzen beziehen sich auf die Reanimationssituation, zur i. v. oder i. o. Applikation. **Cave:** Adrenalindosis nicht eskalieren.

12

Tab. 12.13 Kinder-Notfalltabelle zur Reanimation

Alter [Jahre]	¼	½	1	2	4	6	8	10	12
Größe [cm]	62	66	80	90	105	115	130	140	150
Gewicht [kg]	5,5	7	10	12	16	20	25	35	40
Defibrillation [J = Ws]	20	30	40	50	60	80	100	140	160
Adrenalin verdünnt 1:10.000 [ml], 1 ml = 0,1 mg	0,5	0,75	1,0	1,25	1,5	2,0	2,5	3,5	4,0
Amiodaron [ml], 1 ml = 50 mg	0,5	0,7	1	1,2	1,6	2	2,5	3,5	4
Atropin [ml] (1 ml = 0,5 mg)	0,2	0,3	0,4	0,5	0,6	0,8	1,0	1,0	1,0
Tubus ID [mm]	3,0	3,5	4,0	4,5	5,0	5,5	6,0	6,5	7,0
Tubus AD [Ch]	14	16	18	20	22	24	26	28	30
Intubationstiefe ab Zahnreihe [cm]	10	11	12	14	15	17	19	20	21
Flüssigkeitsbolus initial [ml]	100	150	200	250	300	400	500	600	800
Glukose 40 % [ml]	5	7	10	??	16	20	25	30	30
Alle Dosierungen sind als Volumina [ml] angegeben.									

- Ab 14 J. bzw. ab der Pubertät gelten die Erwachsenleitlinien zur Reanimation.
- Die Datenlage zu Vasopressin bei Kindern lässt derzeit keine Empfehlung dafür oder dagegen zu.
- $NaHC0_3$ hat in der Kinderreanimation bisher keinen nachweisbaren Nutzen erbracht. Als letzte Option einsetzbar bei prolongierter Reanimation in einer Dosis von 1 mval/kg KG.
- Amiodaron (Dosierung ▶ Tab. 12.14) wird in der Reanimationssituation pur als Bolus gespritzt. Bei allen anderen Anwendungen verdünnen: 3 ml Amiodaron (= 1 Amp. = 150 mg) mit 27 ml Glukose 5 % als Perfusor über 20 Min.
- Magnesium (Magnesiumsulfat 25 mg/kg KG i. v./i. o., Maximaldosis 2 g) indiziert bei Torsades de pointes (polymorphe ventrikuläre Tachykardie; ▶ 5.4.1).

! Vor Applikation von Notfallmedikamenten suffiziente Ventilation überprüfen. Ausschluss von Tubusfehllage, Pneumothorax.

Tab. 12.14 Dosierungen für Atropin und Amiodaron

Atropin	Einzeldosis	Beim Kind	0,5 mg
		Beim Jugendlichen	1 mg
	Gesamtdosis	Beim Kind	1 mg
		Beim Jugendlichen	2 mg
	Minimale Dosis	0,1 mg	
	Dosis bei Bradykardie	0,02 mg/kg KG	
Amiodaron	Einzeldosis	5 mg/kg KG	
	Maximale Tagesdosis	15 mg/kg KG	

Transport nach Stabilisierung der Vitalfunktionen (ROSC)
- Vor Auskühlen schützen (Zudecken, Metallinefolie, Standheizung, Inkubator). Fieber strikt vermeiden, Zieltemperatur: Normothermie.
- Beatmung fortführen (▶ 12.2.3), Pulsoxymetrie.
- Bei unruhigen intubierten Kindern: (Analgo-)Sedierung, z. B. mit Midazolam 0,05–0,1 mg/kg KG i. v. initial, zusätzlich bei Bedarf Fentanyl 0,005 mg/kg KG i. v., insbes. bei traumatisierten Kindern.
- Ausreichende Volumensubstituierung, evtl. Katecholaminther., kontinuierliches Kreislaufmonitoring: EKG, Puls, kapilläre Füllungszeit.

Beendigung der Reanimationsbemühungen Eine Kinderreanimation zu beenden ist eine schwere und individuelle Entscheidung. Einige Punkte, die bei der Entscheidungsfindung hilfreich sein können:
- Es gibt keine eindeutigen Prädiktoren bezüglich des Outcomes einer Kinderreanimation.
- Gute Chancen für eine erfolgreiche Reanimation bestehen bei beobachtetem Kollaps, sofort begonnener Reanimation durch Umstehende und kurzem Zeitintervall zwischen Kollaps und Eintreffen des NA.
- Verlängerte Bemühungen sind aussichtsreich bei Kindern mit therapierefraktärem oder wiederkehrendem Kammerflimmern oder pulslosen Kammertachykardien, Intox. oder primär hypothermem Ereignis.

12.5 Spezielle Kindernotfälle nach Leitsymptomen

12.5.1 Polytrauma

Die Behandlungsprinzipien entsprechen denen bei Erw. (▶ 11.8):
1. Atemwege sichern
2. Frühintubation und Beatmung
3. Bei Bedarf Spannungspneumothorax entlasten
4. Volumensubstitution
5. Stabilisation von großen Frakturen
6. Schmerztherapie
7. Rascher Arbeitsablauf und Transport in geeigneter Zielklinik

Symptomatik Schmerzen und Blutungen. Je nach Verletzungsmuster sind zusätzlich möglich:

- Ateminsuff.: Thoraxtrauma (▶ 11.3)
- Schock: Abdominaltrauma (▶ 11.4), Wirbelsäulentrauma (▶ 11.6), Extremitäten- und Beckenfrakturen (▶ 11.5, ▶ 11.7)
- Bewusstseinstrübung: SHT (▶ 11.2, ▶ 12.5.2)
- Bewegungsstörungen der Extremitäten: SHT (▶ 11.2, ▶ 12.5.2), Wirbelsäulentrauma (▶ 11.6), Frakturen, Luxationen (▶ 11.7)

!
- Aufgrund des noch sehr elastischen Skeletts sind oft die äußeren Traumazeichen auch bei schweren inneren Verletzungen nicht sehr ausgeprägt. Auch bei schweren Thoraxtraumen mit Lungenkontusion oder Pneumothorax muss deshalb nicht immer ein Thoraxkompressionsschmerz vorhanden sein.
- Die klin. Beurteilung (z. B. fraglicher Pneumothorax) des kindlichen Thorax mittels Auskultation oder Perkussion ist insbes. unter Notfallbedingungen häufig sehr schwierig.

Kurzanamnese

- Verkehrsunfall, Sturz aus großer Höhe.
- Blick-Inspektion des Unfallorts (z. B. Autowrack, bei Stürzen: offenes Fenster).
- Befragung von Unfallbeteiligten, Spielkameraden oder sonstigen Zeugen zur Klärung des Unfallmechanismus:
  - Wo saß das Kind im Auto?
  - War es angeschnallt?
  - Vermutliche Geschwindigkeit des verunfallten Pkw?
  - Trug es einen Fahrradfahrerhelm?
  - Sturzhöhe?
  - Weitere Unfallverletzte (2. NA erforderlich?).
- Direkte Hinweise auf mögliche bzw. wahrscheinliche Verletzungen (z. B. Auffahrunfall: HWS-Schleudertrauma)?
- Befragung von Angehörigen: Vorerkr., Behinderungen, Medikamente, Allergien?

Sofortdiagnostik

- Basischeck (▶ 4.1.2)
- Puls, SpO_2, RR, EKG
- **Atmung:**
  - Inspektion: Zyanose? Thoraxhebung: vorhanden, symmetrisch?
  - Auskultation: Atemgeräusch: vorhanden, seitengleich, rasselnd?
- **Kreislauf:**
  - Schockzeichen (▶ 12.3.2)?
  - Kapilläre Füllungszeit verlängert (> 2 s)?
- **Neurologischer Kurzbefund:**
  - Bewusstseinszustand: wach, somnolent, bewusstlos?
  - Reaktion auf Ansprache oder Schmerzreiz?
  - Pupillengröße und Lichtreaktion?
- **Inspektion** mit paralleler **kraniokaudaler Untersuchung** (▶ 11.1): nach Stabilisierung von Atmung und Kreislauf. Kleidung vorher evtl. aufschneiden:
  - Hämatome? Prellmarken?
  - Extremitätenfehlstellungen? Offene Frakturen?

- „Harter" Bauch (intraabdominale Verletzung)?
- Hautemphysem (Pleuraverletzung, z. B. durch Rippenfraktur)?

Sofortmaßnahmen

- Reanimation nach ABC-Regel (▶ 12.4).
- Bei V. a. Spannungspneumothorax: Punktion des 4. oder 5. ICR in der mittleren Axillarlinie (immer supramamillär) mit Venenverweilkanüle (▶ 7.7).
- Blutungen durch manuelle Kompression (▶ 6.3) oder mit Kompressionsverbänden versorgen (▶ 2.6). Bei V. a. Beckenfraktur zur Stabilisierung z. B. „SAM pelvic sling" anbringen.
- O_2-Gabe (▶ 12.2.3, ▶ 1.23).
- Mind. 2 großlumige i. v. Zugänge (▶ 12.1.6) mit Infusion (▶ 12.1.7) zur Volumensubstitution.
- Im Zweifelsfall immer mit Wirbelsäulentrauma (▶ 11.6) rechnen: Immobilisation der HWS (z. B. mit Stifneck®), Vakuummatratze.
- Bei entsprechender Erfahrung in der Intubation von (kleinen) Kindern: frühzeitige und großzügige Indikation zur Intubation und Beatmung (▶ 12.2.3) bereits bei geringen Anzeichen von Atemnot oder Bewusstlosigkeit. Beatmungsparameter: F_iO_2: 1,0; PEEP 4–6 cmH_2O; Frequenz und AMV altersabhängig. Alternativ: Larynxmaske, Maskenbeatmung, rascher Transport in die Klinik (▶ 12.2.3). Analgesie: wichtig zur Stressminderung. Dosierung ▶ Tab. 12.15.

> **!**
> - Das Medikament, mit dem man die meiste Erfahrung besitzt, ist prinzipiell auch bei Kindern am besten!
> - Opioideinsatz nur von dem NA, der mit Intubation und Beatmung vertraut ist!

Tab. 12.15 Analgetikadosierung im Kindesalter	
Fentanyl	
Nasal via MAD (Nasenzerstäuber)	0,001–0,002 mg/kg KG
Beim intubierten Kind i. v./i. o.	0,005 mg/kg KG
Beim nicht intubierten Kind Titration bei entsprechender Erfahrung i. v./i. o.	0,001 mg/kg KG
Esketamin (Ketamin: doppelte Dosis)	
i. v.	0,125–0,5 mg/kg KG
Nasal via MAD	1–2 mg/kg KG
In Kombination mit Midazolam:	
i. v.	0,05 mg/kg KG
Nasal via MAD (5 mg/ml) (off label use)	0,2 mg/kg KG
Morphin i. v./i. o.	0,05–0,1 mg/kg KG
Piritramid i. v./i. o.	0,05–0,1 mg/kg KG
Tramadol i. v./i. o.	1–2 mg/kg KG

- Lagerung je nach Verletzungsmuster (▶ 2.5).
- Bei schwerem Thoraxtrauma oder V. a. Pneumothorax: Thoraxdrainage (▶ 2.10.1). Anlage prinzipiell wie beim Erw. (▶ Tab. 12.16).
- Steriles Abdecken von offenen Wunden, Frakturen.
- Reposition grob dislozierter Extremitätenfrakturen und Luxationen in Kurznarkose mit z. B. Ketamin (Vermeidung von Durchblutungs- und Nervenschäden, ▶ 11.7).
- Abgetrennte Gliedmaßen verpacken (steril, trocken, kühl, ▶ 11.7.6).
- Magensonde nach Intubation zur Aspirationsprophylaxe. Bei SHT und Gesichtsschädelverletzungen nur oral, da bei nasalem Einführen intrakranielle Perforationsgefahr.

Transport Immer Transport in die nächste kinderchirurgische Klinik mit Intensivstation und CT (evtl. Hubschrauber anfordern). In bes. dringenden Fällen Transport in die nächste chirurgische Abteilung.

!
- Bei Problemen bei der Anlage venöser Zugänge und vitaler Ind. intraossäre Nadel (▶ 12.1.6).
- Venöse Zugänge bei polytraumatisierten Kindern bes. gut sichern.
- Bei Gabe von Opioiden:
  - Immer mit Atemdepression rechnen.
  - Wegen möglicher Hypovolämie immer erst mit der niedrigeren der angegebenen Dosis anfangen.
- Ketamin: kontraindiziert bei SHT ohne kontrollierte Beatmung und bei Augenverletzungen.
- Blutverluste, die unbedeutend aussehen, können dennoch für das kleine Kind relativ hoch sein.
- Gegenstände bei Stich- und Pfählungsverletzungen nicht entfernen, höchstens auf Transportmaß kürzen.

12.5.2 Schädelhirntrauma (SHT)

Symptomatik (auch ▶ 11.2).

! Jedes nach einem Unfall (auch nur vorübergehend) bewusstseinsgestörte Kind wird zunächst als SHT behandelt.

- Bewusstseinsstörung (vom kurzen „Wegbleiben“ bis zu tiefem Koma)
- Übelkeit, Erbrechen
- Retrograde Amnesie

Tab. 12.16 Thoraxdrainagen im Kindesalter

Alter [Jahre]	Größe [Ch]
0,5–2	16–20
3–6	20–24
7–12	26–28

- Offene Schädelverletzungen
- Liquorrhö, Blutungen
- Pupillenveränderungen
- Schwindel
- Kopfschmerz

Kurzanamnese

- **Unfallhergang:**
  - Überwiegend Verkehrsunfälle als Fußgänger oder Fahrradfahrer.
  - Bei Kleinkindern und Säuglingen Stürze die Treppe hinunter, von der Wickelkommode, aus dem Kinderwagen.
  - Im Rahmen einer Kindesmisshandlung (Shaken-baby-Sy. ▶ 12.5.9).
- **Unfallmechanismus:** Je größer die Sturzhöhe und je stärker die einwirkenden Kräfte auf den kleinen Schädel, desto wahrscheinlicher ist ein höhergradiges SHT mit intrakraniellen Blutungen und erhöhtem Hirndruck.
- Unfallzeitpunkt?
- Bewusstlosigkeit, Eintritt (sofort?) und Dauer? Krampfanfälle?
- Wenn nicht bewusstlos, Eltern fragen, ob das Kind nach dem Unfall „anders“ war als sonst.

Sofortdiagnostik

- Basischeck (▶ 4.1.2)
- Puls, SpO_2, RR, EKG
- **Rasche Orientierung über neurologischen Zustand:**
  - Wach oder somnolent
  - Reaktion auf Ansprache und Schmerzreiz (Glasgow Coma Scale, ▶ Tab. 12.17)
  - Pupillengröße und Lichtreaktion
- **Untersuchung des Schädels:**
  - Prellmarken, Hämatome
  - Stufenbildung in der Kalotte (Fraktur)
  - Blutungen aus Nase oder Ohren (Schädelbasisfraktur)
  - Liquorrhö („offene“ Schädelbasisfraktur)
- **Inspektion:** Begleitverletzungen, z. B. Blutungen, Bauchtrauma (Polytrauma ▶ 12.5.1)?

Sofortmaßnahmen

- Venöser Zugang mit Infusion von Ringeracetat (▶ 1.23).
- O_2-Gabe (▶ 12.2.3, ▶ 1.23).
- **Sicherung der Atemwege** (auch ▶ 12.2.3): bei Atembehinderung oder bei GCS Gesamtpunktwert < 9 erforderlich, d. h. bei einem Kind, das auf Schmerzreiz nicht erweckbar ist.
  - Medikamente zur Intubation, falls das Kind nicht tief bewusstlos ist, sind z. B. Thiopental, Midazolam, (▶ 12.2.3). **Cave:** Ketamin wegen möglicher Hirndrucksteigerung (z. B. bei V. a. SHT) kontraindiziert, solange keine kontrollierte (pCO_2 ca. 35 mmHg) Beatmung stattfindet (Ausnahme: bei eingeklemmtem Pat. niedrig dosiert zur Analgesie sinnvoll).
  - Auf Immobilisation der HWS bei der Intubation achten, Kopf vom Helfer halten lassen, leichte Reklination, kein Seitwärtsdrehen, keine Anteflexion. Bei bewusstlosen Kindern bis zum radiologischen Gegenbeweis von instabilen Wirbelsäulenverletzungen ausgehen.

12

Tab. 12.17 Modifizierte Glasgow Coma Scale für Kleinkinder [H139-001]

Parameter	Reaktion	Punktwert
Augenöffnen	Spontan	4
	Auf Anruf	3
	Auf Schmerzreiz	2
	Kein Augenöffnen auf Schmerzreiz	1
Motorische Antwort	Gezieltes Greifen nach Gegenständen	6
	Auf Schmerzreize: gezielte Abwehr	5
	Normale Beugung	4
	Atypische Beugung	3
	Strecksynergismen	2
	Keine Reaktion	1
Verbale Antwort	Jede Antwort, Lachen, Weinen, Erkennen von Angehörigen, Fixieren, bzw. bei älteren Kindern verständliche Sprache oder volle Orientierung	5
	Unsicheres Erkennen von Angehörigen, keine Fixierung	4
	Zeitweise weckbar	3
	Motorische Unruhe, nicht weckbar	2
	Keine Reaktion auf Schmerzreiz	1
Maximale Punktsumme		15

- **Beatmung** (auch ▶ 12.2.3):
  - F_iO_2 1,0; angestrebter $paCO_2$ 35 mmHg.
  - Spitzendruck möglichst < 25 cmH_2O, PEEP, wenn erforderlich ≤ 5 cmH_2O.
  - Wichtigstes Ziel der Beatmung ist immer eine gute Oxygenierung (SpO_2) des Pat., d. h. SpO_2 > 95 %.
  - Wenn sich das Kind gegen Tubus bzw. Beatmung „wehrt“: Analgosedierung: z. B. Midazolam 0,1 mg/kg KG kombiniert mit Fentanyl 0,005 mg/kg KG bzw. nach Wirkung.
- **Kreislaufther.:** Wichtig ist eine optimale Volumenzufuhr (▶ 12.3.3). Eine Flüssigkeitsrestriktion mit Minderperfusion des Gehirns führt zur Zunahme des Hirnschadens. Bei Hypotonie daher aggressive Volumenzufuhr. **Cave:** nur isotone Lösungen verwenden (Ringeracetat ▶ 1.23), keine Glukoselösungen. Ziel: Normotonie.
- **Lagerung:**
  - Häufig sind Begleitverletzungen, insbes. der HWS → auch im Zweifelsfall immer Schienung mit Halskrawatte (Stifneck®) oder Vakuummatratze.
  - Hochlagerung des Oberkörpers um 30°.
  - Positionierung des Kopfs immer in Mittellage, nie in Seitenlage (um venösen Abfluss durch die Vv. jugulares nicht zu behindern).
- Krampfanfälle ▶ 12.5.5.

- Der initiale irreparable Zellschaden durch den Unfall ist nicht mehr zu ändern. Durch rasches und gezieltes Eingreifen des Notarztes können jedoch sekundäre Schäden durch Hypoxie und Minderperfusion gering gehalten werden.
- Im Vergleich zu Erw. haben Kinder mit schwerem SHT (Glasgow Coma Scale < 8 Punkte) ein deutlich besseres Outcome.
- Der Nutzen von Glukokortikoiden zur Hirnödemprophylaxe ist auch beim kindlichen SHT nicht nachgewiesen.
- Wichtig für die Verlaufsbeurteilung sowie die Diagnostik und Behandlung in der Klinik ist die Dokumentation eines genauen neurologischen Ausgangsstatus mit Uhrzeit, inkl. Beurteilung des Bewusstseinszustands, Pupillenfunktion, motorische Funktionen der Extremitäten mit Seitendifferenzierung, bzw. Reaktion auf Schmerzreiz, Achten auf Beuge- oder Strecksynergismen Praktikabel ist aber auch die Beurteilung nach der modifizierten Glasgow Coma Scale (▶ Tab. 12.17).
- Kleinkinder und Säuglinge können einen Volumenmangelschock, im Gegensatz zum Erw., bereits nur aufgrund einer isolierten intrakraniellen Blutung erleiden.
- Die Gabe von Mannitol ist routinemäßig präklin. nicht indiziert. Bei sich akut verschlechternder Bewusstseinslage und Entwicklung einer Anisokorie (als Ausdruck einer Hirndrucksteigerung) kann man die Kurzinfusion von Mannitol 0,3–1,5 g/kg KG (Mannitol 20 %, 1,5–7,5 ml/kg KG) in Erwägung ziehen.
- „Gegenwehr“ bei Beatmung erhöht den Hirndruck, d. h. Analgosedierung ist unbedingt erforderlich.
- Auch während des Transports Verlaufsbeurteilung und Dokumentation des neurologischen Zustands bzw. des Pupillenstatus beim intubierten und analgosedierten Kind.
- Bei RR-Abfall an Volumenmangel bzw. Schock durch Begleitverletzungen denken!

Transport

- Bei isoliertem, leichtem (GCS 13–15 Punkte), gedecktem SHT ohne vorausgegangene Bewusstlosigkeit in (Kinder)Klinik. Engmaschige Kontrollen von Bewusstseinslage und Pupillen müssen möglich sein.
- Bei mittelschwerem (GCS 9–12 Punkte), gedecktem SHT, bei fokal neurologischen Störungen, Hirnnervenausfällen, Paresen, zerebralem Anfall, in neurochirurgische Klinik oder (Kinder-)Chirurgische Klinik mit konsiliarischer Betreuung durch einen Neurochirurgen, mit CT und Intensivstation.
- Bei schwerem (GCS 3–8 Punkte) oder offenem SHT jeglichen Schweregrads in neurochirurgische Klinik mit 24-h-OP-Bereitschaft.
- Hubschraubertransport frühzeitig anfordern.

Prinzipien der Weiterbehandlung Stationäre Beobachtung, neurochirurgische Versorgung.

12.5.3 Atemnot mit Stridor

Pfeifendes Atemgeräusch aufgrund einer Obstruktion der oberen Luftwege, meist inspiratorisch, auf Distanz hörbar und in Kombination mit substernalen Einziehungen. Je leiser, desto gefährlicher.

Differenzialdiagnosen

- Epiglottitis (selten, aber lebensgefährlich).
- Krupp-Sy. (Pseudokrupp, DD zu Epiglottitis ▶ Tab. 12.18) (häufig).
- Fremdkörperaspiration.
- Laryngitis oder Tracheitis (meist mit Heiserkeit), Tonsillitis (gerötete oder belegte Tonsillen), Trauma (Anamnese, Prellmarken), Diphtherie (Tonsillenmembranen, süßlicher Foetor), zusätzlicher Atemwegsinfekt bei bestehender subglottischer Stenose oder Tracheomalazie, Rauchgasvergiftung (▶ 9.7.1), Quincke-Ödem (▶ 17.2.7).

Epiglottitis

Supraglottische Entzündung (Epiglottis, aryepiglottische Falten, Vestibularfalten); Erreger meist Haemophilus influenzae. Seit Einführung der HiB-Impfung im Jahr 1992 selten geworden.

Symptomatik

- Schwerkrankes Kind
- Sitzende Haltung
- Meist Fieber über 39 °C, oft sepsisähnliches Bild
- Selten Husten, inspiratorischer Stridor oft nur gering
- Zunehmende Atemnot, evtl. Zyanose
- Ganzjährig auftretend
- Leise, kloßige Sprache („hot potato voice")
- Halsschmerzen, Schluckbeschwerden, Speichelfluss

Kurzanamnese

- Prädilektionsalter 1–7 J.
- Kurze Anamnese (Beginn vor 8–15 h), akuter Beginn.

Tab. 12.18 Unterscheidungskriterien zwischen Krupp-Syndrom und Epiglottitis

	Krupp-Syndrom	Epiglottitis
Symptom		
Fieber	Meist leicht	> 39–40 °C
Speichelfluss	Kaum	Stark
Schluckstörung	Keine	Meistens
Husten	Bellend	Selten (nicht bellend)
Sprache	Heiser	Kloßig, leise
Anamnese	Oft Infekt der oberen Luftwege, langsamer Beginn	Schneller Beginn (innerhalb von Stunden)
Risikofaktor		
Alter	0,5–3 J.	Meist 1–7 J.
Tageszeit	Meist abends, nachts	Ganztags
Jahreszeit	Gehäuft im Herbst	Ganzjährig
Prognose	Sehr gut	Hohe Mortalität
Rezidive	Häufig	Selten

- Impfpass zeigen lassen. Bei vollständiger HIB-Impfung (3-mal) ist eine Epiglottitis nahezu ausgeschlossen.
- Eine kurz zurückliegende Getränkeeinnahme spricht gegen die Diagnose.

Sofortdiagnostik
- Basischeck (▶ 4.1.2)
- Klinisch-anamnestische Verdachtsdiagnose

> **!**
> - Keine Racheninspektion, Gefahr des reflektorischen Atem-Herz-Stillstands.
> - Kein EKG und RR, da jede Art von Stress die Symptomatik akut verschlechtern kann.
> - Evtl. SpO_2, wenn das Kind diese Maßnahme problemlos toleriert.
> - Puls: schwacher, tachykarder Puls weist auf Bedrohlichkeit des Krankheitsbilds hin.

Sofortmaßnahmen
- Kind in jedem Fall nüchtern lassen wegen der Aspirationsgefahr bei einer evtl. später erforderlichen Intubation.
- O_2-Gabe (▶ 12.2.3, ▶ 1.22) in der für das Kind angenehmsten Haltung, je nach Alter auf dem Schoß der Mutter (nur wenn diese das Kind nicht noch zusätzlich aufregt), sonst auf dem eigenen Schoß sitzend.
- Bei Atemstillstand bzw. schwerer Dyspnoe mit Zyanose: Maskenbeatmung (in aller Regel bei Epiglottitis relativ gut möglich).

> **!** Alle präklin. Maßnahmen (auch scheinbar „harmlose") auf das essenzielle Minimum beschränken, insbes.:
> - Keine Infusion anlegen.
> - Keine Intubationsversuche: Intubation bei angeschwollener Epiglottis oft sehr schwierig und sollte nur unter klin. Bedingungen von einem entsprechenden „Spezialisten" durchgeführt werden. Misslungene Versuche führen zur Katastrophe (reflektorischer Atem-Herz-Stillstand).

Transport Immer Transport in die nächste Kinderklinik mit Vorabinformation der dortigen Intensivstation über die Verdachtsdiagnose.

Prinzipien der Weiterbehandlung Narkoseeinleitung per Sevofluraninhalation, Anlage eines i. v. Zugangs erst in tiefer Narkose, Laryngoskopie und Intubation, Lumbalpunktion (Haemophilus-Meningitis möglich). Antibiose. Extubation meist nach etwa 48 h möglich.

Krupp-Syndrom

Subglottische Laryngotracheitis, d. h. entzündliche Schwellung der Submukosa im subglottischen Bereich mit entsprechender Einengung der Atemwege (meist durch Virusinfekte).

Synonym: Pseudokrupp. Tritt auch ohne Infekt (meist auf allergischer Basis) rezidivierend auf: „spasmoidic croup".

Symptomatik
- Meist guter AZ
- Bellender Husten, inspiratorischer Stridor
- Evtl. Heiserkeit

- Tachypnoe
- Leichte Temperaturerhöhung
- Tachykardie
- Vorwiegend nachts und im Herbst auftretend

Kurzanamnese
- Keine Schluckstörung, kein Speichelfluss
- Häufig gleichzeitig Rhinitis (oft schon seit 2–3 d Infekt der oberen Luftwege)
- Häufige Rezidive
- Prädilektionsalter: 6 Mon. bis 3 J. (und älter)

Sofortdiagnostik
- Basischeck (▶ 4.1.2).
- Rein klinisch-anamnestische Verdachtsdiagnose.
- Kein EKG und RR, da jede Art von Aufregung die Symptomatik verschlechtern kann.
- Evtl. SpO_2, wenn das Kind diese Maßnahme problemlos toleriert.
- Puls: schwacher, tachykarder Puls weist auf schweres Krankheitsbild hin.

> **!** Keine Racheninspektion → Gefahr des reflektorischen Atem-Herz-Stillstands.

Sofortmaßnahmen
- Auf alle Beteiligten beruhigend einwirken. Kind nicht von Eltern trennen.
- Notfalls Maskenbeatmung (sehr selten erforderlich).
- Intubation sicherer unter Klinikbedingungen (Tubuswahl: ID mind. 0,5 mm kleiner als altersentsprechend).
- Bei gleichzeitig bestehender Rhinitis mit Behinderung der Nasenatmung: abschwellende Nasentropfen/-spray zusätzlich zur sonstigen Ther. (▶ Tab. 12.19).
- **Glukokortikoide:**
  - Rektale Gabe im NAW am praktikabelsten, in der Wirksamkeit kein wesentlicher Unterschied zwischen den verschiedenen Applikationsformen. Wirkeintritt nach ca. 1 h.
  - Dosis rektal: Prednison 100 mg.
  - Dosis oral: Dexamethason 0,4 mg/kg KG (Infectodexakrupp® 2 mg/5 ml Saft) oder Prednisolon 1 mg/kg KG.

> **!**
> - Das Krupp-Sy. verschlechtert sich durch Stress, daher jede unnötige Maßnahme oder sonstige Verunsicherung des kleinen Pat. vermeiden!
> - Keine Infusion anlegen (Stressvermeidung).
> - Kinder mit Atemnot präklinisch nicht sedieren.
> - Nach Adrenalininhalation müssen Kinder immer mind. 2(–4) h überwacht werden.

Transport
- Bei mittelschwerer und schwerer Symptomatik immer Einweisung in die Kinderklinik.
- Leichte Symptomatik je nach örtlichen und sozialen Gegebenheiten auch zu Hause behandelbar. Eltern in verständlichen Worten über Zeichen einer möglichen Progression unterrichten und Handlungsanweisungen hinterlassen: „Wenn die Geräusche beim Atmen stärker werden, der Husten bellender, fahren Sie bitte in die nahegelegene Kinderklinik."

Tab. 12.19 Therapie des Krupp-Syndroms in Abhängigkeit vom Schweregrad

Symptomatik	Therapie
Leicht: bellender Husten, leichter Ruhestridor, Heiserkeit, keine Dyspnoe	Kortikosteroide oral oder rektal, kalte, feuchte Luft einatmen
Mittelschwer: Ruhestridor	O_2-Gabe (▶ 1.23), wenn vom Kind toleriert, Steroide oral oder rektal. Inhalation von Adrenalin (s. u.)
Schwer: Ruhestridor, biphasischer Stridor, Atemnot, Zyanose, schlechter AZ	O_2-Gabe (▶ 1.23), Kortikosteroide oral oder rektal, Inhalation von O_2 und Adrenalin pur (1:1.000) 3–5 ml in den Inhalator → Intensivstation

Prinzipien der Weiterbehandlung Racheninspektion nur auf Intensivstation, Beobachtung für eine Nacht unter Monitorüberwachung, Steroidmedikation, bei Bedarf O_2- und Adrenalin-Vernebelung, Intubation nur selten erforderlich.

Fremdkörperaspiration

Symptomatik

- Stridor (in- und/oder exspiratorisch)
- Husten
- Unterschiedliche Grade von Atemnot, Zyanose
- Giemen, evtl. einseitiges Atemgeräusch
- Evtl. Würgen, Keuchen

Kurzanamnese

- Aspirationsereignis nicht immer eruierbar, häufig starke Hustenattacke bei vorherigem Wohlbefinden, evtl. kurzzeitige Zyanose, oft rasche Besserung bei Tieferrutschen des Fremdkörpers in einen Hauptbronchus oder Aushusten
- Die Eltern oder Betreuer fragen nach Essen oder Spielen mit folgenden typischen „Aspiraten“: Erdnüsse, andere Nüsse, kleine Spielfiguren, Perlen, Knöpfe, Bonbons, Erbsen, rohe Karottenstücke, Apfelstücke, Kieselsteine u. a.
- Prädilektionsalter 1–3 J.

Sofortdiagnostik

- Basischeck (▶ 4.1.2)
- Inspektion: Atemnot, Zyanose?
- SpO_2
- Auskultation: seitendifferentes Atemgeräusch (bei einseitiger Totalobstruktion), lokalisierter Stridor bzw. Giemen, manchmal Ventilgeräusch (in- und exspiratorisch wechselndes Giemen).

Sofortmaßnahmen

- **Günstigster Fall (Obstruktion eines Hauptbronchus):** Dem Kind geht es relativ gut (selten Atemnot), einseitiges Atemgeräusch, Giemen, evtl. Ventilgeräusch, Überblähung der obstruierten Seite → keine Sofortmaßnahmen vor Ort erforderlich, nüchtern lassen.
- **Weniger günstiger Fall (partielle Tracheaobstruktion):** Kind hustet.
  - Zum Weiterhusten anhalten und „hustend“ in die Klinik fahren.
  - In diesem Stadium keine Versuche unternehmen, den Fremdkörper zu entfernen (Gefahr, dass aus der partiellen Obstruktion durch Verlagerung des Fremdkörpers eine vollständige Verlegung entsteht).

- Evtl. O_2-Gabe (▶ 12.2.3, ▶ 1.23).
- Evtl. i. v. Zugang mit Infusion von Ringeracetat (▶ 1.23).

- **Ungünstigster Fall (vollständige Tracheaobstruktion):** Atemstillstand und Zyanose nach anamnestisch wahrscheinlicher Aspiration.
  - Inspektion der Mundhöhle, Entfernung des Fremdkörpers, wenn sichtbar.
  - Entweder zuerst Versuch der Extraktion mittels Magill-Zange unter Laryngoskopie oder durch verschiedene Manöver, die den intrathorakalen Druck erhöhen. **Cave:** keinesfalls mit den Fingern „blind" in der Mundhöhle herumfahren. Kann zum Einklemmen des Fremdkörpers im Larynx führen.
  - **Säuglinge:** in Bauch- und Kopftieflage auf den Unterarm legen, mit den Fingern den Mund aufhalten und 5–10 Schläge mit der flachen Hand auf den Rücken geben (▶ Abb. 12.11). Bei Erfolglosigkeit Säugling in Rücken- und Kopftieflage 5 Kompressionen (Druckpunkt wie zur Thoraxkompression) auf das untere Drittel des Sternums geben (▶ 12.4). **Cave:** Heimlich-Manöver (▶ 17.2.6) beim Säugling (große ungeschützte Leber) wegen der Gefahr einer Leberruptur unterlassen.
  - **Kleinkinder:** in Rückenlage auf einer festen Unterlage 5–10 Stöße in das obere Abdomen geben.
  - **Schulkinder:** Heimlich-Manöver (▶ 17.2.5).
  - Erneut im Mund nachsehen, wenn möglich Fremdkörper entfernen.
  - Wenn diese Manöver nicht erfolgreich waren: mit Maske beatmen. Wenn das Kind nicht beatmet werden kann: Laryngoskopie und erneuter Versuch der Entfernung unter Sicht mittels Magill-Zange.
  - Als letzten Ausweg Intubation und Fremdkörper in einen Hauptbronchus vorschieben, Beatmung nach Zurückziehen des Tubus über den verbleibenden „offenen" Bronchus, sofern keine Totalobstruktion entsteht.
  - I. v. Zugang mit Infusion von Ringeracetat (▶ 1.22).
  - Bei Lage des nicht entfernbaren Fremdkörpers oberhalb des Krikoids: Koniotomie (▶ 12.2.3, ▶ 3.4.7).

Transport Immer Transport in die nächste Kinderklinik, bzw. Anästhesie- oder HNO-Abteilung (je nach örtlichen Gegebenheiten) mit der Möglichkeit zur bronchoskopischen Extraktion.

Prinzipien der Weiterbehandlung Rö-Thorax, Bronchoskopie und Extraktion.

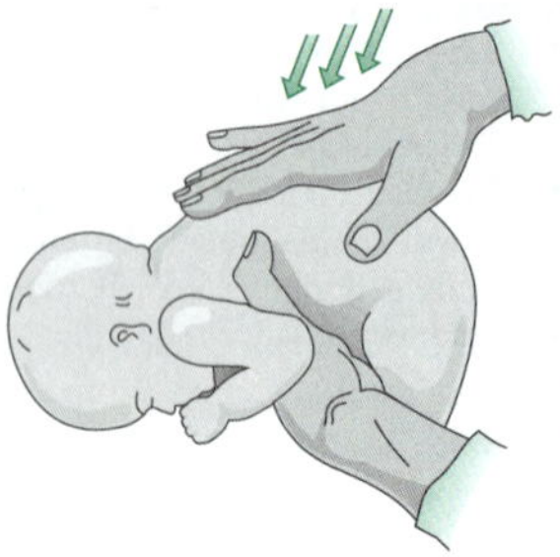

Abb. 12.11 Maßnahme bei Obstruktion der oberen Luftwege beim Säugling [L157]

12.5.4 Atemnot mit Giemen: Asthma bronchiale und Bronchiolitis

Die Erkrankungs- und Todesrate durch Asthma nimmt bei Kindern laufend zu!

Obstruktion der unteren Luftwege:

- **Bronchiolitis:** bei Kindern < 2 J. erstmals auftretendes Giemen („Spastik") bei gleichzeitig bestehender viraler Infektion. Gefahr von zentralen Apnoen.
  - Bei einem Kleinkind kann die Unterscheidung zwischen Bronchiolitis und Asthma bei Erstmanifestation schwierig sein. Für Asthma sprechen rezidivierende Episoden, Ekzeme in der Anamnese, Asthma in der Familie.
  - Für die präklinische Akutbehandlung ist die Unterscheidung nicht zwingend notwendig.
- **Asthma bronchiale:** bei älteren Kindern, reversible Luftwegsobstruktion oder -verengung charakterisiert durch bronchiale Reizbarkeit nach Exposition verschiedener Stimuli (Allergene, respiratorische Virusinfekte, körperliche Anstrengung, kalte Luft, inhalative Schadstoffe und Reizstoffe, psychische Auslöser). Giemen tritt auf bei Obstruktion der unteren Luftwege.

Symptomatik Bei Exazerbation abrupte oder progressive Verschlechterung der Symptome Atemnot, Giemen und Überblähung der Lungen (▶ Tab. 12.20):

- Dyspnoe, exspiratorischer Stridor.
- Husten (evtl. mit zähem Schleim).
- Veränderte Bewusstseinslage: Unruhe, Somnolenz.
- Erschwertes Sprechen, nur in kurzen Sätzen, einzelnen Worten.
- Hautfarbe blass oder zyanotisch.
- Bauchschmerzen (bes. bei Kleinkindern).

Tab. 12.20 Einschätzung des Schweregrads einer akuten Asthmaexazerbation beim Kind

	Leicht	Mittel	Schwer
Atemfrequenz	Normal bis 30 % über Normalwert (▶ Abb. 12.1)	30–50 % über Normalwert (▶ Abb. 12.1)	> 50 % über Normalwert (▶ Abb. 12.1)
Bewusstseinslage	Normal	Normal	Evtl. reduziert
Dyspnoe	Gering, spricht in mehreren ganzen Sätzen	Mäßig, spricht in kurzen einzelnen Sätzen	Stark, spricht nur einzelne Worte
Gebrauch der Atemhilfsmuskulatur	Keine bis geringfügige interkostale Einziehungen	Mäßige interkostale und sternale Einziehungen, Gebrauch der Mm. sternocleidomastoidei, Überblähung der Lungen	Stärkere interkostale und sternale Einziehungen mit inspiratorischem Nasenflügeln, Überblähung der Lungen
Hautfarbe	Rosig, normal	Blass	Evtl. zyanotisch
Auskultation	Nur endexspiratorisches Giemen	In- und exspiratorisches Giemen	Kein Atemgeräusch hörbar
SpO_2	> 95 %	90–95 %	< 90 %
pCO_2	< 35 mmHg	< 40 mmHg	> 40 mmHg
Peak flow (falls Messgerät vorhanden und Handhabung dem Kind vertraut)	70–90 % des Normalwerts oder des individuellen Ausgangswerts	50–70 % des Normalwerts oder des individuellen Ausgangswerts	< 50 % des Normalwerts oder des individuellen Ausgangswerts

Kurzanamnese

- Dauer des jetzigen Zustands?
- Allergien?
- Dauermedikation: Glukokortikoide? Theophyllin? Inhalativa?
- Häufigkeit der Exazerbationen (wie oft zum Kinderarzt, in die Klinik in letzter Zeit?).
- Frühere schwere Anfälle mit Notarzt/Intensivstation/Beatmung?
- Jetzt bereits β_2-Mimetika inhaliert, wie oft?
- Steroide, Theophyllin genommen?

Sofortdiagnostik

- Basischeck (▶ 4.1.2).
- Puls: Tachykardie.
- SpO_2, RR, evtl. EKG.
- Inspektion: interkostale und sternale Einziehungen, Nasenflügeln.
- Auskultation: verlängertes Exspirium mit exspiratorischem Brummen und Giemen, d. h. pfeifendes, quietschendes, sehr wechselndes Nebengeräusch über beiden Lungen durch schwingende Sekretfäden oder Obstruktion, vor allem endexspiratorisch, vor dem Mund, evtl. auch auf Distanz gut hörbar; manchmal auch RGs, evtl. nicht mehr hörbares Atemgeräusch bei schwerer Asthmaexazerbation.
- Perkussion des Thorax: Hypersonorer Klopfschall.
- Entsprechend der Zunahme der Symptomatik findet sich in der Lungenfunktion eine Abnahme des exspiratorischen Spitzenflusses (peak flow), den manche Pat. mit eigenem Gerät selbst messen können.
- Einteilung nach Schweregrad (▶ Tab. 12.21).

Sofortmaßnahmen Die Ther. des akuten Asthmaanfalls ist unabhängig vom Auslöser, aber abhängig vom momentanen Schweregrad der Symptomatik und von anamnestischen Risikofaktoren (▶ Tab. 12.21).

- Beruhigendes Einwirken auf Kind und Eltern.
- Geeignete Körperposition: Sitzen; Lippenbremse bei älteren Kindern.
- O_2-Gabe (▶ 1.23).
- Inhalation mit β_2-Mimetikum, z. B. Salbutamol: als Dosier-Aerosol 2–4 Hübe über Spacer und Mundstück/Maske oder über Vernebler Salbutamol 0,5 % 0,5 ml (10 Tropfen) auf 2 ml NaCl 0,9 % oder Salbutamol Fertiginhalat AL® 1,25 mg in 2,5 ml. Bei Bedarf Salbutamol kontinuierlich bis zum Eintreffen in der Klinik verabreichen.
- Bei mangelndem Ansprechen der Ther. Inhalation von Adrenalin 3–5 ml über Medikamentenvernebler versuchen.

Hinweise zur Spraytechnik mit Dosier-Aerosolen:

- Dosier-Aerosole sind meist erst im Schulalter sinnvoll. Dosier-Aerosole mit Spacer sind auch bei kleineren Kindern geeignet, mit zusätzlicher Maske sogar bei Säuglingen gut einsetzbar.
- Bei starker Obstruktion kommt das Medikament kaum in die Peripherie.
- Zwischen den Hüben einer Einzeldosis kurzen Abstand von wenigen Min. halten. Wirkung ist besser, weil 1. Hub eine leichte Bronchospasmolyse bewirkt und der 2. Hub daher besser in die Peripherie gelangt.

Tab. 12.21 Therapie des kindlichen Asthmaanfalls

Klinik/Anamnese	Empfohlene Therapie
Leichte Exazerbation (▶ Abb. 12.1)	• O_2-Gabe (Ziel: SpO_2 > 92 % ▶ 1.23) • Inhalation mit β_2-Mimetikum
Mittelschwere Exazerbation (▶ Abb. 12.1)	• O_2-Gabe (Ziel: SpO_2 > 92 % ▶ 1.23) • Inhalation mit β_2-Mimetikum • Prednison-Äquivalent i. v.: 2–4 mg/kg KG, evtl. auch oral oder rektal • Bei zunehmender respiratorischer Insuff. siehe schwere Exazerbation
Schwere Exazerbation bei einem dieser Symptome (▶ Abb. 12.1): • Veränderte Bewusstseinslage • Ausgeprägte Dyspnoe (Kind spricht nur in einzelnen Worten oder kurzen Sätzen) • Starke interkostale oder sternale Einziehungen • Zyanose, Blässe, Schwitzen • Nicht hörbares Atemgeräusch • Hautemphysem • SpO_2 < 90 % • Peak flow < 50 % (falls Messgerät vorhanden und Handhabung dem Kind vertraut)	Bei Bestehen eines dieser Symptome: • O_2-Gabe (▶ 12.2.3, ▶ 1.23) • Inhalation eines β_2-Mimetikums • Prednison-Äquivalent i. v.: 2–4 mg/kg KG, evtl. auch oral oder rektal Wenn das Kind nicht inhalieren kann oder diese Ther. nicht erfolgreich ist: • Adrenalin 1 : 1.000 0,01 ml/kg KG s. c., max. 0,3 ml, im Abstand von 15 Min. wiederholbar oder • Terbutalin 0,005–0,01 mg/kg KG s. c. (0,1–0,2 ml/10 kg KG), max. 0,25 mg (0,5 ml), wiederholbar nach 4 h
Hochrisikokind: • Glukokortikoide als Dauerther. • Panikanfälle mit akuten Exazerbationen • Paroxysmale Anfälle (v. a. nachts) • Dauer der Verschlechterung > 12 h • Häufige (nicht geplante) Besuche beim Kinderarzt/Klinik • Häufige stationäre Aufenthalte • Intubation/Intensivstation in der Anamnese • Ungünstige soziale Verhältnisse	Unabhängig vom derzeitigen Schweregrad des Anfalls erfolgt die initiale Ther. mind. wie bei einer mittelschweren Exazerbation! Immer Einweisung in Kinderklinik!

- Flüssigkeitsgabe i. v., Ringeracetat 10 ml/kg KG (▶ 1.23).
- Besonderheiten bei Kindern < 2 J. (V. a. Bronchiolitis):
  - Abschwellende Nasentropfen bei Rhinitis.
  - Bronchodilatatorische Ther. mit Dosier-Aerosol meist nicht möglich, primär per inhalationem: Salbutamol Inhalationslösung 0,4 ml (8 Tropfen) auf 2 ml NaCl 0,9 % oder Salbutamol Fertiginhalat AL® 1,25 mg in 2,5 ml oder Adrenalin pur (1 : 1.000) 3 ml, jeweils über Medikamentenvernebler kann man versuchen.
  - Kinder mit Bronchiolitis können bei drohender Dekompensation auch Kortikosteroide erhalten.
- **Glukokortikoide:**
  - Rektal: Prednison 100 mg.
  - p. o., i. v.: Predniso(lo)n 2 mg/kg KG.
  - p. o.: Dexamethason 0,4 mg/kg KG (z. B. Infectodexakrupp 2 mg/5 ml Saft®).

- **Intubation und Beatmung:** bei Erschöpfung der Atemarbeit und zunehmender respiratorischer Insuff. mit Zyanose und zunehmender Bewusstseinstrübung trotz der in ▶ Tab. 12.21 genannten Maßnahmen. Medikamente der Wahl zur Intubation ist Esketamin 0,5–1 mg/kg KG i. v., wirkt bronchodilatatorisch, kombiniert mit Diazepam 0,25–1 mg/kg KG i. v. oder Midazolam 0,1–0,2 mg/kg KG i. v. **Cave:** keine Barbiturate (zusätzliche Bronchokonstriktion über Histaminfreisetzung möglich).
- **Theophyllin** hat an Bedeutung bei der Ther. des akuten Asthmaanfalls verloren: Anwendung u. U. sinnvoll bei Pat., die refraktär auf Bronchodilatatoren und Kortikosteroide sind oder die bei früheren Anfällen gut darauf angesprochen haben. Am besten unter stationären Bedingungen. Vorsicht bei bestehendem viralem Infekt mit Fieber wegen erhöhter Toxizität (halbe Dosis). **Dosierung** (langsam über 5 Min. i. v. spritzen):
  - Ohne Vorbehandlung mit Theophyllin: 6 mg/kg KG
  - Bei Vorbehandlung mit Theophyllin: 3 mg/kg KG
  - Bei Zugangsproblemen i. v. Lösung auch oral in gleicher Dosierung anwendbar oder als Klysma (z. B. Neobiphyllin-Clys® 5 ml für ein Kleinkind mit 20 kg KG).

Transport
- Klinikeinweisung im Zweifel immer bei Bronchiolitis und mittlerer bis schwerer Exazerbation bei Asthma.
- Stationäre Aufnahme wenn trotz Therapiemaßnahmen SpO_2 < 92 %.
- Bei milder bis mittlerer Exazerbation und gutem Ansprechen der Ther. evtl. Vorstellung beim Pädiater unter Berücksichtigung der örtlichen Verhältnisse (Erreichbarkeit der nächsten Kinderklinik und Kooperation der Eltern).
- Sogenannte Hochrisikokinder (▶ Tab. 12.21) in jedem Fall in die Klinik einweisen:
  - Kleinkinder möglichst in die nächste Kinderklinik.
  - Größere Kinder evtl. auch in die nächste internistische Abteilung (je nach örtlichen Gegebenheiten).

Prinzipien der Weiterbehandlung Intensivther., evtl. Intubation und Beatmung.

Differenzialdiagnosen Fremdkörperaspiration (▶ 12.5.3), Pneumonie (Dyspnoe mit hohem Fieber), Bronchitis (Dyspnoe mit mäßigem Fieber), Aspiration (z. B. nächtlicher gastroösophagealer Reflux), Mukoviszidose, Lungenödem.

> **!**
> - β_2-Mimetika-Missbrauch bzw. hoher Bedarf deutet auf bedrohlichen Zustand bei gleichzeitiger Fehleinschätzung hin.
> - Nicht nur Medikamente zählen als Ther., Ruhe ausstrahlen.
> - Keine Sedativa (**Cave:** Atemdepression).
> - Auch an die Möglichkeit eines Pneumothorax oder eines Spannungspneumothorax im Rahmen eines Asthmaanfalls denken (▶ 2.10.1).

12.5.5 Krampfanfall

(▶ 8.3.5)

Definitionen
- **Prolongierter Krampfanfall:** Dauer > 2 Min.
- **Status epilepticus:** Dauer > 5 Min. (ältere Definition > 30 Min.) oder wiederholte Krämpfe, ohne dass der Pat. zwischendurch das Bewusstsein wiedererlangt.
- „Fieberkrampf": durch Fieber ausgelöster Krampfanfall ohne nachweisbare Gehirnschäden oder -erkr.

Ursachen für kindliche Krampfanfälle Enzephalitis, Meningitis, Epilepsie, nicht ausreichender Medikamentenspiegel der Dauerantiepileptika, akute Enzephalopathie (auch im Rahmen einer Impfkomplikation), metabolische Entgleisungen, z. B. Diab. mell., Hypoglykämie, Hyponatriämie, Intox. (▶ 9), zerebrale Raumforderungen (Hirntumoren, epi-/subdurale Hämatome, z. B. nach SHT, ▶ 12.5.2), angeborene ZNS-Fehlbildungen (z. B. tuberöse Hirnsklerose, Neurofibromatose, Sturge-Weber-Sy. mit Naevus flammeus), Überwärmung (Sonnenstich).

Symptomatik
- Generalisierter tonisch-klonischer Krampfanfall mit Bewusstseinsverlust
- Typischer Fieberkrampf:
  - Tonisch-klonischer Krampfanfall (seitengleich)
  - Auftreten meist im Fieberanstieg zu Beginn eines Infekts
  - Dauer meist nur 1–2 Min.
- Komplizierter Fieberkrampf:
  - Dauer länger als 20 Min., bzw. 2 Anfälle innerhalb von 24 h
  - Herdsymptomatik, z. B. einseitige Zeichen, postiktale Parese

> Der Status epilepticus mit tonisch-klonischen Anfällen, Halbseitenkrämpfen und tonischen Anfällen ist ein lebensbedrohlicher Notfall!

Kurzanamnese
- Alter des Kindes:
  - Typischer Fieberkrampf: > 6 Mon., < 5 J.
  - Komplizierter Fieberkrampf: < 6 Mon. oder > 5 J.
- Rezidiv oder Erstmanifestation?
- Anfallsbeschreibung:
  - Beginn, Ablauf, Dauer des Anfalls?
  - Bewusstseinsstörungen, Sprachäußerungen.
  - Körperhaltung oder Bewegungen (Seitendifferenz!), Gesichtsausdruck, Augenstellung, Verletzungen.
  - Stuhl- und/oder Urinabgang (zumindest beim Kind, das schon „trocken" ist).
  - Atmung, Zyanose, Blässe?
  - Häufigkeit der Anfälle (einzeln, Serie, Status)?
- Bestehender Infekt, Fieber, vorausgehende Erkr., Trauma?
- Risikofaktoren für Meningitis: Liquor-Shunt-System, Myelomeningozele, Sinusitis, Mastoiditis, SHT mit Liquorfistel, Herzvitium mit Rechts-links-Shunt.
- Dauermedikation, regelmäßige Einnahme. Erbrechen, Durchfall (Spiegel ↓)?
- Hinweise für Intox. (z. B. Alkoholfoetor, Medikamentenschachtel, Insektizidpackung)?

Sofortdiagnostik

- **Anfall ist bis zum Eintreffen des NA bereits spontan sistiert (häufigster Fall):**
  - Basischeck (▶ 4.1.2).
  - Grobneurologische Untersuchung: Vigilanz und Verhalten, Schmerzreaktion, Pupillen- und Bulbusmotorik, Meningismus, Hautblutungen (▶ 12.3.2), Seitendifferenz bei Reflexen, pathologische Reflexe, Tonus und Stellung der Extremitäten, Paresen, beim Neugeborenen gespannte Fontanelle?
  - Vegetative Symptome?
  - Zungenbiss oder sonstige Verletzungen?
  - Urin- und Stuhlabgang?
  - Exsikkose (▶ 12.3.2)?
  - Blutzuckerstix.
  - Temperaturmessung.
- **Anfall besteht bei Eintreffen des NA noch (seltener Fall):**
  - Basischeck (▶ 4.1.2).
  - Zyanose, Atemexkursionen?
  - Puls, SpO_2, RR, EKG.
  - Inspektion: sekundäre Verletzungen durch Sturz?
  - Blutzuckerstix.

Sofortmaßnahmen ▶ Abb. 12.12.

- **Anfall ist bis zum Eintreffen des NA bereits spontan sistiert:**
  - Bei Temperatur > 38,5 °C Antipyretika: Paracetamol Supp. Dosierung: Säuglinge 125 mg, Kleinkinder 250 mg, Schulkinder 500 mg
  - Bei Exsikkose (▶ 12.3.2): i. v. Zugang, Infusion (▶ 12.1.7)
  - Bei Hypoglykämie: Glukose i. v. (▶ 12.5.6)
- **Anfall besteht bei Eintreffen des NA noch:**
  - Stabile Seitenlage (wenn kein Hinweis auf ein WS-Trauma vorliegt) zur Vermeidung einer Aspiration.
  - Evtl. Absaugen von Sekreten aus dem Rachenraum.
  - O_2-Zufuhr (▶ 12.2.3, ▶ 1.23) mit hohem Flow (10 l/Min.).
  - Vor Verletzungen schützen, evtl. weiche Unterlage zumindest unter den Kopf, nicht festhalten.
  - Bevorzugt wegen schnellem Wirkeintritt: Midazolam nasal via Nasenzerstäuber (MAD) 0,3 mg/kg KG (1 ml = 5 mg Lsg. verwenden) oder Midazolam bukkal bis zu 0,5 mg/kg KG.
  - Alternativ mit verzögertem Wirkeintritt: Diazepam rektal: Neugeborene 2,5 mg, Säuglinge oder < 10 kg KG 5 mg, Kleinkinder oder > 10 kg KG 10 mg. Kann nach 5 Min. einmal wiederholt werden, maximale Dosis 20 mg. Bei der rektalen Applikation muss die Tube beim Herausziehen aus dem Rektum flach zusammengedrückt bleiben. Die Gesäßbacken aneinanderdrücken, um ein Herauslaufen der Flüssigkeit zu verhindern.
  - Lässt sich bei einem Kind mit > 5 Min. andauerndem generalisiertem tonisch-klonischem Anfall kein venöser Zugang herstellen, ist eine intraossäre Nadel (▶ 12.1.6) indiziert.
  - Bei fortdauerndem Anfall, sobald venöser oder intraossärer Zugang vorhanden: Midazolam 0,05–1 mg/kg KG oder Lorazepam 0,05–0,2 mg/kg KG i. v. über 2 Min. Wirkeintritt verzögert, Off-label Use.
  - Bei Hypoglykämie Glukose i. v./i. o. (▶ 12.5.6).
- Bei Fieber: Antipyretika (s. o.).

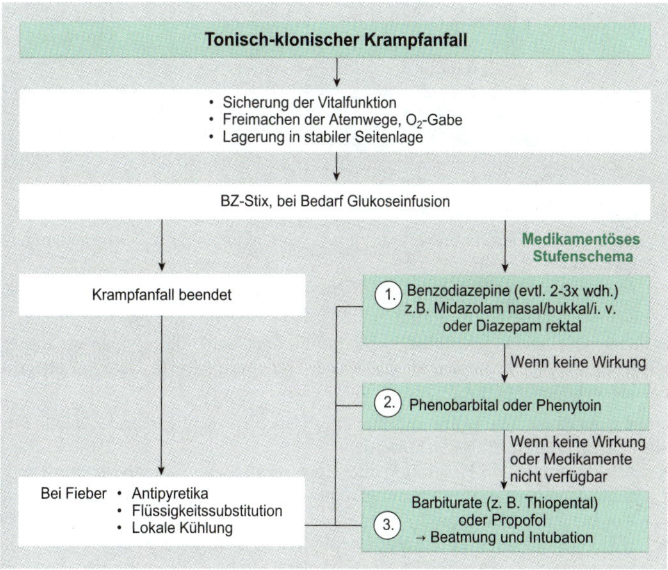

Abb. 12.12 Therapie des Krampfanfalls beim Kind, Dosierungen s. Text [L190]

- Antikonvulsiva und deren Anwendungsgebiete bei Kindern:
  - Clonazepam 0,02 mg/kg KG i. v./i. o., max. 2–3 mg, kann in niedrigerer Dosis wiederholt werden.
  - Phenobarbital 10–20 mg/kg KG i. v., Wirkung setzt relativ langsam ein, lange HWZ, in Kombination mit Diazepam und Clonazepam sehr atemdepressiv, gut bei tonischen Anfällen.
  - Phenytoin 10 (–20) mg/kg KG i. v. loading dose, später 5–10 mg/kg KG, langsamer Wirkungseintritt (nach 20 Min.); KI: niedriger Blutdruck, kardiale Erkr., insbes. Herzrhythmusstörungen. NW: arrhythmogen. Günstig: nicht sedierend, gute Wirkung bei tonischen Anfällen; insgesamt aber präklin. Anwendung bei Kindern nicht zu empfehlen.
  - Bei Versagen der Ther. Narkoseeinleitung mit Thiopental 5–10 mg/kg KG oder Propofol 3–6 mg/kg KG; sofortige Wirkung, dabei muss das Kind zunächst mit Maske beatmet, anschließend intubiert und dann weiterbeatmet werden.

!

- Alle Benzodiazepine wirken atemdepressiv, verstärkt in der Kombination mehrerer Mittel.
- Thiopental und Propofol nur in Beatmungsbereitschaft verabreichen!
- Narkoseeinleitung nur für Notärzte zu empfehlen, die ein Kind sicher beatmen und intubieren können! Andernfalls ist es besser, das krampfende Kind unter O_2-Gabe und rasch in die Klinik zu bringen!
- Kein Zungenkeil im Anfall wegen Verletzungsgefahr.

- Auch nach beendetem Anfall muss das Kind in jedem Fall von einem Pädiater gesehen werden zum Ausschluss einer der o. g. Ursachen, insbes. einer Meningitis oder Enzephalitis!
- Im Anfall immer O_2-Gabe (▶ 12.2.3, ▶ 1.23) wegen erhöhtem O_2-Verbrauch (ohne O_2-Gabe wird der Anfall bedingt durch die zerebrale Hypoxie zwar schneller beendet, dies ist aber zugleich ein potenzieller Faktor für die Ausbildung von irreversiblen iktogenen Hirnschäden!).

Transport
- Bei unkompliziertem Fieberkrampf evtl. Vorstellung beim niedergelassenen Pädiater.
- Ansonsten immer, insbes. auch im Wiederholungsfall, Einweisung in Kinderklinik insbes. bei Kindern < 1 J. zum Ausschluss einer Meningitis/Meningoenzephalitis.

12

Prinzipien der Weiterbehandlung Diagnostik bzw. Behandlung oben genannter Ursachen für den Krampfanfall, EEG nach Entfieberung, evtl. Dauerprophylaxe bei wiederholten Anfällen.

Differenzialdiagnosen Obwohl selten, muss auch an nicht zerebrale Anfälle mit ähnlicher Symptomatik gedacht werden:
- Affektkrämpfe: mit Frustration oder Zorn verbundener, situativ/demonstrativ ausgelöster Zustand mit primärer Hypoventilation, darauf folgen tonisch-klonische Erscheinungen.
- Hyperventilation bei Jugendlichen (meist psychogen), Klinik wie beim Erw. (▶ 7.6).
- Synkopen, vagale Asystolie: kardiovaskulär bedingt, z. B. durch paroxysmale Tachykardien oder andere Herzrhythmusstörungen; können am ehesten mit Absencen verwechselt werden.
- Pavor nocturnus: im Kleinkindalter auftretende nächtliche psychomotorische Erregungszustände mit Angstanfällen.
- Wichtige DD bei Säuglingen: „Blue-episodes". „Plötzliches Blauwerden" des Kindes und „komisches Verhalten" (Bewusstseinstrübung?). Eine Ursache lässt sich selten finden, eine Abklärung muss jedoch erfolgen, es können Vorstufen zum „Plötzlichen Kindstod" sein!
- Reflektorisch anoxische Krämpfe: ausgelöst durch Schmerz (oft ein Sturz auf den Kopf, anschließend Blässe, dann Pulslosigkeit und Bewusstseinsverlust). Abzugrenzen ist eine traumatisch bedingte organische Ursache (Hirnblutung, subdurales/epidurales Hämatom).
- Krampfanfälle bei Neugeborenen: Sporadische „Zuckungen" sind normal (immer nur eine Extremität). Echte Krampfanfälle beim Neugeborenen verlaufen sehr unterschiedlich: Apnoen mit kurzer Zyanose, abnorme Augenbewegungen (ruckartige Bewegungen, das Trinken wird dabei unterbrochen), Schmatzen. Evtl. klonische Zuckungen der Extremitäten (abzugrenzen von Extremitätenzittern bei Übererregbarkeit, die durch passive Bewegungen unterbrochen werden können).

12.5.6 Bewusstseinsstörung und Bewusstlosigkeit

Ätiologie Mögliche Ursachen:
- Infektionen mit direkter Wirkung auf das Gehirn: Meningitis, Enzephalitis, Abszess.
- Ischämisch-hypoxische Zustände: Schock (hypovolämischer Schock z. B. durch Blutung, ▶ 12.3), Exsikkose nach schwerer Gastroenteritis, septischer

Schock (z. B. Meningokokkensepsis ▶ 12.3.2), nach Status epilepticus, Beinahe-Ertrinken, Unterkühlung, Hitzschlag, „near miss SIDS", ischämischer Schlaganfall.
- Trauma: SHT (▶ 12.5.2), Schütteltrauma (Abriss von Brückenvenen → langsam progrediente Blutung) bei Kindsmisshandlung (▶ 12.5.9).
- Nichttraumatische Hirnblutung.
- Vergiftung, Drogenabusus (▶ 9.5): z. B. ASS (ab hohen Dosen um 500 mg/kg KG), trizyklische Antidepressiva, Opioide, Antiepileptika, Klebstoff, Alkohol.
- Metabolische Störungen: Hypo- (▶ Tab. 12.22) und Hyperglykämie, Leberversagen, Reye-Sy. (akute Enzephalo- und Hepathopathie unklarer Genese, evtl. ausgelöst durch Infektionskrankheiten oder ASS), selten Urämie, z. B. hämolytisch-urämisches Sy.
- Hirntumoren.
- Hydrozephalus, Ventildysfunktion.

Symptomatik Bewusstseinsstörung unterschiedlichen Grades, Somnolenz, Sopor, Koma (▶ 8.3.1).

Kurzanamnese
- Chron. Krankheit wie Diab. mell., Epilepsie, Hydrozephalus bekannt?
- Kürzlich zurückliegender Unfall, auch „Bagatellunfälle"?
- Zugang zu Giften oder Drogen?
- Gesundheitszustand in den letzten 24 h?
- Begleitsymptome, z. B. Krampfanfall, Kopfschmerzen, Hemiparese, Hirnnervenausfälle?

Sofortdiagnostik
- Basischeck (▶ 4.1.2)
- Atmung: Zyanose, Atemexkursionen?
- Kreislauf: kapilläre Füllungszeit, Puls, EKG; SpO_2, RR
- Grad der Bewusstseinsstörung, nach Glasgow Coma Scale (GCS ▶ 12.5.2)
- Pupillenstatus, Lichtreaktion, Reflexstatus
- Fontanelle tasten (eingesunken bei Exsikkose, prominent bei Hirndruck)
- Körpertemperatur: Fieber (Meningitis, Exsikkose), Hypothermie (Auskühlung, Ertrinkungsunfall)
- **Hinweise auf Trauma:**
  - Anzeichen für Verletzungen im Kopfbereich (Blutung)
  - Palpation des Schädels: Stufe in der Kalotte (Fraktur)
  - Weitere Verletzungszeichen am Körper (Schütteltrauma, battered child)
- **Hinweise auf metabolische Störung:**
  - Geruch (Ketoazidose, Intox.)
  - Kußmaul-Atmung (Hyperglykämie)

Tab. 12.22 Hypoglykämie in einzelnen Altersstufen

Alter	Glukosewert
Kind jünger als 3 d	< 40 mg/dl (2,2 mmol/l)
Kind älter als 3 d	< 45 mg/dl (2,5 mmol/l)
Kind älter als 1 Mon.	< 50 mg/dl (2,8 mmol/l)

- Blutzuckerstix (Hypo-/Hyperglykämie)
- Pupillen sind normal bei metabolischen Störungen
- Cheyne-Stokes-Atmung (Enzephalitis, Hypoxie)
- Exanthem, Purpura (Meningokokkensepsis ▶ 12.3.2)?

Sofortmaßnahmen
- O_2-Gabe (▶ 12.2.3, ▶ 1.23)
- I. v. Zugang (▶ 12.1.6) mit Infusion (▶ 12.1.7)
- Ggf. Intubation (bei GCS < 7 meist erforderlich) und Beatmung (▶ 12.2.3)
- **Hypoglykämie:**
  - I. v. Zugang vorhanden: Glukose 40 % 1 ml/kg KG verdünnt i. v.
  - Wenn kein i. v. Zugang möglich: Glukagon s. c. oder i. m. 0,1 mg/kg KG (nach 15 Min. BZ-Anstieg um 50 %)
- **Verdacht auf Opioidvergiftung:** Naloxon 0,01 mg/kg KG i. v., bei Bedarf alle 2–3 Min. wiederholen.
- V. a. sonstige Vergiftung ▶ 9
- Bei Krampfanfall ▶ 12.5.5

12

! Ziel ist das Verhindern weiterer Organschädigung durch:
- Hypoxie → Sauerstoffgabe, Beatmung, Intubation
- Hypotension → i. d. R. Volumenther.
- Hypothermie → z. B. Einwickeln in Folie

Transport Immer Transport in die nächste Kinderklinik mit Intensivstation.

12.5.7 Herzinsuffizienz

Ätiologie Eine Herzinsuff. beim Kind ist selten im Vergleich zum Erw. Zugrunde liegen meistens Vitien (Inzidenz der angeborenen Herzfehler: 6–8 pro 1.000 Lebendgeburten). Andere mögliche Ursachen: Sepsis, Pneumonie, Myokarditis, Kardiomyopathie, Rhythmusstörungen, Herzbeuteltamponade im Rahmen einer Perikarditis (viral, bakteriell z. B. Tuberkulose). Eine Herzinsuff. mit Stauung können Kinder mit einem azyanotischen Herzfehler (meist mit Links-rechts-Shunt) entwickeln.

Azyanotische Vitien (nach Häufigkeit):
- Ventrikelseptumdefekt (VSD).
- Offener Ductus Botalli (persistierender Ductus arteriosus, PDA).
- Vorhofseptumdefekt (ASD).
- Aortenisthmusstenose.
- Aortenklappenstenose.
- AV-Kanal (häufig bei Trisomie 21)

Symptomatik
- Gedeihstörung, Schwitzen, Erschöpfung
- Orthopnoe, Nasenflügeln, inter- und subkostale Einziehungen, Gebrauch der Atemhilfsmuskulatur, Husten
- Kalte, marmorierte Extremitäten
- Hautfarbe: blass, grau, blau

Kurzanamnese

- Vorhandensein und Art eines Herzfehlers den Eltern i. d. R. bekannt
- Dauermedikation (Digitalis, Diuretika)? Regelmäßige Einnahme? Durchfälle, Erbrechen (Spiegel ↓)? Wann war der letzte Besuch beim Kinderkardiologen (Ist das Kind aus der Dosierung „herausgewachsen")?
- Gewichtsabnahme in letzter Zeit als Hinweis auf langsame Verschlechterung
- Dekompensation oft im Rahmen eines Infekts, bes. der Luftwege

Sofortdiagnostik

- Basischeck (▶ 4.1.2)
- Puls nur schwach tastbar, SpO_2, EKG, RR (evtl. an beiden Armen und an unterer Extremität, bei Aortenisthmusstenose: re Arm hoher RR, untere Extremität niedriger RR)
- Atemfrequenz: Tachypnoe
- Auskultation:
  - Herz: evtl. typisches Vitiengeräusch, evtl. Galopprhythmus, Tachykardie
  - Lunge: sehr selten Rasselgeräusche über der Lunge beim Kind, evtl. Giemen
- Hepatomegalie tastbar
- Periphere Ödeme: sehr selten beim Kind
- Fuß- und Femoralispulse: bei Aortenisthmusstenose nicht oder nur abgeschwächt tastbar
- Verlängerte kapilläre Füllungszeit, evtl. periphere Zyanose (▶ 12.5.8)

Sofortmaßnahmen

- Oberkörperhochlagerung
- O_2-Gabe (▶ 12.2.3, ▶ 1.23)
- Wenn die nächste Kinderklinik weit entfernt ist oder das Kind sehr starke Atemnot und RG hat:
  - I. v. Zugang (▶ 12.1.6), aber Flüssigkeitsrestriktion!
  - Diuretische Ther. präklin.: Furosemid 0,5–1 mg/kg KG i. v. über 1–2 Min.
- Bei Schock (▶ 12.3) evtl. Dobutamin initial 5(–20) μg/kg KG/Min. nur über Perfusor
- Bei supraventrikulärer Tachykardie (▶ 12.3.3)
- Bei Kreislaufstillstand Reanimation (▶ 12.4)
- Bei zyanotischen Vitien (▶ 12.5.8)

Transport Immer Transport in die nächste Kinderklinik.

Prinzipien der Weiterbehandlung Diurese, evtl. Digitalisierung, evtl. Katecholaminther. unter kinderkardiologischer Betreuung bzw. Neueinstellung der Medikation, Behandlung eines evtl. zugrunde liegenden Infekts, z. B. Pneumonie, evtl. operative Korrektur des Vitiums. Bei Schock in der ersten Lebenswo. initial Prostaglandininfusion zur Wiedereröffnung des Ductus Botalli bis zur Klärung der Diagnose und entsprechender Ther. bzw. operativer Korrektur.

Differenzialdiagnosen Myokarditis, Kardiomyopathie, paroxysmale supraventrikuläre Tachykardie (PSVT), Digitalistoxizität (▶ 9.4.4).

!

- Einen Schock in der 1. Lebenswoche erleiden fast nur Kinder, die ein duktusabhängiges Vitium haben (spontaner Verschluss des Ductus Botalli am Ende der 1. Lebenswoche).
- Die Symptomatik einer Herzinsuff. entwickelt sich meist langsam über mehrere Tage und wird deshalb anfangs oft übersehen.

12.5.8 Zyanose

Definitionen

- **Periphere Zyanose** (= Ausschöpfungszyanose): verstärkte O_2-Ausschöpfung des Blutes aufgrund einer allgemeinen oder evtl. nur regionalen Kreislaufverlangsamung.
- **Zentrale Zyanose** (= Mischungszyanose): vermehrt reduziertes Hämoglobin bereits im arteriellen Blut durch intrapulmonale oder -kardiale Mischung von venösem und arteriellem Blut.

Ätiologie Einer kardial bedingten Zyanose liegen Herzfehler mit Rechts-links-Shunt zugrunde. Zyanotische Vitien:

- Fallot-Tetralogie (häufigster zyanotischer Herzfehler nach dem 1. Lj., spezielle Ther. s. u.)
- Pulmonalatresie und hochgradige Pulmonalstenose
- Trikuspidalatresie und Z. n. Hemifontan-OP, Glenn- oder partieller Cavopulmonaler-connection (PCPC)
- Ebstein-Anomalie
- Eisenmenger-Reaktion (Shuntumkehr bei Herzfehlern mit ursprünglichem Links-rechts-Shunt durch Erhöhung des Lungengefäßwiderstands)

Symptomatik Bei Dekompensation, oft im Rahmen eines Infekts, Zunahme der Zyanose.

Kurzanamnese

- Art des Herzfehlers den Eltern i. d. R. bekannt, ebenso wie der übliche Grad der Zyanose, evtl. auch übliche Sauerstoffsättigungen (im Einzelfall sind diese Kinder an Sättigungen bis 70 % adaptiert).
- Zustände, die den pulmonalarteriellen Widerstand erhöhen (z. B. Hypoxie) oder den systemischen Widerstand senken (z. B. Hypovolämie durch Gastroenteritis mit Flüssigkeitsverlusten, Infekt mit Fieber) verstärken den Rechts-links-Shunt und damit die Zyanose.

Sofortdiagnostik

- Basischeck (▶ 4.1.2)
- Puls, SpO_2, EKG, RR
- Auskultation: evtl. vitientypisches Geräusch
- Zeichen der Exsikkose: Hautturgor ↓ (stehende Hautfalten), Fontanelle eingesunken?
- Zeichen chron. Hypoxie: Trommelschlägelfinger, Uhrglasnägel?

Sofortmaßnahmen Algorithmus ▶ Abb. 12.13.

- O_2-Gabe (▶ 12.2.3, ▶ 1.23).
- I. v. Zugang (▶ 12.1.6) mit Infusion (▶ 12.1.7) bei Anzeichen von Dehydratation. Die Volumengabe führt bei den üblichen primär zyanotischen Herzfehlern zu rascher Verbesserung der Symptomatik. Man muss keine Angst vor einem Herzversagen haben.
- Antipyretika bei Fieber, z. B. Paracetamol Supp. (▶ 12.5.5).
- Bei Schock (▶ 12.3.3).
- Bei Kreislaufstillstand Reanimation (▶ 12.4).

Transport Immer Transport in die nächste Kinderklinik.

Prinzipien der Weiterbehandlung Korrektur der Dehydratation, Behandlung eines evtl. zugrunde liegenden Infekts (z. B. Pneumonie), evtl. operative Korrektur des Vitiums.

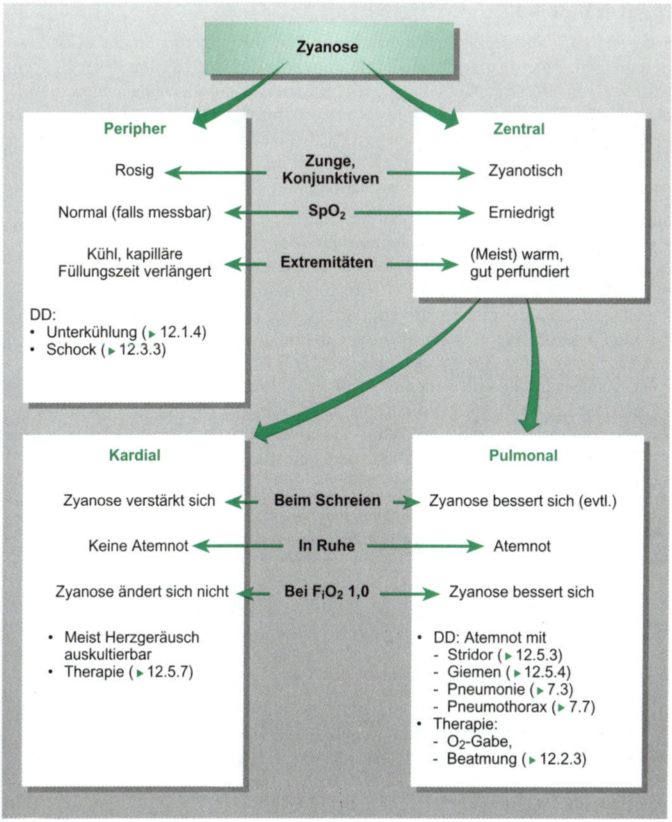

Abb. 12.13 Algorithmus für das zyanotische Kind [L190]

Differenzialdiagnosen der pulmonal bedingten Zyanose

- Zyanose mit Fieber: V. a. Infektion, z. B. Pneumonie, obstruktive Bronchitis, infektinduziertes Asthma (▸ 12.5.4).
- Zyanose mit Husten: V. a. Pneumonie oder Fremdkörperaspiration (▸ 12.5.3).
- Zyanose mit Röcheln: V. a. Fremdkörperaspiration (▸ 12.5.3).
- Zyanose mit inspiratorischem Stridor: V. a. Krupp-Sy., Epiglottitis (▸ 12.5.3).
- Zyanose mit Giemen/exspiratorischem Stridor: V. a. obstruktive Bronchitis, Asthma bronchiale (▸ 12.5.4).

! Bei Pat. mit intrakardialem Rechts-links-Shunt Lufteinschlüsse in der Infusionsleitung streng vermeiden, da das venöse Blut hier ohne Filterung durch die Lunge wieder in den großen Kreislauf gelangt (Gefahr der Luftembolie).

Fallot-Tetralogie

Symptomatik Ausgeprägte zyanotische Anfälle, die manchmal nicht selbst limitierend sind. Auslösefaktoren sind eine Zunahme der Obstruktion des rechtsventrikulären Ausflusstrakts, niedriger peripherer Widerstand (beim Schreien, nach dem Essen, nach der Defäkation) und ein verringerter venöser Rückstrom. Diese Anfälle sind selten geworden aufgrund der frühzeitigen operativen Korrektur des Vitiums, gelegentlich aber anzutreffen bei Kindern aus medizinisch weniger gut versorgten Ländern.

Sofortmaßnahmen bei zyanotischem Anfall

- Hockstellung (erhöht den systemischen Widerstand) bzw. Knie an die Brust pressen auch im Liegen oder auf dem Schoß eines Elternteils.
- O_2-Gabe (▸ 12.2.3, ▸ 1.23), wenn angenehm und beruhigendes Einwirken.
- Bei Versagen der nichtinvasiven Maßnahmen Morphin 0,1 mg/kg KG langsam/fraktioniert i. v. (auch s. c. oder i. m. möglich).
- Bei Versagen i. v. Flüssigkeitsbolus (▸ 12.3.3).
- Bei Versagen und ausreichendem Flüssigkeitsstatus Esmolol 0,5 mg/kg KG i. v. über 1 Min., evtl. gefolgt von 0,2 mg/kg KG i. v. über 2 Min.
- Kontraindiziert sind bei der Fallot-Tetralogie β-Sympathomimetika, da sie die Obstruktion des rechtsventrikulären Ausflusstrakts verstärken können. Bei weiterhin vitaler Bedrohung: Noradrenalin 0,005-mg-weise i. v.

12.5.9 Verdacht auf Misshandlung

Körperliche Misshandlung liegt vor, wenn durch körperliche Gewaltanwendung Kindern ernsthafte, vorübergehende oder bleibende Verletzungen oder der Tod zugefügt werden.
Sexueller Missbrauch ist die Ausbeutung der körperlichen, emotionalen und entwicklungsbedingten Abhängigkeit eines Kindes durch sexuelle Handlungen Erw. oder Jugendlicher mit einer Altersdifferenz von mind. 5 J. zur sexuellen Befriedigung des Missbrauchenden.

Symptomatik Unterschiedliche Verletzungen, z. B.:

- **Shaken-baby-Syndrom:** Hirnödem mit oder ohne Subarachnoidalblutung (▸ 12.5.2) nach heftigem Schütteln des Säuglings („damit er endlich still ist"), häufig auch retinale Einblutungen mit folgender Blindheit. Kind ist komatös oder krampfend, oft ateminsuffizient, wird fälschlich für schlafend gehalten.
- Polytrauma (▸ 12.5.1).
- SHT (▸ 12.5.2).
- Bewusstlosigkeit (▸ 12.5.6).
- V. a. plötzlichen Kindstod (▸ 12.5.11).
- Vergiftungen (▸ 9).
- Verbrennungen (▸ 11.10).

Hinweise aus Anamnese und Untersuchungsbefund

- **Seitens der Eltern oder Betreuenden:**
  - Zeitverzögerung zwischen Arztalarmierung und Verletzung (häufig abends, nachts).
  - Auffällig heftig besorgtes Verhalten der Eltern.
  - Auffällig ungefragtes Erklären der Verletzung, Diskrepanz zwischen vorliegendem Befund und der dazu gegebenen Erklärung.

- Eltern wollen bei der körperlichen Untersuchung unbedingt dabei sein, wollen sich nicht vom Kind trennen lassen.
- Verschweigen vorangegangener Verletzungen und entsprechender ärztlicher Behandlungen.

- **Seitens des Kindes:** (▶ Abb. 12.14).
  - Angegriffener Zustand, halonierte Augen, bleiche Hautfarbe.
  - Verwahrloste Kleidung, Hygiene, Haare.
  - Untergewicht, Kleinwuchs.
  - An der Haut: Schürfwunden, frisch und verschorft, Schwellungen, Petechien, multiple Hämatome unterschiedlichen Alters, striemen- oder handförmige Hämatome, Griffmarken, offene Wunden, Verbrennungen und Verbrühungen.
  - An den Genitalien: Rötungen, Schwellungen, Bissmarken, Kratzspuren, Hämatome, Narben, Einrisse an Penis oder Scheideneingang, zirkuläre Einschnürungen am Penis, Klaffen des Sphinkters, Fissuren, intravaginale oder anale Fremdkörper.
  - Multiple Frakturen.
  - Zeichen stumpfer Gewalteinwirkung an Kopf, Thorax, Abdomen.
  - Die Kinder sind oft extrem ängstlich, machen ungefragt kaum Mitteilungen.
- **Misshandlungstypische Verletzungsmuster:**
  - Doppelseitige bzw. symmetrische Lokalisationen (z. B. Griffmarken an den Armen oder am Brustkorb).
  - Gruppierung von Einzelverletzungen in derselben Körperregion.
  - Nebeneinanderbestehen frischer (z. B. Hämatom) und alter (z. B. Narben) Verletzungen (Kindesmisshandlung ist ein typisches Wiederholungsdelikt bzw. „chronische Krankheit"!).
  - Doppelstriemenförmige Hautunterblutungen (durch Stock, Gürtel, evtl. Finger).
  - Geformte Hämatome mit Hinweis auf die Geometrie des Schlagwerkzeugs (Kochlöffel, Gürtelschnalle, Schuhsohle) oder auf Bissspuren (ovale oder halbmondförmige Zahnabdrücke).
  - Verborgene Verletzungslokalisationen: Narben im Haarbereich nach Kopfplatzwunden, umschriebene Alopezien, retroaurikuläre Hämatome

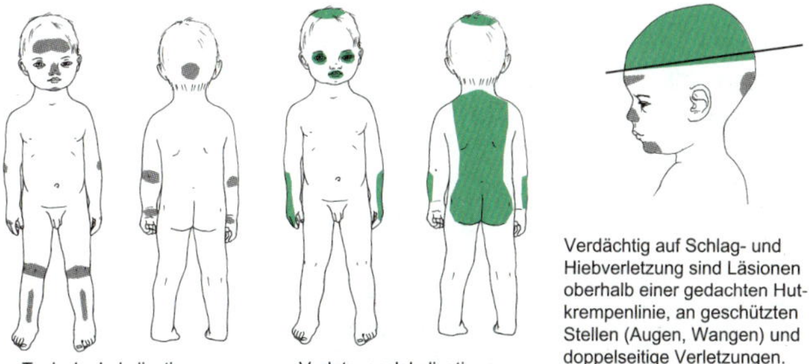

Typische Lokalisationen von Sturzverletzungen

Verletzungslokalisationen, die auf Misshandlung verdächtig sind

Verdächtig auf Schlag- und Hiebverletzung sind Läsionen oberhalb einer gedachten Hutkrempenlinie, an geschützten Stellen (Augen, Wangen) und doppelseitige Verletzungen. Typische Sturzverletzungen sind unterhalb dieser Linie lokalisiert und meist einseitig.

Abb. 12.14 Hinweise auf Misshandlungsverletzungen [L215]

und Hautrisse (z. B. nach Zerren an den Ohren), Verletzungen an der Mundschleimhaut, punktförmige Blutungen an den Lidern und Bindehäuten bei Strangulationsmechanismen (Strangulationsmarken und Würgemale können bei Kindern fehlen!).

!
- Angaben von Eltern zur Verletzungsursache (z. B. Sturz vom Wickeltisch oder WC, Prügelei mit anderen Kindern) nie kritiklos übernehmen.
- Keine Äußerung des Misshandlungsverdachts gegenüber den Eltern (nur durch entsprechend erfahrenen Arzt nach Verdichtung der hinweisenden Momente).

Vorgehen bei Verdacht auf Kindesmisshandlung oder -missbrauch Nach entsprechender Versorgung des Kindes zusätzlich:
- Informationen über den Unfallort sammeln, genauen Unfallhergang schildern lassen.
- Gründliche Dokumentation der Angaben der Eltern und der Verletzungen des Kindes.
- Verdacht bei Klinikeinweisung unbedingt angeben.
- Schriftliche Dokumentation des Verdachts.

Transport Immer Transport in die nächste geeignete Klinik (je nach Verletzungsmuster des Kindes).

Prinzipien der Weiterbehandlung Nach medizinischer Versorgung des Kindes zunächst intensives Gespräch mit den Erziehenden, Kontaktaufnahme mit entsprechenden Beratungsstellen, Meldung beim Jugendamt; Strafanzeige kann, muss aber aufgrund der Schweigepflicht nicht erstattet werden.

12.5.10 Beinahe-Kindstod (Near miss SID)

Definition Plötzlicher Kindstod (SID) ▶ 12.5.11. Near miss SID (sudden infant death), ALTE (apparent life threatening event), ALE (anscheinend lebensbedrohliches Ereignis): erschreckende Episode mit Apnoe und Begleitsymptomen, die aktive Wiederbelebungsmaßnahmen erfordert.

Symptomatik
- Apnoe über mind. 20 s
- Zyanose/Blässe
- Bradykardie

Sofortdiagnostik
- Basischeck (▶ 4.1.2)
- Puls, SpO_2, EKG, RR

Sofortmaßnahmen Reanimation (▶ 12.4).

Transport Immer in die nächste Kinderklinik.

Prinzipien der Weiterbehandlung In ca. 50 % der Fälle lässt sich eine Ursache für das Ereignis finden, z. B. Krampfanfall, Keuchhusten, Aspiration, die sich entsprechend behandeln lässt. Findet sich dagegen keine eindeutige Erklärung für das Ereignis, so besteht für das Kind ein erhöhtes Risiko für plötzlichen Kindstod. In diesen Fällen wird ein Heimmonitoring empfohlen (allerdings bisher keine nachgewiesene Effektivität).

Differenzialdiagnose Kindesmisshandlung (▶ 12.5.9).

> **!** Gibt es Zwillinge oder nachgeborene Geschwister des „beinahe verstorbenen" Kindes, müssen die Eltern auf ein u. U. erhöhtes Risiko bezüglich eines SID für diese Kinder hingewiesen werden. Diese sollten noch am gleichen Tag in einer pädiatrischen Praxis oder Kinderklinik vorgestellt werden.

12.5.11 Plötzlicher Kindstod (SID)

Definition SID (sudden infant death), Plötzlicher Kindstod, Krippentod: Plötzlicher Tod eines Säuglings, der aufgrund der Vorgeschichte unerwartet eintritt, und bei dem eine sorgfältige Obduktion keine adäquate Todesursache erbringt (häufigste Todesursache zwischen 1. Lebenswo. und 1. Lj.).

Kurzanamnese
- Vorerkr., Fehlbildungen, Medikamente
- Atemwegsinfekt?
- Bauchlage?
- Überwärmtes Zimmer?
- Risikofaktoren:
  - Ehemalige Frühgeborene, bes. bei Geburtsgewicht < 1.500 g, bronchopulmonaler Dysplasie, symptomatischen Apnoen und Bradykardien
  - Säuglinge drogenabhängiger oder stark rauchender Mütter (während und nach der Schwangerschaft)
  - Säuglinge mit anfallsartigem Schwitzen im Schlaf
  - Bruder/Schwester am plötzlichen Kindstod gestorben
  - Z. n. near miss SID (▶ 12.5.10)
  - Niedriger sozioökonomischer Status der Familie
  - Mehrlinge

Symptomatik Atem-Kreislauf-Stillstand.

Sofortdiagnostik
- Basischeck (▶ 4.1.2)
- Puls, SpO_2, EKG

Sofortmaßnahmen Reanimation (▶ 12.4) nur, sofern keine eindeutigen Todeszeichen (▶ 1.18.2) vorhanden sind.

> **!**
> - Reanimationsmaßnahmen sind nur selten erfolgreich, da das Ereignis meist nicht sofort bemerkt wird.
> - Eltern vom Reanimationsgeschehen nicht ausschließen.

Vorgehen nach erfolgloser Reanimation bzw. bei Vorliegen sicherer Todeszeichen

> - Der NA muss formal-juristisch korrekt vorgehen und gleichzeitig durch die Erstbetreuung der verzweifelten Eltern die spätere Bewältigung des Verlusts erleichtern.
> - Ob es sich definitiv um einen Plötzlichen Kindstod (oder vielleicht doch um eine Kindsmisshandlung) handelt, kann vom Notarzt nicht entschieden werden und muss daher einer rechtsmedizinischen Untersuchung überlassen bleiben.

- Kind vollständig ausziehen und gründliche Leichenschau einschließlich rektaler Temperaturmessung vornehmen und sorgfältig dokumentieren.
- Ergibt die leere Anamnese bzw. die Leichenschau den V. a. SID, auf dem Leichenschauschein „Todesursache nicht geklärt" ankreuzen. In Leichenschauscheinen, in denen dieser Terminus nicht vorkommt, handschriftlichen Eintrag „Unklare Todesart" vornehmen (▶ 1.18).
- Die Polizei muss wegen „nicht geklärter Todesursache" verständigt werden.

Umgang mit den Eltern

12

- Eltern von der Leichenschau nicht ausschließen.
- Todesmitteilung in einfachen, direkten und unmissverständlichen Worten („Ihr Kind ist tot/lebt nicht mehr"). Ruhig und langsam sprechen, ggf. wiederholen. Keine verklausulierten Todesmitteilungen („Bedauerlicherweise waren unsere Reanimationsbemühungen vergeblich").
- Die eigene Betroffenheit und emotionale Belastung nicht unterdrücken. Lieber schweigen, als krampfhaft Mitgefühl zu bekunden.
- Unbedachte und oberflächliche Bemerkungen unbedingt vermeiden („Sie werden sicher bald wieder ein Kind bekommen").
- Eltern darüber aufklären, dass:
  - vermutlich ein Plötzlicher Kindstod vorliegt, dass der NA aber mit den ihm zur Verfügung stehenden Mitteln die Todesart nicht sicher bestimmen kann.
  - das Ankreuzen des Feldes „Todesursache nicht geklärt" im Leichenschauschein nicht mit Vorwürfen gegen die Eltern („Kind erstickt, weil die Eltern nicht rechtzeitig nach ihm geschaut haben") oder gegen einen evtl. vorbehandelnden Arzt („Hätte der Kinderarzt den Infekt richtig behandelt") verbunden ist („Man kann für den Plötzlichen Kindstod keine Ursache angeben").
- Eltern Informationen zum SID geben:
  - SID ist immer ein unvorhersehbares Ereignis.
  - SID lässt sich eindeutig nur aufgrund einer Obduktion sichern.
- Eltern erklären, dass bei ungeklärten Todesfällen prinzipiell die Polizei hinzuzuziehen ist.
- Nach Möglichkeit bis zum Eintreffen der Polizei oder besser während deren Ermittlungen vor Ort bleiben, um die Familie in dieser psychisch extrem belastenden Situation durch Anwesenheit zu unterstützen.
- Eltern erklären, dass die Staatsanwaltschaft evtl. eine Obduktion (kostenfrei) anordnen wird. Eltern können auch eine freiwillige Obduktion bei einem pathologischen oder rechtsmedizinischen Institut veranlassen (kostenpflichtig).
- Eltern über Sinn einer Obduktion aufklären:
  - Ausschluss einer möglichen Infektionskrankheit (z. B. Meningokokkensepsis), die für die Familie und das Umfeld gefährlich sein könnte.
  - Ausschluss einer Gewalttat oder einer anderen Todesursache; wissenschaftliche Suche nach möglichen Gründen für SID.
  - Für die Eltern ist es langfristig hilfreich, die wahre Todesursache ihres Kindes zu kennen. Bei nicht durchgeführter Obduktion kann es zu Spekulationen und Vorwürfen (Selbstvorwürfe oder evtl. z. B. gegen den Kinderarzt) kommen.
  - Durch eine Obduktion können evtl. auch für eine weitere Familienplanung erbliche Krankheiten ausgeschlossen werden.

- Der ganzen Familie die Möglichkeit geben, von ihrem Kind in Ruhe Abschied zu nehmen.
- Vorher ggf. Reanimationsspuren beseitigen.
- Ansprechadressen organisierter Elternselbsthilfen, z. B. „Initiative Regenbogen" (www.initiative-regenbogen.de), „Gemeinsame Elterninitiative Plötzlicher Kindstod" (www.geps.de).
- Ggf. Hinweis, zum Abstillen Frauenarzt oder Hebamme aufzusuchen.
- Familie möglichst nicht alleine zurücklassen, sondern anregen, Verwandte, Freunde oder Nachbarn anzurufen, evtl. Kontaktvermittlung zu einem Pfarrer.
- Geschwister:
  - Gibt es Zwillinge des verstorbenen Kindes, müssen die Eltern auf ein erhöhtes Risiko bezüglich eines SID für diese Kinder hingewiesen werden. Zwillingskinder sollten noch am gleichen Tag in einer pädiatrischen Praxis oder Kinderklinik vorgestellt werden. Evtl. Heimmonitoring (allerdings bisher keine nachgewiesene Effektivität).
  - Eltern beruhigen, dass ältere Geschwister nicht SID-gefährdet sind.

Durch frühzeitige objektive Information des Umfelds der Familie über den plötzlichen Kindstod können Missverständnisse, Vorurteile und Diskriminierungen (Polizeieinsatz) der Familie entscheidend reduziert werden.

13 Gynäkologische Notfälle

Norbert Bauer

13.1 Besonderheiten gynäkologischer Notfälle 526
13.2 Vaginale Blutungen 528
13.2.1 Karzinomblutung 528
13.2.2 Verletzungen 529
13.2.3 Abortblutung 530
13.2.4 Sonstige vaginale Blutungen 532
13.3 Gynäkologisch bedingte Schmerzen 533
13.3.1 Differenzialdiagnose 533
13.3.2 Starke Dysmenorrhö, zyklischer Schmerz 533
13.3.3 Entzündungen, Infektionen 534
13.3.4 Adhäsionen 536
13.3.5 Ovarialzystenruptur 536
13.3.6 Überstimulationssyndrom 537
13.3.7 Stieldrehung 538
13.3.8 Extrauteringravidität (EUG) 539
13.4 Notzuchtdelikte 541

13.1 Besonderheiten gynäkologischer Notfälle

▸ Abb. 13.1

- Die **meisten NA** besitzen **geringe praktische Erfahrungen** in diesem Fachbereich.
- Es besteht **bei männlichen Kollegen häufig Angst** vor Kontakt mit dieser **Tabuzone** des weiblichen Körpers. Im Notfall müssen jedoch derartige „psychische Handicaps" unbedingt überwunden werden. Die Pat. hat ein Anrecht auf eine der Situation angemessene Diagnostik und Ther. Ihr dürfen nicht aus falsch verstandenem Schamgefühl notwendige diagnostische und therapeutische Maßnahmen vorenthalten werden. Diese müssen aber auf das erforderliche Mindestmaß beschränkt bleiben.
- Wichtig ist ein sachlich korrektes, ruhiges Auftreten.
- Auf die Psyche der Pat. in besonderem Maße Rücksicht nehmen!
- Sollte die Pat. Hilfe trotz entsprechender Aufklärung ablehnen, muss der NA dies akzeptieren (Dokumentation).

! I. d. R. **keine** vaginale Untersuchung durch den Ungeübten (Gefahr einer Zystenruptur, Blutung oder Infektion, selten verwertbare diagnostische Aussage).

- Gynäkologische Notfälle treten unter den Leitsymptomen **„vaginale Blutung"** (▸ Tab. 13.1) oder **„abdominale Schmerzen"** auf.
- Alle gynäkologischen Krankheitsbilder können auch bei schwangeren Pat. auftreten (Ektropiumblutung, Varizenblutung und Myomnekrose bevorzugt).

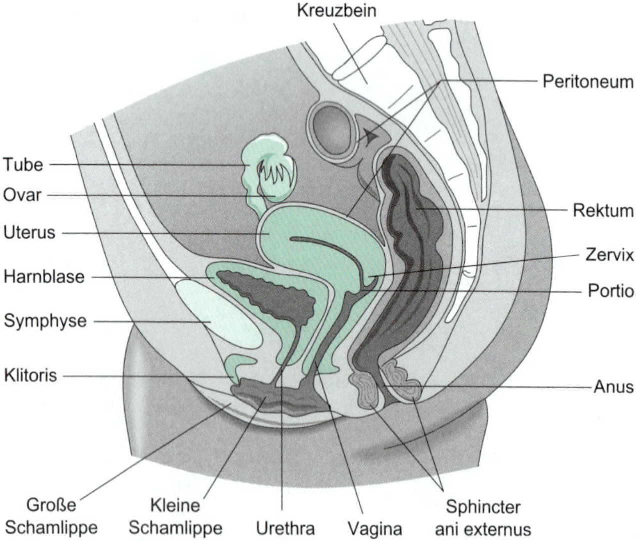

Abb. 13.1 Anatomie der weiblichen Genitalorgane [L106]

- Bei verlängerter Zyklusdauer, schwächeren oder ausgebliebenen Menstruationsblutungen immer an Möglichkeit einer **Schwangerschaft** denken, auch wenn dies von der Pat. entschieden verneint wird!
- Akute Erkr. der Schwangerschaft bis zur 22. SSW (Uterusfundus unterhalb des Nabels zu tasten; ▶ Abb. 14.2) wurden unter gynäkologischen Notfällen eingeordnet, da erst ab diesem Zeitpunkt eine Überlebensmöglichkeit des Fetus beginnt.

Kurzanamnese

- Immer nach Länge und Stärke der Blutung (mehr als 5 Tampons/Binden tägl.?), 1. Tag der letzten Menstruation erfragen, ebenso Zyklusdauer, Menstruationsdauer und -stärke (> 5 Tampons/Binden pro Tag) und Kontrazeptionsmethode.
- Andere Ursachen erfragen, z. B. erhöhte Blutungsneigung, Leber- und Nierenfunktionsstörungen.

Tab. 13.1 Differenzialdiagnose gynäkologischer Blutungen

Blutungen	Schmerzen	Besonderheiten	Verdachtsdiagnose
+ Rezidivierend, über Mon. zunehmend, evtl. verstärkt nach Kohabitation	o	Letzte Vorsorgeuntersuchung Jahre zurückliegend	Karzinomblutung (▶ 13.2.1)
+	+	Unfallanamnese	Verletzungen (▶ 13.2.2)
o/+	o/+	Vergewaltigung	Notzuchtdelikte (▶ 13.4)
+	o/+ Ziehende Unterbauch-/Kreuzschmerzen	Ausgebliebene Menstruation oder unregelmäßige Blutungen	Extrauteringravidität (▶ 13.3.7) Abortblutung (▶ 13.2.3)
+	+ Regelmäßig bei Menstruation	–	Dysmenorrhö (▶ 13.3.2)
+	+ Kolikartig, Flankenklopfschmerz, evtl. Schmerzen beim Wasserlassen	–	An Nierenkolik und Pyelonephritis mit unabhängiger vaginaler Blutung denken (▶ 16.2, ▶ 16.4)
+	+ Kolikartig, diffus	Verstärkte Darmgeräusche auskultierbar, evtl. tympanitischer Klopfschall	An Darmkolik mit unabhängiger vaginaler Blutung denken (▶ 15.2)

13.2 Vaginale Blutungen

13.2.1 Karzinomblutung

Ätiologie Nach außen bluten können: Korpuskarzinom, Zervixkarzinom, Vaginalkarzinom (selten), Vulvakarzinom.

Symptomatik Meist schmerzlose, rezidivierende Blutungen im Vulvabereich oder aus der Scheide, ggf. massive Blutung aus arrodierten Gefäßen.

Kurzanamnese

- Zyklusanamnese, Blutungsanamnese: unregelmäßige **Zwischenblutungen** oder **Kontaktblutungen** nach Kohabitation (Zervix- oder Vaginalkarzinom), **Blutungen nach der Menopause** (Korpuskarzinom)
- Letzte Krebsvorsorgeuntersuchung Jahre zurückliegend
- **Korpuskarzinom:** meist postmenopausale Pat., oft vergesellschaftet mit Adipositas, Hypertonie und Diab. mell.
- **Zervixkarzinom:** Als Risikofaktoren gelten frühe und häufige Kohabitationen, häufig wechselnde Sexualpartner, hohe Parität, häufige Schwangerschaftsabbrüche und eine schlechte soziale Situation

13

Sofortdiagnostik

- Basischeck (▶ 4.1.2)
- RR, Puls, SpO_2, EKG
- Schockzeichen (▶ 5.9)?
- **Inspektion von Vulva und äußerem Genitale,** um Blutungsquelle und -stärke abzuklären:
  - Blutung oder blutig tingierter, fleischwasserfarbener Ausfluss, evtl. als Kontaktblutung nach Geschlechtsverkehr (Zervix- oder Vaginalkarzinom)
  - Vulvakarzinom als Tumorkrater oder arrodierter Exophyt zu erkennen

Sofortmaßnahmen

- Ggf. Schocklagerung (▶ 2.5)
- I. v. Zugang mit Infusion (Ringeracetat, ggf. HAES ▶ 1.23)
- Ggf. O_2-Gabe (▶ 1.7.3, ▶ 1.23)
- **Sterile Abdeckung** von Tumor oder Tumorkrater der Vulva
- **Kompression** durch mehrere Kompressen und Druck eines festsitzenden Slips ggf. bei stark blutendem Vulvatumor
- **Scheidentamponade:** bei dringendem Verdacht auf ein Zervix- oder Vaginalkarzinom (prämenopausale Pat., seit Mon. stärker werdender fleischwasserfarbener Ausfluss oder Blutungen, Kontaktblutungen, Jahre zurückliegende Krebsvorsorgeuntersuchung, fauliger Geruch, kein Hinweis auf andere Blutungsursache) und starker Blutung mit der Gefahr eines Volumenmangelschocks (▶ Abb. 13.2).
  - Analgesie meist nicht erforderlich.

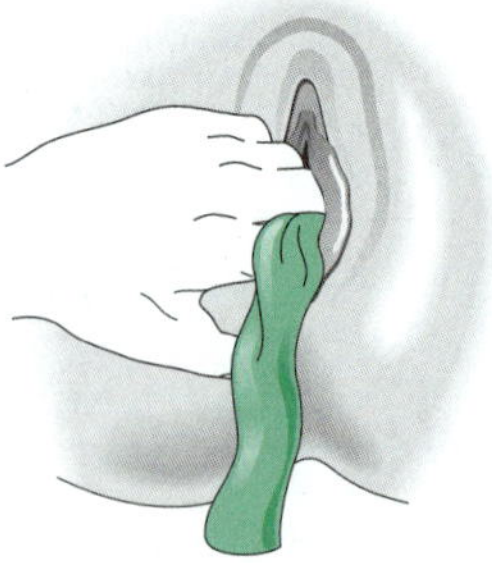

Abb. 13.2 Scheidentamponade [L157]

- Mit Zeigefinger und Mittelfinger der nicht dominanten Hand tief in die Scheide eingehen, bis man auf das Scheidenende trifft (höckeriger Tumor an der Scheide oder am Muttermund tastbar).
- Daumen außen auf den Damm in Richtung Steißbein legen, Finger spreizen.
- Mit anatomischer Pinzette zwischen den Fingern eine abgerollte breite Mullbinde tief und fest einführen. Dabei alle Richtungen austamponieren.
- Weiter benötigte Mullbinden mit der vorhergehenden zusammenknüpfen, damit beim Entfernen keine Binde vergessen werden kann.

!
- Scheidentamponade für den Ungeübten und ohne Spekula schwierig durchzuführen.
- Auf jeden Fall **sehr fest tamponieren.** Keine falsche Rücksichtnahme (lockere Tamponade würde die Blutung lediglich aufsaugen).

Transport

- **Fritsche-Lagerung** (▶ Abb. 13.3): zur Beurteilung der Blutungsstärke im Verlauf: Der Pat. in Rückenlage beide Gesäßbacken nach kaudal herunterstreichen und die gestreckten Beine übereinanderlegen (im Dreieck zwischen Schamgebiet und den beiden Oberschenkeln sammeln sich ca. 500 ml). Eine Blutstillung ist dadurch nicht möglich.

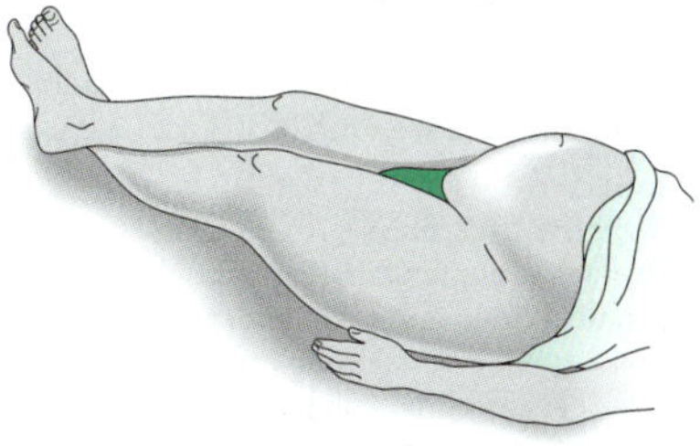

Abb. 13.3 Fritsche-Lagerung [L190]

- Je nach Blutungsstärke ggf. notfallmäßiger Transport in die nächste Frauenklinik.
- Bei leichter Blutung evtl. Vorstellung beim Frauenarzt.

Prinzipien der Weiterbehandlung Abklärung der Blutungsursache, Histologie, suffiziente Scheidentamponade mit Hämostyptika. Stabilisierung der Pat. Definitive Behandlung durch OP, Radiatio, Chemother., Hormonther.

13.2.2 Verletzungen

Symptomatik

- Blutung im Vulvabereich, Blutung aus der Scheide
- Schmerzen im Vulva-, Scheidenbereich

Kurzanamnese Verletzungsablauf: Fremdkörper, Kohabitationsverletzung, Unfälle mit z. B. Pfählungsverletzung, Notzuchtdelikte (▶ 13.4).

Sofortdiagnostik

- Basischeck (▶ 4.1.2).
- Puls, RR, SpO_2, EKG.
- Schockzeichen (▶ 5.9)?

- Inspektion von Vulva und äußerem Genitale, um Blutungsquelle und -stärke abzuklären. Bes. Klitoriseinrisse können äußerst stark bluten. Unkontrollierter Abgang von Urin oder Stuhl bei Mitverletzung von Harnwegen (▶ 16.6) oder Darm (▶ 11.4).
- Peritoneale Symptomatik (abdominale Abwehrspannung, Schmerzen) bei abdominaler Blutung oder Infektion (▶ 15.1).
- Weitere Verletzungen?

Sofortmaßnahmen

- Ggf. Schocklagerung (▶ 2.5).
- Steriles Abdecken der Vulvaverletzungen.
- Bei stärkerer Blutung Kompression einer Vulvaverletzung mit mehreren Kompressen und Druck eines festsitzenden Slips.
- Fritsche-Lagerung, falls das Verletzungsmuster dies zulässt (▶ Abb. 13.3).
- I. v. Zugang mit Infusion (Ringeracetat, ggf. HAES ▶ 1.23).
- Ggf. O_2-Gabe (▶ 1.7.3, ▶ 1.23).
- Ggf. Sedierung:
  - Midazolam 5 mg fraktioniert oder Diazepam 5–10 mg i. v.
  - Bei Kindern (falls möglich) Diazepam-Rektiole: 10–15 kg KG: 5 mg, > 15 kg KG: 10 mg.
- Ggf. Analgesie mit Opioid, z. B. Tramadol 1–2 mg/kg KG langsam i. v., oder Esketamin 0,25–0,5 mg/kg KG i. v. bzw. 0,5–1 mg/kg KG i. m.

Transport

- Fritsche-Lagerung (▶ Abb. 13.3).
- Je nach Blutungsstärke ggf. notfallmäßiger Transport in die nächste Frauenklinik, falls nicht andere Verletzungen überwiegen oder primär eine chirurgische Versorgung erfordern.
- Nur bei ausschließlich leichten Verletzungen am äußeren Genitale evtl. Vorstellung beim Frauenarzt.

Prinzipien der Weiterbehandlung

- Vaginale Untersuchung zur Identifizierung der Blutungsquellen und Versorgung der Wunden
- Ggf. Abklärung der Nachbarorgane, z. B. Harnwege, Darm, Parametrien und Abdomen (Urogramm, Zystoskopie, Rektoskopie, Laparoskopie, Laparotomie)
- Tetanusprophylaxe

!

- **Keine vaginale Untersuchung** am Notfallort (vaginale Verletzungen könnten vergrößert werden).
- Fremdkörper nach Möglichkeit in situ belassen!
- Auch bei Kindern ist eine Untersuchung in der Klinik mit schmalem Vaginoskop, evtl. unter Sedierung, schonender als eine unzureichende Untersuchung am Notfallort.
- Reflektorischer **Harnverhalt** insbes. bei Kindern möglich.

13.2.3 Abortblutung

Definition

- **Fehlgeburt:** Ausstoßen einer toten Frucht mit einem Gewicht unter 500 g.
- **Totgeburt:** Gewicht über 500 g. Ist dem Standesamt zu melden und ordnungsgemäß zu bestatten.

- **Frühgeborenes:** Finden sich Lebenszeichen bei der Geburt (Herzschlag, pulsierende Nabelschnur oder Spontanatmung), ist der Fetus als Frühgeborenes anzusehen und ebenfalls dem Standesamt zu melden (Versorgung Frühgeborener ▶ 14.4.4).
- **Abortus imminens:** drohende Fehlgeburt. Die Versorgung der Frucht ist erhalten. Die Schwangerschaft kann unter günstigen Umständen weiterbestehen.
- **Abortus incipiens:** beginnende Fehlgeburt. Die Frucht ist abgestorben, aber noch nicht ausgestoßen.
- **Abortus incompletus:** Frucht und Plazenta sind teilweise ausgestoßen.
- **Abortus completus:** Frucht und Plazenta sind vollständig ausgestoßen.
- **Fieberhafter Abort:** lokale Infektion von Uterus, Adnexen, Pelveoperitoneum.
- **Septischer Abort:** Allgemeininfektion mit großer Gefahr eines septischen Schocks und von Gerinnungsstörungen.

Symptomatik

- Vaginale Blutung unterschiedlicher Stärke, evtl. mit Koageln, Fruchtwasser oder Gewebsteilen
- Ziehende Unterbauchschmerzen, ziehende Kreuzschmerzen

Kurzanamnese

- Dauer und Menge des Blutverlusts? Vorausgegangener Unfall?
- Regelanamnese: bestehende Schwangerschaft bekannt? Mutterpass bereits vorhanden? Abstand zum ersten D der letzten Menstruationsblutung? Zyklusunregelmäßigkeiten (Abschätzen des Schwangerschaftsalters)?
- Erhöhte Temperatur (febriler Abort)?

Sofortdiagnostik

- Basischeck (▶ 4.1.2)
- RR, Puls, SpO_2, EKG
- Schockzeichen (▶ 5.9)?
- Inspektion von Vulva und äußerem Genitale (Blutung aus der Scheide)
- Kurze, vorsichtige abdominale Palpation zur Schmerzlokalisation, Abschätzen des Schwangerschaftsalters durch die Uterusgröße (▶ Abb. 14.2)
- Auffindbare Abortreste?

!

- Bis zum sicheren Ausschluss an eine Extrauteringravidität (▶ 13.3.7) denken (bes. bei stärkeren Schmerzen oder Schock).
- Bei Abortus imminens kann die Schwangerschaft evtl. erhalten bleiben.
- Bei Hinweis auf Abruptioversuch an Möglichkeit einer inneren Blutung mit Schockgefahr (▶ 5.9) denken!

Sofortmaßnahmen

- Fritsche-Lagerung zum Abschätzen der Blutungsmenge (▶ Abb. 13.3)
- I. v. Zugang mit Infusion (Ringeracetat, ggf. HAES ▶ 1.23)
- Ggf. O_2-Gabe (▶ 1.7.3, ▶ 1.23)
- Ggf. Sedierung mit Diazepam 5–10 mg i. v., Midazolam 5 mg fraktioniert i. v.
- Ggf. Analgesie mit Opioid, z. B. Tramadol 1–2 mg/kg KG langsam i. v.

Kontraindiziert
- ASS → Thrombozytenaggregationshemmung
- Ketamin → verstärkt Uteruskontraktionen

Transport
- Asservieren von auffindbaren Abortresten in einem Plastikbeutel zur Mitnahme in die Klinik.
- Mutterpass mitnehmen, falls schon vorhanden.
- Immer schonender Transport im Liegen in die nächste gynäkologische Klinik, ggf. notfallmäßig.

Prinzipien der Weiterbehandlung
- Abklärung der Blutungsquelle durch Spekulumeinstellung.
- Sonografische Abklärung der Blutungsursache und Suche nach Vitalitätszeichen der Frucht.
- Abhängig vom Befund: Bettruhe, Aborteinleitung, Kürettage und Histologie, Antibiotika, Rhesusprophylaxe.

13.2.4 Sonstige vaginale Blutungen

Ätiologie Weitere Ursachen von vaginalen Blutungen können sein: starke oder verlängerte Menstruationsblutungen, Zwischenblutungen, Ektropiumblutungen oder variköse Blutungen (jeweils bes. während der Schwangerschaft), Zervix- und Endometriumpolypen, ein Uterus myomatosus, Endo- und Myometritis (▸ 13.3.2) sowie Extrauteringravidität (EUG, ▸ 13.3.7).

Symptomatik Vaginale Blutung mit oder ohne Schmerzen.

Kurzanamnese Zyklusanamnese, Blutungsanamnese, Schmerzanamnese, letzte Krebsvorsorgeuntersuchung.

Sofortdiagnostik
- Basischeck (▸ 4.1.2)
- Inspektion von Vulva und äußerem Genitale, um Blutungsquelle und -stärke abzuklären
- RR, Puls, SpO_2, EKG
- Schockzeichen (▸ 5.9)?

Sofortmaßnahmen
- Ggf. Schocklagerung (▸ 2.5)
- Fritsche-Lagerung zum Abschätzen der Blutungsmenge (▸ Abb. 13.3)
- I. v. Zugang mit Infusion (Ringeracetat, ggf. HAES ▸ 1.23).
- Ggf. O_2-Gabe (▸ 1.7.3, ▸ 1.23).
- Bei Schmerzen Analgesie mit Opioiden, z. B. Tramadol 1–2 mg/kg KG langsam i. v.
- Bei krampfartigen Schmerzen Spasmolyse mit Butylscopolamin 20–40 mg **oder** Metamizol 1.000 mg i. v.
- Ggf. Sedierung, z. B. mit Diazepam 5–10 mg i. v.

Transport
- Transport in die nächste Frauenklinik
- Bei leichteren Blutungen evtl. Vorstellung beim Frauenarzt.

Prinzipien der Weiterbehandlung Abklärung der Blutungsursache und entsprechende spezifische Ther.

13.3 Gynäkologisch bedingte Schmerzen

13.3.1 Differenzialdiagnose

- **Gynäkologische Schmerzen** ▶ Tab. 13.2.
- **Nichtgynäkologische Schmerzursachen:** Appendizitis, Divertikulitis, Hernien, Darmkoliken, Ileus, Peritonitis (▶ 15.2), Harnwegsinfekte oder -steine (▶ 16.2), LWS-Sy. (▶ 18.2.2), Mesenterialinfarkt.

13.3.2 Starke Dysmenorrhö, zyklischer Schmerz

Ätiologie Mögliche Ursachen:

- **Endometriose:** Gebärmutterschleimhaut befindet sich an Stellen außerhalb des Cavum uteri, wo sie nicht problemlos zyklisch abbluten kann. Krampfartige Schmerzen durch Kapselspannung der Endometrioseherde und Prostaglandinausschüttung.

Tab. 13.2 Differenzialdiagnose gynäkologischer Schmerzen

Schmerzcharakter	Besonderheiten	Verdachtsdiagnose
Regelmäßiges Auftreten, krampfartig	Zusammen mit Menstruation	Dysmenorrhö, Endometriose (▶ 13.3.1)
	Etwa monatliche Abstände, **ohne** Menstruation, während Pubertät (9.–16. Lj.)	Gynatresie (▶ 13.3.1)
Dauerschmerz	Fluor, erhöhte Temperatur, Beginn oft nach Menses, Abort, Abrasio; liegende Spirale	Entzündung, Infektion (▶ 13.3.2)
	Nach Stimulation bei Sterilität; Brechreiz, Dyspnoe, reduzierter AZ, Bauchumfangszunahme	Überstimulationssy. (▶ 13.3.5)
Unregelmäßiges Auftreten, chron.	z. T. bei bestimmten Bewegungen oder in bestimmten Situationen, bei bekannter Endometriose, Z. n. OP, Unfall, Unterbauchentzündung	Adhäsionen (▶ 13.3.3)
Plötzlich einsetzend, oft spontane Besserung	z. B. in Zyklusmitte, evtl. Peritonismus	Zystenruptur (▶ 13.3.4)
Plötzlich einsetzend, zunehmend	Nach Sport, Tanz oder schneller Drehung sich verschlechternder AZ	Stieldrehung (▶ 13.3.6)
Wehenartig oder plötzlich einsetzend, meist einseitig	Amenorrhö seit 5–9 Wo., evtl. leichte vaginale Blutung, teils rezidivierend, evtl. Schock	Extrauteringravidität (▶ 13.3.7)

- **Gynatresien:** Das Menstrualblut kann durch Verschluss oder hochgradige Einengung von Uterus, Zervix, Vagina oder Hymen (▶ Abb. 13.4) nicht ungestört abfließen → Stauung in Vagina, Cavum uteri und Tuben (Dehnung) → retrograde Menstruation in die Bauchhöhle (peritoneale Reizung). Die dazugehörige Beschwerdesymptomatik wird als **Molimina menstrualia** bezeichnet.
- Psychosomatische oder ungeklärte Genese.

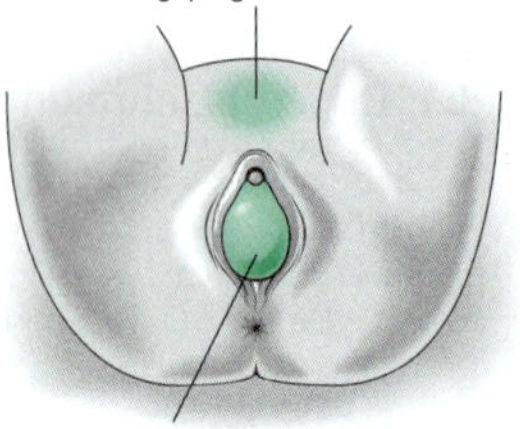

Abb. 13.4 Hymenalatresie [L190]

Symptomatik

- Regelmäßig oder unregelmäßig um den Menstruationszeitraum wiederkehrende krampfartige Schmerzen bis hin zum akuten Abdomen.
- Gynatresien: Die Menstruationsblutung fehlt meist, der Menstruationszeitraum lässt sich an monatlich wiederkehrender Schmerzverstärkung in der Pubertät erkennen.

13

Kurzanamnese Krampfartige Unterbauchschmerzen kurz vor und/oder während des Menstruationszeitraums bzw. monatlich wiederkehrend; ohne Blutung bei Gynatresien.

Sofortdiagnostik

- Basischeck (▶ 4.1.2)
- RR, Puls, SpO_2, EKG
- Schockzeichen (▶ 5.9)?
- Inspektion der Vulva: bläulich-dunkle Vorwölbung des Hymens bei Hymenalatresie
- Abdominale Auskultation und Palpation zum Ausschluss von Darmkoliken und Appendizitis (▶ 15.2)
- Perkussion der Nierenlager zum Ausschluss einer Nierenkolik (▶ 16.2)
- Keine erhöhte Temperatur

Sofortmaßnahmen

- Entspannte Lagerung mit angewinkelten Beinen
- I. v. Zugang mit Infusion (Ringeracetat, ggf. HAES ▶ 1.23)
- Butylscopolamin 20–40 mg langsam i. v.

Transport In die nächste gynäkologische Klinik. Bei weniger dringlichen Fällen Vorstellung beim Frauenarzt.

Prinzipien der Weiterbehandlung Genaue Abklärung der Schmerzursache mit gynäkologischer Untersuchung, Ultraschall und evtl. Laparoskopie. Ggf. operative Ther. einer Gynatresie; bei Hymenalatresie Resektion des Hymens unter Antibiotikaschutz.

13.3.3 Entzündungen, Infektionen

Definition

- **Pelvic inflammatory disease (PID):** Endomyometritis und Parametritis (insbes. im Anschluss an eine Schwangerschaft), Adnexitis, Tuboovarialabszess, (Pelveo-)Peritonitis, septischer Abort (▶ 13.2.3).

- **Toxic-shock-Syndrom:** Anreicherung von Staphylococcus aureus in hochsaugfähigen Tampons und Aufnahme von Toxin in die Blutbahn.
- **Bartholinitis:** Meist durch Anaerobier, Gonokokken, Kolibakterien oder Staphylokokken hervorgerufene Entzündung der Bartholin-Drüse oder ihres Ausführungsgangs.

Symptomatik

- Evtl. reduzierter AZ
- Schmerzen im Vulvabereich (Bartholinitis) oder Unterbauch (Pelvic Inflammatory Disease), evtl. akutes Abdomen mit Druckschmerz oder Abwehrspannung
- Fieber
- Fötider Ausfluss: Septischer Abort (▶ 13.2.3) oder Pelvic Inflammatory Disease
- **Toxic-shock-Syndrom:** plötzlich auftretender Schock und generalisiertes, scharlachartiges Exanthem mit Neigung zur Erythrodermie, palmoplantares Erythem, Schleimhautentzündung, Eintrübung, Myalgien
- Übelkeit und Erbrechen bei Begleitperitonitis
- **Bartholinitis:** Schwellung, Rötung und starker Schmerz (bes. beim Sitzen und Gehen) im dorsalen Drittel von kleiner oder großer Labie in Höhe der Scheidenmündung

13

> **!** Drohende Komplikationen: paralytischer Ileus, Gerinnungsstörungen, septischer Schock, Sterilität.

Kurzanamnese

- Schmerzen:
  - Im Unterbauch im Anschluss an Menses, Abort, Abrasio oder bei liegender Spirale → V. a. Pelvic Inflammatory Disease
  - Am äußeren Genitale → Bartholinitis
- Fluor
- Letzte Periode:
  - Noch bestehend → V. a. Toxic-shock-Sy.
  - Kurz zuvor → V. a. Pelvic Inflammatory Disease
- Verhütung mit Intrauterinpessar (IUP)

Sofortdiagnostik

- Basischeck (▶ 4.1.2).
- RR, Puls, SpO_2, EKG.
- Schockzeichen (▶ 5.9)?
- Abdominale Auskultation und Palpation (Schmerzlokalisation, Abwehrspannung, Peristaltik?). Druckschmerz meist unterhalb des McBurney-Punkts (▶ 15.1.1), evtl. diffus im Unterbauch, beidseitiges Auftreten → V. a. Pelvic Inflammatory Disease
- Vulvainspektion: Tampon (toxic shock), Ausfluss (septischer Abort ▶ 13.2.3, Adnexitis, toxic shock), Schwellung und Rötung der Labien (Bartholinitis)
- Scharlachartiges Exanthem (toxic shock)
- Erhöhte Temperatur.

Sofortmaßnahmen

- Ggf. Schocklage (▶ 2.5), ggf. Beine anziehen lassen (Schmerzlinderung)
- O_2-Gabe (▶ 1.7.3, ▶ 1.23)

- **Toxic-shock-Syndrom:** Entfernen des Tampons und Asservierung in steriler Tüte (z. B. Verpackung von Spritze, Infusionsbesteck o. Ä.) zur bakteriologischen Untersuchung durch Aufnahmeklinik
- I. v. Zugang mit Infusion (Ringeracetat, ggf. HAES ▶ 1.23)
- Butylscopolamin 20–40 mg langsam i. v. oder Metamizol 500–1.000 mg langsam als Kurzinfusion
- Bei Übelkeit Metoclopramid 10 mg i. v.

> **!** Zentral wirksame Analgetika wegen der Gefahr der Verschleierung der Symptomatik zurückhaltend einsetzen.

Transport (Ggf. notfallmäßig) in nächste Frauenklinik.

Prinzipien der Weiterbehandlung Genaue klin. Abklärung der Schmerzursache mit gynäkologischer Untersuchung, Ultraschall. Zur Abklärung abdominaler Beschwerden ist meist eine Laparoskopie erforderlich, ggf. Herdsanierung, bakteriologischer Abstrich.

13.3.4 Adhäsionen

▶ 15.2.

Ätiologie Endometriose, Tumoren, Infektionen, OP, Traumen.

Symptomatik Meist chron. Abdominalschmerzen, bei typischen Bewegungen oder unregelmäßig wiederkehrend, schwer zu lokalisieren.

> **!** Drohende Komplikation: Bridenileus (▶ 15.2).

13.3.5 Ovarialzystenruptur

Ätiologie

- Ovulation, Follikel- oder Corpus-luteum-Ruptur: Eine entstehende intraabdominale Blutung kommt i. d. R. spontan zum Stillstand.
- Auch andere Ovarialzysten können rupturieren, z. B. bei einer Stieldrehung (▶ 13.3.6).

Symptomatik

- Meist plötzlich einsetzende, heftige Bauchschmerzen, i. d. R. einseitig
- Evt. Abwehrspannung (oft rasche Spontanbesserung)

Kurzanamnese

- Schmerzen zwischen zwei Menstruationsblutungen (Follikelruptur, Ovulation, Corpus-luteum-Ruptur) oder in der Frühschwangerschaft (Corpus-luteum-Ruptur).
- Evtl. andere Zysten bekannt.
- Antikoagulation? **Cave:** ausgedehntere Blutung.

Sofortdiagnostik

- Basischeck (▶ 4.1.2)
- RR, Puls, SpO_2, EKG

- Schockzeichen (▶ 5.9)?
- Abdominale Auskultation und Palpation: evtl. Abwehrspannung, evtl. peritonealer Schock

Sofortmaßnahmen
- Ggf. Schocklagerung, angewinkelte Beine (Schmerzlinderung)
- Ggf. O_2-Gabe (▶ 1.7.3, ▶ 1.23)
- I. v. Zugang mit Infusion (Ringeracetat, ggf. HAES ▶ 1.23)
- Ggf. Analgesie mit zentralwirksamen Analgetika, z. B. Tramadol 1–2 mg/kg KG langsam i. v.

Transport
- Nach Möglichkeit immer Klinikeinweisung, Transport in die nächste Frauenklinik
- Bei Besserung der Beschwerden evtl. Vorstellung beim Frauenarzt

Prinzipien der Weiterbehandlung Diagnosesicherung durch gynäkologische Untersuchung und Ultraschall (Flüssigkeit im Douglas), Schmerzther., Beobachtung oder Entlassung je nach Beschwerdebild.

> ! Drohende Komplikationen: Blutungen aus den Zysten mit Volumenmangelschock.

13.3.6 Überstimulationssyndrom

Ätiologie Durch Gabe von Antiöstrogenen (z. B. Clomifen) und Gonadotropinen (HMG, HCG) im Rahmen einer Sterilitätsther. vergrößerte Ovarien (evtl. jeweils > 10 cm), bei zusätzlicher Hämokonzentration mit Aszites, Pleuraergüssen oder Anasarka.

Symptomatik Bauchschmerzen, Brechreiz und seit 1–2 d bestehende Übelkeit, Dyspnoe, reduzierter AZ, Bauchumfangszunahme.

Kurzanamnese 3–13 d zurückliegende HCG-Gabe mit oder ohne Follikelpunktion während eines stimulierten Zyklus.

Sofortdiagnostik
- Basischeck (▶ 4.1.2)
- RR, Puls, SpO_2, EKG
- Schockzeichen (▶ 5.9)?
- Abdominale Auskultation, Palpation, Perkussion: Abwehrspannung, prall gespannter Bauch, Aszitesdämpfung
- Hinweise auf Thrombose, Embolie (▶ 6.1, ▶ 6.2)?
- Keine erhöhte Temperatur

Sofortmaßnahmen
- Entspanntes Liegen mit angewinkelten Beinen
- I. v. Zugang mit Infusion (Ringeracetat, ggf. HAES ▶ 1.23)
- Beruhigung und Sedierung mit Diazepam 5–10 mg i. v.
- Bei Anzeichen von Thrombose oder Embolie: Heparin 5.000–10.000 IE i. v.

Transport Im Liegen, falls möglich zur Frauenklinik, in der die Sterilitätsther. durchgeführt wurde.

Prinzipien der Weiterbehandlung Hämodilution durch Gabe von Elektrolytlösungen, Glukoselösungen und Humanalbumin, Elektrolytausgleich, Thromboseprophylaxe und Kontrolle der Gerinnungsparameter, lang anhaltende Diurese, Bettruhe.

! Drohende Komplikationen: Zystenruptur und Stieldrehung der vergrößerten Ovarien, Thrombose und Embolie durch Hämokonzentration und Gerinnungsstörungen, Nierenversagen, Elektrolytverschiebungen, Ateminsuff., psychische Dekompensation.

13.3.7 Stieldrehung

Ätiologie Torsion des Gefäßstiels eines Tumors oder Organs, z. B. eines Uterusmyoms oder Ovarialtumors (▶ Abb. 13.5). Bes. beim abrupten Stoppen schneller Bewegungen.

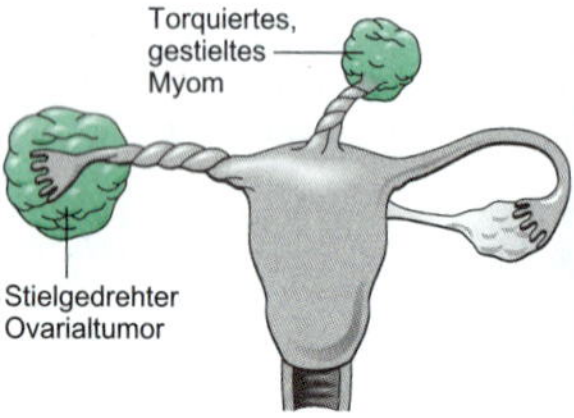

Abb. 13.5 Stieldrehung [L190]

Symptomatik Meist plötzlich einsetzende, heftige Unterbauchschmerzen, I. d. R. zu Beginn einseitig, aber zunehmend und sich ausbreitend. Später übergehend in peritonealen Schock mit Brechreiz, Abwehrspannung und Kreislaufsymptomatik.

Kurzanamnese
- Ovarialzyste, -tumor oder Uterus myomatosus bekannt? Sterilitätspatientin mit medikamentöser Stimulation?
- Plötzliches Auftreten bei Tanzveranstaltung oder Sport?

Sofortdiagnostik
- Basischeck (▶ 4.1.2)
- RR, Puls, SpO_2, EKG
- Schockzeichen (▶ 5.9)?
- Abdominale Auskultation und Palpation: Schmerzhafter Tumor tastbar oder schon Abwehrspannung?

Sofortmaßnahmen
- Entspannte Lagerung mit angewinkelten Beinen, ggf. Schocklage (▶ 2.5)
- I. v. Zugang mit Infusion (Ringeracetat, ggf. HAES ▶ 1.23)
- Ggf. O_2-Gabe (▶ 1.7.3, ▶ 1.23)
- Analgesie mit zentral wirksamen Analgetika, z. B. Tramadol 1–2 mg/kg KG langsam i. v., Esketamin 0,125 mg/kg KG i. v.

Transport Immer notfallmäßig in die nächste Frauenklinik.

Prinzipien der Weiterbehandlung Laparoskopie oder Laparotomie, Rückdrehung, Entfernung von nekrotischen Bezirken und Tumoren, nach Möglichkeit Erhaltung von Ovarresten zur Sicherstellung der Reproduktionsfähigkeit.

! Drohende Komplikationen: Ruptur von Gefäßen und Blutung in den Tumor oder die Bauchhöhle. Bei längerem Bestehen Nekrose z. B. des Ovars mit Verschlechterung der Reproduktionsfähigkeit, Entwicklung eines peritonealen Schocks mit entsprechenden Folgen.

13.3.8 Extrauteringravidität (EUG)

! Jede vaginale Blutung in der Frühschwangerschaft gilt bis zum Beweis des Gegenteils als EUG-Blutung!

Ätiologie Nidation einer befruchteten Eizelle außerhalb des Cavum uteri. Lokalisation fast immer in der Tube (▶ Abb. 13.6).

- **Tubarruptur:** Einriss der Tubenwand, meist schwere intraabdominale Blutung
- **Tubarabort:** Ablösung der Frucht von der Tubenwand und wehenartiges Ausstoßen in den Bauchraum

Symptomatik

- Einseitige, wehenartige Unterbauchschmerzen.
- Leichte vaginale Blutung (nicht obligat).
- Evtl. Schockzeichen (▶ 5.9)?
- **Tubarabort** (90 %): eher später auftretend (ab 7.–9. SSW post menstruationem), zunehmende Beschwerden (krampfartige, meist einseitige Unterbauchschmerzen), rezidivierende Blutungen.
- **Tubarruptur** (10 %): eher früher auftretend (5.–6. SSW post menstruationem), plötzlicher Beginn, stärkster einseitiger Unterbauchschmerz. Vaginale Blutung kann fehlen.

Kurzanamnese

- Schmerzen: Dauer (seit längerem rezidivierend oder plötzlich), Stärke, Art (Krämpfe) und Lokalisation (einseitig im Unterbauch).
- Äußerer Blutverlust: Dauer und Menge.

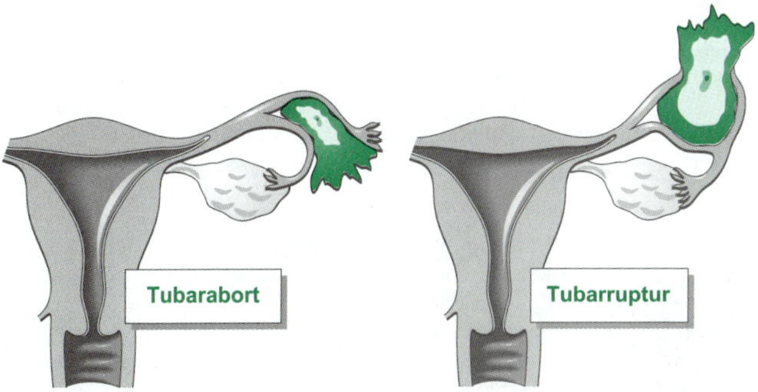

Abb. 13.6 Tubarabort und -ruptur [L190]

- Regelanamnese: Schwangerschaft bekannt? Mutterpass bereits vorhanden? Letzte Menstruationsblutung vor 5–9 Wo.
- Subjektive Schwangerschaftszeichen: Übelkeit, Erbrechen, Pollakisurie, Spannungsgefühl in der Brust.
- Risikofaktoren: früher bereits extrauterine Schwangerschaften, Aborte, Eileiterentzündungen oder schmerzhafte Menstruationsblutungen (Endometriose)? Früher oder derzeit intrauterine Spirale? Z. n. Sterilitätsbehandlung?

Sofortdiagnostik
- Basischeck (▶ 4.1.2)
- Puls, RR, SpO_2, EKG
- **Schockzeichen** (▶ 5.9)?
- Vorsichtige abdominale Palpation (Punctum maximum des Schmerzes), akutes Abdomen?
- Inspektion der Vulva (Blutung?).

Sofortmaßnahmen
- Ggf. Schocklagerung (▶ 2.5)
- I. v. Zugang mit Infusion (Ringeracetat, ggf. HAES ▶ 1.23)
- Ggf. O_2-Gabe (▶ 1.7.3, ▶ 1.23)
- Ggf. Analgesie mit Opioiden, z. B. Tramadol 1–2 mg/kg KG langsam i. v.
- Ggf. Spasmolyse mit Butylscopolamin 20–40 mg i. v. **oder** Metamizol 1.000 mg als Kurzinfusion
- Ggf. Sedierung z. B. mit Diazepam 5–10 mg i. v.

Ketamin wegen Erhöhung des Muskeltonus zur Analgesie ungeeignet.

Transport
- Mutterpass mitnehmen, falls vorhanden.
- Immer Transport in gynäkologische Klinik:
  - Bei plötzlichem Auftreten von Blutung und Schmerzen oder Schocksymptomatik notfallmäßiger Transport in die nächste gynäkologische Klinik mit Voranmeldung!
  - Bei langer und geringer Schmerz- und Blutungsanamnese und fehlender Schocksymptomatik Transport in Klinik mit Möglichkeit zur operativen Laparoskopie.

Prinzipien der Weiterbehandlung Abklärung der Blutungsursache durch Spekulumeinstellung, gynäkologische Palpation, Ultraschall und Laborkontrollen (β-HCG, kleines Blutbild), Douglaspunktion, Laparoskopie oder Laparotomie (bei starkem Blutverlust). Funktionsfähige Organerhaltung (Eileiter) wird heute angestrebt.

!
- Bei Tubarruptur Verblutungstod innerhalb weniger Min. möglich!
- Die nach außen zu beobachtende vaginale Blutung stellt nur eine Hormonmangelblutung des Endometriums dar. Die eigentliche Blutung aus der Tube erfolgt in den Abdominalraum.
- Aus der Stärke der vaginalen Blutung darf keinesfalls auf die Stärke der inneren Blutung geschlossen werden!

13.4 Notzuchtdelikte

Sofortmaßnahmen Das prinzipielle Vorgehen entspricht dem bei Scheidenverletzungen (▶ 13.2.2).

- Jede Vergewaltigung ist eine äußerst entwürdigende Demütigung (es entsteht ein Gefühl von Angst, Ohnmacht, Kontrollverlust über das eigene Leben, Beschmutzung, Wut) → ganz besondere Rücksichtnahme auf die Psyche der Pat.
- Nach Möglichkeit weibliche Betreuung (z. B. Notärztin, Rettungsassistentin) hinzuziehen.
- Ruhige, sachliche, behutsame und verständnisvolle Anamnese; kurze Beschreibung des Überfalls → Hinweise auf mögliche Verletzungen.
- Glaubwürdigkeit der Pat. nicht infrage stellen.
- Ziel und Zweck der einzelnen Schritte des Untersuchungsablaufs und der Sofortmaßnahmen vorher genau besprechen und erklären.
- Alle Untersuchungen mit Einmalhandschuhen vornehmen (Vermeidung von DNA-Kontamination).
- Keine vaginale Untersuchung!
- Pat. möglichst nicht duschen oder waschen lassen und erklären, warum (Spurensicherung).
- Kleidung, Wäsche, Bettwäsche usw. in sauberer Plastiktüte asservieren oder durch Polizei asservieren lassen.
- Ausführliche Aufzeichnungen über Tatzeit, Tatort, Tathergang und Untersuchungsergebnisse (z. B. Verletzungsmuster).
- Pat. auf die Möglichkeit einer Anzeige aufmerksam machen. Bei konkretem V. a. Gefährdung weiterer Personen in Abwägung zur ärztlichen Schweigepflicht evtl. auch selbst Anzeige erstatten. Die Polizei wird dann in Zusammenarbeit mit der Staatsanwaltschaft eine gynäkologische Untersuchung unter Anwesenheit eines Gerichtsmediziners veranlassen.
- Bei Kindsmissbrauch (▶ 12.5.9) anstatt Anzeige auch Einschaltung des Jugendamts möglich.
- Bei bewusstloser oder nicht zurechnungsfähiger Pat. selbst Anzeige bei der Polizei erstatten. K.-o.-Mittel ▶ 9.4.1.
- Schutzbedürfnis der Pat. prüfen und sie auf Frauenhäuser hinweisen. Es gibt dort Beratung, Informationen und psychische Betreuung für die Pat., bei Bedarf auch Übernachtungsmöglichkeit.
- Bei Suizidalität Einweisung in geeignete Klinik.

Transport Falls vom Verletzungsmuster möglich, in Absprache mit der Pat. Transport zum nächstgeeigneten Gynäkologen (oder, wenn Pat. dies wünscht, zu einer Gynäkologin), der/die mit Notzuchtdelikten Erfahrung hat. Bei gynäkologischer Klinik entsprechende(n) Gynäkologin/Gynäkologen erfragen.

Prinzipien der Weiterbehandlung Zyklusanamnese, Kohabitationsanamnese, letzte gynäkologische Untersuchung. Ausführliche allgemeine und gynäkologische Untersuchung, einschließlich Dokumentation und Fotodokumentation. Scheidenabstriche, bakteriologische und serologische Untersuchungen (Spermanachweis, Spurensicherung, Lues, Gonorrhö, HIV). Schwangerschaftstest, schwangerschaftsverhütende Maßnahmen („morning after pill"), desinfizierende Maßnahmen. Ggf. weitere psychologische Betreuung.

13

! Physisches und psychisches Trauma, dessen Verarbeitung vieler Jahre bedarf. Als Dauerschäden häufig Ängste, Depressionen, Suizid(-versuche), psychosomatische Beschwerden, sexuelle Probleme und Beziehungsschwierigkeiten.

14 Schwangerschaftsnotfälle ab der 24. SSW

Norbert Bauer, Michael Seybold

14.1 Allgemeine Grundlagen *Norbert Bauer* 545
14.2 Notfälle in der Schwangerschaft ab 24. SSW *Norbert Bauer* 548
14.2.1 Unfälle 548
14.2.2 Vena-cava-Kompressionssyndrom 549
14.2.3 Hypertensive Erkrankungen in der Schwangerschaft (HES), Eklampsie 550
14.2.4 Blutungen in der Spätschwangerschaft 553
14.2.5 Blasensprung, Nabelschnurvorfall, Armvorfall 557
14.2.6 Vorzeitige Wehentätigkeit, drohende Frühgeburt 558
14.2.7 Coma in graviditate 559
14.2.8 Akutes Abdomen in der Schwangerschaft 559
14.2.9 Schmerztherapie und Sedierung in der Schwangerschaft 560
14.2.10 Wehenhemmung (Tokolyse) 560
14.3 Spontangeburt *Norbert Bauer und Michael Seybold* 560
14.3.1 Grundlagen *Norbert Bauer* 560
14.3.2 Entbindungsbesteck *Norbert Bauer* 561
14.3.3 Eröffnungsperiode *Norbert Bauer* 563
14.3.4 Pressperiode *Norbert Bauer* 564
14.3.5 Versorgung des Kindes nach der Geburt *Norbert Bauer und Michael Seybold* 566
14.3.6 Plazentarperiode (Nachgeburtsperiode) *Norbert Bauer* 569
14.3.7 Neugeborenentransport *Norbert Bauer und Michael Sybold* 570
14.4 Geburtskomplikationen *Norbert Bauer* 571
14.4.1 Nabelschnurumschlingung 571
14.4.2 Geburtsstillstand in der Pressperiode, Schulterdystokie 571
14.4.3 Wehensturm, Uterusruptur 573
14.4.4 Frühgeborenes, Mangelgeborenes 574
14.4.5 Mehrlinge 576
14.4.6 Regelwidrige Kopflagen 577
14.4.7 Beckenendlage 578
14.4.8 Querlage 582
14.4.9 Notsectio 583

14.5 Kindliche Notfälle nach der Geburt *Norbert Bauer und Michael Seybold* **583**
14.5.1 Leitsymptome *Norbert Bauer und Michael Seybold* **583**
14.5.2 Reanimation des Neugeborenen (Asphyxie) *Michael Seybold* **584**
14.5.3 Atemstörungen *Michael Seybold* **589**
14.5.4 Herz-Kreislauf-Störungen *Michael Seybold* **590**
14.5.5 Zyanose *Michael Seybold* **590**
14.5.6 Blässe *Michael Seybold* **590**
14.5.7 Hämatome *Michael Seybold* **591**
14.5.8 Krampfanfälle *Michael Seybold* **591**
14.5.9 Fehlbildungen *Michael Seybold und Norbert Bauer* **591**
14.5.10 Geburtsverletzungen *Michael Seybold und Norbert Bauer* **592**
14.5.11 Findelkinder *Michael Seybold* **592**
14.6 Mütterliche Notfälle nach der Entbindung *Norbert Bauer* **594**
14.6.1 Differenzialdiagnosen **594**
14.6.2 Postpartale Blutungen **594**
14.6.3 Fruchtwasserembolie **596**
14.6.4 Puerperalfieber **596**
14.6.5 Wochenbettpsychose **597**

14.1 Allgemeine Grundlagen

Norbert Bauer

Besonderheiten geburtshilflicher Notfälle

- Eine Schwangerschaft kann auch vorliegen, wenn die Pat. dies (insbes. vor anderen Personen) entschieden verneint → ggf. genaue Regelanamnese unter Ausschluss Dritter.
- **Verantwortung für 2 Pat. gleichzeitig (Mutter und Kind).** Ein Interessenkonflikt kann auftreten, wenn eine für das Kind erforderliche Ther. (z. B. Wehenhemmung) bei der Mutter eine KI (z. B. schwere Herzerkr.) darstellt. Im Zweifelsfall muss für die Mutter entschieden werden, zumal das Kind ohne Mutter nicht lebensfähig ist.
- Eine Notfallsituation bedeutet für die Schwangere meist extremen Stress und ist mit großer Angst um das Kind verbunden. Daher sind kompetentes Auftreten und beruhigender Zuspruch des Notarztes bes. wichtig. **Cave:** Starke Unruhe der Schwangeren kann auch auf drohende Eklampsie oder Uterusruptur hinweisen.
- Die Chance, eine Frühgeburt zu überleben, beginnt für das Kind mit der sich entwickelnden **Lungenreife ab der 22. SSW** post menstruationem. Notfälle vor dieser Zeit gelten deshalb als gynäkologische Notfälle (▶ 13).
- Vaginale Untersuchungen sollten vom Ungeübten i. d. R. unterlassen werden (Ausnahme: Nabelschnurvorfall), da dies die Notfallsituation verschlechtern kann (Verstärkung einer Blutung, Gefahr einer Infektion, Auslösen von Wehen). Zudem tastet der Unerfahrene meist nicht mehr als nur „feucht, warm und weich".
- **Ist die Geburt während des Transports zu erwarten, muss die Pat. mit den Füßen in Fahrtrichtung eingeladen werden,** da nur in dieser Lage die Versorgung des Kinds erfolgen kann. Dabei **Linksseitenlage,** um ein Vena-cava-Kompressionssy. zu vermeiden (▶ 14.2.2).
- Notfallsituationen können akut und unvorhergesehen auftreten.

Mutterpass (▶ Abb. 14.1, ▶ Tab. 14.1). Reisepassformat, Farbe hellblau. Enthält alle wichtigen Daten zum Schwangerschaftsverlauf. Der Mutterpass besteht seit 1985 aus zwei identischen Hälften zur Dokumentation von zwei Schwangerschaftsverläufen (S. 1–16 bzw. 17–32). Seit 1996 gibt es eine neue Aufteilung des Mutterpasses. Die folgenden Seitenangaben beziehen sich auf die Neuauflage. Wichtig für den Notarzt sind folgende Seiten:

- Seite **4** (bzw. **20**): **vorangegangene Schwangerschaften und Entbindungen,** evtl. auch Aborte oder Extrauteringraviditäten, die Rückschlüsse auf mögliche Komplikationen während dieser Schwangerschaft oder Entbindung ziehen lassen.
- Seite **5/6** (bzw. **21/22**): Daten zu **auffälliger Anamnese, Besonderheiten der jetzigen Schwangerschaft,** Angaben zur **Terminbestimmung.** Die **Schwangerschaftsdauer** beträgt durchschnittlich 40 Wo., vom 1. Tag der letzten Menstruationsblutung (LP) ab gerechnet. Sollte der Entbindungstermin (ET) nicht eingetragen sein, so kann er zur Abschätzung einer Frühgeburtlichkeit (vor vollendeter 37. SSW) oder Übertragung (ab 10 d nach ET) berechnet werden:
  - Nach der **Naegele-Regel** aus dem 1. Tag der letzten Menstruationsblutung (LP) und der Zykluslänge in d: ET = LP + 1 J. – 3 Mon. + 7 d (+ Zyklus – 28 d).
  - Bei bekanntem Konzeptionstermin (KT) gilt: ET = KT + 1 J. – 3 Mon. – 7 d.

14

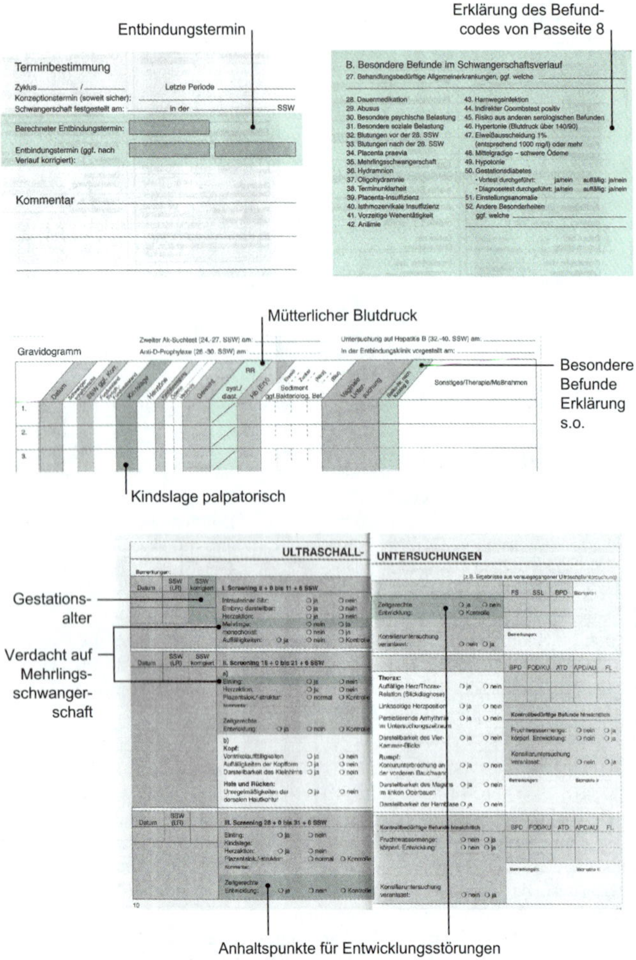

Abb. 14.1 Auszüge aus dem Mutterpass [W257]

- Seite **7–14** (bzw. **23–30**): **Schwangerschaftsverlauf.** In der 24. SSW (beginnende Lungenreife) ist der Uterus mit seinem höchsten Teil, dem Fundus, in Nabelhöhe (Nb) zu tasten. Am Entbindungstermin ist der Fundus 2 Querfinger unter dem Rippenbogen zu tasten (Rb – 2).
- Seite **10** (bzw. **26**): **Lage des Fetus** und **Ultraschalldiagnostik.** Normal: Schädellage (SL) bzw. Kopflage (KL). Besondere Gefahrenmomente: Beckenendlage (BEL ▶ 14.4.7) und Querlage (QL ▶ 14.4.8). Die Placenta praevia (▶ 14.2.4) bedeutet besondere Aufmerksamkeit bei Blutung oder Wehen.

Tab. 14.1 Abkürzungen im Mutterpass

Abkürzung	Begriff
BEL	Beckenendlage
KL	Kopflage
M	Mens
QL	Querlage
SL	Schädellage
Sp	Spontangeburt
SSW	Schwangerschaftswoche
VE	Vakuumextraktion

Cave: bei Placenta praevia keine vaginale Tastuntersuchung, da sonst schwere Blutungen ausgelöst werden können!

Kurzanamnese bei Schwangeren

- Wehen/Schmerzen? Blasensprung? Zeichnen? Stärkere Blutung?
- Welche SSW? Entbindungstermin? Mutterpass: Seiten 5, 7 (bzw. 21, 23)
- Probleme bei dieser Schwangerschaft, Lage, Mehrlinge, Plazentalage? Mutterpass: Seiten 6–14 (22–30)
- Wievielte Schwangerschaft? Wie viele Kinder geboren? Mutterpass: Seite 5 (bzw. 21)
- Probleme bei vorausgegangenen Schwangerschaften/Entbindungen? Mutterpass: **Seite 4/5 (bzw. 20/21)**

Kurzuntersuchung der Schwangeren

- **Bei Wehen** Vulvainspektion in der Wehe zum Abschätzen des Geburtsfortschritts (▶ 14.3.3)
- **Fundusstand** (▶ Abb. 14.2): 1. Leopoldhandgriff zum Abschätzen des Schwangerschaftsalters. Dazu mit beiden Handkanten den Uterusfundus umfassen

Typische Fundusstände:		Symphysen-Fundus-Abstand in cm:
40. SSW:	2 QF unterhalb des Rippenbogens	36
36. SSW:	Am Rippenbogen (höchster Stand)	34
32. SSW:	Zwischen Nabel und Xiphoid	29
28 SSW:	3 QF oberhalb des Nabels	26
24. SSW:	Am Nabel	22
20. SSW:	3 QF unterhalb des Nabels	17
16. SSW:	2 QF über der Symphyse	6
12. SSW:	Obere Symphysenkante	0

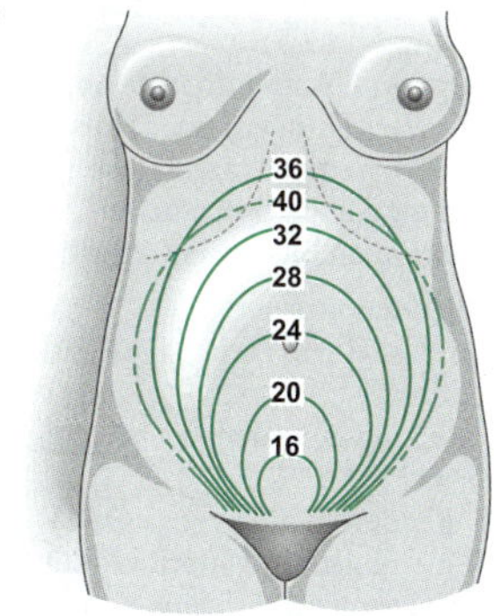

Abb. 14.2 Fundusstände [L157]

14.2 Notfälle in der Schwangerschaft ab 24. SSW

Norbert Bauer

14.2.1 Unfälle

- Die Versorgung der Mutter und die Sicherstellung ihrer Vitalfunktionen hat Vorrang.
- Plazentalösung und Uterusruptur sind verzögert möglich. Eine direkte Verletzung des Fetus ist selten, da dieser durch die Bauchdecke der Mutter, den Uterus und das Fruchtwasser gut geschützt ist.

Symptomatik Abhängig von der Art des Unfalls (Verkehrsunfälle, Stürze, Sportverletzungen, tätliche Auseinandersetzungen) und dem Verletzungsmuster (▶ 11).

Kurzanamnese

- Art und Heftigkeit des Unfalls.
- Atemnot? Schmerzen?
- Abdominale Schmerzen (geburtshilfliche, chirurgische, urologische Verletzungen)?
- Fruchtwasserabgang (vorzeitiger Blasensprung)? Vaginale Blutung (vorzeitige Plazentalösung, Placenta praevia, Insertio velamentosa, Uterusruptur)?
- Schwangerschaftskurzanamnese (Geburtsbeginn? Schwangerschaftsalter, Besonderheiten, Mutterpass, s. o.).

14

Sofortdiagnostik

- Puls, SpO_2, RR, EKG.
- Schockzeichen (intraabdominale Blutung, z. B. bei Uterusruptur oder Verletzung parenchymatöser Organe)?
- Prellmarken über dem Uterus (Kontusion)?
- **Inspektion der Vulva:** Abgang von Blut (vorzeitige Plazentalösung, Placenta praevia, Insertio velamentosa, Uterusruptur, ▶ 14.2.4) oder Fruchtwasser (Flüssigkeit an Vulva oder Slip, die nicht nach Urin riecht: vorzeitiger Blasensprung ▶ 14.2.5)?
- **Palpation:** Abdominale Schmerzen (chirurgische, geburtshilfliche, urologische Verletzungen) oder Holzuterus (schmerzhafte, tastbare Dauerkontraktion: Vorzeitige Plazentalösung ▶ 14.2.4)?
- Keine vaginale Untersuchung (Verschlimmerung von Verletzungen oder plazentaren Blutungen, Infektionsgefahr).

Sofortmaßnahmen

- Bei V. a. HWS-Verletzung Halskrause (z. B. Stifneck®) anlegen, ggf. Vakuummatratze.
- Lagerung in Seitenlage, falls möglich in **Linksseitenlage** (▶ 14.2.2), ggf. Schocklage (▶ 2.5).
- Blutende Wunden versorgen (▶ 2.6).
- Keine Blutstillung uteriner Blutungen.
- I. v. Zugang mit Infusion (Ringeracetat, ggf. HAES ▶ 1.23).
- Ggf. O_2-Gabe (▶ 1.7.3, ▶ 1.23).
- Ggf. Analgesie mit Opioid, z. B. Tramadol 100 mg i. v.

- Ggf. Sedierung z. B. mit Diazepam 5–10 mg i. v.
- Falls erforderlich Intubation (▶ 3.4.4) und Beatmung (▶ 3.4.8):
  - Bei Intubation **Tubus mit kleinerem Durchmesser** (ID 7,0) verwenden (Schwellung der Trachealschleimhaut in der Schwangerschaft → Verkleinerung des Trachealquerschnitts).
  - Bei kontrollierter Beatmung Atemfrequenz auf 14/Min. und Atemzugvolumen auf 12 ml/kg KG erhöhen (alveoläre Ventilation bei Schwangeren bis zu 50 % erhöht); Ziel-pCO_2: 35–45 mmHg.
- Narkoseeinleitung (▶ 3.3) mit Thiopental 4–5 mg/kg KG i. v. **Cave:** Atemdepression des Neugeborenen möglich.
- Narkosefortführung (▶ 3.3) mit:
  - **Sedativum:** Diazepam 10 mg i. v., ggf. Wiederholung. **Cave:** Atemdepression des Neugeborenen möglich.
  - **Analgetikum:** Opioid, z. B. Fentanyl 0,1–0,2 mg i. v. **Cave:** Atemdepression des Neugeborenen möglich.
  - **Relaxans:** Vecuronium 6 mg i. v., ggf. Wiederholung mit 2 mg.
  - **Im Schock:** Zur **Narkoseeinleitung** als Sedativum und Analgetikum Ketamin 0,5–1 mg/kg KG i. v. und Diazepam 5 mg i. v. Zur **Narkosefortführung** Esketamin 0,25 mg/kg KG i. v. und Diazepam 2,5 mg i. v., ggf. Wiederholung.

  Cave: Verstärkung des Uterustonus durch Ketamin.
- Bei mütterlichen Verletzungen, die nicht mit dem Leben vereinbar sind oder bei Reanimationsabbruch, ab einem Gestationsalter von 25 SSW immer frühestmögliche Schnittentbindung anstreben, gegebenenfalls Notsectio (▶ 14.4.9).

> - Bei Anlage einer Bülau-Thoraxdrainage (▶ 2.10.1) muss bei einer Schwangeren 1 oder 2 Interkostalräume höher (3.–4. ICR) eingegangen werden (Zwerchfellhochstand, Abflachung der Rippenstellung).
> - ASS ist kontraindiziert (Thrombozytenaggregationshemmung).
> - Ketamin meiden (Uteruskontraktionen).
> - Fachärztliche Abklärung der fetalen Situation auch bei leichterem Verletzungsmuster.

Transport
- Mutterpass mitnehmen.
- Immer je nach Verletzungsmuster evtl. notfallmäßiger Transport in Chirurgie mit Voranmeldung. Primärer Transport in Frauenklinik, wenn für die Mutter keine vital bedrohlichen chirurgischen Verletzungen bestehen, vor 35. SSW nach Möglichkeit Perinatalzentrum.

Prinzipien der Weiterbehandlung
- Versorgung der akut lebensbedrohlichen Verletzungen.
- Überprüfung der fetalen Situation, Sectio bei vorzeitiger Plazentalösung oder Uterusruptur.

14.2.2 Vena-cava-Kompressionssyndrom

Definition In Rückenlage der Pat. Kompression der V. cava inf. durch den schwangeren Uterus → Abflussbehinderung aus den distalen Gefäßgebieten (Beingefäße und uteroplazentare Gefäße) → verminderter venöser Rückfluss zum

Herzen → relativer Volumenmangel mit Minderperfusion u. a. des mütterlichen Gehirns und der Plazenta.

Symptomatik In der Spätschwangerschaft bei Rückenlage der Pat.: Hypotonie, Tachykardie, Blässe, Zyanose, Kaltschweißigkeit, Schwindel, Schwächegefühl, Übelkeit, Schock, Bewusstlosigkeit.

Sofortdiagnostik

- Basischeck (▶ 4.1.2)
- Bestätigung der Verdachtsdiagnose durch den Erfolg der Sofortmaßnahmen (Linksseitenlage)

Sofortmaßnahmen

- **Unverzüglich Seitenlage,** nach Möglichkeit Linksseitenlage. Sollte nur Rechtsseitenlage möglich sein, so muss die Schwangere ganz auf die Seite gedreht werden.
- Falls keine Besserung innerhalb 1 Min.:
  - Puls, SpO_2, RR, EKG.
  - O_2-Gabe (▶ 1.7.3, ▶ 1.23).
- Venöser Zugang mit Gabe von Ringeracetat (▶ 1.23).
- Coma in graviditate ▶ 14.2.7.

Transport

- Mutterpass mitnehmen
- Immer Transport in die nächste Frauenklinik, vor 35. SSW nach Möglichkeit Perinatalzentrum

14

Prinzipien der Weiterbehandlung Überprüfung der Diagnose und der Vitalität des Fetus, allgemeine Vorsorgeuntersuchung zum Ausschluss anderer Erkr., z. B. Gestose, vorzeitige Plazentalösung.

Differenzialdiagnosen

- Drohende Eklampsie, Eklampsie (▶ 14.2.3): RR-Erhöhung, Gesichtsödem, Unterschenkelödem, tonisch-klonische Krämpfe, gesteigerte und verbreiterte Reflexe, Oberbauchbeschwerden, Übelkeit, Unruhe, Kopfschmerzen, Augenflimmern, Parästhesien.
- Volumenmangelschock bei vorzeitiger Plazentalösung oder Placenta-praevia-Blutung.
- Orthostatischer Kollaps.
- Internistische oder neurologische Erkr.

> ! Zur Prophylaxe eines Vena-cava-Kompressionssy. Transport jeder Schwangeren in der 2. Schwangerschaftshälfte in Linksseitenlage!

14.2.3 Hypertensive Erkrankungen in der Schwangerschaft (HES), Eklampsie

Auftreten einer Präeklampsie oder Eklampsie in der Spätschwangerschaft, aber auch in den ersten Wochenbetttagen möglich.

> ! • Jeder Reiz (Licht, Geräusche, unnötige Manipulationen) bedeutet die Gefahr eines eklamptischen Anfalls mit Perfusionsstörungen in den

mütterlichen Organen und dem uteroplazentaren Stromgebiet. Es drohen ein MOV oder Aspiration bei der Mutter und das Absterben des Fetus.
- Folgen eklamptischer Anfälle: Mütterliche Mortalität 2–5 %, kindliche Mortalität 10–20 %, vermehrt Plazentainsuff. und vorzeitige Plazentalösungen.

Ätiologie Weitgehend ungeklärt. **Risikofaktoren:** sehr junge (< 16 J.) und ältere (> 35 J.) Erstgravidae, Mehrlingsschwangerschaft, Diab. mell., Hypertonie, Nierenerkr., vorausgegangene Präeklampsie, Antiphospholipid-Sy., positive Familienanamnese.

Pathogenese Störung im Arachidonsäurestoffwechsel mit Imbalance des Thromboxan-Prostazyklin-Gleichgewichts. Durch sekundäre Trophoblastinvasionsstörung der Media der Spiralarterien Zirkulationsstörung mit progredienter Plazentainsuff. Generalisierte Vasospasmen mit Endothelschädigung und erhöhte Gerinnungsaktivität → Mikrozirkulationsstörung → Hypertonie → Beteiligung weiterer Organe, wie Leber, Nieren und ZNS der Mutter, BMI > 40 kg/m^2, Autoimmunerkr., Hydrops fetalis, Trisomien, Blasenmole.

Symptomatik

- **Gestationshypertonie:** RR-Anstieg ≥ 140/90 mmHg nach der 20. SSW bei zuvor normotensiven Frauen.
- **Präeklampsie (Gestose):** RR ↑ (≥ 140/90 mmHg) und Proteinurie (≥ 300 mg/24 h; Mutterpass) oder fetale Wachstumsretardierung (Mutterpass). **HELLP-Syndrom** (**h**emolysis, **e**levated **l**iver enzymes, **l**ow **p**latelet count): Verlaufsform der Gestose, bei der Laborveränderungen im Vordergrund stehen. Beim reinen, „isolierten" HELLP-Sy. fehlt der Hypertonus. Wird daher häufig erst im Stadium der drohenden Eklampsie, bes. mit rechtsseitigen Oberbauchschmerzen, Übelkeit und Erbrechen erkannt.
- **Schwere Präeklampsie (drohende Eklampsie):** RR ↑ (≥ 160/110 mmHg), Proteinurie (≥ 5 g/l; Mutterpass). Zentrale Symptomatik mit Kopfschmerzen, Augenflimmern, Gesichtsfeldausfällen. Ohrensausen, Schwindelgefühl, motorische Unruhe, Oberbauchbeschwerden (v. a. beim HELLP-Sy.), Übelkeit und Erbrechen, Parästhesien an den Händen. Die Reflexzonen sind verbreitert und die Reflexe verstärkt und klonisch. Evtl. Lungenödem.
- **Eklampsie:** tonisch-klonische Krämpfe für 1–2 Min, die sich ggf. wiederholen. Typische Prodromi: Starre Blickrichtung mit weiten Pupillen und Zuckungen der Gesichtsmuskulatur. Beginn des Krampfanfalls meist an den Extremitäten mit Ausbreitung über den Stamm kranialwärts. Danach Bewusstlosigkeit und Zyanose bis zu 2 h.

Kurzanamnese

- Frage nach Oberbauchschmerzen, Übelkeit, Parästhesien in den Händen, Kopfschmerzen, Augenflimmern (Bejahung bedeutet höchste Gefahr eines eklamptischen Anfalls), Oligo- bis Anurie.
- Suche nach Gestosevorboten im Mutterpass Seite 6 (bzw. 22) Ziff. 46–48, sowie unter „stationäre Aufenthalte" Seite 9 (bzw. 25). Auf den Seiten 7 und 8 (bzw. 23 und 24) die Spalten: Ödeme, Gewicht, RR, Eiweiß im Urin, Wachstumsretardierung, vorausgegangene Präeklampsie.

Sofortdiagnostik

- Basischeck (▶ 4.1.2)
- Bewusstlosigkeit? Tonisch-klonische Krämpfe (▶ 8.3.5)? Zungenbiss? Schaum vor dem Mund?

14

- Puls, SpO_2, RR, EKG
- Reflexstatus verbreitert, gesteigert (▶ 8.2.6)

Sofortmaßnahmen

- **Im eklamptischen Anfall:**
  - Oberkörperhochlagerung
  - Harte Gegenstände entfernen oder mit Kissen abpolstern, grelles Licht abdunkeln (auch im NAW), für Ruhe sorgen, nur unbedingt erforderliche Manipulationen an der Pat. vornehmen.
  - I. v. Zugang mit langsamer Infusion von Ringeracetat (▶ 1.23).
  - Intubationsbereitschaft (einschließlich Hypnotikum Thiopental 250 mg und Muskelrelaxanz).
  - Magnesiumsulfat 1 g langsam über 5 Min. i. v.; bei Wirkungslosigkeit Wiederholung bis zur Gesamtmenge von 4 g möglich. **Cave:** Atemstillstand bei Überdosierung → Kalziumglukonat als Antidot (10 ml einer Lösung mit 10 %) langsam über 3 Min. i. v.
  - Alternativ bzw. zusätzlich (v. a. bei möglicher Epilepsie): Sedierung z. B. mit Diazepam 10–20(–40) mg sehr langsam i. v. **Cave:** Atemdepression!
  - Antihypertensive Ther. bei Hypertonus **nach** Sistieren des Anfalls (s. u.).
- **Bei drohender Eklampsie:**
  - Oberkörperhochlagerung.
  - Grelles Licht abdunkeln, für Ruhe sorgen, nur unbedingt erforderliche Manipulationen an der Pat. vornehmen.
  - i. v. Zugang mit langsamer Infusion (Ringeracetat ▶ 1.23).
  - Intubationsbereitschaft (einschließlich Hypnotikum und Muskelrelaxanz).
  - Magnesiumsulfat 1 g langsam über 5 Min. i. v. unter gleichzeitiger Kontrolle des Patellarsehnenreflexes. Bei Wirkungslosigkeit Wiederholung bis zur Gesamtmenge von 4 g über 20 Min. möglich. **Cave:** bei Überdosierung Patellarsehnenreflex nicht mehr normal auslösbar bzw. Atemdepression (Atemfrequenz < 14/Min.) → Kalziumglukonat als Antidot (10 ml einer Lösung mit 10 %) langsam über 3 Min. i. v.
  - Alternativ bzw. zusätzlich: Sedierung z. B. mit Diazepam 10–20(–40) mg sehr langsam i. v. **Cave:** Atemdepression!
  - **RR-Senkung nur bei Werten über 180/110 mmHg,** max. um 20 % und höchstens auf 160/100 mmHg, da sonst die Perfusion von Plazenta und mütterlichen Organen gefährdet ist. z. B. Nifedipin Off-label-use, initial 5 mg p. o. (nicht s. l.), ggf. Wiederholung nach 20 Min. oder Urapidil Off-label-use, 6,25 mg i. v. langsam über 2 Min., danach über Perfusor 3–24 mg/h oder Dihydralazin 5 mg i. v. alle 20 Min. (zugelassen, trotzdem nur als Reservemedikament einsetzen, da mehr mütterliche NW).
- **Bei isoliertem Hypertonus:** präklin. nur Ther. bei zerebraler oder kardialer Symptomatik bzw. bei RR ≥ 200/120 mmHg (Ther. drohende Eklampsie).
- **Bei Lungenödem:** Furosemid 10–20 mg i. v.

Transport

- Mutterpass mitnehmen.
- Bei Eklampsie und drohender Eklampsie immer sofortiger Transport in Frauenklinik, bis zur 34. SSW in Perinatalzentrum. **Cave:** zügiger, aber ruhiger Transport ohne Sondersignale.

Prinzipien der Weiterbehandlung Stabilisierung der Pat. unter Berücksichtigung von Blutdruck, Blutbild, Gerinnung, Eiweißhaushalt, Elektrolythaushalt, Ausscheidung, Leberfunktion, zentraler Symptomatik und fetaler Situation, dann Entbindung als einzig kausale Ther. ggf. mit Sectio, EEG, MRT.

Differenzialdiagnosen Epileptischer Anfall (▶ 8.3.5): Anamnese bzw. Fremdanamnese und gleichzeitiges Fehlen der Präeklampsie. Ketoazidotisches Koma.

14.2.4 Blutungen in der Spätschwangerschaft

Ätiologie

- **Vorzeitige Plazentalösung:** Teilweise oder vollständige Ablösung der normal sitzenden Plazenta vor abgeschlossener Geburt des Kindes. Dabei Ausbildung eines Hämatoms zwischen Plazenta und Uterus auch ohne Blutung nach außen möglich. Mögliche Ursachen: Präeklampsie, Diab. mell. und Traumen. Gehäuft bei älteren Schwangeren und Multipara.
- **Placenta praevia** (▶ Abb. 14.3): Plazenta liegt vor dem inneren Muttermund. Folge: Geburtsweg bei Placenta praevia versperrt, Plazenta löst sich bei Uteruskontraktionen. Dadurch Blutung aus mütterlichen Gefäßen, aber auch kindliche Gefäße können einreißen. Drohender Verblutungstod von Mutter und Kind! Bei der Mutter außerdem Gefahr einer Luftembolie.
- **Insertio velamentosa:** Aufteilung der Nabelschnurgefäße bereits vor Erreichen der Plazenta mit getrenntem Verlauf in den Eihäuten. Gefäßeinriss beim Blasensprung mit akutem Verblutungstod des Kindes möglich. Dabei AZ der Mutter unbeeinflusst.
- **Uterusruptur** nach Trauma (▶ 14.2.1) oder unter der Geburt (▶ 14.4.3).

Symptomatik ▶ Tab. 14.2, ▶ Abb. 14.4.

- **Vorzeitige Plazentalösung:** keine Symptome bis stechende, wehenunabhängige Bauchschmerzen, brettharter Uterus, Schocksymptomatik, vaginale Blutung (**Cave:** kann fehlen, wenn die Blutung nur ins Plazentabett stattfindet, daran denken, wenn AZ ↓ trotz fehlender vaginaler Blutung).

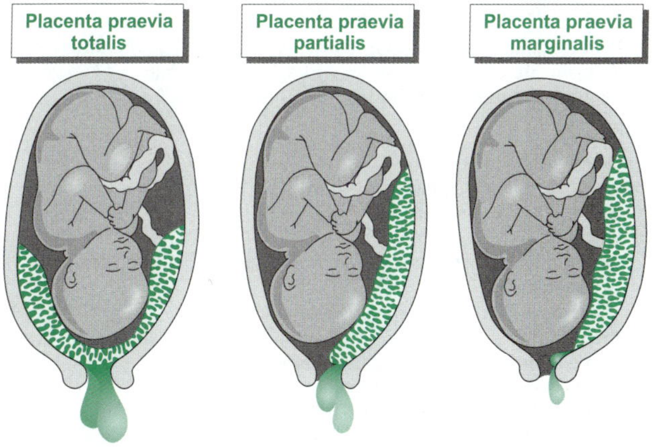

Abb. 14.3 Placenta praevia [L157]

14

Tab. 14.2 Symptomatik von Blutungen in der Spätschwangerschaft

Blutungs-ursache	Symptome					
	Schmerzen	Bretthharter Uterus, Dauerkontraktion	Blutung	Beginn der Blutung mit Blasensprung	Nachlassen der Blutung mit Blasensprun g	Schock
Wehen-sturm/Uterusruptur	+	Wehensturm, nachlassend bei Ruptur	+/o	o	o	+
Vorzeitige Plazentalösung	+	+	+/o	o	o	+/o
Placenta praevia	o	o	+	o	+	+/o
Insertio velamentosa	o	o	+	+	o	o

- **Placenta-praevia-Blutung:** Schmerzlos, Uterus nicht bretthart, Schocksymptomatik entspricht dem Blutverlust. Bei Blutungsbeginn intakte Fruchtblase. Oft Nachlassen der Blutung beim Blasensprung.
- **Insertio velamentosa:** schmerzlos, Uterus nicht bretthart. Keine Schocksymptomatik. Beginn der vaginalen Blutung gleichzeitig mit dem Blasensprung.

!

- Neben den o. g. Blutungen der Spätschwangerschaft sind auch gynäkologische Blutungen (▶ 13.2) möglich.
- Eine vorzeitige Plazentalösung muss nicht nach außen bluten!
- Auch bei Normotension der Mutter kann der Fetus im Schock sein.
- Bei vorzeitiger Plazentalösung Gefahr einer disseminierten intravasalen Koagulopathie.
- Bei Placenta praevia Gefahr der Luftembolie.

Kurzanamnese

- **Schocksymptomatik** je nach Blutverlust (Uterusruptur, Placenta praevia, evtl vorzeitige Plazentalösung)
- **Schmerzen:**
  - Vorhanden bei Wehensturm mit drohender Uterusruptur, vorzeitige Plazentalösung
  - Fehlen bei Placenta praevia, Insertio velamentosa
- **Wehen:**
  - Dauerkontraktion bei vorzeitiger Plazentalösung
  - Wehensturm bei drohender Uterusruptur
  - Keine oder beginnende Wehen bei Placenta praevia
- **Beginn der Blutung:**
  - Gleichzeitig mit Fruchtwasserabgang bei Insertio velamentosa
  - Sistieren der Blutung mit Fruchtwasserabgang bei Placenta praevia

- Kindsbewegungen reduziert?
- Gestose, Diab. mell. (vorzeitige Plazentalösung)
- Traumen (vorzeitige Plazentalösung, Uterusruptur)

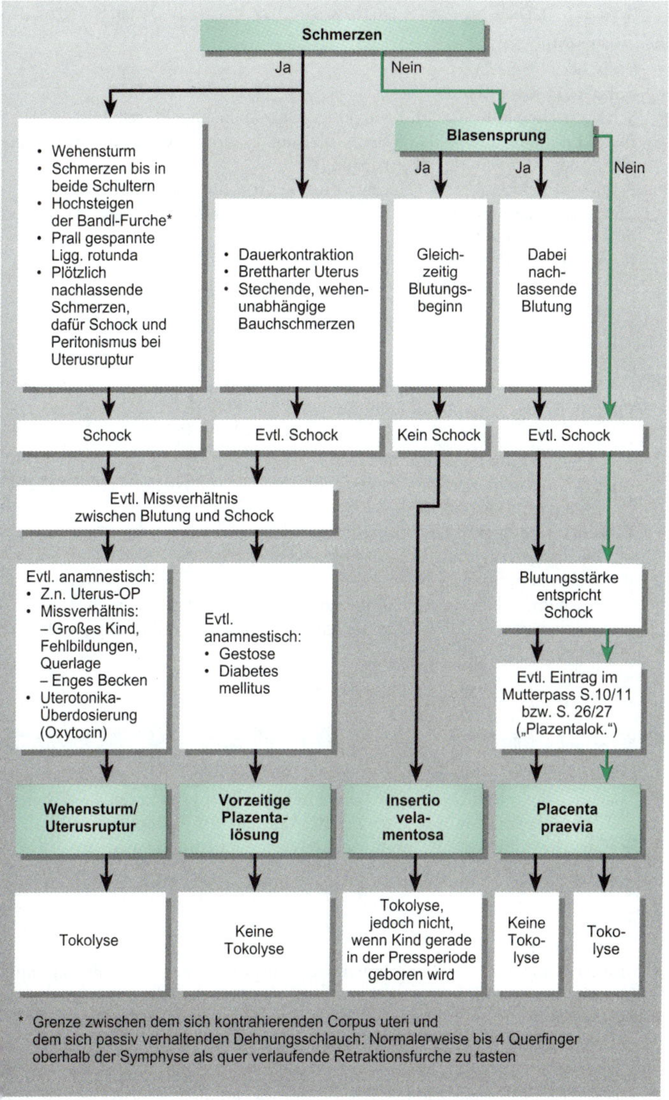

Abb. 14.4 Differenzialdiagnose von Blutungen in der Spätschwangerschaft [L190]

- Z. n. Uterus-OP, Überdosierung von Wehenmitteln (Wehensturm mit drohender Uterusruptur)
- Im Mutterpass Hinweise auf Placenta praevia durch Ultraschallbefunde auf S. 10 (bzw. 26), oder bei vorzeitiger Plazentalösung auf Hypertonus/Gestose auf S. 6/7 (bzw. 22/23), Diab. mell. auf S. 5/6 (bzw. 21/22), Z. n. Uterus-OP auf S. 5 (bzw. 21)

Sofortdiagnostik

- Basischeck (▶ 4.1.2).
- Puls, SpO_2, RR, EKG.
- Schockzeichen (Uterusruptur, vorzeitige Plazentalösung, Placenta praevia)?
- Inspektion: Beurteilung der äußeren Blutung an Vulva, Vorlage und Slip. Blut dickflüssig oder wässrig (Blasensprung)?
- Palpation: weicher Uterus (Placenta praevia, Insertio velamentosa) oder bretthharter, schmerzhafter Uterus (vorzeitige Plazentalösung) oder Peritonismus (Uterusruptur)?
- Keine vaginale Untersuchung! (Verstärkung der Blutung bei Placenta praevia und Insertio velamentosa, keine Zusatzinformation bei vorzeitiger Plazentalösung).

Sofortmaßnahmen

- O_2-Gabe (▶ 1.7.3, ▶ 1.23), falls von der Mutter toleriert
- I. v. Zugang mit Infusion (Ringeracetat, evtl. HAES ▶ 1.23)
- **Vorzeitige Plazentalösung:**
  - Linksseitenlage
  - Wehenhemmung kontraindiziert!
  - Bei Durchschneiden kindlicher Teile durch Introitus schnellstmögliche Entbindung (▶ 14.3.4)
- **Placenta praevia und Insertio velamentosa:**
  - Beckenhochlagerung in Linksseitenlage
  - Wehenhemmung (▶ 14.2.5)
  - **Ausnahme:** bei Insertio velamentosa (▶ 14.2.10) und Durchschneiden kindlicher Teile durch Introitus schnellstmögliche Entbindung (▶ 14.3.3)
- **Wehensturm/Uterusruptur:**
  - Linksseitenlage
  - Wehenhemmung (▶ 14.2.10)

> - Bei Placenta praevia und Insertio velamentosa Wehenhemmung (▶ 14.2.5) durchführen, es sei denn, bei Insertio velamentosa steht die Entwicklung des Kindes unmittelbar bevor. Bei vorzeitiger Plazentalösung ist die Wehenhemmung kontraindiziert. **Im Zweifel Verzicht auf Wehenhemmung!**
> - Keinesfalls Tamponade legen (dadurch keine Blutstillung möglich, jedoch Gefahr der Blutungssteigerung).

Transport

- Mutterpass mitnehmen.
- Immer notfallmäßiger aber schonender Transport in die nächste Frauenklinik mit Voranmeldung.
- Nach Dringlichkeit und Absprache evtl. Ablieferung im OP-Vorraum, falls dort Ultraschall durchgeführt werden kann.

Prinzipien der Weiterbehandlung Verifizierung der Verdachtsdiagnose durch Ultraschall und Spiegeleinstellung, Überprüfen der Vitalität des Kinds mittels Ultraschall. Entscheidung über Notsektio oder abwartendes Verhalten.

14.2.5 Blasensprung, Nabelschnurvorfall, Armvorfall

Ätiologie Hat das führende kindliche Teil vor oder während der Eröffnungsperiode noch zu wenig Beziehung zum mütterlichen Becken, so besteht beim Blasensprung die Gefahr eines Nabelschnurvorfalls oder Armvorfalls.

Symptomatik

- **Blasensprung:** Schwallartiger Abgang von Fruchtwasser (ohne Uringeruch) etwa in der Menge einer Tassenfüllung.
- **Nabelschnurvorfall:** Nabelschnur vor der Vulva zu sehen (▶ Abb. 14.5).
- **Armvorfall:** Arm vor der Vulva zu sehen (▶ Abb. 14.6).

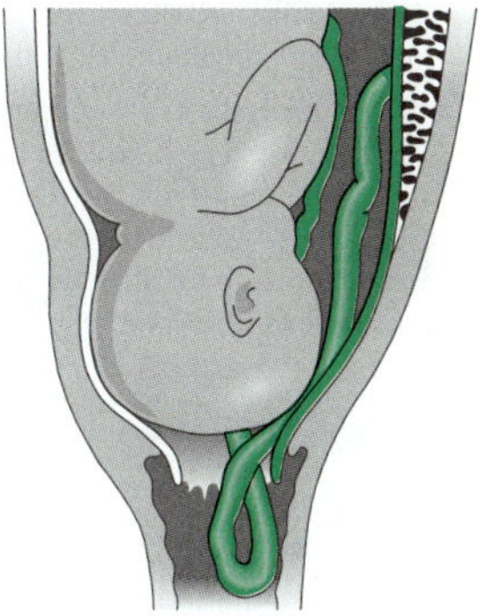

Abb. 14.5 Nabelschnurvorfall [L157]

Kurzanamnese Abgang von Fruchtwasser im Schwall? Menge etwa einer Tassenfüllung entsprechend? Wann?

Sofortdiagnostik

- Basischeck (▶ 4.1.2).
- Inspektion: Vulva und Slip bzw. Vorlage (Flüssigkeit ohne Uringeruch, Nabelschnur, Arm sichtbar?), grünes Fruchtwasser (kindliche Asphyxie)?
- Bei sichtbarer Nabelschnur: Pulsation (Vitalität des Kinds)?
- Vaginale Untersuchung nach Blasensprung nur unter sterilen Kautelen und bei entsprechender Vorerfahrung zur Palpation von Nabelschnur, kindlichen Teilen und Muttermundweite.

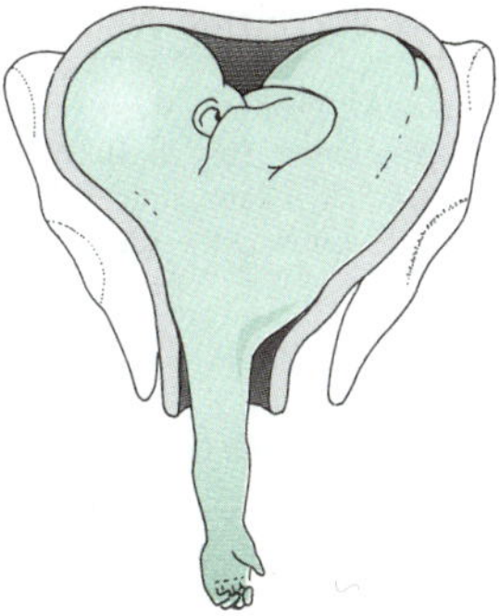

Abb. 14.6 Armvorfall [L157]

Sofortmaßnahmen I. v. Zugang mit Infusion (Ringeracetat ▶ 1.23).

- **Blasensprung:** Pat. **nicht mehr aufstehen lassen** (Gefahr des Nabelschnurvorfalls), Linksseitenlage.
- **Nabelschnurvorfall:**
  - Linksseitenlage und Beckenhochlagerung oder Knie-Ellenbogen-Lage.
  - Nabelschnur dekomprimieren: Mit der dominanten Hand in die Scheide eingehen und vorangehenden Teil hochdrängen, sodass die Nabelschnur wieder pulsieren kann. **Cave:** Die Hand darf erst wieder bei der Entwicklung des Kindes während der Sectio zurückgezogen werden.
  - Wehenhemmung (s. u.).
- **Armvorfall:**
  - Linksseitenlage und Beckenhochlagerung oder Knie-Ellenbogen-Lage.
  - Wehenhemmung (s. u.).

Transport

- Mutterpass mitnehmen.
- **Blasensprung:** zügiger Transport in die nächste Frauenklinik in Linksseitenlage (vor 35. SSW nächstes Perinatalzentrum).
- **Nabelschnurvorfall:** notfallmäßiger Transport in Beckenhochlagerung und Linksseitenlage in die nächste Frauenklinik mit Voranmeldung. Nabelschnur ununterbrochen dekomprimieren. Nach Absprache evtl. Ablieferung im OP-Vorraum, falls dort Ultraschall durchgeführt werden kann.
- **Armvorfall:** notfallmäßiger Transport in Beckenhochlagerung, Linksseitenlage und Wehenhemmung in die nächste Frauenklinik mit Voranmeldung.

Prinzipien der Weiterbehandlung

- Bei Blasensprung kindliche Herztöne überprüfen und je nach kindlicher Reife Spontangeburt anstreben.
- Bei Nabelschnurvorfall und vitalem Kind Notsectio.
- Bei Armvorfall Versuch der Reposition, falls keine Uterusruptur besteht. Anstreben einer Spontangeburt, falls keine Anomalien, sonst Sectio.

> - Der Armvorfall deutet gleichzeitig auf eine Lageanomalie des Kindes oder auf ein enges mütterlicher Becken hin. Es droht der Geburtsstillstand mit Uterusruptur.
> - Wird die Nabelschnur durch die Wehen zwischen führendem kindlichem Teil und mütterlichem Becken eingeklemmt, droht der Erstickungstod des Kindes.
> - Ein Nabelschnur- oder Armvorfall kann auch innerhalb der Scheide bestehen, ohne visuell erkennbar zu sein.

14.2.6 Vorzeitige Wehentätigkeit, drohende Frühgeburt

Definition Eröffnungswehen zwischen der 22. und der vollendeten 37. SSW post menstruationem (bis zu 10 Wehen am Tag während der Schwangerschaft sind normal). Selten kann eine Frühgeburt auch ohne Wehentätigkeit durch eine Zervixinsuff. verursacht werden.

> **!** Risiken durch Frühgeburt: bis 300 Mal höhere Mortalität, geringere Lebenserwartung, häufiger zerebrale und respiratorische Erkr., Visus- und Hörverluste, psychomotorische Entwicklungsstörungen.

Symptomatik

- Regelmäßige Wehentätigkeit vor der vollendeten 37. SSW
- Blasensprung mit Fruchtwasserabgang
- Zeichnen: Abgang von blutig tingiertem Schleim aus der Zervix, stärkere Blutung

Kurzanamnese

- Wehentätigkeit über das gewohnte Maß hinaus?
- Blutig tingierter Schleim abgegangen (Zeichnen)?
- Fruchtwasser im Schwall abgegangen? Menge einer Tasse (Blasensprung)?
- Druck nach unten? Pressdrang?
- Welche SSW? Mutterpass Seite 5/7 (bzw. 21/23).

Sofortdiagnostik

- Basischeck (▶ 4.1.2).
- Inspektion von Vulva und Slip bzw. Vorlage: klaffender After, klaffende Vulva (→ Pressperiode, ▶ 14.3.4). Blutig tingierter Schleim (Zeichnen → Eröffnungsperiode, ▶ 14.3.3), Flüssigkeit (Blasensprung → Eröffnungsperiode)?
- Komplikationen: Nabelschnur oder kindlicher Arm sichtbar (Vorfall, ▶ 14.2.5)?

Sofortmaßnahmen

- Bei kardiorespiratorisch gesunder Mutter und anamnestisch gesundem Feten Wehenhemmung (▶ 14.2.10), um die drohende Entbindung in ein perinatologisches Zentrum zu verschieben.
- In der Pressperiode Geburt durchführen (▶ 14.3.4).

Transport

- Mutterpass mitnehmen.
- Immer Transport in Linksseitenlage möglichst in Perinatalzentrum, falls in erreichbarer Nähe, sonst in die nächste Frauenklinik.

Prinzipien der Weiterbehandlung Suche nach der Ursache der vorzeitigen Wehentätigkeit. Wenn Kind vital, ausreichend versorgt und keine Infektionszeichen vorhanden, Wehenhemmung und Versuch zumindest die 35. SSW zu erreichen.

> Bei Frühgeburtlichkeit Gefahr von Atemnotsy., Hirnblutungen und Infektion beim Kind. Für das Kind ist der beste Transportbehälter der flüssigkeitsgefüllte Uterus, da hier auf das kindliche Köpfchen keine vertikalen Beschleunigungen wie im NAW-Inkubator einwirken. Deshalb Transport in Perinatalzentrum mit Möglichkeit der Weiterbetreuung des Kindes.

14.2.7 Coma in graviditate

Differenzialdiagnosen

- **Eklampsie:** RR erhöht, Mutterpasseintragungen (Seiten 6/7 bzw. 22/23) über RR-Erhöhung, Proteinurie, Gewichtszunahme > 500 g/Wo. (Gestose ▶ 14.2.3)
- **Epilepsie, neurologische Ursachen:** meist bereits vor der Schwangerschaft bekannt (▶ 8.3.4)
- **Hyperventilationstetanie:** Begleitumstände (▶ 7.6)
- **Schädel-Hirn-Trauma:** Verletzungsmuster (▶ 11.2)
- **Stoffwechselentgleisung** mit Koma (▶ 8.3.2): anamnestische Angaben, Blutzuckerbestimmung
- **Vergiftung** (suizidal, kriminell, akzidentell): Begleitumstände (▶ 9)
- **Kardiale Synkopen:** anamnestische Angaben über Herzerkr., EKG (▶ 5.4)

14.2.8 Akutes Abdomen in der Schwangerschaft

Differenzialdiagnosen

- **Geburtswehen:** krampfartiger Schmerz mit Ausstrahlung in Rücken, Pressdrang, evtl. Blasensprung (▶ 14.2.5).
- **Drohende Eklampsie:** Oberbauchschmerzen (▶ 14.2.3).
- **Vorzeitige Plazentalösung** ohne/mit Blutung: brettharter, druckschmerzhafter, dauerkontrahierter Uterus, Schock (▶ 14.2.4).

- **Stieldrehung** einer Ovarialzyste oder eines gestielten Myoms: plötzlich eintretende, lokalisierte Schmerzen, einseitig, evtl. Schock (▶ 13.3.6).
- **Myomerweichung:** langsam entstehender lokalisierter Schmerz, evtl. Schock.
- **Uterusruptur:** Wehen bis zum Wehensturm, sich steigernder suprasymphysärer Schmerz, der plötzlich verschwindet, danach Schock (▶ 14.4.3).
- **Appendizitis:** i. d. R. rechtsseitig, kann bis unter der Leber lokalisiert sein, Rovsing-Zeichen, Psoasschmerz, Entzündungszeichen (▶ 15.2).
- **Cholezystitis** (progesteronbedingte Cholestase): rechtsseitiger Oberbauchschmerz, Murphy-Zeichen, Ikterus.
- **Ileus** durch Adhäsionen, z. B. bei vorausgegangenen abdominalen Eingriffen: Peritonismus, Meteorismus, erst verstärkte – später aufgehobene Peristaltik, Erbrechen – Miserere, Schock.
- Außerdem Nierensteine, akute Pankreatitis und Hernien.

14.2.9 Schmerztherapie und Sedierung in der Schwangerschaft

- **Paracetamol,** außer bei Eklampsie und HELLP-Sy.
- **Butylscopolamin** bei Koliken
- **Opioide:** Morphin oder Fentanyl bei starken Schmerzen
- **Benzodiazepine,** z. B. Diazepam und Midazolam

14

14.2.10 Wehenhemmung (Tokolyse)

- Bei normotensiven Schwangeren Nifedipin (Mittel der 1. Wahl trotz Off-label-use) 10 mg p. o. (nicht s. l.), bei Bedarf alle 20 Min. wiederholen, max. viermal.
- Fenoterol-Spray: Beginn mit 2 Hüben alle 5 Min. über Inhalierhilfe, Wiederholung oder Dosissteigerung nach Wirkung und NW (Tachykardie) **oder**
- Fenoterol 0,02 mg langsam über 2–3 Min. i. v., danach über Perfusor 24–6 ml/h (bei 1 Amp. à 0,5 mg auf 50 ml Elektrolytlösung). Mit hoher Dosierung beginnen.
- Falls kein Perfusor vorhanden: 4 Amp. Fenoterol à 0,5 mg auf 500 ml Ringeracetat (▶ 1.23) → mit 20 Tropfen/Min. beginnen und je nach Wirkung (Wehenhemmung) und NW (Herzrasen) ggf. auf 5 Tropfen/Min. verringern.
- **Cave:** Bei kardialer Erkr. der Mutter vorsichtige Dosierung und engmaschige Kreislaufüberwachung. Risiko eines Lungenödems bei Wehenhemmung und reichlicher Flüssigkeitsgabe. Kontrolle von Puls, RR und Atmung. Keine Kombinationen!

14.3 Spontangeburt

Norbert Bauer und Michael Seybold

14.3.1 Grundlagen

Norbert Bauer

!
- Komplikationen unter der Geburt können plötzlich und unvermutet auftreten.
- Eröffnungsperiode (▶ 14.3.3): Transport in Klinik.
- Pressperiode (▶ 14.3.4): Geburt nicht aufzuhalten, Entbindung an Ort und Stelle erforderlich.

- Bei Entbindung zu Hause oder im NAW ggf. Versuch, Hebamme oder Geburtshelfer nachkommen zu lassen, evtl. Telefonkonsil mit betreuendem Gynäkologen. Ggf. Anforderung des Baby-NAW.

Normale Geburt (▶ Abb. 14.7): 38.–42. SSW, vordere Hinterhauptslage (kindliches Köpfchen geht mit Hinterhaupt in Führung, Gesicht zeigt zum Rücken der Mutter).

Geburtsdauer Zeitraum vom Beginn der Geburt bis zur vollständigen Entwicklung des Kindes. Bei Erstgebärenden durchschnittlich 12 h, bei Mehrgebärenden durchschnittlich 8 h.

- **Beginn der Geburt bei:**
  - Auftreten regelmäßiger Wehen mind. alle 10 Min. über mind. 30 Min. oder
  - Eintreten eines Blasensprungs oder
  - Zeichnen (Abgang von Schleim, der blutig tingiert sein kann und bei der Eröffnung der Zervix abgeht).
- **Überstürzte Geburt:** Geburtsdauer < 2 h. Meist jüngere Mehrgebärende.
- **Sturzgeburt:** Kind stürzt bei der Geburt nach unten, z. B. auf der Toilette. **Cave:** v. a. Frühchen können unerwartet und katapultartig geboren werden.

14.3.2 Entbindungsbesteck

Norbert Bauer

Steril verpackte Nierenschale mit folgendem Inhalt:

- Mehrere weiche Tücher
- Mehrere Tupfer
- Episiotomieschere
- Orosauger CH10
- 2 Nabelschnurklemmen (z. B. Pean-Klemmen)
- Sterile Nabelschnurschere
- Goldfolie, Rettungsdecke oder Silberwindel

Außerdem Reanimationsinstrumentarium bereithalten:

- Muldenförmige Liegefläche für das Kind, Windzug-geschützt
- Beleuchtung, Uhr
- Sterile Handschuhe
- Stethoskop
- Blutzuckerstix
- Pulsoxymeter mit Neugeborenensensor
- O_2-Quelle, Flow einstellbar bis 10 l/Min.
- Kinderbeatmungsbeutel mit Reservoir
- Beatmungsmasken der Größen 00, 0, 1, 2
- Laryngoskopgriff und -spatel der Größen 0 (bis 3.000 g) und 1 (ab 3.000 g). Batterieladezustand überprüfen (Licht hell?)
- Endotrachealtuben der Größen 2,0–4,0 mm ID
- CO_2-Detektor
- Absaugkatheter der Größen 5, 6, 8 und 10 F
- Kinder-Magill-Zange
- Venenverweilkanülen der Größen 24 G (gelb) und 26 G (violett)
- Befestigungsmaterial für Trachealtuben und venöse Zugänge

14

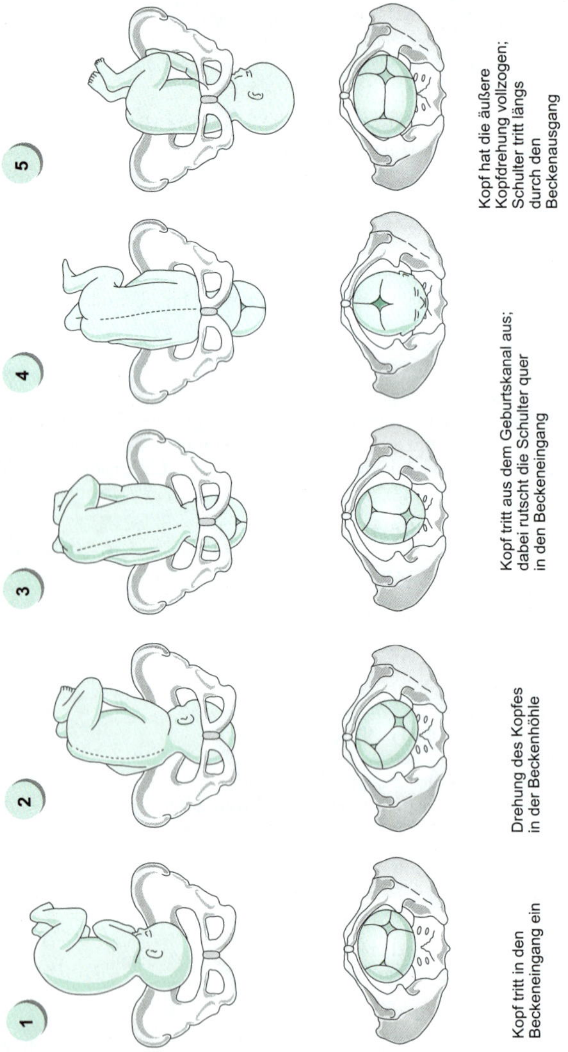

Abb. 14.7 Geburtsmechanismus [L157]

14.3.3 Eröffnungsperiode

Norbert Bauer

Beginn mit den ersten regelmäßigen Eröffnungs- oder Geburtswehen. Ende bei völliger Eröffnung des äußeren Muttermunds.

Symptomatik

- Regelmäßige Wehen mind. alle 10 Min., meist in kürzeren Abständen (alle 3–5 Min.)
- Blasensprung mit Fruchtwasserabgang
- Zeichnen (Abgang von blutig tingiertem Zervixschleim)
- Übelkeit
- Kein Pressdrang, kein heftiges Atmen, kein Druck nach unten

Kurzanamnese

- Wehen? Fruchtwasserabgang? Zeichnen? Übelkeit? Stärkere Blutung (▶ 14.2.4)?
- Kein Pressdrang (sonst Pressperiode, ▶ 14.3.4)
- Entbindungstermin: Kind reif (> 37. SSW post menstruationem)? Mutterpass Seite 5/7 (bzw. 21/23)
- Lage des Kindes? Mehrlinge? Probleme in dieser Schwangerschaft? Mutterpass Seite 6–10 (bzw. 22–26). Liegende Zerklage? (Wehenhemmung ▶ 14.2.5)
- Sitz der Plazenta? Mutterpass Seite 10 (bzw. 26), bei Placenta praevia (▶ 14.2.4)
- Mehrgebärende? Verlauf der vorausgegangenen Geburten? Mutterpass Seite 4 (bzw. 20)

14

Sofortdiagnostik

- Basischeck (▶ 4.1.2)
- Vulva und After in der Wehe geschlossen
- Inspektion: Fruchtwasserabgang? Zeichnen? Stärkere Blutung?
- In der Wehenpause: Puls, RR, SpO_2, EKG

Sofortmaßnahmen

- I. v. Zugang mit Infusion von Ringeracetat (▶ 1.23).
- Ggf. Schmerzlinderung mit zentral wirksamem Analgetikum, z. B. Tramadol 50 mg langsam i. v. (**Cave:** RR-Abfall bei der Mutter, Anpassungsstörung beim Kind durch Atemdepression bei Überdosierung) oder Butylscopolamin 40 mg (2 ml) in 500 ml Ringeracetat (**Cave:** stärkere Nachblutung durch Uterusatonie in der Plazentar- und Postplazentarperiode möglich).
- Harnblase entleeren lassen. Wenn Wasserlassen trotz gefüllter Blase nicht möglich, katheterisieren (▶ 2.10.4).
- Lagerung: Linksseitenlage.
- Wagen heizen.
- Geburtsbesteck vorbereiten (▶ 14.3.2).

Transport

- Mutterpass mitnehmen.
- Immer Transport in die nächste Entbindungsklinik, ggf. nach Voranmeldung.

Prinzipien der Weiterbehandlung

- Vaginale Untersuchung zur Beurteilung des Geburtsfortschritts.
- Überprüfen der Herztöne des Kindes, CTG (Kardiotokogramm).
- Ultraschalluntersuchung zur Beurteilung der Lage und Größe des Kindes und der Plazenta.
- Vorbereitung der Mutter zur Geburt.

> ! Nach Blasensprung absolute Bettruhe der Mutter in Linksseitenlage, um Nabelschnurvorfall zu vermeiden.

14.3.4 Presperiode

Norbert Bauer

Geburtsarbeit nicht mehr allein durch uterine Wehen, sondern zusätzlich mithilfe der Bauchpresse.

> !
> - Die Pressperiode sollte einige Presswehen lang dauern, 30 Min. aber möglichst nicht überschreiten (**Cave:** Erschöpfung der Mutter).
> - Wenn eine Geburt so rasch fortschreitet, dass sie zum Notfall wird, kann i. d. R. auch mit einer problemlosen, zügigen Entwicklung gerechnet werden. Eine **Spontangeburt** gelingt i. d. R. ohne großes Eingreifen des Geburtshelfers.
> - Wichtig ist die Beruhigung der Mutter durch Zuspruch und kompetentes, ruhiges Auftreten, um ihr die Angst vor Schmerzen und dem Misslingen der Geburt zu nehmen.

14

Symptomatik

- Druck nach unten. Presswehen alle 2–3 Min.: Pat. fühlt, dass sie mitpressen muss und kann nur noch sehr schwer davon abgehalten werden.
- Heftiges Atmen, evtl. Schreien.
- After und Vulva klaffen in der Wehe.
- Evtl. kindliches Köpfchen erkennbar.

Kurzanamnese

- Entbindungstermin: Kind reif ab vollendeter 37. SSW. Mutterpass Seite 5/7 (21/23).
- Lage des Kindes? Mehrlinge? Probleme in dieser Schwangerschaft? Mutterpass Seite 6–10 (22–26). Liegende Zerklage? (Wehenhemmung ▶ 14.2.10).
- Mehrgebärende? Verlauf der vorausgegangenen Geburten? Mutterpass Seite 4 (20).

Sofortdiagnostik

- Basischeck (▶ 4.1.2)
- Inspektion: Vulva und After klaffen in der Wehe (▶ Abb. 14.8)
- In der Wehenpause, falls erforderlich: Puls, SpO_2, RR

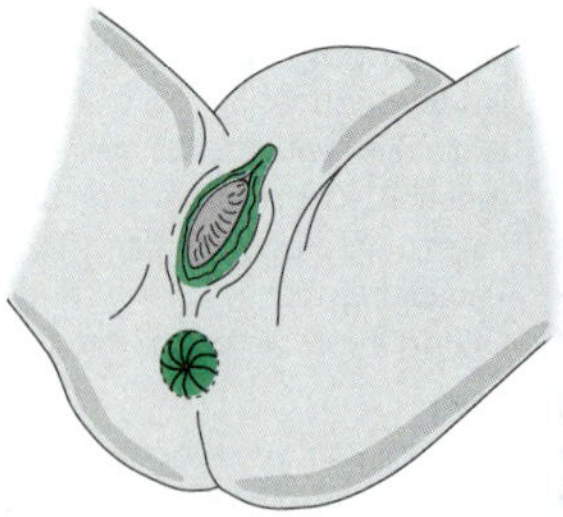

Abb. 14.8 Vulva- und Analbefund in der Pressperiode [L157]

Sofortmaßnahmen

- **Sofortige Unterbrechung der Fahrt.**
- Pat. **einige Wehen verhecheln lassen,** bis Vorbereitungen getroffen sind:
  - Lagerung: Füße der Pat. in Fahrtrichtung.
  - Inkubator bestellen lassen.
  - Wagen oder Raum aufheizen lassen.
  - Geburtsbesteck herrichten (▶ 14.3.2), Kinderbeatmungsbeutel und Masken der Größen 00/0/1.
  - Pat. untere Körperhälfte frei machen und in Rückenlage legen lassen.
  - Sterile Unterlage unter Becken legen.
  - I. v. Zugang mit Infusion von Ringeracetat (▶ 1.23).
- In der Wehenpause tief in den Bauch atmen lassen. Harnblase entleeren lassen. Wenn Wasserlassen trotz gefüllter Blase nicht möglich ist, katheterisieren (▶ 2.10.4).
- Wehe richtig kommen lassen, dann Beine anziehen und Oberschenkel von außen umgreifen lassen, tief einatmen lassen, Kopf auf die Brust nehmen lassen (evtl. mit Unterstützung des Ehemanns oder eines Helfers), Augen und Mund schließen lassen und wie beim Stuhlgang lang und fest nach unten pressen lassen (2–3 ×/Wehe), dazwischen kurz Luft holen lassen.
- **Dammschutz** (▶ Abb. 14.9): bei Austritt des kindlichen Köpfchens („Durchschneiden") linke Hand auf kindliches Köpfchen legen. **Vorgehen:** mit der rechten Hand ein steriles Tuch auf den Damm legen, sodass Dammrand noch sichtbar bleibt. Mit Daumen rechts am Damm und Fingern links am Damm diesen zusammenziehen. Dadurch ein Einreißen der Geburtswege verhindern und den Kopfaustritt bremsen (auch zur Vermeidung kindlicher Hirnblutungen). **Cave:** schmerzhafter Klitoriseinriss mit starker Blutung bei zu starkem Dammschutz.

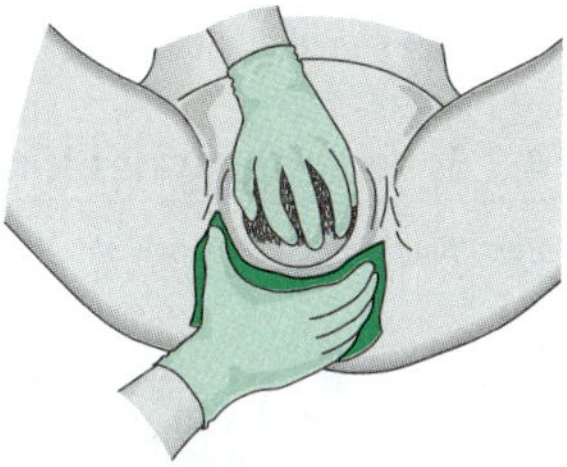

Abb. 14.9 Dammschutz [L157]

- **Mediolaterale Episiotomie** (▶ Abb. 14.10): bei blass werdendem Damm, der einzureißen droht, verzögertem Kopfdurchtritt (Köpfchen tritt in der Wehenpause auch nach mehreren Wehen immer wieder in die alte Position zurück) und allen Geburtsanomalien, z. B. Frühgeburten, Beckenendlage, großes Kind, regelwidrige Kopflagen. **Vorgehen:**
  - In der Wehe bei entsprechender Dehnung des Damms auch ohne Lokalanästhesie fast schmerzlos. Ggf. vor Episiotomie Lokalinfiltration z. B. mit 10 ml Lidocain (**Cave:** Verletzung kindlicher Teile).

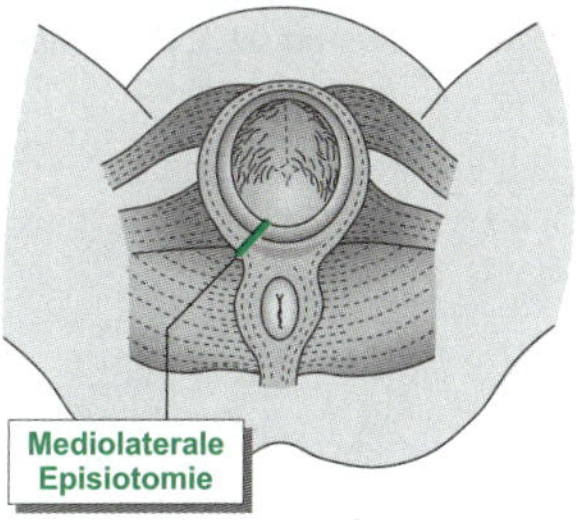

Abb. 14.10 Episiotomie [L157]

  - Zeigefinger und Mittelfinger der linken Hand dorsal nach rechts in die Scheide einführen und kindliche Teile und mütterlichen Darm aus der Schnittrichtung wegdrängen.
  - Schnitt mit Schere zwischen den Fingern, Schnittrichtung: Von der Mitte der hinteren Komissur in Richtung Sitzbeinhöcker (ca. 45°), vorbei am M. sphincter ani. Länge etwa 3 cm, notfalls auch mehr (**Cave:** Verletzung kindlicher Teile).
- **Kristeller-Handgriff:** bei verzögertem Kopfdurchtritt. **Vorgehen:** Ein Helfer steht in Höhe des Oberbauchs links neben der Pat. und drückt mit beiden Händen in der Wehe auf den Uterusfundus in Richtung Becken. Alternativ greift der Helfer über sie hinweg ein gegenüberliegendes Lakenteil und drückt in der Wehe mit dem flachen Teil des Unterarms auf den Uterusfundus in Richtung Becken (**Cave:** Leberruptur bei falscher Druckrichtung).
- Entwicklung des Köpfchens erst um die Symphyse, dann über den Damm.
- **Kurze Presspause** (max. 1 Min.). Fruchtblase aufreißen, falls noch nicht gesprungen (selten). Kindliches Gesicht abwischen. Dann vorsichtig dosiert weiterpressen lassen.
- **Äußere Drehung des Köpfchens** (findet Richtung selbst. **Cave:** nicht in Gegenrichtung drehen!), Kind schaut danach zur Seite.
- Entwicklung erst der vorderen Schulter um die Symphyse, dann der hinteren Schulter über den Damm (▶ Abb. 14.11).
- Kind langsam kommen lassen, nur leicht pressen lassen.
- Mutter zu schönem Kind gratulieren, Geschlecht mitteilen.

14

14.3.5 Versorgung des Kindes nach der Geburt

Norbert Bauer und Michael Seybold

Die Geburt ist ein natürlicher Vorgang bei dem für das Neugeborene in weniger als 7% medizinische Intervention und in unter 1% Reanimationsmaßnahmen im engeren Sinn notwendig werden.

Die ersten 60 s nach der Geburt

- Geburtszeitpunkt und -ort notieren, Zeit laut ansagen.

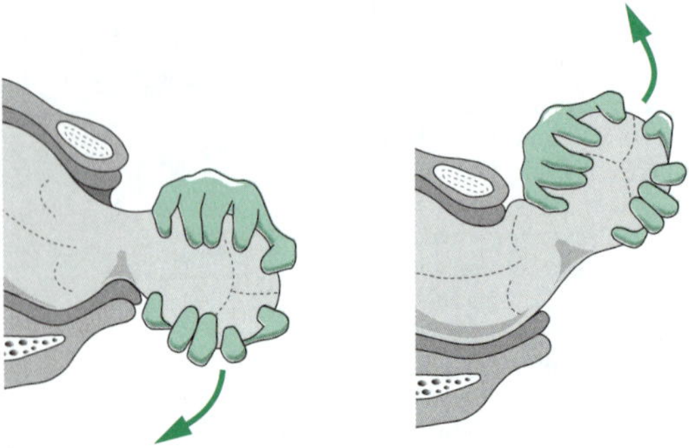

Abb. 14.11 Entwickeln der Schulter bei normalem Geburtsverlauf [L157]

- Orientierende Einschätzung: reifes Neugeborenes? Atmung vorhanden (evtl. Schreien)? Muskeltonus vorhanden? Herzfrequenz > 100/Min.?
  - Alle Fragen bejaht = **vitales Neugeborenes:** Kind vorsichtig trocken reiben (Käseschmiere belassen), nach 1–2 Min. abnabeln (s. u.), Mund und Nase nur absaugen (s. u.), wenn Sekret Atmung behindert. In trockenes Tuch warm einwickeln. Kontinuierlich beobachten. Kind in die Arme der Mutter geben. **Cave:** bei Bewusstseinstrübung der Mutter Kind gegen Sturz sichern.
  - Eine Frage verneint = **beeinträchtigtes Neugeborenes:** Intervention notwendig. Kind abnabeln, kräftig abtrocknen (taktile Stimulation), absaugen, sofern Sekret Atmung behindert. Bei ausbleibender oder insuffizienter Eigenatmung und/oder Herzfrequenz < 100/Min. 5 Beatmungshübe mit ausreichender Inspirationszeit (2–3 s). Reanimation des Neugeborenen (▶ 14.5.2, ▶ Abb. 14.17).

Abnabeln Etwa 10 cm vom kindlichen Ende entfernt 2 (Nabel-)Klemmen setzen, sicheren Sitz kontrollieren. Nabelschnur dazwischen mit steriler Schere oder Skalpell durchtrennen.

Das beeinträchtigte, nicht reanimationspflichtige Neugeborenen mit einsetzender Atmung und Herzfrequenz > 120/Min.
- Atmung beurteilen (Frequenz, Einziehungen, Atemgeräusch/Knorksen) und kontinuierlich überwachen. Atemhilfe z.B. nasalen CPAP erwägen.
- Bei unzureichender Eigenatmung Beutelbeatmung fortführen.
- Bei über die Erstversorgung hinaus persistierender Zyanose und suffizienten Atemzügen O_2-Insufflation unter pulsoxymetrischer Überwachung (Ziel: SpO_2 90–95 %)
- Transport in neonatologisches Zentrum organisieren.

Absaugen
- Absaugen des Rachens nur bei Atemwegsverlegung (**Cave:** Vagusreiz und Bradykardie).
- Absaugpumpe mit max. –200 mbar oder Orosauger (Zielwert 120–180/Min.).
- Katheter CH 8 (blau, bei Frühgeborenen) oder CH 10 (schwarz, bei Reifgeborenen).
- Vorsichtig und kurz (5 s) erst Mund, dann Nase
- Beim vitalen (spontan atmenden) Neugeborenen aus dickflüssigem, zähem, grünem Fruchtwasser Mund, Rachen und Nase absaugen und das Kind unter Überwachung neonatologischer Weiterbehandlung zuführen.
- Beim avitalen (nicht atmenden) Neugeborenen aus zähem grünem Fruchtwasser bei entsprechender Erfahrung endotrachealer Absaugversuch vor der Beatmung. **Cave:** keinesfalls den Beginn einer notwendigen Beatmung lange verzögern.

!
- Grünlich gefärbtes Fruchtwasser ist häufig (10 % aller Geburten).
- Bei dickflüssigem, zähen Fruchtwasser droht Mekoniumaspiration, bei zusätzlich deprimiertem Kind ein Mekoniumaspirationssyndrom mit persistierender fetaler Zirkulation und hoher Letalität.
- Der Nutzen des endotrachealen Absaugens wird zunehmend kritisch betrachtet.

Beurteilung und Überwachung

- **Herzfrequenz:** wichtigster Parameter.
  - Auskultation meist problemlos über der Herzspitze (präkordiales Stetoskop). **Cave:** Palpation der Nabelschnurpulsation ist unsicher.
  - Pulsoxymetrie (Klebeelektroden Säugling) sehr hilfreich, Ableitung an der re Hand (präduktal). **Cave:** Fehlanzeige Herzfrequenz bei schlechtem Signal.
  - EKG Ableitung möglich bei entsprechendem Equipment (Säuglingselektroden).
- **Sauerstoffsättigung:** Anstieg (60 % intrauterin) über bis zu 10 Min. bis Zielwert 90 % postpartal ist physiologisch (▶ Abb. 14.17). Entsprechend physiologisch ist eine Zyanose des Neugeborenen in den ersten Minuten.
- **APGAR-Score:** Bestimmung nach 1, 5 und 10 Min. (▶ Tab. 14.3) für schnelle Orientierung über den Zustand des Kindes. Zielwert >7.
- Orientierende Untersuchung des Kindes zum Erkennen von Fehlbildungen und Geburtsverletzungen (▶ 14.5.9, ▶ 14.5.10).
- Bei **Atmung** auf Atemfrequenz, Atemtiefe, seitengleiche Thoraxexkursion, Atemmuster (**Cave:** Nasenflügeln, interkostale und jugulare Einziehungen), sowie pathologische Atemgeräusche (Stöhnen, Knorksen) achten.
- **Wärmemanagement:**
  - Warme Umgebung: RTW aufheizen, Wickelplatz mit Heizstrahler.
  - Zugluft vermeiden (Tür zu!).
  - Warme Tücher (z. B. Handtücher) zum Abtrocknen und Einwickeln (**Cave:** bei Anwärmen von Tüchern in der Mikrowelle Brandgefahr, Verbrennungsgefahr für das Neugeborene).
  - Extremfrühgeborene mit insuffizienter Dampfsperre der Haut aufgrund der Unreife ggf. in sauberer Plastiktüte (Amputatbeutel) unter Freilassen des Kopfes lagern, um Verdunstungskälte zu vermeiden.
  - Silberwindeln sind nur bei trockenen, warmen Neugeborenen als Isolationsschicht gegen Umgebung sinnvoll.
  - Planung des Transports möglichst im Transportinkubator.
- Transport des Neugeborenen ▶ 14.3.7.

Tab. 14.3 APGAR-Index

Punkte	0	1	2
Atmung	Keine	Schnappatmung oder unregelmäßig oder langsam (< 30/Min.)	Regelmäßig, kräftig schreiend
Puls	Keiner	< 100/Min.	> 100/Min.
Grundtonus (Muskeltonus)	Schlaff	Mittel, träge, reduziert	Gut, Spontanbewegungen
Aussehen (Hautfarbe)	Blau oder blass	Stamm rosig, Extremitäten blau	Komplett rosig
Reflexe (beim Absaugen)	Keine	„Grimassen"	Husten oder Niesen

!
- Wärmeerhalt ist bei gesunden und kranken Neugeborenen eine entscheidende therapeutische Maßnahme.
- Je kleiner das Neugeborene (Frühgeborene), umso schneller ist die Dynamik der vitalen Gefährdung durch Auskühlung.
- Unterkühlung des Kindes führt zu Hypoxie, Hypoglykämie, Azidose und Surfactantinaktivierung in der Lunge.

14.3.6 Plazentarperiode (Nachgeburtsperiode)

Norbert Bauer

Die Nachgeburt sollte in 20–30 Min. nach Entwicklung des Kindes geboren sein.

Sofortmaßnahmen

- Uterusfundus halten lassen, indem ein Helfer mit der flachen Hand von kranial auf den Uterus drückt oder über dem Uterus mit der flachen Hand Wehen anreiben lassen.
- Oxytocin 3–5 IE langsam i. v. oder 10 IE in 500 ml Elektrolytlösung vor und nach Plazentageburt infundieren. Alternativ Pat. Brustwarzen zur endogenen Oxytocinausschüttung reiben lassen. **Cave:** Wehenkrämpfe.
- Nabelschnurblut durch Punktion gewinnen zur Laboruntersuchung in der Klinik.
- Bei lange zurückliegender Blasenentleerung, diese erneut entleeren lassen bzw. katheterisieren.
- Es darf **kein Zug an der Nabelschnur** erfolgen, da sonst die Nabelschnur einreißt.
- **Nabelschnurzeichen** als Hinweis auf stattgefundene Plazentalösung:
  - Nach Ahlfeld: Markierung an der Nabelschnur (z. B. durch Faden) entfernt sich vom Vulvaniveau. Vollständige Lösung der Plazenta kann bei 10 cm Entfernung angenommen werden.
  - Nach Küstner: Beim Eindrücken von Bauchdecken und Uterus suprasymphysär zieht sich die Nabelschnur in die Scheide zurück, wenn die Plazenta noch nicht gelöst ist.
  - Nach Straßmann: Klopfbewegungen auf den Uterusfundus übertragen sich bei noch nicht gelöster Plazenta auf die Nabelschnur.
- Gewinnung der Eihäute durch Drehung der Plazenta zu festem Bündel.
- 10 ml Nabelschnurblut abpunktieren (Serum-Monovette).
- Bei ausbleibender Plazentageburt und starker Blutung (wenn mehr als 500 ml in 2 h zu erwarten sind, Abschätzen der Blutungsintensität durch Fritsche-Lagerung ▶ 13.2.1) notfallmäßiger Transport in die nächste Frauenklinik zur Plazentagewinnung.
- Wenn sich die Plazenta bei starker Blutung trotz Oxytocininfusion nicht löst und die nächste Frauenklinik nicht schnell genug erreicht werden kann, manuelle Plazentalösung unter möglichst sterilen Bedingungen durchführen: Analgosedierung mit Diazepam 5–10 mg und Ketamin 0,5–1 mg/kg KG i. v. Mit der nicht dominanten Hand Nabelschnur halten, mit der dominanten Hand entlang der Nabelschnur in Scheide und Uterus eingehen und Plazenta vom Uterus ablösen.
- Nach Geburt der Plazenta weiter für Wehen sorgen (s. o.), um Blutung gering zu halten.
- Plazenta in Plastikbeutel legen und in die Klinik mitnehmen.

Bei kurzer Entfernung zur Klinik und mäßiger vaginaler Blutung Plazentageburt in der Klinik anstreben.

Transport

- Mutterpass mitnehmen.
- Bei starker vaginaler Blutung (▶ 14.2.4) notfallmäßiger Transport unter Wehenstimulation in die nächste Frauenklinik mit Voranmeldung.
- Bei deprimiertem Kind und gutem AZ der Mutter notfallmäßiger Transport in die nächste Kinderklinik mit Neonatologie nach Voranmeldung.
- Bei kindlichen und mütterlichen Problemen Transport beider Pat. in die nächste Entbindungsklinik nach Voranmeldung (ein hinzugerufener Neonatologe kann dort für das Neugeborene sorgen).

Prinzipien der Weiterbehandlung

- Untersuchung des Kindes auf Vitalfunktionen und Fehlbildungen, endgültige Versorgung.
- Überprüfung der Plazenta auf Vollständigkeit.
- Untersuchung der Mutter: RR, Puls, Temperatur, Uteruskontraktion, Verletzungen der Geburtswege, ggf. Versorgung von Verletzungen der Geburtswege oder einer Episiotomie.

! Blasen- und Darmentleerung vor der Pressperiode (oder nach der Geburt) erleichtert Entbindung, Plazentagewinnung und Kontraktion des Uterus wesentlich.

14

14.3.7 Neugeborenentransport

Norbert Bauer und Michael Sybold

Nach jeder ungeplanten externen Entbindung Transport von Mutter und Kind in Entbindungsklinik zur eingehenden Untersuchung anstreben. Bei Ablehnung der Mutter und gesundem, reifem Neugeborenem eine Hebamme und einen Gynäkologen hinzuziehen. Frühgeborene, Mangelgeborene und kranke Neugeborene grundsätzlich in perinatologisches Zentrum bringen.

- Mutterpass mitnehmen.
- Plazenta mitnehmen (Plastikbeutel).
- Der Transport des Kindes sollte nur bei fehlender Alternative (Inkubator, Transportschale) improvisiert auf dem Bauch der Mutter erfolgen (keine Sicherung des Pat.).
- Planung des Transports möglichst immer im Transportinkubator, insbes. bei frühgeborenem oder beeinträchtigtem Kind.
- Inkubator sollte auf 39 °C vorgewärmt sein, Einstellung dann auf 32–36 °C (reife Neugeborene – Frühgeborene). Änderung abhängig von Körpertemperatur des Kindes (rektal oder mit Hautsensor gemessen).
- Bei Ind. ist Anreicherung von O_2 im Inkubator möglich. Dann zwingend SaO_2-Messung
- Falls kein Inkubator zur Verfügung steht, Kind in Goldfolie, Rettungsdecke oder Silberwindel einwickeln (zusätzlich zu den trockenen, vorgewärmten Tüchern).
- Extremfrühgeborene mit Unreife bedingter insuffizienter Dampfsperre der Haut ggf. Lagerung in sauberer Plastiktüte (Amputatbeutel) unter Freilassen des Kopfes zur Vermeidung von Verdunstungskälte.

- Köpfchen sorgfältig lagern und gegen vertikale und horizontale Beschleunigung sichern (seitlich polstern mit Kissen, Decken, Vakuummatratze des Inkubators).
- Vorsichtige Fahrt, um Beschleunigungskräfte zu reduzieren.
- Möglichst kurze Wegstrecke (nächstgeeignete Klinik), vor 37. SSW nach Möglichkeit in Perinatalzentrum.

14.4 Geburtskomplikationen

Norbert Bauer

14.4.1 Nabelschnurumschlingung

! Die Nabelschnur ist bei 20–40 % aller Geburten ein- oder mehrmals, meist um den Hals des Kindes geschlungen; selten wesentliches Geburtshindernis.

Symptomatik Nach Entwicklung des Kopfes Nabelschnur um den Hals sichtbar oder tastbar.

Sofortmaßnahmen

- Wenn leicht möglich, **Nabelschnur über den Kopf des Kindes streifen.**
- Bei sehr straffer Nabelschnur und erschwerter Entwicklung des Rumpfs (Dauer von mehreren Presswehen ohne Geburtsfortschritt) als letzten Ausweg Durchtrennung der Nabelschnur zwischen 2 Klemmen oder primäre Durchtrennung der Nabelschnur und sofort danach Klemmen setzen (zuerst am kindlichen, dann am mütterlichen Teil). Die Entwicklung des Kindes muss dann sehr schnell erfolgen.

!

- Bei allen Manipulationen nicht stark an der Nabelschnur ziehen!
- **Bei Einriss der Nabelschnur Verbluten des Fetus** möglich. Klemme, Schnürsenkel o. Ä. zuerst am fetalen Teil der Nabelschnur setzen, danach am mütterlichen.
- Bei Nabelschnurumschlingung gelegentlich Asphyxie des Kindes durch Kompression der Nabelschnurgefäße oder erschwerte Entwicklung des kindlichen Rumpfs.

14.4.2 Geburtsstillstand in der Pressperiode, Schulterdystokie

Definition

- **Geburtsstillstand:** Bedingt durch Wehenschwäche, Erschöpfung der Mutter, regelwidrige Kopfeinstellung oder -haltung, Weichteil- oder Knochenwiderstände.
- **Hohe Schulterdystokie:** Die kindliche Schulter steht im quer ovalen Beckeneingang gerade, also senkrecht zur größten Ausdehnung des Beckeneingangs.
- **Tiefe Schulterdystokie:** Die kindliche Schulter steht im längsovalen Beckenausgang queroval, also senkrecht zur größten Ausdehnung des Beckenausgangs.

Symptomatik

- **Geburtsstillstand:** Pressperiode (klaffender After, kindliches Köpfchen in der Vulva sichtbar, unwiderstehlicher Pressdrang, heftiges Atmen), kindliches Köpfchen tritt trotz mehrerer Presswehen nicht tiefer oder rutscht auch nach mehreren Wehen immer wieder in die Ausgangslage zurück.
- **Hohe Schulterdystokie:** Kindliches Köpfchen bleibt trotz guter Wehen, Kristellern und ausgiebiger Episiotomie in der Vulva stecken (Kindskopf weicht im Vulva-Damm-Bereich zurück = **Turtle-Phänomen**). Zur Kopfentwicklung muss die Vulva über das kindliche Köpfchen gestreift werden.
- **Tiefe Schulterdystokie:** Kindliches Köpfchen ist geboren und sieht zum Rücken der Mutter (bzw. zum Bauch der Mutter bei regelwidrigen Kopflagen), ohne dass die Schulter trotz guter Wehen, Kristellern und ausgiebiger Episiotomie nachfolgt (Drehung bleibt aus).

> **!** Schulterdystokien sind selten und die Manöver schwierig durchzuführen. Das Verletzungsrisiko für Mutter und Kind ist groß. Um hypoxische Hirnschäden beim Kind zu vermeiden, ist jedoch ein rasches Eingreifen erforderlich. Der Transport in die Klinik zur endgültigen Entbindung könnte den Tod des Kindes durch Asphyxie bedeuten.

Sofortmaßnahmen

14

Geburtsstillstand:

- Kristeller-Handgriff durch Helfer (▶ 14.3.4).
- Große Episiotomie in der Wehe (▶ 14.3.4), falls möglich nach vorheriger Lokalinfiltration z. B. mit 10 ml Lidocain in der Wehenpause (**Cave:** Verletzung des Kindes).
- Wenn Wehen nur sehr schwach oder sistieren: Wehenunterstützung mit Oxytocin durch Perfusor: 3 IE Oxytocin in 50 ml, davon 1,5–9,0 ml/h. **Cave:** Gefahr eines Wehensturms (▶ 14.4.3) mit Wehen über 1 Min. Dauer oder Wehenpausen unter 1 Min. Dauer mit Gefahr kindlicher Asphyxie oder Uterusruptur.

Hohe Schulterdystokie:

- Kristellern abbrechen.
- In einer Wehenpause mütterliche Beine im Hüftgelenk nach dorsal über die Horizontale hinaus überstrecken, danach stark beugen, und gleichzeitig suprasymphysären Druck ausüben, evtl. mehrmals wiederholen.
- Nach Möglichkeit **Narkose und Relaxation** der Mutter (▶ 14.2.1).
- **Bei Dauerkontraktion des Uterus** Wehenhemmung mit Nifedipin 10 mg p. o. (nicht s. l.) oder Fenoterol 0,025 mg langsam i. v. oder 2 Hub Dosier-Aerosol.
- Falls noch kein Erfolg: Kindliche Schulter durch Helfer von außen suprasymphysär so drücken lassen, dass das Gesicht zum Rücken der Mutter zeigt.
- Falls noch kein Erfolg: Vor dem kindlichen Köpfchen mit zwei Fingern der Hand, zu der das Kind zuvor sah, in das hintere Scheidengewölbe eingehen und Drehung der hinteren Schulter, sodass der kindliche Rücken zur Bauchseite der Mutter kommt.
- Falls noch kein Erfolg: Herunterholen des hinteren Arms vor die Vulva mit zwei Fingern der anderen Hand (Gefahr von Oberarmfraktur und Plexusschädigung).
- **Letzter Ausweg:** Brechen der kindlichen Klavikulae durch Druck mit einem Finger und Herausholen der kindlichen Arme (Gefahr von Oberarmfraktur und Plexusschädigung).

- Wenn der Beckeneingang überwunden ist, muss zum Beckenausgang wieder entgegengesetzt gedreht werden.

Tiefe Schulterdystokie:

- Kristellern nach wenigen Wehen abbrechen.
- In einer Wehenpause mütterliche Beine im Hüftgelenk nach dorsal über die Horizontale hinaus überstrecken, danach stark beugen, evtl. mehrmals wiederholen.
- Nach Möglichkeit **Narkose und Relaxation** der Mutter (▶ 14.2.1).
- **Bei Dauerkontraktion des Uterus** Wehenhemmung mit Fenoterol 0,025 mg langsam i. v. oder 2 Hub Dosier-Aerosol.
- Kindliches Köpfchen flach mit beiden Händen seitlich fassen und vorsichtig drehen, sodass das Gesicht wieder in die Richtung zeigt, in die es zuvor schaute, jedoch immer ohne Zug. Anschließend Köpfchen zum mütterlichen Rücken senken.
- Erneutes Kristellern.
- Falls noch kein Erfolg: Mit zwei Fingern der Hand, die dem kindlichen Gesicht abgewandt war, am kindlichen Rücken eingehen und die Schulter in die Richtung drehen, in die das Köpfchen gedreht wurde, sodass diese Schulter zum Rücken der Mutter kommt.
- **Letzter Ausweg:** Brechen der kindlichen Klavikulae durch Druck mit einem Finger und Herausholen der kindlichen Arme (Gefahr von Oberarmfraktur und Plexusschädigung).

> ! Niemals am Köpfchen ziehen. Erst wieder Kristellern, wenn die Schulterdystokie überwunden ist.

Transport

- Mutterpass mitnehmen.
- Immer Transport in die nächste Frauenklinik nach Abschluss der Entbindung.

Prinzipien der Weiterbehandlung Wie nach jeder Entbindung (▶ 14.3). Abklärung von kindlichen und mütterlichen Verletzungen.

14.4.3 Wehensturm, Uterusruptur

Die Wehen sollten in der Pressperiode etwa 1 Min. anhalten und alle 2–3 Min. auftreten.

Ätiologie Die Ursachen für einen **Wehensturm** liegen oft in einem unüberwindbaren Geburtshindernis (z. B. ein Missverhältnis bei engem Becken oder großem vorangehendem kindlichem Teil, Hydrozephalus, Querlage, Armvorfall ▶ 14.2.5) oder in der Überdosierung von Wehenmitteln.

Symptomatik

- **Wehensturm:**
  - Wehen, die häufiger als alle 2 Min. auftreten oder sich bis zur Dauerkontraktion steigern.
  - Unerträgliche Wehenschmerzen mit Todesangst.
- **Uterusruptur:**
  - Evtl. akuter Schmerz im Unterbauch mit Ausstrahlung in die Schulter.
  - Plötzlich nachlassende Wehen und nachlassender Schmerz, dafür Schockzeichen, evtl. Einsetzen einer äußeren Blutung. Auch stille Ruptur mit Kollaps ohne vorhergehende Schmerzsymptomatik möglich.
  - Progredienter Peritonismus.

> **!**
> - Bei Wehensturm droht eine Mangelversorgung des Kindes mit Asphyxie und eine Uterusruptur mit Gefahr des Verblutungstods → sofortige Wehenhemmung (▸ 14.2.5).
> - Jeder unklare Schockzustand mit nachlassender Wehentätigkeit während oder nach der Geburt ist verdächtig auf eine Uterusruptur.

Kurzanamnese Hinweise auf ein erhöhtes Risiko im Mutterpass: Z. n. OP am Uterus, z. B. Myom, Kaiserschnitt (Seite 5 bzw. 21), Schwierigkeiten bei vorausgegangenen Entbindungen (Seite 4 bzw. 20); Lageanomalien, kindliche Fehlbildungen in jetziger Gravidität (Seite 6/10 bzw. 22/26)?

Sofortdiagnostik

- Basischeck (▸ 4.1.2).
- Puls, SpO_2, RR, EKG.
- Deutliche Druckempfindlichkeit und Spannung zwischen Symphyse und Nabel.
- Prall gespannte Ligg. rotunda durch die Bauchdecke seitlich des Uterus tastbar.
- Hochsteigen der Bandl-Furche (Kontraktionsring in Höhe des unteren Uterinsegments) bis über Nabelhöhe durch die Bauchdecke tastbar.
- Schockzeichen, Blutung, Peritonismus nach Uterusruptur?

14

Sofortmaßnahmen

- I. v. Zugang mit Infusion (Ringeracetat, evtl. HAES ▸ 1.23)
- O_2-Gabe (▸ 1.7.3, ▸ 1.23)
- **Wehenhemmung** ▸ 14.2.10

Transport

- Mutterpass mitnehmen.
- Immer notfallmäßiger, aber schonender Transport in die nächste gynäkologische Klinik.

Prinzipien der Weiterbehandlung Sectio caesarea, ggf. Uterusexstirpation.

Differenzialdiagnosen

- Vorzeitige Plazentalösung (▸ 14.2.4): gesamter Uterus bretthart und schmerzhaft. Meist Blutung gleichzeitig mit Schmerzen
- Akutes Abdomen (▸ 14.2.8)

14.4.4 Frühgeborenes, Mangelgeborenes

Definitionen

- **Frühgeborenes:** Geburt vor der vollendeten 37. SSW post menstruationem. Die Lungenreife ist mit der 24. SSW soweit ausgebildet, dass für das Frühgeborene eine Lebenschance beginnt.
- **Mangelgeborenes:** unterhalb des 10. Perzentils der Standardgewichtskurve, am Entbindungstermin unter 2.500 g.

Symptomatik Relativ kleiner Bauch, sonst vor Entbindung nur durch Anamnese/Mutterpass (Seite 10/11 bzw. 26/27) erkennbar.

Kurzanamnese

- Wehen? Fruchtwasserabgang? Zeichnen? Übelkeit? Stärkere Blutung?
- Pressdrang?

- Wievielte SSW (< 37. SSW, Mutterpass Seite 6/7 bzw. 22/23)?
- Lage des Kindes? Mehrlinge? Probleme in dieser Schwangerschaft? Mutterpass Seite 6–10 (bzw. 22–26).
- Plazentasitz? Mutterpass Seite 10 (bzw. 26).
- Mehrgebärende? Verlauf der vorausgegangenen Geburten? Mutterpass Seite 4 (bzw. 20).

Sofortdiagnostik

- Basischeck (▶ 4.1.2)
- Geburtsphase feststellen (▶ 14.3)

Sofortmaßnahmen Prinzipielles Vorgehen wie bei Spontangeburt (▶ 14.3), hier bes. wichtig: Umgebungstemperatur anheben, Reanimationsbereitschaft (▶ 14.5.1).

> **!** Wegen der schwierigen Entbindungssituation und der Transportgefahren für das geborene Frühchen Klinikentbindung anstreben. Wenn nicht möglich, versuchen einen erfahrenen Geburtshelfer oder Hebamme sowie Inkubator und Baby-NAW nachzufordern.

In der **Pressperiode** (▶ 14.3.4):

- Keine atemdepressorischen Analgetika geben, stattdessen Butylscopolamin 40 mg (2 ml) in 500 ml Ringeracetat (▶ 1.23).
- Vorsichtig pressen lassen, ggf. Pat. hecheln lassen.
- Große Episiotomie (▶ 14.3.4).
- Hand ab der ersten Presswehe **ständig** dicht vor die Vulva halten, um ein unerwartet plötzliches Herausschnellen des Kindes (Gefahr von Hirnblutungen) zu verhindern.
- Frühgeborenes sofort in Folie wickeln ohne vorher abzutrocknen. Nur Gesicht freilassen. Falls möglich, spät abnabeln nach 1 Min. Nabelschnur mehrfach ausstreichen (dadurch weniger Hirnblutungen). **Cave:** Plethora. Zur Untersuchung/Ther. in warme, zugfreie Umgebung legen (▶ 14.5).

Transport

- Mutterpass mitnehmen.
- Immer vorsichtiger Inkubatortransport in das nächste Perinatalzentrum (▶ 14.3.7).

Prinzipien der Weiterbehandlung Sicherstellung der Vitalfunktionen des Kindes; Blutzucker-, Elektrolyt-, Gerinnungs-, Infektionskontrollen beim Kind. Wärmeausgleich, Behandlung von Atemnotsy. und Hyperbilirubinämie. Inkubatorpflege, evtl. mit Intubation, Beatmung und künstlicher Ernährung. Weitere Untersuchungen wie nach jeder Entbindung (▶ 14.3.5).

> **!**
> - Im Zweifelsfall kann die Versorgung des Kindes auch in einer Entbindungsklinik nach Voranmeldung (→ Verständigung eines Neonatologen) erfolgen.
> - Fehlbildungsrate bei Früh-/Mangelgeborenen erhöht.
> - Nach der Geburt des Kindes Gefahr von:
>   - Wärmeverlust mit erhöhter Infektionsgefahr (möglichst Inkubator, notfalls zugfreier Raum).

  - Hypoxie, Azidose und Surfactantinaktivierung (Intubation und Beatmung bis zur 28. SSW obligat, ▶ 14.5.1).
  - Hypoglykämie → 5 % Glukose 5 ml/kg KG i. v.
  - Medikamente wegen des empfindlichen Gehirns nur sehr langsam injizieren.
- „Minimal handling", um Stress und Infektionsgefahr zu reduzieren.
- Gefahr von Hirnblutungen durch starke vertikale Beschleunigungen des kindlichen Köpfchens beim Transport → verhaltene Fahrweise, Köpfchen gut abpolstern, jedoch Gesicht nicht auf dickes Kissen legen (Gefahr der Atemwegsverlegung).
- O_2-/CO_2-Schwankungen bei Frühgeborenen können wegen noch schwach ausgeprägter Autoregulation der Hirndurchblutung leicht zu Hirnblutungen führen.

14.4.5 Mehrlinge

!

- Eine Zwillingsschwangerschaft, bei der sich das 1. Kind in Schädellage befindet, kann spontan entbunden werden. Alle anderen Mehrlingsschwangerschaften müssen per Sectio entbunden werden. Die Kinder könnten sich sonst unter der Geburt verkeilen.
- Auch nach Geburt des 1. Mehrlings sollte noch eine Klinikentbindung angestrebt werden, wenn die Klinik in etwa 15 Min. erreichbar ist.
- Wegen der schwierigen Entbindungssituation unbedingt Klinikentbindung anstreben. Wenn nicht möglich, versuchen, einen erfahrenen Geburtshelfer oder Hebamme nachzufordern.

14

Symptomatik
- Bauchumfang auffallend groß (am Geburtstermin über 100 cm)
- 20–30 Min. nach Geburt eines Kindes erneut einsetzende Presswehen
- Entbindung bei Zwillingen meist einige Wo. vor dem eigentlichen Geburtstermin, bei Drillingen meist 2 Mon. zu früh

Kurzanamnese
- Wie bei Spontangeburt (▶ 14.3).
- Mehrlingsgravidität i. d. R. bekannt: Eintrag im Mutterpass Seite 6 (bzw. 22) Ziff. B 35, sowie Ultraschallbefund Seite 10 (bzw. 26). Lage der Zwillinge?

Sofortdiagnostik
- Basischeck (▶ 4.1.2)
- Feststellen der Geburtsphase wie bei Spontangeburt (▶ 14.3)
- Puls, RR, SpO_2 in der Wehenpause, falls erforderlich

Sofortmaßnahmen Maßnahmen entsprechen grundsätzlich denen bei Spontangeburt (▶ 14.3). Besonderheiten:
- **Nabelschnur des ersten Kindes auch zur Mutter hin gut abklemmen,** da bei eineiigen Zwillingen ein gemeinsamer Blutkreislauf bestehen kann.
- Nach Versorgung des ersten Kindes Entbindung des zweiten Kindes in nächster Entbindungsklinik anstreben, falls keine Presswehen vorhanden.
- Versuchen, das zweite Kind manuell von außen in eine Längslage zu bringen und zu halten.

- Bei einsetzender Geburt des zweiten Kindes entsprechendes Verhalten wie bei Spontangeburt (▶ 14.3), Beckenendlagengeburt (▶ 14.4.7), Querlage (▶ 14.4.8) oder Nabelschnurvorfall (▶ 14.2.5).
- Nach Entbindung des 2. Zwillings Oxytocin 10 IE in 500 ml Ringeracetat (▶ 1.23). Bei starker Blutung im Schuss (**Cave:** Wehenkrämpfe). Alternativ Pat. zur endogenen Oxytocinausschüttung Brustwarzen reiben lassen.

Transport

- Mutterpass mitnehmen.
- Immer Transport in die nächste Entbindungsklinik nach Möglichkeit in Perinatalzentrum.

> **!** **Komplikationen**
> - Abnormale Haltung der Kinder mit Verkeilung → Wehenhemmung (▶ 14.2.10)
> - Wehenschwäche und verzögerte Entwicklung mit Asphyxie bes. des 2. Kindes → Wehenunterstützung (▶ 14.4.2)
> - Nabelschnurvorfall nach Blasensprung (▶ 14.2.5)
> - Ausstoßung der Plazenta vor Geburt des 2. Kindes → Wehenunterstützung (▶ 14.4.2)
> - Uterusatonien in der Nachgeburtsperiode oder Postplazentarperiode mit starken Blutungen und Volumenmangelschock (▶ 14.3.6) → Wehenunterstützung (▶ 14.4.2)

14.4.6 Regelwidrige Kopflagen

Bei 2 % der Geburten regelwidrige Kopflage. Ursachen oft Beckenverengungen der Mutter oder Fehlbildungen des Kindes, Frühgeburten, Totgeburten.

> **!** Wegen der schwierigen Entbindungssituation unbedingt Klinikentbindung anstreben. Wenn nicht möglich, versuchen, einen erfahrenen Geburtshelfer nachzufordern.

Formen (▶ Abb. 14.12).

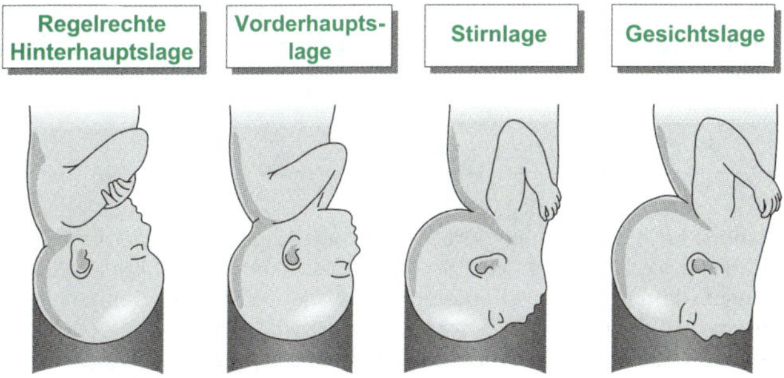

Abb. 14.12 Regelwidrige Kopflagen [L157]

- **Normalfall: Vordere Hinterhauptslage.** Hier geht das kindliche Köpfchen mit dem Hinterhaupt in Führung, das Gesicht zeigt zum Rücken der Mutter. Die Durchtrittsebene des kindlichen Köpfchens ist mit ca. 32 cm Umfang am kleinsten und die Beckenebenen können am leichtesten überwunden werden.
- Die leichteste Abweichung ist die **hintere Hinterhauptslage.** Hier führt ebenfalls das Hinterhaupt, jedoch schaut das kindliche Gesicht zur Bauchseite der Mutter.
- Auch bei der **Vorderhauptslage** (Umfang 34 cm) schaut das kindliche Gesicht meist zur Bauchseite der Mutter. Hier führt das Vorderhaupt.
- Die Entbindung der **Stirnlage** (Umfang 36 cm) und der **Gesichtslage** (Umfang 35 cm) ist nur möglich, wenn das kindliche Köpfchen zur Bauchseite der Mutter sieht.

Symptomatik Bei der Geburt ist im Scheideneingang nicht das Hinterhaupt zuerst zu sehen, sondern Vorderhaupt, Stirn oder das Gesicht.

Kurzanamnese Wie bei Spontangeburt (▸ 14.3).

Sofortdiagnostik
- Basischeck (▸ 4.1.2)
- Feststellen von Kopflage und Geburtsperiode (▸ 14.3)

Sofortmaßnahmen
- Bei geburtsunmöglicher Lage (Stirnlage und Gesichtslage mit kindlichem Gesicht zum Rücken der Mutter) in jedem Fall Wehenhemmung (▸ 14.2.10) und schnellstmöglicher Transport in Entbindungsklinik in Beckenhochlagerung.
- Bei fortgeschrittener Geburtsphase Vorgehen wie bei Spontangeburt (▸ 14.3). Die Geburt wird aber langwieriger verlaufen.
- Großzügige Episiotomie (▸ 14.3.4) und Dammschutz (▸ 14.3.4) bes. wichtig.
- Bei Wehensturm (▸ 14.4.3) Wehenhemmung (▸ 14.2.10).

Transport
- Mutterpass mitnehmen.
- Immer Transport in die nächste Entbindungsklinik, vor der 35. SSW nach Möglichkeit in Perinatalzentrum.

Prinzipien der Weiterbehandlung Wie nach Spontangeburt (▸ 14.3).

> **!** Durch die vergrößerte Durchtrittsebene des kindlichen Köpfchens ist die Verletzungsgefahr der Geburtswege bes. groß → müssen nach der Geburt unbedingt klin. überprüft und ggf. versorgt werden.

14.4.7 Beckenendlage

Definition Bei Beckenendlagen (▸ Abb. 14.13) muss der Schädel zum Schluss der Entbindung nochmals Dehnungsarbeit im Geburtskanal leisten. Gleichzeitig wird mit Eintritt des Schädels ins kleine Becken aber auch die Nabelschnur abgedrückt. Am ungünstigsten ist die **vollkommene Fußlage,** bei der am wenigsten Dehnungsvorarbeit geleistet wird. Zunehmend besser wird das Verhältnis bei **unvollkommener Fußlage, reiner Steißlage, vollkommener Steiß-Fuß-Lage.**

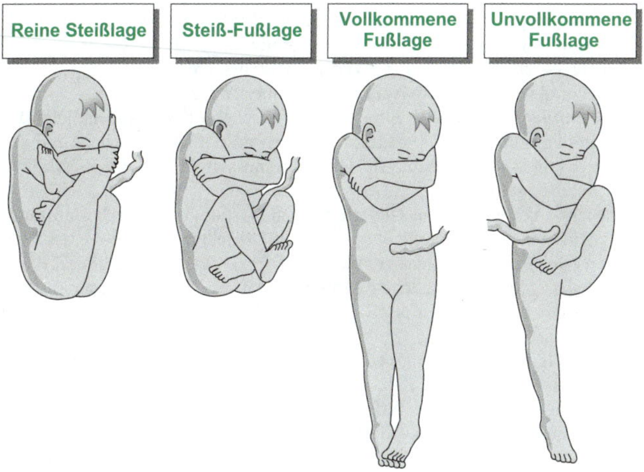

Abb. 14.13 Beckenendlagen [L157]

Symptomatik

- Mekoniumabgang (grüner oder schwärzlicher Brei) nach Blasensprung
- Erscheinen von Steiß und/oder Füßen in der Vulva

Kurzanamnese

- Wie bei Spontangeburt (▶ 14.3)
- Beckenendlage meist bekannt
- Mutterpasseintrag Seite 6 (bzw. 22) Ziff. B. 51, Seite 7 (bzw. 23) Spalte Kindslage oder Seite 10 (bzw. 26) Ultraschalldiagnostik: „Lage"

Sofortdiagnostik

- Basischeck (▶ 4.2.2)
- Feststellen von Kindslage (Symptomatik) und Geburtsperiode (▶ 14.3)

Sofortmaßnahmen

! In der Eröffnungsperiode (▶ 14.3.3) wegen der schwierigen Entbindungssituation unbedingt Transport in die nächste Entbindungsklinik. Wenn Steiß bereits durchschneidet, versuchen, einen erfahrenen Geburtshelfer und Hebamme nachzufordern und vor Ort entbinden.

Phase 1 (langsam): streng abwartendes Verhalten bis zum Erscheinen des kindlichen Nabels. Die Geburtswege müssen viel Zeit zur Dehnung erhalten, die für den späteren, schnell erforderlichen Durchtritt des kindlichen Kopfs wichtig ist.

- I. v. Zugang mit Infusion (Ringeracetat ▶ 1.23).
- Entleerung der mütterlichen Harnblase (ggf. katheterisieren).
- Vorbereitungen für Phase 2 treffen:
  - Entbindungsbesteck vorbereiten (▶ 14.3.2).
  - Oxytocin-Perfusor: Oxytocin 3 IE in 50 ml NaCl oder Ringeracetat (▶ 1.23).
  - Zwei zusätzliche sterile Tücher.
  - Reanimationsbereitschaft für Kind herstellen (▶ 14.5.1).

- Wenn kein spontaner Blasensprung bei Durchtritt des Steißes, Fruchtblase durch vorsichtiges Anritzen mit Kanüle eröffnen.
- **Bei Durchtritt des Steißes großzügiger Dammschnitt** (▶ 14.3.4). **Cave:** Verletzung von Kind (z. B. Hoden) oder Nabelschnur.

Phase 2 (schnell): schnellstes Eingreifen ab Erscheinen des Nabels. Jetzt droht durch Einklemmung der Nabelschnur zwischen mütterlichem Becken und kindlichem Kopf die kindliche Asphyxie. Das Kind muss innerhalb von 3–5 Min. vollständig geboren sein.

Cave: Nicht am Kind ziehen! Der erforderliche Druck muss durch die mütterlichen Presswehen (▶ 14.3.4) und durch kräftiges Kristellern (▶ 14.3.4) eines Helfers von oben erfolgen. Durch Ziehen am Kind Gefahr von Verletzungen der HWS und des Hochschlagens der kindlichen Arme mit weiterer Vergrößerung der Durchtrittsebene des kindlichen Kopfs. Es sind dann komplizierte Armlösungen (s. u.) unter Zeitdruck erforderlich.

- **Bracht-Handgriff** (▶ Abb. 14.14): Die Mutter muss bis an den Rand der Liege gerutscht sein. Der Geburtshelfer sitzt zwischen den Beinen der Mutter. Über einer Plastikschürze Tuch zum Einwickeln des Kindes. Mit einem zusätzlichen Tuch wird das Kind von unten her gefasst:
  - Die Daumen dorsal auf kindliche Oberschenkel legen, mit den übrigen Fingern auf den Rücken des Kindes greifen.
  - Steiß langsam anheben und in einem Kreisbogen um die Symphyse herum auf den Bauch der Mutter drehen. Nicht ziehen, nur führen!
  - Ggf. Oxytocin-Perfusor auf 1,5–9 ml/h einstellen (3 IE Oxytocin, z. B. Syntocinon®, in 50 ml). Alternativ Pat. Brustwarzen zur endogenen Oxytocinausschüttung reiben lassen. Vor Entwicklung des Kopfs Wehenanregung beenden.
- **Armlösung nach Bickenbach** (▶ Abb. 14.15): wenn Schultern und Arme des Kindes nicht spontan folgen.
  - Kindliche Knöchel mit der Hand, die der Bauchseite des Kindes zugewandt ist, fassen. Kind weit symphysenwärts anheben.

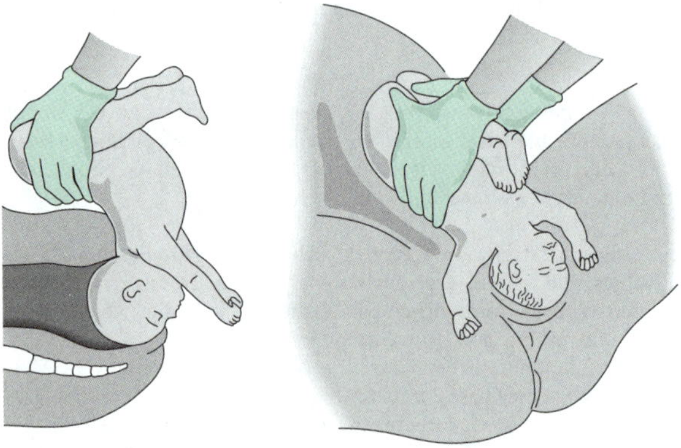

Abb. 14.14 Bracht-Handgriff [L157]

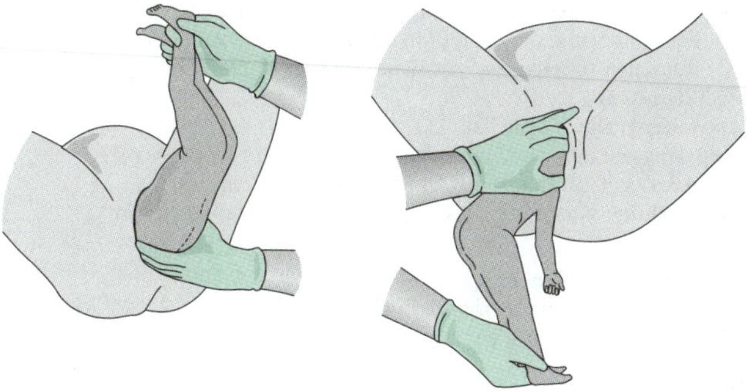

Abb. 14.15 Armlösung nach Bickenbach [L157]

  - Mit mind. 2 Fingern der anderen Hand entlang des kindlichen Rückens in die Vagina eingehen. Hinteren Oberarm entlang des kindlichen Bauchs herausstreifen.
  - Kindliche Beine absenken, bis die vordere Schulter unter der Symphyse sichtbar wird.
  - Erneut mit mind. 2 Fingern entlang des kindlichen Rückens in die Vagina eingehen und vorderen Oberarm entlang des kindlichen Bauchs herausführen.
- Bei einem oder beiden **in den Nacken geschlagenen Armen** (▸ Abb. 14.16):
  - Oxytocin-Perfusor abstellen.
  - Beginn mit der Lösung des vorderen Arms, falls dieser noch nicht entwickelt ist: Das Kind unter stopfenden Bewegungen um ca. 180° in die Richtung drehen, dass der kindliche Bauch vorübergehend zur Bauchseite der Mutter zeigt. Mit zwei Fingern entlang des kindlichen Rückens in die Vagina eingehen und den Arm aus der Kreuzbeinhöhle entlang des kindlichen Bauchs herausstreifen.
  - Zur Lösung des anderen Arms (der jetzt vorne liegt): Drehbewegung nochmals rückwärts durchführen: Das Kind unter stopfenden Bewegungen um ca. 180° zurückdrehen, sodass der kindliche Bauch vorübergehend wieder zur Bauchseite der Mutter zeigt. Erneut mit zwei Fingern entlang des kindlichen Rückens in die Vagina eingehen und den jetzt in der Kreuzbeinhöhle liegenden Arm entlang des kindlichen Bauchs herausführen.

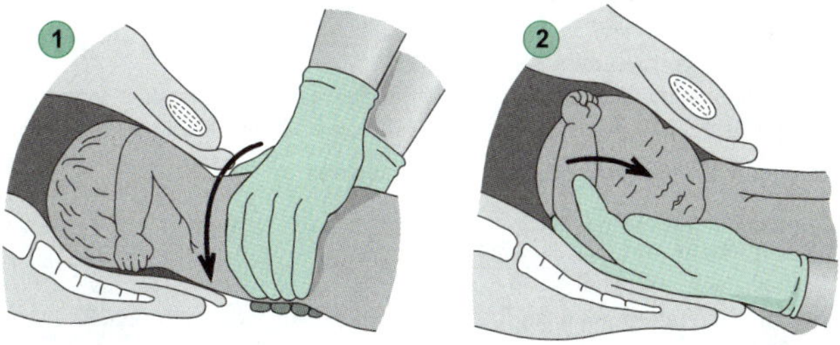

Abb. 14.16 Lösen eines in den Nacken geschlagenen Arms [L157]

  - Zur Lösung des hinteren Arms: Kind unter stopfenden Bewegungen vor der Armlösung um ca. 180° in die Richtung drehen, sodass der kindliche Rücken vorübergehend zur Bauchseite der Mutter zeigt.

Phase 3 (langsam):
- Oxytocin-Perfusor abstellen
- Kopf langsam durchtreten lassen. Verhaltenes Pressen und Kristellern (▶ 14.3.4), ggf. selbst mit den Unterarmen regulieren
- **Abnabelung,** Versorgung des Kindes und der Mutter (▶ 14.3.5)

Transport
- Mutterpass mitnehmen
- Immer Transport in die nächste Entbindungsklinik, vor 35. SSW nach Möglichkeit in Perinatalzentrum

Prinzipien der Weiterbehandlung Wie nach Spontangeburt (▶ 14.3).

14.4.8 Querlage

> **!** Die Querlage ist eine gebärunfähige Lage.

Symptomatik
- Mütterlicher Leib mehr quer als längs vergrößert.
- Fundus uteri auffallend tief, oft nur wenig über Nabelhöhe.

Kurzanamnese
- Wie bei Spontangeburt (▶ 14.3)
- Querlage meist bekannt
- Mutterpasseintrag Seite 6 (bzw. 22) Ziff. B. 51, Seite 7 (bzw. 23) Spalte Kindslage oder Seite 10 (bzw. 26) Ultraschalldiagnostik: „Lage“
- Eröffnungsperiode? (Wehen mind. alle 10 Min., Blasensprung oder Zeichnen)

Sofortdiagnostik
- Basischeck (▶ 4.1.2).
- Feststellen der Geburtsperiode durch Inspektion der Vulva: Fruchtwasser- oder Schleimpfropfabgang (Eröffnungsperiode), After oder Vulva klaffen (Pressperiode).
- Arm-, Bein- oder Nabelschnurvorfall (▶ 14.2.5)?

Sofortmaßnahmen
- Beckenhochlagerung und Linksseitenlage
- Wehenhemmung (▶ 14.2.10)

Transport
- Mutterpass mitnehmen.
- Immer notfallmäßiger Transport in Linksseitenlage und Beckenhochlagerung in die nächste Entbindungsklinik, vor 35. SSW nach Möglichkeit in Perinatalzentrum.

Prinzipien der Weiterbehandlung Sectio caesarea.

> **!** **Komplikationen**
> - Nabelschnurvorfall
> - Schultereinkeilung nach Blasensprung und Armvorfall mit nachfolgender Uterusruptur

- Absterben des Kindes durch schlechte Plazentahämodynamik und Dauerkontraktionen

14.4.9 Notsectio

In ganz extremen Fällen, d. h. bei absolut infauster Prognose der Mutter, kann ab der 25. SSW (Uterusfundus in Nabelhöhe) eine Notsectio vor Ort durchgeführt werden.

Indikationen

- Unfälle oder schwerste Erkr. der Mutter, die mit dem Leben nicht vereinbar sind
- Vor Abbruch der Reanimation

Sofortmaßnahmen

- Medianer Unterbauch-Längsschnitt von der Symphyse über den Nabel hinaus evtl. bis zum Rippenbogen. Dabei kranial Darmgewebe möglichst weghalten.
- Uterus-Längsschnitt von der Zervix oberhalb der Blasenfalte bis zum Fundus.
- Kind entwickeln, absaugen lassen, Nabelschnur zum Kind hin ausstreichen und mit 2 Klemmen abklemmen, dazwischen durchtrennen. Weitere Versorgung des Kindes ▶ 14.3.5.

!
- Bei Reanimation einer Schwangeren und einem Gestationsalter ab der 25. SSW immer eine Schnittentbindung zum frühestmöglichen Zeitpunkt angestreben (ggf. auch umgehender Transport unter laufender Reanimation in die Klinik zur dortigen Sectio), da ein Fetus unter diesen Umständen ggf. den Tod der Mutter überleben kann.
- Eine Reanimation bei einer Schwangeren immer so lange durchführen, wie auch nur im Entferntesten Hoffnung auf Erfolg besteht!

14.5 Kindliche Notfälle nach der Geburt

Norbert Bauer und Michael Seybold

14.5.1 Leitsymptome

Norbert Bauer und Michael Seybold

▶ Tab. 14.4.
Das Thema „Versorgung und Reanimation des Neugeborenen“ ist im ILCOR Leitlinienprozess integriert (geplante Überarbeitung 2020).

Definitionen

- **Asphyxie** (griechisch Pulslosigkeit) unmittelbar peripartales Ereignis mit Azidose (pH < 7, BE < –12 mmol/l) und nachgewiesenen Organfunktionsstörungen durch Sauerstoff- und Substratmangel. Erhebliche Mortalität und Morbidität.
- **Atemnotsy.:** Atemstörung durch Surfactantmangel auf Grund von Unreife oder sonstiger Ursachen (z. B. Infektion, Diab. mell. der Mutter).

Tab. 14.4 Leitsymptome kindlicher Notfälle nach der Geburt

Leitsymptom	Mögliche Ursachen
Bradykardie: Frequenz < 100/Min.	• Hypoxie (▶ 14.5.2) • Hypothermie (▶ 14.5.2)
Tachykardie: Frequenz > 160/Min.	• Atemstörung (Atemnotsy., Anpassungsstörung ▶ 14.5.3) • Volumenmangel (Sepsis, Blutverlust ▶ 14.5.3)
Apnoe: Ausbleiben der Spontanatmung > 60 s nach der Geburt	• Hypoxie/Asphyxie (▶ 14.5.2) • Atemwegsverlegung (▶ 14.5.2) • Unreife
Bradypnoe, unzureichende Spontanatmung	• Hypoxie/Asphyxie (▶ 14.5.2) • Unreife • Unterkühlung (▶ 14.5.2) • Narkotika oder Analgetika (▶ 14.5.2, ▶ 14.5.3)
Tachypnoe > 60–80/Min.	• Atemstörung (Anpassungsstörung, Atemnotsy., Mekoniumaspiration, Pneumonie und andere ▶ 14.5.3) • Kreislaufstörung (Infektion)
Persistierende (zentrale) Zyanose	• Atemstörung wie bei Tachypnoe • Herzfehler (▶ 14.5.9)
Blässe	• Schwere (weiße) Asphyxie (▶ 14.5.2) • Anämie
Krampfanfälle	• Hypoglykämie (▶ 14.5.8) • Asphyxie (▶ 14.5.2)

- **Respiratorische Anpassungsstörung** (Wet Lung): primär durch verzögerte interstitielle Flüssigkeitsresorption bedingte, passagere Atemstörung des Neugeborenen.

14.5.2 Reanimation des Neugeborenen (Asphyxie)

Michael Seybold

> **!** Akute Probleme unmittelbar postpartal beruhen fast immer auf einer Hypoxie (unzureichende Belüftung der Lunge und/oder unzureichender Lungenperfusion) → Eröffnung der Atemwege und Ventilation der Lunge sind die essenziellen Maßnahmen.

> **Neugeborenenreanimation**
> Indikation: nach den initialen 5 Beatmungshüben (▶ 14.3.5) weiterhin insuffiziente Atmung und/oder Herzfrequenz < 100/Min. (▶ Abb. 14.17)
> - Beatmung kontinuierlich fortführen.
> - Effizienz der Beatmung beurteilen – hebt und senkt sich der Brustkorb? Wenn nicht:
>   - Technik optimieren (s.u.)
>   - Untere Atemwegshilfe erwägen
>   - Bei Erfahrung Intubationsversuch erwägen
> - Bei Herzfrequenz < 60/Min. nach 30 s effizienter Beatmung mit Herzdruckmassage beginnen (3 : 1).
> - Kontrolle der Herzfrequenz alle 30 s.

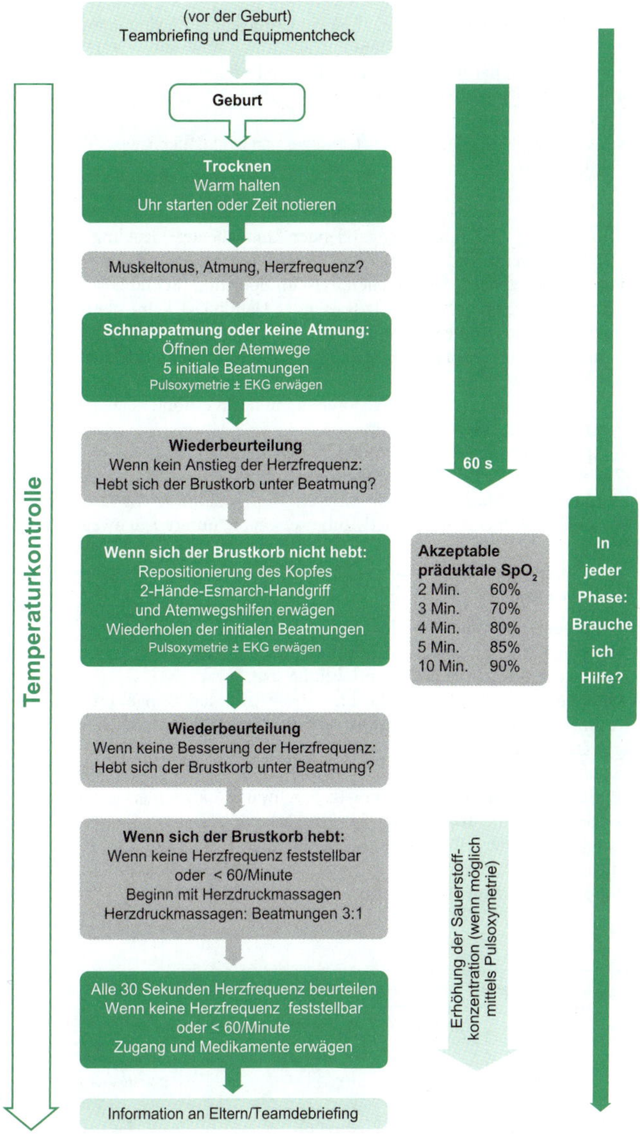

Abb. 14.17 ILCOR-Algorithmus zur Neugeborenenreanimation. [F781-008, L157]

- Bei ausbleibendem Anstieg der Herzfrequenz i. v. Zugang und medikamentöse Ther. (selten notwendig)
- Fortführen der Maßnahmen mit Kontrolle der Herzfrequenz alle 30 s.
- Abhängig vom Ansprechen Deeskalation oder Eskalation der Reanimationsmaßnahmen.
- Wenn nicht erfolgt möglichst, frühzeitig nach lokalen Gegebenheiten Pädiater nachalarmieren („Babynotarzt").

Maskenbeatmung (Standard selbstfüllender Einmalbeutel „Säugling" mit Reservoir, Überdruckventil und Maske).

- Positionierung des Neugeborenen in Neutralposition (Schnüffelstellung) - evtl. Unterlage unter Schulter (z.B. Windel, Handtuch), keine übermäßige Reklination des Kopfes
- Beim reifen Neugeborenen Beatmung mit Raumluft beginnen. Bei ausbleibendem Erfolg möglichst unter pulsoxymetrischer Kontrolle schrittweise F_iO_2 bis 1,0 steigern, bei Frühgeborenen mit leicht erhöhter Sauerstoffkonzentration (0,5 l/Min.) beginnen.
- Frequenz 30/Min. – d.h. Beatmungszyklen mit 2 s.
- Ziel und primäre Erfolgskontrolle sind sichtbare Thoraxexkursionen.

! Bei Versagen: Maske neu positionieren, Kopfposition leicht variieren, 2 Hand C Griff erwägen, Guedeltubus erwägen, untere Atemwegshilfe erwägen;

! Bei klinisch überblähtem Magen zur Entlastung Magensonde (Absaugkatheter) legen und offen belassen

Endotracheale Intubation (▶ Tab. 14.5)

- Kann in Sondersituationen (z.B. Fehlbildungen) oder zur Sicherung der Atemwege auf dem Transport notwendig sein.
- Orale (evtl. mit Führungsdraht) und nasale (mit Magillzange) Intubationstechnik sind im Notfall gleichwertig und sollten nach individueller Erfahrung gewählt werden.
- Spatelgröße 0 oder 1.
- Positionierung Tubusmarkierung (z. B. schwarze Spitzenmarkierung) auf Höhe der Stimmritzen (**Cave:** einseitige Intubation).
- Erfolgskontrolle: seitengleiche Auskultation und klinisches Ansprechen oft unsicher zu beurteilen, eCO_2-Messung auch bei Säuglingen möglich (Detektor oder Nebenstrommessung).

Tab. 14.5 Tubusgröße und Intubationstiefe beim Neugeborenen

KG	Tubusgröße	Intubationstiefe	
		Oral ab Zahnreihe	Nasal ab Naseneingang
1000 g	2 CH	6 cm	9 cm
2000 g	2,5 CH	7 cm	10 cm
3000 g	3 CH	8 cm	11 cm
4000 g	3,5 CH	9 cm	12 cm

- Vor dem Entschluss zur endotrachealen Intubation müssen Indikation, mögliche Alternativen und eigene Erfahrung und Übung in dieser Technik abgewogen werden.
- Die Erfolgsaussichten der endotrachealen Intubation sind stark erfahrungsabhängig, Fehlversuche bergen erhebliche Risiken.
- Eine adäquate Ventilation ist i. d. R. auch ohne endotracheale Intubation möglich.
- Larynxmasken sind bei Neugeborenen ab ca. 1.500 g (Größe 1) eine Alternative zur endotrachealen Intubation.

Herzdruckmassage

- Daumenmethode: Umfassen des Thorax mit beiden Händen und Druck mit beiden Daumen, Druckpunkt Sternum unmittelbar unter der Verbindungslinie der Mamillen (▶ Abb. 14.18)
- Frequenz 120/min.
- Kompressionstiefe ⅓ Thoraxdurchmesser (ca. 2 cm). **Cave:** vollständige Entlastung
- Synchronisiert zur Beutelbeatmung Verhältnis 3 : 1 (Betonung Ventilation)

Gefäßzugänge

Peripherer Venenverweilkatheter (25 g gelb, 27 g lila). Mögliche Punktionsorte: Handrücken, V. saphena, Skalpvenen. **Cave:** Fixation bei feuchter Haut

Intraossärer Zugang: bei mangelnden Erfolgsaussichten primär oder nach 1. Fehlversuch:

- Punktionsort ca. 1 cm distal und medial der Tuberositas tibiae.
- Größte Erfolgsaussichten mit mechanischer Bohrhilfe (z.B. EZ IO).
- Häufig ist kein Knochenmark zu aspirieren.
- Lagekontrolle durch gute Spülbarkeit ohne Extravasat.
- **Cave:** Dislokation bei weichem Knochen

Nabelvenenkatheter (▶ Abb. 14.19): bei entsprechender Erfahrung alternativer Gefäßzugang beim Neugeborenen.

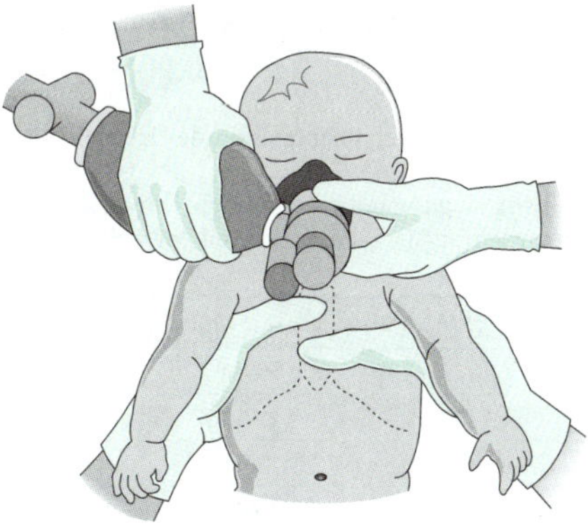

Abb. 14.18 Technik der CPR beim Neugeborenen. [L157]

- Möglichst sterile Arbeitsweise
- Kürzung des Nabelstumpfes (Vorsicht Blutung- vorgeschlungenes Nabelbändchen, Klammer bzw. Pinzette zur Kompression bereithalten).
- Sondierung und Vorschieben eines 4 oder 4,5 F Nabelvenenkatheters über das singuläre muskelschwache meist leicht blutende Gefäß. Alternativ Verwendung eines peripheren Venenkatheters z.B. 16 g (grau) nach Entfernen der Stahlnadel.
- Der Katheter muss so weit vorgeschoben werden, bis sicher frei Blut zu aspirieren ist.
- Fixation z.B. mit Ligatur oder behelfsmäßig mit Pflasterstreifen.

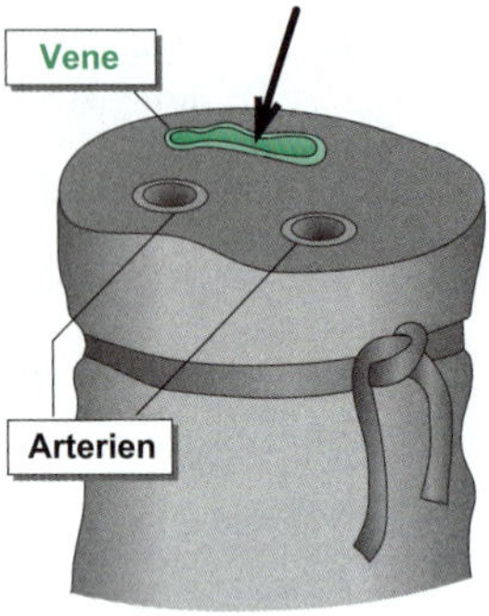

Abb. 14.19 Katheterisierung der Nabelvene [L190]

Medikamente (▶ Tab. 14.6)

- **Adrenalin** (Epinephrin): immer 1 : 10.000 (Standard-)Verdünnung. Einzeldosis 0,01 mg/kg KG, d. h. 0,1 ml Standardverdünnung pro kg KG (1-ml- oder 2-ml-Spritzen verwenden). Mit NaCl 0,9 % oder anderer Elektrolytlösung nachspülen (z.B. 2 ml Bolus). Wiederholungsdosis alle 3–5 Min.
- **Natriumbikarbonat 8,4 %:** fakultativ nach längerer (> 10 Min.) frustraner Reanimation. 1 : 1 verdünnt mit Aqua dest. 1 ml kg KG langsam i. v. zur Pufferung. **Cave:** nicht zusammen mit Adrenalin spritzen (Inaktivierung).
- **Vollelektrolytlösung:** bei intravasalem Volumenmangel (z.B. Blutung oder Sepsis) isotone kristalloide Lösung z. B. Ringeracetat, im Notfall auch NaCl 0,9 % 15 ml/kg KG langsam i. v., bei Nichtansprechen 2–3 × wiederholen.
- **Glucose 10 %:** bei nachgewiesener Hypoglykämie (BZ < 45 mg/dl) oder nach längerer Reanimation (> 10 Min.) 2 ml/kg KG langsam i. v.
- **Opiatantagonisten:** Naloxon-Ampulle 0,4 mg in 1 ml. Startdosis 0,1–0,2 mg/kg KG i. v. **Cave:** kurze Wirkdauer. Atemdepression des Neugeborenen durch Opiate unter der Geburt ist heute eine Rarität.

! Wegen Gefahr der akzidentellen Überinfusion niemals frei tropfende Infusionen beim Neugeborenen.

Elektrische Intervention Bei der Reanimation des Neugeborenen praktisch nie notwendig.

- Defibrillation beim Säugling mit einer Energie von 4 J/kg KG
- Kardioversion (synchronisiert) beim Säugling mit 0,5–1 J/kg KG

Tab. 14.6 Gewicht zeitgerecht entwickelter Neu-/Frühgeborener

24. SSW	500 g
28. SSW	1.100 g
32. SSW	1.800 g
36. SSW	2.700 g
40. SSW	3.400 g

Reanimationsdauer und nach der Reanimation

- Der Zeitrahmen für erfolgversprechende Fortsetzung der Neugeborenenreanimation kann nicht pauschal abgeschätzt werden. Entsprechend der ILCOR-Empfehlungen sollte nach 15 Min. ohne suffiziente Herzaktionen die Indikation zur Fortführung der Reanimation überdacht werden.
- Bei präpartal bekannter, auf Dauer nicht mit dem Leben vereinbarer Erkr. (z. B. Trisomie 18), mit den Eltern möglichst vor der Geburt die Durchführung von Reanimationsmaßnahmen besprechen.
- Neugeborene nach erfolgreicher Reanimation müssen einem qualifizierten Zentrum zur Weiterbetreuung (Hypothermiebehandlung) zugeführt werden.
- Die Anwesenheit der Eltern während Reanimationsmaßnahmen wird nach heutigem Wissensstand favorisiert. Eine ausführliche Information von Mutter und Vater sowohl nach erfolgreicher wie nach erfolgloser Reanimation muss entsprechend der Umstände erfolgen.

> Bei emotional immer belastenden Säuglingsreanimationen ist ein Debriefing im Team ist anzustreben.

14.5.3 Atemstörungen

Michael Seybold

Bradypnoe/Hypopnoe

Ätiologie Mütterliche Medikamente (Sedativa, Analgetika, Muskelrelaxanzien) oder Drogen, Adaptationsstörung, Hirnblutung (zentrale Atemstörung), angeborene Muskelerkr. (periphere Atemstörung), Unterkühlung, Asphyxie.

Symptomatik Bradykardie, Adynamie, Zyanose.

Sofortmaßnahmen

- Beatmung (▶ 14.5.1)
- Ggf. Naloxon. **Cave:** wirkt kürzer als die meisten Opioide

Tachypnoe

Ätiologie Verzögerte Fruchtwasserresorption („wet lung"), Mekoniumaspiration, Sepsis (Amnioninfektion), Adaptationsstörung, Atemnotsy. (Unreife), Herzfehler, Pneumothorax, pulmonale Fehlbildungen, Fehlbildungen der oberen Luftwege (funktionelle oder anatomische Stenosen), Zwerchfellhernie, Unterkühlung (z. B. Hausgeburt).

Symptomatik

- Stöhnen, Knören, Nasenflügeln
- Einziehungen des Thorax
- Ggf. Zyanose

> **!** Trotz Unterkühlung kein Kältezittern bei Neugeborenen!

Sofortmaßnahmen

- Wärme, O_2-Gabe, ggf. Absaugen
- Bei stabiler Klinik (rosige Haut) bzw. SpO_2 > 85 %: Zuwarten, ansonsten O_2-Ther. unter SpO_2-Kontrolle
- Bei massiver Klinik mit Ateminsuff. (z. B. Mekoniumaspiration, Atemnotsy): Atemhilfe bis Beatmung (▶ 14.5.2)

14

14.5.4 Herz-Kreislauf-Störungen

Michael Seybold

Bradykardie

Ätiologie

- Hypoxie infolge z. B. perinataler Asphyxie (Nabelschnur- oder Plazentakomplikationen), Ventilationsstörung durch anatomische bzw. funktionelle Atemwegsverlegung (z. B. Robin-Sy. bzw. Schleimobstruktion) oder zentrale Atemantriebsstörung (mütterliche atemdepressive Medikamente oder Drogen).
- Reflexbradykardie bei tiefem Absaugen.

Symptomatik

- Zyanose, auch weißes Hautkolorit möglich
- Exzitation (bei vorhandenem Atemantrieb aber verlegtem Atemweg)

Sofortmaßnahmen

- Beseitigung der Atemwegsobstruktion durch Absaugung oder Intubation (▶ 14.5.2)
- Beatmung (▶ 14.5.2)

Tachykardie

Ätiologie Stress, Adaptationsstörung, Infektionen, mütterliche Medikamente (Tokolytika), Hypovolämie, Kälte, angeborene Herzrhythmusstörungen.

Symptomatik

- Puls ↑
- Evtl. Blässe
- Bei längerem Bestehen Zeichen der kardialen Insuff. (Leberschwellung)

Sofortmaßnahmen

- Wärme, O_2-Gabe
- Ther. der zugrundeliegenden Ursache (z. B. Volumensubstitution)
- Bei V. a. tachykarde Herzrhythmusstörung und drohende oder manifeste Kreislaufinsuff. (HF meist > 240/Min):
  - Diving-Versuch (eiskalter Waschlappen auf das Gesicht)
  - Medikamentöse Kardioversion (Adenosin)
  - Eelektrische Kardioversion in Sedierung (1–2 J/kg KG)

14.5.5 Zyanose

Michael Seybold

Ätiologie Kardiale (s. o.) und respiratorische Störungen (s. o.), Polyglobulie.

Symptomatik Hautkolorit, SpO_2 ↓.

Sofortmaßnahmen O_2-Gabe bzw. bedarfsadaptierte Ther. (Beseitigung eines Atemwegshindernisses, Beatmung, ▶ 14.5.2).

14.5.6 Blässe

Michael Seybold

Ätiologie Geburtstraumatisch bedingte Blutung (z. B. Hirn- oder Leberblutung, Kephalhämatom), Plazentalösung, Nabelschnurabriss, fetomaternale oder bei Zwillingen fetofetale Transfusion, Sepsis, Herzfehler, Asphyxie.

Symptomatik
- Hautkolorit
- Tachypnoe
- Ggf. Puls ↑
- Rekapillarisierungszeit > 2 s

Sofortmaßnahmen
- Volumensubstitution (10–15 ml/kg KG Vollelektrolytlösung oder NaCl 0,9 %)
- Bei stark ausgeprägter Klinik O_2-Gabe (▶ 1.23) und Atemhilfe (▶ 14.4.1)
- Volumengabe ggf. 2–3x wiederholen

14.5.7 Hämatome

Michael Seybold

Ätiologie Geburtstrauma, angeborene Blutungsneigung, Vitamin-K-Mangel.

Symptomatik
- Blässe bis Schock
- Ggf. Puls ↑
- Evtl. zerebrale Krampfanfälle

Sofortmaßnahmen
- Bei relevanter Klinik: Volumensubstitution (▶ 14.5.2)
- Selten symptomatische Ther. notwendig (Atemstörung, Krampfanfälle)

14.5.8 Krampfanfälle

Michael Seybold

Ätiologie Hirnblutung oder -fehlbildung, Hirnschädigung durch Infektion während der Schwangerschaft, Sepsis, Hypoxie, metabolische Störung (z. B. Elektrolyte, Glukose), Entzugssymptomatik bei Drogenabhängigkeit der Mutter.

Symptomatik
- Kloni mit oder ohne Seitenbetonung
- Z. T. nur subtile Symptomatik (z. B. Schmatzen, Blinzeln)
- Ggf. SpO_2 ↓
- Puls ↓

Sofortmaßnahmen
- BZ-Bestimmung: Wenn < 45 mg/dl 2–4 ml/kg KG Glukose 10 %.
- Bei Hypoxie: Beatmung (▶ 14.5.2).
- Ggf. Infusion mit 5 ml/kg KG/h Glukose 10 % (Kataboliereduktion; ▶ 14.5.2).
- Bei persistierenden akut therapiebedürftigen Anfällen: Midazolam 0,2 mg/kg KG i. v. oder intranasal, ggf. Wiederholung nach 10 Min. Alternativ wenn vorhanden Phenobarbital 10 mg/kg KG langsam i. v.

14.5.9 Fehlbildungen

Michael Seybold und Norbert Bauer

▶ Tab. 14.7

Tab. 14.7 Fehlbildungen

Fehlbildung	Symptomatik	Maßnahmen
Lippen-Kiefer-Gaumenspalte	Spaltfehlbildung im Bereich der Maxilla	• Keine vitale Bedrohung • Weiterversorgung (Kinderklinik) veranlassen • Bonding Mutter-Kind ermöglichen
Ösophagusatresie	• Speicheln, Schäumen • Sofortiges Spucken beim Trinken • Atemstörung durch Aspiration • Anamnestisch Polyhydramnion	• Verlegung in Zentrum • Aspiration vermeiden • Kein Trinkversuch • Absaugen • Transport in Seitenlage
Bauchwanddefekt (Gastrochisis, Omphalozele)	Herniation von Darm und evtl. Organen durch Defekt	• Möglichst keine Maskenbeatmung (Spontanatmung oder Intubation) • Darminhalt nicht zurückdrängen • Steril abdecken • Versorgung in Zentrum
Spaltbildungen der Wirbelsäule (Meningomyelozele)	Weichgewebedefekt im Bereich der Wirbelsäule, meist sakral, mit frei liegenden Meningen und neuronalen Strukturen	• Steriles Abdecken mit NaCl 0,9% getränkten Tupfern • Evtl. Okklusion mit Plastikfolie • Mechanische Alteration vermeiden • Versorgung in Zentrum
Herzfehler mit Ductus arteriosus abhängigem Kreislauf	• Krisenhafte Verschlechterung bei Spontanverschluss des Ductus arteriosus in den ersten Lebenstagen • Therapieresistente Zyanose • Herzgeräusch nicht obligat	• Schnellstmögliche neonatologische/ kinderkardiologische Versorgung (Prostaglandin E1 zur Wiedereröffnung des DA) • Basismaßnahmen
Herzfehler ohne Ductus arteriosus abhängigem Kreislauf	• Manifestation häufig erst jenseits der Neugeborenperiode • Evtl. Herzgeräusch • Evtl. zentrale Zyanose	• Diagnostik in entsprechendem Zentrum • Basismaßnahmen nach Klinik • Moderater O_2-Einsatz

14.5.10 Geburtsverletzungen

Michael Seybold und Norbert Bauer

▶ Tab. 14.8

14.5.11 Findelkinder

Michael Seybold

Findelkinder sind Neugeborene, die – meistens direkt nach der Geburt – von der Mutter oder den Eltern verlassen wurden. Ihre Betreuung hängt von den Umständen ab, unter denen sie aufgefunden wurden. Oft werden solche

Tab. 14.8 Geburtsverletzungen

Geburtsverletzung	Symptomatik	Maßnahmen
Caput succedaneum, Kephalhämatom	Schwellung über dem Schädelknochen, evtl. fluktuierend	• I. d. R. harmlos • Beurteilung durch Kinderarzt • **Cave:** keine Punktion
Klavikulafraktur	• Schmerzen • Schonhaltung des Arms • Evtl. tastbare Stufe und Krepitation	• Kein Notfall • Schmerzreduktion durch Lagerung des Arms am Körper • Beurteilung und Planung der Weiterbetreuung durch Kinderarzt
(Obere) Plexuslähmung	Bewegungseinschränkung bis schlaffe Lähmung des betroffenen Arms	• Keine Maximalbewegungen • Lagerung des Arms am Körper • Beurteilung und Planung der Weiterbetreuung durch Kinderarzt
Fraktur der langen Röhrenknochen	• Schmerz im Bereich Oberschenkel oder Oberarm • Evtl. Schwellung • Evtl. Stellungsanomalie • Relevanter Blutverlust in Oberschenkel möglich	• Diagnostik und Ther. in Kinderklinik • Schmerzreaktion durch Lagerung • Ruhigstellung • Schontransport

Neugeborenen in Toiletteneinrichtungen öffentlicher Gebäude oder auf Autobahnraststätten zurückgelassen. In solchen Fällen sind die Kinder ausgekühlt und müssen umgehend abgetrocknet, angezogen und in eine warme Umgebung gebracht werden.

Vorgehen Polizei benachrichtigen und das Kind in eine Kinderklinik transportieren.

Prinzipien der Weiterbehandlung

- Im Krankenhaus orientierende Diagnostik mit Infektparametern, Serologie (HIV und HbsAg → Impfung) und Sonografie des Gehirns, des Herzens und des Abdomens. Weitere Diagnostik gezielt, wenn z. B. Verletzungen vorliegen (Röntgen usw.).
- Kontaktaufnahme des Krankenhauses mit dem örtlichen Sozialdienst. Dieser vermittelt zunächst eine Pflegefamilie und später evtl. die Adoption des Kindes.

Ein ähnliches Vorgehen bezüglich Diagnostik und Einschaltung des Sozialdienstes empfiehlt sich auch bei Neugeborenen, die nach anonymer Geburt oder Abgabe an einer „Babyklappe" zunächst in einer Kinderklinik betreut werden.

14.6 Mütterliche Notfälle nach der Entbindung

Norbert Bauer

14.6.1 Differenzialdiagnosen

▶ Tab. 14.9

Tab. 14.9 Notfälle der Mutter nach Entbindung

Leitsymptom	Zusätzliche Befunde	Verdachtsdiagnose
Vaginale Blutung > 250 ml/h	Uterus weich und groß (oberhalb des Nabels) tastbar	• Verletzung der Geburtswege (▶ 14.6.2) • Atonische Nachblutung (▶ 14.6.2) • Gerinnungsstörung (▶ 14.6.2)
Plötzlich auftretend: • Schwindel • Dyspnoe • Schock	• Zyanose • Angina pectoris • Tachypnoe • Tachykardie	Fruchtwasserembolie (▶ 14.6.3)
• Fieber • AZ ↓ • Rezidivierende Schüttelfröste	• Einige Tage nach der Geburt • Glieder- und Gelenkschmerzen • Ikterus • Stirnkopfschmerz	Puerperalfieber (▶ 14.6.4)
Phlegmasia coerulea dolens am Bein • Reißende Schmerzen • Dunkel-zyanotische Verfärbung • Ödembildung	• Druckschmerz in der Leiste und über den großen Beinvenen • Umgehungskreislauf im Bereich der V. epigastrica superficialis • Schock • Temperaturerhöhung	Beckenvenenthrombose (▶ 6.2.1)
Starke Erregungszustände	• Meist am 3.–4. Wochenbetttag • Paranoide, halluzinatorische und manische Phänomene	Wochenbettpsychose (▶ 14.6.5)
Depressionen	• Meist 2. Wo. postpartal	Wochenbettpsychose (▶ 14.6.5)

14.6.2 Postpartale Blutungen

Ätiologie

- **Verletzungen der Geburtswege:** Uterusruptur, Zervixriss, Scheidenverletzungen, Vulvaverletzungen, Dammrisse und Episiotomien.
- **Atonische Nachblutungen:** Harnverhalt verhindert die Uteruskontraktion, Uterusüberdehnungen bei Hydramnion oder Mehrlingen, Plazentaretention (Plazenta nach 30 Min. noch nicht gelöst) oder Retention von Plazentaresten verhindert die Uteruskontraktion. Uterusinversion. Vorausgegangene Tokolyse.
- **Gerinnungsstörungen.**

Symptomatik Blutverlust ≥ 500 ml/h post partum. Abschätzen der Blutungsintensität durch Lagerung nach Fritsch (▶ 13.2). **Cave:** Blutverlust wird meist um 30–50 % unterschätzt, bes. bei starkem Blutverlust.

Kurzanamnese

- Wann wurde die Harnblase zuletzt entleert?
- Schwere Geburt, Lageanomalien des Kindes (Verletzung der Geburtswege)?

Sofortdiagnostik

- Basischeck (▶ 4.1.2).
- Palpation des Uterusfundus: Weich und oberhalb des Nabels tastbar (sollte normal relativ hart und deutlich unterhalb des Nabels getastet werden können). Delle oder Uterus nicht tastbar bei Uterus inversa.

!
- Verwechslung mit der prall gefüllten Harnblase möglich
- Inspektion der Vulva auf Geburtsverletzungen: Klitorisriss, Vulvaverletzungen, Dammriss, Episiotomie
- Puls, SpO_2, RR, EKG
- Schockzeichen?

Sofortmaßnahmen

- Entleerung der Harnblase, falls spontan nicht möglich Katheterisierung.
- **Förderung der Uteruskontraktion:**
  - Wehen antreiben durch kreisende Bewegungen über dem Uterusfundus.
  - **Credé-Handgriff** (▶ Abb. 14.20): Uterusfundus durch die Bauchdecke fassen, sodass der Daumen der Uterusvorderwand, die Finger der Uterushinterwand anliegen, dann Blutkoagel sakralwärts ausdrücken. **Cave:** schmerzhaft. Danach Uterusfundus weiterhin von oben halten.
  - **Hamilton-Handgriff:** Mit der Faust in der Scheide von vorne auf die Cervix uteri drücken und von der Bauchdecke aus den Fundus uteri dagegen drücken.
  - I. v. Zugang mit Infusion 500 ml Ringeracetat, ggf. Oxytocin 3–5 IE als Bolus, ggf. Kurzinfusion mit Oxytocin 10–40 IE in 500–1000 ml Ringerlaktat. **Cave:** Hypotonie (▶ 1.23).
  - Alternativ Pat. an den Brustwarzen reiben lassen, zur endogenen Ausschüttung von Oxytocin.
- Vaginale intrauterine Tamponade.
- Als letzten Ausweg Aortenkompression: Eine Hand zur Faust ballen und diese mit der anderen Hand umgreifen, in Nabelhöhe tief (bis auf die Wirbelsäule) eindrücken.
- Vulvaverletzungen oder Episiotomiewunde mit steriler Kompresse komprimieren.
- Bei Schockzeichen: Schocklagerung, O_2-Gabe (▶ 1.7.3, ▶ 1.23), großzügige Volumengabe.
- Bei Plazentaretention oder unvollständiger Plazentalösung Reste manuell ausräumen.
- Bei Uterusinversion: Reposition vaginal, ggf. kurzzeitig unter Tokolyse mit Nitrospray oder Betamimetika.

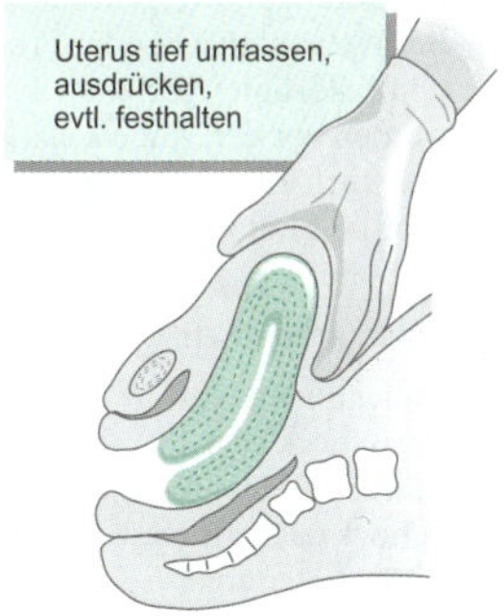

Abb. 14.20 Credé-Handgriff [L157]

14

Transport
- Kind (Inkubator), Plazenta und Mutterpass nicht vergessen.
- Blutige Tücher sammeln und zum Abschätzen des Blutverlustes mit in Klinik nehmen.
- Immer notfallmäßiger Transport in die nächste gynäkologische Klinik nach Voranmeldung.

Prinzipien der Weiterbehandlung Schockther., Harnblasenentleerung, Überprüfen der Vollständigkeit der Plazenta und ggf. Uteruskürettage, Förderung der Uteruskontraktion, Inspektion und Versorgung der Geburtswege, Gerinnungsdiagnostik, Versorgen des Kindes.

14.6.3 Fruchtwasserembolie

auch ▶ 7.4.

Symptomatik
- Verlauf in 2 Phasen: 1. Phase mit kardiorespiratorischer Insuff., 2. Phase mit Gerinnungsstörungen.
- Bei Wehentätigkeit oder Fruchtblasensprung, selten erst postpartal.
- Ohne Vorboten plötzlich Schwindel, neurologische Symptomatik, Schwarzwerden vor den Augen, starke Dyspnoe, Tachypnoe, Husten, blutiger Auswurf, Zyanose, Angina pectoris, Tachykardie, Schock, Kaltschweißigkeit, profuse Blutungen, aber keine thorakalen Schmerzen wie bei einer Lungenembolie.

Kurzanamnese Schwere Entbindung, evtl. mit kräftigem Kristellern?

Sofortdiagnostik
- Basischeck (▶ 4.1.2)
- Puls, SpO_2 (↓), RR ↓, Arrhythmie, EKG (Zeichen einer Rechtsherzbelastung?)
- Schockzeichen? Herzstillstand
- Einflussstauung
- Lungen- (evtl. Lungenödem) und Herzauskultation (evtl. kratzendes Geräusch)

Sofortmaßnahmen
- I. v. Zugang mit Infusion (Ringeracetat ▶ 1.23)
- O_2-Gabe 6–8 l/Min. (▶ 1.7.3, ▶ 1.23)
- 2 Hub (0,8 mg) Nitroglyzerinspray s. l. oder 1 Nitroglyzerinkapsel zerbeißen lassen bei $RR_{syst.}$ ≥ 100 mmHg und Puls > 50/Min.
- Katecholamine, Heparin 5.000 IE im Bolus, Sedierung mit Diazepam 5–10 mg i. v., Vorlastsenkung mit 2 mg Morphin-Boli. **Cave:** RR-Abfall
- Ggf. Intubation (▶ 3.4.4), Beatmung (▶ 3.4.8) mit 100 % O_2, PEEP 5 cmH_2O
- Rasche Entbindung anstreben.

Transport Immer notfallmäßiger Transport in die nächste **chirurgische** Intensivstation.

Prinzipien der Weiterbehandlung Intensivther. mit Schockbekämpfung und Ther. der Koagulopathie.

Differenzialdiagnosen Thromboembolie, Pleuritis, Pneumonie, Uterusruptur (Unterbauchschmerzen, Blutung). Luftembolie (v. a. bei Placenta praevia).

14.6.4 Puerperalfieber

Definition Von Geburtswunden ausgehende Infektion.

Kurzanamnese Einige Tage zurückliegende Entbindung, evtl. primäres Abstillen.

Symptomatik
- Fieber
- Beeinträchtigter AZ
- Rezidivierende Schüttelfröste
- Stirnkopfschmerz
- Evtl. Glieder- und Gelenkschmerzen, Ikterus

Sofortdiagnostik
- Basischeck (▶ 4.1.2)
- Puls ↑, SpO_2, RR, EKG
- Schockzeichen (▶ 5.9)
- Temperatur ↑
- Übel riechende Lochien
- Uteruskantenschmerz bei Subinvolution (Fundus über Nabelhöhe)
- Peritonismus

Sofortmaßnahmen
- Bei Schock ▶ 5.9
- I. v. Zugang mit Infusion (Ringeracetat)
- Oxytocin 10 IE in 500 ml Ringeracetat (▶ 1.23)
- Bei Ateminsuff. O_2-Gabe (▶ 1.23), Intubation (▶ 3.4.4) und Beatmung (▶ 3.4.8)
- Bei Peritonismus Magensonde legen (▶ 2.10.3)

Transport Zügiger Transport in die nächste gynäkologische Klinik.

Prinzipien der Weiterbehandlung Stabilisierung der Vitalfunktionen, Uterotonika, Antibiotika, Herdsanierung.

Differenzialdiagnosen Mastitis puerperalis, Thrombose, Atemwegs- oder Harnwegsinfekt.

> Septischer Schock mit Herz-Kreislauf-Versagen innerhalb von Stunden möglich.

14.6.5 Wochenbettpsychose

Definition Durch die endokrine Umstellung im Wochenbett ausgelöst. Gelegentlich auch rein psychogen nach Adoption von Säuglingen.

Symptomatik
- Starke Erregungszustände mit paranoiden und halluzinatorischen Phänomenen, manische Zyklothymien bes. am 3.–4. Wochenbetttag.
- Endogene Depressionen mit Suizidgefahr bes. in der 2. Wo.

Kurzanamnese Depressionen? Manien? Paranoia? Suizidgedanken?

Sofortmaßnahmen Falls kurzfristig erforderlich: I. v. Zugang mit Infusion (Ringeracetat ▶ 1.23), Sedierung z. B. mit Diazepam 10 mg langsam i. v. oder Triflupromazin 5–10 mg langsam i. v. oder Haloperidol 5 mg i. m.

Transport
- Postpartal in Gynäkologie zur Abklärung der geburtshilflichen Situation.
- Im weiteren Verlauf des Wochenbetts, wenn die geburtshilfliche Situation bereits abgeklärt ist, in psychiatrische Klinik.
- **Zwangseinweisung** bei Eigengefährdung oder Fremdgefährdung (z. B. Kind) unter Hinzuziehung der Polizei (▶ 10.3).

Prinzipien der Weiterbehandlung Abklärung der geburtshilflichen Situation, Hinzuziehen eines Psychiaters oder Verlegung in Psychiatrie.

! Suizidgefahr nicht unterschätzen.

15 Abdominelle und Stoffwechsel-Notfälle, Sepsis

Ulrich v. Hintzenstern und, Michael Reng

15.1 Leitsymptome 600
15.1.1 Schmerzen 600
15.1.2 Abwehrspannung/peritoneale Reizung 602
15.1.3 Übelkeit/Erbrechen 602
15.1.4 Blutung 602
15.1.5 Diarrhö 603
15.2 Akutes Abdomen 603
15.3 Gastrointestinale Blutungen 612
15.4 Metabolische und endokrine Notfälle 614
15.5 Schwere Infektionen und Sepsis 616

15.1 Leitsymptome

15.1.1 Schmerzen

Schmerzlokalisation Möglicher Hinweis auf das betroffene Organ (▶ Tab. 15.1).

Tab. 15.1 Typische Schmerzlokalisationen beim akuten Abdomen

Rechts	Rechts oder links	Links
Oberbauch		
• Cholezystitis • Cholelithiasis • Appendizitis • Akute Hepatitis	• Pankreatitis • Ulkus(-perforation) • Nephrolithiasis • Pneumonie, Pleuritis • Myokardinfarkt • Ileus • Mesenterialinfarkt	• Milzruptur, -infarkt
Unterbauch		
• Appendizitis	• Adnexitis • Extrauteringravidität • Ureterolithiasis • Inkarzerierte Hernie • Ileus • Mesenterialinfarkt • Harnverhalt	• Divertikulitis

15

- Wandernder Schmerz bei Appendizitis: Beginn (bei Kindern) anfangs oft im Epigastrium oder re Oberbauch, innerhalb von Stunden Verlagerung unter Schmerzzunahme in den re Unterbauch. Beim Kind oft mit Erbrechen.
- Schmerzausstrahlung: Hyperästhetische Hautfelder (Head-Zonen).
  - Vom li Oberbauch in die li Schulter ziehend bei akuter Pankreatitis.
  - Gürtelförmig in den Rücken bei Pankreatitis oder perforiertem abdominalem Aortenaneurysma.
  - In die re Schulter bei Gallenwegserkr., Extrauterinschwangerschaft.
  - In die re Axilla und Schulter bei Ulcus duodeni.
  - In Skrotum bzw. Labien bei Nierenkolik.

Schmerzqualität ▶ Tab. 15.2

- Viszeraler „Eingeweideschmerz“: Diffus, schlecht lokalisierbar, bohrender Charakter, z. B. bei Darmischämie oder Strangulation
- Somatischer (parietaler) Schmerz: „Heller“ Schmerz, lokalisierbar, stechender Charakter. Bei peritonealer Reizung, z. B. bei fortgeschrittener Appendizitis

Tab. 15.2 Schmerzqualität beim akuten Abdomen		
Schmerz	**Viszeraler Schmerz**	**Somatischer Schmerz**
Ursprung	Abdominale Hohlorgane	Peritoneum parietale
Leitung	Bilateral durch N. splanchnici	Unilateral durch N. spinalis
Ursache	Dehnung und Spasmus	Dehnung oder Gewebsschädigung
Sensation	Dumpfer, bohrender oder nagender Schmerz, Kolik	Scharfer, schneidender Dauerschmerz
Lokalisation	• Unbestimmt im Mittelbauch (Nabelgegend) • Pat. deutet grob mit flacher Hand	• Begrenzt umschrieben, seitenbezogen • Pat. zeigt genau mit Fingerspitze
Begleitsymptome	Unruhe, Erbrechen, Schweißausbruch, Schwindel	
Abnahme	Bei Bewegung	Durch Schonhaltung, Oberflächenatmung
Zunahme	In Ruhe	Durch Bewegung, Erschütterung, Husten, Niesen

Akuität Aufschlussreicher als Schmerzlokalisation und -qualität ist oftmals die Akuität beim Auftreten des Schmerzes (▶ Tab. 15.3).

Tab. 15.3 Akuität des Schmerzes			
	Langsamer Schmerzbeginn	**Starkes Schmerzbild**	**Maximalschmerz (± Schock)**
Beginn/ Verlauf	Steigert sich innerhalb von Stunden	Schnell zunehmend	Schlagartig
Mögliche Ursachen	• Entzündungen im Abdomen • Ulcus ventriculi oder duodeni • Dünndarm-, Dickdarmileus • Mesenteriale Durchblutungsstörung, auch venös	• Perforation, Strangulationen • Pankreatitis, akute und schwere Entzündungen • Myokardinfarkt • Koliken von Hohlorganen	• Perforation eines Hohlorgans (auch Pneumothorax) • Ruptur im Abdomen/kleinen Becken • Aortenaneurysmaruptur • Mesenterialarterienembolie/-infarkt

Schmerzcharakter

- **Kolik:** krampfartig, intermittierend auftretend. Bei Verschluss eines Hohlorgans, z. B. Gallen- oder Uretersteinkolik, mechanischer Ileus, Enteritis (NORO-Infektion)
- **Anhaltender Vernichtungsschmerz:** messerstichartig, perakut einsetzend, z. B. bei Perforation, Aneurysma dissecans, Pankreatitis, Herzinfarkt
- **Vernichtungsschmerz mit befristeter Besserung:** Darmischämie durch Strangulation einer Dünndarmschlinge oder Mesenterialinfarkt. Typisch: symptomfreies Zeitfenster

- **Crescendoschmerz:** kontinuierlich zunehmend. Bei Entzündung, z. B. Appendizitis, Cholezystitis, Salpingitis, Divertikulitis, Pankreatitis, Peritonitis

15.1.2 Abwehrspannung/peritoneale Reizung

- Lokal aktiv gespannt und druckschmerzhaft: umschriebener Krankheitsprozess (z. B. beginnende Peritonitis)
- Leichte bis mäßige, generalisierte Abwehrspannung mit diffusem Druckschmerz, z. B. bei akuter Pankreatitis („Gummibauch"), Mesenterialinfarkt, Blutung in die Bauchhöhle, Enteritis oder extraperitonealen Erkr. (z. B. Herzinfarkt, basale Pneumonie, Wirbelfrakturen)
- „Bretthartes" Abdomen: generalisierte Peritonitis (z. B. nach Perforation)

15.1.3 Übelkeit/Erbrechen

> **!** Singultus ist häufig das erste Zeichen einer beeinträchtigten intestinalen Peristaltik.

- **Reflektorisches Erbrechen** nach Schmerzattacken (Koliken), bei beginnender Entzündung (Appendizitis, Peritonitis), Perforation oder Verschlüssen (Ileus)
- **Überlauferbrechen** bei partiellem oder vollständigem Verschluss (mechanischer Ileus) oder Darmatonie (paralytischer Ileus):
  - Hoher Ileus: frühzeitiges und intensives Erbrechen
  - Dickdarmileus: entwickelt sich oft aus Subileus über 2–3 Wo. Frühzeitig metallisch klingende Darmgeräusche (durch Bewegung der Bauchdecke auslösbar). Zuletzt Miserere (Koterbrechen)
  - Paralytischer Ileus: stets Medikamentennebenwirkung bedenken (typisch: Opioide, Psychopharmaka), auch bei Pankreatitis und Urämie

> **!** Bei Norovirus-Infektion initial heftigstes Erbrechen mit schwerstem Krankheitsgefühl, daher nicht selten NA-Indikation. **Cave:** Selbstschutz wegen extrem hoher Gefahr für Tröpfcheninfektion.

15.1.4 Blutung

Bluterbrechen

- Blutungsquelle ist meist der Magen (Ulzera) oder das Duodenum (Ulzera), seltener der Ösophagus (z. B. Refluxösophagitis).
- Hämatinerbrechen meist bei langsamer (chron.) Blutung.
- Erbrechen von hellrotem Blut meist bei heftigeren, ggf. arteriellen Blutungen, aber auch bei Mallory-Weiss-Einrissen (hier typisch: ein- oder mehrfaches Erbrechen ohne Blut, erst bei wiederholtem Erbrechen frisches, hellrotes Blut).
- Massive perorale Blutungen sind primär immer verdächtig auf Ösophagusvarizenblutung.
- Immer auch an Blutungen aus Mund-, Rachen- oder Nasenraum denken.
- Ursprung einer peroralen Blutung kann auch der HNO-Bereich sein. Durch Verschlucken von Blut aus dem HNO-Bereich kann es auch zu Hämatinerbrechen und Teerstuhl kommen.

Peranale Blutung

- Abgang von rotem Blut (auf den Stuhl aufgelagert) hat meist lokale Ursachen (Rektumkarzinom, Hämorrhoiden, Polypen).
- Teerstuhl weist auf den Kontakt von Hämoglobin mit Magensäure im Darm hin (Sickerblutung, z. B. Ulkus, Erosion), das meist aus Magen oder Duodenum stammt.
- Stärkere Blutungen mit Abgang von Blut und/oder frischen Koageln stammen meist von Hämorrhoiden, Divertikeln, Adenomen oder Karzinomen im Kolon. Heftige gastrointestinale Blutungen (Magen, Duodenum) können aber auch als hellroter Stuhlabgang imponieren.

15.1.5 Diarrhö

- In der Notfallmedizin meist infektiös bedingt (Enteritis):
  - Hinweise auf Genuss verdorbener oder infizierter Lebensmittel, z. B. Mayonnaise (Kartoffelsalat), Sahneprodukte (Desserts, Softeis), mit rohen Eiern zubereitete Produkte (Cremes, Tiramisu)
  - Evtl. exotische Erreger (z. B. Amöben) nach Urlaub in südlichen Ländern
- Seltener bei Darmirritation, z. B. Appendizitis, Invagination, Divertikulitis, chron. entzündliche Darmerkr.
- Bei Frauen immer sicherstellen, dass keine gynäkologische Blutung vorliegt (Zielkrankenhaus benötigt dann eine Gynäkologie)

15.2 Akutes Abdomen

Besonderheiten abdominaler und gastrointestinaler Notfälle
Präklinisch sehr geringer Spielraum hinsichtlich Diagnostik (genaue Lokalisation des betroffenen Organs praktisch nicht möglich) und Ther. (fast ausschließlich Sicherung der Vitalfunktionen und Analgesie).

15

Definition Sammelbegriff für unterschiedlichste Krankheitsbilder mit dem Kardinalsymptom Abdominalschmerz, die eine sofortige diagnostische bzw. therapeutische Intervention erfordern (▶ Tab. 15.4).

Symptomatik

- Abdominaler Spontanschmerz (▶ 15.1.1), oberflächliche, schmerzhafte Atemexkursionen, Dyspnoe, Schweißausbruch.
- Angstgefühl, Lethargie, Bewusstseinstrübung.
- Blässe, kalte Akren, Lippenzyanose, Tachypnoe (Schockzeichen).
- Hyperventilation, Fieber, Schüttelfrost (bei Sepsis).
- Übelkeit, Erbrechen: Klare oder grünliche Flüssigkeit → Kolik, Koterbrechen (Miserere) → tiefer gelegener Darmverschluss.
- Perakutes Abdomen: Trias mit Vernichtungsschmerz, bretthartner Bauchdeckenspannung und Schock.

Tab. 15.4 Differenzialdiagnose des akuten Abdomens

Verdachtsdiagnose	Untersuchungsbefunde	Anamnese	Zusatzsymptome
Diffuser Schmerz			
Koprostase	• Kotballen im Enddarm (Skybala) • Evtl. durch die Bauchdecke tastbare Resistenz (Koprom) • Exsikkose	• Meist höheres Lebensalter • Letzter Stuhlgang? • Immobilität	Schmerzen im Unter- und Mittelbauch
Divertikulitis	• (Druck-)Schmerz im li Unterbauch („Links-Appendizitis") • Lokalisierte Abwehrspannung • Evtl. tastbare Resistenz	• Mittleres bis höheres Alter • Oft bereits rezidivierende Erkr.	• Zunächst Obstipation, gelegentlich • Diarrhöen, subfebrile Temperaturen • Später Meteorismus, Stuhlverhalt, Erbrechen, hohes Fieber • Selten untere gastrointestinale Blutung (▶ 15.3) • Evtl. Schüttelfrost
Harnverhalt (▶ 16.3.1)	Harnblase über Symphyse palpabel	Prostataadenom?	• Schmerzen im Unterbauch mit Ausstrahlung in Skrotum bzw. Labien • Harndrang • Evtl. Kaltschweißigkeit, Schock
Paralytischer Ileus	• Stark aufgetriebenes Abdomen („Trommelbauch") • Diffus druckempfindlicher Leib • Perkussion: Luft im Mittelbauch • Auskultation: Totenstille auch beim Bewegen der Bauchdecke	Ausgeprägte Appetitlosigkeit	• Übelkeit, später Erbrechen • Häufig Singultus • Exsikkose
Pankreatitis	• Abdomen meist gering gespannt • Subileus (Darmgeräusche ↓) • Perkussion: Luft im Mittelbauch	• Evtl. bekanntes Gallensteinleiden • Z. n. „opulenter" Mahlzeit oder Alkoholexzess	• Plötzlicher Beginn, oft gürtelförmig in Flanke oder Thorax ausstrahlend • Übelkeit, Erbrechen, Meteorismus • Schweißausbruch • Bei schwerem Verlauf Schock- und Sepsiszeichen

15

Tab. 15.4 Differenzialdiagnose des akuten Abdomens *(Forts.)*			
Verdachtsdiagnose	**Untersuchungsbefunde**	**Anamnese**	**Zusatzsymptome**
Generalisierte Peritonitis	• Zunächst bretthartes Abdomen • Druck- und Klopfempfindlichkeit • Loslassschmerz • Später paralytischer Ileus	• Evtl. Ulkusleiden (Perforation?) • Infektiöse Erkr. des Bauchraums • Crohn-Krankheit?	• Aufgetriebener Leib • Stuhl- und Windverhalt • Fieber • Übelkeit und Erbrechen • Schock, Schüttelfrost • Evtl. Fieber
Appendizitis	• Schmerzen beim Gehen und max. Hüftbeugung „Klassische Druckpunkte": • McBurney-Punkt (Mitte zwischen Nabel und Spina iliaca ant. sup. re) • Lanz-Punkt (re Drittel zwischen den beiden Spinae) • Blumberg-Zeichen (ipsi- und kontralateraler Loslassschmerz)	• Meist Kinder und Jugendliche • Rezidivierende Unterbauchschmerzen?	• Zunächst epigastrischer Schmerz • Später Verlagerung in re Unterbauch • Übelkeit, Erbrechen, Appetitlosigkeit (bei Kindern evtl. der entscheidende Hinweis) • Evtl. Durchfall, geblähtes Abdomen • Leichtes Fieber < 39 °C
Toxisches Megakolon	• Massiv geblähter Bauch • Peranale Blutung • Gespanntes Abdomen • Evtl. generalisierte Peritonitis	Bekannte Colitis ulcerosa	• Allgemeinzustand ↓ • Evtl. Schock
Rektushämatom, retroperitoneale Blutung	• Schmerzen beim Aufsitzen • Druck- und Klopfschmerz in den Flanken	„Gefäß-Pat." unter Antikoagulation	Gelegentlich einseitige, schmerzhafte Bauchdeckenschwellung
Milz- und/ oder Leberruptur (▶ 11.4)	• Druckschmerz in re bzw. li Oberbauch • Aufgetriebenes Abdomen	• Z. n. stumpfem Bauchtrauma • Rippenfraktur	• Schmerzen im re (Leber) bzw. li (Milz) Oberbauch • Evtl. Ausstrahlung in li Schulter (Milz) • Evtl. Flankenschmerz • Schock
Nierenruptur (▶ 16.6.1)	• Prellmarke oder Vorwölbung in der Flanke • Nierenlager klopfschmerzhaft • Hämaturie	Z. n. stumpfem Bauchtrauma	Flankenschmerz

15

Tab. 15.4 Differenzialdiagnose des akuten Abdomens *(Forts.)*

Verdachtsdiagnose	Untersuchungsbefunde	Anamnese	Zusatzsymptome
Rupturiertes Bauchaortenaneurysma (▶ 6.5)	RR-Differenz zwischen oberen und unteren Extremitäten	• Dezelerationstrauma • Selten Ruptur bei arteriosklerotisch veränderter Aorta (pAVK, KHK?)	• Schlagartig auftretende, heftige Schmerzen im Mittelbauch mit Ausstrahlung in Rücken und/oder Schulter • Schock
Adnexitis (▶ 13.3.3)	Einseitiger Druckschmerz im Unterbauch		• Unterbauchschmerz, meist einseitig • Evtl. Fieber
Hodentorsion (▶ 16.5.1)	• Keine Schmerzlinderung bei Hodenanhebung • Evtl. palpable Torquierung des Samenstrangs	Meist Kinder oder Jugendliche nach Sport	Schmerzen im Skrotum mit Ausstrahlung in Leiste und Unterbauch, gelegentlich nur im Mittelbauch
Epididymitis (▶ 16.5.2)	Schmerzlinderung bei Hodenanhebung	• Z. n. Prostatektomie • Z. n. Harnwegsinfekt	• Schmerzen im Skrotum mit Ausstrahlung in Leiste und Unterbauch • Evtl. gerötetes vergrößertes Skrotum
Myokardinfarkt (▶ 5.2)	EKG (typisch Hinterwandinfarkt mit ST-Hebung in I, II, III, aVF)	• Angina pectoris, KHK? • Nach körperlicher Anstrengung	• Schmerzen im Oberbauch und/oder li Thorax • Evtl. Ausstrahlung in li Schulter/Arm oder Rücken
Basale Pleuropneumonie (▶ 7.3)	• Verschärftes Atemgeräusch • Dämpfung bei Erguss	• Grippaler Infekt der Atemwege • Abwehrschwäche (Alter, Kortikoid-, Zytostatikather., Tumorleiden)	• Dyspnoe, Husten • Fieber
Akute Rechtsherzinsuff., z. B. nach Lungenembolie (▶ 7.4)	• Halsvenenstauung • Hepatosplenomegalie	• Nach körperlicher Anstrengung • Im Rahmen eines Infekts • Nach Immobilisation (Flugreise)	Dyspnoe, Zyanose
Spontanpneumothorax (▶ 7.7)	• Einseitig aufgehobenes Atemgeräusch • Einseitig hypersonorer Klopfschall	Bronchiektasen bekannt?	• Dyspnoe, Zyanose • Thoraxschmerz, meist re

Tab. 15.4 Differenzialdiagnose des akuten Abdomens *(Forts.)*

Verdachtsdiagnose	Untersuchungsbefunde	Anamnese	Zusatzsymptome
Kolikschmerz			
Gallenkolik	• Druck- und Klopfschmerz über der Gallenblase • Evtl. Temperatur bis 38 °C	• Evtl. Steinleiden bekannt • Z. n. fetter Mahlzeit	• Im re Mittel- und Oberbauch, evtl. mit. Ausstrahlung in die re Schulter • Übelkeit, Völlegefühl • Ikterus
Cholezystitis	• Gallenblase gelegentlich tastbar und druckschmerzhaft • Fieber > 38 °C	Evtl. Steinleiden bekannt	• Schmerzen im re Oberbauch • Schüttelfrost • Übelkeit, Erbrechen • Evtl. Ikterus
Mechanischer Ileus	• Evtl. äußerlich erkennbare Darmsteifungen • Hochgestellte, evtl. spritzende, metallische Darmgeräusche • Bei Dickdarmverschluss massiv geblähtes Abdomen	Evtl. Z. n. Laparotomie (Bridenileus)	• Paradoxe Diarrhö bei Subileus • Wind- und Stuhlverhalt • Erbrechen
Nierenkolik (▶ 16.2)	Nierenlagerklopfschmerz	Evtl. Steinleiden bekannt	• Flankenschmerz mit Ausstrahlung in Leiste, ggf. Skrotum bzw. Labien • Evtl. leichte Hämaturie
Krampfartiger Schmerz			
Gastroenteritis	• Weiches, höchstens mäßig gespanntes Abdomen • Hyperperistaltische Darmgeräusche	• Medikamente, z. B. Antiphlogistika, Zytostatika, Antibiotika, orale Antidiabetika, Hormonpräparate, Diuretika • Lebensmittelvergiftung, z. B. Roheiprodukte, Geflügel, Speiseeis • Diarrhö im persönlichen Umfeld	• Übelkeit und Erbrechen • Evtl. wässrige oder blutige Diarrhö • Evtl. Exsikkose und Schockzeichen
Invagination	• Weiches, eingesunkenes Abdomen • Invaginationstumor meist im re Unterbauch tastbar • Rektaler Blutabgang (spät)	Meist Kinder < 2 J.	• Plötzliche heftigste Schmerzen • Erbrechen • Schreiattacken • Grau-blasses Aussehen

Tab. 15.4 Differenzialdiagnose des akuten Abdomens *(Forts.)*

Verdachts-diagnose	Untersuchungsbefunde	Anamnese	Zusatzsymptome
Diabetische Ketoazidose	• Hyperglykämie • Azetongeruch • Oftmals verwirrter Pat.	Typ-1-Diabetes	• Oberbauchkrämpfe • Erbrechen • „Pseudoperitonitis" • Immer Tachypnoe (**Cave:** Fehleinschätzung als Hyperventilation)
Inkarzerierte Hernie	Tastbare Bruchpforte oder Geschwulst	Evtl. Z. n. Laparotomie	• Vorwölbung oder Schwellung • Übelkeit, Erbrechen
Tubarabort (▶ 13.3.8)	Einseitiger Druckschmerz im Unterbauch	• Regel ausgeblieben? • Frühere Aborte, Adnexitis, Sterilitätsbehandlung, Eileitergravidität?	Unterbauchschmerz, meist einseitig
Starker, stechender Schmerz			
Mesenterialinfarkt	• Meteorismus • Evtl. nur minimale Abwehrspannung (auffallende Diskrepanz zu schlechtem Allgemeinbefinden) • Im weiteren Verlauf paralytischer Ileus und Peritonitis-Entwicklung	• Meist höheres Lebensalter • KHK oder pAVK • Evtl. Z. n. Myokardinfarkt	• Heftiger, schlagartig einsetzender Schmerz • AZ ↓ • Nach freiem Schmerzintervall (< 12 h) diffuse abdominale Beschwerden • Erbrechen • Oft absolute Arrhythmie, Herzvitien • Evtl. blutiger Stuhl (Spätsymptom)
Ulkusperforation, -penetration	Eingefallene, brettharte Bauchdecke	• Evtl. bekannte Ulkuskrankheit • Medikamente, z. B. Antiphlogistika	• Heftigste, messerstichartige Bauchschmerzen • Erbrechen • Schock
Tubarruptur (▶ 13.3.8)	Einseitiger Druckschmerz im Unterbauch	• Regel ausgeblieben? • Frühere Aborte, Adnexitis, Sterilitätsbehandlung, Eileitergravidität?	• Plötzlich auftretender Unterbauchschmerz, meist einseitig • Schock

- Bei Kindern häufig Symptome eines akuten Abdomens aufgrund von Infekten der Luftwege, der Ohren oder des Magen-Darm-Bereichs.
- „Schmerzloses akutes Abdomen“: bei alten Menschen, Diabetikern, immunsupprimierten oder psychiatrischen Pat. oft geringe Symptomatik (z. B. fehlende Abwehrspannung) trotz hoch akutem Krankheitsbild.
- Gastrointestinale Blutungen sind in der Regel schmerzlos.
- Appendizitis:
  - Die „klassische“ Symptomkonstellation ist selten.
  - Bei Gravidität Verlagerung der Appendix und damit der Symptomatik nach kranial.

Kurzanamnese

- **Schmerzanamnese** (▸ 15.1.1):
  - Schmerzbeginn: Zeitpunkt, Charakter, Lokalisation?
  - Aktueller Schmerz: Lokalisation, Charakter, Ausstrahlung?
- **Präexistente Erkrankungen:**
  - Abdominal: Ulkusleiden → Perforation. Cholezystolithiasis, Nephrolithiasis → Kolik.
  - Kardial: Angina pectoris → Myokardinfarkt. Vitien, Rhythmusstörungen → Mesenterialinfarkt
  - **Systemisch:** Diabetes → Ketoazidose
  - Alkoholabusus → Pankreatitis
- Z. n. (auch länger zurückliegender) abdominaler OP → Bridenileus
- **Medikamente:**
  - Antazida → Ulkusleiden (Perforation)
  - Chron. Laxanzienabusus → Kolondivertikel (Divertikulitis), Ileus
  - Kortison, Antiphlogistika → Ulkusperforation
  - Antikoagulanzien → Blutung. NW Übelkeit und Erbrechen
- **Fieber** → Divertikulitis, Peritonitis.
- **Bei Frauen:**
  - Zyklus: Dysmenorrhö, durch Eisprung bedingter Mittelschmerz (▸ 13.3.2)
  - Letzte Regel: Extrauteringravidität (▸ 13.3.8)

! Bei Frauen im gebärfähigen Alter immer Schwangerschaft/Extrauteringravidität in die Differenzialdiagnose einschließen.

- **Familienanamnese:** familiäres Mittelmeerfieber, Thalassämie, Sichelzellanämie, Porphyrie
- **Stuhlgang:** letzter Stuhlgang, Obstipation (Ileus), Diarrhö (Enteritis), Blutbeimengungen (Enteritis, Ca), Teerstuhl (Ca, Ulkusleiden)
- **Letzte Miktion:** Harnverhalt, Oligo- bzw. Anurie bei septischem Schock
- **Intoxikation:**
  - Verdorbene Lebensmittel (Z. n. Reise in wärmere Region?), Schwermetalle, pflanzliche Gifte, Pflanzenschutzmittel (▸ 9.6.1)
  - Perorale Verätzung (▸ 11.11.2)

> **!** Immunsupprimierte Pat. (z. B. mit Autoimmunerkr., rheumatischen Erkr., onkologischen Erkr., Chemother.) haben bei schweren intestinalen Erkr. eine oft nur extrem geringe Symptomatik.

Sofortdiagnostik

- Basischeck (▶ 4.1.2).
- Puls, SpO_2, RR, EKG.
- Kapilläre Füllungszeit (im beginnenden Schock, bei Hypovolämie) verlängert (> 2 s)?
- BZ-Stix.
- **Inspektion:**
  - Pat. liegt ruhig (somatischer Schmerz) mit angezogenen Beinen (Schonhaltung) bzw. wälzt und krümmt sich im Bett (viszeraler Schmerz).
  - Facies abdominalis: blasse Gesichtsfarbe, eingefallene Wangen, spitze Nase, große halonierte Augen.
  - Trockene, borkenbelegte Zunge, verminderter Hautturgor (Exsikkose).
  - Laparatomienarben, ausgetretener Bruch (Bridenileus, Hernieninkarzeration).
  - Chron. Verbrennungen auf Bauch oder Rücken (Wärmflaschenverbrennungen z. B. bei chron. Pankreatitis).
  - Foetor ex ore: Alkohol, Azeton (diabetische Ketoazidose).
- **Palpation:** möglichst bei leerer Blase, flache Lagerung mit Kissen unter dem Kopf, Hände neben dem Bauch, mit warmen Händen vorsichtig zum Schmerzzentrum vortasten:
  - Zeichen peritonealer Reizung: Muskuläre Abwehrspannung, (kontralateraler) Loslassschmerz, Klopfschmerz und Schmerzintensivierung durch Husten (erlaubt manchmal genaue Schmerzlokalisation).
  - Untersuchung der Bruchpforten (Linea alba, paraumbilikal, Leisten, Hoden, prox. med. Oberschenkel ▶ Abb. 15.1).
  - Resistenzen, z. B. Divertikulitis (li Unterbauch), Invagination (re Unterbauch), Aortenaneurysma (pulsierend, Mittelbauch), Harnblase (Unterbauch).
  - Wirbelsäule: Druck-, Klopf- oder Stauchungsschmerz → Bandscheibenvorfall (▶ 18.2.2), Interkostalneuralgie.
- **Auskultation** (über allen 4 Quadranten):
  - Hochgestellte, klingende oder spritzende (Hyperperistaltik der Intestinalmuskulatur bei Stenose oder Hindernis) bzw. metallisch klingende Darmgeräusche (mit Luft und Flüssigkeit gefüllte Darmschlingen) → mechanischer Ileus.
  - Plätschernde, amphorisch klingende Darmgeräusche oder „Totenstille im Abdomen" (verminderte oder aufgehobene Peristaltik bei Erschöpfung de[r] Darmmuskulatur bzw. Durchwanderungsperitonitis) → paralytischer Ileu[s]

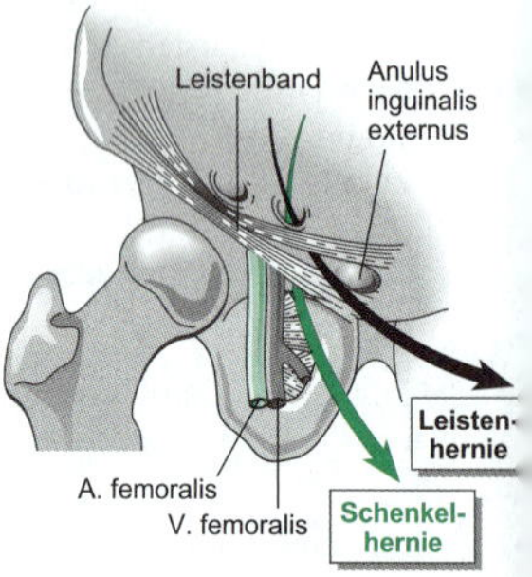

Abb. 15.1 Bruchpforten [L190]

- Pulssynchrone Strömungsgeräusche, z. B. Aortenaneurysma.
- Thorax: RG bzw. Hinweise auf Pneumonie (▶ 7.3)?
- Herz: Vitium bzw. absolute Arrhythmie → Mesenterialinfarkt.
- **Rektaldigitale Untersuchung:**
  - Druckschmerz im Douglas-Raum → Entzündung (z. B. Appendizitis, Adnexitis).
  - Fluktuation im Douglas-Raum → Flüssigkeitsansammlung (Blut, Abszess).
  - Resistenz in der Ampulle, z. B. Rektum-Ca, Polyp, Kotstein?
  - Blut am Handschuh: Kinder → Invagination, Erw. → Mesenterialinfarkt, Kolitis, Ileus, Ca.
- **Perkussion:** Abdomen gebläht, Meteorismus, Harnblasenfüllung (Harnverhalt).

> **!** Bei Kindern und Jugendlichen Hodenpalpation vornehmen → Hodentorsion (▶ 16.5.2) wird oft in den Mittelbauch projiziert.

Sofortmaßnahmen

- O_2-Gabe (▶ 1.7.3, ▶ 1.23), EKG (absolute Arrhythmie → Mesenterialinfarkt, ST-Hebung → Hinterwandinfarkt).
- Oberkörperflachlagerung mit Knierolle, bei Schocksymptomatik leichte Kopftieflage.
- Mind. (je nach Kreislaufsymptomatik) 1 großlumiger i. v. Zugang mit großzügiger Infusionsgabe (wenn kardial akzeptabel 1000 ml noch im Rahmen des NA-Einsatzes), z. B. von Ringeracetat (▶ 1.23).
- Spasmolyse mit Butylscopolamin 20 mg i. v., ggf. Wiederholung. Falls nicht ausreichend: Analgesie mit fraktionierten Gaben von z. B. Fentanyl 0,05 mg i. v.

15

> **!** Keine primäre Kombination von Analgesie und Spasmolyse:
> - Zunächst Spamolyse (z. B. Butylscopolamin 20 mg i. v.). Falls diese deutliche Erleichterung bringt (Wirkungseintritt immer zeitgleich mit obligater NW Tachykardie), kann die Ätiologie des Schmerzes eingegrenzt werden: Chole- bzw. Nephrolithiasis oder Tenesmen.
> - Erst im zweiten Schritt Analgesie z. B. mit Metamizol 1,5 g (immer Kurzinfusion, nie „aus der Hand“) oder Opioid bzw. Opiat. Da Opioide und Opiate die Peristaltik lähmen, immer vor der Gabe auskultieren.

- Nur bei zwingender Indikation vorsichtige Sedierung mit Boli von z. B. Midazolam 1 mg i. v. **Cave:** Apsiration bei akutem Abdomen.
- Bei V. a. mechanischen Ileus (vor Gabe eines Sedativums!) immer erst Magensonde (▶ 2.10.3) → Dekompression des Gastrointestinaltrakts, Senkung des Aspirationsrisikos.
- Bei Schocksymptomatik (▶ 5.9) massive Volumensubstitution, Intubation (▶ 3.4.4) und Beatmung (▶ 3.4.8) wegen Aspirationsrisko zurückhaltend.

- Absolute Nahrungs- und Flüssigkeitskarenz (Aspirationsrisiko bei evtl. erforderlicher Endoskopie bzw. Narkose/OP).
- Keine Analgesie mit ASS (Blutungsrisiko).

Transport Immer möglichst zügiger arztbegleiteter Transport in die nächste internistische Notaufnahme mit Voranmeldung, möglichst in Seitenlage (Aspirationsschutz).

! Bei **Mesenterialinfarkt** kommt dem NA eine besondere Bedeutung zu.
- Typische Beschwerden: plötzlicher heftiger Schmerz, der möglicherweise beim Eintreffen schon wieder vergangen ist (symptomfreies Intervall), absolute Arrhythmie, ggf. Gefäßerkr. in der Vorgeschichte.
- Einlieferung unter der Verdachtsdiagnose „Mesenterialinfarkt" verhindert Verzögerungen bei der zeitkritischen Behandlung in Folge Unterschätzen des Krankheitsbilds durch die Nachbehandler.

Prinzipien der Weiterbehandlung Sono, Rö-Thorax, Abdomen-Übersicht, EKG, evtl. gynäkologisches Konsil, ggf. Urogramm, CT, Endoskopie, Laparotomie.

15.3 Gastrointestinale Blutungen

Leitsymptome, Definition (▶ **Tab. 15.5**).
- **Hämatemesis:** Bei Blutungen proximal des Duodenumendes meist „kaffeesatzartiges" Bluterbrechen. Bei massiver Blutung oder Anazidität (z. B. medikamentös bedingt) rotes Bluterbrechen
- **Melaena:** Teerstuhl: Schwarzer, glänzender Stuhl, 5–10 h nach Blutung. Fällt schon bei relativ geringer Blutmenge (> 50 ml) auf
- **Hämatochezie:** peranaler Abgang von rotem Blut

Tab. 15.5 Differenzialdiagnose der gastrointestinalen Blutung

Leitsymptom	Zusatzbefunde, Anamnese	Verdachtsdiagnose
Hämatemesis	• Massive Blutung • Chron. Alkoholabusus	Ösophagusvarizenblutung
	• Massive Blutung • Ulkusleiden • Schmerzmittelabusus	Ulkusblutung
	• Dyspnoe • Blut evtl. schaumig • Bronchial-Ca	Arrosionsblutung bei Bronchial-Ca
	Z. n. starkem Erbrechen	Mallory-Weiss-Sy., Boerhaave-Sy.
Melaena	Ulkusleiden	Ulkus-Sickerblutung
	Medikation: Kortikoide, Antiphlogistika	Erosionsblutung

Tab. 15.5 Differenzialdiagnose der gastrointestinalen Blutung *(Forts.)*

Leitsymptom	Zusatzbefunde, Anamnese	Verdachtsdiagnose
Hämatochezie	Hämorrhoidalleiden	Hämorrhoidalblutung
	• Häufige Durchfälle • Meteorismus	Chron. entzündliche Darmerkr.
	Resistenz in der Ampulle	Rektumpolyp, Karzinom, rektaler Fremdkörper
	Z. n. proktologischem Eingriff	Postop. Nachblutung
	Resistenz im re Unterbauch	Invagination
	Medikation: Chron. Laxanzienabusus	Divertikulitis
	Schmerzen	Rektaler Fremdkörper

- Erbrechen oder peranaler Abgang von Blut. Bei Ösophagusvarizen: Oft schwallartige orale Blutung mit abruptem Beginn
- Schwäche, Schwindel, Luftnot, Blässe (Anämie)
- Durst, Kaltschweißigkeit, Frieren, Unruhe, Bewusstseinsverlust, Schocksymptomatik, Müdigkeit

Kurzanamnese

- Relevante Vorerkr.: Ulkusleiden, bekannte Lebererkr., Gerinnungsstörungen, Infektionen, Tumorleiden?
- Menge und Art des (letzten) Blutabgangs
- Epigastrische Schmerzen (Ulkus)
- Z. n. heftigem Erbrechen (Mallory-Weiss-Sy.)
- Medikamente: Antazida bzw. Antikoagulanzien und nichtsteroidale Antiphlogistika
- Durchfall (z. B. bei Colitis ulcerosa)
- Alkoholabusus, Leberzirrhose (Ösophagusvarizen)
- Stuhlveränderungen (z. B. bei Kolon-Ca)?

15

Sofortdiagnostik

- Basischeck (▶ 4.1.2).
- Puls, SpO_2, RR, EKG
- Kapilläre Füllungszeit verlängert (> 2 s)?
- **Rektaldigitale Untersuchung:** Teerstuhl oder Blutauflagerungen; Fissuren, Hämorrhoidalknoten, Rektum-Ca?
- **Inspektion:**
  - Leberhautzeichen: Spider naevi, Palmarerythem, Bauchglatze, vermehrte Venenzeichnung der Bauchwand → Ösophagusvarizen
  - Teleangiektasien in der Mundschleimhaut (Osler-Krankheit)
  - Bei Hämatemesis: Ausschluss von Blutung aus dem Nasen-Rachen-Raum
- **Palpation:** Abwehrspannung, Darmwalze (Invagination), tastbarer Tumor (Divertikulitis), Lebergröße, Aszites (Ösophagusvarizen)?
- **Auskultation:** Aspiration, Hämoptyse (oft feuchte RG)

Sofortmaßnahmen

- O_2-Gabe (▶ 1.7.3, ▶ 1.23).
- Oberkörperhochlagerung bei Hämatemesis (zur Verminderung des Aspirationsrisikos) oder Seitenlagerung (bei Schockgefahr)

- Mind. (je nach Kreislaufsymptomatik) 1 großlumiger i. v. Zugang mit Infusion (Ringeracetat ▶ 1.23)
- Bei entsprechender Schocksymptomatik (5.9): Volumensubstitution, zurückhaltende Intubation (▶ 3.4.4, **Cave:** Aspiration!) und Beatmung (▶ 3.4.8)

> **!**
> - Die große Mehrheit der GIT-Blutungen sind venösen bzw. portovenösen Ursprungs. Ziel der Volumensubstitution ist daher nur die Aufrechterhaltung des Kreislaufs aber keineswegs die Normotension. Bei hypotonen Werten kommen venöse Blutungen nicht selten spontan zum Stillstand.
> - Zurückhaltende Volumensubstitution, engmaschiges Monitoring.

- Bei V. a. Ösophagusvarizenblutung Metoclopramid 10 mg i. v., alternativ Dimenhydrinat 62 mg langsam i. v.
- Bei Hämatemesis erbrochenen Mageninhalt und Blut ständig absaugen oder manuell entfernen (Aspirationsgefahr)
- Nur bei zwingender Indikation vorsichtige Sedierung mit fraktionierten Gaben von z. B. Midazolam 1 mg i. v.
- Bei stärkerer Hämorrhoidalblutung evtl. Mullstreifentamponade
- Bei massiver Ösophagusvarizenblutung, vitaler Indikation und längerer Transportzeit Ösophaguskompressionssonde (▶ 2.10.2) nach vorheriger Intubation

Transport Immer unverzüglicher Transport in die nächste dienstbereite Endoskopie mit Chirurgie im Haus, bei schwerer Blutung mit Voranmeldung.

Prinzipien der Weiterbehandlung Endoskopie, bei Ösophagusvarizen Sklerosierung. Ggf. chirurgische (Laparotomie, Übernähung, Resektion) oder radiologische Intervention.

15

> - Keine Magensonde zur Blutabsaugung legen: Gefahr der Auslösung weiterer Blutungen bzw. Risiko der Aspiration.
> - Absolute Nahrungs- und Flüssigkeitskarenz (Aspirationsrisiko bei Endoskopie bzw. Narkose/OP).
> - Schwarzer Stuhl auch bei oraler Eisenther., Kohletabl., Wismut, Blaubeeren, Rote Beete.
> - GIT-Blutungen können spontan sistieren, aber auch innerhalb von wenigen Min. zum schweren hämorrhagischen Schock führen → auch bei kleineren Blutungen engmaschige Kreislaufkontrolle. Immer Diagnostik „erzwingen“.
> - Junge Menschen können auch große Volumenverluste relativ lange kompensieren → plötzlich abrupte Dekompensation.

15.4 Metabolische und endokrine Notfälle

Symptomatik Unspezifische Allgemeinsymptome.

Kurzanamnese
- Nach Notfallausweisen fragen.
- Vorerkr., Medikation (Antidiabetika?), zeitlicher Verlauf der Symptomatik.

Sofortdiagnostik

- Basischeck (▶ 4.1.2)
- Puls, SpO_2, RR, EKG
- BZ-Messung
- Immer Auskultation und Perkussion des Abdomens
- Möglichst rektal-digitale Untersuchung (z. B. Blut, Hämatin, stenosierender Tumor)
- Neurologische Kurzuntersuchung bei Bewusstseinsgetrübten (▶ Tab. 8.3)

Differenzialdiagnosen

- Langsam zunehmende **Bewusstseinstrübung** bis zum Koma.
  - Hypoglykämie, Hyperglykämie (mit sekundärer Exsikkose bzw. Ketoazidose)
  - Schwere Erkr., Stresssituationen (z. B. auch postop., akutes Absetzen einer lang dauernden Glukokortikoidgabe)
  - Zusätzlich Dehydratation, Fieber, Hypoglykämie → Addison-Krankheit (Nebenniereninsuff.). **Cave:** bei chron. Nebenniereninsuff. oft typische Hyperpigmentation der Haut (Handlinien und Achseln auffällig dunkel)
- Plötzliche **Aggressivität** mit Unruhe, Kaltschweißigkeit und Tachykardie → beginnende Hypoglykämie (**Cave:** Betablocker verschleiern Hypoglykämie-Symptome ganz oder partiell.)
- **Krisenhafter Blutdruckanstieg,** anders nicht erklärbare Sinustachykardie, oft Erstmanifestation einer Tachyarrhythmie, ggf. mit Flush oder kalkweißem Gesicht. Unruhe, Nervosität, Zittern, Schlaflosigkeit und profuse Durchfälle (Dehydratation) → Phäochromozytom
- Nicht selten nach Kontrastmittel-Exposition oder nach Beginn einer Amiodaron-Ther. → Hyperthyreose, thyreotoxische Krise. Oft Hypothyreosis factitia durch Überdosierung von L-Thyroxin → Tablettenschachteln und Einnahmeschema mitnehmen!

> - DD bei Bewusstseinsstörung: Hypoglykämie, Hyperglykämie, Hypothyreose, Addison-Krankheit
> - DD bei hyperdynamen Regulationsstörungen mit Tachykardie, arterieller Hypertonie, Palpitationen und motorischer Unruhe: Hyperthyreose und Phäochromozytom

Präklinische Sofortmaßnahmen

- **Hypoglykämie:** sofortige Gabe von 20 ml Glukose 40 %, bei frühzeitiger Ther. orale Gabe von Traubenzucker (wenn verfügbar) ausreichend. **Cave:** bei Überdosierung oraler Antidiabetika nach initialem Therapieerfolg wegen der oft langen HWZ wiederholte BZ-Messung und ggf. Glukosegabe.
- **Hyperglykämie:** Ringeracetat ≥ 500 ml i. v. **Cave:** bei symptomatisch entgleistem Diab. mell. nie bei Notfallbehandlung Normoglykämie anstreben, da pH-, Flüssigkeits- und Elektrolytbalance präklinisch nicht adäquat gesteuert werden können.
- **V. a. Hyperthyreose, thyreotoxische Krise:** keine weitere Iodexposition (medikamentös), ggf. L-Thyroxin-Einnahme beenden, O_2- und Flüssigkeitsgabe, ggf. Propranolol 1–10 mg i. v. titrieren.
- **V. a. Phäochromozytom:** Blutdrucksenkung mit Urapidil i. v. in 5-mg-Schritten titrieren. **Cave:** keine β-Blocker, da paradoxer Effekt möglich.
- **V. a. Addison-Krankheit** (i. d. R. nur bei vorhandenem Notfallausweis erkennbar): Hydrocortison 100 mg i. v., falls nicht vorhanden Prednisolon 50 mg i. v.

15

- In der Notfallsituation außer bei Entgleisung des Glukosestoffwechsels nur selten sichere Diagnose möglich.
- Bei allen „unklaren“ Krankheitsbildern „daran denken“!
- DD bei Übergabe des Pat. kommunizieren und Behandlungsfehler in der Notfallsituation vermeiden.

15.5 Schwere Infektionen und Sepsis

Symptomatik Intermittierend hohes Fieber mit Schüttelfrost, evtl. Übelkeit und Erbrechen, Diarrhö, Palpitationen, Oligurie bis Anurie und Bewusstseinsstörung.

Selten untypischer Verlauf:
- Kein primär erkennbarer Infektionsherd und keine typischen Infektionszeichen.
- Symptome oft nur Verwirrtheit und/oder reduzierter AZ.
- Risikogruppen: Pat. mit Immunsuppression (z. B. Leukämie, Lymphom, Chemother., rheumatische Erkr., Antikörperther., HIV), Kinder, geriatrische Pat. sowie v. a. Pat. nach Splenektomie (OPSI-Syndrom = Overwhelming Post-splenectomy Infection).

Kurzanamnese Hinweise auf zuvor durchgemachte Infektion, z. B. Pneumonie ▶ 7.3, Urosepsis ▶ 16.4.2, Meningitis ▶ 8.3.5.

Sofortdiagnostik
- Basischeck (▶ 4.1.2)
- SpO_2, RR, EKG
- Einsatznah erfassbare Definitionskriterien der Sepsis:
  - Tachykardie (HF > 90/Min.)
  - Tachypnoe (AF > 20/Min.)
  - Fieber (> 38 °C) oder Hypothermie (< 36 °C) – rektal gemessen
  - Klinisch eingeschränkte Vigilanz, Desorientiertheit, Unruhe, Delir → Enzephalopathie

15

! Eine Sepsis kann im RD nicht sicher diagnostiziert werden, da nur in der Klinik apparativ ermittelbare Untersuchungsergebnisse erforderlich sind (Leukozytenzahl, Bakterienkulturen usw.).

Präklinische Sofortmaßnahmen Bereits bei V. a. Sepsis:
- O_2-Gabe unabhängig von gemessener Sauerstoffsättigung
- Auch bei nur geringen Hypotonie forcierte i. v. Flüssigkeitsgabe (Ringereacetat)

Transport
- Schnellstmöglich in ein Krankenhaus mit CT und allen erforderlichen Disziplinen zur Sanierung der vermuteten Infektionsquelle.
- Ziel: Übergabe im Krankenhaus spätestens 1 h nach Eingang des Notrufs.
- Bei Übergabe Sepsisverdacht kommunizieren.

16 Urologisch-nephrologische Notfälle

Ulrich v. Hintzenstern, Stephan Horn, Dirk Kusche

16.1 Urologisch-nephrologische Notfalluntersuchung *Dirk Kusche und Ulrich v. Hintzenstern* 618
16.2 Nieren- und Harnleiterkolik *Dirk Kusche und Ulrich v. Hintzenstern* 620
16.3 Blasenentleerungsstörungen (Harnverhalt) *Dirk Kusche und Ulrich v. Hintzenstern* 621
16.3.1 Akuter Harnverhalt (Ischurie) 621
16.3.2 Blasentamponade 623
16.4 Entzündungen der ableitenden Harnwege *Dirk Kusche und Ulrich v. Hintzenstern* 624
16.4.1 Akute Pyelonephritis 624
16.4.2 Urosepsis 625
16.5 Hodenschmerz und Hodenschwellung *Dirk Kusche und Ulrich v. Hintzenstern* 626
16.5.1 Differenzialdiagnosen 626
16.5.2 Hodentorsion 627
16.5.3 Akute Epididymitis, Epidymoorchitis 627
16.6 Verletzungen des Urogenitalsystems *Dirk Kusche und Ulrich v. Hintzenstern* 628
16.6.1 Nieren- und Harnleitertrauma 628
16.6.2 Blasenverletzungen 630
16.6.3 Harnröhrenruptur 631
16.6.4 Penistrauma 632
16.6.5 Verletzungen von Hoden und Skrotum 633
16.7 Paraphimose *Dirk Kusche und Ulrich v. Hintzenstern* 634
16.8 Priapismus *Dirk Kusche und Ulrich v. Hintzenstern* 635
16.9 Fournier-Gangrän *Dirk Kusche und Ulrich v. Hintzenstern* 636
16.10 Notfälle bei Dialysepatienten *Stephan Horn* 637
16.10.1 Leitsymptom Dyspnoe 637
16.10.2 Leitsymptom Shuntblutung 638
16.10.3 Leitsymptom abdominale Schmerzen (Peritonitis) bei Peritonealdialyse 639

16.1 Urologisch-nephrologische Notfalluntersuchung

Dirk Kusche und Ulrich v. Hintzenstern

Besonderheiten urologisch-nephrologischer Notfälle
Notfälle der Nieren und ableitenden Harnwege sind eine seltene Ind. für NA-Einsätze. Außer bei Verletzungen in diesem Bereich ergeben sich häufig diagnostische Schwierigkeiten, da ähnliche Symptome auch von topografisch benachbarten Organen (gastrointestinal, gynäkologisch, orthopädisch, angiologisch) hervorgerufen werden können, z. T. sogar unter sekundärer Miteinbeziehung des Urogenitaltrakts.

Inspektion und Anamnese

- **Exsikkosezeichen:**
  - „Stehende" Hautfalten, trockene Schleimhäute, borkige Zunge
  - Verwirrtheit
  - Anämie
- **Peritonitiszeichen:**
  - Beine angezogen (zur Schmerzentlastung des Peritoneums), Bettlägerigkeit (dagegen bei Koliken agitierter, unruhiger Pat., der sich an die Flanke fasst)
  - Schock
  - Stuhlverhaltung, Übelkeit, Erbrechen, Meteorismus und aufgetriebenes Abdomen. Faustregel zur DD: Fett, Foetus, Fäzes, Flatus (Luft), Flüssigkeit (Aszites) und Tumor
  - Perkussionsklopfschmerz
- **Nephritische Zeichen:**
  - Bluthochdruck
  - Periphere Ödeme (Knöchel, Augenlider)
  - Fieber (Pyelonephritis)
  - Hämaturie (Glomerulonephritis, Kontusion)
- **Hautkolorit:**
  - Blässe (Anämie)
  - Gelb-grünlich tingierte Hautfarbe (Ablagerung von Urochromen bei chron. Niereninsuff)

16

Schmerzcharakter (▶ 15.1.1)

- **Dumpfer Dauerschmerz:** hauptsächlich durch Kapselspannung bei Organschwellung oder durch Dehnung des Nierenbeckenkelchsystems, jedoch häufig dorsal lokalisiert als „Rückenschmerzen" (Obstruktion der ableitenden Harnwege, entzündlichen Erkrankungen des Nierenparenchyms). **DD:** generalisierte Peritonitis, Appendizitis, Divertikulitis, Kolitis, Crohn-Krankheit, Aortenaneurysma.
- **Kolikschmerzen** (wellenförmig, krampfartig wiederkehrende, stärkste Schmerzen, oft im Ureterverlauf, häufig mit Erbrechen und Darmatonie): bei Irritationen der ableitenden Harnwege, meist aufgrund einer Obstruktion (z. B. Nierenbecken- und Uretersteine, Koagel). **DD:** mechanischer Ileus, Mesenterialinfarkt, perforiertes Magen- oder Dünndarmulkus, akute Pankreatitis, Gallenkolik, stielgedrehte Ovarialzyste, Adnexitis, Follikelsprung.

Auskultation

- Auch nach Druckstimulation fehlende Darmgeräusche („Totenstille") → paralytischer Ileus
- Gesteigerte, hochgestellte, spritzende, metallisch klingende Darmgeräusche; kolikartige Schmerzen → mechanischer Ileus
- **Strömungsgeräusch** → Hinweis auf Nierenarterienstenose oder Aneurysma aortae dissecans
- **Lungenödem** bei dekompensierter Niereninsuff.

Perkussion

- Klopfschall über Abdomen: tympanitisch (Normalbefund) oder gedämpft (Organvergrößerung oder freie Flüssigkeit)
- Perkussionsklopfschmerz: Zeichen eines Peritonismus
- Aszites-Nachweis durch Perkussion und Palpation der fortgeleiteten Flüssigkeitswelle

Palpation

- Beginn im schmerzarmen Bereich.
- Druckschmerz, Resistenzen verschieblich, schmerzhaft?
- **Bauchdecke:** Abwehrspannung, Loslassschmerz, Klopfschmerz (entzündlicher abdominaler Prozess, intraabdominale Blutung, Perforation).
- **Bruchpforten:** Leisten-/Schenkelbruch? Inkarzeration?
- **Nieren:** Nierenlager-Klopfschmerz (Pyelonephritis).
- **Harnblase:**
  - Nur bei max. Füllung als prall-elastische Resistenz oberhalb der Symphyse palpabel (DD: Harnverhalt, Blasentamponade, Tumor).
  - Zur genaueren Lokalisation perkutorische Bestimmung des Oberrands (Blase gedämpft, Darm tympanitisch).
- **Penis:** vollständige Untersuchung nur bei zurückgestreiftem Präputium möglich. Sekretion aus der Harnröhre (Infekt, Blutung), Meatusstenose (Harnverhalt), Oberflächenveränderungen (Balanitis)? Fremdkörper in der Harnröhre?
- **Skrotum:** Ödem, Rötung, Schmerzhaftigkeit, (Hautinfekt, z. B. Pilze), Vergrößerung (Hydrozele).
- **Samenstrang:** vorsichtig mit 2 Fingern palpieren. Verdickung, Torquierung (Entzündung, Hodentorsion, Skrotalhernie).
- **Hoden und Nebenhoden:**
  - Schwellung bei Entzündung und Hodentorsion, bei Epididymitis Nebenhoden evtl. abgrenzbar.
  - Untersuchung bimanuell im Seitenvergleich. Wegen erheblicher Schmerzen oft nicht möglich.
  - Diaphanoskopie (z. B. mit Untersuchungslampe oder Laryngoskopgriff) positiv bei Hydrozele, d. h. Hodensack ist durchleuchtbar.
  - Hodenhochstand (Hodentorsion).
  - Bei Hodenanhebung Schmerzzunahme (→ Hodentorsion) bzw. Schmerzlinderung (→ Epididymitis).
- **Regionäre Lymphknoten (Leiste):** Vergrößert (Infektion)?

Digital-rektale Untersuchung

- Fixierte, indurierte Schleimhaut (Ca).
- Resistenzen oder Raumforderungen in der Ampulla recti (thrombosierte Hämorrhoiden, Ca, Polypen).
- Douglas-Raum: Druckdolent (z. B. Appendizitis) oder vorgewölbt, fluktuierend (Douglas-Abszess).

- Tastbare Samenblase (Entzündung).
- **Prostata:**
  - Vergrößert (normal ca. kastaniengroß), Sulkus verstrichen (Prostataadenom).
  - Oberfläche höckrig, derb (Konsistenz normal wie Daumenballen), asymmetrisch, unscharfe Grenzen (Prostata-Ca).
  - Schmerzhaftigkeit: akute Prostatitis.
- Finger zurückziehen: Blut am Fingerling (Hämorrhoiden, Rektumkarzinom, Polypen, Crohn-Krankheit, Colitis ulcerosa), Teerstuhl?

! Reflektorisch können andere Organsysteme betroffen sein (z.B. Magen-Darm-Atonie).

16.2 Nieren- und Harnleiterkolik

Dirk Kusche und Ulrich v. Hintzenstern

Symptomatik

- Plötzlich einsetzende, schwerste Kolikschmerzen in Flanken und Rücken, evtl. Ausstrahlung in Skrotum bzw. Labien. Evtl. Schmerzen an der Penisspitze.
- Bei länger bestehender Obstruktion der ableitenden Harnwege entwickelt sich evtl. langsam ein dumpfer Dauerschmerz.
- Unruhe.
- Erbrechen, Meteorismus, reflektorische Darmatonie.
- Harndranggefühl (bei prävesikalem Stein häufig).

Kurzanamnese

- Oft fehlgedeutete frühere Schmerzattacken (Rückenschmerzen).
- Bereits bekannte Steinabgänge.
- Medikamente (alkalisierende Substanzen, Vitamin-D-Präparate).
- Erhöhte Flüssigkeitsverluste oder Exsikkose, Dünn-/Dickdarmerkr.
- Längere Immobilisation.
- Bekannte Harnsäureerhöhung.

16

Sofortdiagnostik

- Basischeck (▶ 4.1.2).
- Puls, SpO_2, RR, EKG.
- **Palpation:** positiver Nierenlagerklopfschmerz (Harnstauung, Entzündung), Abwehrspannung, Bruchpforten?
- **Schmerzausstrahlung:** liefert häufig Hinweise auf Lokalisation des Konkrements (▶ Abb. 16.1):
  - Schmerzmaximum in der Nierengegend → Konkrement in Nierenkelch oder -becken.
  - Schmerzmaximum vom Rücken in Mittel- und Unterbauch strahlend → hoher oder mittlerer Harnleiterstein.
  - Schmerzmaximum vom Mittel- oder Unterbauch in Blase, Labien oder Hoden ausstrahlend → tiefer Ureterstein.

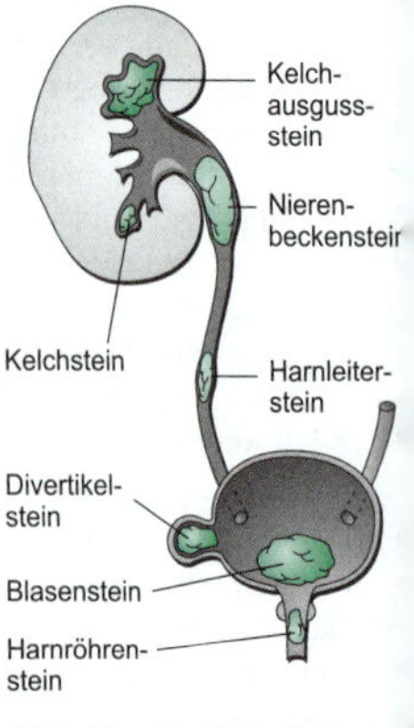

Abb. 16.1 Urolithiasis [L190]

- Auskultation des Abdomens: reflektorische Darmatonie?

Sofortmaßnahmen
- O_2-Gabe (▶ 1.7.3, ▶ 1.23).
- I. v. Zugang mit Infusion von Ringeracetat (▶ 1.23).
- Spasmolytikum: Butylscopolamin 20 mg i. v. oder Metamizol 1–2,5 g i. v.
- Bei hoch sitzendem Ureterstein (vorwiegend Flankenschmerz) Versuch mit 2 Hub Nitroglyzerin-Spray.
- Evtl. Sedierung: fraktioniert Midazolam 5 mg i. v. oder Diazepam 10 mg i. v.
- Analgesie: Metamizol 1–2,5 g p. i., bei Bedarf Opioide, ggf. zusätzlich Spasmolytikum, wie Butylscopolamin 20 mg i. v.

> ! Opioide erhöhen den Tonus der glatten Sphinktermuskulatur! Ausnahme: Pethidin. Daher nur in Verbindung mit Butylscopolamin oder Metamizol geben.

Transport
- Transport in die nächste internistische oder urologische Fachabteilung
- In leichteren Fällen evtl. Vorstellung beim Urologen

Prinzipien der Weiterbehandlung Konservative Therapie, solange keine Komplikationen oder Fieber auftreten. Bei Komplikationen (Fornixruptur, akute Pyelonephritis mit Fieber/Schüttelfrost bis zur Urosepsis, Niereninsuff.) zunächst Entlastung der Niere, dann evtl. operative Steinentfernung, ansonsten ESWL.

Differenzialdiagnosen Gallenwegserkrankungen (Erbrechen, Ikterus), Pankreatitis (gürtelförmiger Schmerz, Oberbauchperitonismus), perforiertes Magen- oder Zwölffingerdarmulkus (brettharter Bauch, Melaena, Hämatemesis), Appendizitis, Adnexitis (lokale Abwehrspannung), Sigmadivertikulitis (Schmerzen im linken Unterbauch), mechanischer Ileus (z. B. Rektumkarzinom, inkarzerierte Hernie).

16.3 Blasenentleerungsstörungen (Harnverhalt)

Dirk Kusche und Ulrich v. Hintzenstern

16.3.1 Akuter Harnverhalt (Ischurie)

Symptomatik
- Unruhiger Pat. mit quälendem Harndrang und stärksten Unterbauchschmerzen
- Kaltschweißigkeit, Blässe, Tachykardie
- Evtl. Übelkeit und Erbrechen
- Evtl. Harnträufeln (Versagen der Schließmuskulatur bei maximaler Blasendehnung)

> !
> - Nur geringer Dehnungsschmerz beim akuten neurogenen Harnverhalt mit Gefahr der Verkennung.
> - Bei chronischem Harnverhalt bzw. „Überlaufinkontinenz“ (Ischuria paradoxa) kann ein tastbarer Unterbauchtumor im Sinne einer gefüllten Blase mit tropfenweisem Urinabgang bei gleichzeitig sehr geringer Schmerzsymptomatik vorliegen.

Kurzanamnese

- Subjektiv plötzliches Unvermögen, die volle Harnblase zu entleeren (Transportstörung). Pat. presst stark zur Miktion.
- Häufig bereits Blasenentleerungsstörungen aufgetreten (Nachträufeln, Urinflecken in der Unterwäsche), Harnwegsinfekte, Medikamente (Alphablocker)
- Bekannte Vorerkr.:
  - Vesikal: Blasentumor mit funktionellem Ventilmechanismus durch Obstruktion der Urethra.
  - Infravesikal: Prostataadenom/-karzinom, Prostatitis/Prostataabszess (junge Erwachsene!), Harnröhrenstrikturen/-trauma, Fremdkörper (z. B. Steineinklemmung), Veränderungen der Miktion, frühere Katheterisierungen.
  - Neurogen: Diskusprolaps (L1–L5), Konus-Kauda-Sy., Polyradikulitis, Tumor.

> ! **Komplikationen**
> Blasenruptur (meist intraperitoneal), Herzrhythmusstörungen, Ateminsuff., mechanischer Ileus.

Sofortdiagnostik

- Basischeck (▶ 4.1.2)
- Puls, SpO_2, RR, EKG
- Inspektion: bis zum Nabel hochstehender Blasenfundus („Tumor“ im Unterbauch)
- Palpation: Abwehrspannung des Abdomens, Resistenzen?
- Perkussion: Typische Dämpfung im Unterbauch (Blase) gegenüber dem lufthaltigen Darm
- Auskultation: paralytischer Ileus?

Sofortmaßnahmen

- O_2-Gabe (▶ 1.7.3, ▶ 1.23).
- I. v. Zugang mit Infusion von Ringeracetat (▶ 1.23).
- Bei langem Transportweg Harnblasenkatheter oder suprapubische Zystostomie (▶ 2.10.4), notfalls suprapubische perkutane Blasenpunktion mit 1er-Nadel (gelb).
- Analgesie: Metamizol 0,5 g i. v. (auch spasmolytisch) und Tramadol 100 mg i. v.
- Evtl. Sedierung: fraktioniert Midazolam 5 mg i. v. oder Diazepam 10 mg i. v.

> ! Urinmengen ≥ 600 ml fraktioniert ablassen (Gefahr einer Blutung ex vacuo).

Transport Bei erstmaligem Auftreten Vorstellung beim Urologen ausreichend, sonst und bei V. a. Verletzungen der Urethra, bei kreislaufinstabilem Pat. und Zeichen der Urosepsis immer Klinikeinweisung in chirurgische oder urologische Fachabteilung.

Prinzipien der Weiterbehandlung Sonografie, Urethro-/Zystoskopie.

Differenzialdiagnosen Blasentamponade, Blasenstein, gestielter Blasentumor, Fremdkörper, akuter Harnwegsinfekt.

16.3.2 Blasentamponade

Definition Ausfüllung der Blase mit Koageln und Verstopfung des Blasenausgangs.

Symptomatik

- Akuter Harnverhalt bei schmerzhaftem Unterbauchtumor.
- **Makrohämaturie.**
- Blässe, Kaltschweißigkeit, Unruhe.
- Pat. versucht durch starkes Pressen zu miktionieren.

Blutungsursachen

- Oberer Harntrakt: Tumoren, Steine, Fisteln.
- Blase: Zystitis, Tumoren, Radiatio, Chemother.
- Prostata: Varizen bei Prostataadenom.
- Iatrogen: Z. n. Eingriffen am oberen Harntrakt, Blase oder Prostata.

Sofortdiagnostik

- Basischeck (▶ 4.1.2).
- Puls, SpO_2, RR, EKG.
- Palpation: Unterbauchtumor?
- Perkussion: typische Dämpfung gegenüber dem lufthaltigen Darm.
- Auskultation: paralytischer Ileus?

Sofortmaßnahmen

- O_2-Gabe (▶ 1.7.3, ▶ 1.23).
- Pat. flach lagern, Beine hoch.
- I. v. Zugang mit Infusion von Ringeracetat (▶ 1.23).
- Analgesie: Metamizol 1 g i. v., bei ungenügender Schmerzlinderung zusätzlich Tramadol 100 mg i. v.
- Dauerkatheteranlage bei blutigem Meatus und Harnverhalt, nicht bei blutigem Meatus und Trauma.

Transport Immer Transport in die nächste chirurgische oder urologische Fachabteilung.

Prinzipien der Weiterbehandlung Sonografie, manuelle Tamponadenevakuation, Spül-Saug-Behandlung, Zystoskopie zur Identifikation der Blutungsquelle, Dauerspülung.

Differenzialdiagnosen Akuter Harnverhalt, Unterbauchtumor (Kolon, Uterus).

16.4 Entzündungen der ableitenden Harnwege

Dirk Kusche und Ulrich v. Hintzenstern

16.4.1 Akute Pyelonephritis

Symptomatik

- Plötzlicher Erkrankungsbeginn mit schwerem Krankheitsgefühl, Übelkeit, Erbrechen, Abgeschlagenheit, Fieber und Schüttelfrost
- Zunehmende Rückenschmerzen
- Pollakisurie (häufig und wenig), Dysurie (schmerzhaft)
- Pat. ist meist nicht unruhig

Kurzanamnese

- Nephrolithiasis (rezidivierende Steinabgänge), Harnwegsobstruktion (Prostata, Z. n. Harnblasenkatheter)
- Risikofaktoren: Gravidität, Diabetes mell., zytostatische Therapie, Kokkeninfektion (Nasennebenhöhlen, Zahngranulome, Otitis media), neurogene Blasenentleerungsstörungen, Katheterträger
- Pyelonephritis
- Schmerzmittelabusus (Phenazetine) bekannt?
- Blasenentzündungen in der Vorgeschichte
- Kindliche Pyelonephritis: Hinweisendes Symptom ist Enuresis mit Fieber (urogenitale Fehlbildungen, vesikorenaler Reflux)

Sofortdiagnostik

- Basischeck (▶ 4.1.2)
- Puls, SpO_2, RR, EKG
- Palpation:
  - Rücken- und Flankenschmerz, Nierenlagerklopfschmerz häufig einseitig positiv
  - Evtl. palpable Resistenz in der Flanke, Hautrötung, Schonhaltung (ipsilaterales Bein angewinkelt zur Entspannung des Psoas, verstärkte Lendenlordose zur erkrankten Seite) → V. a. Abszessbildung
- Temperatur ↑
- Auskultation des Abdomens: Reflektorische Magen-Darm-Atonie bis zum paralytischen Ileus

Sofortmaßnahmen

- O_2-Gabe (▶ 1.7.3, ▶ 1.27)
- I. v. Zugang mit Infusion von Ringeracetat (▶ 1.27)
- Analgesie: Tramadol 100 mg i. v., evtl. Metamizol 1 g i. v. (auch antipyretisch)

Transport Immer in eine internistische oder urologische Fachabteilung.

Prinzipien der Weiterbehandlung Antibiotikatherapie, parenterale Flüssigkeitszufuhr (ZVD), ggf. Beseitigung einer Obstruktion, Abszessausschluss.

Differenzialdiagnosen Basale Pneumonie, Pankreatitis, Cholezystitis, Appendizitis, Divertikulitis, Prostatitis, Epididymitis, Salpingitis.

> ! Oft akutes Rezidiv einer chronisch-rezidivierenden Infektion.

16

16.4.2 Urosepsis

Symptomatik
- Fieber, Schüttelfrost
- Hyperventilation, Unruhe, Angst
- Bewusstseinstrübung bis zum Koma
- Brechreiz bis zum paralytischen Ileus (reflektorische Magen-Darm-Atonie)

Kurzanamnese
- Nephrolithiasis (rezidivierende Steinabgänge), Harnwegsobstruktion (Prostata!), weitere Erkrankungen der Prostata, Genitalinfektionen, Harnwegsinfekte.
- Risikofaktoren: Gravidität, Diab. mell., zytostatische Therapie, Kokkeninfektion (Nasennebenhöhlen, Zahngranulome, Otitis media), Oligurie bzw. Anurie, Dauerkatheter-Träger, Bettlägerigkeit.

Sofortdiagnostik
- Basischeck (▶ 4.1.2)
- Puls, SpO_2, RR, EKG
- Periphere Kapillarfüllung (Capillary Refill): Verzögert bei Schock
- Inspektion: Schleimhäute (Anämie), Genitalien
- Palpation: Nierenlagerklopfschmerz häufig einseitig positiv
- Auskultation: Pneumonie, paralytischer Ileus?
- Rektale Untersuchung: Schmerzhaft vergrößerte Prostata?
- Blutzuckerstix (Hypoglykämie?)

Sofortmaßnahmen
- Pat. flach lagern, Beine hoch
- O_2-Gabe (▶ 1.7.3, ▶ 1.23), evtl. Intubation (▶ 3.4.4) und Beatmung (▶ 3.4.8)
- Mind. 2 großlumige i. v. Zugänge mit Infusion (Ringeracetat, ggf. HAES ▶ 1.23): massive Volumensubstitution (die benötigten Flüssigkeitsmengen werden regelmäßig weit unterschätzt). Ziel: Kreislaufstabilität
- Ggf. Analgesie: Tramadol 100 mg i. v.
- Evtl. Sedierung: Fraktioniert Midazolam 5 mg i. v. oder Diazepam 10 mg i. v.
- Dauerkatheteranlage ggf. als Fokussanierung

Transport Immer unverzügliche Einlieferung in internistische oder urologische Fachabteilung mit Vorankündigung und Anforderung eines Intensivplatzes.

16

Prinzipien der Weiterbehandlung Zunächst intensivmedizinische Stabilisierung der Vitalfunktionen, Sonografie, Antibiose, Ausschaltung des Infektionsherds, evtl. Dialysebehandlung.

Differenzialdiagnosen Nekrotisierende Pankreatitis, eitrige Cholangitis, abszedierende Appendizitis, abszedierende Pneumonie, eitrige Adnexitis.

!
- Kreislaufregulation (Objektivierung der Sepsisparameter):
  - In der Frühphase hyperdynam: warme, trockene Extremitäten, gerötete Haut trotz arterieller Hypotension.
  - Später hypodynam: periphere Zyanose, Kaltschweißigkeit, Desorientiertheit.
- Keine vasoaktiven Substanzen zur „Blutdruck-Kosmetik" (Erhöhung des O_2-Verbrauchs).

16.5 Hodenschmerz und Hodenschwellung

Dirk Kusche und Ulrich v. Hintzenstern

16.5.1 Differenzialdiagnosen

▶ Tab. 16.1

Tab. 16.1 Differenzialdiagnose des akuten Skrotums

Begleitbefund	Verdachtsdiagnose
Leitsymptom Schmerz	
• Subakuter bis akuter Beginn • Fieber • Evtl. skrotale Rötung • Schmerzbesserung bei Hodenanhebung • Dys-, Alg- und Pollakisurie • Alter meist > 18 J.	Epididymitis (▶ 16.5.3)
• Akuter Beginn, häufig nach Sport oder nachts • Übelkeit, evtl. Erbrechen • Extrem starker „Vernichtungsschmerz" • Keine Schmerzbesserung bei Hodenanhebung • Hoden steht höher • Alter: Neugeborene, Kinder 10–14 J.	Hodentorsion (▶ 16.5.2)
• Evtl. Prellmarke, bläuliche Färbung • Fluktuation	Hämatom nach Trauma
Leitsymptom Rötung	
s. o.	Epididymitis (▶ 16.5.3)
• Schmerzhafte Hodenschwellung • Fieber • Parotitis (Mumps)	Orchitis (▶ 16.5.3)
• Perineale und skrotale Schwellung mit graubräunlicher Hautverfärbung • Evtl. Fistelung und Sekretion • AZ ↓, Fieber • Z. n. Eingriffen am Genitale oder Leistenregion	Fournier-Gangrän (▶ 16.9)
Leitsymptom Schwellung	
• Offene Bruchpforte • Darmgeräusche über Skrotum auskultierbar	Skrotalhernie
Diaphanoskopie positiv	Hydrozele
Z. n. Trauma	Hämatozele
Kachexie	Tumor

16

16.5.2 Hodentorsion

Symptomatik

- Plötzlich auftretende, stärkste Schmerzen („Vernichtungsschmerz") bis in die Leiste ziehend, evtl. mit Abdominalsymptomatik (Übelkeit, Erbrechen), evtl. Schock.
- Bei Kleinkindern Bauchschmerzen und Koliken.

Kurzanamnese

- Prädilektionsalter 1. Lj., junge Männer in der Pubertät, evtl. bekannter Pendelhoden
- Plötzliches Auftreten, evtl. bei Hodentrauma oder Sport, aber auch nachts

Sofortdiagnostik

- Basischeck (▶ 4.1.2)
- Puls, SpO_2, RR, EKG
- Inspektion: Leicht gerötete und ödematös geschwollene Skrotalhaut, später Anschwellen von Skrotalhaut und -inhalt
- Palpation: Weiche Bauchdecke, sehr stark druckdolenter Tumor im Skrotum, initial elastisch fixierter Hodenhochstand, Verdrehung oft palpabel
- Bei Hodenanhebung Schmerzzunahme
- Diaphanoskopie negativ

Sofortmaßnahmen

- O_2-Gabe (▶ 1.7.3, ▶ 1.23)
- I. v. Zugang mit Infusion von Ringeracetat (▶ 1.23)
- Analgesie: Tramadol 1,5 mg/kg KG i. v., evtl. zusätzlich Metamizol 10–20 mg/kg KG

Transport Immer sofortig in die nächste chirurgische oder urologische Fachabteilung.

Prinzipien der Weiterbehandlung (Doppler-)Sonografie, operative Freilegung innerhalb von 4–6 h mit Detorsion und Orchidopexie, sonst akute Gefahr einer Hodenatrophie mit irreversibler Schädigung der Spermiogenese.

Differenzialdiagnosen Hydatidentorsion (am oberen Hodenpol tastbarer kugeliger, erbsgroßer, sehr schmerzhafter Tumor), inkarzerierte Hernie (Bruchpforte tastbar), Epididymitis (Schmerzlinderung bei Hodenanhebung, Fieber), Appendizitis, Harnleiterstein.

16.5.3 Akute Epididymitis, Epidymoorchitis

Symptomatik

- Fieber mit Schüttelfrost
- Zunehmend starke Schmerzen, in die Leistenbeuge ausstrahlend
- Oft Pollakisurie/Dysurie

Kurzanamnese Frühere Harnwegsinfekte, urogenitale Fehlbildungen, instrumentelle Untersuchungen, Harnblasenkatheter.

Sofortdiagnostik

- Basischeck (▶ 4.1.2)
- Puls, SpO_2, RR
- **Inspektion:** Skrotum gerötet

- **Palpation:** Druckdolenz von Nebenhoden und Samenstrang, Schwellung des Nebenhodens mit unklarer Abgrenzbarkeit zu Hoden, ödematös-entzündlich verdickter Samenstrang, Bruchpforten offen?
- Schmerzlinderung durch Hodenanhebung
- Diaphanoskopie: Oft entzündliche Begleithydrozele

Sofortmaßnahmen
- O_2-Gabe (▶ 1.7.3, ▶ 1.23)
- I. v. Zugang mit Infusion von Ringeracetat (▶ 1.23)
- Analgesie: Metamizol 0,5 g i. v., bei ungenügender Schmerzlinderung zusätzlich Tramadol 100 mg i. v.
- Hodenhochlagerung, Kühlung (Umschlag mit feuchten Kompressen)

Transport Immer in die nächste urologische Fachklinik.

Prinzipien der Weiterbehandlung Bettruhe, Antibiose, Kühlung, Hochlagerung, Sonografie, Abszessausschluss, evtl. Infiltration des Samenstrangs mit Lokalanästhetikum.

Differenzialdiagnosen Hodentorsion, Orchitis, Insektenstich, Skrotalhautphlegmone bei Follikulitis.

16.6 Verletzungen des Urogenitalsystems

Dirk Kusche und Ulrich v. Hintzenstern

16.6.1 Nieren- und Harnleitertrauma

Symptomatik
- Flankenschmerz
- Flankentumor, hämatombedingte Schwellung
- Makrohämaturie
- Reflektorischer Peritonismus
- Blässe, Kaltschweißigkeit, Tachykardie (hypovolämischer Schock)

16

> **!** **Makrohämaturie**
> - Keine direkte Korrelation zum Schweregrad des Traumas. Kann bei Stichverletzungen vollständig fehlen.
> - Bei offener Verletzung guter Prädiktor für die Schwere der Läsion Grad III–V in 50 % der Fälle.

Kurzanamnese (▶ Tab. 16.2, ▶ Abb. 16.2)
- **Offenes oder perforierendes Nierentrauma** (5 %): häufig durch schwere Verkehrsunfälle, Stich-, Schuss- oder Pfählungstrauma → 25–70 % schwere Läsionen; bei ventraler Eintrittspforte sehr hohes Risiko für zusätzliche Organverletzungen.
- **Stumpfes Nierentrauma** (95 %): meist durch Arbeits-, Verkehrs- oder Sportunfall → hauptsächlich leichte Läsionen (Grad I und II).
- Harnleiterverletzungen meist durch Dezelerationstrauma. **Cave:** Begleitverletzungen, Polytrauma.

Tab. 16.2 Klassifikation des Nierentraumas (AAST)		
Grad	**Typ**	**Beschreibung**
I	Kontusion	Mikro-, Makrohämaturie
	Hämatom	Subkapsulär ohne Parenchymlazeration
II	Hämatom	Nicht expandiertes perineales Hämatom
	Lazeration	< 1 cm Parenchymlazeration ohne Urinextravasation
III	Lazeration	> 1 cm Parenchymlazeration ohne Urinextravasation
IV	Lazeration	Tiefe Parenchymlazeration mit Eröffnung des Harnwegssystems
	Gefäßläsion	Arterien-/Venenverletzung mit stabilisierter Blutung
V	Lazeration	Vollständig zerstörtes Nierenparenchym
	Gefäßläsion	Nierengefäßstielverletzung mit devaskularisierter Niere

Sofortdiagnostik

- Basischeck (▶ 4.1.2).
- Puls, SpO_2, RR, EKG.
- Periphere Kapillarfüllung (Capillary Refill) verzögert bei schwerer Blutung.
- Inspektion: Prellmarken und Wunden, Schleimhäute (Anämie) blass, urethrale Blutung.
- Palpation: Nierenlagerklopfschmerz.
- Auf Begleitverletzungen achten: Ein- und Austrittspforten, Wirbelsäulentrauma (Druck-, Bewegungsschmerz), Rippenfraktur (Thoraxkompressionsschmerz), Leber-, Milzruptur (Schock), intraabdominale Blutung (Abwehrspannung, Schock), Beckenfraktur (Beckenkompressionsschmerz).

!

- Eine intakte Gerota-Faszie führt oft zur Selbsttamponade. Daher ist ein progredienter Schock immer verdächtig auf intraperitoneale Blutung.
- Kindliche Nieren sind durch ihre physiologisch relativ große Organmasse bes. gefährdet.
- Zwischen Unfallzeitpunkt und Symptomatik mehrtägiges symptomfreies Intervall möglich.

Sofortmaßnahmen

- Mind. 2 großlumige i. v. Zugänge mit Infusion (Ringeracetat, ggf. HAES ▶ 1.23).
- O_2-Gabe (▶ 1.7.3, ▶ 1.23), evtl. Intubation (▶ 3.4.4) und Beatmung (▶ 3.4.8).
- Analgesie: Tramadol 100 mg i. v., bei ungenügender Schmerzlinderung Fentanyl 0,1 mg i. v., ggf. Wiederholung.
- Sedierung: Fraktioniert Midazolam 5 mg i. v. oder Diazepam 10 mg i. v.
- Wundversorgung: Sterile Wundabdeckung und Polsterung.

Keine Manipulationen in der Wunde, perforierende Gegenstände nicht entfernen.

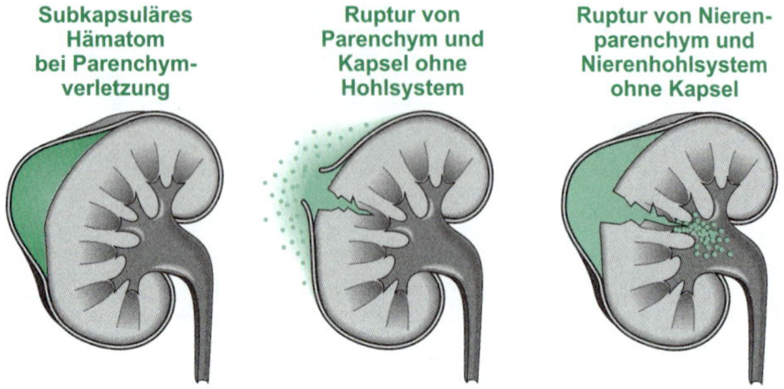

Schmerz	+	–	–
Hämatom	–	+	–
Blut i. U.	–	–	+
Schock	–	+/–	–/+

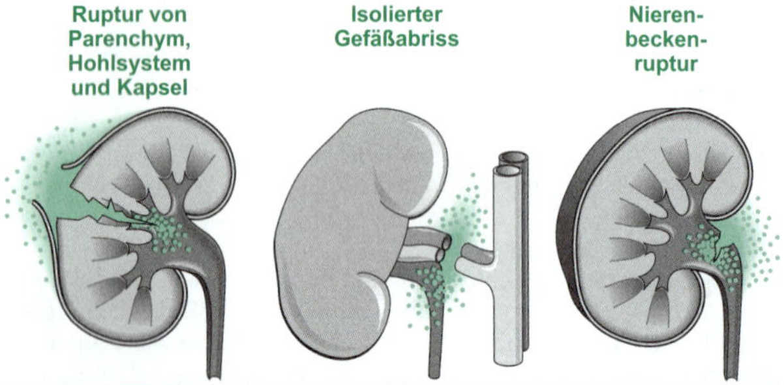

Schmerz	+	+	–/*
Hämatom	+	+	–
Blut i. U.	+	–	–
Schock	+	+	–

16

Abb. 16.2 Formen und Symptome der Nierenverletzung. Schmerz = starke Schmerzen in der Nierenregion. Hämatom = extrarenales Hämatom in der Nierenloge. Blut i. U. = Makrohämaturie, d. h. Blut ist mit bloßem Auge sichtbar. *Späte Flankenschmerzen infolge des Urinoms [L190]

Transport Immer in die nächstgelegene chirurgische oder urologische Fachabteilung.

Prinzipien der Weiterbehandlung Meist konservativ beim stumpfen Nierentrauma, d. h. Bettruhe, Antibiose. Bei penetrierenden Verletzungen, expandierendem Hämatom (Grad IV und V) oder starker Urinextravasation abdominale Exploration.

16.6.2 Blasenverletzungen

Symptomatik
- Hämaturie (80 %)
- Unterbauchschmerz (60 %)

- Harnverhalt
- Vorgewölbte Bauchdecke infolge des Hämatoms, Urinaustritt

Kurzanamnese

- **Offene Verletzung:** Stich-, Schuss- und Pfählungsverletzungen.
- **Geschlossene Verletzung:**
  - **Extraperitoneale Blasenruptur** (70 %): meist in Zusammenhang mit Beckenringfrakturen (Perforation der Blase durch Knochensplitter).
  - **Intraperitoneale Blasenrupturen** (25 %): bei Abdominaltrauma mit plötzlicher Druckerhöhung (Sicherheitsgurt) oder Dezeleration (senkrechter Sturz auf das Steißbein) bei voller Blase.
  - Sonderform (5 %): **spontane Blasenruptur** bei vorgeschädigter Blase.
  - Bei stumpfem Bauchtrauma sehr häufig assoziierte Beckenfrakturen.

Sofortdiagnostik

- Basischeck (▶ 4.1.2)
- Puls, SpO_2, RR, EKG
- Periphere Kapillarfüllung (Capillary Refill) verzögert
- Inspektion: Zeichen eines Peritonismus, Hämatome (suprasymphysär, perineal), Prellmarken, Blut am Meatus externus, Unterbauchvorwölbung
- Beckenkompressionsschmerz (Beckenfraktur)?
- Rektale Untersuchung: Vorwölbung des Douglas-Raums (freie Flüssigkeit), Prostata tastbar, verschieblich

Sofortmaßnahmen

- O_2-Gabe (▶ 1.7.3, ▶ 1.23)
- Großlumiger i. v. Zugang mit Infusion (Ringeracetat, ggf. HAES ▶ 1.23)
- Analgesie: Tramadol 100 mg i. v.
- Evtl. Sedierung: fraktioniert Midazolam 5 mg i. v. oder Diazepam 10 mg i. v.

Transport Immer in die nächste chirurgische oder urologische Fachabteilung.

Prinzipien der Weiterbehandlung Bei extraperitonealer Perforation Versuch der konservativen Behandlung mit Antibiotika und Blasendrainage. Bei intraperitonealer Ruptur operative Freilegung (Sectio alta) und Übernähung.

> 10–20 % aller Pat. mit einer Beckenringfraktur haben gleichzeitig eine Verletzung des unteren Urogenitaltrakts.

16

16.6.3 Harnröhrenruptur

Symptomatik

- Blutung aus Meatus (65 %)
- Harndrang bzw. Harnverhalt
- Perineales Hämatom/Schwellung
- Peniles Hämatom/Schwellung

> Ist am Meatus kein Blut sichtbar, ist eine Urethraverletzung trotzdem nicht ausgeschlossen.

Kurzanamnese

- Häufig bei polytraumatisierten Pat.: bei Beckenfrakturen in 20 % Urethraverletzungen
- Harnröhrenverletzungen bei direkter Gewalteinwirkung auf den Damm z. B.:
  - Fahrrad- oder Motorradunfall (75 %)
  - Fall aus großer Höhe (Straddle-Verletzung; 20 %)
  - Perforierende Verletzungen (Messerstich, autoerotisch, via falsa bei Katheterisierungsversuch)

Sofortdiagnostik

- Basischeck (▶ 4.1.2)
- Puls, SpO_2, RR, EKG
- Inspektion: Hämatom an Damm, Penis, Skrotum (infradiaphragmale bzw. extrapelvine Verletzung) oder Unterbauch, Blutung aus der Harnröhre?
- Palpation des Abdomens (Peritonismus? **Cave:** Wirbelsäulenverletzungen)
- Rektale Untersuchung: Dislokation von Blase und Prostata nach kranial (supradiaphragmale bzw. intrapelvine Verletzung), weiche Resistenz (Hämatom)

Sofortmaßnahmen

- O_2-Gabe (▶ 1.7.3, ▶ 1.23)
- I. v. Zugang mit Infusion von Ringeracetat (▶ 1.23)
- Analgesie: Tramadol 100 mg i. v.
- Ggf. Schocktherapie bei polytraumatisiertem Pat. mit Harnröhrenverletzung

> Bei V. a. Harnröhrenverletzung ist eine präklin. Katheterisierung kontraindiziert.

Transport Immer in die nächste chirurgische oder urologische Fachabteilung.

Prinzipien der Weiterbehandlung Zunächst Urethrogramm, abhängig vom Ergebnis transurethraler oder suprapubischer Blasenkatheter.

16.6.4 Penistrauma

Symptomatik

- Ausgeprägtes Penoskrotalhämatom, Penisödem.
- Akute Blutung aus Penisarterien (mögliche Schocksymptomatik).
- Penisdeviation, Priapismus.
- Bei ausgedehnten Verletzungen schmerzbedingte Harnverhaltung.

Kurzanamnese

- **Äußere Penisverletzungen** bei deviatem Sexualverhalten (Penisringe, Einführen des Penis in Flaschenhälse, Staubsaugerstutzen, Bissverletzungen).
- **Perforierende Verletzung** durch Einführen von Gegenständen in die Harnröhre.
- **Penisablederung** durch stumpfes Trauma (Tritt, Sturz) oder Penisamputation durch Arbeits- oder Verkehrsunfälle.
- **Penisfraktur:** Einriss der Tunica albuginea durch Scherkräfte bei erigiertem Penis (Pat. berichten über „Krachen“ bzw. „Reißen“).

Sofortdiagnostik

- Basischeck (▶ 4.1.2)
- Puls, RR, SpO_2, EKG

- **Inspektion:**
  - Verletzungszeichen
  - Evtl. bereits eingetretene Infektion (wegen Schamgefühl späte ärztliche Vorstellung): Rötung, Ödem, Überwärmung, Hautulzeration
- **Palpation:** inguinale Lymphknotenvergrößerung

Sofortmaßnahmen
- O_2-Gabe (▶ 1.7.3, ▶ 1.23)
- I. v. Zugang mit Infusion von Ringeracetat (▶ 1.23)
- Analgesie: Tramadol 100 mg i. v.
- Wundversorgung: Sterile Wundabdeckung und Polsterung, bei stärkerer Blutung manuelle Kompression
- Amputatversorgung (▶ 11.7.6)

Transport Immer in die nächste chirurgische oder urologische Fachabteilung.

Prinzipien der Weiterbehandlung Bei leichten Verletzungen: Wundversorgung, Entfernung von Fremdkörpern, Kompressionsverband, bei schweren Verletzungen immer suprapubische Zystostomie, sofortige operative Revision mit Blutstillung, evtl. Penisteilamputation, selten mikrochirurgische Replantation möglich.

> !
> - Penisverletzungen können sehr stark bluten, daher Kreislaufsituation beachten (Hypovolämie?).
> - Sorgfältige und einfühlende Anamneseerhebung. Schamgefühl des Pat. beachten.
> - Keine Manipulationen in der Wunde, perforierende Gegenstände nicht entfernen.

16.6.5 Verletzungen von Hoden und Skrotum

Symptomatik
- Ausgeprägtes peritestikuläres Hämatom, offene Verletzung
- Starke Schmerzen (Dehnungsschmerz der rigiden Tunica albuginea)

Kurzanamnese
- In 85 % stumpfe Traumen bei Verkehrsunfällen
- Sportverletzungen
- Evtl. durch Sexualpraktiken
- Selten offene Verletzungen durch Stich-, Pfählungs- oder Schussverletzung

Sofortdiagnostik
- Basischeck (▶ 4.1.2)
- Puls, SpO_2, RR, EKG
- **Inspektion:** Prellmarken, Hämatome, Wunden?
- **Palpation:** Hoden und Nebenhoden abgrenzbar, prall-elastische Resistenz?

Sofortmaßnahmen
- O_2-Gabe (▶ 1.7.3, ▶ 1.23)
- I. v. Zugang mit Infusion von Ringeracetat (▶ 1.23)
- Analgesie: Tramadol 100 mg i. v.
- Hodenhochlagerung, steriler Wundverband

Transport
- Möglichst immer Transport in die nächste chirurgische oder urologische Fachabteilung.

- Evtl. bei unkomplizierten Prellungen und Schürfungen Vorstellung beim Urologen oder Chirurgen.

Prinzipien der Weiterbehandlung Bei leichten Hodentraumata Wunddébridement, Kühlung. Bei schweren Hodentraumata Hodenfreilegung mit Revision, selten operative Semikastration notwendig.

16.7 Paraphimose

Dirk Kusche und Ulrich v. Hintzenstern

Symptomatik Schmerzhaft-ödematöse Schwellung der Glans penis und des Präputiums.

Kurzanamnese
- Bekannte Einengung der Vorhaut, entzündliche Veränderungen/Erkr.
- Häufig während oder nach Koitus
- Dauerkatheterträger

Sofortdiagnostik
- Basischeck (▶ 4.1.2)
- Puls, SpO_2, RR, EKG
- Typischer Befund eines **„spanischen Kragens"**
- Stauungsbedingt blaurot verfärbte Glans penis

Sofortmaßnahmen
- O_2-Gabe (▶ 1.7.3, ▶ 1.23).
- I. v. Zugang mit Infusion von Ringeracetat (▶ 1.23).
- Analgesie: Metamizol 0,5 g i. v., falls nicht ausreichend, zusätzlich Tramadol 100 mg i. v.
- Ggf. Infiltration der Peniswurzel mit 10 ml Lidocain 1 %.
- Reposition (▶ Abb. 16.3): Ödem der Glans penis bimanuell ausdrücken, dann vorsichtiger Repositionsversuch. Bei Katheterträgern sollte dieser ggf. zur besseren Handhabung vorher entfernt werden.

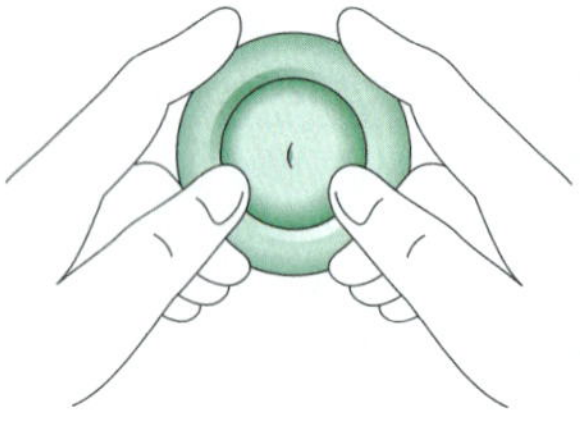

Abb. 16.3 Reposition einer Paraphimose [L190]

16

Transport Immer Einweisung in chirurgische oder besser urologische Fachabteilung (unabhängig vom Erfolg der Erstmaßnahmen).

Prinzipien der Weiterbehandlung Dorsale Inzision des Schnürrings und Zirkumzision.

> ! Bei Fortbestehen Gefahr der Gangrän der Glans penis.

16.8 Priapismus

Dirk Kusche und Ulrich v. Hintzenstern

Symptomatik
- Akut auftretende schmerzhafte Dauererektion ohne vorherige sexuelle Stimulation und ohne Ejakulation.
- Schmerzhafter Harnverhalt.

Kurzanamnese
- Stoffwechselerkr.: z. B. Diab. mell.
- Paraneoplastisch: Leukämie (Leukostase-Sy.), Anämie, Myelom
- Nach Thrombosen im Penis/kleinen Becken
- Neurogen: periphere entzündliche Erkr. des Beckens, zentrale Erkrankungen (Tumor, Entzündung, Trauma, Psychosen, Angst)
- Sexualanamnese: deviate Sexualpraktiken, Penisringe, eingeführte Gegenstände in die Harnröhre
- Medikamentös: Schwellkörperautoinjektionstherapie (SKAT) zur Impotenzbehandlung

Sofortdiagnostik
- Basischeck (▶ 4.1.2)
- Puls, SpO_2, RR, EKG
- Häufig Penisverkrümmung nach oben
- Medikamentenanamnese
- Nach Stunden blauviolette Verfärbung des Präputiums, der Glans penis und später des gesamten Penis
- Palpation: Glans penis und Corpus spongiosum schlaff

Sofortmaßnahmen
- O_2-Gabe (▶ 1.6.3, ▶ 1.22).
- I. v. Zugang mit Infusion von Ringeracetat (▶ 1.22).
- Analgesie: Metamizol 0,5 g i. v. **und** Tramadol 100 mg i. v.
- Evtl. Sedierung: Fraktioniert Midazolam 5 mg i. v. oder Diazepam 10 mg i. v.
- Kühlung, wenn möglich.

Transport Immer in urologische Fachabteilung.

Prinzipien der Weiterbehandlung
- Punktion der Corpora cavernosa und Ablassen von 100–150 ml Blut.
- Medikamentös: Punktion der Corpora cavernosa und fraktionierte Gabe von α-Sympathomimetika.
- Stanzanastomose zwischen Corpora cavernosa und Corpus spongiosum bei Versagen der medikamentösen Therapie.
- Operative Shuntanlage zur Entlastung der Corpora cavernosa.

!
- Behandlungserfolg nur bei Therapiebeginn innerhalb von 12 h, sonst Fibrosierung mit erektiler Impotenz möglich.
- Schamgefühl des Pat. beachten.

16

16.9 Fournier-Gangrän

Dirk Kusche und Ulrich v. Hintzenstern

Definition Rasch progrediente Gangrän an Skrotum und Penis.

Symptomatik

- Zunächst kurzfristiges Prodromalstadium mit Fieber, Schmerzen, Rötung, Krepitus des Skrotums oder Perineums.
- Dann Übergang in foudroyante, übel riechende Gangrän bis zum Vollbild eines septischen Schocks.

Kurzanamnese

- Harnwegsobstruktionen (Strikturen, Adenom, Karzinom)
- Infektionen (Harnwege, ischiorektal)
- Operationen (Vasektomie, plastische Rekonstruktionen), Injektionen in die Femoralgefäße
- Diab. mell., chron. Alkoholabusus
- Dauerkatheterträger

Sofortdiagnostik

- Basischeck (▶ 4.1.2)
- Puls, SpO_2, RR, EKG
- Kapilläre Füllungszeit (Capillary Refill) verzögert bei Schock
- **Inspektion:** Rötung, Ulzerationen, Sekretion, Ausdehnung, Injektionsverletzungen

Sofortmaßnahmen

- Mind. 1 großlumiger i. v. Zugang mit Infusion (Ringeracetat, ggf. HAES ▶ 1.23)
- O_2 (▶ 1.7.3), ggf. Intubation (▶ 3.4.4) und Beatmung (▶ 3.4.8)
- Analgesie: Tramadol 100 mg i. v.
- Bei Sepsis Schocktherapie (▶ 5.9)

Transport Immer sofortig in die nächste chirurgische oder urologische Fachabteilung.

Prinzipien der Weiterbehandlung Chirurgische Herdsanierung mit radikaler Nekrosenabtragung, hoch dosierte Antibiotikagabe, intensivmedizinische Überwachung, evtl. später plastische Wunddeckung.

Differenzialdiagnose Gasbrand.

16

> **Komplikationen**
> Sepsis, Hodenverlust, Beteiligung von Penis/Perineum/Bauchwand, rektale Fisteln, anale Sphinkterinsuff. Exitus in bis zu 50 %.

16.10 Notfälle bei Dialysepatienten

Stephan Horn

16.10.1 Leitsymptom Dyspnoe

Symptomatik

- Lufthunger, Orthopnoe, Tachypnoe, Azidoseatmung (hyperkaliämische Azidose!)
- Husten, schaumiger Auswurf, Zyanose
- Angst, ggf. thorakale Schmerzen

Kurzanamnese

- Zeitpunkt der letzten Dialyse (Überwässerung v. a. nach dem „langen" Dialyseintervall).
- Restausscheidung: Noch vorhanden? Plötzliche Veränderung?
- Übermäßige Flüssigkeitszufuhr (um ehrliche Auskunft bitten!)?
- Besonderheiten beim Verlauf der letzten Dialyse/Dialysen: Wurde das Trockengewicht erreicht? Gab es Shuntprobleme, die zu einer mangelhaften Kaliumelimination durch die Dialyse geführt haben könnten?
- Muskelschwäche, Muskelschmerzen, Parästhesien, Taubheitsgefühl als Hinweis für Hyperkaliämie?
- Ursache der Niereninsuff. bekannt, z. B. Diabetes, Analgetika-Nephropathie?
- Akute, potenziell nephrotoxische Ereignisse, z. B. Einnahme von NSAR (Knochenschmerzen bei renaler Osteopathie!), evtl. nephrotoxischen Antibiotika (Aminoglykosidantibiotika, ältere Cephalosporine) oder Röntgenuntersuchung mit i. v. Kontrastmittelgabe?
- Medikamentenplan (falls vorhanden)?
- Diätfehler: Hyperkaliämie, z. B. durch Bananen, Trockenobst, Gemüse, Nüsse, Diätsalz (enthält KCl!). Nicht jeder Pat. ist wirklich ausreichend über diätetische Maßnahmen informiert!

Sofortdiagnostik

- Basischeck (▶ 4.1.2).
- RR, Puls, SpO_2.
- EKG: Brady- bzw. Tachykardie, Verbreiterung der ORS-Komplexe und T-Deformierungen als Hinweise auf Elektrolytentgleisungen (nicht obligat auftretend)?
- Inspektion des Gefäßzugangs bzw. Dialysekatheters.
- Hinweise auf Blutverluste: Hämatom im Bereich des Shunts, Makrohämaturie bei Zystennieren → gehäufte Inzidenz von intestinalen Angiodysplasien, weitere, auch nicht nephrologische Blutungsquellen?
- Fieber: Pneumonie, Infekt der ableitenden Harnwege, infizierte Gangrän bei Diabetikern, Shuntinfekt, Katheterinfekt?
- Zeichen der Überwässerung: Ödeme, obere Einflussstauung, Rasselgeräusche über der Lunge? **Cave:** unauffälliger Auskultationsbefund bei interstitiellem Lungenödem!
- Immer auch an Herzinfarkt, dekompensierte Klappenvitien, Lungenembolie, hypertensive Krise usw. als DD denken!

Sofortmaßnahmen

- **Klinisch Überwässerung:**
  - O_2-Gabe (▶ 1.7.3, ▶ 1.23).
  - Bei vorhandener Restausscheidung: Versuch mit Furosemid 40–120 mg i. v.
  - Bei hypertensiver Entgleisung: Nitrospray 1–2 Hub s. l. initial, weitere Therapie wie beim Lungenödem (▶ 7.5).
- **Klinisch Herz-Rhythmus-Störungen:**
  - Häufigste Ursache: Hyperkaliämie (Ursachen s. Kurzanamnese).
  - Dialysepat. tolerieren hyperkaliämische Werte (K > 6 mmol/l) oft erstaunlich gut. Typische EKG-Veränderungen i. S. einer Hyperkaliämie sagen über die Bedrohlichkeit der Situation mehr aus, als der absolute Kaliumspiegel.
  - Bei lebensbedrohlichen Herzrhythmusstörungen und V. a. Hyperkaliämie (EKG, Klinik) medikamentöse Maßnahmen bereits im NAW: Ca-Glukonat 10 % 10 ml langsam i. v. NaCl 10 % 10–30 ml i. v. 250 ml Glukose 20 % + 20 IE Insulin (**Cave:** Überwässerung), Wirkeintritt nach 10–20 Min.

Transport Rasch mit Arztbegleitung in nephrologisches Zentrum mit Möglichkeit zur Dialyse/Hämofiltration mit Volumenentzug.

> **!** Bei gleichzeitiger Gabe von Ca-Glukonat und Natriumbikarbonat besteht die Gefahr von Haut- und Gefäßnekrosen.

16.10.2 Leitsymptom Shuntblutung

Symptomatik Blutung aus dem Dialyseshunt, meist im Anschluss an Hämodialyse. Ursache: Meist Folge der noch nachwirkenden Heparinisierung, gelegentlich auch Ruptur eines Shuntaneurysmas.

Kurzanamnese

- Zeitpunkt der letzten Dialyse.
- War langes Abdrücken des Dialyseshunts bereits häufiger notwendig? Möglicher Hinweis auf zentrale Stenose der abführenden Shuntvene, die evtl. stationär behandelt werden muss (OP, PTA).

Sofortmaßnahmen

- Kompression der Blutung lokal über der Blutungs-/Punktionsstelle mit sterilem Tupfer, zunächst kontrolliert mit dem Finger, erst danach Anlage eines Druckverbands.
- Ausreichend lange Kompressionszeit: Bei Kunststoff-PTFE-Shuntkonstruktionen bis zu 45 Min.

Transport Bei unstillbarer oder schwerer Blutung Transport in chirurgische Klinik.

> **!** Wegen der Gefahr des thrombotischen Verschlusses des Dialyseshunts, Tourniquet nur im äußersten Notfall am Shuntarm anlegen.

16.10.3 Leitsymptom abdominale Schmerzen (Peritonitis) bei Peritonealdialyse

Symptomatik
- Abdominelle Schmerzen
- Fieber
- Übelkeit, Erbrechen, Obstipation, aber auch Diarrhö

Kurzanamnese
- Abnahme der Ultrafiltrationsleistung?
- Trübung des Dialysatauslaufs?
- Schmerzen beim Dialysatein- bzw. -auslauf?
- Verlängerte Ein- bzw. Auslaufzeit?
- Peritonitische Ereignisse in der Vorgeschichte?

> Eine Trübung des Dialysats mit Erhöhung der Zellzahl (pathologisch > 100–200 Leukozyten/µl) tritt nicht nur bei einer Infektion auf, sondern kann im Rahmen eines akuten Abdomens immer vorkommen (z. B. auch bei Pankreatitis, Divertikulitis, Appendizitis mit oder ohne Perforation).

Sofortdiagnostik Inspektion des Bauchdialysekatheters:
- Exit-Infekt: Rötung, Schwellung, Eiter-/Fibrinbeläge bzw. Sekretion am Katheteraustritt.
- Tunnelinfekt: Schmerzhafte Rötung bzw. Schwellung oder Fluktuation im subkutanen Verlauf des Katheters; oft Folge eines Exit-Infekts.
- Muffenprolaps: Dacron-Muffen des Katheters werden sichtbar.

Sofortmaßnahmen Symptomatisch, ggf. Butylscopolamin 20 mg i. v.

Transport Einweisung in nephrologisches Zentrum zur Diagnosesicherung.

Prinzipien der Weiterbehandlung Zytologie und Kulturen aus dem Dialysat und Therapieeinleitung. Kausale Therapie bei chirurgischem „akutem Abdomen", Antibiotikatherapie, ggf. Katheterentfernung und -wechsel.

Differenzialdiagnosen
- Alle Ursachen des akuten Abdomens (▶ 15.2).
- BZ-Entgleisung wegen erhöhter peritonealer Aufnahme von Glukose aus dem Dialysat. Ultrafiltrationsverlust mit konsekutiver Überwässerung; peritonitische Symptomatik i. d. R. milder als bei chirurgischem „akutem Abdomen".
- Bei Frauen: Zyklusbeschwerden; während der Ovulation (sofern bei chronisch niereninsuffizienten Patientinnen überhaupt vorhanden) evtl. blutige Färbung des Dialysats, im Rahmen der Menstruation evtl. Trübung.

> **Dialysepatienten sind „normale" Pat. mit primär „normalen" Krankheitsbildern!**
> Woran kann man Dialysepat. erkennen?
> - Shunt am Unter- bzw. Oberarm mit entsprechenden Einstichstellen
> - Atypische Shuntlokalisationen am Oberschenkel oder oberen Thorax („subclavia loop")

16

- Permanenter Kunststoffdialysekatheter (Demers-Katheter) z. B. über die V. jugularis
- Peritonealdialysekatheter (z. B. Tenckhoff-Katheter, Oreopoulos-Katheter)
- Gräulich-blasses bis fahl-gelbliches Hautkolorit, Juckreiz mit Kratzspuren, evtl. Foetor uraemicus

17 „Kopf"-Notfälle

Ulrich v. Hintzenstern, Tim Krafft, Josef Weindler

17.1 Ophthalmologische Notfälle *Josef Weindler und Ulrich v. Hintzenstern* 642
17.1.1 Untersuchungstechniken 642
17.1.2 Leitsymptome 646
17.1.3 Akuter Visusverlust ohne Schmerzen 648
17.1.4 Akuter Visusverlust mit Schmerzen und rotem Auge 652
17.1.5 Verätzung und Verbrennung 655
17.1.6 Verletzungen 657
17.2 HNO-Notfälle *Ulrich v. Hintzenstern* 661
17.2.1 Besonderheiten bei HNO-Notfällen 661
17.2.2 Blutung aus der Nase 661
17.2.3 Blutung aus Mundhöhle, Oro- und Hypopharynx 664
17.2.4 Blutung aus dem Ohr 666
17.2.5 Traumata 667
17.2.6 Fremdkörper 670
17.2.7 Infektionen und hypererge Schleimhautreaktionen 675
17.2.8 Notfälle bei Patienten mit Tracheostoma 678
17.3 Mund-, kiefer-, gesichtschirurgische und zahnärztliche Notfälle *Tim Krafft* 681
17.3.1 Traumata und Kiefergelenkluxationen 681
17.3.2 Zahntrauma 687
17.3.3 Zahnschmerz 689
17.3.4 Blutung nach zahnärztlicher Behandlung 689
17.3.5 Infektionen und Abszesse 690

17.1 Ophthalmologische Notfälle

Josef Weindler und Ulrich v. Hintzenstern

17.1.1 Untersuchungstechniken

Anatomie ▶ Abb. 17.1

Sehschärfe (Visus) Bei jedem Krankheitsprozess am Auge ist eine orientierende Untersuchung der bestehenden Sehschärfe obligat: Der Pat. deckt das nicht zu untersuchende Auge durch Vorhalten seiner Hand zu. Mithilfe der Visustafel (▶ Abb. 17.2) wird die Sehschärfe ermittelt: Tafel in 1 m Abstand vom Pat. halten (auf gute Beleuchtung achten). Sehschärfe am li Rand der gerade noch erkannten Zeichenreihe ablesen.
Bei ausgeprägter Reduzierung der Sehschärfe (Visus <0,1) untersucht man, ob noch Finger gezählt oder Handbewegungen erkannt werden. Ist dies nicht der Fall, so prüft man, ob noch Lichtschein (Taschenlampe) erkannt wird.

Gesichtsfeld (orientierend) **Fingerperimetrie.** Der Kopf des Arztes und des Pat. befinden sich im Abstand von einer Armlänge gegenüber in gleicher Höhe. Nun bedecken beide ein jeweils gegenüberliegendes Auge (Pat. re/Arzt li und umgekehrt) mit der Hand. Der Pat. fixiert dann mit seinem offenen Auge das offene Auge des Arztes. Nun führt der Arzt aus verschiedenen Richtungen von außen seine Finger in das gemeinsame Gesichtsfeld. Der Pat. gibt an, wann er die Finger erstmals auftauchen sieht. Ein Vergleich mit der eigenen Wahrnehmung ergibt

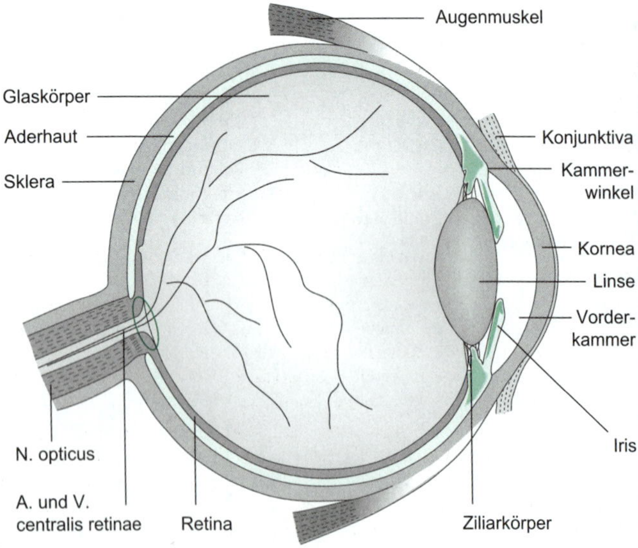

Abb. 17.1 Anatomie des Auges [L157]

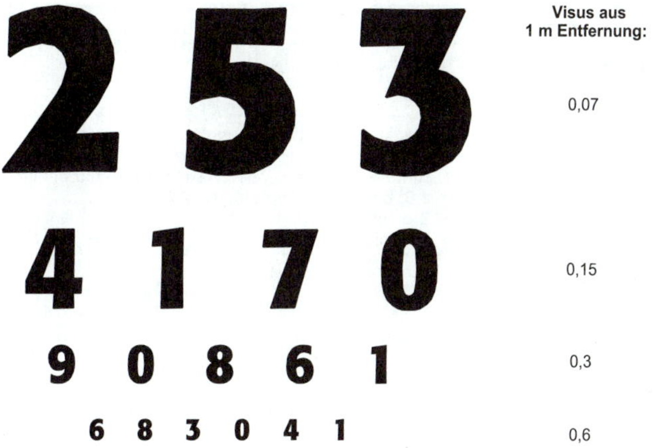

Abb. 17.2 Visustafel [A300]

Anhaltspunkte für gröbere Gesichtsfeldeinschränkungen des Pat.: konzentrische Einengung, Hemianopsie, Quadrantenanopsie.

Pupille Weite, Form und Reaktion immer im Seitenvergleich beurteilen (▶ Tab. 17.1).

- **Pupillenweite** schätzen (Genauigkeit ca. 1 mm). Die normale Pupillenweite beträgt 2–5 mm. Seitenunterschiede der Pupillenweite (Anisokorie) > 1 mm sind meist pathologisch (z. B. SHT mit intrakranialer Drucksteigerung, Glaukom, Iritis, sehr selten angeboren).
- **Pupillenform:** Die Pupillen können physiologisch eine geringe Entrundung zeigen. Stärkere Entrundungen kommen vor nach medikamentöser Pupillenerweiterung, bei Bewegungsstörungen der Pupille und vor allem durch mechanische Veränderungen (Verwachsungen, Verletzungen, Z. n. Operation).
- **Lichtreaktion** möglichst bei etwas abgedunkelter Umgebung prüfen:
  - Direkte Lichtreaktion: mit heller Lichtquelle von vorne beleuchten → Pupille verengt sich.
  - Indirekte (konsensuelle) Lichtreaktion: Pupille des zu prüfenden Auges verengt sich bei Beleuchtung des anderen Auges.
- **Akkommodation/Konvergenzreaktion:** vom Pat. einen Gegenstand (z. B. Finger des Untersuchers) fixieren lassen und bis auf etwa 15 cm in Richtung auf seine Nasenspitze annähern. Die hierbei auftretende Pupillenverengung hält so lange an, wie das nahe Objekt fixiert wird. Bei anschließendem Blick in die Ferne Wiedererweiterung der Pupillen.

Augendruck Der Pat. blickt nach unten. Beide Zeigefinger dicht nebeneinander vertikal auf das gesenkte Oberlid legen und den Bulbus palpieren, indem man mit einem Zeigefinger **vorsichtig** den Bulbusinhalt dem anderen Zeigefinger entgegendrückt. Bei vermindertem Augendruck fühlt sich das Auge weich an; ist er stark erhöht, erscheint das Auge hart (akutes Glaukom). Ggf. zum Vergleich die eigenen Augen oder die einer anderen gesunden Person palpieren. **Cave:** niemals bei V. a. penetrierende Bulbusverletzung!

Tab. 17.1 Pupillenveränderungen

Veränderung	Mögliche Ursache
Form	
Entrundet	• Glaukom (Druckschädigung) • Trauma (Abriss der Iris, Einriss der Pupille) • Hintere Synechien (Verwachsung der Iris mit der Linse, z. B. bei Iritis, Endophthalmitis) • Z. n. intraokularem Eingriff • Neurolues
Verzogen	• Penetrierende Verletzung • Hintere Synechien (Z. n. Entzündung, Verletzung)
Größe	
Beidseitig: Isokorie	
Miosis (eng)	• Medikamente (Opioide, Sympatholytika, Parasympathomimetika, Cholinesterasehemmer) • Neurolues • Enzephalitis, Meningitis • Tetanus
Mydriasis (weit)	• Medikamente (Atropin, Kokain, Alkohol, Sympathomimetika, Antihistaminika, Botulismus) • Trauma • Zerebraler Insult, subdurale Blutung • Mittelhirnsy., Koma
Einseitig (Anisokorie. Cave: Glasauge)	
Miosis (eng)	• Horner-Sy. (mit Ptosis, Enophthalmus) • Trauma • Karotisaneurysma • Lokale Medikamentenapplikation (Pilocarpin) • Orbitainfektion, intraokulare Entzündung (Iritis, Keratitis) • ZNS: Raumforderung, Insult, Entzündung
Mydriasis (weit)	• Amaurose • Trauma • Lokale Medikamentenapplikation (Atropin, Alkohol, Mydriatikum) • Intraokulare Entzündung • Läsion oder Entzündung des Ganglion ciliare • Sympathikusirritation • Akuter Glaukomanfall • Okulomotoriusparese

Bulbusmotilität Der Pat. fixiert mit beiden Augen zuerst bei Geradeausblick einen Gegenstand in ca. 80 cm Abstand (z. B. Finger des Untersuchers oder Lämpchen). Dieser Gegenstand wird dann von innen in verschiedene Richtungen nach außen bewegt. Der Pat. soll den Bewegungen des Gegenstands mit beiden Augen folgen, ohne den Kopf zu bewegen.

- Doppelbilder → einseitige Bewegungseinschränkung des Bulbus (Verletzung, SHT, angeboren).
- Beidseitige, gleichsinnige Motilitätsstörungen → zerebrale Ursachen (z. B. Hemisphärenblutungen, zentrale Blutungen, Mittelhirnprozesse).

Inspektion Zuerst Inspektion des gesunden Auges, dann im Seitenvergleich des erkrankten Auges.

- **Orbita:** Rötung, Schwellung, Hämatom (Orbitafraktur).
- **Lider:** Schwellung, Rötung (Infektion, Allergie, Verletzung), Hämatom, Verletzung, Lidspaltenbreite (Ptosis, Enophthalmus mit V. a. Orbitafraktur). Tränenträufeln (Verletzung der Tränenwege?).
- **Bulbus:** Parallelstellung, Strabismus (Schielen), z. B. bei Augenmuskellähmung durch Verletzung oder Intox., Enophthalmus (Zurücksinken des Bulbus in die Orbita → V. a. Orbitafraktur), Exophthalmus (Vordrängen des Augapfels, z. B. durch retrobulbäres Hämatom, a.v.-Fistel).
- **Sklera und Bindehaut:** zur Inspektion Unterlid leicht herabdrücken bzw. Oberlid hochziehen, evtl. ektropionieren (s. u.). Rötung (Entzündung), Hyposphagma (Blutungen), Perforationen von Bindehaut und/oder Sklera.
- **Hornhaut:** Fremdkörper (weißgraue bis schwarze Flecken), Verletzungen, Trübungen (Verletzung, Entzündung, Ulkus), Perforation.
- **Vorderkammer** (am besten bei frontaler und seitlicher Beleuchtung betrachten): Trübung (Entzündung, Verletzung, Z. n. Operation), Blutung (Hyphaema, z. B. bei Trauma, Diabetes), Hypopyon (Eiterspiegel kaudal). Wenn Pupille bedeckt, dann deutliche Visusverminderung. Abflachung bei penetrierenden Verletzungen.

Palpation Orbitarand und Lider **vorsichtig** palpieren (Seitenvergleich). Dabei achten auf Druckschmerz (Kontusion, Fraktur), Parästhesien (Nervenläsion), Schwellungen (Kontusion, Hämatom), Luftemphysem (Fraktur), Knochenstufen (Fraktur).

Ektropionieren

- **Indikationen:**
  - Verdacht auf Fremdkörper unter Oberlid.
  - Säuberung der oberen Umschlagfalte bei Verätzung und Verbrennung.
  - Beurteilung von Bindehaut und Sklera.
- **Vorgehen** (▶ Abb. 17.3):
  - Evtl. vorher Lokalanästhetikum tropfen.
  - Pat. nach **unten** blicken lassen.
  - Mit einer Hand die Wimpern des Oberlids fassen, das Oberlid etwas nach unten vorne ziehen und vom Bulbus abheben. Gleichzeitig mit der anderen Hand mit einem Stäbchen (z. B. Q-Tip o. Ä.) das Oberlid oberhalb des Lidknorpels eindrücken und durch Zug an den Wimpern über das Stäbchen nach oben klappen. Stäbchen seitlich herausziehen.
  - Den Pat. nun zur vollständigen Inspektion Blickbewegungen in alle Richtungen durchführen lassen. Ggf. mit der freien Hand Fremdkörper mit Wattestäbchen oder Kompressenzipfel entfernen.

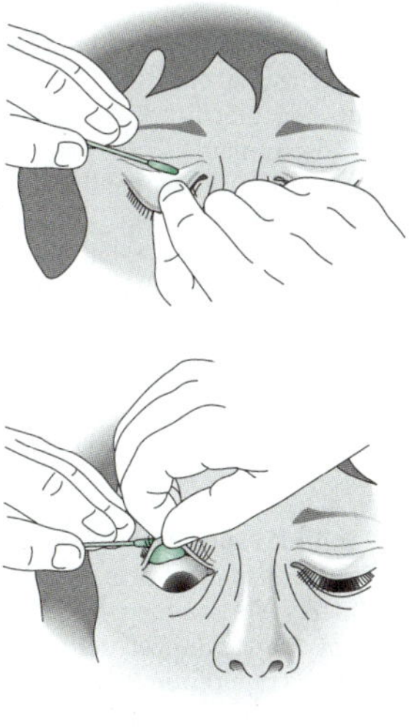

Abb. 17.3 Ektropionieren [L190]

!
- Nicht ektropionieren bei V. a. penetrierende Verletzung, da Gefahr der Expression von intraokularem Gewebe.
- Bei Verletzungen und bei ausgeprägtem Lidkrampf ist oft ein Ektropionieren des Oberlids nicht möglich. Ggf. zuerst ein Lokalanästhetikum, z. B. Oxybuprocain oder notfalls Lidocain einbringen.

17.1.2 Leitsymptome

Besonderheiten ophthalmologischer Notfälle
- Die subjektive Beschwerdesymptomatik (z. B. Hornhautfremdkörper) des Pat. kann stark von der tatsächlichen Bedrohung seines Augenlichts differieren.
- Hauptaufgabe des Notarztes, der relativ selten mit derartigen Situationen konfrontiert wird, ist es, mit einfachen Untersuchungsschritten die Gefahr für das Sehvermögen zu erkennen und zu entscheiden, ob der Pat. einem Augenarzt oder sofort einer Klinik zugeführt werden muss.
- Ophthalmologische Notfälle, bei denen bereits vor Ort eine gezielte Ther. eingeleitet werden muss: Verätzung, Verbrennung, Zentralarterienverschluss (akuter Glaukomanfall).

Visusverlust

Zur differenzialdiagnostischen Abklärung ist es wichtig, folgende Charakteristika des Sehverlusts zu erfragen:
- Eintreten: plötzlich (z. B. bei Zentralarterienverschluss) oder allmählich (z. B. bei Glaukomanfall).
- Auftreten: ein- oder beidseitig (einseitig bei Verletzungen; beidseitig bei Verblitzung).
- Art der Sehstörung ▶ Tab. 17.2).
- Ausmaß des Visusverlusts (partiell bei penetrierenden Verletzungen; vollständig bei Optikusabriss).

Schmerz

▶ Tab. 17.3

17

Rotes Auge

- **Konjunktivale Hyperämie:** Injektion der Bindehautgefäße. Limbus weiß, Gefäße nicht erkennbar. Meist geringe bis mäßige Bindehautchemosis (Ödem). Vorkommen: bei jeder konjunktivalen Entzündung oder Verletzung; oft bei Entzündungen der Lider oder Tränenwege.
- **Ziliäre Hyperämie:** selektive Injektion der limbalen Gefäße. Nur Limbus rot. Vorkommen: Entzündungen oder Verletzungen der Hornhaut.
- **Gemischte Hyperämie:** konjunktivale und limbale Injektion. Vorkommen: Entzündung oder Verletzung der Hornhaut und/oder intraokularen Gewebes; Keratitis, Keratokonjunktivitis, Iritis, Uveitis.

Tab. 17.2 Sehstörungen

Sehstörungen	Lokalisation (Ursache)
Farbringe um Lichtquelle, Schleiersehen (Nebel)	Hornhaut (Epithelödem, Stromatrübung, akutes Glaukom)
Schleier, Nebel, diffuser Schatten	• Vorderkammer (Blutung, Entzündung), auch zentrale Ursache möglich (Retrobulbärneuritis) • Selten: Linse (Trübung, Quellung)
Nebel, dunkle Flecken oder Schlieren, Spinnen, Rußregen	Glaskörper (Blutung, Abhebung, Entzündung)
Funken, Blitze, aufsteigende Wand, dunkle Fläche, seitlicher Vorhang	Netzhaut (Traktion, Riss, Ablösung)
Verzerrtsehen, Mikropsie, Makropsie, zentraler Schatten	Zentrale Netzhaut/Makula (Ödem, Blutung)
Zentraler grauer Schleier, Gesichtsfeldausfälle: Einseitige Hemianopsie oder Quadrantenanopsie	Nervus opticus (Entzündung, Ischämie, Verletzung, Kompression)
Beidseitige Gesichtsfeldausfälle: Hemianopsie, Quadrantenanopsie	Aufsteigende Sehbahn (Kompression, Blutung, Ischämie z. B. bei Apoplex)
Doppelbilder (Kopfzwangshaltung)	Augenmuskelparese (myogene oder neurogene Parese, Entzündung, Verletzung)

Tab. 17.3 Differenzialdiagnose des Augenschmerzes

Schmerzlokalisation	Schmerzcharakter	Mögliche Ursache
Lid	Ziehen und Brennen spontan oder bei Berührung und Druck	• Entzündungen der Lidhaut • Ekzem • Lidabszess • Herpes simplex • Zoster ophthalmicus • Mitbeteiligung bei Allgemeininfektion • Hordeolum (Gerstenkorn) • Chalazion (Hagelkorn, indolent!) • Verletzung
Äußerer Lidwinkel (oben)	Ziehen und Brennen bei Berührung und Druck	• Dacryoadenitis acuta (Entzündung der Tränendrüse): Paragrafenform der Lidspalte • DD: Hordeolum, Sinusitis frontalis, Konjunktivitis, Orbitaphlegmone
Innerer Lidwinkel (unten)	Ziehen und Brennen bei Druck	• Dacryocystitis acuta (Schwellung, Rötung) • Verletzung
Oberflächliche Schmerzen von Bindehaut und Hornhaut	Brennen, Stechen, Kratzen, Fremdkörpergefühl, Jucken, v. a. bei Lidbewegungen, Blendungsschmerz (spontane Besserung durch topische Lokalanästhetika!)	• Hornhautfremdkörper • Hornhautepithelschädigung (Erosio) • Oberflächliche Augenverletzung (Konjunktivitis) • Blepharitis (Lidrandentzündung)

Tab. 17.3 Differenzialdiagnose des Augenschmerzes *(Forts.)*

Schmerzlokalisation	Schmerzcharakter	Mögliche Ursache
Tiefer Augenschmerz (subjektive Lokalisierung im Bulbus)	Bohrend, ziehend, meist mit Ausstrahlung in Umgebung des Auges (Stirn, Schläfe, Oberkiefer, Zähne) und Blendungsschmerz	• Akute Iritis • Akutes Glaukom (mit Übelkeit) • Penetrierende Bulbusverletzung • DD: Sinusitis, Trigeminusneuralgie, Migräne, intrakranieller Prozess
Retrobulbär	Bohrend, ziehend, verstärkt durch Druck auf Bulbus und Bulbusbewegungen	• Neuritis nervi optici • Beginnende Orbitaphlegmone • Okuläre Myositis • DD: Sinusitis, Trigeminusneuralgie, Migräne, intrakranieller Prozess

17.1.3 Akuter Visusverlust ohne Schmerzen

Ätiologie Meist Störungen der Netzhaut, des Nervus opticus oder der Sehbahn. Der Sehverlust tritt meist plötzlich (innerhalb von Sekunden) ein und ist häufig dramatisch. Der sehr aufgeregte Pat. macht oft verwirrte Angaben zur Vorgeschichte (→ Anamnese gezielt erfragen).

- Amaurosis fugax ist häufig Vorbote eines zerebralen Insults → sofortige neurologische Abklärung erforderlich.
- Unbedingt abklären, ob Zentralarterienverschluss vorliegt (s. u.). Alle anderen Erkr. mit schmerzlosem Visusverlust ▸ Tab. 17.4) erfordern keine spezifischen Sofortmaßnahmen.

Zentralarterienverschluss

Ätiologie Verschluss der Zentralarterie im Niveau der Lamina cribrosa (arteriosklerotisch, embolisch, entzündlich, kompressiv oder spastisch).

Symptomatik
- Schlagartige Erblindung („Sehsturz")
- Auch innerhalb von Stunden keine Besserung der Sehkraft
- Fast immer einseitig

Kurzanamnese
- Bevorzugt höheres Lebensalter.
- Hinweise auf Grunderkr.: Diab. mell., Hypertonus, Arteriosklerose, Hyperlipidämie.
- Anamnestisch häufig vorangegangene Amaurosis fugax.

Sofortdiagnostik
- Puls, RR, SpO_2.
- **Inspektion und Palpation:** äußeres Auge unauffällig.
- **Visus:** Lichtscheinwahrnehmung oder Amaurose.
- **Pupillenreaktion:** direkte Pupillenreaktion meist aufgehoben → amaurotische Pupillenstarre! (indirekt regelrecht).
- **Pupillenform:** normal.

Tab. 17.4 Differenzialdiagnose des schmerzlosen Visusverlusts

Symptomatik/Anamnese	Untersuchung	Verdachtsdiagnose
Schlagartiger, meist einseitiger, totaler Visusverlust; höheres Lebensalter, Diabetes, Hypertonie, Arteriosklerose, Amaurosis fugax in der Vorgeschichte	• Visus: meist Erblindung (Fingerzählen bis Amaurose) • Pupillenreaktion: Direkte Lichtreaktion meist aufgehoben, indirekt unauffällig • Inspektion und Palpation: unauffällig	Zentralarterienverschluss
Plötzlicher einseitiger Visusverlust (ohne Ther. innerhalb von Tagen beidseitig), Nacken-, Schulter-, Kopfschmerzen, Schmerzen beim Kauen, depressive Verstimmungen, Übelkeit; meist > 65 J., oft Rheuma oder Myalgie	• Visus: deutliche Reduktion (meist < 0,1) • Inspektion und Palpation: evtl. harte, nicht pulsierende, schmerzhafte A. temporalis • Pupillenreaktion: fehlende bis träge direkte Lichtreaktion	Riesenzellarteriitis (Arteriitis temporalis)
Doppelbilder, Kopfzwangshaltung, Orientierungsschwierigkeiten, Schwindel; anamnestisch evtl. vaskuläre oder Infektionskrankheiten oder Trauma (Blowout Fracture)	• Bulbusmotilität eingeschränkt • Inspektion und Palpation: Verletzung, Entzündung? • Monokular keine Visusminderung	Akute Diplopie/Augenmuskelparese
Blitz- oder Funkensehen, dann schwarze Flecken (Mouches volantes), Rußregen oder schwarzer Vorhang	• Visus: geringe bis starke Reduktion • Gesichtsfeld: zuerst periphere Ausfälle, später Totalausfall • Augendruck: Bulbus oft hypoton • Pupillenreaktion: evtl. träge direkte Pupillenreaktion, aber indirekt prompt	Amotio retinae (Netzhautablösung)
Zunehmender grauer, zentraler Schleier, anamnestisch evtl. Hypertonie, Arteriosklerose, Stoffwechselerkr., jüngere Frauen (Nikotin und orale Kontrazeption)	Visus: Mäßig bis stark reduziert	Zentralvenenverschluss
Plötzliche und einseitige Visusherabsetzung; anamnestisch meist Hypertonus, Nikotinabusus, Hyperlipidämie; > 65 J.	• Visus: Fingerzählen immer möglich (oft > 0,1); Finger/Zahlen werden halb gesehen • Gesichtsfeld: meist Defekt der unteren Gesichtsfeldhälfte, seltener obere Hälfte	Akute ischämische Optikusneuropathie (AION)

Tab. 17.4 Differenzialdiagnose des schmerzlosen Visusverlusts *(Forts.)*		
Symptomatik/Anamnese	**Untersuchung**	**Verdachtsdiagnose**
Einseitige, über Stunden oder Tage zunehmende Visusminderung, Nebel- oder Schleierwahrnehmung, dumpfe, retrobulbäre Schmerzen; oft entzündliche Vorerkr.	• Visus: 0,1–0,8, selten niedriger • Gesichtsfeld: meist Zentralskotom • Pupillenreaktion: verminderte Reaktion auf Licht der erkrankten Seite • Palpation: typischer Bewegungs- oder Druckschmerz des befallenen Auges	Neuritis nervi optici (Retrobulbärneuritis)
Blitzähnliche Lichterscheinungen, Sehen von Flecken oder Spinnen, die vor dem Auge schwimmen	Visus: geringe oder keine Verminderung	Glaskörperabhebung
Einseitiger, rascher Visusverlust innerhalb von Stunden, zunehmende Verdunklung (Schlierensehen, Rußregen vor dem Auge, mit z. T. Rotfärbung der Sehwahrnehmung)	Visus: geringe bis sehr starke Verminderung (evtl. nur Lichtscheinwahrnehmung)	Glaskörperblutung
Einseitiges Verschwommensehen, meist mit Verkleinerung des Bilds und Verzerrtsehen; häufig nach Stresssituationen und bei Rauchern < 50 J.	Visus: geringe Verminderung (0,8–0,3)	Retinopathia centralis serosa
Plötzliche kurzfristige Erblindung oder Verschwommensehen mit „grauer Wolke", einseitig	Visus: für Sekunden bis mehrere Min. deutlich reduziert bis zur Amaurose	Amaurosis fugax

- **Gesichtsfeld:** meist vollständiger Ausfall. Bei Verschluss nur eines Arteriolenasts nur Ausfall des entsprechenden Sektors (besserer Visus!).

Sofortmaßnahmen

- Ggf. Blutdrucksenkung mit z. B. Nifedipin 10 mg s. l.
- I. v. Zugang mit Infusion (Ringeracetat, ggf. HAES ▸ 1.23)
- Acetazolamid 500 mg i. v., alternativ β-Blocker wie Propranolol 1 mg langsam i. v. oder Clonidin 0,15 mg auf 10 ml NaCl langsam i. v.
- Vorsichtige Sedierung z. B. mit Midazolam 0,5–1 mg i. v. oder Diazepam 1–2 mg i. v.; ggf. Wiederholung nach 5–10 Min.
- O_2-Gabe (▸ 1.7.3, ▸ 1.23)

Bulbusmassage
- Flache Lagerung, evtl. Kopftieflagerung.
- Pat. nach unten blicken lassen. Beide Hände an der Stirn des Pat. abstützen, 2 Finger dicht nebeneinander auf das geschlossene Oberlid legen und langsam den Bulbus kräftig in die Orbita drücken (Blick nach unten). Dies kann für den Pat. unangenehm sein.
- Nach ca. 5 s abrupt loslassen und nach wenigen Sekunden Vorgang wiederholen.
- Bulbusmassage für 5–10 Min. durchführen und dann nach jeweils einer Pause von 5–10 Min. mehrmals wiederholen, ggf. durch Pat. selbst.

Transport Immer umgehender Transport in eine Augenabteilung, möglichst mit Weiterverlegungsmöglichkeit in eine internistische Intensivstation (systemische Lyse) oder neuroradiologische Abteilung (lokale Lyse).

Prinzipien der Weiterbehandlung Innerhalb der ersten 4–6 h systemische oder lokale Lysether. möglich. Später Versuch einer rheologischen Ther. mit HAES und/ oder Pentoxifyllin.

Differenzialdiagnosen Arteriitis temporalis, traumatische Optikusschädigung.

!
- Ernste Prognose! Meist bleibende, hochgradige Visusminderung, außer bei erfolgreicher Lyse innerhalb der ersten 6 h
- Spätkomplikation: Sekundärglaukom (selten)
- Selten Erkr. des 2. Auges

Weitere Ursachen für schmerzlosen Visusverlust

(▶ Tab. 17.4).

Sofortdiagnostik

- Basischeck (▶ 4.1.2)
- Puls, SpO_2, RR, EKG
- Ophthalmologische Notfalluntersuchung (▶ 17.1.1)

Sofortmaßnahmen

- O_2-Gabe (▶ 1.7.3, ▶ 1.23)
- Oberkörperhochlagerung (**Ausnahme:** Arteriitis temporalis → Flachlagerung)
- Ggf. Blutdrucksenkung mit z. B. Nifedipin 10 mg s. l.
- Evtl. i. v. Zugang mit Infusion von Ringeracetat (▶ 1.23)
- Ggf. vorsichtige Sedierung, z. B. mit Midazolam 0,5–1 mg oder Diazepam 1–2 mg; ggf. Wiederholung nach 5–10 Min.
- Bei Fotophobie oder Doppelbildern mit Schwindel/Übelkeit paretisches Auge abdecken, wenn erfolglos Antiemetika, z. B. Metoclopramid 5–10 mg

Transport Vorstellung in Augenabteilung (bei weiterer Entfernung evtl. beim Augenarzt) zur Abklärung. Bei V. a. Arteriitis temporalis sofortige Klinikeinweisung.

17.1.4 Akuter Visusverlust mit Schmerzen und rotem Auge

Die Sehminderung ist meist nicht so akut und ausgeprägt wie bei Visusverlust ohne Rötung und Schmerzen (meist langsam über Stunden), aber immer mit der **Symptomtrias** Epiphora (Augentränen), Fotophobie (Lichtscheu) und Blepharospasmus (Lidkrampf).

> ! Ein rotes Auge mit Pupillenstörung (Form, Reaktion) ist eine ernste Erkr., ein rotes Auge ohne Pupillenstörung ist meist harmlos.

> ⚡ Unbedingt abklären, ob ein Glaukomanfall vorliegt (Notfall, Sofortmaßnahmen s. u.). Alle anderen Erkr. mit Visusverlust, Schmerzen und rotem Auge (▶ Tab. 17.5) erfordern keine spezifischen Sofortmaßnahmen.

Akutes Winkelblockglaukom (akutes Glaukom)

Ätiologie Erhöhung des pupillären Widerstands (zwischen Linsenvorderfläche und Iris) → Vorwölbung der Iris → Verlegung der Abflusswege des Kammerwassers im Kammerwinkel → plötzlicher Anstieg des Augendrucks.

Symptomatik

- **Prodromalsymptome** (ca. 50 %):
  - Wahrnehmung von Farbringen um Lichtquellen, Nebelsehen
  - Anfallsweise Sehstörungen (nicht immer typisch)
  - Druckgefühl oder neuralgiforme Schmerzen im Auge, um das Auge oder über dem Auge, der Frontal- und Temporalregion
  - Abdominalbeschwerden mit Übelkeit und Erbrechen
- **Hauptsymptome:**
  - Heftigste Schmerzen
  - Episklerale Hyperämie (rotes Auge)
  - Hornhautödem (trübe Hornhaut)
  - Pupille lichtstarr, etwas entrundet und über mittelweit (Druckschädigung des M. sphincter pupillae)
- **„Steinharter Bulbus"**
- **Nebensymptome:** Vermehrtes Tränen, Blepharospasmus; flache, oft getrübte Vorderkammer

Kurzanamnese

- Häufiger Frauen, Häufigkeitsmaximum 7. Lebensjahrzehnt
- Meist bestehende Weitsichtigkeit (kurzes Auge)
- Jahreszeitlicher Gipfel in den Monaten Oktober/November
- Gelegentlich in der Vorgeschichte Episoden von anfallsartigen Kopfschmerzen (meist einseitig, selten beidseitig) als Zeichen subakuter Glaukomanfälle
- Auslösende Faktoren (Pupillenerweiterung): Z. B. Aufenthalt im Dunkeln, psychische Erregung, Alkohol- oder Kaffeegenuss, medikamentöse Pupillenerweiterung, Wetterfronten (Frühjahrs-, Herbstgipfel)

Sofortdiagnostik

- Basischeck (▶ 4.1.2)
- **Augendruck:** harter Bulbus
- Puls, SpO_2, RR, EKG
- **Sehschärfe:** mäßig bis stark reduziert
- **Inspektion:** rotes Auge mit trüber Hornhaut und flacher Vorderkammer
- **Pupillenform:** erweiterte, meist entrundete Pupille
- **Pupillenreaktion:** keine

Sofortmaßnahmen **Therapieziel: Senkung des intraokularen Drucks,** um eine Schädigung des Sehnervs zu vermeiden (Gefahr der Erblindung innerhalb von Stunden!):

- Oberkörperhochlagerung
- I. v. Zugang mit Infusion von Ringeracetat (▶ 1.23)
- Hemmung der Kammerwasserproduktion durch Acetazolamid 500–1.000 mg i. v., alternativ β-Blocker wie Propranolol 1 mg langsam i. v. oder Clonidin 0,15 mg auf 10 ml NaCl langsam i. v.
- Ggf. Analgesie mit Morphin 5–10 mg i. v. oder Tramadol 100 mg i. v.
- Sedierung, z. B. mit Midazolam 0,5–1,5 mg oder Diazepam 2,5 mg.
- Ggf. Blutdrucksenkung, z. B. mit 2 Hub Nitroglyzerin-Spray oder 1 Nitroglyzerin-Zerbeißkapsel
- O_2-Gabe (▶ 1.7.3, ▶ 1.23)

Transport Immer in Augenabteilung oder zu einem Augenarzt mit Voranmeldung.

Prinzipien der Weiterbehandlung Medikamentöse Senkung des Augendrucks (Engstellen der Pupille mit Pilocarpin lokal). Bei therapieresistenten Situationen Infusionen von Mannit oder Sorbit. Danach Eröffnung der peripheren Iris mit Laser (Iridotomie) oder durch Operation (Iridektomie), um direkte Verbindung von Hinter- zur Vorderkammer zu erreichen.

Differenzialdiagnosen Migräne, Sinusitis, grippaler Infekt, Oberbaucherkr., Trigeminusneuralgie, Zahnschmerzen, Hypertonie, intrazerebraler Prozess, Arteriitis temporalis, psychiatrische Erkr.

- Aufgrund der schweren Beeinträchtigung des Allgemeinbefindens bleibt die Sehverschlechterung nicht selten unbemerkt (Fehldiagnose: Akutes Abdomen).
- Nicht immer muss der Schmerz Leitsymptom sein, gelegentlich steht die gemischte Injektion der Bindehaut im Vordergrund.
- Kein Nifedipin zur RR-Senkung verwenden (KI für die in der Klinik ggf. erforderliche lokale β-Blockergabe).
- Keine Acetylsalicylsäure zur Analgesie, da Blutungsgefahr bei ggf. erforderlicher OP.

Weitere Ursachen für akuten Visusverlust mit Schmerzen und rotem Auge

▶ Tab. 17.5

Sofortdiagnostik

- Basischeck (▶ 4.1.2)
- Puls, SpO_2, RR, EKG
- Ophthalmologische Notfalluntersuchung (▶ 17.1.1)

Tab. 17.5 Differenzialdiagnose des Visusverlusts mit Schmerzen und rotem Auge

Symptomatik/Anamnese	Untersuchung	Verdachtsdiagnose
AZ reduziert (Erbrechen, Kopfschmerzen), meist Weitsichtigkeit, jahreszeitlicher Gipfel im Spätherbst	• Palpation: harter Bulbus • Pupillenreaktion: fehlt • Pupille: entrundet, mittelweit	Akuter Glaukomanfall (s. o.)
Einseitiger Exophthalmus, Chemosis; Schwellung, Rötung und Druckschmerz der Lider. Häufig Ptosis und Doppelbilder. Z. n. Augentrauma, Sinusitis oder Sepsis	Inspektion und Palpation: Auge und Lider druckschmerzhaft, starker Bewegungsschmerz, ausgeprägte Chemose, Lidschwellung, Exophthalmus, Motilitätseinschränkung	Orbitalphlegmone
Plötzliche Rötung (ziliare Injektion) und starke Schmerzen eines Auges, Lichtscheu, Blepharospasmus, Augentränen	• Inspektion und Palpation: rotes, schmerzhaftes Auge mit vermehrtem Tränen, evtl. erkennbare Vorderkammertrübung, starke ziliare oder gemischte Injektion • Pupillenform: eng • Pupillenreaktion: nur geringe Lichtreaktion	Akute Iritis
Anamnestisch starke UV-Einwirkung vor 6–8 h (Schweißen, Höhensonne), meist beidseits Blepharospasmus, Augentränen, Lichtscheu, Fremdkörpergefühl	Visus: je nach Stadium vermindert	Keratitis photoelectrica (Verblitzung, Schneeblindheit)
Lichtscheu, Blepharospasmus, Augentränen. Symptomatik entwickelt sich über Stunden bis Tage	• Inspektion: erkennbare, umschriebene Hornhauttrübungen, in fortgeschrittenem Stadium Hypopyon (Eiter in der Vorderkammer), rotes Auge • Visus: reduziert	Ulcus corneae
Deutlicher Exophthalmus, Augentränen, Doppelbilder, Ptosis; allg. Krankheitsgefühl, Bewegungsschmerz	• Inspektion und Palpation: Exophthalmus, geringes Lid- und Bindehautödem, orbitaler und periorbitaler Schmerz • Visus: Sehminderung in fortgeschrittenem Stadium • Bulbusmotilität: Einschränkung mit Bewegungsschmerz	Okuläre Myositis

Sofortmaßnahmen

- O_2-Gabe (▶ 1.7.3, ▶ 1.23)
- Oberkörperhochlagerung
- Steriler Augenverband
- Ggf. Lokalanästhesie, z. B. mit Oxybuprocain-Tropfen oder notfalls mit Lidocain
- Evtl. i. v. Zugang mit Infusion von Ringeracetat (▶ 1.23)
- Ggf. Analgesie, z. B. mit Tramadol 50 mg i. v.
- Ggf. vorsichtige Sedierung, z. B. mit Midazolam 1,25 mg i. v. oder Diazepam 2,5 mg.

Transport Vorstellung in Augenabteilung oder beim Augenarzt zur Abklärung.

17.1.5 Verätzung und Verbrennung

Verätzung

- **Säureverätzung:** Koagulationsnekrose. Entstehung eines oberflächlichen Ätzschorfs verhindert Tiefenwirkung.
- **Laugenverätzung:** Kolliquationsnekrose. Rasches Vordringen in tiefere Gewebsschichten → Gefahr der Penetration in Kammerwasser und Glaskörper, Perforationsgefahr.

Symptomatik

- Stärkste Augenschmerzen
- Tränenfluss
- Lichtscheu
- Massiver Blepharospasmus (Lidkrampf)

Kurzanamnese

- Arbeits- oder Haushaltsunfall?
- Unfallhergang?
- Ätzende Substanz?

Sofortdiagnostik

- Basischeck (▶ 4.1.2)
- **Inspektion:** rotes Auge (▶ Tab. 17.6)
  - Leichte Verätzung: Bindehaut teils hyperämisch (Rötung), teils ischämisch (blass), Blepharospasmus
  - Schwere Verätzung: partielle oder totale Hornhauteintrübung („gekochtes Fischauge")
  - Häufig zusätzliche Verletzung der Lider und der Gesichtshaut durch Spritzer der ätzenden Substanz
- **Sehschärfe:** Visusreduktion abhängig von Hornhauttrübung
- Puls, SpO_2, RR, EKG

Tab. 17.6 Stadien der Augenverätzung	
Schweregrad 1	Geringe Schädigung des Hornhautepithels, Hornhaut klar, Bindehauthyperämie, keine konjunktivale Ischämie
Schweregrad 2	Geringe Hornhauttrübung, geringe Beteiligung der Konjunktiva, konjunktivale ischämische Sektoren weiß (<⅓ Limbus)
Schweregrad 3	Totaler Hornhautepithelverlust, Hornhauttrübung, konjunktivale Ischämie: ⅓–½, Irisdetails verschwommen
Schweregrad 4	Kornea undurchsichtig (gekochtes Fischauge), ausgeprägte konjunktivale Ischämie (weiße Bindehaut), Nekrosen, Ulzerationen

Sofortmaßnahmen

- **Augenspülung** (▶ Abb. 17.4): Bei Verätzung sofort am Unfallort als erste Maßnahme, ggf. Kurznarkose, z. B. mit Ketamin. Motto: „Spül mir das Lid noch einmal …".
  - Handschuhe anziehen (Eigenschutz), eigene Augen vor Spritzern schützen (Brille, Abstand).
  - Ggf. Lokalanästhesie, z. B. mit Oxybuprocain-Tropfen oder notfalls mit Lidocain.
  - Grobe Partikel mit Kompressenzipfel oder Wattestäbchen entfernen.

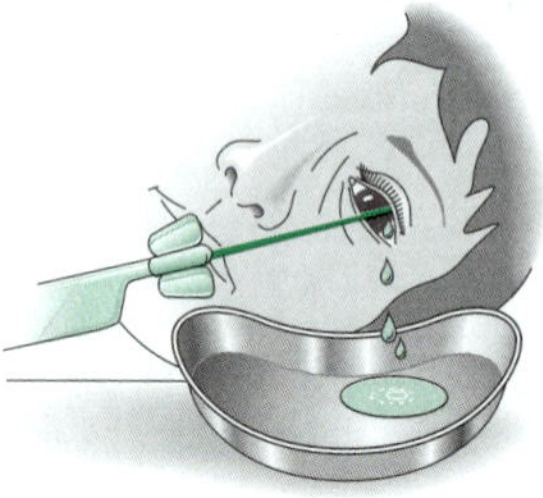

Abb. 17.4 Augenspülung [L190]

  - Bei Kalkverätzungen: Trocken austupfen und dann nachspülen oder, wenn vorhanden, mit Öl ausspülen. Entscheidend ist die schnelle Dekontamination (notfalls auch mit Wasser), da durch die Reizsekretion des Auges die Kalkverätzung unterhalten wird.
  - Kopf zum verletzten Auge neigen lassen. Auge öffnen und offenhalten. Oft müssen die Augenlider von einem Helfer mit Gewalt geöffnet werden.
  - Mit Isogutt®, notfalls auch mit anderer Flüssigkeit (Ringeracetat ▶ 1.23), aus Plastiksprühflasche oder Infusionsschlauch über Hornhaut und Bindehaut spülen.
  - **Cave:** keine Spülflüssigkeit ins Gegenauge gelangen lassen.
  - Pat. in alle vier Hauptrichtungen blicken lassen.
  - Oberen und unteren Bindehautfornix mit 10- oder 20-ml-Spritze mit aufgesetzter Plastikverweilkanüle vorsichtig ausspülen.
  - Zur besseren Exposition der Bindehaut Oberlid ektropionieren.
  - Fortführen der Spülung während der Fahrt zur Klinik: Spülschale mit Dauerinfusion (Elektrolytlösung) oder 5 Min. lang Isogutt®-Augentropfen geben.
  - Notfalls ist auch die Spülung des Auges unter laufendem Wasserstrahl am Waschbecken möglich.

- **Spüllinse:** sehr gute Alternative zur Augenspülung (z. B. Morgan medi-FLOW®-Lens, ▶ Abb. 17.5):
  - **Einsetzen:** Lokalanästhesie, z. B. mit Oxybuprocain-Tropfen oder notfalls mit Lidocain. Spüllösung (z. B. NaCl 0,9 %) mit Infusionssystem an die Linse anschließen und langsam tropfen lassen. Pat. nach unten blicken lassen, Linse unter das Oberlid einsetzen, Pat. nach oben blicken lassen, Unterlid zurückziehen, Linse endgültig platzieren.
  - **Spülen:** Kopf zur erkrankten Seite lagern. Spülflüssigkeit auffangen (untergelegtes Tuch, Papier, Spülschale). Anfangs schneller spülen (3 Tropfen/s), dann Dauerspülung mit 1 Tropfen/s. Linse bis zur Klinikübergabe belassen.
  - **Entfernen:** Pat. nach oben blicken lassen, Unterlid zurückziehen. Linse herausziehen.

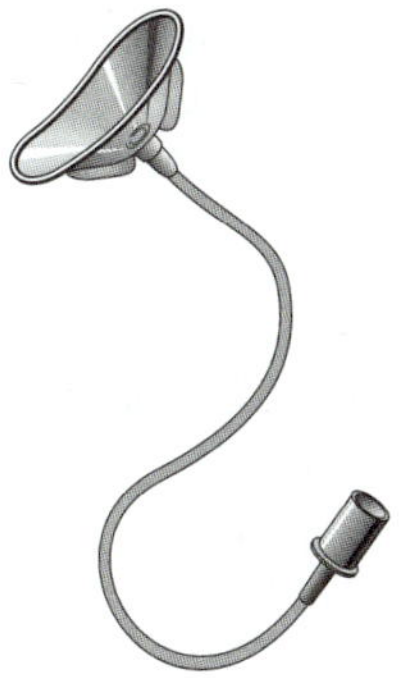

Abb. 17.5 Spüllinse [L190]

- I. v. Zugang mit Infusion von Ringeracetat (▶ 1.23).
- Ggf. Analgesie, mit z. B. Morphin 5–10 mg i. v. oder Tramadol 100 mg i. v.
- Sedierung, z. B. mit Midazolam 1,25 mg i. v. oder Diazepam 2,5 mg i. v.
- O_2-Gabe (▶ 1.7.3, ▶ 1.23).
- Ätzende Substanz und Behältnisse asservieren.

Transport Bei Stadium I und II Vorstellung beim Augenarzt ausreichend, ansonsten Transport in Augenabteilung (Stadium III–IV).

Prinzipien der Weiterbehandlung Dauerspülung bis zu 24 h. Topische Kortikosteroide und/oder Ciclosporin A. Später: Operative Entfernung der Nekrosen mit plastischer Deckung. Evtl. Hornhauttransplantation.

Verbrennungen

Symptomatik

- Versengte Augenbrauen und Wimpern
- Verbrennungen 1.–3. Grades (Rötung, Blasenbildung, Nekrosen) der Lid- und Bindehaut
- Erosion bis zu tiefen Gewebsnekrosen der Hornhaut

Kurzanamnese Hitzeexposition, z. B. durch Stichflamme, heiße Dämpfe oder Gase, kochendes Wasser, glühendes Metall, Starkstrom, Explosion, heißes Öl/Fett.

Sofortdiagnostik Wie bei Verätzung (s. o.).

Sofortmaßnahmen Wie bei Verätzung (s. o.).

Transport Immer in Augenabteilung.

17.1.6 Verletzungen

Bulbus-, Orbita- oder Schädeltrauma. Charakteristische Augensymptome mit erheblichem Visusverlust auch bei kopffernem Trauma möglich.

Stumpfe Bulbusverletzung

Symptomatik

- Rotes Auge
- Schmerzen
- Doppelbilder bei Blowout-Fraktur (▶ 17.1.2)

> **!** Spätfolgen: sekundäres Glaukom, Netzhautablösung, Phthisis bulbi (Schrumpfung des Bulbus).

Kurzanamnese

- Arbeits-, Sport- oder Autounfall, Schlägerei
- Dokumentation des genauen Unfallhergangs

Sofortdiagnostik

- Basischeck (▶ 4.1.2)
- **Periorbital:** Hämatom, Lidschwellung
- **Bulbus:** gemischte Injektion, diffuse Chemosis oder Unterblutung der Bindehaut. Bei schwerem Trauma Hornhauttrübung. Sichtbare Wundöffnung. Bei gedeckter Perforation meist dunkel erscheinendes, prolabiertes intraokulares Gewebe unter der Bindehaut
- **Vorderkammer:** abgeflacht oder aufgehoben, Einblutung
- **Pupille:** entrundet, fehlende Lichtreaktion
- **Sehschärfe:** Minderung, Amaurose bei massiver Einblutung oder Optikusabriss
- Puls, SpO_2, RR, EKG

Sofortmaßnahmen

- Oberkörperhochlagerung
- I. v. Zugang mit Infusion von Ringeracetat (▶ 1.23)
- Ggf. Analgesie mit z. B. Morphin 5–10 mg i. v. oder Tramadol 100 mg i. v.
- Sedierung, z. B. mit Midazolam 1,25 mg i. v. oder Diazepam 2,5 mg i. v.
- O_2-Gabe (▶ 1.7.3, ▶ 1.23)
- Steriler Verband, ggf. doppelseitiger Verband zur Ruhigstellung

> **!** Zur Analgesie keine ASS wegen evtl. erforderlicher OP.

Transport Immer in Augenabteilung.

Prinzipien der Weiterbehandlung Röntgenaufnahmen, operative Revision bei Verdacht auf Bulbusruptur.

Differenzialdiagnosen Orbitafraktur, Schädelbasisbruch.

Penetrierende Bulbusverletzung

Symptomatik

- **Kleine Penetration:** zur Perforationsstelle hin verzogene Pupille (oft einziges Zeichen!).
- **Schwere Penetration:**
  - Eingefallener hypotoner Bulbus.
  - Erkennbarer Uvea- und Glaskörpervorfall.

- Bei Hornhautpenetration sichtbare Hornhautwunde mit meist aufgehobener vorderer Augenkammer und Verziehung der Pupille zur Penetrationsstelle hin.

Kurzanamnese

- Unfälle im Straßenverkehr (Windschutzscheibenverletzungen) oder am Arbeitsplatz (z. B. Metallsplitter beim Bohren, Hämmern, Fräsen, Schleifen)
- Stich- oder Schnittverletzungen

Sofortdiagnostik

- Basischeck (▶ 4.1.2)
- Bei V. a. penetrierende Verletzung Bulbus nicht palpieren, nicht ektropionieren
- **Sehschärfe** herabgesetzt
- **Augendruck** erniedrigt (vorsichtige Palpation)
- **Pupillenform:** entrundet
- **Pupillenreaktion:** keine
- **Inspektion:** veränderte Augenvorderkammer, sichtbare Wundöffnungen von Hornhaut oder Sklera, Prolaps von Augengewebe (Linse, Glaskörper, Netzhaut), diffuse Chemosis mit Unterblutung der Bindehaut
- Puls, SpO_2, RR, EKG

> ! Die Diagnostik bei kleinen Penetrationen ist oft schwierig und kann leicht übersehen werden. Daher auch schon bei Verdacht Behandlung wie bei Penetration.

Sofortmaßnahmen

- Oberkörperhochlagerung.
- Trockener, steriler, ggf. doppelseitiger Verband zur Ruhigstellung. **Cave:** Verband locker anlegen, sodass kein Druck auf den Bulbus entsteht.
- I. v. Zugang mit Infusion von Ringeracetat (▶ 1.22).
- Ggf. Analgesie mit z. B. Tramadol 100 mg i. v.
- Sedierung, z. B. mit Midazolam 1,25 mg i. v. oder Diazepam 2,5 mg i. v.
- O_2-Gabe (▶ 1.7.3, ▶ 1.23).

Transport Immer in Augenabteilung.

Prinzipien der Weiterbehandlung Operative Versorgung mit Entfernung von Fremdkörpern, evtl. Vitrektomie, Plombenaufnähung, Gas- oder Silikonölinstillation.

> - Bei penetrierenden Verletzungen Augenlider vorsichtig öffnen und Auge bes. schonend untersuchen (bei reaktivem Lidkrampf oder Druck auf Bulbus zusätzliche Schädigung des Auges möglich).
> - Keine Manipulation am verletzten Auge.
> - Keine Erstbehandlung mit Salben (Kunstfehler!).
> - Keine Tropfenapplikation (z. B. Lokalanästhetikum) wegen möglichem Einbringen von Verunreinigungen in das Auge.
> - Bei penetrierenden spitzen Gegenstände (Nadeln, Kanülen, Metallsplitter) deren weiteres Eindringen verhindern (Vorsicht beim Umlagern des Pat., längere Gegenstände stabilisieren). Fremdkörper nicht entfernen, größere stehende Fremdkörper stabilisieren.

Verletzungen der Orbita

Symptomatik
- Stichwunden: meist kleine Eintrittspforte, die rasch wieder verkleben kann.
- Pfählungsverletzungen: Eindringen eines größeren spitzen Gegenstands seitlich neben dem Bulbus.
- Gefahr der Orbitaphlegmone durch infektiöses Material (z. B. Holzsplitter).
- Bei Beteiligung der vorderen Schädelgrube Meningitisgefahr.

Kurzanamnese
- Genauer Unfallhergang?
- V. a. intraorbitalen Fremdkörper, Verletzung mit Splitter oder durch Stich?

Sofortdiagnostik
- Basischeck (▶ 4.1.2).
- **Inspektion und Palpation:** Ex-/Enophthalmus, bei medialer oder Orbitabodenfraktur (Blow-out-Fraktur) oft Luftemphysem (Verbindung zu NNH); meist druckschmerzhafte knöcherne Stufe am Orbitarand tastbar.
- **Sehschärfe:** normal oder mäßig vermindert.
- **Bulbusmotilität:** Doppelbilder beim Blick nach oben oder unten, selten bei Seitenblick.
- Puls, SpO_2, RR, EKG.

Sofortmaßnahmen
- Oberkörperhochlagerung
- Steriler Verband
- Luftemphysem: Schneuzverbot

Transport Immer in Augenabteilung.

> **!** Penetrierende Gegenstände nicht herausziehen, größere stehende Fremdkörper stabilisieren.

Bindehaut- und Hornhautfremdkörper

Symptomatik
- Anfangs mäßige, später zunehmende Schmerzen
- Rotes Auge
- Starkes Tränen
- Evtl. Blepharospasmus
- Evtl. Visusabfall

Kurzanamnese Beim Schleifen, Hämmern, Sägen o. Ä. „ist etwas ins Auge geflogen", Anwesenheit in einer Werkstatt oder auf einer Baustelle, Gartenarbeit, Straßenverkehr (v. a. Fahrradfahrer).

Sofortdiagnostik
- **Inspektion:**
  - Bei fokaler (seitlicher) Beleuchtung Fremdkörper meist als schwarzer oder weißlicher Fleck im Hornhautniveau erkennbar.
  - Hinweise auf Penetration (Eintrittspforte, austretender, meist dunkel erscheinender Augeninhalt?).
  - Bei Fremdkörper unter dem Oberlid (Schmerzen v. a. beim Lidschlag) und fehlendem Hinweis auf Penetration ektropionieren (▶ 17.1.1).

- **Sehschärfe:** meist reduziert.
- Puls, SpO_2, RR.

Sofortmaßnahmen

- Lokalanästhesie z. B. mit Oxybuprocain-Tropfen oder notfalls mit Lidocain
- Evtl. Spülung des Bindehautsacks (▶ 17.1.5)
- Ggf. i. v. Zugang mit Infusion von Ringeracetat (▶ 1.23)
- Ggf. Analgesie mit z. B. Tramadol 100 mg i. v.
- Steriler Augenverband, bei stärkeren Beschwerden zur Ruhigstellung beidseitig

Transport Bei einfachem Fremdkörper Vorstellung beim Augenarzt ausreichend. Bei V. a. Penetration Transport in Augenabteilung.

Prinzipien der Weiterbehandlung Oft Abrasio des geschädigten Epithels erforderlich. Bei metallischen Hornhautfremdkörpern Ausfräsen des Rosthofs. Ausschluss einer möglichen Penetration. Ausschluss eines intraokularen Fremdkörpers.

!
- Entfernen des Hornhautfremdkörpers am besten durch Augenarzt unter spaltlampenmikroskopischer Kontrolle, d. h. keine Manipulationsversuche.
- Keine symptomatische Verordnung von LA in Tropfen- oder Salbenform (Gefahr von Hornhautdauerschäden bei mehrmaliger Anwendung).

17.2 HNO-Notfälle

Ulrich v. Hintzenstern

17.2.1 Besonderheiten bei HNO-Notfällen

- Notfallsituationen im HNO-Bereich entstehen durch Verlegung der Engstellen im oberen Luft- und Verdauungstrakt durch Blutung, Tumor, Ödem (entzündlich, allergisch, toxisch), Trauma oder Fremdkörperinkorporation.
- Lebensbedrohliche Notfallsituationen im HNO-Bereich entstehen durch Massenblutungen oder durch Verlegung der Atemwege (drohender Verblutungs- oder Erstickungstod).
- Wichtige Hilfsmittel bei Notfällen im HNO-Bereich für Untersuchung bzw. Ther. (evtl. NAW-Ausrüstung ergänzen):
  - Spatel und Lichtquelle (Laryngoskop) für Mundhöhle, Oro-, Hypopharynx und Larynx.
  - Mittellanges Nasenspekulum für Ohr, Nase und Tracheostoma.
  - Starres, großlumiges Absaugrohr (Tonsillektomie-Saugeransatz) für die schwierige Intubation, bei Fremdkörpern und enoraler Blutung. Pneumatische Nasentamponade bei schweren Nasenblutungen (▶ Abb. 17.6).

17.2.2 Blutung aus der Nase

Leichte Blutung aus der Nase

Venöse Blutung aus den vorderen Nasenabschnitten (Locus Kiesselbachii des Septums).

Symptomatik Blutung meist einseitig, sickernd bis träufelnd.

Kurzanamnese
- Banales Trauma (Nasenbohren)
- Infekt
- Rhinitis sicca
- Hypertonie bekannt?

Sofortdiagnostik
- Basischeck (▶ 4.1.2)
- Puls, SpO_2, RR, EKG
- Inspektion von Nase und Rachen (Blutfluss nach vorn)

Sofortmaßnamen
- Oberkörperhochlagerung
- Eiskrawatte oder nasskalten Lappen in Nacken und auf Stirn
- Kompression der Nasenflügel für 5–10 Min.
- Entfernen von Koageln. Abschwellende Nasenspray/-tropfen
- Bei Hypertonie RR-Senkung, z. B. mit Nitrendipin-Phiole 5 mg (▶ 5.7)

Transport Vorstellung beim HNO-Arzt. Bei hypertensivem Notfall Transport in Innere Abteilung.

Prinzipien der Weiterbehandlung Blutstillung durch lokale Maßnahmen.

> **!** Blutkontamination von Gesicht, Händen und Kleidung täuscht oft unrealistisch. großen Blutverlust vor.

Schwere Blutung aus der Nase

Meist arterielle Blutung aus den hinteren Nasenabschnitten (A. sphenopalatina → A. maxillaris → A. carotis externa).

Symptomatik
- Kräftige, hellrote, oft beidseitige Blutung aus Nase und Rachen
- Blutungspersistenz in den Rachen bei Kompression der Nasenflügel
- Regurgitation großer Blutkoagel

Kurzanamnese
- Hypertonie, hypertensive Krise, Arteriosklerose
- Gerinnungsstörungen (z. B. Antikoagulation)
- Angiopathien (Osler-Krankheit)
- Traumen
- Tumoren
- Postoperativ (z. B. Konchotomie, Siebbein-OP)

Sofortdiagnostik
- Basischeck (▶ 4.1.2)
- Puls, SpO_2, RR, EKG
- Inspektion von Nase und Rachen, Lokalisation der Blutungsquelle (oft kräftiger Blutfluss in den Rachen)

Sofortmaßnahmen
- O_2-Gabe (▶ 1.7.3, ▶ 1.23)
- Oberkörperhochlagerung
- Eiskrawatte oder nasskalten Lappen in Nacken und auf Stirn.
- Nasenflügel kräftig komprimieren.

- Koagel entfernen.
- Abschwellende Nasenspray/-tropfen.
- I. v. Zugang mit Infusion von Ringeracetat (▶ 1.23).
- Bei Hypertonie RR-Senkung, z. B. mit Nitrendipin-Phiole 5 mg (▶ 5.7).
- **Pneumatischen Nasentamponade:** Material: Z. B. Xomed Epistat® (▶ Abb. 17.6, ▶ Abb. 17.7)
  - Katheter durch den unteren Nasengang bis zum Anschlag einführen.
  - Hinteren Ballon mit kalter Flüssigkeit (ca. 10 ml) auffüllen.
  - Katheter nach vorne ziehen, bis hinterer Ballon an Choane anstößt (federnder Widerstand).
  - Vorderen Ballon (ca. 30 ml) auffüllen.
- **Bei Persistenz der Blutung:**
  - Blockungungsvolumen beider Ballons erhöhen.
  - Beidseitige pneumatische Tamponade.
- **Weniger effiziente Alternativen zur pneumatischen Nasentamponade:** Endotrachealtubus (Tubusdurchmesser etwa Kleinfingerdicke des Pat.) oder Blasenkatheter in Nase einführen, blocken und unter Zug halten lassen (Helfer oder Pat. selbst).
- Zusätzlich vordere Nasenabschnitte mit Mullstreifen ausstopfen.

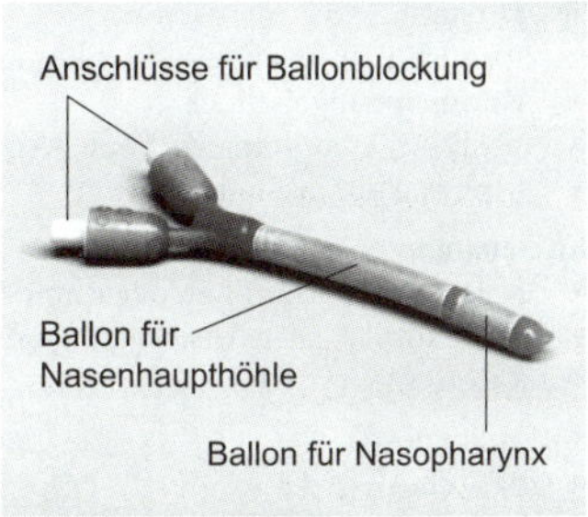

Abb. 17.6 Pneumatische Nasentamponade (Xomed Epistat®) [K138]

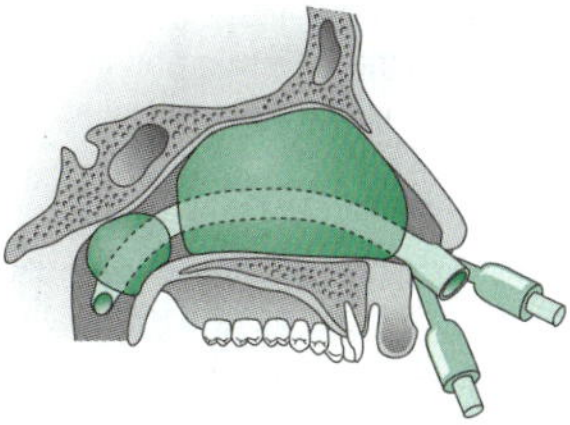

Abb. 17.7 Pneumatische Nasentamponade in situ [L190]

Transport Vorstellung beim nächstgelegenen HNO-Arzt mit OP-Abteilung (Belegarzt, HNO-Abteilung).

Prinzipien der Weiterbehandlung Definitive Tamponade, ggf. operative Versorgung/Embolisation.

!
- Bei Mittelgesichtsfrakturen (▶ 17.3.1) heftiges Nasenbluten durch Abriss der A. maxillaris möglich. Ther.: Reposition des eingeschobenen Mittelgesichts und beidseitige pneumatische Nasentamponade.
- Geblockte Nasentamponaden nach 60 Min. probatorisch entblocken (Gefahr der Septumdrucknekrose).

Arterielle Massenblutung aus der Nase

Ruptur bzw. Arrosion der Arteria carotis interna an der Seitenwand der Keilbeinhöhle.

Symptomatik
- Sprudelnd-spritzende Massenblutung aus Nase und Mundhöhle
- Volumenmangelschock
- Ggf. ZNS-Symptomatik durch SAB
- Asphyxie durch Blutaspiration

Kurzanamnese
- Z. n. OP oder Tumor an der Rhinobasis
- Nach körperlicher Anstrengung oder spontan (Ruptur eines infraklinoidalen Karotisaneurysmas)

Sofortdiagnostik
- Basischeck (▸ 4.1.2)
- Puls, SpO_2, RR, EKG

Sofortmaßnahmen
- Kompression der A. carotis communis auf der homolateralen Halsseite
- Beidseitige pneumatische Nasentamponade mit maximaler Blockung (s. o.)
- Mind. 2 großlumige i. v. Zugänge mit Infusion (Ringeracetat, ggf. HAES ▸ 1.23)
- Orotracheale Intubation (▸ 3.4.4)
- Tracheobronchiale Absaugung
- Straffe Pharynxtamponade (▸ Abb. 17.8)

Transport Schnellstmöglicher Transport in ein Zentrum mit HNO-Abteilung, Neuroradiologie, Neurochirurgie (Sondersignale, ggf. Hubschrauber).

Prinzipien der Weiterbehandlung Nach provisorischer Versorgung Notfallangiografie, ggf. Ballonokklusion oder Embolisation; operative Versorgung durch Neuroradiologie, HNO, Neurochirurgie.

17.2.3 Blutung aus Mundhöhle, Oro- und Hypopharynx

Leichtere und schwere Blutungen aus Mundhöhle, Oro- und Hypopharynx

Symptomatik
- Ausspucken frischen oder geronnenen Blutes
- Blutverschmiertes Gesicht und Mund
- Seltener auch Bluthusten, Bluterbrechen
- Asphyxie durch Blutaspiration (häufigste Todesursache nach Tonsillektomie)

Kurzanamnese
- Postoperativer Zustand (z. B. Tonsillektomie, meist 6.–10. postoperativer Tag)
- Tumorarrosion
- Trauma (Pfählungsverletzungen, Mittelgesichtsfraktur, Unterkieferfraktur ▸ 17.3.1)
- Gerinnungsstörung, Angiopathie
- Blutung nach zahnärztlicher Behandlung ▸ 17.3.4

Sofortdiagnostik
- Basischeck (▸ 4.1.2)
- Puls, SpO_2, RR, EKG
- Inspektion der Mundhöhle (Wundbetten, postoperative Residuen) zur Lokalisation der Blutungsquelle

Sofortmaßnahmen

- Mind. 2 großlumige i. v. Zugänge mit Infusion (Ringeracetat, ggf. HAES ▶ 1.23)
- Koagel entfernen
- Oberkörperhochlagerung.
- O_2-Gabe (▶ 1.7.3, ▶ 1.23).
- Kompression der Blutungsquelle von innen (Finger, tupferarmierte Klemme) und außen.
- Blutung nach Mittelgesichtsfraktur (▶ 17.3.1): mit Zeige- und Mittelfinger enoral im Bereich des weichen Gaumens von dorsal und mit dem Daumen im Frontzahnbereich fassen → bewegliche Maxilla nach ventral ziehen und nach kranial gegen das Gesichtsskelett pressen. Maxilla durch straffen Kopf-Kinn-Verband fixieren.

Transport

- Nach Möglichkeit immer Klinikeinweisung (nächste HNO-Abteilung).
- Bei leichteren Blutungen evtl. Vorstellung beim HNO-Arzt bzw. nach zahnärztlichen Eingriffen beim Zahnarzt.

Differenzialdiagnosen Ösophageale, gastrointestinale Blutung (Mallory-Weiss-Sy., Ösophagusvarizenblutung); Ausschluss durch Inspektion der Mundhöhle (anamnestische Hinweise auf portale Hypertension, Alkoholabusus?). Bronchiale Blutung bei Gefäßarrosion durch Tumor (Bronchial-Ca bekannt?).

> **!** Eingespießte Fremdkörper belassen (▶ 17.3.1).

Arterielle Massenblutung aus Mundhöhle, Oro- und Hypopharynx

Blutung aus A. carotis und ihren Ästen.

Symptomatik

- Sprudelnd spritzende, arterielle Blutung aus der Mundhöhle
- Schocksymptomatik
- Asphyxie durch Blutaspiration

Kurzanamnese

- Pfählungsverletzung (▶ 17.3.1)
- Oropharyngealer Tumor
- Z. n. Operation (z. B. enorale Tumorresektion)

Sofortdiagnostik

- Basischeck (▶ 4.1.2)
- Puls, SpO_2, RR, EKG
- Inspektion der Mundhöhle
- Lokalisation der Blutungsquelle

Sofortmaßnahmen

- Entfernen von Koageln
- O_2-Gabe (▶ 1.7.3, ▶ 1.23)
- Kompression der Blutungsquelle von innen (Finger, tupferarmierte Klemme) und außen
- Digitale Kompression der A. carotis communis an homolateraler Halsseite
- Mind. 2 großlumige i. v. Zugänge mit Infusion (Ringeracetat, ggf. HAES ▶ 1.23)

- Orotracheale Intubation (▶ 3.4.4) oder als letzte Option Koniotomie (▶ 3.4.7)
- Tracheobronchiale Absaugung
- **Straffe Pharynxtamponade** mit breiter Mullbinde (▶ Abb. 17.8)

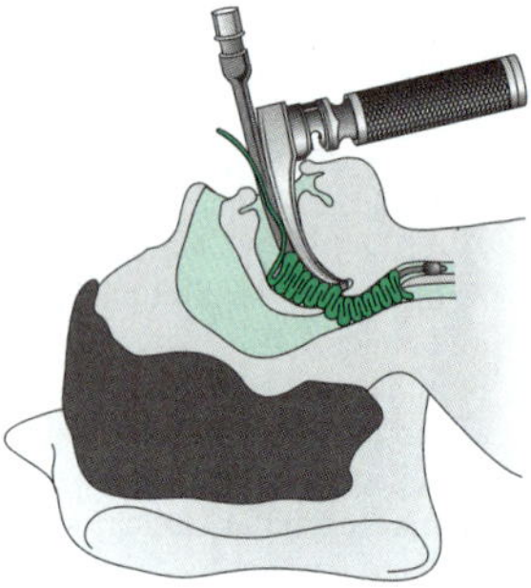

Abb. 17.8 Technik der Pharynxtamponade beim intubierten Pat. [L190]

Transport Schnellstmöglicher Transport in das nächstgelegene Klinikum mit HNO- oder MKG-Abteilung (Sondersignale, ggf. Hubschrauber).

Prinzipien der Weiterbehandlung Transfusionen, chirurgische oder angiografische Blutstillung.

- Ohne Sicherung der Atemwege (Intubation) und anschließende Pharynxtamponade ist die Blutung nicht beherrschbar.
- Verzicht auf Maximalther. nur bei **gesichert** finalem Zustand eines Tumorpat. (Pat. dem NA bekannt); dann ausreichende Analgosedierung.

17.2.4 Blutung aus dem Ohr

Symptomatik

- Blutung aus Gehörgang unterschiedlicher Stärke
- Ggf. Beimengung von Liquor oder Hirnsubstanz
- Ggf. Schwindel, Nystagmus, Nausea, Ertaubung, Fazialisparese

Kurzanamnese

- Trauma:
  - Pfählungsverletzung (Ohrstäbchen, Stricknadel)
  - Ohrmuschelverletzung
  - Sturz auf Kinn (Kiefergelenk- oder Gehörgangfraktur)
  - Z. n. SHT (Felsenbeinlängsfraktur, offene otobasale Trümmerfraktur)
- Grippeotitis
- Selten: Tumoren, Gefäßerkr., Koagulopathien

Sofortdiagnostik

- Basischeck (▶ 4.1.2)
- Puls, SpO_2, RR, EKG
- Bewusstseinsstatus?
- Säuberung des periaurikulären Gewebes und Inspektion: Blutungsquelle im Gehörgang oder Blutkontamination von außen?
- Beimengung von Liquor oder Hirnsubstanz?
- Fazialisfunktion: Sofortparese (entscheidend für Prognose und operative Revision)?
- Spontannystagmus? Hörverlust?

Sofortmaßnahmen

- Ggf. O_2-Gabe (▶ 1.7.3, ▶ 1.23)
- Mind. 1 großlumiger i. v. Zugang mit Infusion (Ringeracetat, ggf. HAES ▶ 1.23)

- Ggf. Beatmung
- Ohrmuschel steril abdecken

Transport
- Nach Möglichkeit immer Klinikeinweisung, außer bei leichteren Blutungen evtl. Vorstellung beim HNO-Arzt.
- Bei SHT: schnellstmöglicher Transport in das nächste Zentrum mit Neurochirurgie, Neuroradiologie und HNO.
- Bei Traumen der Ohrmuschel, des Gehörgangs oder Mittelohrs: Transport in die nächste HNO-Abteilung.

Prinzipien der Weiterbehandlung Behandlung der zentralnervösen Störungen, Wundversorgung. Danach ggf. Liquorfisteldeckung, Fazialisdekompression, Mittelohrrekonstruktion.

> **!**
> - Nichts in den Gehörgang stecken
> - Fremdkörper belassen, allenfalls auf Transportmaß kürzen
> - Bei offenen Hirnverletzungen keine Hirnsubstanz entfernen, steril abdecken mit feuchter Kompresse

17.2.5 Traumata

Abrissverletzung von Ohrmuschel, Nase oder Lippen

Komplette oder partielle Abtrennung von Ohrmuschel, Nase oder Lippen.

Symptomatik Blutende Wunde, Schmerz.

Kurzanamnese Trauma, Bissverletzung.

Sofortdiagnostik
- Basischeck (▶ 4.1.2)
- Puls, SpO_2, RR, EKG

Sofortmaßnahmen
- Wunde mit leichter Kompression steril abdecken
- Pendulierende Reste belassen und durch Verband stabilisieren. Ggf. strangulierende Rotationsfehlstellungen aufheben
- Abgetrennte Anteile asservieren und in physiologischer Kochsalzlösung (besser Eiweißlösung) mitnehmen.
- I. v. Zugang mit Infusion von Ringeracetat (▶ 1.23).
- Ggf. Analgesie, z. B. mit Tramadol 100 mg i. v.
- Ggf. Sedierung mit Midazolam 2,5 mg i. v.

Transport
- Nach Möglichkeit immer Klinikeinweisung in die nächste HNO-, MKG- oder plastische Chirurgie-Abteilung ohne Sondersignale.
- Bei leichteren Verletzungen evtl. Vorstellung bei HNO-Arzt, MKG- oder plastischem Chirurgen.

Prinzipien der Weiterbehandlung Plastische Rekonstruktion, ggf. in mehreren Schritten.

> **!** Auch grob verschmutzte und verunstaltete Anteile können zur Rekonstruktion verwendet werden.

Othämatom

Definition Subperichondrales Hämatom/Serom der Ohrmuschelvorderfläche nach stumpfer Ohrmuschelverletzung.

Symptomatik Prall-elastische Vorwölbung auf der Ohrmuschelvorderfläche.

Kurzanamnese Stumpfes Trauma.

Sofortdiagnostik
- Basischeck (▶ 4.1.2)
- Puls, SpO_2, RR, EKG
- Inspektion
- Palpation

Sofortmaßnahmen Ggf. Analgesie, z. B. mit Tramadol 100 mg i. v.

Transport Klinikeinweisung in die nächste chirurgische oder HNO-Abteilung oder Vorstellung beim HNO-Arzt ohne Sondersignale.

Prinzipien der Weiterbehandlung Dringliche Hämatomentlastung (Gefahr der Knorpelnekrose).

Stumpfes Halstrauma (Kehlkopffraktur)

Fraktur von Schild- oder Ringknorpel mit möglicher Stenosierung des Atemwegs durch Fragmentdislokation, Blut, Hämatom, Ödem oder neurogene Läsion.

Symptomatik
- Schmerz
- Hämoptoe
- Inspiratorischer Stridor
- Heiserkeit
- Dysphagie

Kurzanamnese Direkte Gewalteinwirkung auf den Hals.

Sofortdiagnostik
- Basischeck (▶ 4.1.2)
- Puls, SpO_2, RR, EKG
- Inspektion: äußere Prellmarken bzw. offene Verletzungen
- Palpation: Krepitation, Emphysem, Hämatom
- Auskultation von Kehlkopf, Trachea und Lunge (scharfes, evtl. pfeifendes Atemgeräusch: Eingrenzung der Läsionsstelle, Ausschluss bronchopulmonaler Verletzungen)

Sofortmaßnahmen
- Oberkörperhochlagerung
- O_2-Gabe (▶ 1.7.3, ▶ 1.23)
- I. v. Zugang mit Infusion von Ringeracetat (▶ 1.23)
- Bei drohender Asphyxie orotracheale Intubation (▶ 3.4.4)
- Falls unmöglich: Koniotomie (▶ 3.4.7)
- Bei offenen Läsionen Intubation über den Traumazugang
- Hoch dosiert Prednisolon 10 mg/kg KG i. v. bei ausgeprägtem endolaryngealem Ödem

Transport
- Nach Möglichkeit immer Klinikeinweisung, außer bei leichteren Fällen Vorstellung beim HNO-Arzt – Transport in die nächste HNO-Abteilung.
- Dringlichkeit des Transports in Abhängigkeit vom Grad der Dyspnoe.

Prinzipien der Weiterbehandlung Lupenlaryngoskopie, Tracheoskopie, ggf. Röntgendiagnostik, Sonografie, ggf. rekonstruktive Chirurgie.

Differenzialdiagnosen Trachealverletzungen, Fremdkörper, Tumoren, Schwellungen der oberen Atemwege.

Trachealabriss

Abriss der Trachea vom Larynx bzw. Durchtrennung der zervikalen Trachea mit meist progredienter Ateminsuff.: endotracheale Blutung → Hustenreiz → Halsemphysem → Dislokation und Kompression der Trachealstümpfe → Asphyxie.

Symptomatik

- Schmerz
- Hustenreiz, Hämoptoe
- Prellmarke am Hals oder offene Halswunde mit Austritt von Atemluft
- Halsemphysem
- Evtl. Heiserkeit (Rekurrensläsion)
- Inspiratorischer und exspiratorischer Stridor
- Progrediente Dyspnoe, Schnappatmung, Asphyxie

Kurzanamnese

- Direkte Gewalteinwirkung (stumpf, scharf)
- HWS-Hyperextensionstrauma

Sofortdiagnostik

- Basischeck (▶ 4.1.2)
- Puls, SpO_2, RR, EKG
- Palpation: Krepitation, Stufenbildung zwischen Larynx und Trachea (bei größerer Emphysemausdehnung u. U. nicht tastbar), knisterndes, raumforderndes Halsemphysem
- Maskenbeatmung u. U. nicht möglich
- Beim Intubationsversuch Glottis einstellbar, aber Tubus nicht vorschiebbar

Sofortmaßnahmen

- O_2-Gabe (▶ 1.7.3, ▶ 1.23)
- I. v. Zugang mit Infusion von Ringeracetat (▶ 1.23)
- Orotrachealer Intubationsversuch (▶ 3.4.4). Bei subglottischem Stopp keine Gewaltanwendung!
- Falls Intubation nicht möglich:
  - **Bei geschlossenen Trachealverletzungen:** Emphysemhöhle durch kurzen Hautschnitt längs der Trachea eröffnen, kaudalen Trachealstumpf aufsuchen (Luftblasen, Hämoptoe) und intubieren.
  - **Bei offenen Trachealverletzungen:** Wunde austasten, ggf. durch kurzen Hautschnitt erweitern. Subkutan mit Klemme oder dem Finger stumpf präparieren, kaudalen Trachealstumpf (Luftblasen, Hämoptoe) aufsuchen und intubieren.
- Tracheobronchial absaugen.
- Tubus gut blocken und fixieren (Aspirations- und Dislokationsgefahr).

Transport Schnellstmöglicher Transport in die nächste Klinik mit HNO- und thoraxchirurgischer Abteilung (ggf. Sondersignale, Hubschrauber).

Prinzipien der Weiterbehandlung Trachearekonstruktion durch HNO- bzw. Thoraxchirurgie.

> Beim **geschlossenen Trachealabriss** (Symptomentrias: zervikale Prellmarke, Halsemphysem, Dyspnoe) kommt es fast immer zur progredienten Verschlechterung von Atmung und anatomischen Verhältnissen, sodass entschlossenes Handeln (Eröffnen der Emphysemhöhle, Intubation des Trachealstumpfs) geboten ist.

17.2.6 Fremdkörper

Gehörgangsfremdkörper ▶ 17.2.4

Nasale Fremdkörper

Symptomatik

- Einseitige Nasenatmungsbehinderung
- Nasenbluten (einseitig)
- Schleimfluss (einseitig)
- Sichtbarer Fremdkörper
- Bei frontobasaler Perforation ggf. Liquorrhö, ZNS-Symptomatik (▶ 11.2)

Kurzanamnese Steckenbleiben eines Fremdkörpers in der Nase (meist spielende Kleinkinder).

Sofortdiagnostik

- Basischeck (▶ 4.1.2)
- Inspektion der Nase mit Nasenspekulum und Lichtquelle
- Ausschluss tief sitzender Atemwegsfremdkörper (Hypopharynx, Ösophagus, Larynx, Trachea s. u.)
- Bei Abwehr (Kleinkinder) keine Diagnose erzwingen, sondern zum HNO-Arzt fahren

Sofortmaßnahmen Ggf. abschwellender Nasenspray/-tropfen.

Transport

- Vorstellung beim HNO-Arzt
- Bei V. a. Frontobasisverletzung Klinikeinweisung (möglichst mit HNO- und neurochirurgischer Abteilung)
- Nur bei zentralnervöser Symptomatik dringlicher Transport

Prinzipien der Weiterbehandlung Fremdkörperextraktion durch den HNO-Arzt. Bei Frontobasisverletzung Duraplastik (Neurochirurgie und HNO).

Hypopharynx- und Ösophagusfremdkörper

Symptomatik

- Schmerzen im Jugulum.
- Später ggf. Symptomatik der **Komplikationen:** Halsemphysem, Mediastinitis, Pneumothorax (▶ 7.7), Aspirationspneumonie (▶ 7.3).

Kurzanamnese

- Kinder (Spielzeug, Münzen, o. Ä.)
- Geriatrische Pat. (sensible Kontrolle des Bolus bei Prothesenträgern gestört)
- Psychiatrische Pat.
- Pat. mit Ösophagusstenose

Sofortdiagnostik

- Basischeck (▶ 4.1.2)
- Puls, SpO_2, RR, EKG

- Auskultation, Palpation und Perkussion von Lunge und zervikalen Weichteilen zum Ausschluss ernster Komplikationen (Symptomatik)

Sofortmaßnahmen
- I. v. Zugang mit Infusion von Ringeracetat (▶ 1.23)
- Ggf. Fremdkörperextraktion mit Laryngoskop und Magill-Zange (▶ Abb. 17.9)

Transport
- Immer Transport in die nächste HNO-Abteilung (starre, eingekeilte Fremdkörper, z. B. Zahnprothese) oder internistisch-endoskopische Abteilung (weiche Fremdkörper, z. B. Fleischbrocken).
- Bei Dyspnoe dringlicher Transport, ggf. Sondersignale.

Prinzipien der Weiterbehandlung Ggf. Röntgendiagnostik; Ösophagoskopie mit Fremdkörperentfernung; ggf. Ther. der KO.

> !
> - Bei großen Boli ggf. Ateminsuff. durch Trachealkompression
> - **KO:** Perforation, Blutung, Mediastinitis, Pneumothorax, ösophagotracheale Fistel

> Gefahr der Perforation, Blutung und Schwellung bei Extraktionsversuchen → eingekeilte Fremdkörper belassen! (Kinder ▶ 12.5.3).

Pharyngeale/laryngeale Fremdkörper

> **Sonderfall: Bolusverlegung von Pharynx bzw. Larynx**
> - Kein „Ersticken“ (s. u.), sondern sekundenschnelle Bewusstlosigkeit durch Vagusreiz bis zum reflektorischen Herz-Kreislauf-Stillstand („Bolustod“).
> - Erfordert sofortige Entfernung des Fremdkörpers (Laryngoskopie, Heimlich-Manöver s. u.).

Symptomatik
- Luftringen mit überwiegend frustranen Atemexkursionen
- Husten
- Heiserkeit
- Stridor

Kurzanamnese
- Z. n. Verschlucken eines Fremdkörpers (Prothesenträger, Kinder, geriatrische u. psychiatrische Pat.)
- Suizidversuch

Sofortdiagnostik
- Basischeck (▶ 4.1.2)
- Puls, SpO_2, RR, EKG
- Auskultation von Larynx, Trachea, Lunge (scharfes Atemgeräusch in Stenosehöhe)

Sofortmaßnahmen
- O_2-Gabe (▶ 1.7.3, ▶ 1.23)
- I. v. Zugang mit Infusion von Ringeracetat (▶ 1.23)
- Vorgehen in Abhängigkeit von der Atmung (suffizient vs. insuffizient)
- Ggf. Laryngoskopie in Rachenschleimhautanästhesie (sofern vorhanden)
- Ggf. Entfernen unverkeilter Fremdkörper mit der Magill-Zange (wie bei Hypopharynx-Fremdkörper, ▶ Abb. 17.9)
- Ggf. Notkoniotomie
- Ggf. Transport mit liegendem Fremdkörper unter Schwellungsprophylaxe, z. B. mit Prednisolon i. v. in hoher Dosierung z. B. 10 mg/kg KG und in Koniotomiebereitschaft (▶ 3.4.7)

Transport
- Immer Transport in die nächste HNO-Abteilung oder in endoskopisches Zentrum.
- Bei Dyspnoe dringlicher Transport, ggf. Sondersignale.

Prinzipien der Weiterbehandlung Ggf. Röntgendiagnostik; Mikrolaryngoskopie mit Fremdkörperentfernung, Tracheo- und Bronchoskopie.

> Eingekeilte Fremdkörper (Gebissprothesen, Knochen) belassen (Gefahr der Perforation, Blutung, zunehmenden Schwellung).

Differenzialdiagnosen Sonstige Atemwegsfremdkörper, Epiglottitis, stenosierende Laryngotracheitis, Laryngospasmus.

Trachealfremdkörper

Kinder ▶ 12.5.3.

Symptomatik (▶ Tab. 17.7).
- Initial Atemnot und heftiger Hustenanfall
- Heftiges Luftringen mit überwiegend frustranen Atemexkursionen

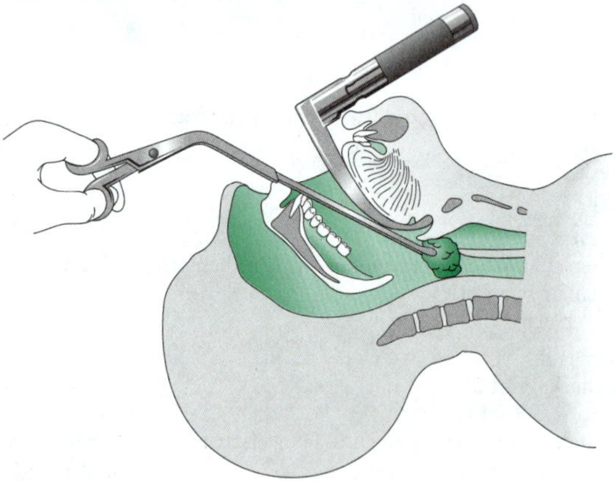

Abb. 17.9 Entfernen eines Hypopharynxfremdkörpers mit Laryngoskop und Magill-Zange [L190]

Tab. 17.7 Differenzialdiagnose der Fremdkörperaspiration

Symptom	Lokalisation extranasaler Fremdkörper			
	Hypopharynx/ Ösophagus	Larynx	Trachea	Bronchien
Schmerzen im Jugulum	+	–	–	–
Dysphagie	+	+/–	–	–
Hypersalivation	+	+	–	–
Kloßige Sprache	+	+/–	–	–
Initialer Hustenreiz	+	+ +	+ + +	+
Heiserkeit	–	+	–	–
Dyspnoe	+/–	+	+ + +	+
Inspiratorischer Stridor	(+)/–	+	+	–
Exspiratorischer Stridor	–	–	+	+
Hämatopnoe	–	–	–	+

- Zunehmende Ateminsuff. (Zyanose)
- Evtl. hörbares Anschlagen des Fremdkörpers an Glottis oder Karina
- Ggf. plötzliche komplette Asphyxie

Kurzanamnese

- Aspiration eines größeren Fremdkörpers (z. B. im Mund gehaltener Gegenstände)
- Aspiration von Zahnmaterial (nach Rasanztraumen oder zahnärztlicher Behandlung)

Sofortdiagnostik

- Basischeck (▶ 4.1.2)
- Puls, SpO_2, RR, EKG
- Auskultation von Larynx, Trachea, Lunge: Inspirium und Exspirium hörbar behindert bzw. fehlendes Atemgeräusch bei vollständiger Atemwegsverlegung

Sofortmaßnahmen

Bei erhaltener suffizienter Atmung:

- O_2-Gabe (▶ 1.7.3, ▶ 1.23)
- I. v. Zugang mit Infusion von Ringeracetat (▶ 1.23)
- Transport in Intubationsbereitschaft

Bei insuffizienter Atmung:

- Direkte Laryngoskopie mit Intubationsspatel in Rachensprühanästhesie (z. B. Lidocain-Pumpspray, sofern vorhanden). **Cave:** Auslösen von Erbrechen möglich, Aspirationsgefahr.
- Falls möglich, Fremdkörperentfernung (extrem selten durchführbar).
- Bei wiedereinsetzender Spontanatmung O_2-Gabe (▶ 1.7.3, ▶ 1.23).

- Wenn Fremdkörperentfernung nicht möglich bzw. bei komplettem Trachealverschluss oder Asphyxie:
  - Orotracheale Intubation (▶ 3.4.4).
  - Beatmungsversuch (meist frustran).
  - Fremdkörper mit Tubus oder Mandrin in einen Hauptbronchus vorschieben, bis wieder eine einseitige Beatmung möglich wird (▶ Abb. 17.10).
- Tubus zurückziehen, blocken.
- Beatmung mit 100 % O_2 (▶ 1.7.3).

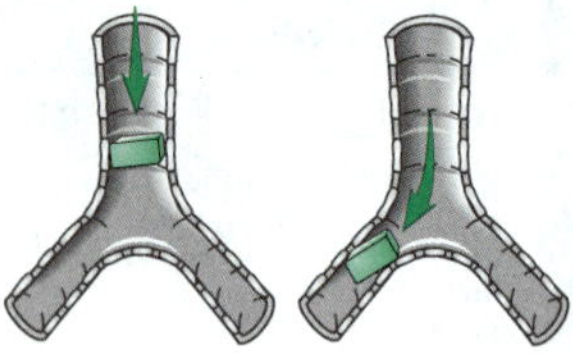

Abb. 17.10 Umwandeln eines trachealen in einen bronchialen Fremdkörper [L190]

Externe Fremdkörper-Dislokationsversuche (Heimlich-Manöver) nur bei vitaler Indikation und wenn es keine sofortige Intubationsmöglichkeit gibt (Erfolgsaussichten gering):

- **Durchführung:**
  - **Nicht bewusstloser Pat.:** stehenden oder sitzenden Pat. von hinten umfassen, eine zur Faust geballte Hand zwischen epigastrischen Winkel und Nabel platzieren; Faust mit der anderen Hand umgreifen und kräftig in Richtung Zwerchfell drücken.
  - **Bewusstloser Pat.:** über Pat. in Rückenlage knien und die Hände zwischen epigastrischem Winkel und Nabel übereinander legen; kräftig in Richtung Zwerchfell drücken.
  - **Fortgeschrittene Schwangerschaft bzw. extreme Adipositas:** bei nicht bewusstlosen Pat. Thorax von hinten im Stehen oder Sitzen umfassen und komprimieren bzw. bei bewusstlosen Pat. Thorax komprimieren wie bei Thoraxkompression („Herzdruckmassage").
  - Heimlich-Manöver bis zu 5-mal anwenden, dann erneute Inspektion des Mund-/Rachenraums.
- **KI:** Polytrauma, instabiler Thorax.
- **Komplikationen:** Ruptur intraabdominaler Organe, Rippenfrakturen, Erbrechen. Deshalb Säuglinge und Kleinkinder in Bauch- und Kopftieflage auf dem Unterarm lagern und 5–10 kräftige Schläge mit der flachen Hand auf den Rücken geben.

Transport Dringlicher Transport in die nächste HNO- oder endoskopische Abteilung (ggf. Sondersignale).

Prinzipien der Weiterbehandlung Tracheobronchoskopie mit Fremdkörperentfernung, ggf. Röntgendiagnostik, ggf. Ther. der KO (z. B. Trachealperforation).

Differenzialdiagnosen Sonstige Atemwegsfremdkörper und stenosierende Atemwegserkr.

> Durch Fremdkörperdislokation oder Begleitödem kann sich eine subtotale Trachealverlegung schlagartig in einen kompletten Trachealverschluss verwandeln.

Bronchialfremdkörper

Kinder ▶ 12.5.3.

Symptomatik
- Initial: Hustenreiz, Hämoptoe
- Dann: Exspiratorischer Stridor, einseitige Lungenüberblähung bei homolateralen Rasselgeräuschen; später rezidivierende Bronchopneumonien mit Hustenattacken

Kurzanamnese
- Aspiration eines kleinen Fremdkörpers (z. B. Erdnuss, Zahnmaterial, nach zahnärztlicher Behandlung)
- Blut- bzw. Schleimaspiration
- Später: Rezidivierende Bronchopneumonien, eitriger Auswurf, Lungen- oder Lappenatelektase

Sofortdiagnostik
- Basischeck (▶ 4.1.2)
- Puls, SpO_2, RR, EKG
- **Auskultation von Larynx, Trachea, Lunge:**
  - Normales, vesikuläres Atemgeräusch bei kleinen Fremdkörpern in der Peripherie
  - Einseitig fehlendes Atemgeräusch bei Verschluss eines Hauptbronchus
  - Giemen, Pfeifen, Brummen (trockene RG) bei Fremdkörpern im Bronchialsystem
  - Bronchialatmen, z. B. bei Pneumonie nach Aspiration eines Fremdkörpers vor längerer Zeit
- **Perkussion der Lunge:** hypersonorer Klopfschall bei Ventilmechanismus durch den Fremdkörper mit Überblähung der homolateralen Lunge

Sofortmaßnahmen
- O_2-Gabe (▶ 1.7.3, ▶ 1.23)
- I. v. Zugang mit Infusion von Ringeracetat (▶ 1.23)
- Ggf. Intubation und Beatmung mit 100 % O_2

Transport
- Immer Transport in die nächste internistische oder HNO-Abteilung
- Bei Dyspnoe dringlicher Transport (ggf. Sondersignale)

Prinzipien der Weiterbehandlung Röntgendiagnostik, Tracheobronchoskopie mit Fremdkörperentfernung.

17.2.7 Infektionen und hypererge Schleimhautreaktionen

Akute Epiglottitis

Kinder ▶ 12.5.3.

Durch *Haemophilus influenzae* verursachte entzündliche Auftreibung der Epiglottis (oft mit Abszedierung) im Rahmen eines Infekts der oberen Luftwege.

Symptomatik
- Kloßige Sprache
- Dysphagie
- Hypersalivation
- Inspiratorischer Stridor
- Allgemeine Infektzeichen (Fieber, Tachykardie, Hypotonie, Abgeschlagenheit)
- Fauliger Mundgeruch

Kurzanamnese Atemwegsinfekt? Husten?

Sofortdiagnostik
- Basischeck (▶ 4.1.2)
- Puls, SpO_2, RR, EKG
- Inspektion der Mundhöhle:
  - Entzündliche Schwellung des Zungengrunds
  - Fauliger Foetor ex ore
  - Schleimhautrötung
- Schwellung der zervikalen Lymphknoten und der Halsweichgewebe
- Temperatur ↑

Sofortmaßnahmen
- Oberkörperhochlagerung
- O_2-Gabe (▶ 1.7.3, ▶ 1.23)
- Topisches Sympathomimetikum (z. B. Infecto-Krupp® Inhal 2–4 Hübe)
- I. v. Zugang mit Infusion von Ringeracetat (▶ 1.23)
- Prednisolon in hoher Dosierung i. v., z. B. 10 mg/kg KG
- Bei drohender Asphyxie → orotracheale Intubation (▶ 3.4.4)
- Wenn Intubation nicht möglich → umgehende Koniotomie (▶ 3.4.7)
- Bei Kreislaufkomplikationen oder anaphylaktischem Schock ▶ 5.9

Transport Dringlicher Transport in die nächste Klinik mit HNO-Abteilung oder -Konsiliarius (ggf. Sondersignale).

Prinzipien der Weiterbehandlung Antibiotische, antiödematöse Ther.

> **!**
> - I. d. R. bessert sich der Zustand, sodass riskante Intubationsversuche entbehrlich sind.
> - Niemals „prophylaktisch" intubieren (Gefahr der iatrogenen Schwellungsprogression, Blutung, Abszessentleerung mit Aspiration).

Stenosierende subglottische Laryngotracheitis

Subglottische und tracheale Ödeme und Verborkung im Rahmen eines viralen oder bakteriellen Atemwegsinfekts, bei Exsikkose oder nach Radiatio.

Symptomatik
- Bellender Husten (meist nachts)
- Infektionszeichen
- Langsam progrediente Dyspnoe
- Inspiratorischer Stridor

Kurzanamnese
- Vorausgegangener „grippaler" Infekt (Abgeschlagenheit, Gliederschmerzen, Fieber, Schnupfen, Husten)
- Evtl. bekannte Stenose der Trachea
- Schwerer Nikotinabusus
- Ggf. vorbestehende Sicca-Symptomatik (Exsikkose nach Radiatio, Sjögren-Sy.)

Sofortdiagnostik
- Basischeck (▶ 4.1.2)
- Puls, SpO_2, RR, EKG
- Auskultation von Larynx, Trachea, Lunge zum Ausschluss primär bronchopulmonaler Erkr. und zur Lokalisation der Läsionsstelle (scharfes Stenosegeräusch)
- Temperatur ↑

Sofortmaßnahmen
- Oberkörperhochlagerung
- O_2-Gabe (▶ 1.7.3, ▶ 1.23)
- I. v. Zugang mit Infusion von Ringeracetat (▶ 1.23)
- Topisches Sympathomimetikum (z. B. Infecto-Krupp® Inhal 2–4 Hübe)
- Bei schwerer Symptomatik Prednisolon in hoher Dosierung i. v. z. B. 10 mg/kg KG

Transport Dringlicher Transport in die nächste internistische bzw. pädiatrische Abteilung mit HNO-Konsiliarius (ggf. Sondersignale).

Prinzipien der Weiterbehandlung Inhalationsther., Antibiotikather., Mukolyse.

Atemwegsstenose durch Insektenstich

Schleimhautschwellung der oberen Luftwege (Zunge, Zungengrund, Gaumen, Tonsille, Pharynxwand; sehr selten: Glottis, Subglottis, Trachea oder Bronchien).

Symptomatik
- Dysphagie
- Kloßige Sprache
- Häufig begleitendes Hyperventilationssy.
- Selten Dyspnoe, inspiratorischer Stridor, Kreislaufreaktionen

! Oft extreme Erstickungsangst (Hyperventilation) trotz geringen objektiven Befunds.

Kurzanamnese
- Z. n. Verschlucken einer Wespe, Biene, Hummel o. Ä.
- Schmerzhafter Stich beim Schlucken
- Manchmal genaue Lokalisationsangabe möglich

Sofortdiagnostik
- Basischeck (▶ 4.1.2)
- Puls, SpO_2, RR, EKG
- Inspektion von Mundhöhle und Oropharynx

Sofortmaßnahmen
- Oberkörperhochlagerung
- O_2-Gabe (▶ 1.7.3, ▶ 1.23)
- I. v. Zugang mit Infusion von Ringeracetat (▶ 1.23)
- **Bei Stridor:**
  - Topisches Sympathikomimetikum (z. B. Infecto-Krupp® Inhal 2–4 Hübe)
  - Topisches Kortikosteroid (z. B. Budenosid-Spray 2–4 Hübe)
  - Prednisolon in hoher Dosierung i. v. z. B. 10 mg/kg KG
- **Bei drohender Asphyxie** orotracheale Intubation (▶ 3.4.4). Wenn Intubation nicht möglich → Koniotomie (▶ 3.4.7)
- Bei Kreislaufkomplikationen oder anaphylaktischem Schock ▶ 5.9

Transport
- In schweren Fällen dringlicher Transport in die nächste Klinik mit HNO-Abteilung oder Konsiliarius (ggf. Sondersignale).
- In leichteren Fällen Vorstellung beim HNO-Arzt.

Prinzipien der Weiterbehandlung Topisch und systemisch antiödematös, ggf. antiallergisch.

Quincke-Ödem

Schwellungsneigung des oberen Aerodigestivtrakts aufgrund einer allergischen Reaktion (▶ 19.1) oder eines hereditären Enzymdefekts im Komplementsystem.

Symptomatik

- Blass-livide Schwellung von Lidern, Lippen, Zunge (evtl. monströs), Supraglottis und Mundschleimhaut
- Spannungsschmerz im Gesicht
- Evtl. Stridor, Dyspnoe
- Evtl. gastrointestinale Koliken

Kurzanamnese

- Bekannter Enzymdefekt
- Z. n. Stress, Trauma
- Allergische Reaktion (▶ 19.1) nach Nahrungsaufnahme (z. B. Schalentiere) oder Medikamenten (z. B. ACE-Hemmer)

Sofortdiagnostik

- Basischeck (▶ 4.1.2)
- Puls, SpO_2, RR, EKG
- Inspektion der Mundhöhle
- Temperatur: kein Fieber

Sofortmaßnahmen

- Oberkörperhochlagerung
- O_2-Gabe (▶ 1.7.3, ▶ 1.23)
- Möglichst großlumiger i. v. Zugang mit Infusion von Ringeracetat (▶ 1.23)
- Topisches Sympathomimetikum (z. B. Infecto-Krupp® Inhal 2–4 Hübe)
- Prednisolon in hoher Dosierung i. v. z. B. 10 mg/kg KG
- Antihistaminikum, z. B. Clemastin 4 mg i. v.
- Bei drohender Asphyxie: Intubationsversuch (▶ 3.3.4), ggf. Koniotomie (▶ 3.4.7)

Transport

- In leichten Fällen: Vorstellung beim Haut- oder HNO-Arzt.
- Bei Dyspnoe dringlicher Transport in die nächste Klinik mit HNO-Abteilung, bei weiterer Entfernung in die nächste chirurgische Abteilung (ggf. Sondersignale).

Prinzipien der Weiterbehandlung Symptomatische Ther., ggf. Tracheotomie, Koniotomie. Enzymdiagnostik, ggf. Enzymsubstitution, Aufklärung des Pat. und seiner Angehörigen über die Frühsymptome des Larynxödems sowie das entsprechende Vorgehen. Allergenaustestung.

17

17.2.8 Notfälle bei Patienten mit Tracheostoma

Kanülenarten
(▶ Abb. 17.11)

- **Ungeblockte Kanülen** (Silber, Kunststoffe), z. T. mit herausnehmbarem Innenteil („Seele") für eine erleichterte Reinigung; evtl. mit Sprechventil.
- **Geblockte Kanülen** bei Langzeitbeatmung und Aspiration.
- **Silikon-T-Tubes (Montgomery-Röhrchen)** bei Trachealstenose. Diese Kanülen schienen die Trachea, der Schenkel zum Stoma ist mit Stöpsel verschlossen und wird nur zur Reinigung geöffnet.

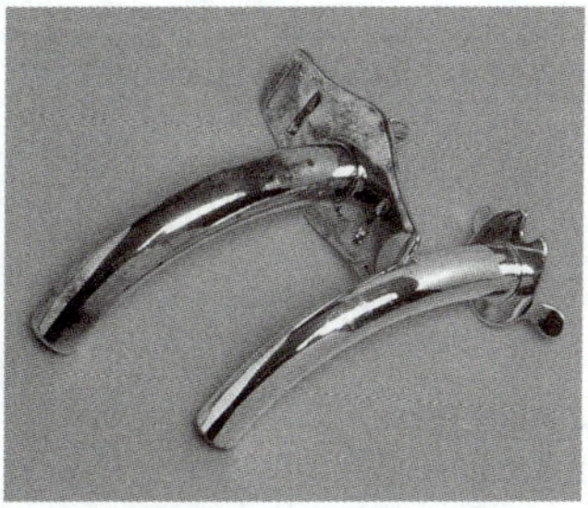

Ungeblockte Dauerkanüle mit „Seele"

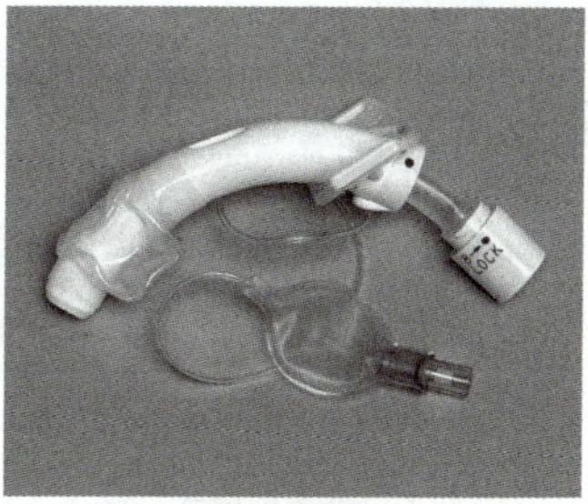

Blockbare Kanüle

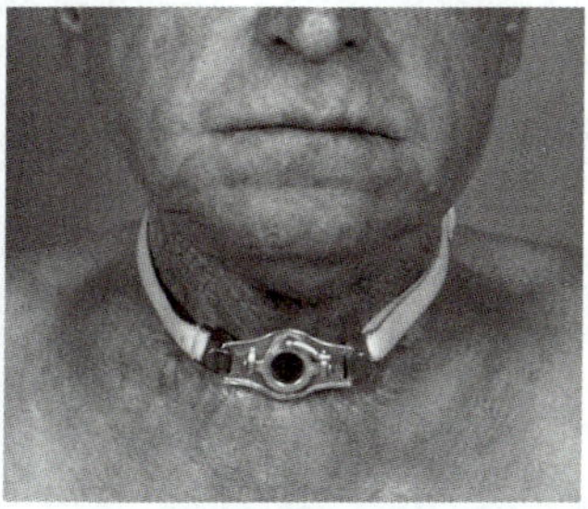

Tracheostomie-Kanüle in situ

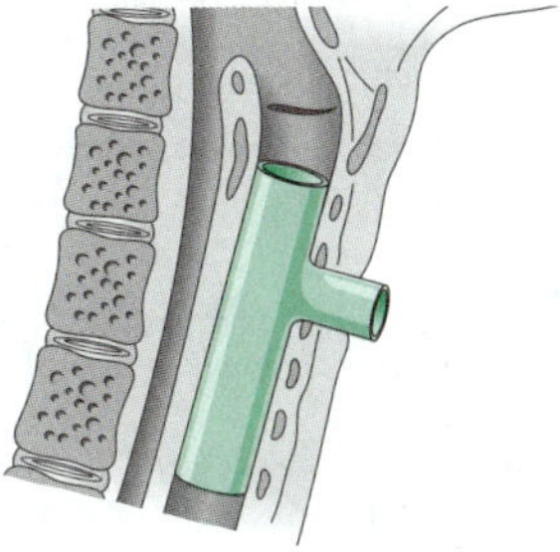

Silikon-T-Tube (Montgomery-Röhrchen)

Abb. 17.11 Kanülenarten beim Tracheostoma [L190/K183]

Atemnot bei Pat. mit Tracheostoma

Definition Verlegung der Kanüle oder des Tracheostomas durch Schleim oder Borken aufgrund der fehlenden Atemluftbefeuchtung; seltener durch Tumorwachstum, Schleimhautödem oder fehlplatzierte Kanüle.

Symptomatik
- Ruhedyspnoe
- Inspiratorischer, gelegentlich auch exspiratorischer Stridor

Kurzanamnese Z. n. Tracheotomie.

Sofortdiagnostik
- Basischeck (▶ 4.1.2)
- Puls, SpO_2, RR, EKG
- Inspektion von Tracheostoma und Kanüle:
  - Schleim, Borken in der Kanüle
  - Tumor/Granulationen im Tracheostoma oder in der Trachea
  - Kanülendislokation
- Auskultation (Stenosegeräusche?)

Sofortmaßnahmen
- Kanüle und Trachea mit dicklumigem, flexiblen Absaugkatheter säubern, ggf. Innenteil entfernen.

- Falls keine Besserung: Kanüle entfernen, nochmals absaugen.
- Falls keine Besserung: Ca. 20 ml NaCl 0,9 % in das Tracheostoma spritzen, abhusten lassen.
- Falls keine Besserung: V. a. tumoröse/ödematöse Trachealstenose.
- Gereinigte Kanüle wieder einsetzen.
- O_2-Gabe (▶ 1.7.3, ▶ 1.23) über das Tracheostoma.
- Wenn über das Stoma keine ausreichende Spontanventilation möglich ist, Intubation über das Stoma, am besten über Führungsstab (ggf. Kindertubus).
- I. v. Zugang mit Infusion von Ringeracetat (▶ 1.23).
- Prednisolon in hoher Dosierung i. v., z. B. 10 mg/kg KG.

Transport
- In schweren Fällen Transport in die nächste Klinik mit HNO-Abteilung, in dringenden Fällen in die nächste chirurgische Abteilung (ggf. Sondersignale).
- Sonst evtl. Vorstellung beim HNO-Arzt.

Prinzipien der Weiterbehandlung Endoskopische Kontrolle der Trachea und ggf. Weiterbehandlung.

- Erstickungszustände beim tracheotomierten Pat. resultieren fast immer aus einer Verlegung in Höhe des Tracheostomas (Kanüle, Stoma, Trachea).
- Orotracheale Intubationsversuche sind i. d. R. kontraindiziert (z. B. laryngektomierter Pat.).
- Frisch angelegte Tracheostomata kollabieren bei Entfernung der Trachealkanüle → Weichteile z. B. mit Nasenspekulum, Klemme o. Ä. offenhalten.
- Zur Absaugung von Silikon-T-Tubes (Montgomery-Röhrchen) Stöpsel entfernen und äußeren Schenkel nach oben kippen.
- Irreversibel verstopfte Silikon-T-Tubes (Montgomery-Röhrchen) am Stomaschenkel fassen (ggf. mit Klemme) und herausreißen (evtl. größerer Kraftaufwand erforderlich).
- Trachealkanülen-Träger bedecken die Kanüle häufig mit einem Schal. Sie ist dann nicht sofort zu sehen.

Tracheostomablutung

Ätiologie Blutung aus dem Tracheostomakanal bei:
- Tumorrezidiv
- Arrosion von Schilddrüsengefäßen
- Arterielle Massenblutung bei Arrosion des Truncus brachiocephalicus durch scheuerndes Kanülenende

Symptomatik
- Blutung aus dem Tracheostomakanal
- Hämoptoe
- Dyspnoe durch Aspiration
- Bei Trunkusarrosion rapide einsetzender Volumenmangelschock, Herz-Kreislauf-Stillstand, Asphyxie durch Aspiration

Kurzanamnese Z. n. nach Tracheotomie.

Sofortdiagnostik

- Basischeck (▶ 4.1.2)
- Puls, SpO_2, RR, EKG
- Inspektion des Tracheostomas

Sofortmaßnahmen

- Tracheobronchial absaugen.
- O_2-Gabe (▶ 1.7.3, ▶ 1.23) über Tracheostoma.
- Trachea und Stoma neben der liegenden Kanüle mit Mullstreifen austamponieren (Nasenspekulum hilfreich).
- **Bei Trunkusarrosionsblutung:**
  - Trachealkanüle entfernen.
  - Endotrachealtubus durch das Stoma weit in Trachea einführen, stramm blocken und zurückziehen, bis die Blutung etwas nachlässt.
  - Trachea und Stoma mit Mullstreifen austamponieren.
  - Aspiriertes Blut absaugen.
  - O_2-Gabe (▶ 1.6.3, ▶ 1.22).
  - Mind. 2 großlumige i. v. Zugänge mit Infusion (Ringeracetat, ggf. HAES ▶ 1.23).

Transport Immer in die nächste Klinik mit HNO-Abteilung, bei längeren Anfahrtswegen in die nächste chirurgische Abteilung.

Prinzipien der Weiterbehandlung Versorgung mäßig starker Blutungen durch HNO-Abteilung. Bei Trunkusarrosionsblutungen Versorgung durch HNO, interventionelle Radiologie, Thorax-/Gefäßchirurgie.

17.3 Mund-, kiefer-, gesichtschirurgische und zahnärztliche Notfälle

Tim Krafft

17.3.1 Traumata und Kiefergelenkluxationen

Besonderheiten bei MKG-Notfällen

- Lebensbedrohliche Notfallsituationen im MKG-Bereich entstehen durch Verlegung der Atemwege aufgrund von Frakturen, Ödem, Tumor, Fremdkörper oder Blutungen aus einem intraoralen Tumor.
- Wichtigste Hilfsmittel bei Notfällen im MKG-Bereich für Untersuchung bzw. Ther.:
  - Spatel und Lichtquelle (Laryngoskop).
  - Möglichst großlumiger Absaugkatheter.

17

Ablederungsverletzungen

Symptomatik

- Schmerzen
- Blutung im Bereich der offenen Ablederung
- Bei geschlossener Abscherung Hämatom mit massiver Schwellung und Fluktuation (z. B. an der Wange)
- Ggf. Bewusstseinsstörung (▶ 11.2)

Sofortdiagnostik
- Basischeck (▶ 4.1.2)
- Puls, SpO_2, RR, EKG
- Atemwege frei?
- Inspektion:
  - Teilabriss von Gesichts-(und Schädel-)haut
  - Sickerblutung, selten spritzende Blutung aus mittelgroßem Gefäß
- Schockzeichen?

Sofortmaßnahmen
- O_2-Gabe (▶ 1.7.3, ▶ 1.23), ggf. Atemwege sichern (▶ 3.4.4).
- Oberkörperhochlagerung, ggf. Schocklagerung (▶ 2.5).
- I. v. Zugang mit Infusion von Ringeracetat (▶ 1.23).
- Analgesie, z. B. mit Tramadol 100 mg i. v.
- Ggf. Sedierung mit Midazolam 2,5 mg i. v.
- **Wundversorgung:**
  - Verschmutzungen nur grob entfernen.
  - Weichteile annähernd in ihre ursprüngliche Lage zurückbringen.
  - Sickerblutungen mit breitflächigem Druck (Verband) vermindern.
  - Spritzende Blutung lokal komprimieren. Wenn kein Stillstand der Blutung nach 5 Min. zu erzielen ist, Blutgefäß mit Klemme verschließen oder ggf. ligieren.
  - Vollständig abgetrennte Hautteile, z. B. Skalpierungsverletzung, wie abgetrennte Gliedmaßen behandeln und asservieren (▶ 11.7.6).
  - Alle Verletzungen, auch Bissverletzungen, steril abdecken.
- Bei **Hundebissverletzungen** den Hundehalter nach dem Impfausweis des Tieres fragen oder Hund durch Polizei „asservieren" lassen, die den Halter anhand von Steuermarke, Anhänger am Halsband oder Mikrochip ermittelt. (Viele Hunde sind inzwischen gechipt → Lesegeräte z. B. in Tierheimen und bei Tierärzten). Amtsarzt verständigen (aktuelle Tollwutfälle?).

Transport In MKG-Klinik oder bei weiterer Entfernung in die nächste chirurgische Klinik, bei Schocksymptomatik mit Sondersignalen.

Prinzipien der Weiterbehandlung Antibiotikather., Tetanusprophylaxe, sofortige, möglichst definitive operative Versorgung zur Verminderung von entstellenden Narben, mikrochirurgische Versorgung abgetrennter Hautpartien, ggf. Tollwutimpfung.

Enorale Weichteilverletzungen

17

Symptomatik Schmerzen, evtl. Blutung.

Kurzanamnese
- Unfall, Schlag (z. B. Sturz oder direktes Anpralltrauma, Faust)
- Krampfanfall (Zungenbiss, Sturzverletzung)

Sofortdiagnostik
- Basischeck (▶ 4.1.2)
- Puls, SpO_2, RR, EKG
- Atemwege frei?
- Inspektion der Mundhöhle: Klaffende Wunden der Wangenschleimhaut oder der Zunge mit oder ohne Fremdkörper. Begleitende Zahnschäden?

Sofortmaßnahmen

- O_2-Gabe (▶ 1.7.3, ▶ 1.23), ggf. Atemwege sichern (▶ 3.4.4).
- Oberkörperhochlagerung, ggf. Schocklagerung (▶ 2.5).
- I. v. Zugang mit Infusion von Ringeracetat (▶ 1.23).
- Analgesie, z. B. mit Tramadol 100 mg i. v.
- Ggf. Sedierung mit Midazolam 2,5 mg i. v.
- **Vorgehen bei Blutungen:**
  - **Wangenwunde:** bimanuelle oder enorale Kompression durch Einpressen einer Tamponade zwischen Zähne und Wangenschleimhaut bei geschlossenen Zahnreihen.
  - **Zungenwunde:** enorale Kompression durch bimanuelles (eine Hand im Mund, die andere außen am Mundboden) Einpressen einer Tamponade.
  - **Mundboden** (Mundbodenhämatom → Mundbodenweichteile übersteigen die Schneidekante der Unterkieferzähne): bei Atembehinderung sofortige Intubation (▶ 3.4.4) zur Sicherung der Atemwege.
  - Bei stärkeren, nicht lokalisierbaren Blutungen im Rachenraum nach Intubation den gesamten Mundraum mit Kompressen austamponieren und den Unterkiefer mit einem straffen Kopf-Kinn-Verband fixieren. Ggf. Blockade der Nasengänge mit pneumatischer Nasentamponade (▶ 17.2.1).

Transport In MKG-Klinik oder bei weiterer Entfernung in die nächste chirurgische Klinik, ggf. mit Sondersignalen.

Prinzipien der Weiterbehandlung Antibiotikather., Tetanusprophylaxe, Wundversorgung und ggf. Fremdkörperentfernung.

> **!**
> - Bei erschwerter Intubation, z. B. bei Mundbodenhämatom an Koniotomie (▸ 3.4.6) denken!
> - Fremdkörper nicht entfernen, Wunden nicht sondieren.

Pfählungsverletzung

Sonderfall: Schussverletzungen.

Symptomatik Schmerzen, Blutung.

Sofortdiagnostik

- Basischeck (▶ 4.1.2)
- Puls, SpO_2, RR, EKG
- Atemwege frei?
- **Inspektion:**
  - In Weichteile eingedrungene Gegenstände (z. B. Teile des Kfz-Steuerrads, Ast, Zahnbürste)
  - Rachenraum: enorale Wunden bzw. Perforation?
  - Begleitende Zahnschäden?
- Wegen intrakraniellen Begleitverletzungen orientierend Neurostatus erheben (▶ 8.2.8)

Sofortmaßnahmen

- O_2-Gabe (▶ 1.7.3, ▶ 1.23), ggf. Atemwege sichern (▶ 3.4.4)
- Oberkörperhochlagerung
- I. v. Zugang mit Infusion von Ringeracetat (▶ 1.23)
- Analgesie, z. B. mit Tramadol 100 mg i. v.
- Ggf. Sedierung mit Midazolam 2,5 mg i. v.

- Fremdkörper belassen, notfalls auf Transportmaß kürzen. Feststehende Fremdkörper (z. B. Zaun, Wasserhahn) von Feuerwehr absägen lassen
- Schusskanäle und Bissverletzungen steril abdecken, nicht sondieren

Transport In MKG-Klinik oder bei weiterer Entfernung in die nächste chirurgische Klinik, ggf. mit Sondersignalen.

Prinzipien der Weiterbehandlung Antibiotikather., Tetanusprophylaxe, Entfernung des Fremdkörpers, ggf. in Zusammenarbeit mit HNO, Neurochirurgie und Kieferchirurgie, Wundversorgung.
- Schusskanal am Unfallort nicht sondieren
- Eine Intubation kann durch den enoralen Fremdkörper erschwert oder unmöglich sein, Analgetika und Sedativa daher sehr vorsichtig dosieren (Atemdepression)
- Meist erschwerte Intubation → an Koniotomie (▶ 3.4.6) denken!

Mittelgesichtsfraktur

Symptomatik
- Schmerzen, enorale Blutung
- Evtl. Bewusstseinsstörung (▶ 11.2)

Kurzanamnese Verkehrsunfall, Sturz aus größerer Höhe, Pferdetritt, Kollision beim Kampfspiel (z. B. Fußball), Schlägerei.

Sofortdiagnostik
- Basischeck (▶ 4.1.2).
- Puls, SpO_2, RR, EKG.
- Atemwege frei?
- **Inspektion:**
  - Weichteilverletzungen, Prellmarke, Hämatom, Schwellung.
  - Monokel-, Brillenhämatom.
  - Rachenraum (ggf. vorher absaugen): Prothese, Knochen- und Zahnfragmente, Blutung (▶ 17.2.2)?
- Mittelgesichtsskelett auf **Frakturhinweise** (Fehlstellungen) überprüfen (▶ Abb. 17.12):
  - Periorbitale Stufen.
  - Inkongruenz der Zahnreihen gegeneinander und in sich.
  - Abnorme Beweglichkeit z. B. der Maxilla gegenüber dem Schädel (mit der rechten Hand die Oberkiefer-Frontzähne fassen und die Maxilla bewegen, mit der linken die Stirn fixieren) oder verschiedener Kieferabschnitte gegeneinander (▶ Abb. 17.12).
- Starkes Nasenbluten bei Abriss der A. sphenopalatina (▶ 17.2.1).
- Sensibilitätsstörungen im Wangenbereich (Nervenläsion).
- Doppelbilder (Orbitabeteiligung, z. B. Blowout-Fraktur, evtl. mit Visusminderung).

Sofortmaßnahmen
- O_2-Gabe (▶ 1.7.3, ▶ 1.23), ggf. Atemwege sichern (▶ 3.4.4).
- Oberkörperhochlagerung.
- I. v. Zugang mit Infusion von Ringeracetat (▶ 1.23).
- Analgesie, z. B. mit Tramadol 100 mg i. v.
- Ggf. Sedierung mit Midazolam 2,5 mg i. v.
- Bei schweren Verletzungen der Weichteile und Instabilität der Kiefer Intubation (▶ 3.4.4).

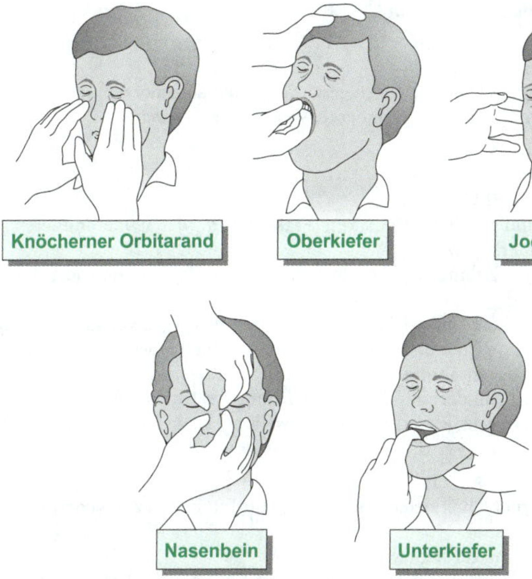

Abb. 17.12 Prüfung auf Gesichtsschädelfraktur [L190]

- Bei starkem Nasenbluten ▶ 17.2.1.
- Straffen Kopf-Kinn-Verband anlegen (▶ Abb. 17.13).
- Bei starkem Nasenbluten Nasentamponade (▶ 17.2.1).
- Ggf. luxierte Zähne und Knochenteile asservieren (▶ 17.3.2).

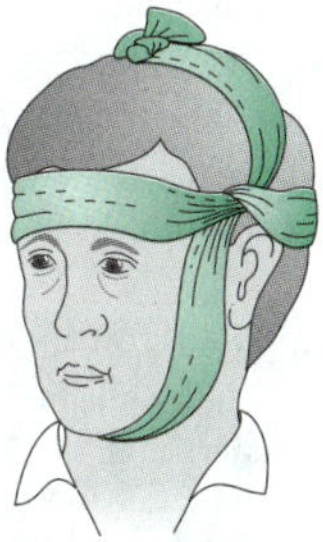

Abb. 17.13 Kopf-Kinn-Verband [L190]

Transport In MKG-Klinik oder bei weiterer Entfernung in die nächste chirurgische Klinik, ggf. mit Sondersignalen.

Prinzipien der Weiterbehandlung Röntgendiagnostik, Antibiotika, Tetanusprophylaxe, operative Versorgung der Weichteilverletzungen und der Frakturen, bei aufgeschobener Versorgung Ruhigstellung der Frakturen.

! **Komplikationen**
- Bei V. a. hohe Gesichtsfraktur (Le Fort III; Brillenhämatom) Schädelbasisfraktur mit Liquorrhö möglich (▶ 11.2).
- Bei Nasentamponade wegen starker Blutung und Schädelbasisfraktur besteht die Gefahr, die Tamponade in die vordere Schädelgrube zu schieben.
- Aspiration von Zahn- oder Prothesenteilen.

17

Unterkiefer- und Kiefergelenkfraktur

Symptomatik

- Schmerzen im Unterkiefer
- Beweglichkeit des Unterkiefers eingeschränkt oder aufgehoben
- Evtl. sichtbare Deformität, Prellmarke, Weichteilverletzung

Sofortdiagnostik

- Basischeck (▶ 4.1.2).
- Puls, SpO_2, RR, EKG.
- Schwellung und sichtbares Hämatom (Fraktur im vorderen oder mittleren Anteil des Unterkiefers).
- Inkongruenz der Zahnreihen, Stufe in der Zahnreihe, Zahnluxation oder -fraktur (▶ 17.3.2).
- Gestörte Okklusion: Unterkieferfragmente lassen sich gegeneinander bewegen, offener Biss (beim Zusammenbeißen ist die Verzahnung der Front offen, während die Backenzähne aufeinander beißen → Kiefergelenkfraktur).
- Mundöffnung behindert und Seitenabweichung des Unterkiefers bei Mundöffnung → Kiefergelenkfraktur (keine Schwellung, kein Hämatom sichtbar!).

Sofortmaßnahmen

- O_2-Gabe (▶ 1.7.3, ▶ 1.23)
- Bei ausgedehnter Unterkiefer-Trümmerfraktur Intubation zur Sicherung der Atemwege
- Oberkörperhochlagerung
- I. v. Zugang mit Infusion von Ringeracetat (▶ 1.23) nur bei Analgesiebedarf
- Analgesie, z. B. mit Tramadol 100 mg i. v.
- Ggf. Sedierung mit Midazolam 2,5 mg i. v.
- Ggf. nicht allzu fester Kopf-Kinn-Verband (▶ Abb. 17.13)

Transport In MKG-Klinik oder bei weiterer Entfernung in die nächste chirurgische Klinik, ggf. mit Sondersignalen.

Prinzipien der Weiterbehandlung Antibiotikather., Tetanusprophylaxe, ausführliche Traumadiagnostik, Osteosynthese.

- **Cave:** meist erschwerte Intubation → an Koniotomie (▶ 3.4.6) denken!
- Bei lückenhaftem Gebiss nach verlorenen Zähnen fragen und diese asservieren (▶ 17.3.2).
- Eine Intubation kann durch die evtl. verminderte Unterkieferbeweglichkeit erschwert oder unmöglich sein, Analgetika und Sedativa daher sehr vorsichtig dosieren (Atemdepression).

17

Luxation des Kiefergelenks

Symptomatik Schmerzhafte Kiefersperre (die Zahnreihen können nicht mehr geschlossen werden).

Kurzanamnese

- Habituelle Luxation: Luxationen bereits anamnestisch bekannt
- Trauma, forciertes Abbeißen, Gähnen, nach Zahnarztbesuch

Sofortdiagnostik

- Basischeck (▶ 4.1.2)
- Puls, SpO_2, RR, EKG

- **Inspektion:** Abweichen der Unterkiefermitte zur nicht betroffenen Seite bei einseitiger Luxation
- Unterkiefer mit der Hand führen: Zahnreihen lassen sich nicht schließen

Sofortmaßnahmen
- Ggf. O_2-Gabe (▶ 1.7.3, ▶ 1.23).
- Oberkörperhochlagerung.
- I. v. Zugang mit Infusion von Ringeracetat (▶ 1.23) nur bei Analgesiebedarf.
- Ggf. Analgesie, z. B. mit Tramadol 50 mg i. v.
- Ggf. Sedierung mit Midazolam 2,5 mg i. v.
- Nur bei habitueller Kiefergelenkluxation **Reposition nach Hippokrates:** Mit beiden Daumen auf die Molaren im Unterkiefer drücken, mit den anderen Fingern den Kieferwinkel umfassen. Durch konstanten Zug den Unterkiefer nach kaudal-ventral ziehen. Nach Dehnung der Weichteile Unterkiefer nach kaudal-dorsal drehen bis das Tuberculum articulare überwunden ist (spürbares „Einrasten“). Klappt sehr selten.
- Kopf-Kinn-Verband (▶ Abb. 17.13).

Transport
- Ohne Sondersignal in MKG-Klinik oder bei weiterer Entfernung in die nächste chir. Klinik
- Im Sitzen transportieren

Prinzipien der Weiterbehandlung Ausschluss einer Kiefergelenkfraktur, Einrenken nach Hippokrates, Ruhigstellung mit Kopf-Kinn-Verband oder intermaxillärer Fixation. Ggf. Operation.

Differenzialdiagnose Kiefergelenkfraktur (s. o.).

> **!** Keine Repositionsversuche bei nicht habitueller Luxation, da die Reposition schwierig ist und bei bestehender Kiefergelenkfraktur ein zusätzlicher Schaden entstehen kann.

17.3.2 Zahntrauma

> **!** Vollständig luxierte Zähne und Zahnfragmente können im Rachenraum liegen und aspiriert werden!

Symptomatik
- Spontanschmerzen oder Berührungsschmerzen an bestimmten Zähnen.
- Pat. kann ungewohnte Zahnlücken oder -fehlstellungen mit der Zunge ertasten.
- Evtl. enorale Blutung (z. B. aus der Alveole).

Kurzanamnese
- Unfallhergang (Art und Richtung der Gewalteinwirkung → evtl. Begleitverletzungen)
- Aspiration oder Verschlucken von Zahnanteilen bemerkt?

Sofortdiagnostik
- Basischeck (▶ 4.1.2)
- Mit Finger oder Spatel Zähne auf Lockerung untersuchen (meist Oberkieferfrontzähne)

- **Zahnluxation:**
  - Zahn beweglich, aber noch in Alveole
  - Zahn mit Wurzel außerhalb der Alveole, haftet aber noch am Zahnfleischrand
  - Zahn vollständig von Knochen und Weichteilen gelöst im oder außerhalb des Mundes (leere Alveole)
- **Zahnfraktur:** Bruchkanten im Kronen- oder Zahnhalsbereich tastbar

Sofortmaßnahmen

- Ggf. O_2-Gabe (▶ 1.7.3, ▶ 1.23).
- Oberkörperhochlagerung.
- I. v. Zugang mit Infusion von Ringeracetat (▶ 1.23).
- Analgesie, z. B. mit Tramadol 50–100 mg i. v.
- **Unvollständig luxierte Zähne:** Zahn, der noch an der Schleimhaut befestigt ist, unter Erhalt der Weichteilverbindung in die Alveole zurückstecken. Zur Stabilisierung des Zahns befeuchtete Kompresse auf die betroffene Zahnreihe legen und Pat. bis zur Klinikeinweisung darauf beißen lassen. Kann die Alveole den Zahn nicht mehr aufnehmen (Zerstörung einer oder mehrerer Alveolarwände) oder besteht keine Weichteilverbindung mehr, Zahn asservieren.
- **Vollständig luxierte Zähne:** Zahn, der nicht mehr am Zahnfleisch befestigt ist und nicht mehr in der Alveole hält, suchen, aus dem Mund nehmen (Aspirationsgefahr) und (trotz Verschmutzung) asservieren. **Asservation:** Zahn möglichst nur einmal und nicht an der Wurzel anfassen (z. B. mit Magill-Zange, nicht mit Pinzette, weil Zahn leicht entgleiten kann), auf sterile Kompresse legen und mit etwas von der gerade verwendeten Infusionslösung befeuchten. Nicht reinigen. Mit Infusionslösung oder Speichel des Pat. gefüllte Spritze (kennzeichnen), Infusionsflasche (kennzeichnen) mit physiologischer Lösung oder besser H-Milch, Asservatbeutel (z. B. Dento-Safe®). Äußere Eiskühlung ist nützlich aber nicht unbedingt erforderlich.

!

- Luxierte Zähne nicht trocken werden lassen.
- Zahnwurzel nicht desinfizieren.
- Niemals Leitungswasser zur Befeuchtung des luxierten Zahns verwenden.
- Auch verschmutzte Zähne oder Zähne, die schon längere Zeit außerhalb der Alveole waren (z. B. mehrere Stunden im Schwimmbecken) oder ausgetrocknet sind, könnten nach der Reimplantation für eine begrenzte Zeit fest werden.
- Bei Zusatzverletzungen Zähne an die weiterversorgende Klinik mitgeben mit dem Hinweis, sofort einen Kieferchirurgen oder Zahnarzt zu verständigen.

Transport

- Luxation (partiell oder vollständig): Einweisung in eine MKG-Klinik, kein Transport im RTW erforderlich.
- Fraktur (Kronen, Schmelzabsprengungen): Pat. zum Zahnarzt bzw. zahnärztlichen Notdienst schicken.

Prinzipien der Weiterbehandlung Tetanusprohylaxe; nach vorsichtiger Säuberung Reimplantation der vollständig luxierten und asservierten Zähne in ihre Alveolen und Ruhigstellung mittels Schienung.

17.3.3 Zahnschmerz

Symptomatik

- Starke bis unerträgliche Schmerzen eines oder mehrerer Zähne.
- Evtl. Kieferklemme.
- Pat. kann auf den betroffenen Zähnen schmerzbedingt nicht beißen/kauen.
- Evtl. subjektives Gefühl, dass der betroffene Zahn „länger geworden" sei (Entzündung).

Kurzanamnese Anamnestisch (auf nachdrückliches Befragen) meist schon länger Zahnschmerzen.

Sofortdiagnostik

- Basischeck (▶ 4.1.2).
- Mundinspektion: kariöse Zähne (dunkel verfärbte Stellen), fehlende Füllungsteile, entzündete Schleimhaut (Rötung, Schwellung).
- Mit Metallinstrument (z. B. Stiel des Reflexhammers, Laryngoskopspatel) auf den Zahn aufklopfen: Zahn klopfempfindlich.

Sofortmaßnahmen

- Ggf. O_2-Gabe (▶ 1.7.3, ▶ 1.23).
- **Bei nicht infizierter Gingiva** (keine Rötung oder Schwellung):
  - Lokalanästhesie: Z. B. 2 ml Lidocain in die Schleimhaut seitlich an den Alveolarknochen in Projektion auf die Zahnwurzel des betroffenen Zahns injizieren.
  - Extraorale Eiskühlung als vorübergehende Maßnahme zur Schmerzbekämpfung bis zur Behandlung.
- **Bei entzündeter Gingiva** (Rötung, Schwellung):
  - Analgesie, z. B. mit Tramadol 50 mg i. v. (ggf. Ibuprofen p. o.).
  - Eiskühlung von extraoral.

Transport Zum zahnärztlichen Notdienst z. B. mit Taxi. Kein Transport im RTW erforderlich.

Prinzipien der Weiterbehandlung Füllungen und Karies entfernen und ggf. Ausräumung des Zahnmarks der betroffenen Zähne; provisorische Versorgung der dann schmerzfreien Zähne.

17.3.4 Blutung nach zahnärztlicher Behandlung

Symptomatik

- Blutverschmierte Lippen und Gesicht
- Wenig (oder keine) Schmerzen

Kurzanamnese

- Zahnärztliche Behandlung (Extraktion, Osteotomie) vor 12–36 h
- Koagulationshemmung, z. B. durch orale Antikoagulanzien, Clopidogrel oder ASS

Sofortdiagnostik

- Basischeck (▶ 4.1.2)
- Puls, SpO_2, RR, EKG

- **Inspektion** (nach Absaugen der Koagel):
  - Meist koagelumgebene, leere Alveole oder frische Gingivanähte mit diffuser Sickerblutung
  - Manchmal kleine, spritzende Gefäße des Gingivasaums

Sofortmaßnahmen
- O_2-Gabe (▶ 1.7.3, ▶ 1.23)
- Oberkörperhochlagerung
- Absaugen/beseitigen aller Koagel, auch wenn es nicht mehr blutet
- Kompression: Gefaltete, sterile Kompresse auf den Blutungsherd auflegen, Pat. zubeißen lassen und Unterkiefer des Pat. 5–10 Min. gegen den Oberkiefer pressen
- Bei größerem Blutverlust i. v. Zugang mit Infusion von Ringeracetat (▶ 1.23)
- Ggf. Analgesie, z. B. mit Tramadol 50 mg i. v.
- Ggf. Sedierung mit Midazolam 2,5 mg i. v.

Transport Zum zahnärztlichen Notdienst oder in Zahnklinik.

Prinzipien der Weiterbehandlung Entfernen aller Koagel und Kompression. Bei Fortbestehen der Blutung: Umstechung der Blutungsquelle, ggf. Schienenverband. Hb-Bestimmung aus forensischen Gründen.

Differenzialdiagnosen Blutung aus enoralem Tumor, Ösophagusvarizenblutung, Nasenbluten.

> **!** Traumatisierung der Wunde durch den Pat. selbst: meist „herumkauen" auf der Kompresse → intermittierender Sog auf die Schleimhaut → Verstärkung der Blutung.

17.3.5 Infektionen und Abszesse

Lokale Entzündungen und Abszesse

Symptomatik Schmerzen (meistens einseitig und auf eine Kieferhälfte beschränkt).

Kurzanamnese Ggf. anamnestisch (auf genaueres Nachfragen) schon seit längerer Zeit Zahnschmerzen.

Sofortdiagnostik
- Basischeck (▶ 4.1.2)
- Puls, SpO_2, RR, EKG
- **Inspektion:**
  - Oberkiefer: zugeschwollenes Auge, starke Wangenschwellung
  - Unterkiefer: Asymmetrie der Unterkieferweichteile
  - Mund: evtl. kariös zerstörte Zahnkrone
- **Palpation:** schmerzhafte, nicht verschiebliche Schwellung am Kieferknochen (knöcherner Unterkieferrand nicht mehr tastbar)
- Ggf. Kieferklemme (insbes. bei dorsaler Lokalisation der Beschwerden)

Sofortmaßnahmen
- Ggf. O_2-Gabe (▶ 1.7.3, ▶ 1.23)
- Oberkörperhochlagerung
- I. v. Zugang mit Infusion von Ringeracetat (▶ 1.23)
- Analgesie, z. B. mit Tramadol 100 mg i. v.
- Ggf. Sedierung mit Midazolam 2,5 mg i. v.

Transport Sitzender Transport in MKG-Klinik oder bei weiterer Entfernung in die nächste chirurgische Klinik. Keine Sondersignale.

Prinzipien der Weiterbehandlung Insbes. bei Mittelgesichtsabszedierungen parenterale Antibiotikather. (Gefahr der Keimaszension über die V. angularis zu den Meningen), Abszesseröffnung.

Differenzialdiagnose Lymphknotenschwellung anderer Genese.

Mundbodenphlegmone

Symptomatik

- Abgeschlagenheit, Fieber
- Kloßige, kaum verständliche Sprache
- Inspiratorischer Stridor (fortgeschrittenes Stadium)

Kurzanamnese Oft vorausgegangene Zahnschmerzen.

Sofortdiagnostik

- Basischeck (▶ 4.1.2)
- Puls, SpO_2, RR, EKG
- **Inspektion:**
  - Mundboden: Livide Verfärbung und Schwellung. Weichteile übersteigen die Schneidekanten der Unterkieferfrontzähne.
  - Lippen können nicht über der geschwollenen Zunge geschlossen werden (fortgeschrittenes Stadium).

Sofortmaßnahmen

- O_2-Gabe (▶ 1.7.3, ▶ 1.23)
- Oberkörperhochlagerung
- I. v. Zugang mit Infusion von Ringeracetat (▶ 1.23)
- Analgesie, z. B. mit Tramadol 100 mg i. v.
- Ggf. Sedierung mit Midazolam 2,5 mg i. v.
- Bei starker Schwellung mit drohender Atemwegsverlegung Kortison, z. B. Prednisolon 250 mg i. v.
- Ggf. Intubation (▶ 3.4.4)

Transport Umgehender Transport in mund-, kiefer-, gesichtschirurgische oder HNO-Klinik oder bei weiterer Entfernung in die nächste chirurgische Klinik. Bei drohender Dyspnoe mit Sondersignalen.

Prinzipien der Weiterbehandlung Umgehende Inzision und Entlastung der Phlegmone. Hoch dosierte Antibiotikather., abschwellende Maßnahmen (ggf. unter Sicherung der Atemwege durch Intubation); Beseitigung der Ursache (meist Zahnextraktion).

Differenzialdiagnosen Lymphknotenschwellung anderer Genese (Infekt, Lymphome), Tumor oder Epidermoidzyste des Mundbodens, infizierte mediane Halszyste, Tonsillitis, Sialadenitis submandibularis.

> **!** Erschwerte Intubation bei Mundbodenphlegmone → an Koniotomie (▶ 3.4.6) denken!

18 Orthopädische Notfälle

Stefan Sell

18.1 Akuter Nackenschmerz/akuter Nackenarmschmerz 694
18.2 Akuter Kreuzschmerz 695
18.2.1 Akute Lumbago 695
18.2.2 Lumbale Wurzelkompressionssyndrome 696
18.2.3 Kaudasyndrom 698
18.3 Eitrige Arthritis des Erwachsenen 699
18.4 Septische Arthritis des Säuglings 700

18.1 Akuter Nackenschmerz/akuter Nackenarmschmerz

Symptomatik

- **Schonhaltung:** Steifhaltung des Halses, Schultern oft hochgezogen; Beschwerden positionsabhängig und bei bestimmten Bewegungen. Pat. dreht sich mit dem Rumpf, um Rotationsbewegungen der HWS zu vermeiden.
- **Lokales Zervikalsyndrom:** Schulter-Nacken-Schmerz, paravertebrale Muskulatur verspannt, HWS-Beweglichkeit schmerzhaft eingeschränkt.
- **Akuter Schiefhals (Tortikollis):** HWS vollständig blockiert, Fehlhaltung, Beschwerdebesserung unter Extension; bei Kindern und jungen Erw. können Schmerzen fehlen.
- **Zervikobrachiales Syndrom:** von der HWS ausstrahlende Schmerzen und z. T. Sensibilitätsstörungen in den Nacken-Arm- bzw. Arm-Hand-Bereich. Bei Bandscheibenprozess ausgeprägte Fehlhaltung des Kopfs und radikuläre Symptomatik (dermatogene Schmerzen, neurologische Ausfälle, ▶ Tab. 18.1).
- **Zervikozephales Syndrom:** lokales Zervikalsy., zusätzlich Kopfschmerzen, Schwindelattacken, Hör-, Seh-, Schluckstörungen. Intermittierendes Auftreten der Symptome in Abhängigkeit von Kopf- und Halsbewegungen.

Kurzanamnese

- Plötzliches Auftreten, akutes Einsetzen der Beschwerden.
- Kein Trauma vorgängig.
- Auslösend sind oft abrupte Drehbewegungen oder längere Haltung in ungünstiger Position (z. B. Schreibtischarbeit).
- Evtl. Unterkühlung und Zugluft (z. B. Autofahren).

Sofortdiagnostik

- Basischeck (▶ 4.1.2)
- **Inspektion:** Entlastungshaltung (Seitneigung und Rotation)
- **Palpation:** Druck- und Klopfschmerzhaftigkeit der Dornfortsätze und der paravertebralen Muskulatur
- **Funktionsprüfung:** Einschränkung der Beweglichkeit

Tab. 18.1 Neurologische Ausfälle im HWS-Bereich

Wurzel	Schmerzen, Par- und Hypästhesien	Motorische Störung	Reflexabschwächung bzw. -ausfall
C5	Oberarmaußenseite	M. deltoideus: Schulterabduktion	Bizepssehnenreflex
C6	Nacken, Schulter, Arm, **Daumen**	Mm. biceps und brachioradialis: Ellenbogenbeuger	Bizepssehnen- und Radiusperiostreflex
C7	Nacken, Schulter, Arm, **Mittelfinger**	Mm. triceps und pronator teres: Ellenbogenextension und Handgelenkflexion	Trizepssehnenreflex
C8	Nacken, Schulter, Arm, **Kleinfinger**	Kleine Handmuskeln: Fingerbeuger und -strecker	Trizepssehnenreflex

- **Kompressionstest:** Schmerzverstärkung bei axialem Druck auf den Kopf (Diskushernie)
- **Extensionstest:** Nachlassen des Schulter-Arm-Schmerzes bei axialem Zug auf die HWS

Sofortmaßnahmen
- Halskrawatte bringt Immobilisation, Wärme und Entlastung
- Analgetika, z. B. Tramadol 50–100 mg i. v.
- Myotonolytika, z. B. Diazepam 5–10 mg i. m.

Transport
- Neurologische Ausfälle oder V. a. Spontanfraktur (z. B. bei Tumorpat.): Transport in orthopädische, neurologische oder chirurgische Klinik.
- Bei Querschnittssymptomatik Neurochirurgie, operative Orthopädie oder Unfallchirurgie.
- Wenn keine stationäre Einweisung erforderlich ist, ambulante orthopädische Vorstellung veranlassen.
- Schonender Transport ohne Sondersignale.

Prinzipien der Weiterbehandlung
- Röntgen: HWS a. p. und seitlich, Schrägaufnahmen (Einengung der Foramina intervertebralia), Deklination-/Reklination-Funktionsaufnahmen (Instabilität)
- CT, MRT, Myelografie bei speziellen Fragestellungen, neurologische Abklärung bei Ausfällen
- Massage, Elektrotherapie, Extension, therapeutische Lokalinfiltration
- Doppler-Sonografie, Angiografie bei V. a. zervikozephales Sy.
- Ggf. operative Intervention (Dekompression, Spondylodese)

Differenzialdiagnosen
- HWS-Distorsion (Schleudertrauma ▶ 11.6)
- Entzündliche Erkr. der HWS (Spondylitis tuberculosa, unspezifische und rheumatische Entzündungen). Beginn selten akut
- Knochenmetastasen, primäre Tumoren (Metastasenschmerz, Spontanfraktur)
- Dyskinetisches Sy. nach Neuroleptikagabe (Anamnese! ▶ 10.4.1)
- **Zervikozephales Syndrom:**
  - DD Kopfschmerz: Migräne (meist mit Übelkeit, HWS aber frei beweglich; ▶ 8.3.7)
  - DD Schwindel, Menière-Krankheit (meist mit Erbrechen, HWS aber frei beweglich; ▶ 8.3.8)

> **!** Bei medialem Bandscheibenvorfall ist Querschnittssymptomatik durch Rückenmarkkompression sehr selten, aber prinzipiell möglich! Gesteigerte Eigenreflexe, Blasenlähmung, Spastik. Sofortige Klinikeinweisung (Neurochirurgie, operative Orthopädie) zur operativen Dekompression.

18.2 Akuter Kreuzschmerz

18.2.1 Akute Lumbago

Definition Akut einsetzender, i. d. R. in der unteren LWS lokalisierter, meist stechender Schmerz („Hexenschuss").

Symptomatik
- Schonhaltung: schmerzreflektorische skoliotische Fehlhaltung bzw. bewegungsunfähiger Pat. mit nach vorne gebeugtem Oberkörper
- Hochgradige Verspannung der paravertebralen Muskulatur
- Hauptschmerzzone: Untere Lumbalregion und über dem Kreuzbein
- Ggf. pseudoradikuläre Schmerzausstrahlung

Kurzanamnese
- Bücken, Verhebetrauma mit nach vorn übergebeugtem Oberkörper
- Blitzartig einschießender Kreuzschmerz, plötzliche Bewegungsunfähigkeit

Sofortdiagnostik
- Basischeck (▶ 4.1.2)
- Bewegungsprüfung der LWS nicht möglich aufgrund des protektiven Muskelspasmus
- Druck- und Klopfschmerz der Dornfortsätze der unteren LWS
- Evtl. Schmerzverstärkung nach Niesen oder Husten
- Keine radikuläre Symptomatik, keine neurologischen Ausfälle

Sofortmaßnahmen
- Analgetika in ausreichender Dosierung, z. B. Tramadol 50–100 mg i. v. oder Fentanyl 0,1 mg i. v.
- Lagerung in schmerzgünstiger Position (wie der Pat. es wünscht), harte Unterlage, evtl. Stufenbett.
- Myotonolytika, z. B. Diazepam 5–10 mg i. m.

Transport Nach sicherem Ausschluss (**Cave:** Sphinktertonus!) eines Wurzelkompressionssy. (neurologische Ausfälle, ▶ 8.2.6, ▶ 8.2.7) ist in der Regel eine Klinikeinweisung nicht notwendig. Vorstellung bei einem Orthopäden oder Neurologen ausreichend. Im Zweifelsfall Transport in neurologische oder orthopädische, evtl. auch chirurgische Klinik.

Prinzipien der Weiterbehandlung
- Diagnostik: Röntgen LWS a. p. und seitlich
- Bettruhe, konservative Therapie; bei Beschwerdepersistenz: Weiterführende Diagnostik (CT, MRT, Myelografie)

Differenzialdiagnosen
- Lumboischialgie bzw. lumbales Wurzelkompressionssy (▶ 18.2.2)
- Entzündliche LWS-Erkr. (Spondylitis tuberculosa, unspezifische und rheumatische Entzündungen). Beginn selten akut
- Knochenmetastasen, primäre Tumoren
- Akut einsetzende Meningitis: Nackensteifigkeit, Kernig-Zeichen (▶ 8.2.5), Brudzinski-Zeichen (▶ 8.2.5)

18.2.2 Lumbale Wurzelkompressionssyndrome

Definition Kreuzschmerz mit radikulärer Ausstrahlung in die untere Extremität („Ischias“).

Symptomatik
- Lokale Schmerzsymptomatik der unteren LWS (Klopfschmerz).
- Ziehender, stechender oder bohrender Kreuzschmerz mit Ausstrahlung in Gesäß und Bein (**Ausstrahlung des Schmerzes** kann Hinweise auf die betroffene Nervenwurzel geben, ▶ Tab. 18.2).

Tab. 18.2 Neurologische Ausfälle im LWS-Bereich

Wurzelkompression	Schmerzen, Hyp- und Parästhesien	Motorische Störung	Reflexausfall bzw. -abschwächung
L3	Vorderseite Oberschenkel	M. quadriceps (Kniestrecker)	
L4	Vorderaußenseite Oberschenkel, Innenseite Unterschenkel und Fuß	M. quadriceps (Kniestrecker) M. tibialis post. (Fuß-Supination)	Patellarsehnenreflex
L5	Außenseite Ober- und Unterschenkel, Fußrücken, Großzehe	Fuß- und Zehenheberschwäche, Hackengang erschwert	Tibialis-posterior-Reflex
S1	Hinterseite des Ober- und Unterschenkels, Ferse, Fußaußenrand	Fußsenkerschwäche, Vorfußpronation, Zehengang erschwert	Achillessehnenreflex

- Schmerzskoliose (reflektorisches Ausweichen zur Entlastung der Nervenwurzel).
- Typische Beinhaltung: Hüft- und Kniegelenk leicht gebeugt, Spitzfußstellung.
- Sensible und motorische Störungen, Reflexabschwächungen bzw. -ausfälle.

Kurzanamnese

- Beginn akut oder schleichend möglich.
- Meist plötzlich auftretender Rückenschmerz nach Verhebetrauma oder seitlichen Drehbewegungen.
- Evtl. Verschlimmerung der Schmerzen und Fehlhaltung innerhalb weniger Stunden (Aufquellen des Bandscheibengewebes im Wirbelkanal).
- Pat. berichten häufig über ähnliche, bereits durchgemachte Beschwerden.

Sofortdiagnostik

- Basischeck (▶ 4.1.2).
- Leitsymptom ist der in das Versorgungsgebiet der betroffenen Wurzel ausstrahlende Schmerz.
- Positives **Lasègue-Zeichen** (▶ 8.2.5), zusätzlich **Bragard-Zeichen** (Auslösen von Ischiasschmerzen durch passives Dorsalflektieren des Fußes bzw. der Großzehe bei gleichzeitig im Hüftgelenk gebeugtem und im Kniegelenk gestrecktem Bein).
- Husten-, Nies- und Pressschmerz.
- Reflexe, Sensibilität und Motorik überprüfen.
- Miktions- (Harnverhalt) und Defäkationsstörungen (ungewollter Stuhlabgang) eruieren, Kaudasy (▶ 18.2.3).
- L5-Sy.: Meist betonte Fehlhaltung mit Vorneigung des Rumpfs.
- S1-Sy.: Hauptanteil der Ischialgien, z. T. auch ohne Kreuzschmerzen, Lasègue und Ischiasskoliose gelegentlich weniger ausgeprägt. Dornfortsatzklopfschmerz häufig 3 Finger breit unter der Darmbeinkammlinie.

Sofortmaßnahmen

- Ggf. Analgesie mit Tramadol 50–100 mg, bei sehr starken Schmerzen Morphin 5–10 mg oder Fentanyl 0,1 mg i. v.

- Myotonolytika, z. B. Diazepam 5–10 mg i. m.
- Lagerung: Entscheidend ist die subjektiv angenehmste Position des Pat. Harte Unterlage, evtl. Hochlagern der Beine bzw. Stufenbettlagerung.

Transport

- Bei Ausfällen Transport in eine Klinik mit der Möglichkeit zur weiterführenden Diagnostik (CT, MRT, Myelografie).
- Bei massiven Ausfällen Einweisung in eine Klinik mit der Möglichkeit der operativen Dekompression (Orthopädie, Neurochirurgie).
- Schonender Transport ohne Sondersignale.

Prinzipien der Weiterbehandlung

- Röntgen LWS a. p. und seitlich, CT, MRT und Myelografie (Wurzelkompression)
- Konservative Ther.: strenge Bettruhe, analgetisch-antiphlogistische Medikation über Wochen
- OP bei zunehmenden Beschwerden bzw. motorischen Ausfällen trotz konservativer Ther.
- Perkutane Diskektomie, ggf. mikroskopische Sequestrotomie
- Operative Dekompression: Hemilaminektomie, totale Laminektomie

Differenzialdiagnosen

- Akute Lumbago: keine segmentale Ausstrahlung des Schmerzes, keine radikuläre Symptomatik
- Hüftschmerzen (oft Koxarthrosen): Bewegungsschmerz und endgradige Bewegungseinschränkung im Hüftgelenk (Leistenschmerz bei Hüftrotation).
- Entzündliche und Krebserkr. der LWS mit begleitender Wurzelkompression: stärkere Lokalschmerzen an der Wirbelsäule selbst. Beginn selten akut.
- Periphere Durchblutungsstörungen: keine segmentale Ausstrahlung des Schmerzes, keine radikuläre Symptomatik.
- Radikulitis durch Borrelieninfektion (z. B. nach Zeckenbiss). Typisch: allmählich sich ausbreitende Hautrötung in der Region des Zeckenbisses (Erythema migrans) sowie wandernde Gelenkschmerzen (Lyme-Arthritis).

> Als absolute OP-Ind. gilt das Kaudasy. (Urin- und Stuhlinkontinenz). Eine operative Versorgung innerhalb von 6 h ist obligat.

18.2.3 Kaudasyndrom

Definition Kreuzschmerz mit Sensibilitätsstörungen vom Reithosentyp, Lähmungen der kleinen Fußmuskeln sowie Urin- und Stuhlinkontinenz.

18

Ätiologie Kompression der Cauda equina unterhalb des 1. Lendenwirbelkörpers, meist durch medialen Prolaps der Bandscheibe L3/4 oder L4/5 (▶ Abb. 18.1).

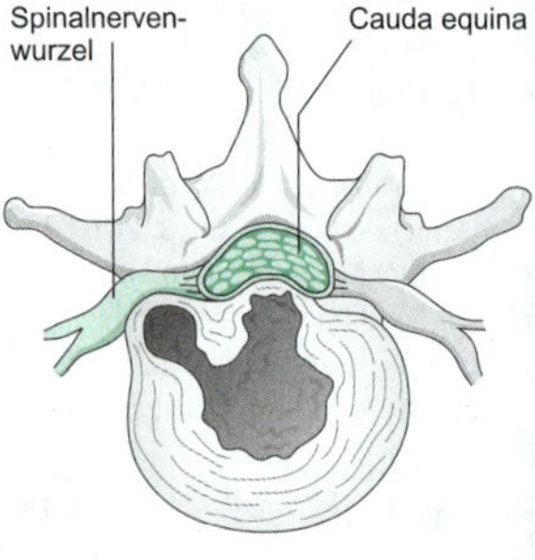

Abb. 18.1 Bandscheibenvorfall [L106]

Symptomatik

- Kreuzschmerz mit rezidivierenden radikulären Schmerzen mit Seitenwechsel.
- Radikuläre Sensibilitätsstörungen vom Reithosentyp (Perineum, Gesäßbacken, Oberschenkelinnenseiten).
- Schließmuskelinsuff. von Blase und Mastdarm, d.h. Urin- und Stuhlinkontinenz, häufig auch Harnverhalt.
- Lähmung der kleinen Fußmuskeln.

Kurzanamnese

- Wie beim Bandscheibenvorfall (▸ 18.2.2).
- Sobald das Lähmungsstadium erreicht ist, verschwindet häufig die initiale Schmerzsymptomatik („Wurzeltod").

Sofortdiagnostik

- Basischeck (▸ 4.1.2)
- Neurologische Untersuchung: Prüfung der Sensibilität der Perianalregion und der Motorik (rektale Untersuchung: Testen der Schließmuskelfunktion)
- Oft beidseitiges Fehlen des Achillessehnenreflexes
- Weitere periphere sensible und motorische Störungen (je nach Lokalisation des Bandscheibenvorfalls; ▸ Tab. 18.2)

Sofortmaßnahmen

- Lagerung in schmerzgünstiger Position (wie der Pat. es wünscht), harte Unterlage, evtl. „Stufenbett".
- Ggf. Analgesie mit Tramadol 100 mg, bei sehr starken Schmerzen Morphin 5–10 mg oder Fentanyl 0,1 mg i. v.
- Unverzügliche Klinikeinweisung!

Transport Jeder Pat. mit V.a. Kaudasyndrom muss sofort in eine Klinik mit der Möglichkeit der operativen Dekompression transportiert werden (Orthopädie, Neurochirurgie).

Prinzipien der Weiterbehandlung

- CT, MRT, ggf. Myelografie
- Nach Diagnosesicherung sofortige operative Dekompression

Differenzialdiagnose Schleichend progrediente Kaudakompression: oft tumorbedingt.

> Irreversibilität der Symptomatik (Blasen- und Mastdarmentleerungsstörungen) bei nicht rechtzeitiger Diagnosestellung und Intervention!

18.3 Eitrige Arthritis des Erwachsenen

Ätiologie Meist exogen durch Trauma, postoperativ oder durch intraartikuläre Injektionen (Glukokortikoide!). Auch hämatogen fortgeleitete Infektion möglich. Betroffen sind vor allem das Knie-, Schulter- und Hüftgelenk.

Symptomatik Überwiegend monoartikulär.

- Starker Bewegungsschmerz, Entlastungsstellung (Hüftgelenk: Leichte Abduktion und Außenrotation. Kniegelenk: Leichte Beugestellung)
- Rötung, Schwellung, Überwärmung

- Gelenkerguss, evtl. synoviale Schwellung
- Hohes Fieber, evtl. reduzierter AZ

Komplikationen
Sepsis, Destruktion des Gelenks, Ankylose, Übergang in chron. Verlaufsform.

Kurzanamnese
- Z. n. OP, Z. n. Injektion, Z. n. Trauma
- Prädisposition: Diab. mell., chron. Alkoholismus, chron. Polyarthritis, Arthritis urica (Gicht), Glukokortikoidther.

Sofortdiagnostik
- Basischeck (▶ 4.1.2)
- Durch Symptomatik und Anamnese

Sofortmaßnahmen
- Bei septischem Schock ▶ 5.9
- Schonende Lagerung des Gelenks in Entlastungsstellung (Hüftgelenk: leichte Abduktion und Außenrotation. Kniegelenk: leichte Beugestellung)
- Kühlung

Antibiotika erst **nach** Punktion und Blutkultur geben!

Transport
- Bei jedem Verdacht auf eitrige Arthritis sofortige Klinikeinweisung in orthopädische oder unfallchirurgische Klinik mit den Möglichkeiten der operativen Revision des Gelenks.
- Schonender Transport ohne Sondersignale.

Prinzipien der Weiterbehandlung
- Labor (BSG, CRP, Diff.-BB), Gelenkpunktion, Blutkultur, Antibiogramm
- Sono (Gelenkerguss), Röntgen (Verbreiterung des Gelenkspalts, später: Lysezeichen)
- Operative Behandlung: Arthroskopie, Arthrotomie, Synovektomie, ggf. lokale Antibiotikaträger
- Antibiotikather. (systemisch)

Differenzialdiagnosen
- DD eitrige Arthritis – aktivierte Arthrose klin. oft nicht klärbar!
- Akuter Schub einer entzündlichen rheumatischen Gelenkerkr. (Anamnese)
- Gichtanfall: meist fulminante Schmerzentwicklung am Fuß, oft über Nacht. Schwellung, Rötung und massive Druckdolenz im Großzehengrundgelenk. Harnsäure?
- Reaktive Arthritiden: Infekt vorausgegangen?

18.4 Septische Arthritis des Säuglings

Definition Überwiegend monoartikulär. Meist hämatogene Osteomyelitis mit Übergreifen auf ein benachbartes Gelenk. Betroffen ist vor allem die Hüfte (Metaphyse intrakapsulär), seltener Ellenbogen, Knie etc.

Symptomatik

- Bewegungsschmerz
- Rötung, Schwellung, Überwärmung
- Entlastungsstellung (schmerzbedingte Schonhaltung: Hüfte in Abduktion/Außenrotation, Knie in leichter Beugung) und Scheinlähmung
- Gelenkerguss
- Evtl. septische Temperaturen; z. T. jedoch überdeckt das septische Bild die Gelenksymptomatik

Komplikationen

- Sepsis
- Destruktion des Gelenks, Luxation, Ankylose
- Zerstörung der Wachstumsfugen (führt zu Deformitäten mit Verkürzung der Extremität)
- Übergang in chron. Verlaufsform
- Stets auf Gelenksymptome mit Ergussbildung achten!

Kurzanamnese

- Vorerkr. (z. B. Osteomyelitis, Nabelinfekt)
- Infektionskrankheit (z. B. im HNO-Bereich, Pneumonie, Harnwegsinfekt)

Sofortdiagnostik

- Basischeck (▶ 4.1.2)
- Diagnose durch Symptomatik und Anamnese (s. o.)

Sofortmaßnahmen

- Bei septischem Schock ▶ 12.3
- Schonende Lagerung des Gelenks (Entspannung der Kapsel). Hüftgelenk: leichte Abduktion und Außenrotation. Kniegelenk: leichte Beugestellung
- Kühlung

! Antibiotika erst **nach** Punktion und Blutkultur geben!

Transport **Bei jedem V. a. Gelenkinfektion sofortige Klinikeinweisung** in ein orthopädisches oder (kinder-)chirurgisches Zentrum mit der Möglichkeit der operativen Revision des Gelenks.

Prinzipien der Weiterbehandlung

- Diagnostische Abklärung: Labor, Gelenkpunktion, Blutkultur, Antibiogramm, Sono, Röntgen
- Operative Revision des Gelenks, Arthroskopie, Arthrotomie, Antibiotikather.

Differenzialdiagnosen Andere septische Bilder und Infektionskrankheiten.

19 Dermatologische Notfälle

Jutta v. Hintzenstern, Ulrich v. Hintzenstern

19.1 Anaphylaktische/ anaphylaktoide Reaktion 704
19.2 Akut blasenbildende Erkrankungen 705
19.2.1 Toxische epidermale Nekrolyse 705
19.2.2 Saphylococcal Scalded-skin Syndrome (SSSS) 706

19.1 Anaphylaktische/anaphylaktoide Reaktion

Definition Akute Unverträglichkeitsreaktion mit den Symptomen einer allergischen Sofortreaktion mit Beteiligung des gesamten Organismus.

Symptomatik Ausprägung der Symptomatik abhängig vom Schweregrad der Reaktion:
- Haut und hautnahe Schleimhäute: Juckreiz, Flush, Urtikaria, Angioödem (▶ 17.2.7), Gaumenjucken, Kribbeln im Rachen oder im Genitalbereich
- Respirationstrakt: Niesreiz, Rinorrhö, Heiserkeit, Dysphonie, Glottisödem, Husten, Bronchospasmus, Atemstillstand (▶ 3.4)
- Abdominalraum: Nausea, Abdominalkrämpfe, Vomitus, Miktion, Defäkation, Uteruskrämpfe
- Herz-Kreislauf-System: Tachykardie, Blutdruckschwankungen, Herzrhythmusstörungen, Schock , Herzstillstand (▶ 3.5)

Kurzanamnese Einwirken eines potenziellen Auslösers Min. bis h vor dem Ereignis:
- Arzneimittel, Impfstoffe, s. c. Hyposensibilisierungsbehandlung, Nahrungsmittel
- Aeroallergene, Kontakturtikariogene (z. B. Latexhandschuhe)
- Insektenstiche
- Anstrengung, Stress

Sofortdiagnostik
- Basischeck (▶ 4.1.2)
- Puls (↑), SpO_2, RR (anfangs evtl. ↑, dann ↓), EKG (evtl. Arrhythmie)
- Schockzeichen (▶ 5.9)
- Auskultation: Bronchospasmus
- BZ-Stix

Sofortmaßnahmen
- Sofortige Beendigung der Zufuhr des mutmaßlichen Auslösers (z. B. Infusion, Latexkontakt). Anlegen eines Stauschlauchs proximal der Einstichstelle bei Z. n. Insektenstich oder Hyposensibilisierung an einer Extremität.
- Flachlagerung, ggf. Schocklagerung (▶ 2.5).
- Sofortmaßnahme bei respiratorischer/pulmonaler Symptomatik, Hypotension, Schock: O_2-Gabe (▶ 1.7.3, ▶ 1.23), Adrenalin 0,3-0,5 mg. i. m. in die Oberschenkelaußenseite. Wiederholung nach 10 Min. bei Nichtansprechen.
- Möglichst großlumiger i. v. Zugang mit Infusion (Ringeracetat, ggf. HAES ▶ 1.23).
- **Progrediente kutane Symptomatik:** H_1-Antagonisten i. v., z. B. Dimetinden 8 mg. Prednisolon 250–1000 mg i. v.
- Inspiratorischer Stridor, Uvulaschwellung, Dysphonie: zusätzlich inhalativ Adrenalin.
- **Pulmonale Symptomatik:** zusätzlich inhalativ β_2-Mimetika, z. B. Salbutamol, Fenoterol. Dosierung bis zum Auftreten von Tachykardie und Tremor möglich. Prednisolon 250–500 mg i. v.
- **Kardiovaskuläre Symptomatik:** großzügige Volumensubstitution (Ringeracetat, ggf. HAES ▶ 1.23), ggf. über mehrere großlumige i. v. Zugänge.
- **Je nach Leitsymptom** im Verlauf ggf. fraktionierte langsam Adrenalin i. v. (Verdünnung einer Ampulle à 1 mg mit 9 ml NaCl 0,9 % auf 10 ml: max. 0,1 mg/Min.). Alternativ Dopamin 35–70 µg/kg KG/Min., ggf. β_2-Mimetika s. c./i. v., ggf. H_1-Antagonisten i. v., ggf. Prednisolon bis 1000 mg i. v.

- Therapie einer bedrohlichen Allgemeinreaktion: z. B. Schock (5.9), Bronchospasmus (▶ 7.2) oder Bewusstseinstrübung (▶ 8.3.1).

Transport Immer in die nächste internistische bzw. pädiatrische Fachabteilung.

Prinzipien der Weiterbehandlung Pharmakotherapie, stationäre Überwachung (biphasischer Verlauf), genaue Anamnese, nach Refraktärzeit Allergiediagnostik, ggf. Meiden des Auslösers bzw. Hyposensibilisierung, Ausstellung eines anamnestischen Allergiepasses, ggf. Ausstattung mit einem Notfallset zur Selbstmedikation, Schulungsmaßnahme.

Differenzialdiagnosen Vasovagale Synkope (▶ 5.8), epileptischer Anfall (▶ 8.3.5), Hypoglykämie, Lungenembolie (▶ 7.4), hysterischer Anfall, Synkope (kardial, zerebral, ▶ 8.3.1).

19.2 Akut blasenbildende Erkrankungen

19.2.1 Toxische epidermale Nekrolyse

> ! Die schwere toxische epidermale Nekrolyse (TEN) verläuft in bis zu 48 % der Fälle letal!

Definition Meist medikamentös, selten durch Infektion ausgelöste, akut lebensbedrohliche Erkr. mit ausgedehnten Blasen an Haut und Schleimhäuten.

Symptomatik Charakteristisches Hautbild mit starken Schmerzen im Bereich der betroffenen Hautareale:

- **Frühstadium:** fleckiges Exanthem im Gesicht, am Rumpf und an den Extremitäten. Mitbeteiligung von Bindehaut, Mund- und Genitalschleimhäuten (entzündliche Rötung, Erosionen).
- **Fortgeschrittenes Stadium:** großflächige Konfluenz mit Bildung von großen, seitlich verschieblichen Blasen, dann flächenhafte Ablösung der Epidermis („Syndrom der verbrühten Haut").
- Stark gestörtes Allgemeinbefinden, Fieber, ggf. Somnolenz.

Kurzanamnese

- Meist Erw. betroffen
- Vorausgehend unspezifische Symptome wie Hautrötung, Unwohlsein, Fieber, Kopfschmerzen, Halsschmerzen
- Geänderte Arzneimittelzufuhr (v. a. Analgetika, Antipyretika, Antibiotika, Allopurinol, Antikonvulsiva, Sekretolytika, HIV-Therapeutika) häufig 1–4 Wo. vor Beginn der Symptomatik

Sofortdiagnostik

- Basischeck (▶ 4.1.2)
- Puls, SpO_2, RR, EKG
- Temperatur (hohes Fieber)

Sofortmaßnahmen

- O_2-Gabe (▶ 1.7.3, ▶ 1.23).
- Möglichst großlumiger i. v. Zugang mit Infusion (Ringeracetat, ggf. HAES ▶ 1.23).
- Kleidung entfernen.
- Wunden steril abdecken, Pat. in Metalline-Folie einwickeln.

- Analgesie, z. B. mit Esketamin 0,125 mg/kg KG i. v. oder Morphin 2–5 mg i. v.
- Ggf. Sedierung:
  - Erw.: Midazolam 2,5 mg i. v., ggf. Wiederholung.
  - Kinder: Diazepam rektal. Neugeborene 2,5 mg, Säuglinge und Kleinkinder < 10 kg KG 5 mg, Kleinkinder > 10 kg KG 10 mg.

Transport Immer in die nächste dermatologische oder chirurgische Klinik.

Prinzipien der Weiterbehandlung Weiterverlegung in dermatologische Klinik oder Brandverletztenzentrum. Biopsie. Intensivtherapie.

> **!** Präklin. keine Glukokortikoide geben, da Wirkung umstritten.

19.2.2 Saphylococcal Scalded-skin Syndrome (SSSS)

Definition Hauterkr. mit ausgeprägten Blasen durch Toxine von *Staphylococcus aureus.*

Symptomatik
- Fleckiges Exanthem mit zunächst periorifiziellem Beginn, später rasche Ausbreitung. Selten Schleimhautbeteiligung.
- Große schlaffe, an der Haut klebende Blasen.
- Krankheitsgefühl.

Kurzanamnese
- Meist Neugeborene, Kleinkinder oder Erw. mit Immundefekt, Niereninsuff.
- Vorausgehend eitrige Konjunktivitis, Otitis, Pharyngitis

Sofortdiagnostik
- Basischeck (▶ 4.1.2)
- Puls, SpO_2, RR, EKG
- Temperatur (hohes Fieber)

Sofortmaßnahmen
- O_2-Gabe (▶ 1.7.3, ▶ 1.23).
- Möglichst großlumiger i. v. Zugang mit Infusion (Ringeracetat, ggf. HAES ▶ 1.23).
- Kleidung entfernen.
- Wunden steril abdecken, Pat. in Metalline-Folie einwickeln.
- Analgesie, z. B. mit Esketamin 0,125 mg/kg KG i. v. oder Morphin 2–5 mg i. v.
- Ggf. Sedierung:
  - Erw.: Midazolam 2,5 mg i. v., ggf. Wiederholung.
  - Kinder: Diazepam rektal. Neugeborene 2,5 mg, Säuglinge und Kleinkinder < 10 kg KG 5 mg, Kleinkinder > 10 kg KG 10 mg.

Transport Immer in die nächste pädiatrische, dermatologische oder chirurgische Klinik.

Prinzipien der Weiterbehandlung Weiterverlegung in dermatologische Klinik oder Brandverletztenzentrum. Biopsie. Intensivtherapie. Antibiotika nach Befund

> **!** Keine Glukokortikoide geben, da kontraindiziert.

20 Palliativmedizinische Notfälle

Martin Gehring

20.1 Palliativmedizinischer Notfalleinsatz 708
20.1.1 Besonderheiten palliativmedizinischer Notfälle 708
20.1.2 Notfalltherapie 709
20.1.3 Planung der weiteren medizinischen Versorgung 709
20.1.4 Ermittlung des Patientenwillens 710
20.1.5 Nach dem Einsatz 711
20.2 Dyspnoe 711
20.3 Schmerztherapeutische Aspekte 714
20.3.1 Intoxikation mit Opioiden 714
20.3.2 Opioidentzugssyndrom 715
20.3.3 Myokloni 716
20.3.4 Serotoninsyndrom 716

20.1 Palliativmedizinischer Notfalleinsatz

20.1.1 Besonderheiten palliativmedizinischer Notfälle

Je nach Definition und regionalen Gegebenheiten entfallen 0,5–4 % aller Notarzteinsätze auf Pat. mit palliativmedizinischen Fragestellungen. Dabei handelt es sich um Pat. mit weit fortgeschrittenen Krankheitsbildern mit krisenhafter Exazerbation von Symptomen und/oder in der Terminalphase, z. B. bei terminaler kardialer oder pulmonaler Insuff. Ähnliches gilt für eine akute Verschlechterung des klin. Zustands bei Pat. mit vorbestehender hochgradiger Einschränkung der Vigilanz (z. B. bei schwerer Demenz oder ausgeprägtem Parkinson-Sy).
Bei Palliativpat. Konflikt möglich zwischen den anerkannten und vom Rettungsteam verinnerlichten Leitlinien der Notfallmedizin („Algorithmen“) und Patientenautonomie oder einer nicht immer nachvollziehbaren individuellen Lebensplanung. **Therapieziel** ist primär die Wiederherstellung der subjektiven Lebensqualität unter Berücksichtigung der Patientenautonomie und nicht die Lebenserhaltung um jeden Preis.

- Im Vordergrund stehen respiratorische und neurologische sowie Schmerzkrisen.
- Beim akuten Notfall Sicherung der Vitalfunktionen elementar. Beim Palliativpat. dagegen fließen zusätzlich Aspekte zur Wahrung der Patientenautonomie und die individuelle Definition des Begriffs „Lebensqualität“ – sowohl seitens des Pat. und seiner Angehörigen, aber auch des Rettungsteams – in die diagnostischen und therapeutischen Überlegungen mit ein.
- Neben der akuten Symptomatik kann auch eine psychosoziale Überlastung des Pat. oder seiner Angehörigen vorliegen. Dann müssen nicht nur die akuten Symptome behandelt, sondern stabilisierende ambulante Dienste vermittelt werden (z. B. Palliativ- oder Hospizeinheit, Brückenteam, Pflege-/Sozialdienst oder Seelsorge), um eine stationäre Einweisung zu vermeiden.
- Notfälle im palliativmedizinischen Kontext sind nicht nur medizinisch anspruchsvoll, sondern erfordern vom gesamten Team häufig eine hohe soziale und ethische Kompetenz.
- Im Einzelfall kann der Patientenwille den Ansichten des Rettungsteams und dem „gesunden Menschenverstand“ widersprechen, sollte aber soweit wie möglich respektiert werden.
- Therapeutische Zurückhaltung bei fehlender medizinischer Ind. im Einzelfall gerechtfertigt und **keine** unterlassene Hilfeleistung (12. Zivilsenat des BGH vom 17.3.2003).
- Verzicht auf Reanimation bei Pat. in der Terminalphase respektiert sein Recht auf körperliche Unversehrtheit und verhindert u. U. eine Verlängerung des Leidens bzw. Verzögerung des krankheitsbedingten natürlichen Sterbeprozesses.
- Wenn sich das Team nach entsprechender Diagnostik gegen die Durchführung therapeutischer Maßnahmen entscheidet, sollte dies den Angehörigen auch verständlich nahegebracht werden, auch um späteren Vorwürfen vorzubeugen.
- Sterben in Würde in der gewohnten Umgebung des Pat. zulassen.
- Bei Transporten „kleine Wege“ anstreben, um ein Versterben des Pat. auf dem Transport zu vermeiden.

Rettungsteams haben meist wenig Erfahrung mit palliativmedizinischen Fragestellungen, was Unsicherheit und Befangenheit mit sich bringen kann. Im Zweifelsfall Kontakt mit der nächstgelegenen Palliativstation aufnehmen, um Therapieempfehlungen zu erhalten, bes. wenn Pat. dort bereits bekannt ist.

20.1.2 Notfalltherapie

- Ermitteln, warum der Notarzt gerufen wurde und welcher **Behandlungsauftrag** vorliegt:
  - Kausale Therapie und Lebensverlängerung gewünscht?
  - Wunsch nach palliativer Symptomkontrolle?
  - Überforderung, Hilflosigkeit oder Unwissenheit der Umgebung des Pat.?
- Bei gegebener medizinischer Indikation immer Therapie einleiten.
- Bei kausalem Therapieansatz ist in aller Regel der Einsatz aller therapeutischen Möglichkeiten indiziert inkl. stationärer Weiterbehandlung.
- Bei ausbleibendem therapeutischem Erfolg medizinische Indikation hinterfragen und ggf. die Maßnahmen einstellen, am besten in Absprache und im Konsens mit den Angehörigen.
- Abhängig von der klin. Entwicklung bzw. nach sekundärer Feststellung des Patientenwillens eventuell Anpassung der Therapie („Therapiezieländerung").
- Bei Pat. im terminalen Krankheitsstadium Anlage eines i. v. Zugangs evtl. auch für den erfahrenen Notarzt schwierig → gezielt nach Portsystem suchen (▶ 3.1.4) → Punktion nur mit Spezialnadeln mit stumpfem Schliff (z. B. „Huber"-Nadel). Möglichkeit der **s. c. Medikamentengabe** berücksichtigen (geeignete Körperregionen: infraklavikulär, Bauch, Oberarm, Oberschenkel):
  - Für die s. c. Gabe zugelassene Medikamente: Opioide (z. B. Morphin, Fentanyl, Sufentanil, Hydromorphon), Spasmolytika (z. B. Butylscopolamin), Ketamin.
  - In der Palliativtherapie regel- und routinemäßig mit guter Wirkung s. c. applizierte Medikamente: Metamizol, Antiemetika (z. B. Metoclopramid, Haloperidol, Dimenhydrinat), Midazolam, Dexamethason.
  - Zufuhr von 500–1.000 ml kristalloider Flüssigkeit/d s. c. möglich (**Cave:** nur NaCl 0,9 %), auch für den täglichen Basisbedarf.

20.1.3 Planung der weiteren medizinischen Versorgung

Nach erfolgreicher Symptomkontrolle klären, ob eine weitere stationäre Behandlung erforderlich ist. Will der Pat. in seiner **häuslichen Umgebung** bleiben:

- Sicherstellung der weiteren häuslichen Betreuung durch Hausarzt, ärztlichen Notdienst, Pflegedienst oder spezialisierten palliativmedizinischen Dienst.
- Psychosoziale Stabilisierung durch Einbeziehung entsprechender sozialer Dienste oder Seelsorge.
- Bestehende Versorgung durch Pflegedienst, Hospiz- oder Palliativeinrichtungen abklären.
- Bei psychosozialer Überlastung oft bereits Entspannung der Situation durch Kontaktaufnahme mit der Palliativstation und Aussicht auf baldige stationäre Aufnahme.

Die Akutaufnahme auf eine **Palliativstation** ist derzeit außerhalb der Regeldienstzeiten meist nicht möglich. Man sollte dies dennoch versuchen – bes. wenn der Pat. dort bereits bekannt ist.
Mit dem Ausbau der **speziellen ambulanten palliativmedizinischen Versorgung** (SAPV) wird vermutlich die Weiterbetreuung palliativmedizinischer Pat. im häuslichen Bereich künftig erleichtert werden. Außerdem eröffnet sich mit der SAPV eine Kommunikationsplattform, um palliativmedizinische Fragestellungen auch im Notfall patientenorientiert entscheiden zu können.

> ! Spezifische lokale Gegebenheiten und Möglichkeiten bereits im Vorfeld sondieren und ggf. Absprachen treffen, etwa im Rahmen regionaler notfallmedizinischer Fortbildungen.

20.1.4 Ermittlung des Patientenwillens

> !
> - Unter dem Handlungs- und Zeitdruck der Akutsituation ist der Patientenwille oft nicht zu eruieren bzw. der aktuelle Krankheitsstatus nicht klar einschätzbar. Daher bei fraglichem Patientenwillen und/oder unklarer klin. Situation immer eine stationäre Aufnahme anstreben. Sinnvoll ist die Kontaktaufnahme mit der entsprechenden Einrichtung hinsichtlich einer „notfallmäßigen" Einweisung bei freien Kapazitäten.
> - Bei einwilligungsfähigen Pat. gilt immer der aktuell geäußerte Wille, auch wenn dieser einer Patientenverfügung im Einzelfall widerspricht.

- Bei nicht einwilligungsfähigen Pat. ist eine **Patientenverfügung** (▶ 1.4.1) bindend, wenn die aktuelle klin. Situation explizit benannt ist.
- Wurde in einer **Vorsorgevollmacht** für die anstehende Entscheidung ein **Bevollmächtigter** benannt, muss dieser hinzugezogen werden. Seine Entscheidung kann auch im Gegensatz zur Patientenverfügung stehen und ist für den Arzt bindend.
- Ist die anstehende (Therapie-)Entscheidung nicht konkret erfasst, sollte der Inhalt der Patientenverfügung stets als richtungsweisender „Trendmesser" dienen. Sinnvoll ist es, den in der Vorsorgevollmacht für die spezielle Situation benannten Bevollmächtigten und/oder die Angehörigen nach dem mutmaßlichen Patientenwillen zu fragen und mit diesen gemeinsam eine Entscheidung über den Umfang der weiteren Therapie zu treffen („shared decision making").
- Pat., die bereits auf einer Palliativstation behandelt wurden, führen häufig einen „Notfall"- oder **Kriseninterventionsplan** bei sich. Dieser umfasst:
  - Eine kurze Zusammenfassung des Krankheitsverlaufs, eine Festlegung der vom Pat. gewünschten Therapiemaßnahmen sowie häufig die Ablehnung intensivmedizinischer Maßnahmen.
  - Medikamentöse Optionen bei vorhersehbaren Krisensituationen, die im Palliativbereich allgemein gängig sind oder sich beim jeweiligen Pat. konkret bewährt haben.

> Der Hörsinn bleibt in der Sterbephase am längsten erhalten. Daher insbes. bei Ermittlung des Patientenwillens Inhalt und Ort der Kommunikation im Team und gegenüber den Angehörigen bewusst und selbstkritisch auswählen.

20.1.5 Nach dem Einsatz

Entscheidungen bei Palliativpat., v. a. die Beendigung der Therapie, möglichst als Team treffen. Palliativmedizinisch geprägte Einsätze dürfen nicht in das Negativimage „einsamer Entscheidungen über Leben und Tod" geraten:

- Pychische Entlastung des Einzelnen durch gemeinsames Abwägen und Handeln.
- Nachbesprechung nach Beendigung des Einsatzes zur offensiven Aufarbeitung möglicher ethischer Problemkonstellationen (Fallreflexion) → späteren negativ unterlegten Diskussionen wird damit aktiv vorgebeugt.

> **!** Eine offene Darstellung und Diskussion der spezifischen Einsatzkonstellation im Kollegenkreis dient nicht nur der eigenen Entlastung, sondern sensibilisiert auch das gesamte Team für ähnlich gelagerte Notfälle.

20.2 Dyspnoe

Auch bei Palliativpat. können jederzeit unabhängig von der terminierenden Grunderkr. alle klin. Bilder respiratorischer Notfälle auftreten (7).
Bei fortgeschrittenen Tumorerkr. kommt es bei ca. 50 % und in der Terminalphase bei ca. 75 % zu einer Dyspnoe. Besondere Dramatik kann bei einer neuromuskulären Grunderkr., z. B. ALS (s. u.), auftreten.

> **!** Bei Schluckstörungen schließt eine liegende und funktionstüchtige PEG eine Aspiration nicht aus, sondern kann diese sogar eher begünstigen.

Symptomatik

- Hochgradig subjektives Symptom. Eine therapiebedürftige Atemnot ist das, was der Betroffene als solche empfindet.
- (Todes-)Angst und Panik durch Dyspnoe.

Sofortmaßnahmen

- Zielsetzung der palliativ orientierten Therapie der Dyspnoe:
  - Reduktion der Atemfrequenz.
  - Ökonomisierung der Atemarbeit.
  - Dämpfung von Angst und Panik.
  - Verhindern von Erstickungsgefühlen.
- Zusätzliche atemerleichternde Maßnahmen (neben den medikamentösen Ansätzen):
  - Stressfaktoren eliminieren, aufgeregte Angehörige (etwa mit Handlungsaufträgen) aus dem Zimmer bitten („dicke Luft" beseitigen).
  - Für „frische Luft" sorgen: Fenster öffnen, ggf. (Tisch-)Ventilator → Verwirbeln der Luft fördert das subjektive Wohlbefinden.
  - Lagerungsmaßnahmen: Oberkörper hochlagern, „Kutschersitz" einnehmen lassen, Bauchdecken mittels Knierolle entlasten, Arme seitlich des Körpers z. B. mit Kissen (hoch-)lagern, Druck auf die Fußsohlen geben (psychologisch: Patient bekommt wieder „Boden unter den Füßen"), Kopf nicht nach hinten abknicken lassen.

- Wenn sich die Situation entspannt hat, eruieren, ob dem Pat. evtl. atemtherapeutische oder sonstige (meditative) Verfahren zur Modulation der Atmung bekannt sind → Prophylaxe und Krisenintervention.

> Atemübungen mit thoraxnahem Körperkontakt werden gerade bei Dyspnoeattacken eher als unangenehm empfunden, Erleichterung alternativ durch periphere Fußmassage.

- **Sauerstoffgabe:** Gefühl der Sicherheit für Pat., Angehörige und Therapeuten, „rosiges Aussehen", vermeintlich Zufuhr von „reinem" Sauerstoff. Die Gabe von O_2 muss jedoch beim Palliativpat. individuell entschieden werden. Die (hyperkapniebedingte) Tachypnoe wird durch symptomatische medikamentöse Therapie besser beherrscht als durch (alleinige) O_2-Gabe. Bei pulsoxymetrisch ausgeschlossener Hypoxämie ist eine O_2-Gabe medizinisch nicht indiziert, da kein kausaler Wirkansatz gegeben ist.
- **Opioide:** Ausnutzung der ansonsten gefürchteten „Opiatatmung" bei gleichzeitiger Anxiolyse (off label, aber entsprechend S3-Leitlinie Palliativmedizin), Dämpfung der emotionalen Reaktion, Analgesie bei schmerzbedingter Schonatmung, Hemmung von pulmonaler Sekretion und Hustenreiz, pulmonale Vasodilatation mit Reduktion der Rechtsherzbelastung.
  - **Opioidnaiver Pat.:** 1 Ampulle à 10 mg Morphin oder 10 µg Sufentanil oder 0,1 mg Fentanyl mit NaCl 0,9 % auf 10 ml verdünnen, i. v. Titration der Dyspnoe mit Boli à 2–3 ml. Bei erschwertem i. v. Zugang als Erstmaßnahme s. c. Applikation von 5 mg Morphin bzw. 5 µg Sufentanil bzw. 0,05 mg Fentanyl möglich.
  - **Auf Opioide eingestellter Pat.:** gezielt nach transdermalen Systemen („Schmerzpflastern") fragen und deren Potenz berücksichtigen (▶ Tab. 3.3). Zur Dosisermittlung zusätzliche Einnahme von unretardierten schnell wirkenden Opioiden, z. B. Fentanyl nasal/bukkal/sublingual berücksichtigen. Analog zur Titration von Schmerzspitzen Dosierung eines schnell wirksamen Opioids mit ⅒ bis ⅙ der Gesamttagesdosis aller Opioide. Bei Dauertherapie von 50 µg/h Fentanyl ohne zusätzliche Bedarfsmedikation entsprechend 7,5 (–10) mg Morphin bzw. 0,05–0,1 mg Fentanyl i. v. Bei ungenügender Symptomlinderung nach 5(–10) Min. Repetition der halben Initialdosis.
  - Fentanyl 50 µg/h transdermal entspricht einer Tagesdosis von 40 mg Morphin i. v.
- **Benzodiazepine:** Unterbrechung des Circulus vitiosus zwischen Dyspnoe und Panik durch Benzodiazepine. **Cave:** Benzodiazepine können zu Atemdepression führen, meist überwiegt jedoch die Verringerung der (Todes-) Angst die mögliche Atemdepression. Zur Risikominimierung kurz wirksame Substanzen mit starker anxiolytischer Wirkung einsetzen und Medikamente mit langer Halbwertszeit und Tendenz zur Kumulation (z. B. Diazepam oder Flunitrazepam) vermeiden. Kombination von Opioiden mit Midazolam 2,5–5 mg i. v./s. c. Alternativ: Gabe von Lorazepam 0,5–2,5 mg s. l.
- **Rasselatmung:**
  - Absaugen von fraglicher Wirkung (**Cave:** Vagusreiz). Seitenlagerung des Kopfs, sodass Sekret passiv aus Mund laufen kann, Oberkörperhochlagerung bei noch erhaltener Schluckfähigkeit.

- Bei V. a. **dekompensierte Herzinsuff.** Bolusgabe von Diuretika, z. B. Furosemid 20–40 mg.
- Antisekretorische Therapie mit verzögertem Wirkeintritt, z. B. Atropin 0,5 mg i. v./s. c., Butylscopolamin 20 mg i. v./s. c., Promethazin 25–50 mg i. v./s. c.
- Spätestens jetzt Mukolytika absetzen.
- Reduktion der Flüssigkeitszufuhr sowohl parenteral als auch über PEG. Tägl. Volumengabe von 500 ml i. v./s. c. (auch) als Trägerlösung für eine kontinuierliche medikamentöse Therapie.

! Rasselatmung weist i. d. R. darauf hin, dass sich der Pat. in der Sterbephase befindet, allerdings kann sich der Prozess über mehrere Stunden bis Tage hinziehen. Eine kausale Therapie sowohl der Grunderkr. wie auch der Rasselatmung ist meist nicht möglich.
Der Pat. ist meist hochgradig komatös und wird durch Rasselatmung nicht (mehr) beeinträchtigt. Die Angehörigen empfinden die laute Atmung jedoch häufig als sehr dramatisch und belastend → nur ruhiges und besonnenes Vorgehen kann eine angespannte psychosoziale Situation entschärfen.

- **Lungenembolie** (▶ 7.4):
  - Akutlyse oft wegen vorangegangener operativer Eingriffe oder bei laufender Radio-/Chemother. mit unklarer Beeinträchtigung der Thrombozytenfunktion kontraindiziert. Stattdessen Bolusgabe von Heparin 5.000–10.000 IE i. v.
  - Bei reanimationspflichtiger Lungenembolie Intensität der Reanimationsbemühungen auch unter dem Aspekt des akuten wie mittelfristigen Outcomes und der daraus resultierenden Lebensqualität bei fortgeschrittener Tumorerkr. kritisch hinterfragen.
- **Motoneuronerkr.** (▶ 8.4.5): Akutther. wie bei Rasselatmung (s. o.).
  - Medikamentöse psychovegetative Abschirmung, etwa Promethazin fraktioniert 25–50 mg, da Pat. meist bei Bewusstsein. Benzodiazepine wegen der Beeinträchtigung der Atemmuskulatur bes. vorsichtig titrieren.
  - O_2-Gabe wenig effektiv, da es sich um eine restriktive Ventilationsstörung durch Paresen von Zwerchfell und thorakaler Atemmuskulatur handelt.
  - Vorsichtige Analgosedierung z. B. Morphin 10 mg bzw. Midazolam 5 mg mit NaCl 0,9 % auf jeweils 10 ml verdünnen. Titration nach klin. Befund mit Boli à 1–2 ml im Abstand von 3–5 Min.
  - Intubation möglichst vermeiden.
  - Zum Transport (Schutz-)Reflexe und Effektivität der noch bestehenden Atemtätigkeit intensiv beobachten, u. U. assistierende Maskenbeatmung oder NIV unter situationsadaptierter Analgosedierung.
- Bei **Koma** als Endstadium einer Hyperkapnie in Übereinstimmung mit Patientenverfügung friedliches Sterben in CO_2-Narkose zulassen (Achtung der Patientenautonomie).

Prinzipien der Weiterbehandlung

- Stationäre Einweisung aus medizinischer Indikation meist nicht notwendig.
- Für eine stabile medizinische und psychosoziale Basis sorgen, um die Weiterbetreuung im ambulanten Bereich zu gewährleisten → Rücksprache Hausarzt/ Pflege- oder Sozialdienst bzw. Einbindung SAPV.
- Ist keine ambulante Versorgung möglich, Kontakt mit Hospiz- oder Palliativeinheit aufnehmen.

> !
> - Atemanaleptika, z. B. Theophyllin: Kein positiver Effekt, potenzieren die Tachypnoe.
> - Auf jeden Fall vermeiden, dass durch die medikamentöse Therapie eine intubations- und beatmungspflichtige Situation herbeigeführt wird!

20.3 Schmerztherapeutische Aspekte

20.3.1 Intoxikation mit Opioiden

(▶ Tab. 3.3)

> ! Neben Schmerzkrisen (▶ 3.1.4) sind beim Palliativpat. auch Notfallsituationen durch relative oder absolute Überdosierung der Analgetika, insbes. der Opioide, sowie durch Medikamenteninteraktionen aufgrund der komplexen medikamentösen Therapie möglich.

Ätiologie
- Progrediente Nieren- oder Leberinsuff.
- Exsikkose und Dehydratation (reduziertes Verteilungsvolumen)
- Versehentliche Einnahme der retardierten Basismedikation bei Durchbruchsschmerzen (Wirkstärke der Bedarfsmedikation entspricht i. d. R. ⅙ der Gesamttagesdosis)
- Bei Anwendung transdermaler Analgetika („Schmerzpflaster"): Akutfreisetzung („dose-dumping") durch Zerschneiden von Pflastern auf „Gelbasis"

> ! Die Verdopplung der Wirkdosis z. B. von 50 auf 100 µg/h Fentanyl (TTS) entspricht umgerechnet auf Morphin einer Steigerung der Tagesdosis von 40 auf 80 mg i. v. bzw. von 120 auf 240 mg p. o.

Kurzanamnese Symptome der Überdosierung erst stark verzögert mit zeitlichem Intervall bis zu 12 h, daher können Angehörige oft spontan keinen kausalen Zusammenhang herstellen. Dieser kann erst auf konkretes Nachfragen erfasst werden.

Symptomatik
- Zunehmende Somnolenz bis Koma
- Miosis
- „Opiatatmung": Bradypnoe mit tiefen Atemzügen
- Bradykardie und Hypotonie

Sofortdiagnostik
- Basischeck (▶ 4.1.2)
- BZ-Kontrolle
- Neurologischer Status (▶ 8.2)
- Inspektion der „Schmerzpflaster" (Wirkstärke, Anzahl, Lokalisation)

Sofortmaßnahmen
- „Schmerzpflaster" entfernen

- Vorsichtig mit Naloxon antagonisieren: Titration von jeweils 0,1 mg zur Aufhebung der Atemdepression, ohne gleichzeitig eine Schmerzkrise bzw. ein Entzugssy. auszulösen

Transport Nach repetitiver Naloxongabe Transport in eine Palliativstation oder ggf. internistische Station.

> Wirkdauer von Naloxon deutlich kürzer als die der retardierten Opioide (Abklingzeit von Fentanyl TTS > 12 h nach Pflasterentfernung).

Differenzialdiagnosen Postiktaler Zustand, Schlaganfall (erhöhte Thromboseneigung bei Tumorpat.), BZ-Entgleisung, zusätzliche Einnahme sonstiger sedierend wirkender Substanzen (z. B. Benzodiazepine).

> **!** Bei unklarer plötzlicher Vigilanzminderung von Personen aus dem Umfeld von Palliativpat. sollte immer auch an eine Verwechslung von Medikamenten mit versehentlicher Einnahme hoch dosierter unretardierter Opioide mit schnellem Wirkeintritt gedacht werden (z. B. Fentanyl-Nasenspray).

20.3.2 Opioidentzugssyndrom

Symptomatik
- Unruhe, delirantes Sy., Schlafstörungen
- (Diffuse) Schmerzverstärkung
- Unwillkürliche Muskelbewegungen, Tremor
- Mydriasis
- Tachykardie, hypertone Kreislaufreaktion bis hypertensive Krise
- Tachypnoe

Kurzanamnese
- Unzureichende Medikamenteneinnahme.
- Resorptionsstörung, z. B. bei Erbrechen oder Diarrhö mit Potenzierung der Symptomatik durch gleichzeitige Dehydratation.
- Unter Therapie mit „Schmerzpflastern“ kann u. U. am Ende der Wirkzeit eine Schmerzverstärkung in Kombination mit (unterschiedlich) ausgeprägten Entzugssy. auftreten („end-of-dose failure“), was sich dann auf Nachfrage als regelhaft nachvollziehen lässt.

> **Nebenwirkungen von „medizinischem Cannabis“ und Methadon**
> - Zunahme von psychiatrischen Notfällen/Krankheitsbildern bei steigender Verordnung von „medizinischem Cannabis“ zu erwarten (DD Entzugs-/Serotonin-Sy.) (▶ 10).
> - Einnahme von Methadon bzw. L-Polamidon wird vom Pat. und Angehörigen evtl. nicht als Opioid zur Analgesie, sondern als Komponente der (laufenden) Chemother. wahrgenommen → gezieltes Nachfragen und Anamnese bei unklaren Notfallsituationen, bes. mit Vigilanzstörung.

Sofortdiagnostik Basischeck (▶ 4.1.2), neurologischer Status (▶ 8.2), BZ.

Sofortmaßnahmen

- Volumenzufuhr zum Ausgleich einer Dehydratation.
- I. v. Titration eines Opioidagonisten (z. B. Morphin, Fentanyl).
- Verkürzung des Wechselintervalls von „Schmerzpflastern" von 72 auf 60 h. 48 h sollten nicht unterschritten werden.

Differenzialdiagnosen Sonstiges Entzugssy., insbes. Benzodiazepine, Psychopharmaka, Alkohol, NW von Radiatio oder Chemotherapie, Hirnmetastasen, Meningeosis carcinomatosa, Apoplex, progrediente Nieren-/Leberinsuff., Elektrolytentgleisung (Hyperkalzämie), BZ-Entgleisung, Exsikkose und Dehydratation, Serotonin-Sy. (▶ 20.3.4).

20.3.3 Myokloni

Symptomatik

- Unwillkürliche kurzzeitige Muskelzuckungen der Extremitäten, meist diffus ohne Seitenbetonung
- Vigilanz oft unbeeinträchtigt

Kurzanamnese

- Hoch dosierte (i. v.) Morphintherapie und/oder zunehmende Niereninsuff.
- Auftreten auch unter Dauertherapie mit anderen Opioiden, allerdings deutlich seltener

Sofortdiagnostik Basischeck (▶ 4.1.2), neurologischer Status (▶ 8.2), BZ.

Sofortmaßnahmen

- Titration von Clonazepam oder Midazolam.
- Kausaltherapeutisch sollte eine Opioidrotation von Morphin auf ein Opioid mit geringerer Komplikationsrate durch eine Nieren- und Leberinsuff. erfolgen, etwa Hydromorphon.

Differenzialdiagnosen (Fokale) Krampfanfälle, Meningeosis carcinomatosa, Serotonin-Sy. (▶ 20.3.4), BZ-Entgleisung.

20.3.4 Serotoninsyndrom

Ätiologie

Auswahl auslösender Substanzen

- Opioide (gehäuft unter Tramadol) in Kombination mit Psychopharmaka, Methadon, Pethidin. **Cave:** kann auch unter Fentanyl TTS auftreten, hierbei erschwerte Diagnosestellung durch langsame Anflutungszeit des transdermalen Systems.
- Trizyklische Antidepressiva, SSRI, SNRI (Hemmung der Serotoninwiederaufnahme), Serotoninrezeptoragonisten (z. B. Triptane, Lithium), MAO-Hemmer (Verminderung des Serotoninabbaus).
- Dopaminagonisten (z. B. Bromocriptin), Metoclopramid.
- Amantadin (Interaktion über Acetylcholinstoffwechsel).
- Johanniskraut-/Ginseng-Präparate.

Symptomatik Symptome meist innerhalb von 24 h nach Therapiebeginn und/oder bei Dosisänderung:

- Verhaltens- und Bewusstseinsänderungen: Somnolenz bis Koma, Verwirrtheit, agitiertes Verhalten.
- Neuromuskulär: Beeinträchtigung der Koordination, Ataxie, Reflexsteigerung, Tremor, Myokloni.
- Vegetativ: Schwitzen, Hyperthermie, Tachykardie, hypertensives Kreislaufverhalten, Mydriasis, Erbrechen, Diarrhö.

Sofortdiagnostik Basischeck (▶ 4.1.2), neurologischer Status (▶ 8.2), BZ.

Sofortmaßnahmen

- Absetzen/Dosisanpassung der auslösenden Substanz (Symptome binnen 24 h nach Absetzen reversibel).
- Volumenzufuhr und Rehydratation.
- Symptomorientierte Therapie nach vorherrschender Klinik, z. B. Sedierung mit Midazolam 2,5–5 mg i. v. oder Lorazepam 0,5–2,5 mg s. l., Senkung des Muskeltonus, z. B. Clonazepam 0,5–1 mg i. v., Fiebersenkung, z. B. Kurzinfusion von Metamizol 1 g über mind. 20 Min.

Weiteres Vorgehen Abhängig von der klin. Ausprägung kann der Pat. bei gesicherter Überwachung durchaus in häuslicher Umgebung belassen werden. Ggf. Aufnahme auf Palliativstation zur Anpassung der kompletten Medikation.

Differenzialdiagnosen Entzugssy. (z. B. Opioide, Benzodiazepine), BZ-Entgleisung, (persistierende) Krampfäquivalente, progrediente Nieren-/Leberinsuff., malignes neuroleptisches Sy., NW von „medizinischem Cannabis".

21 Notfallmedikamente

Ulrich v. Hintzenstern, Andreas Schaper, Harald Strauss

21.1 Einleitung
Ulrich v. Hintzenstern 720
21.2 Medikamente
Ulrich v. Hintzenstern und Harald Strauss 720
21.3 Antidota
Ulrich v. Hintzenstern und Andreas Schaper 746
21.4 Dosierungstabellen für Spritzenpumpen
Ulrich v. Hintzenstern 749
21.4.1 Adrenalin bzw. Noradrenalin 1 mg 749
21.4.2 Adrenalin bzw. Noradrenalin 5 mg 750
21.4.3 Dobutamin 250 mg 750

21.1 Einleitung

Ulrich v. Hintzenstern

! Sämtliche Angaben über Wirkung, Indikation, Dosierung, NW und Probleme sowie sonstige Hinweise beziehen sich ausschließlich auf den Einsatz in der präklin. Notfallmedizin („Einmaldosis", vitale Bedrohung des Pat.) und gelten daher nicht für eine Daueranwendung!

Die individuelle Ausstattung mit Notfallmedikamenten kann je nach Rettungsorganisation und Standort verschieden sein. Teilweise existieren landeseinheitliche (konsentierte) Vorgaben der Ärztlichen Leiter Rettungsdienst, die jedoch nicht unwidersprochen geblieben sind.
Die Auswahl der Notfallmedikamente sowie ihre Einstufung in die Klassen ⊕⊕⊕⊕ bis ⊕ spiegelt die langjährige Notarzterfahrung und subjektive Wertung der Autoren wider und erhebt keinen Anspruch auf Unumstößlichkeit:
⊕⊕⊕⊕ Unverzichtbares Medikament der Notfallmedizin, muss zur Ausstattung gehören.
⊕⊕⊕ Wichtiges Medikament, das auf jeden Fall vorgehalten werden sollte.
⊕⊕ Notfallmedikament, das im Einzelfall nützlich sein kann oder aber durch andere Medikamente ersetzbar ist.
⊕ Medikament, das nur in ganz speziellen Situationen Vorteile bringen könnte, zumeist jedoch entbehrlich scheint.
Der Notarzt sollte mit den Medikamenten, die er verwendet, nach Möglichkeit bereits (ausreichende) klinische Erfahrungen gesammelt haben.

21.2 Medikamente

Ulrich v. Hintzenstern und Harald Strauss

Acetazolamid ⊕

Wirkung Carboanhydrasehemmer.

Indikation und Dosierung Glaukomanfall: 500 mg i. v.

Bemerkungen NW: Sensibilitätsstörungen, Schwindel, Kopfschmerzen, Übelkeit.

Acetylsalicylsäure ⊕⊕⊕⊕

Wirkung
- Thrombozytenaggregationshemmer, Antiphlogistikum, Antipyretikum, schwaches Analgetikum
- Wirkdauer: 2–3 h, Thrombozytenaggregationshemmung 2–4 d

Indikationen
- Thrombozytenaggregationshemmung beim akuten Myokardinfarkt
- Analgesie bei Migräneanfall (**Cave:** ICB statt Migräne?)
- Antipyrese

Dosierung
- Thrombozytenaggregationshemmung: 250–500 mg langsam i. v.
- Analgesie: 1.000 mg als Kurzinfusion i. v.

Bemerkungen
- Als Analgetikum bei Trauma zu schwach
- Bronchokonstriktion bei Pat. mit hyperreagiblem Bronchialsystem
- Nicht anwenden im letzten Trimenon der Schwangerschaft (Verschluss des Ductus Botalli möglich)
- Keine Anwendung bei Kindern < 12 J. (Auslösung eines Reye-Sy. möglich)
- Hemmung der Thrombozytenaggregation → Blutungsrisiko ↑

Adenosin ⊕⊕⊕

Wirkung Antiarrhythmikum.

Indikationen Paroxysmale supraventrikuläre Tachykardie, AV-Knoten-Tachykardie.

Dosierung I. v.: 3 mg sehr schnell, ggf. Wiederholung mit jeweils 6, 9 und 12 mg.

Bemerkungen
- **NW:** Stenokardie, Flush, Dyspnoe, Bronchospasmus, Übelkeit, Schwindel (jeweils nur von kurzer Dauer). Asystolie bis zu 10 s möglich, nur bei Reanimationsmöglichkeit anwenden
- Nicht bei Vorhofflimmern, -flattern oder Asthma bronchiale geben

Adrenalin (Epinephrin) ⊕⊕⊕⊕

Wirkung Katecholamin: In niedriger Dosierung positiv inotrop, chronotrop (Puls ↑), dromotrop, bathmodrop; bronchodilatatorisch. In höherer Dosierung peripher vasokonstriktiv.

Indikationen und Dosierung
- **Reanimation:**
  - i. v.: 1 mg repetitiv auch i. o.
  - Bei Kindern 1 mg auf 100 ml NaCl → Einzeldosis 1 ml Lösung pro kg KG (10 µg/kg KG)
- **Anaphylaktischer Schock, Status asthmaticus** (nur i. v.):
  - i. v.: 1 ml einer 1 : 10 mit NaCl 0,9 % verdünnten Lösung (= 0,1 mg); später ggf. höhere Dosierung (▶ 5.9)
  - Bei fehlendem i. v. Zugang: 300–500 µg (0,3–0,5 ml) i. m. Außenseite Oberschenkel
  - s. c.: 1 mg 1 : 10 mit NaCl 0,9 % verdünnt. Insekten- bzw. Hyposensibilisierungseinstichstelle mit 1–2 ml umspritzen
- **Pseudokrupp, ösophagopharyngeale Schwellung mit Stridor:** Inhalator: 3–5 mg in den Inhalator geben
- **Bradykardie:** 1 mg mit NaCl 0,9 % auf 50 ml verdünnen (1 ml = 20 µg); 1 ml-Boli i. v.
- **Kardiogener Schock:** im Perfusor 5 mg mit NaCl 0,9 % auf 50 ml verdünnen; 0,5–15 ml/h bei 70 kg KG (0,01–0,4 µg/kg KG/Min.)

Bemerkungen
- Anstieg des O_2-Verbrauchs: Tachykardie, Extrasystolie, Kammerflimmern, Hypertonie, Angina pectoris
- **NW:** hypertensive Hirnmassenblutung, Angstzustand, Tremor

- Keine s. c. Injektion an Akren (Nekrosegefahr)
- Dekompensation einer obstruktiven Kardiomyopathie möglich
- Bei Vorbehandlung mit β-Blockern: reine α-Wirkung mit Bradykardie und Hypertonus
- Synergismus mit Antidepressiva
- Saure Lösung, lichtempfindlich
- Keine Mischung mit $NaHCO_3$

Ajmalin ⊕ ⊕ ⊕

Wirkung Antiarrhythmikum (Klasse Ia).

Indikationen und Dosierung
- Supraventrikuläre und ventrikuläre tachykarde Arrhythmien
- WPW-Sy.: i. v.: 1 mg/kg KG über 5 Min.
- Perfusor: 250 mg (ggf. mit NaCl 0,9 % auf 50 ml): 15 ml/h bei 70 kg KG (1 mg/kg KG); nach Wirkungseintritt Rezidivprophylaxe mit 3 ml/h

Bemerkungen
! Negative Inotropie und Bradykardie
- Zeitnahe, zusätzliche Verwendung anderer Antiarrhythmika → u. U. Asystolie
- Überdosierung → Bradyarrhythmie und Verbreiterung des QRS-Komplexes
- Saure Lösung, flockt im alkalischen Milieu aus (z. B. $NaHCO_3$)
- KI: Hypertrophe Kardiomyopathie

Amiodaron ⊕ ⊕ ⊕ ⊕

Wirkung Antiarrhythmikum (Klasse III).

Indikationen Symptomatische supraventrikuläre und ventrikuläre Tachykardien, Kammerflimmern.

Dosierung
- 5 mg/kg KG über mind. 3 Min.
- Danach Dauerinfusion (in Glukose 5 % auflösen) 10–20 mg/kg KG über 24 h. Bei Unwirksamkeit Bolus (5 mg/kg KG) nach 15 Min. wiederholen

Bemerkungen
! Auslösung von Torsade de pointes, QT-Verlängerung
! AV-Überleitungsstörungen
! Wirkungsverstärkung anderer Antiarrhythmika (Bradykardie!)
- KI: Iodallergie, Hyperthyreose

APSAC (Anistreplase) ⊕ ⊕

Wirkung Fibrinolytikum.

Indikation und Dosierung Akuter Myokardinfarkt: i. v. 30 mg in 5 Min.

Bemerkungen
- NW: RR ↓, selten anaphylaktische Reaktion
- KI ▶ 5.2
- Zur Allergieprophylaxe Prednisolon 50 mg i. v.
- Trockensubstanz im Kühlschrank aufbewahren

Atropin ⊕ ⊕ ⊕ ⊕

Wirkung Parasympatholytikum, Anticholinergikum: Vagolyse (Puls ↑), Sekretionshemmung.

Indikationen und Dosierung

- **Bradykardie:**
  - i. v.: 0,5 mg; bei Bradykardie bis zu einer Gesamtdosis von 3 mg wiederholbar
  - e. t.: 1,5 mg 3 : 10 mit NaCl 0,9 % verdünnt
- Fakultativ vor Narkoseeinleitung, vor Magenspülung oder Absaugen 0,5 mg i. v.
- **Vergiftung** mit Alkylphosphaten oder Parasympathikomimetika: Dosierung nach Wirkung (Reduktion von Speichelfluss und Bronchospastik); Beginn mit 3 mg; ggf. Boli von 5–10 mg

Bemerkungen

- Auslösen eines Glaukomanfalls möglich (bei gut eingestellten Glaukompat. sind Dosen von 0,5 mg ungefährlich).
- Paradoxe Bradykardie möglich, speziell bei Dosen < 0,5 mg.
- Nicht alle Bradykardien sprechen auf Atropin an.
- Bei Säuglingen evtl. Temperatur ↑.
- Ggf. lästige Akkommodationsstörungen, Mundtrockenheit, Harnverhalt, Übelkeit.
- **Cave:** zentrales anticholinerges Sy. bei wiederholter Boli-Gabe möglich.

Beclometason ⊕ ⊕ ⊕

Wirkung Antiphlogistisch, antiödematös.

Indikationen und Dosierung

- **Asthmaanfall:** 2–4 Hübe
- V. a. **Rauchgasinhalation:** initial 4 Hübe, dann alle 2 h 4 Hübe bis zum Abklingen der Beschwerden

Bemerkungen Bei Inhalation von Reizgasen mit hoher Lipidlöslichkeit (z. B. Nitrosegase) Therapieversuch mit inhalativen Glukokortikoiden zur Prävention eines verspätet auftretenden Lungenödems (▶ 9.7.1).

Butylscopolamin ⊕ ⊕ ⊕ ⊕

Wirkung Anticholinergikum: Spasmolyse, Motilitätsminderung glatter Muskulatur.

Indikationen und Dosierung Koliken von Darm, Gallen-, Harnwegen: 20 mg i. v., ggf. Wiederholung bis zu einem wesentlichen Anstieg der Herzfrequenz möglich.

Bemerkungen

- Atropinartige NW: Tachykardie (**Cave:** KHK), Akkommodationsstörungen, trockener Mund.
- Bei Koliken des distalen Ureters unwirksam.
- Die von Opioiden verursachte Tonuserhöhung des Sphincter Oddi wird durch die Butylscopolaminwirkung verhindert → nach Gabe von Butylscopolamin ist die Analgesie mit Opioiden, z. B. bei einer Gallenkolik, ungefährlich.
- **Cave:** wegen erhöhtem NW-Risiko vorsichtig dosieren bei Blasenentleerungsstörungen.

Cafedrin/Theodrenalin ⊕ ⊕ ⊕

Wirkung Katecholamin: Kreislaufstimulation mit biphasischer Wirkung.

Indikation und Dosierung Orthostatische Hypotonie: 1 Amp. mit NaCl auf 10 ml verdünnen: Jeweils 2 ml nach Wirkung i. v.

Bemerkungen
- NW: Tachykardie, Extrasystolie; Stenokardie
- Bei Hypotonie aufgrund Volumenmangels nicht indiziert

Bemerkungen
- Herz-Rhythmus-Störungen möglich
- Nicht anwenden bei schwerer Herzinsuff., schweren Leber- und Nierenfunktionsstörungen
- Wegen teilweise schwerer Herz-Rhythmus-Störungen sorgfältige kardiologische Überwachung notwendig

Clemastin ⊕ ⊕ ⊕ ⊕

Wirkung Blockade des Histamin-1-Rezeptors.

Indikation und Dosierung Anaphylaktoide Reaktion: 3–4 mg sehr langsam i. v. (Kurzinfusion über 5 Min.) nach Epinephrin.

Bemerkungen
- Kein Mittel der 1. Wahl bei schweren kardiovaskulären Reaktionen
- Zusätzlich H_2-Antagonisten (z. B. Ranitidin) i. v.
- Atropinartige NW: Tachykardie, Mundtrockenheit, Akkommodationsstörungen, Müdigkeit, Sedation
- ! Bei Kleinkindern sehr vorsichtig dosieren, Erregungszustände möglich
- Antidot: Physostigmin

Clonazepam ⊕ ⊕

Wirkung Antiepileptikum (Benzodiazepin).

Indikation und Dosierung Status epilepticus (v. a. bei Kindern): 0,5–1 mg langsam i. v., ggf. mehrfache Wiederholung, bis die Krämpfe sistieren.

Bemerkungen
- **NW:** Erschlaffen der Pharynxmuskulatur, Atemwegsobstruktion, periphere und zentrale Atemdepression; verwaschene Sprache, Ataxie, Verlust der Kooperationsfähigkeit.
- Unsicherer Vorteil gegenüber anderen Benzodiazepinen im Status epilepticus.
- Injektion schmerzhaft, bei paravenöser oder intraarterieller Injektion evtl. Nekrosen.
- I. m. Injektion weitgehend unwirksam.
- Bei Kindern gelegentlich Zunahme der bronchialen Sekretion.

Clonidin ⊕ ⊕ ⊕

Wirkung Zentrale und periphere α_2-Rezeptorenstimulation: RR ↓, Puls ↓.

Indikationen und Dosierung
- **Hypertonie** (v. a. in Verbindung mit Tachykardie): langsam 0,075 mg i. v., ggf. Wiederholung nach 10 Min.
- **Entzugssy.:** langsam 0,15–0,3 mg i. v. Danach Perfusor 0,9 mg mit NaCl 0,9 % auf 50 ml: Beginn mit 2 ml/h, Dosierung nach Wirkung bzw. NW (Puls ↓, RR ↓).

Bemerkungen

- Puls ↓, Sedation, Mundtrockenheit
- Kurzfristiger Blutdruckanstieg (und Bradykardie) bei i. v. Bolusgabe

! Wegen erhöhtem NW-Risiko vorsichtig dosieren bei Bradykardie, AV-Überleitungsstörungen oder Vorbehandlung mit β-Blockern oder Verapamil.

Clopidogrel ⊕ ⊕

Wirkung Hemmung der ADP-vermittelten Thrombozytenaggregation über den Glykoprotein IIb/IIIa-Rezeptor.

Indikationen und Dosierung Bei STEMI und symptomatischem NSTEMI: loading dose 300 mg p. o. (präklinischer Einsatz nur bei längerem Transportweg zur Herzkatheteruntersuchung).

Bemerkungen Clopidogrel ist Prodrug, erst nach zwei Stoffwechselschritten entsteht Wirkstoff (Zeitverzögerung!). **Cave:** ~ 20 % Non-Responder.

Dexamethason ⊕ ⊕ ⊕

Wirkung Antiphlogistisch, antiödematös.

Indikationen und Dosierung

- **Asthmaanfall:** 1 mg/kg KG.
- **Perifokales Ödem** bei Hirnmetastasen: 10 mg i. v.
- **Anaphylaktischer Schock:** 1 mg/kg KG (Drittlinientherapie)

Bemerkungen

- **NW:** Erbrechen, Juckreiz, Bewusstseinsbeeinträchtigung
- Kardiovaskuläre Dysregulationen im Rahmen einer anaphylaktoiden Reaktion keine Indikation für Glukokortikoide
- Notfalls auch orale Gabe möglich

Diazepam ⊕ ⊕ ⊕ ⊕

Wirkung

- Benzodiazepin: Sedierung, zentrale Muskelrelaxation, Antikonvulsion, Anxiolyse, Wirkmechanismus bei Chloroquinintoxikation ungeklärt.
- Wirkungseintritt nach ca. 1–2 Min.
- Wirkungsdauer: Ca. 15 Min.–3 h (und länger).

Indikationen

- Krampfanfälle
- Akute Angst-, Spannungs-, Erregungs- und Unruhezustände
- Fieberkrämpfe (rektale Applikation)
- Chloroquinintox.

Dosierung Immer individuell nach Wirkung:

- 0,05–0,5 mg/kg KG langsam i. v.
- Bei Kindern rektal 0,5 mg/kg KG (Säugling 2,5–5 mg, Kleinkind 5–10 mg, Schulkind 10–20 mg)
- Chloroquinintox.: 1 mg/kg KG als Kurzinfusion über 15–30 Min. in Intubationsbereitschaft, falls erforderlich weiter

Bemerkungen

- Atemdepression (v. a. bei zu rascher Injektion)
- Blutdruckabfall (v. a. in Kombination mit Opioiden)
- Anterograde Amnesie
- Gelegentlich paradoxe Reaktionen bei älteren Pat.
- Venenreizung und Thrombophlebitis bei i. v. Injektion, deshalb Präparate auf Sojabohnenölbasis bevorzugen
- Dosisreduktion bei Hypoproteinämie, Kachexie, alten Pat., Schock
- Große therapeutische Breite

Digoxin ⊕

Wirkung Digitalis: positiv inotrop, negativ dromotrop.

Indikation und Dosierung Absolute Arrhythmie mit schneller Überleitung: 0,4 mg langsam i. v., ggf. Wiederholung nach 30 Min. (i. d. R. durch β-Blocker ersetzt).

Bemerkungen

- Nicht sinnvoll bei Sinusknotensy., Bradykardie, AV-Block II° und III°, ventrikuläre Tachykardie, WPW-Sy.
- **NW:** Übelkeit, Erbrechen, Bradykardie, paroxysmale Tachykardie mit Block (evtl. Digitalisüberdosierung), ventrikuläre Extrasystolen, ZNS-Symptome (z. B. Farbsehstörungen, Kopfschmerzen, Halluzinationen).

! Wegen erhöhtem NW-Risiko vorsichtig dosieren bei Vorbehandlung mit Digitalis.

Dihydralazin ⊕

Wirkung Antihypertensivum.

Indikation und Dosierung Eklampsie, sonstiger Hypertonus in der Schwangerschaft: I. v. ⅕ Amp. = 5 mg; ggf. Wiederholung nach 10 Min.

Bemerkungen

- **NW:** sehr häufig Reflextachykardie, Angina pectoris, Kopfschmerz, Schwindel, Übelkeit

! Lange Wirkdauer

Dimenhydrinat ⊕ ⊕

Wirkung Blockade des Histamin-1-Rezeptors; Antiemetikum durch zentralnervöse Wirkung.

Indikation und Dosierung Übelkeit und Erbrechen: 0,6–1,2 mg/kg KG i. v.

Bemerkungen Häufig starke Sedierung und nur schwache Antiemese; in höheren Dosen halluzinogen, als H_1-Blocker als Antiallergikum.

Dimetinden ⊕ ⊕ ⊕ ⊕

Wirkung Blockade des Histamin-1-Rezeptors.

Indikation und Dosierung Anaphylaktoide Reaktion: 0,1 mg/kg KG sehr langsam i. v. (Kurzinfusion über 5 Min.).

Bemerkungen
- Kein Mittel der 1. Wahl bei schweren kardiovaskulären Reaktionen
- **Atropinartige NW:** Tachykardie, Mundtrockenheit, Akkommodationsstörungen, Müdigkeit, Sedierung

! Bei Kleinkindern sehr vorsichtig dosieren: Erregungszustände möglich

Diphenylhydantoin ⊕

Wirkung Antiepileptikum, Antiarrhythmikum.

Indikationen und Dosierung
- **Krampfanfälle:** I. v. 150–350 mg bei 70 kg KG (2–5 mg/kg KG) sehr langsam (max. 50 mg/Min.) unter Monitorkontrolle, Wirkungseintritt nach 20 Min., danach ggf. wiederholbar.
- Ventrikuläre Extrasystolen bei Digitalisintoxikation.

Bemerkungen
- **NW:** häufig, bes. bei rascher Injektion: RR ↓ und Puls ↓ (bis zum Herzstillstand!).

! Allergie, Bradykardie, Hypotonie, AV-Block.

- Nur mit NaCl 0,9 % kompatibel; fällt bei Mischung mit praktisch allen Pharmaka weißlich aus; i. v. Zugang vor und nach der Injektion mit NaCl 0,9 % spülen.

Dobutamin ⊕ ⊕ ⊕ ⊕

Wirkung Katecholamin: v. a. positiv inotrop, auch vorlastsenkend.

Indikation und Dosierung Myokardiale Insuff.: Perfusor mit 250 mg mit NaCl 0,9 % auf 50 ml: 2–17 ml/h bei 70 kg KG (2,5–20 µg/kg KG/Min.).

Bemerkungen
- **NW:** Tachykardie, Extrasystolen, Kammerflimmern (v. a. bei Myokardischämie), Angina pectoris
- Nach Vorbehandlung mit β-Blockern verminderte Wirksamkeit
- Inkompatibel mit Alkohol und Natriumbisulfit (häufige Hilfsstoffe), sollte daher nicht mit anderen Pharmaka laufen

Droperidol ⊕ ⊕ ⊕

Wirkung Starkes Neuroleptikum aus der Butyrophenonreihe; zentrales Antiemetikum, 5-HT_3-Antagonist.

Indikationen und Dosierung
- **Erbrechen:** 0,625–1,25 °mg i. v. (bei älteren Pat. als Kurzinfusion!), ggf. in Kombination mit Ondansetron und Dexamethason
- **Psychose:** 2,5 mg repetitiv (bis 25 mg)

Bemerkungen **NW:** Arrhythmiegefahr bei vorbestehendem „Long-QT-Syndrom" (bei antiemetischer Dosis irrelevant).

Esketamin ⊕ ⊕ ⊕ ⊕

Wirkung
- Analgetikum (in niedriger Dosierung), Hypnotikum (in höherer Dosierung)
- Wirkungseintritt nach ca. 30 s (i. v.) bzw. 5 Min. (i. m.)
- Wirkungsdauer: 10–20 Min.

Indikationen

- Analgesie und Sedierung nicht bewusstloser Pat. für technische Rettung und Lagerung
- Narkoseeinleitung bei Polytraumatisierten nach Rettung und Lagerung
- Therapieresistenter Status asthmaticus

Dosierung

! Immer Anpassung der Dosis an ein ggf. reduziertes zirkulierendes Blutvolumen.
- **Analgesie und Sedierung:** max. 0,125–0,25 mg/kg KG i. v. Bei fehlendem i. v. Zugang auch 1 mg/kg KG intranasal möglich.
- **Narkoseeinleitung:** 0,25–1,0 mg/kg KG i. v. (Intubation erforderlich).
  - Status asthmaticus: 1,5 mg/kg KG i. v.
- Traumatisierte, nicht bewusstseinsgestörte **Kinder** für Rettung und Transport: 0,5–1,5 mg/kg KG i. m.

Bemerkungen

- Sympathikusstimulation mit RR-Anstieg, Tachykardie und dadurch bedingtem Anstieg des myokardialen O_2-Verbrauchs, Bronchodilatation, Anstieg des Uterustonus und der Wehenfrequenz, intrakranieller und intraokularer Druckanstieg.
- Hypersalivation mit Gefahr des reflektorischen Laryngospasmus.
- Bei rascher Injektion und in hoher Dosierung Atemdepression bis Apnoe.
- Halluzinationen (nur in der Aufwachphase relevant), delirante Erregung (v. a. bei Ketamin, bei Esketamin wesentlich seltener).
- Nicht anwenden bei hypertonen Kreislaufverhältnissen.
- SHT: Ketamin-Gabe bei kontrollierter Beatmung (pCO_2 ca. 35 mmHg) möglich.
- Bei Kindern nach i. m. Injektion nach Wirkungseintritt immer i. v. Zugang legen.

Esmolol ⊕ ⊕ ⊕

Wirkung

- β-Blocker; negativ inotrop und chronotrop
- Wirkungsdauer 5 Min.

Indikation und Dosierung Symptomatische supraventrikuläre Tachykardie. 0,5 mg/kg KG i. v. sehr langsam. Kann alle 5 Min. wiederholt werden.

Bemerkungen **NW:** Bradykardie, Hypotonie.

Etilefrin ⊕ ⊕

Wirkung Sympathikomimetikum: Kreislaufstimulation.

Indikation und Dosierung Orthostatische Hypotonie: 1 Amp. mit NaCl 0,9 % auf 10 ml verdünnen: jeweils 5 ml nach Wirkung.

Bemerkungen

- **NW:** Tachykardie, Extrasystolie, Stenokardie
- Bei Hypotonie aufgrund von Volumenmangel nicht indiziert

Etomidat ⊕ ⊕

Wirkung

- Hypnotikum
- Wirkungseintritt nach 15–20 s
- Wirkungsdauer: 2–3 Min.

Indikationen und Dosierung

- Narkoseeinleitung
- Narkotikum für Kardioversion oder Repositionen (in Kombination mit einem Analgetikum)
- **Einleitungsdosis:** 0,15–0,3 mg/kg KG (10–20 mg) i. v.
- **Nachinjektion:** wirkungsabhängig bis zu max. 80 mg Höchstdosis

Bemerkungen

- Schmerzen bei der i. v. Injektion (geringer bei Etomidat-Lipuro®).
- Myoklonien und Dsykinesien möglich. Evtl. Prophylaxe durch vorangehende Gabe von Fentanyl oder eines Benzodiazepins.
- Dosisabhängige Atemdepression.
- Geringe Senkung des intrakraniellen Drucks.
- Injektionsnarkotikum mit den geringsten hämodynamisch bedeutsamen NW.
- Es gibt Hinweise, dass bereits die Einzelbolusgabe im Rahmen einer Narkoseeinleitung ein Risikofaktor für die Entwicklung einer Nebennierenrindeninsuff. ist → ungünstige Überlebens- und Komplikationsrate v. a. bei kritisch kranken und schwer traumatisierten Pat.

Fenoterol ⊕ ⊕ ⊕ ⊕

Wirkung β_2-Mimetikum: Bronchodilatation, Tokolyse.

Indikationen und Dosierung

- **Asthma bronchiale:** 2 Hübe à 0,1 mg bzw. 1 Hub à 0,2 mg; ggf. Wiederholung nach 5 Min. Bis zu 20 Hübe/h
- **Vorzeitige Wehen:**
  - Spray: 3–6 Hübe à 0,2 mg
  - 0,025 mg mit 4 ml NaCl 0,9 % verdünnt langsam i. v.
  - Dauertokolyse: 2 mg mit NaCl 0,9 % auf 50 ml. 2 ml/h bei 70 kg KG (0,02 mg/kg KG/Min.) über Perfusor

Bemerkungen

- **NW:** Tachykardie, Unruhe, Tremor, Angina pectoris, Herzrhythmusstörungen.
- **Spray:** Zweckmäßig ist ein vorgeschalteter „Tot"-Raum (Spacer) um bessere bronchiale Deposition zu erreichen. Kann auch über Tubus appliziert werden (2–4 Hübe).

Fentanyl ⊕ ⊕ ⊕ ⊕

Wirkung

- Opioidanalgetikum
- Wirkungseintritt nach ca. 20–30 s, -maximum 5–8 Min.
- Wirkungsdauer: Ca. 20–40 Min.

Indikationen

- Stärkste Schmerzzustände
- Analgetikum für die Narkose

Dosierung

- **Analgesie ohne Intubation:** 0,5–2,0 µg/kg KG i. v.
- **Narkoseeinleitung:** 2–4 µg/kg KG i. v.
- **Narkoseaufrechterhaltung:** 1–2 µg/kg KG i. v. alle 20–30 Min.

Bemerkungen
- Unterliegt der BtMVV
- Atemdepression bis zur Apnoe → Pulsoxymeter anlegen
- Sedierung bis zur Somnolenz, gelegentlich auch Dysphorie und Erregungszustände
- Ausgeprägte Bradykardie und Erbrechen (bes. bei zu rascher Injektion)
- Gelegentlich Thoraxrigidität bei zu schneller Injektion
- Steigerung des intrakraniellen Drucks (durch Hypoventilation)
- Verstärkung des sedierenden und atemdepressiven Effekts zentralwirksamer Substanzen (Medikamente, Alkohol)

Furosemid ⊕ ⊕ ⊕ ⊕

Wirkung Diuretikum.

Indikationen Herzinsuff., Hypertonie, Lungenödem.

Dosierung Initial 20–40 mg i. v., ggf. Wiederholung.

Bemerkungen
- Kollapsneigung, Hypotonie.
- Wegen erhöhtem NW-Risiko vorsichtig dosieren bei Volumenmangel.
- Bei Blasenentleerungsstörungen auf volle Blase achten → ggf. Katheterisierung.
- Mit vielen anderen Medikamenten inkompatibel, stets allein verabreichen.

Glukose ⊕ ⊕ ⊕ ⊕

Wirkung Energielieferndes Substrat für alle Zellen, BZ-Steigerung (insulinabhängig).

Indikation und Dosierung Hypoglykämischer Schock: 20–60 ml Glukose 40 % i. v., ggf. Wiederholung bis zum Verschwinden der Bewusstseinstrübung bzw. der zentralnervösen Symptomatik.

Bemerkungen
- Hypertone Lösung (> 10 %) brennt heftig und ist venenwandschädigend.
- Nach erfolgreicher Behandlung unbedingt Glukose in geringerer Konzentration und Menge weitergeben, z. B. Glukose 10 % als Infusion, um erneutem Absinken des BZ vorzubeugen.

Haloperidol ⊕ ⊕ ⊕

Wirkung
- Neuroleptikum: Stark antipsychotisch, gering sedierend, antiemetisch
- Wirkungseintritt nach ca. 10 Min.
- Wirkungsdauer: 5–8 h

Indikationen
- Akute Psychosen
- Unruhezustände, auch bei alkoholisierten Pat. und Polytoxikomanen
- Alkoholisch bedingte Erregungszustände
- Psychomotorische Erregungszustände
- Hyperkinesien

Dosierung 5 mg i. m. oder langsam i. v. (bei älteren Pat. initial nur 2,5 mg), ggf. 2,5–5 mg (0,5–1 ml) intranasal.

Bemerkungen
- Dyskinesien (Schluck- und Schlundkrämpfe, kloßige Sprache, dystone Bewegungen)
- Hypotonie (insbes. bei vorbestehendem Volumenmangel)
- Orthostatische Dysregulationen
- Erregungsleitungsstörungen (AV-Block, Schenkelblock)
- Große therapeutische Breite
- Antidot bei Frühdyskinesien: Biperiden

Heparin (unfraktioniert) ⊕ ⊕ ⊕ ⊕

Wirkung Antikoagulanz.

Indikationen
- Lungenembolie
- Arterieller und venöser Gefäßverschluss
- Herzinfarkt

Dosierung i. v.: initialer Bolus von 100 IE/kg KG. Schwangere nur 5.000 IE.

Bemerkungen
- **NW:** Blutungen (z. B. aus Einstichstellen), anaphylaktoide Reaktion.
- Gefäßpunktionen möglichst nur an Hand und Unterarm, nicht in der Leiste, keine i. m. Injektion, keine ZVK-Anlage.
- Nach Möglichkeit unter EKG-Kontrolle injizieren.
- **KI:** schwere Gerinnungsstörungen, V. a. Malignom mit zerebraler Metastasierung, Hirnblutung, drohender Abort, Heparinallergie.

Ipratropium ⊕ ⊕

Wirkung
- Inhalativ: Bronchodilatation
- I. v.: Vagolyse (Puls ↑)

Indikationen Bradykardie, Asthma bronchiale (zusätzliche Therapie).

Dosierung
- Spray: 2 Hübe à 0,02 mg, ggf. Wiederholung bis 10 Hübe
- i. v.: 0,5–1 mg

Bemerkungen
- **NW:** Akkommodationsstörungen, Mundtrockenheit, gastrointestinale Beschwerden, Harnverhalt
- Wirksamer als Atropin

Kaliumchlorid ⊕ ⊕

Wirkung Erhöhung des Kaliumspiegels.

Indikationen KCl nur als letzte Option bei therapieresistenter ventrikulärer Rhythmusstörung (Kaliummangel bei Diuretika-, Digitaliseinnahme).

Dosierung 20 mval **sehr langsam** i. v. oder 40 mval auf 500 ml/h als Infusion (z. B. Ringer-Lösung) bei 70 kg KG.

Bemerkungen **Cave:** keine Bolusgabe → evtl. Herzstillstand.

Ketamin ⊕

Wirkung Siehe Esketamin.

Indikationen Siehe Esketamin.

Dosierung Doppelte Dosis von Esketamin.

Bemerkungen

- (Veraltetes) Vorläuferpräparat von Esketamin.
- Im Gegensatz zu Esketamin ausgeprägtes Nebenwirkungsprofil (Halluzinationen und delirante Erregung).
- Findet teilweise immer noch aufgrund des niedrigen Preises Verwendung.

Lidocain ⊕ ⊕ ⊕

Wirkung Antiarrhythmikum (Klasse Ib), Lokalanästhetikum.

Indikationen und Dosierung

- Medikament der 2. Wahl (Medikament der 1. Wahl: Amiodaron) bei ventrikulären Extrasystolen, Kammerarrhythmien, Kammerflimmern unter Reanimation, Prophylaxe des Kammerflimmerns (v. a. bei kardialer Hypoxie):
  - I. v.: Bolus 100 mg bei 70 kg KG (1,5 mg/kg KG), ggf. Nachinjektion nach 5–10 Min. von 0,5 mg/kg KG. Maximaldosis 3 mg/kg KG.
  - E. t.: 300 mg bei 70 kg KG.
  - Perfusor: 1.000 mg mit NaCl 0,9 % auf 50 ml: 4–10 ml/h bei 70 kg KG (20–50 µg/kg KG/Min.).
- Lokalanästhesie: je nach Anwendungsart bis zu 40 ml einer 1 %-Lösung.

Bemerkungen

- **NW:** Herzinsuff., Sinusarrest, höhergradige AV-Blockierungen; Schwindel, Benommenheit, Übelkeit, taube Zunge, Ohrgeräusche (frühe Zeichen der Überdosierung), Tremor, Krämpfe, Koma (späte Zeichen der Überdosierung).
- Dosierung stets nach Normalgewicht, nicht nach tatsächlichem Gewicht
- Leichte ZNS-Symptome → Perfusor ausschalten!

! Wegen erhöhtem NW-Risiko vorsichtig dosieren bei AV-Block mit ventrikulärem Ersatzrhythmus, Unruhezuständen, Krämpfen.

- Verlängerte Halbwertszeit nach Schockzuständen → keine Perfusorgabe, nur Einzelgaben nach Wirkung.
- Muss der Perfusor höher eingestellt werden, stets 0,5 mg/kg KG Bolus dazu geben, sonst neues Plateau erst nach Stunden.

Lorazepam ⊕ ⊕

Wirkung Benzodiazepin mit ausgeprägter anxiolytischer Wirkung.

Indikation und Dosierung

- Anxiolyse und leichte Sedierung: 1–2 mg als Sublingualtablette („Expidet")
- Krampfanfällen: i. v. Gabe nach Wirkung titriert

Bemerkungen In USA Substanz der 1. Wahl bei Krampfanfällen (i. v.). In Ampullenform gekühlte Lagerung erforderlich.

Magnesiumsulfat-Lösung ⊕ ⊕ ⊕

Wirkung Antiarrhythmikum in hohen Dosen (funktioneller Kalziumantagonist → „antiischämisch"), Vasodilatation, Tokolyse.

Indikationen und Dosierung „Torsade de pointes" („Spitzenumkehrtachykardie"), eklamptischer Krampfanfall: i. v. 2.000 mg langsam bei 70 kg KG (30 mg/kg KG).

Bemerkungen

- **NW:** RR ↓, Übelkeit, Erbrechen, Wärmegefühl, Schwindel, Atemdepression, Puls ↓.
- Höher konzentrierte Magnesiumpräparate (z. B. 50 %) nur verdünnt geben (NaCl 0,9 % oder Glukose 5 %).
- Die Infusion kann trotz Verdünnung schmerzhaft sein.
- Bei Überdosierung genügt es meist, die Zufuhr zu unterbrechen, ggf. Kalziumglukonat als Antidot verwenden.

Metamizol ⊕ ⊕ ⊕ ⊕

Wirkung

- Analgetikum, Antipyretikum, in höherer Dosierung auch spasmolytisch.
- Wirkungseintritt nach ca. 1–8 Min.
- Wirkungsdauer: 3–5 h.

Indikation und Dosierung Starke Schmerzzustände, v. a. Koliken: 1–2,5 g extrem langsam (max. 0,5 ml/Min.) i. v., dabei Atmungs- und Kreislaufkontrolle.

Bemerkungen

- Häufig gravierende Blutdruckabfälle, deshalb Vorsicht bei Hypotonie, Hypovolämie und instabilen Kreislaufverhältnissen.
- Metamizol kann einen anaphylaktischen Schock auslösen.
- Lebensbedrohliche Unverträglichkeitsreaktionen können noch 1 h nach i. v. Injektion auftreten, v. a. bei Dosierungen > 1 g.
- Nicht anwenden bei allergischer Disposition jeder Art (auch Heuschnupfen, Tierhaar- oder Lebensmittelallergie).
- Bei Anwendung in den letzten 6 Wo. der Schwangerschaft ist ein vorzeitiger Verschluss des Ductus Botalli möglich.

Methohexital ⊕

Wirkung

- Hypnotikum (Barbiturat)
- Wirkungseintritt nach 10–40 s
- Wirkungsdauer: 5–15 Min.

Indikation und Dosierung Narkoseeinleitung mit 1–1,5 mg/kg KG langsam i. v.

Bemerkungen

- Dosisabhängige kardiovaskuläre Depression mit RR ↓ durch Vasodilatation und Abnahme des HZV.
- Dosisabhängige Atemdepression bis hin zur Apnoe.
- Histaminliberation, Husten, Laryngospasmus, Bronchospasmus.
- Singultus.
- Motorische Unruhe bei der Narkoseeinleitung.
- Bei Schock oder manifester Herzinsuff. massive Dosisreduktion bzw. besser Etomidat verwenden.
- **KI:** schwere obstruktive Lungenerkr. oder Status asthmaticus.
- Dosisreduktion bei Hypovolämie, Hypoxie, Ileus, Kachexie, alten Pat.
- Bei versehentlicher paravenöser Injektion Schmerzen, Schwellungen, Nervenschäden, Ulzerationen und Nekrosen.

- Bei versehentlicher arterieller Injektion Gangrän einer Extremität, die eine Amputation erfordern kann.
- Anwendung als 1 %-Lösung, als Lösungsmittel nur Aqua dest., NaCl 0,9 % oder Glukose 5 % verwenden.

(Methyl-)Prednisolon ⊕ ⊕ ⊕ ⊕

Wirkung Antiphlogistisch, antiödematös.

Indikationen und Dosierung

- **Anaphylaktoide Reaktion, Asthmaanfall:** je nach Schweregrad der Symptomatik 250–1.000 mg i. v.
- **Perifokales Ödem** bei Hirnmetastasen: 25–100 mg i. v.

Bemerkungen

- NW Erbrechen.
- Die Gabe bei V. a. Rückenmarktrauma sollte innerhalb der ersten 8 h nach Trauma erfolgen, d. h. ist auch in der Klinik möglich.

Metoclopramid ⊕ ⊕

Wirkung Zentraler Dopaminantagonist: Erhöhung des unteren Ösophagussphinktertonus sowie der Magen- und Dünndarmmotilität.

Indikationen und Dosierung

- 5–10 Min. vor Narkoseeinleitung bei Aspirationsgefahr 10 mg i. v.
- Übelkeit und Erbrechen (auch nach Opioidgabe): 10 mg i. v.

Bemerkungen

- **NW:** Müdigkeit, bei Kindern unter 14 J. häufig extrapyramidale NW.
- ! Wegen erhöhtem NW-Risiko vorsichtig dosieren bei Neugeborenen, Säuglingen, Kleinkindern, mechanischem Ileus, extrapyramidaler Symptomatik und Krampfleiden.
- Antagonist: Atropin.
- Wirkungsverstärkung mit zentral dämpfenden Medikamenten.
- Trizyklische Antidepressiva, Neuroleptika verstärken die extrapyramidalen NW.
- Extrapyramidale NW mit Biperiden behandelbar.

Metoprolol ⊕ ⊕ ⊕ ⊕

Wirkung

- β-Blocker: negativ inotrop und chronotrop
- Wirkdauer: 8–15 h

Indikation und Dosierung Supraventrikuläre Tachykardie, -arrhythmie und Extrasystolie. Reflextachykardie bei Nitroglyzerinanwendung, instabile Angina pectoris: 3,5 mg bei 70 kg KG i. v. (0,05 mg/kg KG) **sehr langsam,** ggf. Wiederholung nach 5 Min. Höchstdosis 20 mg bei 70 kg KG (0,3 mg/kg KG).

Bemerkungen

- **NW:** Bradykardie, Herzinsuff., Hypotonie, Bronchokonstriktion, Schwindel, Kopfschmerz.
- ! Wegen erhöhtem NW-Risiko vorsichtig dosieren bei Asthma bronchiale und obstruktiven Lungenkrankheiten, symptomatischer Tachykardie bei Sepsis, Volumenmangel, Herzinsuff., Bradykardie, AV-Block II° und III°, Sinusknotensy., schwerer AVK.

- **WW:** in Kombination mit Verapamil oder Diltiazem Asystolie, Verstärkung blutdrucksenkender Effekte, z. B. von Nifedipin oder Clonidin, Bradykardie mit Digitalis; Wirkungsabschwächung von Dobutamin und Dopamin, vasokonstriktorische Effekte durch Adrenalin (Adrenalinumkehr).
- Maskierung von Hypoglykämiesymptomatik bei behandelten Diabetikern, Gefahr der Hypoglykämie jedoch erhöht.
- Allergische Reaktionen werden verstärkt.

Midazolam ⊕ ⊕ ⊕ ⊕

Wirkung

- Sedativum (Benzodiazepin)
- Wirkungseintritt nach ca. 3 Min.
- Wirkungsdauer: 45–90 Min.

Indikationen und Dosierung

- **Sedierung:** 0,025–0,15 mg/kg KG i. v., dabei langsame und individuelle Dosierung (Verdünnung mit NaCl 0,9 % auf 1 mg/ml und jeweils 1-mg-Boli applizieren).
- **Narkoseeinleitung:** 0,1–0,25 mg/kg KG i. v.
- **Narkoseaufrechterhaltung:** individuell nach Wirkung dosieren (5- bis 10-mg-Boli).
- Notfalls rektale Applikation möglich: 0,2–0,3 mg/kg KG (Maximaldosis = 15 mg) mit NaCl verdünnt applizieren.
- Notfalls intranasale Applikation möglich: 0,1–0,2 mg/kg KG (Maximaldosis = 15 mg)

Bemerkungen

- Atemdepression bis Atemstillstand (bes. bei schneller Injektion)
- Blutdruckabfall (vorher Volumenmangel ausgleichen)
- Gelegentlich paradoxe Reaktion bei älteren Pat. (Hypoxie?)
- Resorption nach i. m. Applikation fast genauso schnell wie nach i. v. Gabe → bei Pat. im Erregungszustand oder bei Krampfanfall ggf. i. m. Verabreichung, wenn i. v. Injektion schwierig
- Keine analgetische Wirkung
- Keine Anwendung bei Frühgeborenen (zerebrale Krampfanfälle)
- Dosisreduktion bei Kachexie, alten Pat.
- Doppelte Wirkstärke und kürzere Wirkdauer im Vergleich zu Diazepam
- Verursacht anterograde Amnesie
- **Cave:** unterschiedliche Präparate im Handel: 5 mg in 1 ml, 15 mg in 3 ml, 5 mg in 5 ml → Gefahr der Überdosierung!

Morphin ⊕ ⊕ ⊕ ⊕

Wirkung

- Opioidagonist: analgetisch und sedierend, euphorisierend. Pulmonalarterieller Druck ↓
- Wirkungseintritt nach 5–10 Min.
- Wirkungsdauer: 3–4 h

Indikationen Stärkste Schmerzzustände, insbes. bei Herzinfarkt, kardial bedingtes Lungenödem.

21

Dosierung Abhängig vom Schweregrad der Schmerzen: Mit NaCl 0,9 % auf 10 ml verdünnen und Boli à 2 mg bis zum Eintritt der gewünschten Wirkung langsam i. v. applizieren (5–10 mg).

Bemerkungen

! Unterliegt der BtMVV.

- **Neben-/Wechselwirkungen:**
  - Atemdepression bis zur Apnoe, v. a. nach schneller i. v. Gabe
  - Histaminfreisetzung und Auslösung allergischer Reaktionen. **Cave:** Asthmaanfall bei entsprechender Prädisposition
  - Zentral bedingte Vagusstimulation mit Miosis, Bradykardie, Übelkeit und Erbrechen
  - Sedierung bis zur Somnolenz, gelegentlich auch Dysphorie und Erregungszustände
  - Tonuserhöhung der glatten Muskulatur (Sphinkteren) → Kl: Koliken, Pankreatitis
  - Verstärkung des blutdrucksenkenden Effekts bei gleichzeitiger Gabe von Antihypertensiva und Phenothiazin-Neuroleptika
  - Verstärkung des sedierenden und atemdepressiven Effekts zentralwirksamer Substanzen (Medikamente, Alkohol)

Natriumbikarbonat ⊕ ⊕ ⊕ ⊕

Wirkung Azidoseausgleich.

Indikationen und Dosierung

- Ggf. bei länger andauernder Reanimation: Initial 1 ml = 1 mmol = 1 mval $NaHCO_3$ 8,4 %/kg KG, ggf. Wiederholung nach 10 Min.
- Antidot bei Intox. mit trizyklischen Antidepressiva.
- Metabolische Azidose (BGA): Basenüberschuss (BE) × 0,3 × kg KG/2.

Bemerkungen Inkompatibel mit anderen Medikamenten (keine Mischinfusion, über eigenen Zugang laufen lassen).

Nifedipin ⊕ ⊕ ⊕

Wirkung Kalziumantagonist: Blutdrucksenkung.

Indikation und Dosierung Hypertonie, insbes. bei zerebraler Symptomatik: 5–10 mg zerkaut mit etwas Flüssigkeit schlucken lassen, ggf. Wiederholung nach 15 Min.

Bemerkungen

- **NW:** Reflextachykardie, Hitzegefühl, Magenbeschwerden, Flush, Kopfschmerzen, Blutdruckabfall.

! Wegen erhöhtem NW-Risiko vorsichtig dosieren bei Herzinsuff., Schwangerschaft.

! Kontraindiziert bei instabiler Angina pectoris und akutem Myokardinfarkt.

Nitrendipin ⊕

Wirkung Antihypertensivum.

Indikation und Dosierung Hypertensiver Notfall (mit zerebraler Symptomatik): 1 Phiole à 5 mg in den Mund hinein ausdrücken und schlucken lassen; ggf. Wiederholung nach 30 Min.

Bemerkungen **NW:** Flush, Kopfschmerzen.

Nitroglyzerin ⊕ ⊕ ⊕ ⊕

Wirkung Direkte Relaxation glatter Muskulatur (u. a. venöse Gefäße, Gallenwege, distaler Ureter).

Indikationen

- Angina pectoris, Myokardinfarkt, Herzinsuff., Lungenödem, hypertensiver Notfall mit kardialen Symptomen
- Gallen- und Nierensteinkoliken

Dosierung

- Kapsel: 1 Kps. s. l., ggf. nach 5–10 Min. wiederholen
- Spray: 3 Hübe à 0,4 mg, ggf. nach 15 Min. wiederholen
- Perfusor: 50 mg auf 50 ml: 1-ml-Bolus, dann 1,5 ml/h bei 70 kg KG (0,35 µg/kg KG/Min.), ggf. Dosis alle 5 Min. um 1–2 ml/h steigern, bis Beschwerdefreiheit oder RR < 100 mmHg bzw. f > 110/Min.

Bemerkungen

- **NW:** Kopfschmerzen, Reflextachykardie, Hypotension, SpO_2 ↓ (venöses Pooling)
- Nach Glyzerolnitratgabe RR engmaschig kontrollieren
- Kombination mit β-Blocker, Verapamil oder Diltiazem bei Reflextachykardie sinnvoll
- Bei Lungenödem Kombination mit Dobutamin und Furosemid sinnvoll

! Puls ↓ und RR ↓ bei V. a. Herzinfarkt und Glyzerolnitratanwendung → Perfusor abstellen, Beine hochlagern, bei Bradykardie Atropin, evtl. vorsichtige Volumenzufuhr

Noradrenalin ⊕ ⊕ ⊕ ⊕

Wirkung Katecholamin: Periphere Vasokonstriktion und positive Inotropie.

Indikation und Dosierung Septischer Schock (bei niedrigem peripherem Widerstand): 5 mg mit NaCl 0,9 % auf 50 ml. 4 ml/h bei 70 kg KG (0,1 µg/kg KG/Min.) über Perfusor, Steigerung nach Wirkung.

Bemerkungen

- **NW:** Auslösung von Koronarspasmen, Zunahme des myokardialen Sauerstoffverbrauchs, Abnahme der peripheren Durchblutung und von Organen (Nieren, Darm), Nekrosen bei paravenöser Injektion.
- Inaktivierung durch alkalisches Milieu (z. B. $NaHCO_3$).
- Bei spinalem Schock Verstärkung einer Bradykardie.

Ondansetron ⊕ ⊕ ⊕

Wirkung Zentrales Antiemetikum, 5-HT_3-Antagonist.

Indikation und Dosierung Erbrechen: 4 mg i. v., ggf. in Kombination mit Droperidol und Dexamethason.

Bemerkungen **NW:** Arrhythmiegefahr (Torsade) bei vorbestehendem „Long-QT-Syndrom" → EKG-Monitoring!

Oxybuprocain ⊕ ⊕ ⊕

Wirkung Lokalanästhetikum (Estertyp).

Indikation und Dosierung Oberflächenanästhesie des Auges: 3–10 Tr. in den Bindehautsack im Abstand von 30 s.

Bemerkungen
- **NW:** anaphylaktoide Reaktion
- Alternative: 1–2 Tr. Lidocain (Amidtyp)

Oxytocin ⊕

Wirkung Wehensteigerung, Uteruskontraktion.

Indikation und Dosierung Geburtsstillstand, Nachgeburtsperiode, postpartale Blutung: i. v. 3–5 IE.

Bemerkungen **NW:** Auslösung eines Tetanus uteri, Erbrechen, Übelkeit, Tachykardie, Hypertonus, selten Angina pectoris, auch Hypotonie möglich.

Paracetamol ⊕ ⊕ ⊕

Wirkung Antipyretikum, Analgetikum.

Indikation und Dosierung Fieberhafte Zustände, v. a. bei Kindern: 10–15 mg/kg KG rektal, 10 mg/kgKG i. v.

Piritramid ⊕ ⊕

Wirkung
- Opioidagonist: analgetisch und sedierend
- Wirkungseintritt nach ca. 5–10 Min.
- Wirkungsdauer: etwa 6 h

Indikation und Wirkung Starke und sehr starke Schmerzzustände: 0,1–0,3 mg/kg KG langsam i. v. (max. 10 mg/Min.).

Bemerkungen
! Unterliegt der BtMVV
- In äquipotenter Dosierung gleiche Atemdepression wie Morphin
- Weniger emetisch wirksam als Morphin
- Bei zu rascher i. v. Gabe Hypotonie und Bradykardie
- Im Rahmen der „2c-Maßnahmen" Applikation durch NotSan ohne NA zulässig

Prasugrel ⊕ ⊕

Wirkung Hemmung der ADP-vermittelten Thrombozytenaggregation über den Glykoprotein IIb/IIIa-Rezeptor.

Indikation und Dosierung Bei STEMI und symptomatischem NSTEMI Loading-dose 60 mg p. o. (präklinischer Einsatz nur bei längerem Transportweg zur Herzkatheteruntersuchung indiziert).

Bemerkungen Prasugrel ist Prodrug, Umwandlung nach zwei Stoffwechselschritten zum Wirkstoff erfolgt schneller und quantitativer als bei Clopidogrel.

Prednison ⊕ ⊕ ⊕ ⊕

Wirkung Antiphlogistisch, antiödematös.

Indikationen Bei Kindern:
- Stenosierende Laryngotracheitis (Krupp-Sy.)
- Anaphylaktoide Reaktionen
- Asthmaanfall

Dosierung 5–20 mg/kg KG (auf ganze Zäpfchen aufrunden).

Promethazin ⊕ ⊕

Wirkung
- Neuroleptikum: sedierend, nur schwach antipsychotisch wirksam, antiemetisch, antihistaminerg (H_1-Blocker)
- Wirkungseintritt nach 15–30 Min.
- Wirkungsdauer: 4–6 h

Indikationen und Dosierung Sedierung bei Unruhezuständen, Asthma bronchiale, Antiemetikum: 25–50 mg langsam i. v.

Bemerkungen
- Hypotonie durch zentrale Sympathikolyse
- Atemdepression

Propafenon ⊕

Wirkung Antiarrhythmikum (Klasse Ic).

Indikationen
- Tachykardien bei Präexzitationssy.
- Ventrikuläre Extrasystolie und Tachykardie
- Supraventrikuläre Tachykardie und Tachyarrhythmien

Dosierung 35–100 mg bei 70 kg KG (0,5–1,5 mg/kg KG) langsam nach Wirkung i. v.

Bemerkungen
- **NW:** Orthostaseneigung, selten ZNS-Symptome (Tremor, Kopfschmerz usw.)
- **WW:** in Kombination mit anderen Antiarrhythmika (z. B. Betablocker) evtl. totaler AV-Block

Propofol ⊕ ⊕ ⊕ ⊕

Wirkung
- Hypnotikum
- Wirkungseintritt nach ca. 30–45 s
- Wirkungsdauer: etwa 5 Min.

Indikationen Narkoseeinleitung und -aufrechterhaltung.

Dosierung
- **Einleitungsdosis:** 1–2 mg/kg KG langsam i. v.
- **Erhaltungsdosis:** 10–30-mg-Boli (je nach Klinik ca. alle 5 Min.).

oder mittels Spritzenpumpe 3–6 mg/kg KG/h

Bemerkungen
- Ausgeprägte Blutdrucksenkung
- Atemdepression bis hin zur Apnoe
- Exzitatorische Bewegungen möglich
- Nicht anwenden bei dekompensierten kardiopulmonalen Erkr.
- **Cave:** unterschiedliche Präparate im Handel: 1 % 20 ml und 50 ml, 2 % 50 ml, Gefahr der Überdosierung!

Ranitidin ⊕

Wirkung H_2-Rezeptorenblocker.

Indikation und Dosierung Zur Blockade der Säureproduktion bei oberer GI-Blutung; Hemmung der Histaminwirkung am H_2-Rezeptor bei Allergie/Anaphylaxie; 2 mg/kg KG langsam i. v.

Bemerkungen Bei Anaphylaxie und GIT-Blutung nicht mehr in den Leitlinien enthalten. Ggf. individueller Versuch in der Drittlinientherapie.

Reproterol ⊕ ⊕ ⊕ ⊕

Wirkung β_2-Mimetikum: Bronchodilatation, Wehenhemmung.

Indikationen
- Asthma bronchiale, wenn Behandlung mit β_2-Mimetikum als Dosier-Aerosol nicht möglich, wirksam oder ausreichend ist (silent asthma).
- Vorzeitige Wehen.

Dosierung 0,09 mg mit NaCl 0,9 % auf 10 ml verdünnt langsam i. v.; ggf. Wiederholung nach 10 Min.

Bemerkungen
- **NW:** Unruhe, Tremor, Angst, Herzklopfen, Tachykardie, Kammerflimmern, Hypotonie, Angina pectoris.
- ! Wegen erhöhtem NW-Risiko vorsichtig dosieren bei akutem Rechtsherzversagen, Tachykardie, KHK.
- Bei i. v. Injektion von β_2-Agonisten erheblich häufiger NW als bei Inhalation

Reteplase ⊕ ⊕

Wirkung Fibrinolytikum.

Indikationen und Dosierung Akuter Myokardinfarkt, massive Lungenembolie:
- Heparinbolus von 60 IE/kg KG (max. 4.000 IE) sowie ASS i. v. vor Therapiebeginn
- Initial 10 U als Bolus über 1–2 Min.
- Nach 30 Min. erneuter Bolus von 10 U über 1–2 Min.

Bemerkungen
- **NW:** RR ↓, Arrhythmien
- KI 5.2
- Reteplase ist inkompatibel mit anderen Medikamenten, insbes. mit Heparin → nicht gleichzeitig injizieren, Zugang nach Injektion gründlich mit NaCl 0,9 % spülen.

Rocuronium ⊕ ⊕ ⊕

Wirkung
- Nicht depolarisierende Muskelrelaxation
- Wirkungseintritt nach 1–2 Min.
- Wirkungsdauer: 30–50 Min.

Indikation und Dosierung Muskelrelaxation zu maschineller Beatmung nach erfolgter Intubation:
- Initial 0,45–0,6 mg/kg KG (35 mg/70 kg KG).
- Bei 0,9 mg/kg KG zur Rapid-sequence-induction geeignet
- Repetitionsdosis: 0,1–0,15 mg/kg KG (10 mg/70 kg KG)

Bemerkungen
- Geringe Vagolyse (dosisabhängig Herzfrequenz ↑).
- Die Substanz muss gekühlt aufbewahrt werden.

rtPA (Alteplase) ⊕ ⊕

Wirkung Fibrinolytikum.

Indikationen und Dosierung

- Heparinbolus von 60 IE/kg KG (max. 4.000 IE) vor Therapiebeginn
- **Akuter Myokardinfarkt:** insgesamt 100 mg/90 Min., verteilt auf 2 Perfusorspritzen à 50 ml:
  - Initial 15 mg (= 15 ml) als Bolus über 1–2 Min.
  - Dann für 30 Min. 100 ml/h (50 mg), danach für 60 Min. 35 ml/h (= 35 mg)
- **Lungenembolie ab Stadium III:** insgesamt 100 mg/120 Min., verteilt auf 2 Perfusorspritzen à 50 ml:
  - Initial 10 mg (= 10 ml) als Bolus über 1–2 Min.
  - Danach für 120 Min. 45 ml/h (90 mg)

Bemerkungen

- **NW:** RR ↓, Übelkeit, Erbrechen
- KI ▶ 5.2

Streptokinase ⊕

Wirkung Fibrinolytikum.

Indikationen und Dosierung

- **Akuter Myokardinfarkt:** 1,5 Mio. IE in 60 Min. Perfusor: 1,5 Mio. IE mit NaCl 0,9 % auf 50 ml: 50 ml/h.
- **Lungenembolie ab Stadium III:** 1,5 Mio. IE in 30 Min. Perfusor: 1,5 Mio. IE mit NaCl 0,9 % auf 50 ml: 100 ml/h.

Bemerkungen

- **NW:** RR ↓, Übelkeit, Erbrechen, Kopfschmerzen, Dyspnoe, selten anaphylaktische Reaktion
- KI ▶ 5.2
- Zur Allergieprophylaxe Prednisolon 50 mg i. v.

Succinylcholin (Suxamethonium) ⊕ ⊕ ⊕ ⊕

Wirkung

- Depolarisierende Muskelrelaxation
- Wirkungseintritt nach ca. 30–60 s
- Wirkungsdauer: Ca. 5 Min.

Indikation und Dosierung Kurzfristige Relaxierung zur Intubation:

- Einzeldosis zur Intubation: 0,5–0,8 mg/kg KG (max. 70 mg/70 kg KG)
- Möglichst keine Nachinjektionen

Nebenwirkungen Die meisten NW (Bradykardie bis zur Asystolie, Muskelfaszikulationen) sind im Notarzteinsatz von nachgeordneter klinischer Relevanz.

Kontraindikationen Pat. mit neuromuskulärer Erkr. und/oder längerer Immobilisation, da klinisch relevante Erhöhung von Kalium möglich.

Bemerkungen

- Im Rettungsdienst weiterhin Mittel der Wahl bei der Notfallintubation.
- Initial Bradykardie und Hypotension, später Tachykardie.
- Hypersalivation und vermehrte Bronchialsekretion.
- Hyperkaliämie durch Kaliumverschiebung nach extrazellulär.

- Erhöhung des Augeninnendrucks und des Drucks im GI-Trakt (**Cave:** Aspirationsgefahr bei Hochschwangeren, Adipositas permagna, Pat. mit Ileus oder Zwerchfellhernie).
- Histaminfreisetzung mit der Gefahr eines Bronchospasmus.
- Bei elektiver und vermutlich einfacher Intubation wegen seltener Zwischenfälle (K ↑, Asystolie, maligne Hyperthermie) Einsatz eines nicht depolarisierenden Muskelrelaxanz erwägen.
- Anwendung bei frischen Lähmungen und Verbrennungen in den ersten 24 h noch möglich, danach kontraindiziert.
- **Cave:** Fertigampullen 2 %, d. h. 1 ml = 20 mg; Trockensubstanz 500 mg zum Auflösen, Konzentration je nach Lösungsvolumen variabel.

Sufentanil ⊕ ⊕ ⊕

Wirkung

- Potentestes zugelassenes Opioidanalgetikum (10-fach stärker wirksam als Fentanyl)
- Wirkungsbeginn nach 20–30 s, max. 2–4 Min.
- Wirkungsdauer etwa 30 Min.

Indikationen

- Stärkste Schmerzzustände
- Analgetikum für die Narkose

Dosierung

- **Cave:** Analgesie- und Apnoedosis liegen sehr dicht beieinander!
- **Analgesie ohne Intubation:** 0,05 µg/kg – 0,1 µg/kg KG i. v.
- **Narkoseeinleitung:** (0,3–)0,5 µg/kg KG i. v.
- **Narkoseaufrechterhaltung:** 0,1–0,5 µg/kg KG i. v. alle 30 Min. oder Spritzenpumpe mit 0,3–1,0 µg/kg KG/h.

Bemerkungen

- **Cave:** Sufentanil existiert in unterschiedlichen Konzentrationen (5 µg/ml bzw. 50 µg/ml) und Konfektionierungen.
- Unterliegt der BtMVV.
- Atemdepression bis zur Apnoe → Pulsoxymeter anlegen.
- Ausgeprägte Bradykardie und Erbrechen (bes. bei zu rascher Injektion).
- Gelegentlich Thoraxrigidität bei zu schneller Injektion.
- Steigerung des intrakraniellen Drucks (durch Hypoventilation).
- Verstärkung des sedierenden und atemdepressiven Effekts zentralwirksamer Substanzen (Medikamente, Alkohol).

Tenecteplase ⊕ ⊕ ⊕ ⊕

Wirkung Fibrinolytikum.

Indikationen und Dosierung

- Heparin-Bolus von max. 4.000 IE vor Therapiebeginn.
- Akuter Myokardinfarkt: Einfach-Bolus innerhalb von 10 s:
  - < 60 kg KG: 30 mg
  - 60–70 kg KG: 35 mg
  - 70–80 kg KG: 40 mg
  - 80–90 kg KG: 45 mg
  - > 90 kg KG: 50 mg

Terbutalin ⊕

Wirkung β_2-Mimetikum.

Indikation Asthma bronchiale (Tokolyse).

Dosierung 0,3–0,6 mg s. c. bei 70 kg KG (4–8 µg/kg KG).

Bemerkungen

- Nur zur s. c. Injektion zugelassen (und unverdünnt auch nicht anders anwendbar).
- Nach Verdünnung (z. B. 20 ml) kann die gleiche Dosis auch **sehr langsam** i. v. gespritzt werden.
- **NW:** Unruhe, Tremor, Angst, Herzklopfen, Tachykardie, Kammerflimmern, Hypotonie, Angina pectoris.
- Bei i. v. Injektion von β_2-Agonisten erheblich häufiger NW als bei Inhalation.
- Versehentliche rasche i. v. Gabe einer Ampulle Terbutalin führt meist zu Kammerflimmern.

> **!** Wegen erhöhtem NW-Risiko vorsichtige Dosierung bei akutem Rechtsherzversagen, Tachykardie, KHK.

Theophyllin ⊕ ⊕

Wirkung Bronchodilatation.

Indikation und Dosierung Schwerer Asthmaanfall: 350 mg bei 70 kg KG (5 mg/kg KG, bei damit vorbehandelten Pat. 2 mg/kg KG) sehr langsam i. v. **Cave:** wegen NW präklinisch i. d. R. durch direkte β_2-Mimetika ersetzt.

Bemerkungen

- Ampulleninhalt kann auch oral gegeben werden (enteral gute Resorption, sehr schlechter Geschmack).
- **NW:** Magenschmerzen, Übelkeit, Erbrechen, Ruhelosigkeit, Tremor, Schlafstörungen, Krämpfe, Tachykardie, Extrasystolie.

! Wegen erhöhtem NW-Risiko vorsichtig dosieren bei frischem Herzinfarkt, Epilepsie, Hyperthyreose.

- Nach Einnahme retardierter Theophyllinpräparate nach 2–8 h nur Erhaltungsdosis geben, unbedingt nachfragen, verwirrend viele Präparate im Handel.
- Geringe therapeutische Breite. Rasche i. v. Injektion kann tachykarde Rhythmusstörungen und/oder Krämpfe auslösen.

Thiopental ⊕ ⊕ ⊕ ⊕

Wirkung

- Thiobarbiturat (Hypnotikum)
- Wirkungseintritt nach 10–40 s
- Wirkungsdauer: 5–15 Min.

Indikationen und Dosierung

- Narkoseeinleitung: 3–5 mg/kg KG langsam i. v.
- Therapierefraktärer Status epilepticus: nach Wirkung dosieren, Intubationsbereitschaft!

Bemerkungen

- Dosisabhängige kardiovaskuläre Depression mit RR ↓ durch Vasodilatation und Abnahme des HZV. Eine langsame Injektion kann die kardiovaskuläre Depression minimieren.
- Dosisabhängige Atemdepression bis hin zur Apnoe.
- Histaminliberation, Husten, Laryngospasmus, Bronchospasmus.
- Singultus.
- Bei Schock oder manifester Herzinsuff. massive Dosisreduktion, besser Etomidat verwenden.
- KI: Schwere obstruktive Lungenerkr. und Status asthmaticus.
- Dosisreduktion bei Hypovolämie, Hypoxie, Ileus, Kachexie, alten Pat.
- Bei versehentlicher paravenöser Injektion Schmerzen, Schwellungen, Nervenschäden, Ulzerationen und Nekrosen.
- Bei versehentlicher arterieller Injektion Gangrän der Extremität, die eine Amputation erfordern kann → Vorgabe einer Testdosis von 25–50 mg.
- Anwendung als 2,5 %-Lösung. Lösung nur mit Wasser für Injektionszwecke herstellen, keine Volumenersatzmittel oder sauren Lösungen verwenden, da eine chemische Inkompatibilität bestehen kann.

Tramadol ⊕ ⊕

Wirkung

- Opioidanalgetikum
- Wirkungseintritt nach 5–10 Min.
- Wirkungsdauer: 2–4 h

Indikationen Schmerzzustände.

Dosierung

- **Erw.:** 50–100 mg langsam i. v. als Einzeldosis
- **Kinder** (ab 1 J.): 1–2 mg/kg KG

Bemerkungen

- ZNS-Irritationen, Schwindel, Benommenheit
- Übelkeit, Brechreiz, Erbrechen bes. bei unruhigen Pat.
- Orthostatische Dysregulation
- Tachykardie

Tranexamsäure ⊕ ⊕ ⊕

Wirkung Antifibrinolytikum.

Indikation und Dosierung Zur Hemmung einer beginnenden Hyperfibrinolyse bei polytraumatisierten Pat.; 20 mg/kg KG als Bolus, dann ggf. 4 mg/kg KG × h als Infusion.

Bemerkungen Datenlage derzeit nicht eindeutig; wegen hoher Sterblichkeit bei Polytrauma und geringem NW-Profil individueller Heilversuch gerechtfertigt.

Urapidil ⊕ ⊕ ⊕ ⊕

Wirkung Zentral wirkendes Antihypertensivum.

Indikation und Dosierung Hypertonus (v. a. bei zerebralen Symptomen): 25 mg langsam i. v., ggf. Wiederholung nach 10 Min.

Bemerkungen **NW:** Müdigkeit, Schwindel, Übelkeit und Erbrechen, Tachykardie.

Urokinase ⊕

Wirkung Fibrinolytikum.

Indikationen und Dosierung
- Heparinbolus von 60 IE/kg KG (max. 4.000 IE) vor Therapiebeginn.
- **Akuter Myokardinfarkt:** 2–3 Mio. IE in 60 Min. Perfusor: 2–3 Mio. IE mit NaCl 0,9 % auf 50 ml: 50 ml/h.
- **Lungenembolie ab Stadium III:** 1,5–2 Mio. IE als Bolus.

Bemerkungen
- **NW:** RR ↓, Dyspnoe, sehr selten allergische Reaktion, Fieber
- KI 5.2
- Lagerungs- und Aufbewahrungshinweise beachten (z. T. Kühlschranklagerung erforderlich)

Vecuronium ⊕ ⊕ ⊕ ⊕

Wirkung
- Nicht depolarisierende Muskelrelaxation
- Wirkungseintritt nach 1–3 Min.
- Wirkungsdauer: 30–40 Min.

Indikation und Dosierung Muskelrelaxation zu maschineller Beatmung nach erfolgter Intubation:
- Initial 0,08–0,15 mg/kg KG (7 mg/70 kg KG)
- Repetitionsdosis 0,02–0,05 mg/kg KG (1,5–3,5 mg/70 kg KG)

Bemerkungen
- Löslich in 0,9 % NaCl-, Ringer- oder 5 % Glukoselösung
- Verstärkung der neuromuskulären Blockade durch Thiopental, Ketamin, Fentanyl, Etomidat, Kalziumantagonisten, β-Blocker, Schleifendiuretika, Lokalanästhetika

Verapamil ⊕ ⊕ ⊕ ⊕

Wirkung Antiarrhythmikum (Klasse IV).

Indikation und Dosierung Tachykarde, supraventrikuläre Rhythmusstörungen mit schneller Überleitung (z. B. schnelle Überleitung bei Vorhofflimmern): 5 mg mit NaCl 0,9 % auf 10 ml verdünnt sehr langsam i. v., ggf. Wiederholung nach 5–10 Min.

Bemerkungen
- **NW:** AV-Block, Bradykardie, Asystolie, Hypotonie, Herzinsuff., Schwindel, Benommenheit, Kopfschmerzen.

! Wegen erhöhtem NW-Risiko vorsichtig dosieren bei Herzinsuff. NYHA III und IV, Bradykardie, Hypotonie, akutem Herzinfarkt, Vorhofflimmern/-flattern bei WPW-Sy. (Kammertachykardie).

- Injektion nur unter EKG-Kontrolle.
- Kombination mit β-Blockern kann zur Asystolie führen → niemals Verapamil und β-Blocker i. v. nacheinander.
- **WW:** Wirkungsverstärkung mit Antihypertensiva oder Antiarrhythmika.
- Ausfällung in alkalischen Lösungen.

21

21.3 Antidota

Ulrich v. Hintzenstern und Andreas Schaper

Acetylcystein ⊕ ⊕

Wirkung Metabolitreduktion.

Indikation und Dosierung Intoxikation mit Paracetamol: 150 mg/kg KG in 200 ml Glukose 5 % i. v. (bei 70 kg KG; bei leichteren Pat. oder Kindern Glukose-Infusionsmenge entsprechend verringern) über 30 Min. (ansonsten Gefahr anaphylaktoider Reaktionen). Nach der Loading-dose weiter mit 50 mg/kg KG über 3–4 h, dann 100 mg/kg KG über 16 h (→ Gesamtdosis über 20 h: 300 mg/kg KG).

Bemerkungen **NW:** selten akut-toxische (ähnlich anaphylaktoiden) Reaktionen.

Atropin

▶ 21.2

Biperiden ⊕ ⊕

Wirkung Anticholinergikum.

Indikation und Dosierung Intoxikation mit Neuroleptika, extrapyramidale Symptomatik: 2,5–5 mg langsam i. v.

Bemerkungen

- **NW:** Puls ↑, RR ↓, Müdigkeit, Schwindel; bei Überdosierung Unruhe, Psychose.
- Antidot: Physostigmin.

Diazepam

▶ 21.2

4-Dimethylaminophenol (DMAP) ⊕ ⊕ ⊕ ⊕

Wirkung Met-Hb-Bildner.

Indikation und Dosierung Orale Zyanidintoxikation: Bei mittelschwerer Intoxikation 0,5–1 mg/kg KG, bei schwerer Intoxikation max. 3 mg/kg KG i. v.

Bemerkungen

- **NW:** Hämolyse
- Antidot: Toloniumchlorid
- Endgültige Giftelimination nur durch die folgende Gabe von Natriumthiosulfat
- Max. 1 Amp. (beim Erw.) geben, sonst Gefahr der Hämolyse!

Dimeticon ⊕ ⊕ ⊕ ⊕

Wirkung Abbau der Grenzflächenspannung von Schaumblasen → Entschäumung.

Indikation und Dosierung Intoxikation mit Tensiden, Wasch- und Spülmitteln: Erw. 30 ml, Kinder 10–30 ml p. o.

Ethanol ⊕

Wirkung Behinderung des Methanolabbaus durch kompetitive Konkurrenz um Alkoholdehydrogenase.

Indikation und Dosierung Intoxikation mit Methanol, Glykol: 50 ml verdünnt mit 200 ml NaCl 0,9 % i. v.

Bemerkungen Ersatzweise können auch 150 ml Schnaps (z. B. Himbeergeist) oral zugeführt werden.

Flumazenil ⊕ ⊕ ⊕ ⊕

Wirkung

- Kompetitiver Antagonist am Benzodiazepinrezeptor
- Wirkungseintritt nach ca. 3–5 Min.
- Wirkungsdauer 1–2 h

Indikation und Dosierung Schwere Benzodiazepinintoxikation: Initial 0,2 mg (= 2 ml) Bolus i. v., dann 0,1 mg/Min. bis der Pat. wacher wird (max. Dosis: 1 mg).

Bemerkungen

- **NW:** Übelkeit, Erbrechen, Angstgefühle, Puls ↑, Krampfanfälle, evtl. Entzugssymptomatik
- HWZ wesentlich kürzer als die aller Benzodiazepine

Hydroxocobalamin ⊕ ⊕ ⊕ ⊕

Wirkung Irreversible Bindung des Zyanidions unter Bildung ungiftigen Zyanocobalamins.

Indikation und Dosierung

- Mischintoxikation von Ruß, CO und Zyanid: 70 mg/kg KG (→ Initialdosis bei Erwachsenen: 5 g).
- Ein- bis zweimalige Wiederholung der Dosis in Abhängigkeit vom klin. Verlauf.

Bemerkungen Wirkung bei oraler Zyanidvergiftung zu langsam.

Kalziumglukonat ⊕ ⊕ ⊕

Wirkung Bindung der Fluorid-Ionen bei Flusssäurevergiftungen.

Indikation und Dosierung

- Intoxikation mit Flusssäure: 1–2 Amp. à 10 ml i. v.
- Lokal: getränkte Tupfer auflegen, evtl. lokale Umspritzung in Lidocain (1 : 1).
- Als Zusatz zur Magenspülung.

Medizinische Kohle (Carbo medicinalis, Aktivkohle) ⊕ ⊕ ⊕ ⊕

Wirkung Adsorption und enterale Resorptionshemmung.

Indikation und Dosierung Orale Intoxikation z. B. mit Nahrungs- und Arzneimitteln, Pestiziden: Mit NaCl 0,9 % aufschlämmen und 30–40 g trinken lassen bzw. per Magensonde.

Naloxon ⊕ ⊕ ⊕ ⊕

Wirkung

- Opioidantagonist
- Wirkungseintritt nach ca. 1–2 Min.
- Wirkungsdauer: 15–90 Min.

Indikation und Dosierung Opioidintoxikation: 0,1-mg-Boli bis 2 mg langsam i. v.; ggf. Wiederholung.

Bemerkungen
- **NW:** Puls ↑, RR ↑, Schwindel, Erbrechen, Schwitzen, Krampfanfall, Asystolie, Entzugssy.
- Bei Nefopam nicht indiziert
- HWZ viel kürzer als die der eingenommenen Opioide.
- Bei Ateminsuff. auch Intubation erwägen.

Natriumthiosulfat ⊕ ⊕ ⊕ ⊕

Wirkung Bildung ungiftiger Schwefelverbindungen.

Indikation und Dosierung Intoxikation durch Blausäure: sofort nach Gabe von 4-DMAP 6–12 g i. v. bzw. nach schwerer Zyanidintoxikation.

Bemerkungen
- **NW:** RR ↓.
- Im Gegensatz zu 4-DMAP auch bei Mischintoxikation mit CO anwendbar.
- Relativ ungiftiges Antidot → auch in hohen Dosierungen geringe Risiken.

! Zu schnelle Infusion → RR ↓, u. U. allergische Reaktionen auf den Hilfsstoff Natriumdisulfit.

Obidoxim ⊕ ⊕ ⊕

Wirkung Cholinesterasereaktivator.

Indikation und Dosierung Intoxikation mit Phosphorsäureestern oder chemischen Kampfstoffen, z. B. Dimethoat oder Parathion (z. B. E 605): 5 Min. nach Gabe von Atropin 0,25 g langsam i. v. im Anschluss an Bolusgabe 0,75 g als Dauerinfusion über 24 h, dito an Tag 2 und 3 (Kontrolle der Leberwerte).

Bemerkungen
- **NW:** Puls ↑, Übelkeit, Hitze- und Spannungsgefühl im Kopf.
- KI: Intoxikation mit Karbamaten (Insektizide), z. B. Aldicarb oder Barban oder Intoxikation länger als 12 h zurückliegend.

Physostigmin ⊕ ⊕ ⊕

Wirkung
- ZNS-gängiges Parasympathikomimetikum (direkter Cholinesterasehemmer).
- Wirkungseintritt nach ca. 2–5–15 Min.
- Wirkungsdauer: 20–45 Min.

Indikation und Dosierung Intoxikation mit anticholinergen Substanzen, zentrales anticholinerges Sy. (ZAS): Parasympatholytika, Neuroleptika auf Phenothiazinbasis, Antidepressiva, Antihistaminika, Alkohol: Initial 4 mg langsam i. v.; ggf. Nachinjektion von 1–4 mg/20 Min.

Bemerkungen **NW:** anaphylaktoide Reaktion; bei Überdosierung: Bradykardie, Speichelfluss, Erbrechen, Krampfanfall, Salivation, Miosis.

Polyethylenglykol ⊕ ⊕

Wirkung Hautdekontaminierung.

Indikation und Dosierung Hautkontakt mit fettlöslichen Giften: Betroffenes Hautareal mit getränktem Lappen abwischen, mit Wasser und Seife nachspülen.

Pyridostigmin ⊕ ⊕

Wirkung Cholinergikum, Antagonisierung von nicht depolarisierenden Muskelrelaxanzien.

Indikation und Dosierung

- Myasthene Krise.
- Aufhebung einer Rest-Muskelrelaxation: 5 mg i. v. und 5 mg i. m.

Bemerkungen Zusätzlich Atropin 0,5 mg i. v. zur Reduktion der NW (Puls ↓, Speichelsekretion ↑).

Toloniumchlorid ⊕ ⊕ ⊕

Wirkung Methämoglobinreduktion.

Indikation und Dosierung Intoxikation mit Methämoglobinbildnern (z. B. Überdosierung von 4-DMAP), Nitraten, Nitriten, aromatischen Aminen: Initial 2–4 mg/kg KG i. v., ggf. Wiederholung mit 2 mg/kg KG nach 30 Min.

Bemerkungen **NW:** Eigenfarbe kann Zyanose vortäuschen.

21.4 Dosierungstabellen für Spritzenpumpen

Ulrich v. Hintzenstern

21.4.1 Adrenalin bzw. Noradrenalin 1 mg

▶ Tab. 21.1.

Tab. 21.1 Spritzenpumpeneinstellungen für Adrenalin bzw. Noradrenalin 1 mg [ml/h]

Konzentration: 1 mg auf 50 ml → 1 ml = 0,02 mg							
Dosierung [μg/kg KG/Min.]	Körpergewicht [kg]						
	40	50	60	70	80	90	100
0,01	1,2	1,5	1,8	2,1	2,4	2,7	3
0,05	6	7,5	9	10,5	12	13,5	15
0,1	12	15	18	21	24	27	30
0,2	24	30	36	42	48	54	60
0,3	36	45	54	63	72	81	90
0,4	48	60	72	84	96	108	120
0,5	60	75	90	105	120	135	150
0,6	72	90	108	126	144	162	180
0,7	84	105	126	147	168	189	210
0,8	96	120	144	168	192	216	240
0,9	108	135	162	189	216	243	270
1,0	120	150	180	210	240	270	300

21.4.2 Adrenalin bzw. Noradrenalin 5 mg

▶ Tab. 21.2.

Tab. 21.2 Spritzenpumpeneinstellungen für Adrenalin bzw. Noradrenalin 5 mg [ml/h]

Konzentration: 5 mg auf 50 ml → 1 ml = 0,1 mg							
Dosierung [µg/kg KG/Min.]	**Körpergewicht [kg]**						
	40	**50**	**60**	**70**	**80**	**90**	**100**
0,01	0,2	0,3	0,4	0,4	0,5	0,5	0,6
0,05	1,2	1,5	1,8	2,1	2,4	2,7	3,0
0,1	2,4	3,0	3,6	4,2	4,8	5,4	6,0
0,2	4,8	6,0	7,2	8,4	9,6	10,8	12,0
0,3	7,2	9,0	10,8	12,6	14,4	16,2	18,0
0,4	9,6	12,0	14,4	16,8	19,2	21,6	24,0
0,5	12,0	15,0	18,0	21,0	24,0	27,0	30,0
0,6	14,4	18,0	21,6	25,2	28,8	32,4	36,0
0,7	16,8	21,0	25,2	29,4	33,6	37,8	42,0
0,8	19,2	24,0	28,8	33,6	38,4	43,2	48,0
0,9	21,6	27,0	32,4	37,8	43,2	48,6	54,0
1,0	24,0	30,0	36,0	42,0	48,0	54,0	60,0

21.4.3 Dobutamin 250 mg

▶ Tab. 21.3

Tab. 21.3 Spritzenpumpeneinstellungen für Dobutamin 250 mg [ml/h]

Konzentration: 250 mg auf 50 ml → 1 ml = 5 mg							
Dosierung [µg/kg KG/Min.]	**Körpergewicht [kg]**						
	40	**50**	**60**	**70**	**80**	**90**	**100**
2,5	1,2	1,5	1,8	2,1	2,4	2,7	3,0
5,0	2,4	3,0	3,6	4,2	4,8	5,4	6,0
7,5	3,6	4,5	5,4	6,3	7,2	8,1	9,0
10,0	4,8	6,0	7,2	8,4	9,6	10,8	12,0
12,5	6,0	7,5	9,0	10,5	12,0	13,5	15,0
15,0	7,2	9,0	10,8	12,6	14,4	16,2	18,0
17,5	8,4	10,5	12,6	14,7	16,8	18,9	21,0
20,0	9,6	12,0	14,4	16,8	19,2	21,6	24,0
22,5	10,8	13,5	16,2	18,9	21,6	24,3	27,0
25,0	12,0	15,0	18,0	21,0	24,0	27,0	30,0

22 Adressen

Ulrich v. Hintzenstern

22.1 RTH-Stationen 752
22.1.1 RTH-Stationen in Deutschland 752
22.1.2 RTH-Stationen in Österreich 756
22.1.3 RTH-Stationen in der Schweiz 756
22.2 Standorte der deutschen SAR-Einrichtungen 757
22.3 Giftinformationszentralen 758
22.4 Regionale Notarztarbeitsgemeinschaften 759

22.1 RTH-Stationen

22.1.1 RTH-Stationen in Deutschland

▶ Tab. 22.1

Tab. 22.1 Übersicht der in Deutschland stationierten RTH (Stand Mai 2020)

Rufname	Standort	Betreiber
Baden-Württemberg		
Christoph 11	Villingen-Schwenningen	DRFL
Christoph 22	Ulm	ADAC
Christoph 41	Leonberg	DRFL
Christoph 43	Karlsruhe	DRFL
Christoph 45	Friedrichshafen	DRFL
Bayern		
Christoph 1	München	ADAC
Christoph 14	Traunstein	BMI
Christoph 15	Straubing	ADAC
Christoph 17	Kempten (Allgäu)	BMI
Christoph 18	Ochsenfurt	ADAC
Christoph 20	Bayreuth	ADAC
Christoph 27	Nürnberg	DRFL (Rettungswinde)
Christoph 32	Ingolstadt	ADAC
Christoph 40	Augsburg	ADAC
Christoph 65	Dinkelsbühl	ADAC
Berlin		
Christoph 31	Berlin	ADAC
Brandenburg		
Christoph 33	Senftenberg	ADAC
Christoph 35	Brandenburg (Havel)	BMI
Christoph 39	Perleberg	ADAC
Christoph 49	Bad Saarow	DRFL
Christoph 64	Angermünde	DRFL
Bremen		
Christoph 6	Bremen	ADAC
Hamburg		
Christoph 29	Hamburg	BMI
Hessen		
Christoph 2	Frankfurt (Main)	BMI

Tab. 22.1 Übersicht der in Deutschland stationierten RTH (Stand Mai 2020) *(Forts.)*

Rufname	Standort	Betreiber
Christoph 7	Kassel	BMI
Christoph 28	Fulda	ADAC
Mecklenburg-Vorpommern		
Christoph 34	Güstrow	BMI
Christoph 47	Greifswald	DRF
Christoph 48	Neustrelitz	ADAC
Niedersachsen		
Christoph 4	Hannover	BMI
Christoph 19	Uelzen	ADAC
Christoph 26	Sanderbusch	ADAC
Christoph 30	Wolfenbüttel	ADAC
Christoph 44	Göttingen	DRFL
Nordrhein-Westfalen		
Christoph 3	Köln	BMI
Christoph 8	Lünen	ADAC
Christoph 9	Duisburg	BMI
Christoph 13	Bielefeld-Rosenhöhe	BMI
Christoph 25	Siegen	ADAC
Christophorus Europa 1	Aachen/Würselen	ADAC
Christophorus Europa 2	Rheine	ADAC
Rheinland-Pfalz		
Christoph 5	Ludwigshafen	ADAC
Christoph 10	Wittlich	ADAC
Christoph 23	Koblenz	ADAC
Christoph 80	Weiden	DRFL
Saarland		
Christoph 16	Saarbrücken	ADAC
Sachsen		
Christoph 38	Dresden	DRFL
Christoph 46	Zwickau	ADAC
Christoph 61	Schkeuditz-Dölzig	ADAC
Christoph 63	Schkeuditz-Dölzig	ADAC
Sachsen-Anhalt		
Christoph 36	Magdeburg	DRFL

Tab. 22.1 Übersicht der in Deutschland stationierten RTH (Stand Mai 2020) *(Forts)*

Rufname	Standort	Betreiber
Schleswig-Holstein		
Christoph 12	Ahrensbök	BMI
Thüringen		
Christoph 37	Nordhausen	DRFL
Christoph 60	Suhl	DRFL
Christoph 70	Jena	ADAC

ADAC = allgemeiner deutscher Automobilclub; BMI = Bundesministerium für Inneres, DRF = Deutsche Rettungsflughilfe; DRFL = DRF-Luftrettung, JUH = Johanniter Unfallhilfe
Für Aktualisierungen siehe www.rth.info

▶ Tab. 22.2

Tab. 22.2 Übersicht der in Deutschland stationierten Dual-Use-Hubschrauber (Stand Mai 2020)

Rufname	Standort	Betreiber
Baden-Württemberg		
Christoph 51	Stuttgart	DRFL
Christoph 53	Mannheim	DRFL
Christoph 54	Freiburg	DRFL
Bayern		
Christoph Murnau	Murnau	ADAC
Christoph Regensburg	Regensburg	DRFL
Hessen		
Christoph Gießen	Gießen	JUH
Rheinland-Pfalz		
Christoph 66	Eßweiler	ADAC
Christoph 77	Mainz	ADAC
Sachsen		
Christoph 62	Bautzen	DRFL
Sachsen-Anhalt		
Christoph Halle	Halle	DRFL
Schleswig-Holstein		
Christoph 42	Rendsburg	DRFL
Christoph Europa 5	Niebüll	DRFL

ADAC = allgemeiner deutscher Automobilclub; BMI = Bundesministerium für Inneres, DRF = Deutsche Rettungsflughilfe; DRFL = DRF-Luftrettung, JUH = Johanniter Unfallhilfe
Für Aktualisierungen siehe www.rth.info

▶ Tab. 22.3

Tab. 22.3 Übersicht der in Deutschland stationierten ITH (Stand Mai 2020)

Rufname	Standort	Betreiber
Berlin		
Christoph Berlin	Berlin	DRFL
Brandenburg		
Christoph Brandenburg	Senftenberg	ADAC
Bremen		
Christoph Weser	Bremen	DRFL
Baden-Württemberg		
Christoph 111	Rheinmünster	DRFL
Bayern		
Christoph München	München-Großhadern	DRFL
Christoph Nürnberg	Nürnberg	DRFL
Hamburg		
Christoph Hansa	Hamburg	ADAC
Hessen		
Christoph Mittelhessen	Reichelsheim (Wetterau)	JUH
Mecklenburg-Vorpommern		
Christoph Rostock	Rostock	JUH
Niedersachsen		
Christoph Niedersachsen	Hannover	DRFL
Nordrhein-Westfalen		
Akkon Bochum 89-1	Marl-Loemühle	JUH
Christoph Dortmund	Dortmund	DRFL
Christoph Rheinland	Köln	ADAC
Christoph Westfalen	Münster/Greven	ADAC
Rheinland-Pfalz		
Air Rescue Nürburgring	Adenau	JUH
Air Rescue Pfalz	Sembach	JUH
Christoph 112	Ludwigshafen	ADAC
Sachsen-Anhalt		
Christoph Sachsen-Anhalt	Halle	DRFL
Thüringen		
Christoph Thüringen	Bad Berka	DRFL

ADAC = allgemeiner deutscher Automobilclub; BMI = Bundesministerium für Inneres, DRF = Deutsche Rettungsflughilfe; DRFL = DRF-Luftrettung, JUH = Johanniter Unfallhilfe
Für Aktualisierungen siehe www.rth.info

22.1.2 RTH-Stationen in Österreich

▶ Abb. 22.1

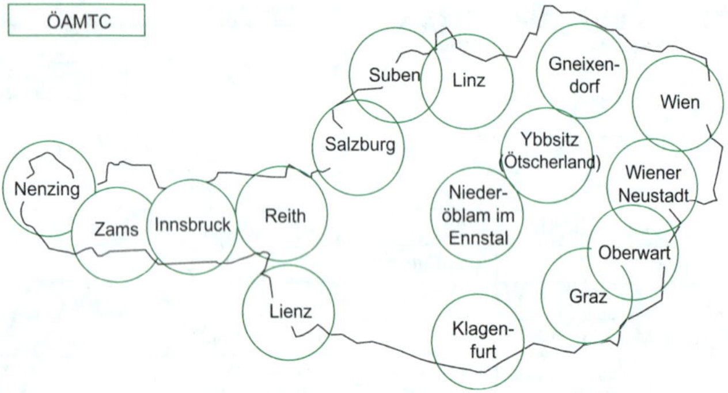

Abb. 22.1 RTH-Stationen in Österreich (auch www.oeamtc.at) [L157]

22.1.3 RTH-Stationen in der Schweiz

▶ Abb. 22.2

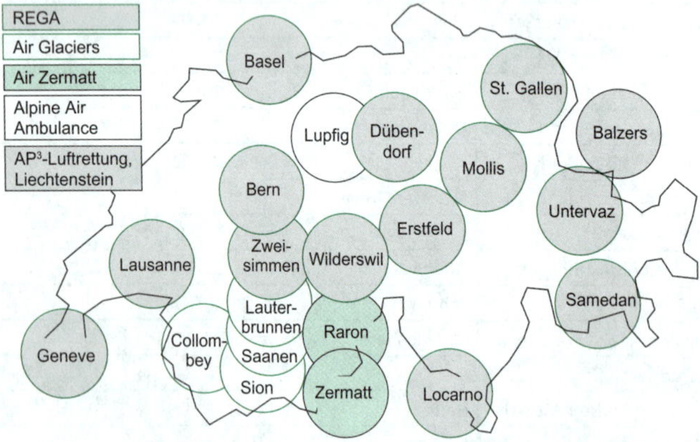

Abb. 22.2 RTH-Stationen in der Schweiz (auch www.rega.ch, www.air-glaciers.ch, www.air-zermatt.ch, www.lionsairgroup.ch, www.ap3-luftrettung.com) [L157]

22.2 Standorte der deutschen SAR-Einrichtungen

▶ Abb. 22.3

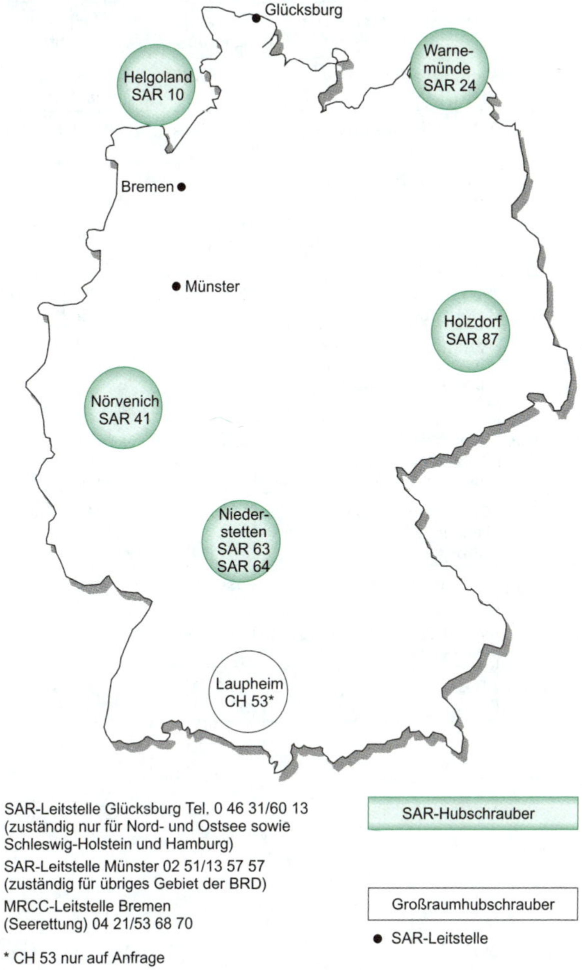
Glücksburg
Helgoland SAR 10
Warnemünde SAR 24
Bremen
Münster
Holzdorf SAR 87
Nörvenich SAR 41
Niederstetten SAR 63 SAR 64
Laupheim CH 53*
SAR-Leitstelle Glücksburg Tel. 0 46 31/60 13 (zuständig nur für Nord- und Ostsee sowie Schleswig-Holstein und Hamburg)
SAR-Leitstelle Münster 02 51/13 57 57 (zuständig für übriges Gebiet der BRD)
MRCC-Leitstelle Bremen (Seerettung) 04 21/53 68 70
* CH 53 nur auf Anfrage
SAR-Hubschrauber
Großraumhubschrauber
SAR-Leitstelle

Abb. 22.3 SAR-Stationen (www.rcc-muenster.aero) [L157]

22

22.3 Giftinformationszentralen

▶ Tab. 22.4

Tab. 22.4 Giftinformationszentralen

Stadt	Giftinformationszentrum	Giftnotruf(-Telefon)	E-Mail und Website
Berlin	Giftnotruf der Charité – Universitätsmedizin Berlin	030 19240	https://giftnotruf.charite.de
Bonn	Informationszentrale gegen Vergiftungen	0228 19240	www.gizbonn.de
Erfurt	Gemeinsames Giftinformationszentrum (GGIZ) Mecklenburg-Vorpommern, Sachsen, Sachsen-Anhalt, Thüringen	0361 73073–0	www.ggiz-erfurt.de
Freiburg	Vergiftungs-Informations-Zentrale	0761 19240	www.giftberatung.de
Göttingen	Giftinformationszentrum Nord (GIZ-Nord) Bremen, Hamburg, Niedersachsen, Schleswig-Holstein	0551 19240	www.giz-nord.de
Homburg/Saar	Informations- und Behandlungszentrum für Vergiftungen	06841 19240	http://www.uniklinikum-saarland.de/giftzentrale
Mainz	Giftinformationszentrum der Länder Rheinland-Pfalz und Hessen	06131 19240	www.giftinfo.uni-mainz.de
München	Giftnotruf München	089 19240	www.toxinfo.med.tum.de
Wien	Vergiftungsinformationszentrale Wien	+43 1 406–4343	www.giftinfo.org
Zürich	Tox Info Suisse	+41 44 251–5151	www.toxinfo.ch

22.4 Regionale Notarztarbeitsgemeinschaften

▶ Tab. 22.5

Tab. 22.5 Regionale Notarztarbeitsgemeinschaften

agbn	Arbeitsgemeinschaft der in Bayern tätigen Notärzte e. V.	www.agbn.de
AGBrN	Arbeitsgemeinschaft in Brandenburg tätiger Notärzte e. V.	www.agbrn.de
AGHN	Arbeitsgemeinschaft in Hessen tätiger Notärzte e. V.	www.aghn.de
AGMN	Arbeitsgemeinschaft der in Mecklenburg-Vorpommern tätigen Notärzte e. V.	www.agmn.de
AGNB	Arbeitsgemeinschaft Notarzt Berlin e. V.	www.agnotarzt-berlin.de
AGNN	Arbeitsgemeinschaft in Norddeutschland tätiger Notärzte e. V.	www.agnn.de
AGN-NW	Arbeitsgemeinschaft Notärzte in Nordrhein-Westfalen e. V.	www.agnnw.de
AGSAN	Arbeitsgemeinschaft in Sachsen-Anhalt tätiger Notärzte e. V.	www.agsan.de
AGSN	Arbeitsgemeinschaft Sächsischer Notärzte e. V.	www.agsn.org
AGSWN	Arbeitsgemeinschaft Südwestdeutscher Notärzte e. V.	www.agswn.de
AGTN	Arbeitsgemeinschaft der in Thüringen tätigen Notärzte e. V.	www.agtn.de

23 Fremdsprachenführer

Ulrich v. Hintzenstern

Deutsch	Englisch
Vorstellung	**Introduction**
• Guten Tag, mein Name ist Dr. XY. Ich bin Arzt. • Wir sind gekommen, um zu helfen. • Kann jemand dolmetschen?	• Hello, my name is Dr. XY, I am a doctor. • We are here to help. • Can anybody translate?
Allgemeine Anamnese	**History**
• Haben Sie (das Kind) Schmerzen? • Wo haben Sie (das Kind) Schmerzen? • Seit wie vielen Stunden/Tagen haben Sie (das Kind) diese Beschwerden? • Haben Sie (das Kind) in den letzten Tagen/Wochen Medikamente eingenommen? • Zeigen Sie mir diese Medikamente. • Nehmen Sie Drogen? • Ist Ihnen (dem Kind) schwindelig? • Waren Sie (das Kind) bewusstlos? • Haben Sie (das Kind) eine Allergie? • Sind Sie (das Kind) zuckerkrank?	• Have you (has the child) got any pain? • Where exactly is the pain? • How long have you (has the child) had the problem? • Have you (has the child) taken any medication in the past few days/weeks? • Please show me this medication. • Do you take any drugs? • Do you (does the child) feel dizzy? • Have you (has the child) been unconscious? • Do you (does the child) suffer from allergies? • Are you (is the child) diabetic?
Schwangerschaft	**Pregnancy**
• Sind Sie schwanger? • Zeigen Sie mir den Mutterpass.	• Are you pregnant? • Please show me your maternity documents.
Atmung	**Respiration**
• Haben Sie (das Kind) eine Lungenkrankheit? • Asthma, chron. Bronchitis, Lungenentzündung, Pseudo-Krupp? • Haben Sie (das Kind) Luftnot?	• Do you (does the child) suffer from any lung disease? • Asthma, chronic bronchitis, pneumonia, mild croup? • Are you (is the child) short of breath?
Herz-Kreislauf	**Cardiovascular System**
• Haben Sie (das Kind) eine Herzkrankheit? • Herzinfarkt, Herzrhythmusstörungen, Herzfehler, Herzmuskelentzündung, Angina pectoris? • Ist der Blutdruck hoch/niedrig? • Haben Sie (das Kind) Luftnot beim Treppensteigen/ bei Anstrengung?	• Have you (has the child) any heart disease? • heart attack, irregular heartbeat, defect of the heart valves, inflammation of the heart muscle, angina? • Is your blood pressure usually high/low? • Are you (is the child) short of breath when you climb (he/she climbs) upstairs/on exertion?
Urogenital	**Urogenital System**
• Haben Sie eine Nierenkrankheit? • Nierensteine, Nierenentzündung, Dialysepflicht? • Haben Sie (das Kind) Schmerzen beim Wasserlassen? • Haben Sie (das Kind) roten/braunen Urin?	• Do you have any problem with your kidneys? • Kidney stones, inflammation of the kidney? • Have you (has the child) any pain when passing water (when urinating)? • Do you (does the child) pass red/brown urine?
Gastrointestinal	**Gastrointestinal Tract**
• Ist Ihnen (dem Kind) übel? • Haben Sie (das Kind) erbrochen? • Vor wie vielen Tagen hatten Sie (das Kind) das letzte Mal Stuhlgang? • Haben Sie (das Kind) Durchfall? • Haben Sie (das Kind) Blut im Stuhl? • Haben Sie (das Kind) eine Magen- oder Darmerkrankung? • Magengeschwür, Gallensteine, Darmentzündung?	• Do you (does the child) feel sick? • Have you (has the child) vomited? • When was the last time you (the child) had a bowel movement? • Have you (has the child) diarrhea? • Have you noticed any blood in your (the child's) stool? • Do you (does the child) suffer from any stomach or intestinal disease? • Stomach ulcers, gall stones, bowel inflammation?
Untersuchung	**Examination**
• Ich untersuche Sie (das Kind). • Ich messe den Blutdruck. • Ich mache ein EKG. • Damit wird der Sauerstoff im Blut gemessen. • Mit offenem Mund tief atmen. • Können Sie mir diese Bewegung nachmachen? • Spüren Sie, wenn ich Sie hier kneife?	• I am going to examine you (the child). • I am going to check your blood pressure. • I am going to take an ECG. • With this instrument, we measure the oxygen in your blood. • Please take some deep breaths with your mouth wide open. • Can you repeat this movement? • Can you feel it when I pinch you here?
Maßnahmen	**Management**
• Keine Angst. • Das tut nicht weh. • Das ist Sauerstoff. • Ich lege eine Infusion. • Ich spritze ein Medikament. • Wir müssen Sie (das Kind) in ein Krankenhaus mitnehmen. • Sollen wir jemanden benachrichtigen?	• Don't worry. • This won't hurt. • This is oxygen. • I am going to put a little tube into your vein for a drip. • I am going to give you an injection. • We must take you (the child) to hospital. • Should we inform anybody?

Französisch	Deutsch
Présentation	**Vorstellung**
• Bonjour, je m'appelle ... Je suis médecin. • Nous sommes venus pour vous aider. • Est-ce que quelqu'un peut traduire/faire l'interprète?	• Guten Tag, mein Name ist Dr. XY. Ich bin Arzt. • Wir sind gekommen, um zu helfen. • Kann jemand dolmetschen?
L'anamnèse générale	**Allgemeine Anamnese**
• Est-ce que vous ressentez (l'enfant ressent) une douleur? • Où est-ce que vous ressentez (l'enfant ressent) la douleur? • Depuis combien de temps est-ce que vous vous portez (l'enfant se porte) mal? • Est-ce que vous avez pris (l'enfant a pris) des médicaments ces derniers jours ou ces dernières semaines? • Montrez-moi ces médicaments. • Est-ce que vous vous droguez? • Est-ce que vous avez (l'enfant) le vertige? • Vous avez (l'enfant) perdu conscience? • Vous avez (l'enfant a) une allergie? • Vous êtes (l'enfant est) diabétique?	• Haben Sie (das Kind) Schmerzen? • Wo haben Sie (das Kind) Schmerzen? • Seit wie vielen Stunden/Tagen haben Sie (das Kind) diese Beschwerden? • Haben Sie (das Kind) in den letzten Tagen/Wochen Medikamente eingenommen? • Zeigen Sie mir diese Medikamente. • Nehmen Sie Drogen? • Ist Ihnen (dem Kind) schwindelig? • Waren Sie (das Kind) bewusstlos? • Haben Sie (das Kind) eine Allergie? • Sind Sie (das Kind) zuckerkrank?
La grossesse	**Schwangerschaft**
• Etes-vous enceinte? • Montrez-moi votre carnet de maternité?	• Sind Sie schwanger? • Zeigen Sie mir den Mutterpass.
La respiration	**Atmung**
• Est-ce que vous avez (l'enfant a) une maladie pulmonaire? • De l'asthme, une bronchite chronique, une congestion pulmonaire, un faux croup. • Est-ce que vous avez (l'enfant a) des problèmes de respiration?	• Haben Sie (das Kind) eine Lungenkrankheit? • Asthma, chron. Bronchitis, Lungenentzündung, Pseudo-Krupp? • Haben Sie (das Kind) Luftnot?
Problèmes cardiaques et circulatoires	**Herz-Kreislauf**
• Avez-vous (l'enfant a) des problèmes cardiaques? • Un infarctus, des troubles du rythme cardiaque, un défaut cardiaque, une myocardite, une angine de poitrine? • Avez-vous l'hypertension ou l'hypotension? • Avez-vous (l'enfant a) des problèmes de respiration en montant un escalier ou en faisant des efforts corporels?	• Haben Sie (das Kind) eine Herzkrankheit? • Herzinfarkt, Herzrhythmusstörungen, Herzfehler, Herzmuskelentzündung, Angina pectoris? • Ist der Blutdruck hoch/niedrig? • Haben Sie (das Kind) Luftnot beim Treppensteigen/bei Anstrengung?
Le domaine urogénital	**Urogenital**
• Est-ce que vous avez une maladie de reins? • un calcul rénal, la néphrite, êtes-vous en dialyse? • Ressentez-vous (l'enfant ressent) une douleur en urinant? • Est-ce que vous avez (l'enfant a) de l'urine de couleur rouge ou marron?	• Haben Sie eine Nierenkrankheit? • Nierensteine, Nierenentzündung, Dialysepflicht? • Haben Sie (das Kind) Schmerzen beim Wasserlassen? • Haben Sie (das Kind) roten/braunen Urin?
Le domaine gastro-intestinal	**Gastrointestinal**
• Est-ce que vous avez (l'enfant a) mal au coeur? • Avez-vous (l'enfant a) vomi? • Quand est-ce que vous êtes allé (l'enfant est) allé à la selle pour la dernière fois? • Avez-vous (l'enfant a) la diarrhée? • Avez-vous (l'enfant a) du sang dans la selle? • Est-ce que vous avez (l'enfant a) une maladie gastro-intestinale? • un ulcère de l'estomac, des calcúls biliaires, une inflammation intestinale?	• Ist Ihnen (dem Kind) übel? • Haben Sie (das Kind) erbrochen? • Vor wie vielen Tagen hatten Sie (das Kind) das letzte Mal Stuhlgang? • Haben Sie (das Kind) Durchfall? • Haben Sie (das Kind) Blut im Stuhl? • Haben Sie (das Kind) eine Magen- oder Darmerkrankung? • Magengeschwür, Gallensteine, Darmentzündung?
L'examen médical	**Untersuchung**
• Je vais vous (l'enfant) examiner. • Je contrôle la pression sanguine. • Je vais faire un électrocardiogramme. • C'est pour contrôler la teneur en oxygène dans le sang. • Respirez profondément la bouche ouverte. • Pourriez-vous imiter ce mouvement. • Ressentez-vous que je vous pince ici?	• Ich untersuche Sie (das Kind). • Ich messe den Blutdruck. • Ich mache ein EKG. • Damit wird der Sauerstoff im Blut gemessen. • Mit offenem Mund tief atmen. • Können Sie mir diese Bewegung nachmachen? • Spüren Sie, wenn ich Sie hier kneife?
La prise des mesures	**Maßnahmen**
• N'ayez pas peur/N'aie pas peur. • Cela ne fait pas mal. • C'est de l'oxygène. • Je vais faire une perfusion. • Je vous fais une piqûre avec un médicament. • Il est nécessaire que l'on vous amène (que l'on amène l'enfant) à l'hôpital. • Faut-il informer quelqu'un?	• Keine Angst. • Das tut nicht weh. • Das ist Sauerstoff. • Ich lege eine Infusion. • Ich spritze ein Medikament. • Wir müssen Sie (das Kind) in ein Krankenhaus mitnehmen. • Sollen wir jemanden benachrichtigen?

Deutsch	Italienisch
Vorstellung	**Presentazione**
• Guten Tag, mein Name ist Dr. XY. Ich bin Arzt.	• Buon giorno, sono il dottor XY. Sono medico.
• Wir sind gekommen, um zu helfen.	• Siamo venuti per soccorrervi.
• Kann jemand dolmetschen?	• C'è qualcuno che può tradurre?
Allgemeine Anamnese	**Anamnesi generale**
• Haben Sie (das Kind) Schmerzen?	• Ha dolori? / Il bambino ha dolori?
• Wo haben Sie (das Kind) Schmerzen?	• Dove Lei (il bambino) ha dolori?
• Seit wie vielen Stunden/Tagen haben Sie (das Kind) diese Beschwerden?	• Da quante ore/quanti giorni Lei (il bambino) ha questi disturbi?
• Haben Sie (das Kind) in den letzten Tagen/Wochen Medikamente eingenommen?	• Ha preso medicine negli ultimi giorni/nelle ultime settimane?
• Zeigen Sie mir diese Medikamente.	• Mi faccia vedere queste medicine.
• Nehmen Sie Drogen?	• Prende droghe?
• Ist Ihnen (dem Kind) schwindelig?	• Le (al bambino) gira la testa?
• Waren Sie (das Kind) bewusstlos?	• Lei (il bambino) è svenutola?
• Haben Sie (das Kind) eine Allergie?	• Lei (il bambino) ha allergie?
• Sind Sie (das Kind) zuckerkrank?	• Lei (il bambino) è diabetico/a?
Schwangerschaft	**Gravidanza**
• Sind Sie schwanger?	• Lei è incinta?
• Zeigen Sie mir den Mutterpass.	• Mi può dare i dati medici della sua gravidanza.
Atmung	**Respirazione**
• Haben Sie (das Kind) eine Lungenkrankheit?	• Lei (il bambino) ha una malattia pulmonare?
• Asthma, chron. Bronchitis, Lungenentzündung, Pseudo-Krupp?	• Asma, bronchite cronica, polmonite, pertosse (Pseudo-Krupp)?
• Haben Sie (das Kind) Luftnot?	• Lei (il bambino) ha qualche difficoltà di respirare?
Herz-Kreislauf	**Cuore/circolazione**
• Haben Sie (das Kind) eine Herzkrankheit?	• (Il bambino) E' malattia di cuore?
• Herzinfarkt, Herzrhythmusstörungen, Herzfehler, Herzmuskelentzündung, Angina pectoris?	• Infarto, aritmia cardiaca, difetti cardiaci, miocardite, angina pectoris?
• Ist der Blutdruck hoch/niedrig?	• Ha la pressione alta o bassa?
• Haben Sie (das Kind) Luftnot beim Treppensteigen/ bei Anstrengung?	• Fare le scale/Faticare Le da l'affanno? (Fare scale/ Faticare da l'affanno al bambino?)?
Urogenital	**Reni**
• Haben Sie eine Nierenkrankheit?	• (Il bambino) Ha malattie renali?
• Nierensteine, Nierenentzündung, Dialysepflicht?	• Calcoli renali, infiammazione ai reni (nefrite), È costretto/a alla dialisi?
• Haben Sie (das Kind) Schmerzen beim Wasserlassen?	• Lei (il bambino) ha dolori urinando?
• Haben Sie (das Kind) roten/braunen Urin?	• Di che colore è l'urina, rossa o scura?
Gastrointestinal	**Gastroenterico**
• Ist Ihnen (dem Kind) übel?	• Lei (il bambino) ha nausea?
• Haben Sie (das Kind) erbrochen?	• Lei (il bambino) ha vomitato?
• Vor wie vielen Tagen hatten Sie (das Kind) das letzte Mal Stuhlgang?	• Quando è andato di corpo l'ultima volta?
• Haben Sie (das Kind) Durchfall?	• Lei (il bambino) ha la diarrea?
• Haben Sie (das Kind) Blut im Stuhl?	• Lei (il bambino) ha sangue nelle feci?
• Haben Sie (das Kind) eine Magen- oder Darmerkrankung?	• Lei (il bambino) ha qualche malattia allo stomaco o all'intestino?
• Magengeschwür, Gallensteine, Darmentzündung?	• Ulcera, calcoli biliari, infiammazioni intestinali (enterite)?
Untersuchung	**Visita**
• Ich untersuche Sie (das Kind).	• Adesso La visito (visito il bambino).
• Ich messe den Blutdruck.	• Adesso misuro la pressione del sangue.
• Ich mache ein EKG.	• Le faccio un'elettrocardiogramma (ECG).
• Damit wird der Sauerstoff im Blut gemessen.	• Con questo viene misurato l'ossigeno nel sangue.
• Mit offenem Mund tief atmen.	• Respiri profondamente a bocca aperta.
• Können Sie mir diese Bewegung nachmachen?	• Riesce a fare questo movimento?
• Spüren Sie, wenn ich Sie hier kneife?	• Sente qualcosa se la pizzico qui?
Maßnahmen	**Provvedimenti**
• Keine Angst.	• Niente paura!
• Das tut nicht weh.	• Non fa male!
• Das ist Sauerstoff.	• Questo è ossigeno.
• Ich lege eine Infusion.	• Le faccio una flebo (Faccio una flebo al bambino).
• Ich spritze ein Medikament.	• Le faccio un'iniezione (Faccio un'iniezione al bambino).
• Wir müssen Sie (das Kind) in ein Krankenhaus mitnehmen.	• La dobbiamo portare all'ospedale. / Dobbiamo portare il bambino all'ospedale.
• Sollen wir jemanden benachrichtigen?	• Dobbiamo avvertire qualcuno?

Polnisch	Deutsch
Przedstawienie się	**Vorstellung**
• Dzień dobry, jestem lekarzem, nazywam się xy i chcę Pani/Panu pomóc.	• Guten Tag, mein Name ist Dr. XY. Ich bin Arzt.
• Przyszliśmy tutaj żeby pomóc.	• Wir sind gekommen, um zu helfen.
• Czy jest tutaj ktoś, kto mógby tumaczyć?	• Kann jemand dolmetschen?
Wywiad ogólny	**Allgemeine Anamnese**
• Czy Pana/Panią (dziecko) coś boli?	• Haben Sie (das Kind) Schmerzen?
• Gdzie ma Pan/Pani (dziecko) bóle?	• Wo haben Sie (das Kind) Schmerzen?
• Od ilu godzin/dni ma Pan/Pani (dziecko) te dolegliwości?	• Seit wie vielen Stunden/Tagen haben Sie (das Kind) diese Beschwerden?
• Czy zażywa/a Pan/Pani (dziecko) w ostatnich dniach/tygodniach jakieś lekarstwa?	• Haben Sie (das Kind) in den letzten Tagen/Wochen Medikamente eingenommen?
• Proszę mi je pokazać.	• Zeigen Sie mir diese Medikamente.
• Czy zażywa Pan/Pani jakieś narkotyki?	• Nehmen Sie Drogen?
• Czy ma Pan/Pani (dziecko) zawroty gowy?	• Ist Ihnen (dem Kind) schwindelig?
• Czy straci/a Pan/Pani (dziecko) przytomność?	• Waren Sie (das Kind) bewusstlos?
• Czy jest Pan/Pani (dziecko) na coś uczulony/a?	• Haben Sie (das Kind) eine Allergie?
• Czy jest Pan/Pani (dziecko) chory/a na cukrzycę?	• Sind Sie (das Kind) zuckerkrank?
Ciąża	**Schwangerschaft**
• Czy jest Pani w ciąży?	• Sind Sie schwanger?
• Proszę mi pokazać kartę przebiegu ciąży.	• Zeigen Sie mir den Mutterpass.
Ukad oddechowy	**Atmung**
• Czy choruje Pan/Pani (dziecko) na puca lub oskrzela?	• Haben Sie (das Kind) eine Lungenkrankheit?
• Astma, przewleke zapalenie oskrzeli, zapalenie puc, krztusiec.	• Asthma, chron. Bronchitis, Lungenentzündung, Pseudo-Krupp?
• Czy ma Pan/Pani (dziecko) duszności?	• Haben Sie (das Kind) Luftnot?
Serce i ukad krążenia	**Herz-Kreislauf**
• Czy ma Pan/Pani (dziecko) jakąś chorobę serca?	• Haben Sie (das Kind) eine Herzkrankheit?
• Zawa serca, zaburzenie rytmu serca, wada serca, choroba wieńcowa serca.	• Herzinfarkt, Herzrhythmusstörungen, Herzfehler, Herzmuskelentzündung, Angina pectoris?
• Czy choruje Pan/Pani (dziecko) na nadciśnienie/niedociśnienie krwi?	• Ist der Blutdruck hoch/niedrig?
• Czy ma Pan/Pani (dziecko) duszność przy wchodzeniu po schodach/wysiku?	• Haben Sie (das Kind) Luftnot beim Treppensteigen/bei Anstrengung?
Ukad moczowy	**Urogenital**
• Czy choruje Pan/Pani (dziecko) na nerki?	• Haben Sie eine Nierenkrankheit?
• Kamica nerkowa, zapalenie nerek, leczenie dializą.	• Nierensteine, Nierenentzündung, Dialysepflicht?
• Czy ma Pan/Pani (dziecko) bóle przy oddawaniu moczu?	• Haben Sie (das Kind) Schmerzen beim Wasserlassen?
• Czy Pana/Pani (dziecka) mocz jest zabarwiony na czerwono/brązowo?	• Haben Sie (das Kind) roten/braunen Urin?
Ukad pokarmowy	**Gastrointestinal**
• Czy ma Pan/Pani (dziecko) nudności?	• Ist Ihnen (dem Kind) übel?
• Czy Pan/Pani (dziecko) wymiotowa/a?	• Haben Sie (das Kind) erbrochen?
• Przed ilu dniami mia/a Pan/Pani (dziecko) ostatni stolec?	• Vor wie vielen Tagen hatten Sie (das Kind) das letzte Mal Stuhlgang?
• Czy ma Pan/Pani (dziecko) biegunkę?	• Haben Sie (das Kind) Durchfall?
• Czy ma Pan/Pani (dziecko) krew w stolcu?	• Haben Sie (das Kind) Blut im Stuhl?
• Czy choruje Pan/Pani (dziecko) na jakąś chorobę żoądka albo jelit?	• Haben Sie (das Kind) eine Magen- oder Darmerkrankung?
• Choroba wrzodowa żoądka, kamienie zóciowe, zapalenie jelit.	• Magengeschwür, Gallensteine, Darmentzündung?
Badanie	**Untersuchung**
• Chciabym teraz Pana/Panią (dziecko) zbadać.	• Ich untersuche Sie (das Kind).
• Zmierzę teraz ciśnienie krwi.	• Ich messe den Blutdruck.
• Zrobię EKG.	• Ich mache ein EKG.
• Przy pomocy tego jest mierzona zawartość tlenu we krwi.	• Damit wird der Sauerstoff im Blut gemessen.
• Proszę gęboko oddychać przez usta.	• Mit offenem Mund tief atmen.
• Proszę naśladować moje ruchy.	• Können Sie mir diese Bewegung nachmachen?
• Czy czuje Pan/Pani jeśli tu uszczypnę?	• Spüren Sie, wenn ich Sie hier kneife?
Czynności	**Maßnahmen**
• Proszę się nie bać.	• Keine Angst.
• To nie boli.	• Das tut nicht weh.
• To jest tlen.	• Das ist Sauerstoff.
• Podączę teraz kroplówkę.	• Ich lege eine Infusion.
• Teraz wstrzykuję lekarstwo.	• Ich spritze ein Medikament.
• Muszę Pana/Panią (dziecko) zabrać do szpitala.	• Wir müssen Sie (das Kind) in ein Krankenhaus mitnehmen.
• Czy mam kogoś zawiadomić?	• Sollen wir jemanden benachrichtigen?

Deutsch	Serbokroatisch
Vorstellung	**Predstavljanje**
• Guten Tag, mein Name ist Dr. XY. Ich bin Arzt. • Wir sind gekommen, um zu helfen. • Kann jemand dolmetschen?	• Dobar dan, ja sam XY, doktor • Mi smo vam doli pomoći. • Može li netko prevoditi?
Allgemeine Anamnese	**Opća anamneza**
• Haben Sie (das Kind) Schmerzen? • Wo haben Sie (das Kind) Schmerzen? • Seit wie vielen Stunden/Tagen haben Sie (das Kind) diese Beschwerden? • Haben Sie (das Kind) in den letzten Tagen/Wochen Medikamente eingenommen? • Zeigen Sie mir diese Medikamente. • Nehmen Sie Drogen? • Ist Ihnen (dem Kind) schwindelig? • Waren Sie (das Kind) bewusstlos? • Haben Sie (das Kind) eine Allergie? • Sind Sie (das Kind) zuckerkrank?	• Imate li bolove? (Ima li dijete bolove?) • Gdje vas (dijete) boli? • Koliko sati/dana imate (ima dijete) tegobe? • Jeste li uzimali (Je li dijete uzimalo) lijekove proteklih dana/tjedana? • Pokažite mi te lijekove. • Uzimate li drogu? • Hvata li vas (dijete) vrtoglavica? • Jeste li bili bez svijesti? (Je li dijete bilo bez svijesti?) • Imate li (Ima li dijete) alergiju? • Imate li (Ima li dijete) šećernu bolest?
Schwangerschaft	**Trudnoća**
• Sind Sie schwanger? • Zeigen Sie mir den Mutterpass.	• Jeste li trudni (Jeste li u drugom stanju)? • Pokažite mi trudničku knjižicu.
Atmung	**Disanje**
• Haben Sie (das Kind) eine Lungenkrankheit? • Asthma, chron. Bronchitis, Lungenentzündung, Pseudo-Krupp? • Haben Sie (das Kind) Luftnot?	• Imate li (Ima li dijete) neku plućnu bolest? • Astma; kronični bronhitis; upalu pluća; pseudo-Krupp? • Da li vas (dijete) nešto guši?
Herz-Kreislauf	**Srce – Krvotok**
• Haben Sie (das Kind) eine Herzkrankheit? • Herzinfarkt, Herzrhythmusstörungen, Herzfehler, Herzmuskelentzündung, Angina pectoris? • Ist der Blutdruck hoch/niedrig? • Haben Sie (das Kind) Luftnot beim Treppensteigen/ bei Anstrengung?	• Imate li (Ima li dijete) neku srčanu bolest? • Srčani udar (infarkt); premećaj srčanog ritma (aritmiju); srčanu manu; upalu srčanog mišića; anginu pektoris? • Imate li visoki/niski krvni tlak? • Da li (dijete) teško dišete/gušite se pri naporu/ penjanju uza stepenice?
Urogenital	**Urogenitalno**
• Haben Sie eine Nierenkrankheit? • Nierensteine, Nierenentzündung, Dialysepflicht? • Haben Sie (das Kind) Schmerzen beim Wasserlassen? • Haben Sie (das Kind) roten/braunen Urin?	• Imate li naku bubrežnu bolest? • Bubrežni kamenac; upala bubrega; morate li ići na dijalizu? • Boli li vas (dijete) pri mokrenju? • Imate li (Ima li dijete) crvenu (smeđu) mokraću?
Gastrointestinal	**Probava**
• Ist Ihnen (dem Kind) übel? • Haben Sie (das Kind) erbrochen? • Vor wie vielen Tagen hatten Sie (das Kind) das letzte Mal Stuhlgang? • Haben Sie (das Kind) Durchfall? • Haben Sie (das Kind) Blut im Stuhl? • Haben Sie (das Kind) eine Magen- oder Darmerkrankung? • Magengeschwür, Gallensteine, Darmentzündung?	• Je li vam (djetetu) zlo? • Jeste li (je li dijete) povraćalo? • Prije koliko dana ste zadnji puta imali stolicu? • Imate li (Ima li dijete) proljev? • Imate li (Ima li dijete) krvi u stolici? • Imate li (Ima li dijete) neku želučanu ili crijevnu bolest? • Čir na želucu; žučni kamenac; crijevna upala?
Untersuchung	**Pregled**
• Ich untersuche Sie (das Kind). • Ich messe den Blutdruck. • Ich mache ein EKG. • Damit wird der Sauerstoff im Blut gemessen. • Mit offenem Mund tief atmen. • Können Sie mir diese Bewegung nachmachen? • Spüren Sie, wenn ich Sie hier kneife?	• Ja ću vas pregledati. • Mjerim krvni tlak. • Radim EKG. • Time mjerimo sadržaj kisika u krvi. • Sa otvorenim ustima duboko disati. • Možete li ovaj pokret ponoviti? • Osjećate li kada ovdje uhvatim?
Maßnahmen	**Mjere**
• Keine Angst. • Das tut nicht weh. • Das ist Sauerstoff. • Ich lege eine Infusion. • Ich spritze ein Medikament. • Wir müssen Sie (das Kind) in ein Krankenhaus mitnehmen. • Sollen wir jemanden benachrichtigen?	• Bez straha. • To ništa ne boli. • Ovo je kisik. • Dajem infuziju. • Dajem (Vam) injekciju. • Moramo Vas (dijete) povesti u bolnicu. • Trebamo li nekoga obavijestiti?

Spanisch	Deutsch
Introducción	**Vorstellung**
• Buenos dias, me llamo Dr. XY, soy médico.	• Guten Tag, mein Name ist Dr. XY. Ich bin Arzt.
• Hemos venido para ayudarle.	• Wir sind gekommen, um zu helfen.
• ṡ Alguien puede hacer de intérprete?	• Kann jemand dolmetschen?
Anamnesis	**Allgemeine Anamnese**
• ṡ Le duele algo?	• Haben Sie (das Kind) Schmerzen?
• ṡ Donde le duele?	• Wo haben Sie (das Kind) Schmerzen?
• ṡ Hace cuantas horas/cuantos dias tiene estas molestias?	• Seit wie vielen Stunden/Tagen haben Sie (das Kind) diese Beschwerden?
• ṡ Ha tomado algun medicamento en los ultimos dias/semanas?	• Haben Sie (das Kind) in den letzten Tagen/Wochen Medikamente eingenommen?
• Enséñeme estos medicamentos.	• Zeigen Sie mir diese Medikamente.
• ṡ Toma drogas?	• Nehmen Sie Drogen?
• ṡ Tiene vértigos?	• Ist Ihnen (dem Kind) schwindelig?
• ṡ Ha estado sin conciencia?	• Waren Sie (das Kind) bewusstlos?
• ṡ Tiene alérgias?	• Haben Sie (das Kind) eine Allergie?
• ṡ Tiene problemas con el azucar?	• Sind Sie (das Kind) zuckerkrank?
Embarazo	**Schwangerschaft**
• ṡ Está embarazada?	• Sind Sie schwanger?
• Enséñeme la libreta del embarazo.	• Zeigen Sie mir den Mutterpass.
Respiración	**Atmung**
• ṡ Tiene una enfermedad de los pulmones?	• Haben Sie (das Kind) eine Lungenkrankheit?
• ṡ Tiene asma, bronquitis crónica, pulmonia, pseudo croup?	• Asthma, chron. Bronchitis, Lungenentzündung, Pseudo-Krupp?
• ṡ Tiene problemas de respiración?	• Haben Sie (das Kind) Luftnot?
Circulación	**Herz-Kreislauf**
• ṡ Tiene una enfermedad del corazon?	• Haben Sie (das Kind) eine Herzkrankheit?
• ṡ Tiene infarto, arritmias, enfermedad cardíaca, una inflamación del músculo cardíaco, una angina de pecho?	• Herzinfarkt, Herzrhythmusstörungen, Herzfehler, Herzmuskelentzündung, Angina pectoris?
• ṡ Tiene la tension alta/baja?	• Ist der Blutdruck hoch/niedrig?
• ṡ Tiene problemas respiratorios al subir escalones, al esfuerzo?	• Haben Sie (das Kind) Luftnot beim Treppensteigen/bei Anstrengung?
Urogenital	**Urogenital**
• ṡ Tiene una enfermedad de los riñones?	• Haben Sie eine Nierenkrankheit?
• ṡ Tiene cálculos renales, una inflamación renal, tiene que ir a diálisis?	• Nierensteine, Nierenentzündung, Dialysepflicht?
• ṡ Tiene dolores al urinar?	• Haben Sie (das Kind) Schmerzen beim Wasserlassen?
• ṡ Tiene la orina roja/marrón?	• Haben Sie (das Kind) roten/braunen Urin?
Gastrointestinal	**Gastrointestinal**
• ṡ Tiene náuseas?	• Ist Ihnen (dem Kind) übel?
• ṡ Ha vomitado?	• Haben Sie (das Kind) erbrochen?
• ṡ Hace cuantos dias ha tenido las ultimas deposiciones?	• Vor wie vielen Tagen hatten Sie (das Kind) das letzte Mal Stuhlgang?
• ṡ Tiene diarreas?	• Haben Sie (das Kind) Durchfall?
• ṡ Tiene sangre en las heces?	• Haben Sie (das Kind) Blut im Stuhl?
• ṡ Tiene una enfermdad del estómago o del intestino?	• Haben Sie (das Kind) eine Magen- oder Darmerkrankung?
• Úlcera de estómago, cálculos biliares, inflamación intestinal?	• Magengeschwür, Gallensteine, Darmentzündung?
Exploracion	**Untersuchung**
• Le voy a explorar.	• Ich untersuche Sie (das Kind).
• Voy a medir la tension arterial.	• Ich messe den Blutdruck.
• Voy a hacer un electrocardiograma.	• Ich mache ein EKG.
• Asi medimos el oxigeno en la sangre.	• Damit wird der Sauerstoff im Blut gemessen.
• Respirar con la boca abierta.	• Mit offenem Mund tief atmen.
• ṡ Puede hacer los mismos movimientos que yo?	• Können Sie mir diese Bewegung nachmachen?
• ṡ Lo nota si le pellizco?	• Spüren Sie, wenn ich Sie hier kneife?
Medidas	**Maßnahmen**
• No tenga miedo.	• Keine Angst.
• No va a doler.	• Das tut nicht weh.
• Esto es oxígeno.	• Das ist Sauerstoff.
• Voy a ponerle una cánula.	• Ich lege eine Infusion.
• Voy a inyectar un medicamento.	• Ich spritze ein Medikament.
• Le tenemos que llevar a un hospital.	• Wir müssen Sie (das Kind) in ein Krankenhaus mitnehmen.
• ṡ Quiere que informemos a álguien?	• Sollen wir jemanden benachrichtigen?

Deutsch	Russisch
Vorstellung	**Знакомство**
• Guten Tag, mein Name ist Dr. XY. Ich bin Arzt. • Wir sind gekommen, um zu helfen. • Kann jemand dolmetschen?	• Здравствуйте, я врач, меня зовут . . . XY. • Мы пришли для того, чтобы вам оказать помощь. • Может кто-нибудь переводить на немецкй язык?
Allgemeine Anamnese	**Общий опрос**
• Haben Sie (das Kind) Schmerzen? • Wo haben Sie (das Kind) Schmerzen? • Seit wie vielen Stunden/Tagen haben Sie (das Kind) diese Beschwerden? • Haben Sie (das Kind) in den letzten Tagen/Wochen Medikamente eingenommen? • Zeigen Sie mir diese Medikamente. • Nehmen Sie Drogen? • Ist Ihnen (dem Kind) schwindelig? • Waren Sie (das Kind) bewusstlos? • Haben Sie (das Kind) eine Allergie? • Sind Sie (das Kind) zuckerkrank?	• Что вас /вашего ребёнка/беспокоит? • Где у вас /вашего ребёнка/болит? • Сколько часов или дней вы/ваш ребёнок/болеете? • Принимали ли вы/ваш ребёнок/в последние дни мепикаменты? • Покажите мне ети мепикаменты. • Принимаете вы наркотики? • Кружится у вас/вашего ребёнка/голова? • Теряли вы/ваш ребёнок/сознание? • Страдаете лн вы/ваш ребёнок/аллергией? • Страдаете лн вы/ваш ребёнок/сахарным диабетом?
Schwangerschaft	**Беременность**
• Sind Sie schwanger? • Zeigen Sie mir den Mutterpass.	• Вы беременны? • Покажите пожалуйста вашу карту беременности.
Atmung	**Дыхание**
• Haben Sie (das Kind) eine Lungenkrankheit? • Asthma, chron. Bronchitis, Lungenentzündung, Pseudo-Krupp? • Haben Sie (das Kind) Luftnot?	• Стралаете ли вы/ваш ребёнок/заболеваниями лёгких? • Такие как бронхиальная астма, бронхит, воспаление лёгких, удушье. • Страдаете вы одышкой?
Herz-Kreislauf	**Сердце – Сосуды**
• Haben Sie (das Kind) eine Herzkrankheit? • Herzinfarkt, Herzrhythmusstörungen, Herzfehler, Herzmuskelentzündung, Angina pectoris? • Ist der Blutdruck hoch/niedrig? • Haben Sie (das Kind) Luftnot beim Treppensteigen/ bei Anstrengung?	• Страдаете ли вы/ваш ребёнок/заболеваниями сердца? • Инфаркт сердца, нарушение сердечного ритма, порок сердца, воспаление сердечно мышцы-миокардит, стенокардия? • У вас повышенное или пониженное давление? • Появляется у вас/вашего ребёнка/одышка при ходьбе по лестнлце вверх при физической нагрузке?
Urogenital	**Мочеполовая система**
• Haben Sie eine Nierenkrankheit? • Nierensteine, Nierenentzündung, Dialysepflicht? • Haben Sie (das Kind) Schmerzen beim Wasser-lassen? • Haben Sie (das Kind) roten/braunen Urin?	• Страдаете вы заболеваниями почек? • Камни в почках, воспаление почек, необходимость в подключении к аппарату “искуственная почка“-диализу? • Появляются ли у вас/вашего ребёнка/боли при мочеиспускании? • Бывает ли у вас/вашего ребёнка/моча красного или коричневого цвета?
Gastrointestinal	**Желудочно-кишечний тракт**
• Ist Ihnen (dem Kind) übel? • Haben Sie (das Kind) erbrochen? • Vor wie vielen Tagen hatten Sie (das Kind) das letzte Mal Stuhlgang? • Haben Sie (das Kind) Durchfall? • Haben Sie (das Kind) Blut im Stuhl? • Haben Sie (das Kind) eine Magen- oder Darm-erkrankung? • Magengeschwür, Gallensteine, Darmentzündung?	• Тошнит вас/вашего ребёнка/? • Была ли у вас/вашего ребёнка/рвота? • Когда в последний раз вы/ващ ребёнок/ходили по большому в туалет? • Был ли у вас/вашего ребёнка/понос? • Была ли у вас примесь крови в каловых массах? • Страдаете лн вы/ващ ребёнок/заболеванием желудка или кишечника? • Язва желудка, камни в желчном пузыре, воспаление кишечника?
Untersuchung	**Обследование**
• Ich untersuche Sie (das Kind). • Ich messe den Blutdruck. • Ich mache ein EKG. • Damit wird der Sauerstoff im Blut gemessen. • Mit offenem Mund tief atmen. • Können Sie mir diese Bewegung nachmachen? • Spüren Sie, wenn ich Sie hier kneife?	• Я осмотрю вас/вашего ребёнка. • Я измеряю артериальное давление. • Я делаю електрокардиограмму сердца. • С помощью этого будет измеренно количество кислорода в крови. • Дышите глубоко с открытым ртом. • Можете вы эти движения за мной повторить? • Чувствуете вы, если я вас здесь щипаю?
Maßnahmen	**Мероприятия**
• Keine Angst. • Das tut nicht weh. • Das ist Sauerstoff. • Ich lege eine Infusion. • Ich spritze ein Medikament. • Wir müssen Sie (das Kind) in ein Krankenhaus mitnehmen. • Sollen wir jemanden benachrichtigen?	• Не бойтесь. • Это не больно. • Это кислород. • Я подключу вам капельницу. • Я делаю укол. • Мы должны вас/вашего ребёнка/положить в больницу. • Должны мы кого-нибудь поставить в известность?а

Russisch-„Lautschrift"	Deutsch
Snakomstwo	**Vorstellung**
• Sdrawstwuite ja wratsch, menia sowut . . . xy. • Mi prischli dlja togo stobi okasat pomosch. • Moschet kto-nibut perewodit na nemezki jasik?	• Guten Tag, mein Name ist Dr. XY. Ich bin Arzt. • Wir sind gekommen, um zu helfen. • Kann jemand dolmetschen?
Obschi opros	**Allgemeine Anamnese**
• Sto was/waschego rebjonka/bespokoit? • Gde u was/waschego rebjonka/bolit? • Skolko tschasow ili dnei wi/wasch rebjonok/boleete? • Prinimali wi/wasch rebjonok/w poslednie dni ili nedeli tabletki? • Pokaschite mne eti tabletki. • Prinimaete wi narkotiki? • Kruschitsja u was/waschego rebjonka/golowa? • Terjali wi/wasch rebjonok/sosnanie? • Stradaete wi/wasch rebjonok/allergiej? • Stradaete wi/wasch rebjonok/sacharnim diabetom?	• Haben Sie (das Kind) Schmerzen? • Wo haben Sie (das Kind) Schmerzen? • Seit wie vielen Stunden/Tagen haben Sie (das Kind) diese Beschwerden? • Haben Sie (das Kind) in den letzten Tagen/Wochen Medikamente eingenommen? • Zeigen Sie mir diese Medikamente. • Nehmen Sie Drogen? • Ist Ihnen (dem Kind) schwindelig? • Waren Sie (das Kind) bewusstlos? • Haben Sie (das Kind) eine Allergie? • Sind Sie (das Kind) zuckerkrank?
Beremennost	**Schwangerschaft**
• Wi beremenni? • Pokaschite poschaluista waschu kartu/pasport/beremennoi materi.	• Sind Sie schwanger? • Zeigen Sie mir den Mutterpass.
Dichanie	**Atmung**
• Stradaete li wi/wasch rebjonok/sabolewaniem ljogkich? • Takie kak bronchialnaja astma, bronchit, wospalenie ljogkich, uduschje? • Stradaete wi odischkoj?	• Haben Sie (das Kind) eine Lungenkrankheit? • Asthma, chron. Bronchitis, Lungenentzündung, Pseudo-Krupp? • Haben Sie (das Kind) Luftnot?
Serdze-Sosudi	**Herz-Kreislauf**
• Stradaete li wi/wasch rebjonok/sabolewaniem serdza? • Infarkt serdza, naruscheni serdetschnogo ritma, porok serdza, wospalenie serdetschnoi mischzi-miokardit, grudnaja schaba-stenokardia? • U was powischennoe ili ponischennnoe dawlenie? • Pojawljaetsja li u was/waschego rebjonka/odischka pri chodbe po lestnize wwerch ili pri fisitscheskoj nagruske?	• Haben Sie (das Kind) eine Herzkrankheit? • Herzinfarkt, Herzrhythmusstörungen, Herzfehler, Herzmuskelentzündung, Angina pectoris? • Ist der Blutdruck hoch/niedrig? • Haben Sie (das Kind) Luftnot beim Treppensteigen/bei Anstrengung?
Motschepolowaja sistema	**Urogenital**
• Stradaete li wi/wasch rebjonok/sabolewaniem potschek? • Kamni w potschkach, wospalenie potschek, neobchodimost w podklutschenii k apparatu „istkustwennaja potschka"-dialisu? • Pojawljaetsja li u was/waschego rebjonka/boli pri motscheispuskanii? • Ne okraschena li u was/waschego rebjonka/motscha w krasnni ili Koritschnewi zwet?	• Haben Sie eine Nierenkrankheit? • Nierensteine, Nierenentzündung, Dialysepflicht? • Haben Sie (das Kind) Schmerzen beim Wasserlassen? • Haben Sie (das Kind) roten/braunen Urin?
Scheludotschno-kischetschni trakt	**Gastrointestinal**
• Imeetsa li u was/waschego rebjonka/toschnota? • Bila li u was/waschego rebjonka/rwota? • Kogda w posledni ras wi/wasch rebjonok/chodili po bolschomu w tualet? • Bil li u was/waschego rebjonka/ponos? • Bila li primes krowi w kalowich massach? • Stradaete li wi/wasch rebjonok/sabolewaniem scheludka ili kischetschnika? • Jaswa scheludka, kamni w scheltschnom pusire, wospalenie kischetschnika?	• Ist Ihnen (dem Kind) übel? • Haben Sie (das Kind) erbrochen? • Vor wie vielen Tagen hatten Sie (das Kind) das letzte Mal Stuhlgang? • Haben Sie (das Kind) Durchfall? • Haben Sie (das Kind) Blut im Stuhl? • Haben Sie (das Kind) eine Magen- oder Darmerkrankung? • Magengeschwür, Gallensteine, Darmentzündung?
Obsledowanie	**Untersuchung**
• Ja osmotrju was/waschego rebjonka. • Ja ismerju arterialnoe dawlenie. • Ja delaju elektrokardiogrammu serdza. • Spomoschju etogo budet ismereno kolitschestwo kisloroda w krowi. • Dischite gluboko s otkritim rtom. • Moschete li wi eti dwischenija sa mnoi powtorit? • Tschuwstwuete wi, esli ja was sdes schipaju?	• Ich untersuche Sie (das Kind). • Ich messe den Blutdruck. • Ich mache ein EKG. • Damit wird der Sauerstoff im Blut gemessen. • Mit offenem Mund tief atmen. • Können Sie mir diese Bewegung nachmachen? • Spüren Sie, wenn ich Sie hier kneife?
Meroprijatia	**Maßnahmen**
• Ne boites. • Eto ne bolno. • Eto kislorod. • Ja podklutschu wam kapelnizu. • Ja delaju ukol. • Mi dolschni was/waschego rebjonka/ poloschit w bolnizu. • Dolschni mi kogo-nibut postawit w iswestnost?	• Keine Angst. • Das tut nicht weh. • Das ist Sauerstoff. • Ich lege eine Infusion. • Ich spritze ein Medikament. • Wir müssen Sie (das Kind) in ein Krankenhaus mitnehmen. • Sollen wir jemanden benachrichtigen?

Deutsch	Arabisch
Vorstellung	
• Guten Tag, mein Name ist Dr. XY.	طاب يومك، اسمي د
• Ich bin Arzt.	انا طبيب
• Wir sind gekommen, um zu helfen.	اتينا من اجل ألمساعده
• Kann jemand dolmetschen?	هل يوجد هنا من يتّرجم ؟
Allgemeine Anamnese	**معلومات عامه.**
• Haben Sie (das Kind) Schmerzen?	هل تعاني (أو الطفل) من آلام
• Wo haben Sie (das Kind) Schmerzen?	أين تتواجد الآلام ؟
• Seit wie vielen Stunden/Tagen haben Sie (das Kind) diese Beschwerden?	منذ كم ساعه / يوم عندك (أو الطفل) الشكوى ؟
• Haben Sie (das Kind) in den letzten Tagen/Wochen Medikamente eingenommen?	هل تناولت (أو الطفل) في الأيام / الأسابيع الاخيره أي أدوية ؟
• Zeigen Sie mir diese Medikamente.	يجب ان اشاهد هذه الأدوية.
• Nehmen Sie Drogen?	هل تتعاطى اي مخدرات ؟
• Ist Ihnen (dem Kind) schwindelig?	هل تشعر (أو الطفل) بالدوخة ؟
• Waren Sie (das Kind) bewusstlos?	هل كنتَ (أو الطفل) فاقد الوعي ؟
• Haben Sie (das Kind) eine Allergie?	هل تعاني (أو الطفل) من الحساسيه؟
• Sind Sie (das Kind) zuckerkrank?	هل أنت (أو الطفل) مريض بالسكّري ؟
Schwangerschaft	**الحَمْل .**
• Sind Sie schwanger?	هل أنتِ حامل ؟
• Zeigen Sie mir den Mutterpass.	يجب أن اشاهد دفتر الأُمومة .
Atmung	**ألتنفُّسْ .**
• Haben Sie (das Kind) eine Lungenkrankheit?	هل تعاني (أو الطفل) من أمراض الرئتين ؟
• Asthma, chron. Bronchitis, Lungenentzündung, Pseudo-Krupp?	هل تعاني من أمراض ألقصبة الهوائية او الرئتين أو السعال المُزْمِن ؟
• Haben Sie (das Kind) Luftnot?	هل تعاني من ضِيْق في التنفُّس ؟
Herz-Kreislauf	**ألقلب والدوره الدموية ؟**
• Haben Sie (das Kind) eine Herzkrankheit?	هل تعاني من مرض في ألقلب؟
• Herzinfarkt, Herzrhytmusstörungen, Herzfehler, Angina-pectoris?	جلطة ، تشوُّش دقات ألقلب ، خَلَلْ في القلب أو ذبحه صدريه ؟
• Ist der Blutdruck hoch/niedrig?	هل ضغط الدم عالي او منخفض ؟
• Haben Sie (das Kind) Luftnot beim Treppensteigen/bei Anstrengung?	هل تعاني (أو الطفل) من ضيق ألنفس عند صعود الدرج/ الجهد ؟
Urogenital	**الجهاز التناسلي والبول**
• Haben Sie eine Nierenkrankheit?	هل تعاني من أمراض في الكِلْيِة ؟
• Nierensteine, Nierenentzündung, Dialysepflicht?	حصى في الكليِة او غسل الكِلْيِة؟
• Haben Sie (das Kind) Schmerzen beim Wasserlassen.	هل لديكَ (او الطفل)آلام عند التبوُّل؟
• Haben Sie (das Kind) roten/braunen Urin?	هل البول أحمر او/ بني؟
Gastrointestinal	**الجهاز الهضمي**
• Ist Ihnen (dem Kind) übel?	هل تعاني (او الطفل) من غثَيان المعده ؟
• Haben Sie (das Kind) erbrochen?	هل قمتَ (او الطفل) بالإستفراغ ؟
• Vor wie vielen Tagen hatten Sie (das Kind) das letzte Mal Stuhlgang?	متى كانت اخر مره أخرَجْتَ فيها (او الطفل) بُراز؟
• Haben Sie (das Kind) Durchfall?	هل تعاني (او الطفل) من الإسهال ؟
• Haben Sie (das Kind) Blut im Stuhl?	هل لديك (او الطفل) دم في البراز؟
• Haben Sie (das Kind) eine Magen- oder Darmerkrankung?	هل تعاني (او الطفل) من مرض في المَعِدة او الأمعاء ؟
• Magengeschwür, Gallensteine, Darmentzündung?	قرْحة المعده ، حصى في المرارة او التهاب الأمعاء ؟
Untersuchung	**الفحص الجسدي**
• Ich untersuche Sie (das Kind).	سوف أقوم بِفحْصِكَ (أو الطفل)
• Ich messe den Blutdruck.	سوف أقيس ضغط الدّم
• Ich mache ein EKG.	سأعمل تخطيطاً للقَلْب
• Damit wird der Sauerstoff im Blut gemessen.	و مع ذلك سوف يَقِيسْ نسبة الأُكسجين في الدّم
• Mit offenem Mund tief einatmen.	بِفم مفتوح تَنَفّس عميقاً
• Können Sie mir diese Bewegung nachmachen?	هل تستطيع ان تقوم بنفس الحركات مثلي ؟
• Spüren Sie, wenn ich Sie hier kneife?	هل تشعر عندما أضغط هنا ؟
Maßnahmen	**ألخطوات**
• Keine Angst	بدون خوف.
• Das tut nicht weh.	هذا لا يؤلِم.
• Das ist Sauerstoff.	هذا أكسجين .
• Ich lege eine Infusion.	سوف أضَع لك سائل في الوريد .
• Ich spritze ein Medikamen.	سوف أعطيك دواء في الوريد.
• Wir müssen Sie (das Kind) in ein Krankenhaus mitnehmen.	.يجب علينا أن نأخذك معنا (أو الطفل) إلى المستشفى
• Sollen wir jemanden benachrichtigen?	هل يجب ان نُخْبِر أحداً ؟

Arabisch „Lautschrift"	Deutsch
Altaarof	Vorstellung
• Taba Jaumuk, Ismie Dr. XY • Ana Tabib. • Atajna men Aschl Musaadah. • Hal juschad huna mutarschem?	• Guten Tag, mein Name ist Dr. XY. • Ich bin Arzt. • Wir sind gekommen, um zu helfen. • Kann jemand dolmetschen?
Maalumat Aamah	Allgemeine Anamnese
• Hal Tuaani men Aalam? • Ajna tuschad Aalam? • Mundu Kam Sa-ah au Jaum Alschakua? • Hal tanaualt Aduijah fi Al-ajam au Asabia al-achira? • Jascheb an Uschahed Al-aduija? • Hal tata-naual Aj Muchaddarat? • Hal Tasch-ur bel-Daucha? • Hal kunta Faqed al-waij? • Hal tuaani men Hasasijah? • Hal anta Marid Sukkari?	• Haben Sie (das Kind) Schmerzen? • Wo haben Sie (das Kind) Schmerzen? • Seit wie vielen Stunden/Tagen haben Sie (das Kind) diese Beschwerden? • Haben Sie (das Kind) in den letzten Tagen/Wochen Medikamente eingenommen? • Zeigen Sie mir diese Medikamente. • Nehmen Sie Drogen? • Ist Ihnen (dem Kind) schwindelig? • Waren Sie (das Kind) bewusstlos? • Haben Sie (das Kind) eine Allergie? • Sind Sie (das Kind) zuckerkrank?
Al-Haml	Schwangerschaft
• Hal anti hamel? • Jascheb an Uschahed Daftar al-Umumah?	• Sind Sie schwanger? • Zeigen Sie mir den Mutterpass.
Al-tanaffus	Atmung
• Hal tuaani men Amrad Ri-atain? • Hal tuaani men Amrad Qasaba Hauaijah au Su-al? • Hal tu-ani men diq fi al-nafas?	• Haben Sie (das Kind) eine Lungenkrankheit? • Asthma, chron. Bronchitis, Lungenentzündung, Pseudo-Krupp? • Haben Sie (das Kind) Luftnot?
Al-Qalb Au Daurat Al-dam	Herz-Kreislauf
• Hal tu-ani men marad fi Al-Qalb? • Schalta, tascha-usch daqat Al-Qalb au Dab-ha Sadrijah? • Hal Daght Al-dam Aali au Munchafed? • Hal tu-ani men Dik Al-nafas inda Su-ud al-Darasch au alschuhd?	• Haben Sie (das Kind) eine Herzkrankheit? • Herzinfarkt, Herzrhytmusstörungen, Herzfehler, Angina-pectoris? • Ist der Blutdruck hoch/niedrig? • Haben Sie (das Kind) Luftnot beim Treppensteigen/bei Anstrengung?
Al-schihas Al-tanasuli	Urogenital
• Hal tu-ani men Amrad fi Al-kiljah? • Hasu fi Al-kiljah au Ghasil? • Hal ladaj-ka Aalam inda al-baul? • Hal al-baul Ahmar au Bunni?	• Haben Sie eine Nierenkrankheit? • Nierensteine, Nierenentzündung, Dialysepflicht? • Haben Sie (das Kind) Schmerzen beim Wasserlassen. • Haben Sie (das Kind) roten/braunen Urin?
Al-schihas Al-had-mi	Gastrointestinal
• Hal tu-ani min Gathajan a-ma-edah? • Hal qum-ta bel-istifragh? • Mun-du kam Jaum kana Aacher Buras? • Hal tu-ani men Is-hal • Hal juschad dam fi al-buras? • Hal tu-ani men Marad fi Al-maeda au Musran? • Qarha, Hasa fi Mara-rah au Il-tihab Musran?	• Ist Ihnen (dem Kind) übel? • Haben Sie (das Kind) erbrochen? • Vor wie vielen Tagen hatten Sie (das Kind) das letzte Mal Stuhlgang? • Haben Sie (das Kind) Durchfall? • Haben Sie (das Kind) Blut im Stuhl? • Haben Sie (das Kind) eine Magen- oder Darmerkrankung? • Magengeschwür, Gallensteine, Darmentzündung?
Al-fahs Al-schasadi	Untersuchung
• Saufa Akum bil-fahs • Saufa Akis Daght Al-dam • Tach-tit Al-Qalb • Ma-Dalek Jakis nesbat Al-Okseschin fi-dam • Bi-fam maftuh tanaffas Amikan. • Mumken An takum bi-nafs Hara-kati • Hal Tasch-urr Indama Adghat Huna?	• Ich untersuche Sie (das Kind). • Ich messe den Blutdruck. • Ich mache ein EKG. • Damit wird der Sauerstoff im Blut gemessen. • Mit offenem Mund tief einatmen. • Können Sie mir diese Bewegung nachmachen? • Spüren Sie, wenn ich Sie hier kneife?
Al-khatauat	Maßnahmen
• Bedun chauf • Hada La Ju-lem. • Hada Oxeschin • Saufa ada Sa-El fi Al-Warid. • Saufa Otika Daua fi Al-Warid. • Jascheb an tad-hab Ma-ana ila Mustaschfa • Hal Jascheb an Nuchber Ahadan?	• Keine Angst • Das tut nicht weh. • Das ist Sauerstoff. • Ich lege eine Infusion. • Ich spritze ein Medikament. • Wir müssen Sie (das Kind) in ein Krankenhaus mitnehmen. • Sollen wir jemanden benachrichtigen?

Deutsch	Türkisch
Vorstellung	
• Guten Tag, mein Name ist Dr. XY. Ich bin Arzt. • Wir sind gekommen, um zu helfen. • Kann jemand dolmetschen?	• Merhaba, ismim xy, ben Doktorum. • Biz yardım etmek için geldik. • Tercüman varmı?
Allgemeine Anamnese	
• Haben Sie (das Kind) Schmerzen? • Wo haben Sie (das Kind) Schmerzen? • Seit wie vielen Stunden/Tagen haben Sie (das Kind) diese Beschwerden? • Haben Sie (das Kind) in den letzten Tagen/Wochen Medikamente eingenommen? • Zeigen Sie mir diese Medikamente. • Nehmen Sie Drogen? • Ist Ihnen (dem Kind) schwindelig? • Waren Sie (das Kind) bewusstlos? • Haben Sie (das Kind) eine Allergie? • Sind Sie (das Kind) zuckerkrank?	• Agrınız varmı? – Çocugun agrısı varmı? • Agrınız nerede? – Çocugun agrısı nerede? • Agriniza kaç saat oluyor? – Çocugun agrısına kaç saat oluyor? • Siz son günlerde/haftalarda ilaç kullandınızmı? – Çocuk son günlerde/haftalarda ilaç kullandımı? • Bana o ilaçları gösterin. • Uyuşturucu kullaniyormusunuz? • Başınız dönüyormu? – Çocugun başı dönüyormu? • Siz bayıldınızmı? – Çocuk bayıldımı? • Alerjiniz varmi? Cocugun alerjisi varmi? • Şeker hastaliginiz varmı? – Çocugun Şeker hastalıgı varmı?
Schwangerschaft	
• Sind Sie schwanger? • Zeigen Sie mir den Mutterpass.	• Hamilemisiniz? • Bana Hamilelik Rehberini gösterebilimirsiniz.
Atmung	
• Haben Sie (das Kind) eine Lungenkrankheit? • Asthma, chron. Bronchitis, Lungenentzündung, Pseudo-Krupp? • Haben Sie (das Kind) Luftnot?	• Akciger hastalıgınız varmı? • Astma, Bronşit, zatürree, kuşpalazi? • Nefes darlıgı çekiyormusunuz? – Çocuk nefes darlıgı cekiyormu?
Herz-Kreislauf	
• Haben Sie (das Kind) eine Herzkrankheit? • Herzinfarkt, Herzrhythmusstörungen, Herzfehler, Herzmuskelentzündung, Angina pectoris? • Ist der Blutdruck hoch/niedrig? • Haben Sie (das Kind) Luftnot beim Treppensteigen/ bei Anstrengung?	• Kalp hastalıgınız varmı? – Çocugun kalp hastalıgı varmı? • Kalp krizi, ritim bozuklugu, kalp sakatligi, kalp angini? • Tansiyon yüksekmi/düşükmü? • Siz (Çocuk) merdiven çikarken/yorucu bir işte nefes darlıgı çekiyormusunuz?
Urogenital	
• Haben Sie eine Nierenkrankheit? • Nierensteine, Nierenentzündung, Dialysepflicht? • Haben Sie (das Kind) Schmerzen beim Wasserlassen? • Haben Sie (das Kind) roten/braunen Urin?	• Böbrek hastalıgınız varmı? • Böbrek taşi, Böbrek ıltıhabı, dializ ihtiyaci? • Idrar yaparken agrınız oluyormu? – Çocuk idrar yaparken agrısı oluyormu? • Sizin (Cocugun) idrar kırmızı/kahverengimi?
Gastrointestinal	
• Ist Ihnen (dem Kind) übel? • Haben Sie (das Kind) erbrochen? • Vor wie vielen Tagen hatten Sie (das Kind) das letzte Mal Stuhlgang? • Haben Sie (das Kind) Durchfall? • Haben Sie (das Kind) Blut im Stuhl? • Haben Sie (das Kind) eine Magen- oder Darmerkrankung? • Magengeschwür, Gallensteine, Darmentzündung?	• Siz bulanıyormusunuz? – Çocuk Bulanıyormu? • Siz istifrag ettinizmi? – Çocuk istifrag etti mi? • Siz son defa ne zaman büyük aptes aldınız? – Çocuk son defa ne zamen büyük aptes aldı? • Sizde (Çocukda) ishal varmı? • Dıskınızda kan karışımı varmı? • Sizde (Çocukta) Migde-Bagırsak hastalıgı varmı? • Migde ünseri, Safra-kesesi taşi, baırsak iltihabi?
Untersuchung	
• Ich untersuche Sie (das Kind). • Ich messe den Blutdruck. • Ich mache ein EKG. • Damit wird der Sauerstoff im Blut gemessen. • Mit offenem Mund tief atmen. • Können Sie mir diese Bewegung nachmachen? • Spüren Sie, wenn ich Sie hier kneife?	• Sizi (Çocugu) muayene ediyorum. • Tansiyonu ölçüyorum. • Ben bir EKG yapıyorum. • Bunun ile kandaki oxijen ölçülüyor. • Açık agız ile derin nefes alın. • Benim bu yaptığım hareketi tekrarlarmısınız? • Sizi çimdikleyince hissediyormusunuz?
Maßnahmen	
• Keine Angst. • Das tut nicht weh. • Das ist Sauerstoff. • Ich lege eine Infusion. • Ich spritze ein Medikament. • Wir müssen Sie (das Kind) in ein Krankenhaus mitnehmen. • Sollen wir jemanden benachrichtigen?	• Korkma. • Bu acımıyor. • Bu oxijen. • Ben bir Serum takıyorum. • Ben bir ilaç veriyorum. • Biz sizi (Çocugu) hastahaneye götürmeliyiz. • Birine haber verelimmi?

Register

3-Wege-Hahn 167
4A1C4E-Merkregel 55
4-Dimethylaminophenol 746
4-DMAP 354, 746

A
ABCDE-Schema 235
ABC-Regel 227
Abdomen, akutes 603
– Blutung bei 602
– Differenzialdiagnosen 604
– Schmerzcharakter 601
– Schmerzlokalisation 600
– Schmerzqualität 600–601
– Schwangerschaft 559
Abdominaltrauma 410
Abfallentsorgung 104
Ablederungsverletzungen, Kopf 681
Abnabeln 567
Abort, drohender 558
Abortblutung 530
Abrissverletzung, Ohr, Nase, Lippen 667
Absaugpumpe 51
Absetz-Container-System 78
Absperrgrenzen 146
Abszess, MKG 690
Abwehrspannung 602
Acetazolamid 720
Acetylcholinesterasehemmer, Vergiftung 370
Acetylcystein 354
– Antidot 746
Acetylsalicylsäure 193, 720
Achillessehnenreflex 303
Addison-Krise 310
Adenosin 721
Adhäsionen 536
Adnexitis 604
Adrenalin 721
Advanced Trauma Life Support 112
Affektkrämpfe 512
After-drop 452
AION 649
Ajmalin 722
Akinese 391
Akkommodation 643
Aktivität 446
Aktivkohle 747
– Einmalgabe 352
– repetitive Gabe 353
Akustikusneurinom 334–335
Alarmgrenzen 217
Alkoholvergiftung 360
Alkylphosphatvergiftung 363
Allergie 704
Alteplase 252, 741
Aluminiumarsenid 370
Amaryllis 375
Amaurosis fugax 648–649
Amiodaron 722
– Kinder 493, 495
Amotio retinae 649
Amputation, Notfall 162
Amputationsverletzungen 425
Amputatversorgung 425
Amyotrophe Lateralsklerose 345
Analgesie 191
– Medikamentenpumpen 198
– Verbrennung 435
Analgetika
– 1. Wahl 192
– 2. Wahl 193
– BtMG-pflichtige 54
– Kinder 495
– Vergiftung 358
Anamnese am Notfallort 236
Anaphylaktische Reaktion 704
Anaphylaktischer Schock 704
Aneurysmaruptur 280
Anfall, epileptischer
– Dämmerzustand 321
– einfach fokaler 320
– Grand-mal-Anfall 320–321
– Kinder 509
– komplex fokaler 320, 324
– Neugeborenes 591
– psychomotorischer 320
– Temporallappen 320
Angina pectoris 248–249, 280
Angststörung 385
Angstzustand 385
– Sedierung 199
Anhängekarte 75–77
Anisokorie 300
Anistreplase 722
Anonymapunktion 172
Anscheinend lebensbedrohliches Ereignis 520
Antianginosumvergiftung 359
Antiarrhythmikavergiftung 359
Antidepressivavergiftung 357
Antikonvulsiva 322
Aortenruptur 275
Apallisches Syndrom 312
APGAR-Index 568
Aphasie 304
Apparent Life Threatening Event 520
Appendizitis 604
APSAC 722
Äquivalentdosis 446
Äquivalentdosisleistung 446
Arbeiten, rückenschonendes 59
Arlt-Repositionstechnik 422
Armlösung
– nach Bickenbach 580–581
Armvorfall 557
Arsenverbindungen, organische 368
Arsenwasserstoffvergiftung 370
Arterienpunktion
– A. femoralis 176
– A. radialis 175
Arteriitis temporalis 332, 649
Arthritis
– eitrige, Erwachsener 699
– septische, Säugling 700
Ärztlicher Leiter
– Notarztstandort 14
– Rettungsdienst 14
Asphyxie, Neugeborenes 583–584
Aspiration 279
Asthma bronchiale 279, 281
– Kinder 505
Asystolie 229
– Behandlung bei Kindern 490
– Reanimation 230
Atemfrequenz 216
Atemminutenvolumen 216
Atemnot
– Kinder 472, 499
– Tracheostoma 679
Atemnotsyndrom des Neugeborenen 583
Atemschutz 57
Atemwege
– freihalten 205
– freimachen 205
Atemzeitverhältnis 217
Atemzugvolumen 216
Äthylarsindichlorid 369
Atmung
– Leitbefunde 238
– paradoxe 406, 473
Atropin 354, 723
– Kinder 493, 495
Atropinsulfat 723
Attacke, transitorisch ischämische 316
Aufklärung 23
Augen
– Anatomie 642
– Bewegungen 301, 644
– Druck 643
– Ektropionieren 645
– Fremdkörper 660
– Gesichtsfeld 642
– Hyperämie 646
– Inspektion 645
– Palpation 645
– Pupillenuntersuchung 643
– Pupillenveränderungen 644
– Schmerzen, DD 647
– Spülung 656
– Stellung 301
– Untersuchung 642
– Verätzung 655
– Verbrennung 657
– Verletzung 657
– Visusverlust 646
Augenmuskelparese 649
Ausschreitungen, gewalttätige 62
Ausschusswunde 430
AV-Block
– II. Grades 259
– III. Grades 259
– Typ Mobitz 259
– Typ Wenckebach 259

B
Babinski-Zeichen 304
Bahnunfall
– Notfallmanager 153
Barbituratvergiftung 356
Bartholinitis 535

Bauchaortenaneurysmaruptur 604
Bauchhautreflexe 304
Bauchschmerzen 600
Bauchtrauma 410
Beatmung
- Boussignac-CPAP-System 44
- CPAP 44
- druckkontrollierte 44
- Gesichtsmaske 206
- IPPV 43
- Kinder 482
- maschinelle 216
- Monitoring 217
- Muster 43
- nichtinvasive 44, 217
- Parameter 216
- PEEP 44
- SIMV 44
- Spitzendruck 217
- volumenkontrollierte 44
Beatmungsgerät
- Einstellungen 43, 46
- Hamilton® 50
- Medumat® Standard 48
- Medumat® Standard a 48
- Medumat® Transport 49
- Modul CPAP® 49
- Oxylog® 1000 46
- Oxylog® 2000 plus 46
- Oxylog® 3000 plus 47
Beckenendlage 578–579
Beckenschlinge 130
Beckentrauma 411
Beclometason 354, 723
Beförderungspapier 96
Behandlungspflicht 23
Behandlungsplatz 71
Beinahe-Ertrinken 452
Beinahe-Kindstod 520
Beinvenenthrombose, tiefe 271
Bends 454
Benzodiazepine 200
- bei Palliativpatienten 712
- Vergiftung 355
Bergrettung 137
Bergungstod 152, 452
Bergwacht 137
Bestrahlung, externe 446
Betäubungsmittel
- Ampullarium 54
- Anforderungsschein 26
- Rezept 27
- Stationsbedarf 26
Betäubungsmittel-Verschreibungsverordnung 26
Beugeautomatismus 303
Bewegungssturm 385
Bewusstseinsstörung
- Einteilung 298
- Glasgow Coma Scale 299
- Kinder 512
- komaähnliche 298
- Kurzuntersuchung 306
- Leitsymptome, 240
- nichttraumatische 308
- Quantifizierung 299
Bickenbach-Armlösung 580
Bigeminus 256
Bindehautfremdkörper 660
Binnenschiffe, Gefahrgut 96
Biot-Atmung 297
Biperiden 354, 393
- Antidot 746
- Missbrauch 348
Bipyridyliumvergiftung 363
Bissverletzung 681
Bittermandelgeruch 365
Bizepssehnenreflex 303
Blasenbildung Haut 705
Blasensprung 557
Blässe, Neugeborenes 590
Blaukreuz-Gruppe 368
Blaulicht 29, 56
Blepharospasmus 652
Blickrichtungsnystagmus 301
Blickwendung, konjugierte 301
Blitzsyndrom 444
Blitzunfall 444, 446
Blue-episodes 512
Blumberg-Zeichen 604
Blutdruckmessgerät 54
Blutdruckmessung
- oszillometrische 41
- Riva-Rocci 41
Bluterbrechen 602
Blutgasanalysegerät 43
Bluthusten 278
Blutsperre 162
Blutung
- Abdrückstellen 165
- Abort 530
- anale 603
- Frakturen 418
- gastrointestinale 612
- gynäkologische 553
- Hypopharynx 664
- Kinder 485
- lebensbedrohliche 165
- Leitsymptome 242
- nach zahnärztlicher Behandlung 689
- Nase 661
- Ohr 666
- orale 602, 664
- petechiale 406
- postpartale 594
- Spätschwangerschaft 553
- Tracheostoma 680
- vaginale 526
Blutzuckermessung 42
Bodypushing 458
Bolustod 671
Bolusverlegung 671
BOS-Funk
- Disziplin 22
- Gateway-Betrieb 19
- Notruf 19
- Repeater-Betrieb 19
- Störungsursachen 19
- technische Grundlagen 16
Botulismus 336–337, 374
Boussignac-CPAP-System 44–45
Boxen-System 78
Brachiozephalikapunktion 172
Bracht-Handgriff 580
Bradykardie 239, 258
- Behandlung bei Kindern 491
- Neugeborenes 590
- Schrittmacher 260
Bradypnoe beim Neugeborenen 589
Bragard-Zeichen 697
Brandunfall 155
Brillenhämatom 684
Brivaracetam 323
Bromaceton 368
Brombenzylcyanid 368
Brommethyläthylketon 368
Bronchialfremdkörper 675
Bronchiolitis bei Kindern 505
Bronchusruptur 404
Bruchpforten 610
Brückengriff 415
Brudzinski-Zeichen 302
Brustwandableitung 41
Brustwandableitungen 42
BtMG-pflichtige Analgetika 54
Bülau-Drainage 178
Bulbärhirnsyndrom 298
Bulbi, divergente 301
Bulbus
- Massage 651
- Motilität 644
- Verletzung 658
- Verletzung, penetrierende 658
Bundeswehr 88
Buprenorphin 194
Burp-Manöver 212
Butylscopolamin 723
- Eröffnungsphase 563

C

Cafedrin/Theodrenalin 724
Caisson-Unfall 454
Caput succedaneum 593
Carbamate 370
Carbo medicinalis 747
Chemieunfall 158
Chemikalienvergiftung 362, 367
Cheyne-Stokes-Atmung 297
Chin-lift-head-tilt-Handgriff 205
Chloracetophenon 368
Chlorbenzylidenmalodinnitril 368
Chloroquinvergiftung 360
Chlorpikrin 368
Chlorprothixen 200
Cholezystitis 604
Chronisch obstruktive Lungenerkrankung 292
Clemastin 724
Clomifenstimulation 537
Clonazepam 724
Clonidin 724
Clopidogrel 725
Clusterkopfschmerz 331
CO2-Rückatmung 289

Cokevergiftung 361
Coma hepaticum 310
Coma in graviditate 559
Continuous Positive Airway Pressure 44
Cook®-Nadel 469
Corpus-luteum-Ruptur 536
Couplets 256
Crackvergiftung 361
CRB-65-Score 284
Credé-Handgriff 595
Crescendoschmerz 602
Cushing-Reflex 298
Cyclo-Sarin 370
Cytochromoxidasehemmer, Vergiftung 370

D
Dämmerzustand 388
- postiktaler 321
Dammschutz 565
Defibrillation 221
- Kinder 489
- synchronisierte 52
- unsynchronisierte 52
Defibrillator
- halbautomatischer 52
- manueller 52
Dehydratation bei Kindern 485
Deiquatvergiftung 363
Dekompressionsunfall 454
Dekontamination 439
Delir 389
Dermatome 305
Dexamethason 725
Diadochokinese 304
Dialysepatienten, Notfälle 639
Diarrhö 603
Diazepam 200, 725
- als Antidot 354
- Erregungszustand 386
Digitalisvergiftung 359
Digoxin 726
Dihydralazin 726
Dimenhydrinat 726
Dimethoat 363
Dimeticon 354
- als Antidot 746
Dimetinden 726
DIN 13232 35
DIN 13233 35
DIN EN 343 57
DIN EN 345 57
DIN EN 443 57
DIN EN 455 57
DIN EN 471 57
DIN EN 533 57
DIN EN 659 57
Diphenhydraminvergiftung 356
Diphenylarsinchlorid 368
Diphenylarsincyanid 368
Diphenylhydantoin 727
Diphosgen 368
Diplopie, akute 649
Divertikulitis 604
DIVI-Notarzteinsatzprotokoll 109
DMO-Betrieb 18
Dobutamin 727
- Spritzenpumpeneinstellung 750
Dokumentation 109
- Effektivitätskontrolle 10
- Notkompetenz 10
Doppelbilder 644, 647
Dornfingerspinne 377
Douglas-Raum 619
Doxylaminvergiftung 356
Drillingsgeburt 576
Dringende Nothilfe 88
Drogenscreening 43
Drogenvergiftung 360
Droperidol 727
Druckunfall 454
Druckverband 165
Dual-use-Hubschrauber 131
- Stationen in Deutschland 754
Durchflussrate 167
Durchschneiden 565
Dysarthrie 304
Dyskinesie durch Psychopharmaka 392
Dysmenorrhö 533
Dyspnoe 278
- Palliativpatienten 711

E
E 605 363
Ecstasyvergiftung 362
Effektive Dosis 446
Effektivität
- Kontrolle 10
- primäre 10
- sekundäre 10
- tertiäre 10
Eibe 375
Eigenreflexe 303
Eigensicherung 56
Einklemmung 313
Einmalhandschuhe 103
Einpersonen-Versorgungsset 39
Einsatzbekleidung 56
Einsatzfahrzeuge
- Führen von 29
- Unfall 30
Einsatzhorn 29
Einsatzkiste Großunfall 39
Einsatzleitung
- Feuerwehr 67
- organisatorische 67
- technische 67
Einsatzprotokoll 109
Einsatzstelle
- Eigensicherung 56
- Gefahrenerkennung 55
- problematische 60
- Sicherung 55
- Verhalten, psychologisches 98
- Verhaltensregeln 57
Einsatzvorbereitung 60
Einschusswunde 430
Einwilligung 24
Einwilligungsunfähigkeit 25
Eiseinbruch 160
Eisenmenger-Reaktion 516
Eklampsie 550
- drohende 551
Ektropionieren 645
Elektrokardiografie 41
Elektrolytlösung 265
Elektroverbrennung 433
Ellenbogenfraktur, Reposition 419
Ellenbogenluxation, Reposition 422
Eltern, Umgang mit 462
Embolie 309
Emergency Medical Service 8
Empfindungsstörung, dissoziierte 304
Encephalomyelitis disseminata 343
Endometriose 533
Entbindungsbesteck 561
Entkopplung, elektromechanische 231
Entzugssyndrom, einfaches 389
Enzephalitis 309
Enzephalopathie, hypertensive 309
Epididymitis 604
- akute 627
Epidymorchitis 627
Epiglottis 675
Epiglottitis 500
Epinephrin 721
Epiphora 652
Episiotomie 565
Erbrechen 602
Erfrierung
- Stadien 450
Erhängen 161
Eröffnungsperiode 563
Erregungszustand 199, 385
- Leitsymptome 240
- Psychopharmaka 393
- Therapie 386
- Wochenbett 594
Ertrinken
- trockenes 452
Erwürgen 161
Esketamin 192–193, 201, 727
- Kinder 479, 495, 508
Esmarch-Handgriff 205
Esmolol 728
Ethanol als Antidot 747
Ethische Überlegungen 28
Etilefrin 728
Etomidat 201, 728
- Kontroverse 118
European Trauma Course 114
Exitblock 260
Exsikkosezeichen 618
Extrasystolie, ventrikuläre 255
Extrauteringravidität 539
Extremitätenableitung 41
Extremitätengefäßverschluss, arterieller 270

Extremitätenverletzung 416
EZ-IO®-Nadel 469

F
Fachkundenachweis 13
Facies abdominalis 610
Fahrtechnik 29
Fallot-Tetralogie 518
Fehlgeburt 530
Femoralispunktion 170, 176
Fenoterol 282, 729
- Wehenhemmung 560
Fentanyl 192–193, 729
Feuerlöscher 156
Feuerwehr
- Aufgabenbereiche 87
- Ausstattung 87
- Einsatzstiefel 57
- Gesetze 12
- Helm 57
- Organisationsformen 87
Fibrinolyse 251
Fibromyalgiesyndrom 198
Fieberkrampf 509
Find the Red 81
Findelkinder 592
Finger-Nase-Versuch 304
Fingerperimetrie 642
First Responder 6
Flächensuche 91
Flakevergiftung 361
Fliegenpilz 374
Flow-PEEP-Beziehung, NIV 45
Fluchtmaske 57
Flumazenil 200, 354–355, 747
Fluoralkanole 371
Fluorcarbonsäure 371
Fluorcarbonvergiftung 371
Flusssäure-Verätzung 439–440
Focused Abdominal Sonography For Trauma 185
Follikelruptur 536
Fotophobie 652
Fournier-Gangrän 636
Frakturen 416
- Blutverlust 418
- offene 166
- Repositionstechniken 418
- Transport 417
Frauenhaus 541
Fremdkörper
- Auge 660
- HNO 670
- Hypopharynx 670
- rektale 456
- vaginaler 530
Fremdkörperaspiration
- DD 673
- Kinder 503
Fremdreflexe 304
Fritsche-Lagerung 529
Fruchtwasserembolie 596
Frühgeborenes 574
Frühgeburt, drohende 558
Fundusstand 547
Funk 16
Funkgerät 63
Funk-Melde-System 18
Furosemid 730
Fußklonus 303
Fußlage 578

G
Gallenkolik 604
Ganzkörperschmerzen 198
Gasembolie, arterielle 454
Gastroenteritis 604
- Vergiftung 375
Gastroschisis 592
Gebäuderäumung 146
Geburt
- Dauer 561
- Leitsymptome 245
- Mechanismus 562
- Phasen 560
- Stillstand 571
- Terminbestimmung 545
- überstürzte 561
- Verletzungen bei 593
Gefahrenanalyse 55
Gefahrgut
- Binnenschiffe 96
- chemischer Unfall 158
- Gefahrnummer 94
- Gefahrzettel 94–95
- Kennzeichnung 93
- Seerettung 136
- UN-Nummer 94
- Warntafel 94
Gefahrnummer 94
Gefahrstoffe, Kennzeichnung 96
Gefahrzettel 94–95
Gefäßpunktion
- A. femoralis 176
- A. radialis 175
- arterielle 175
- Brandverletzte 435
- periphervenöse 167
- V. anonyma 172
- V. brachiocephalica 172
- V. femoralis 170
- V. jugularis externa 170–171
- V. jugularis interna 171
- V. subclavia 172–173
- venöse 166
- zentralvenöse 169
Gefäßverletzung
- Aortenaneurysmaruptur 275
- Aortenruptur 275
- direkte 273
- mediastinale 404
- stumpfe 274
Gefäßverschluss
- arterieller 270
- venöser 271
Gelegenheitsanfall 320
Genickschutzabnahme, Zweiradfahrer 126
Gesichtsfeld 642
Gesichtslage 578
Gesichtsmasken-Beutel-Beatmung 206
Gestationshypertonie 551
Gestose 551
Giftinformationszentralen 758
Glasgow Coma Scale 81, 299
- Kleinkinder 498
Glaskörperabhebung 649
Glaskörperblutung 649
Glaukom, akutes 652
Glukose 730
Glukoselösung bei Kindern 471
Goldregen 375
Gonadotropinstimulation 537
Grand-mal-Anfall 321
Grand-mal-Status, Sofortmaßnahmen 322
Großraumhubschrauber 34
Großraum-Rettungswagen 33
Großschadensfall 66
- Absetz-Container-System 78
- Anhängekarten mit Farbkodierung 75
- Aufstellung von Einsatzfahrzeugen 68
- Ausmaß 67
- Behandlungsplatz 71
- Behandlungsprinzipien 73
- Boxen-System 78
- Dokumentation 75
- Einsatzgrundsätze 69
- Frühphase 68
- Konsolidierungsphase 69
- Lagemeldung 68
- Maßnahmen, erweiterte 74
- Materialbevorratung 75
- organisatorische Erstmaßnahmen 71
- Patiententransportmittel 79
- Patientenversorgung 72
- Rucksack-System 77
- Schnell-Einsatz-Gruppen 79
- Sichtung 72
- Transport 75
Grünkreuz-Gruppe 368
Guedel-Tubus 205
- Kinder 474
Guillain-Barré-Syndrom 337
Gynatresie 534

H
Haemophilus influenzae b 500
Haftpflichtversicherung 26
Halb-Duplexbetrieb 18
Halbseitenkopfschmerz 328, 330
Halbseitenlähmung 308–309
Halluzinogenvergiftung 362
Halogenkohlenwasserstoffvergiftung 364
Haloperidol 20, 730
- Erregungszustand 386
Halskrawatte 126
Halstrauma 668

Hämatemesis
- Differenzialdiagnosen 612
Hämatochezie
- Differenzialdiagnosen 612
Hämatothorax 404
Hamilton 50
Hamilton-Handgriff 595
Hämoglobinmessung 43
Hämoptyse 278
Händedesinfektion 103
Handgelenkfraktur, Reposition 419
Handlungen, kriminelle 62
Handschuhe 57
Handspülmittel 443
Hängetrauma 138
Harnblase
- Entleerungsstörungen 621
- Katheter 181
- Tamponade 623
- Verletzung 630
Harnleiterkolik 620
Harnleitertrauma 628
Harnröhrenruptur 631
Harnverhalt 604, 621
Haushaltsmittelvergiftung 364
Haut, Blasenbildung 705
Hautdesinfektion 103
Hautkampfstoff
- arsenhaltiger 369
- Nesselstoff 369
- Senfgas 369
Heimlich-Manöver 674
HELLP-Syndrom 551
Helmabnahme, Zweiradfahrer 125
Hemianopsie 643, 647
Hemiparese 315–316
Heparin 286, 731
Herbizidvergiftung 363
Herbstzeitlose 375
Hernie, inkarzerierte 604
Herzbeschwerden, funktionelle 251
Herzdruckmassage 219
- Kleinkind 488
- Säugling 488
Herzinfarkt 249
Herzinsuffizienz 254
- Kinder 514
Herztamponade 431
Herzverletzung 404
High Consequences Infectious Disease 141
Hilfsfrist 12
Hinterhauptslage
- hintere 578
- vordere 578
Hippokrates-Repositionstechnik 422
Hirn
- Abszess 309
- Blutung 309
- Infarkt 309
- Metastasen 344
- Tumor 309, 344
Hirndruck 313
Hirndruckzeichen 344
Hirnnervenfunktionen 300
Hirnstamm
- Blutung 319
- Infarkt 319, 334–335
- Reflexe 300
Hirntod 107
Hitzschlag 309
Hochspannungsunfall 444
Hoden
- Schmerz 626
- Schwellung 626
- Torsion 604, 627
- Verletzung 633
Höhenhirnödem 138
Höhenkrankheit 138
Höhenlungenödem 138
Höhenrettung 140
Höhlenrettung 139
Homann-Zeichen 271
Horner-Syndrom 300
Hornhautfremdkörper 660
Hüftgelenkluxation, Reposition 422
Humerusfraktur beim Neugeborenen 593
Hunde
- Bedrohung durch 61
- Bissverletzungen durch 682
Husten 278
Hustenreflex 301
HWS-/BWS-Syndrom 280
Hydroxocobalamin 354, 365
- als Antidot 747
- Inhalationstrauma 435
Hydroxyäthylstärke
- Kontroverse 118
Hygienemaßnahmen 103
Hymenalatresie 534
Hyperglykämie 311, 615
Hyperkinese, akute 340
Hypertensiver Notfall 263
Hyperthyreose 310, 615
Hypertonus 239, 263
- in der Schwangerschaft 551
- neurologische Symptome 297
Hyperventilation 279, 289
- Ursachen, neurologische 297
Hypnotikavergiftung 355
Hypoglykämie 311, 615
- Kinder 513
Hypokalzämie, relative 289
Hypopnoe beim Neugeborenen 589
Hyposensibilisierung, Nebenwirkung 704
Hypothermie 399, 450
- Stadien 451
Hypotonie 239
- neurologische Symptome 297
Hypoventilation, Ursachen, neurologische 297

I
ILCOR-Algorithmus 585
Ileus, mechanischer 604
Infektions-Krankentransportwagen 32
Infusionsdruckmanschette 167
Infusionslösungen
- Glukoselösung bei Kindern 471
- kolloidale 265
- kolloidale, Kinder 472
- kristalline, Kinder 472
- kristalloide 265
- pädiatrische 471
Infusionstherapie 265
Infusionswärmebehälter 39
Inhalationstrauma 372
Injektomat® 52
Injury Severity Score 82
Inkubator 570
Inkubatortransport 461
Insektenstich
- anaphylaktische Reaktion 704
- Atemwegsstenose 677
Insertio velamentosa 553, 556
Intensivtransporthubschrauber 34, 131
- Stationen in Deutschland 755
Intensivtransportprotokoll 110
Intensivtransportwagen 32
Interhospitaltransfer 185
Interkostalneuralgie 280
Intermittend Positive Pressure Ventilation 43
International Civil Avication Organization 34
International Trauma Life Support 114
Intoxikationen 348
Intoxikationskoffer 38
Intraossäre Infusion 173
Intraossärer Zugang 468
Intubation 207
- Kinder 476–477, 480
- Positionen 208
- schwierige 212
- Verbrennung 435
Intubationsnarkose 203
Invagination 604
Ipecacuanha-Sirup 352
Ipratropium 731
Iritis 654
Ischias 696
Ischuria paradoxa 622
Ischurie 621
Isolation 309
ITH 34

J
Jackson-Anfall, motorischer 321
Jugularis-externa-Punktion 170–171
Jugularis-interna-Punktion 171

K
Kaliumchlorid 731
Kältetrauma 450

Kalziumantagonisten-Vergiftung 359
Kalziumglukonat 747
Kammerflimmern 228
- Reanimation 229
Kampfstoffe, chemische
- Differenzialdiagnosen 366
Kanülen, gebrauchte 58
Kapnografie 51
Kapnometrie 51
- Tubuslage 211
Kardiakavergiftung 358
Kardioversion 52
- elektrische 221
- Kinder 487
Kardioverter/Defibrillator
- Fehlfunktion 324
- Notfälle 262
Karzinomblutung, gynäkologische 528
Katastrophenschutz 89
- Führungsebenen 90
Katatonie
- perniziöse 391
Kaudasyndrom 698
KED-System® 127
Kehlkopffraktur 668
Kephalhämatom 593
Keratitis photoelectrica 654
Kernig-Zeichen 303
Ketamin 732
Ketoazidose 604
Ketoazidose, diabetische 604
Keuchhusten 278
Kiefergelenk
- Fraktur 686
- Luxation 681, 686
Kinder
- Altersschätzung 461
- Altersstufen 460
- Analgetika 495
- Asthma bronchiale 505
- Atemfrequenz 473
- Atemnot 500
- automatischer externer Defibrillator 489
- Beatmung 482
- Bewusslosigkeit 512
- Blutdruck 484
- Blutverlust 485
- Bronchiolitis 505
- Defibrillation 489
- Flüssigkeitsbedarf 471
- Fremdkörperaspiration 503
- Glasgow Coma Scale 498
- Größenverhältnisse 464
- Herzdruckmassage 488
- Herzinsuffizienz 514
- Hypoglykämie 513
- Infusionslösungen 471
- Intubation 474, 476–477, 480
- kardiogener Schock 486
- Kolloidlösungen 472
- Krampfanfall 509
- kristalline Lösungen 472
- Kristalloidlösungen 472
- Laryngoskopie 480
- Larynxmaske 478
- Leitsymptome postpartaler Notfälle 245
- Maskenbeatmung 475
- Maskengrößen 476
- Misshandlung 26, 518
- Physiologie der Atmung 472
- Plötzlicher Kindstod 521
- Polytrauma 493
- Puls 484
- Reanimation 488
- Sauerstoffgabe 475
- Schädelhirntrauma 496
- Schock 483
- Schocktherapie 486
- Schockursachen 483
- septischer Schock 486
- Thoraxdrainage 496
- Tod 461
- Tubusgröße 479
- Zyanose 517
Klavikulafraktur beim Neugeborenen 593
Kleinhirninfarkt 334–335
Klonus 303
Kniegelenkluxation, Reposition 422
Knie-Hacke-Versuch 304
Knock-out-Mittel 356
Knollenblätterpilzvergiftung 375
Koagulationsnekrose 438, 440
Kocher-Repositionstechnik 422
Kohlenmonoxidvergiftung 373
Kokainvergiftung 361
Kolik 601
Kolliquationsnekrose 438, 440
Kolloidlösungen bei Kindern 472
Koma 298, 308
- Differenzialdiagnosen 309
- Foetor 310
- Hautbefund 310
- hepatisches 310
- Palliativpatienten 713
- psychogenes 313
- Schwangerschaft 559
- thyreotoxisches 310
Komasaufen 360
Kommunikation 84
Kompartmentsyndrom 424
Kompression-Dekompression, aktive 220
Koniotomie 215
Kontaminationsschutz 103
Kontroversen 117
Konvergenzreaktion 643
Kooperation 85
Koordination 85, 304
Kopf-Kinn-Verband 685
Kopflagen, regelwidrige 578
Kopfschmerz
- akuter 328
- Clusterkopfschmerz 331
- DD 329
- diffuser 328
- einseitiger 331
- frontaler 328
- Halbseitenkopfschmerz 328
- Migräne 198, 330
- ohne sonstige Krankheitshinweise 330
- okzipitaler 328
- orbitaler 328
- Spannungstyp 198, 330
- temporaler 332
- Trigeminusneuralgie 332
Kopfschutz 57
Koprostase 604
Kornealreflex 300
Koronarsyndrom, akutes 249
Korpuskarzinom 528
Kraftfahrzeugunfall 148
- Brand 156
Krämpfe, reflektorisch anoxische 512
Krankentransport 11
Krankentransportwagen 30
Kreuzschmerz 695
Krise
- akinetische 341
- cholinerge 342
- myasthene 342
Krisenintervention 90
Kriseninterventionsplan 710
Krisenstab
- Räumung 146
Kristalloide Infusionslösungen
- Kinder 472
- Kontroverse 118
Kristeller-Handgriff 566
Krupp-Syndrom 500–501
- Therapie 503
Kuhn-System 476
Kussmaul-Atmung 297

L

Lacosamid 323
Lagerungsschwindel, gutartiger paroxysmaler 334
Lähmung
- dyskaliämische 336–337
- gekreuzte 315, 318
- generalisierte periphere 336
- zerebrale 315
Laienhilfe 6
Lambert-Eaton-Syndrom 336–337
Lampenölvergiftung 364
Landeplatz 133
Landesrettungsdienstgesetze 12
Lanz-Punkt 604
Laryngoskopie, Kinder 480
Laryngotracheitis, subglottische 501, 676
Larynx, Fremdkörper 671
Larynxmaske 212
- Größe 213
- Kinder 478

Larynxtubus
- Größe 214
Lasègue-Zeichen 302
Laugenverätzung 438, 440
- Auge 655
- kutane 439
- orale 441
Lawinensuche 91
Lawinenverschüttung 138
Lebensmittelvergiftung 374
Leberhautzeichen 613
LeFort-Fraktur 684
Lehrrettungsassistent 15
Leichenschau 105
Leichensuche 92
Leistungsträger 11
Leitender Notarzt 67
- Aufgaben 69
Leiter Rettungsdienst 16
Leitstelle, integrierte 12
- Voranmeldung 7
Leitsymptome postpartaler Notfälle 245
Levetiracetam 323
Levomepromazin 200
Lichtreaktion 643
Lidocain 732
- Kinder 495
Linsenschlottern 487
Linton-Nachlas-Sonde 180
Lippen, Abrissverletzung 667
Lippen-Kiefer-Gaumenspalte 592
Lithiumvergiftung 357
Livores 107
Load And Go 8
Locked-in-Syndrom 313
Lorazepam 732
Lostevergiftung 369
Lösungsmittelvergiftung 364
LSD-Vergiftung 362
Lufrettung
- SAR-Stationen, Deutschland 757
Luftfahrzeugunfall 154
Luftrettung
- Dual Use 131
- Dual-use Hubschrauber, Deutschland 754
- Einsatzmöglichkeiten 130
- ITH-Stationen Deutschland 755
- Kontraindikationen 131
- Landeplatz 133
- Primäreinsatz 130
- RTH-Stationen Deutschland 752
- Sekundäreinsatz 131
Lumbago 695
Lunge
- Barotrauma 454
- Kontusion 404
- Ödem 279, 287, 372
- Überdruckbarotrauma 454
- Verletzung, penetrierende 404
Lungenembolie 279–280, 284
- Lyse 286
Lungenreife, Fetus 574
Luxation 420
- Kiefergelenk 686
- Repositionstechnik 421
- Zahn 688
Lyell-Syndrom
- medikamentöses 705
Lyse
- Lungenembolie 286
- Myokardinfarkt 251
Lysergsäurediethylaminvergiftung 362

M

Magensonde 181
Magenspülung 351
Magnesiumsulfat 552, 732
Mainzer Emergency Evaluation Score 82–83
Mangelgeborenes 574
Mantrailing 91
Marihuanavergiftung 362
MARS 353
Maschinenatmung 297
Maschinenspülmittel 443
Maschinenunfall 157
Maskenbeatmung 206
- Kinder 475
Maskengrößen
- Kinder 476
Massenanfall von Verletzten 67
McBurney-Punkt 604
Mediastinotomie, kollare 409
Medikamentengabe
- intraossäre 224
- periphervenöse 224
- zentralvenöse 225
Medikamentenunverträglichkeit 704
Medizinische Kohle 747
Medizinproduktebetreiberverordnung 27
Medizinproduktegesetz 27
Medizinprodukte-Sicherheitsplanverordnung 27
Medumat® Standard 48
Medumat® Standard a 48
Medumat® Transport 49
Megakolon, toxisches 604
Mehrlinge 576
Meläna
- Differenzialdiagnosen 612
Menière-Krankheit 334–335
Meningeosis carcinomatosa 309, 325
Meningismus 302, 325
Meningoenzephalitis 309–310
Meningokokkensepsis 484
Meningomyelozele 592
Mescalinvergiftung 362
Mesenterialinfarkt 604, 612
Metamizol 192–193, 733
Methohexital 733
Methylarsindichlorid 369
Methylenblau 354
Methylprednisolon 415, 734
Metoclopramid 734
Metoprolol 734
Midazolam 200, 735
- Kinder 479
Migräne 198, 330
Mikropsie 647
Milz- und Leberruptur 604
Miosis 299
Misshandlung
- Hinweise 518
- Verletzungen 519
Mittelgesichtsfraktur 684
Mittelhirnsyndrom 298
Mivacurium
- Kinder 479
Modul CPAP® 49
Molecular Adsorbent Recirculating System 353
Molimina menstrualia 534
Monaldi-Drainage 178
Monokelhämatom 684
Monoparese 315
Montgomery-Röhrchen 678
Morphin 192–193, 735
- Kinder 495
Motorik 303
Multiple Sklerose 343
Mundbodenhämatom 683
Mundbodenphlegmone 691
Mundhöhle
- Blutung 664
- Massenblutung, arterielle 665
- Weichteilverletzungen 682
Muskarinsyndrom 375
Muskelatrophie, spinale 345
Muskeldystrophie, progressive 345
Mutismus 391
- akinetischer 313
Mutmaßlicher Wille 25
Mutterpass 545–546
- Abkürzungen 547
Myasthenie 336–337
- cholinerge Krise 342
- myasthene Krise 342
Mydriasis 300
Myokardinfarkt 249, 280, 604
- präklinische Lyse 251–252
Myositis, okuläre 654

N

Nabelschnurumschlingung 571
Nabelschnurvorfall 557
Nabelschnurzeichen 569
Nabelvenenkatheter 588
NACA-Score 81
Nachblutung, atonische 594
Nachgeburtsperiode 569
Nacken-Arm-Schmerz 694
Nackenrigor 302
Nackenschmerz 694
Nackensteife 302, 325
NaCl 0,9 % 265

Naegele-Regel 545
Nahrungsmittelallergie 704
Nahrungsmittelvergiftung 374
Nahtstellenprobleme 85
Nalbuphin 194
Naloxon 354, 361, 747
Narkose, präklinische 200
- Analgetika 202
- medikamentöse Einleitung 201
- Muskelrelaxanzien 202
- Verbrennung 436
Nase
- Abrissverletzung 667
- Blutung 661
- Fremdkörper 670
- Massenblutung, arterielle 663
- Sonde 40
- Tamponade, pneumatische 663
Nasenzerstäuber 470
Nasopharyngealtubus 40, 206
Nasopharynxkatheter 40
Natriumbikarbonat 736
Natriumthiosulfat 354, 748
Neckbrace 126
Negativismus 391
Nekrolyse, toxische epidermale 705
Nephritische Zeichen 618
Nervenkampfstoffvergiftung 370
Nervenschmerz, akuter 197
Nesselstoffintoxikation 369
Neugeborenes
- Anfälle 591
- Asphyxie 583–584
- Atemnotsyndrom 583
- Blässe 590
- Bradykardie 590
- Bradypnoe 589
- Fehlbildungen 592
- Geburtsverletzungen 593
- Gewicht 588
- Hämatom 591
- Hypopnoe 589
- Krampfanfall 591
- Reanimation 584
- Tachykardie 590
- Tachypnoe 589
- Thermoregulation 464
- Transport 570
- Versorgung 566
- Zyanose 590
Neunerregel 434
Neuritis nervi optici 649
Neuroleptika 200
- Frühdyskinesie 392
- Stupor 393
Neurologische Basisuntersuchung 306
Neurologische Leitsymptome 242
Neuropathia vestibularis 333–334
Nicht-ST-Strecken-Hebungsinfarkt 249
Niederspannungsunfall 444
Niere
- Kolik 604, 620
- Ruptur 604
- Trauma 628
Nifedipin 736
Nitrendipin 736
Nitroglyzerin 737
Nitrokörpervergiftung 359
Noradrenalin 737
- Spritzenpumpeneinstellung 749–750
Norovirus 602
Notamputation 157, 162
Notarzt 13
- bodengebundener Dienst 7
- Hygienemaßnahmen 103
- Indikationskatalog 8
- leitender 14, 67
- leitender, See 14
- persönliche Ausstattung 53
Notarztarbeitsgemeinschaften, regionale 759
Notarzteinsatzfahrzeug 31
- Fahrtechnik 29
Notarzteinsatzprotokoll 109
Notarztkoffer
- Atmung 36
- chirurgische Zusatzausrüstung 38
- Kreislauf 36
- Säuglinge und Kleinkinder 37
Notarztsystem 8
Notarztwagen 31
Notaufnahme, zentrale 7
Notfallausrüstung 35
Notfallintubation 209
Notfallleitstelle 153
Notfalllineal, pädiatrisches 464
Notfallrettung 11
Notfallsanitäter 15
Notfallseelsorge 90
Notfallsituation beurteilen 234
Notfalluntersuchung
- neurologische 296
- psychiatrische 381
- urologisch-nephrologische 618
Notkompetenz 8
Notruf 6
Notrufnummer 6
Notsectio 583
Notunterkünfte 147
Notzuchtdelikt 541
Nystagmus 301

O

Oberarmfraktur, Reposition 419
Oberkörperhochlagerung 164
Oberschenkelfraktur
- knienahe 420
- proximale 420
- Reposition 420
Obidoxim 354, 748
Ocular Bobbing 301
Ohr
- Abrissverletzung 667
- Blutung 666
Okulozephaler Reflex 300
Omphalozele 592
On Scene Time 429
Ondansetron 737
Opioide 192
- Äquipotenzdosen 195
- Dyspnoe 712
- Entzugssyndrom 715
- Intoxikation 714
- Myokloni 716
- Vergiftung 360
Opisthotonus 303
Optikusneuropathie, akute ischämische 649
Orbitaphlegmone 654
Orbitaverletzung 660
Organisatorischer Einsatzleiter Rettungsdienst 67, 70
Oropharyngealtubus 205
Oropharynxblutung 664
Orthopnoe 278
Osler-splits 310, 326
Ösophagus
- Atresie 592
- Fremdkörper 670
- Kompressionssonden 179
- Varizenblutung 179
Osteomyelitis, hämatogene 700
Othämatom 668
Ovarialzystenruptur 536
Oversensing 260
Oxybuprocain 737
Oxycodon 193
Oxylog® 1000 46
Oxylog® 2000 plus 46
Oxylog® 3000 plus 47
Oxytocin 738

P

Palliativmedizin 708
- Dyspnoe 711
- Indikationsstellung zur Therapie 709
- Schmerztherapie 714
Panikattacke 385
Pantherina-Syndrom 374
Pantherpilz 374
Paracetamol 194, 738
- Vergiftung 358
Paramedic 8
Paraphimose
- Reposition 634
Paraquatvergiftung 363
Parathion 363
Paroxysmale supraventrikuläre Tachykardie 256
Patellaluxation, Reposition 422
Patellarklonus 303
Patellarsehnenreflex 303
Patient
- aggressiver 62
- behandlungswilliger 24
- brennender 156
- eingeklemmter 150, 157
- Umgang mit 98
Patienten-Set 77
Patientenverfügung 24, 710

Payr-Zeichen 271
PCP-Vergiftung 362
PEEP-Beatmung 44, 217
pelvic inflammatory disease 534
Penistrauma 632
Perfusor® 52
Perikardpunktion 431
Peritoneale Reizung 602
Peritonitis 604
– Zeichen 618
Persistent Vegetative State 312
Perthes-Syndrom 406
Pestizidvergiftung 363
Pethidin 194
Petroleumvergiftung 364
Pfählungsverletzung 683
Pfefferspray 368
Pflanzenvergiftung 375
Pfötchenstellung 289
Phäochromozytom 615
Pharynxblutung 664
Phenarsazinchlorid 368
Phencyclidinvergiftung 362
Phenobarbital, Kinder 511
Phenylarsindichlorid 369
Phenytoin 323
– Kinder 511
Phlebothrombose 285
Phlegmasia coerulea dolens 272
Phlegmone, Mundboden 691
Phobischer Schwankschwindel 335
Phosgen 368
Phosgenoxim 369
Phosphorsäureester 363, 370
Physostigmin 354, 748
Pilzvergiftung 374
Piritramid 193, 738
– Kinder 495
Placenta praevia 553
Plazentalösung, vorzeitige 553, 556
Plazentaretention 594
Plazentarperiode 569
Pleuritis 280
Pleuropneumonie 604
Plexuslähmung beim Neugeborenen 593
Plötzlicher Kindstod 521
Pneumonie 279, 283
Pneumothorax 279–280, 404
– Bülau-Drainage 178
– geschlossener 290
– Monaldi-Drainage 178
– Thoraxdrainage 176
Poliomyelitis 336
Polizei
– Aufgabenbereiche 86
– Auskunftswünsche 25
– Ausstattung 86
– Organisationsformen 86
Polyethylenglykol 748
Polytoxikomanie 360, 389
Polytrauma 426
– Kinder 493
Porphyrie 336
Positive Endexpiratory Pressure 44
Postexpositionsprophylaxe 58
Prädelir 389
Präeklampsie 550
– schwere 551
Präkordialer Faustschlag 219
Präoxygenierung 203
Prasugrel 738
Prednisolon 734
Prednison 734, 738
Prehospital Trauma Life Support 114
Pressluftatmer 57
Pressperiode 564
Priapismus 635
Problemkeime 104
Procalcitonin, bei Asthma 284
Promethazin 200, 739
Propafenon 739
Propofol 202, 739
Pro-Seal-Larynxmaske 214
Prostata 620
Pseudokrupp 501
Psychokampfstoffvergiftung 371
Psychopharmakanotfälle 393
Psychosoziale Notfallversorgung 90, 101
– Organisationsformen 91
Puerperalfieber 596
Pulsoxymetrie 40, 54
– Tubuslagenkontrolle 211
Punktionskoniotomie 482
Pupillenveränderungen 299, 644
Pyelonephritis 624
Pyramidenbahnzeichen 304
Pyrazolenvergiftung 358
Pyridostigmin 749

Q
Quadrantenanopsie 643, 647
Qualitätsmanagement
– Ergebnisqualität 111
– Prozessqualität 110
– Strukturqualität 110
Querlage 582
Querschnittslähmung, nichttraumatische 338
Quincke-Ödem 678

R
Radioaktivität 446
Radiusperiostreflex 303
Ranitidin 739
Rapid Sequence Induction 119
Rasselatmung 712
Rauch 372
Räumung von Gebäuden 146
Rautek-Griff 127
Reanimation
– ABC-Regel 227
– Ablaufschema 227
– aktive Kompression-Dekompression 220
– Asystolie 229
– Atemwege freihalten 205
– Beendigung 226
– Defibrillation 221
– Entkopplung, elektromechanische 231
– Herzdruckmassage 219
– Kammerflimmern 228
– Kardioversion, elektrische 221
– Kinder 488
– Neugeborenes 584
– Schrittmacherstimulation 223
– Überlegungen, ethische 28
Reflexsynkope 307
Reizgase 372
Reizhusten 278
Reizstoffintoxikation 368
Rekompressionstherapie 456
Rektale Fremdkörper 456
Rektushämatom 604
Remifentanil 194
Rendezvous-System 7
Repositionstechnik 418
– bei Unterarmfraktur 419
– Ellenbogenfraktur 419
– Ellenbogenluxation 422
– Handgelenkfraktur 419
– Hüftgelenkluxation 422
– Kniegelenkluxation 422
– Luxation 421
– Oberarmfraktur 419
– Oberschenkelfraktur 420
– Oberschenkelfraktur, knienahe 420
– Patellaluxation 422
– Schulterluxation 421
– Sprunggelenkfraktur 420
– Unterschenkelfraktur 420
Reproterol 282, 740
Reteplase 252, 286
– Notfallmedikament 740
Retinopathia centralis serosa 649
Retrobulbärneuritis 647
Rettungsassistent 15
– Notkompetenz 8
Rettungs-BOA 129
Rettungsdienst 7
– Aufgaben 11
– Bereich 12
– Betäubungsmittel 26
– Gesetze 11
– Hygienemaßnahmen 103
– Krankentransport 11
– Leistungsträger 11
– Personal, nicht ärztliches 15
– Rettungswache 13
Rettungsdienstprotokoll 109
Rettungsdienstschule 15
Rettungsgasse 30
Rettungshelfer 15
Rettungshubschrauber 7, 33
– Stationen in der Schweiz 756
– Stationen in Deutschland 752
– Stationen in Österreich 756
Rettungshunde
– Einsatzbereiche 91

Rettungskarte 152
Rettungskette 5–6
Rettungskorsett 127
Rettungsmittel 29
Rettungspflicht 24
Rettungssanitäter 15
Rettungstuch 128
Rettungswache
- Aufgaben 13
Rettungswagen 31
- Großraum 33
Rettungswerkzeug 54
Rettungsweste 127
Rettungszweckverbände 12
Revised Trauma Score 82
Ricinvergiftung 371
Riesenzellarteriitis 649
Rigor 303
Ringeracetat 265
Ringerlaktat 266
Rippenfraktur 404
Risikoaufklärung 23
Risikomanagement 115
Risspilzvergiftung 375
Rocuronium 202, 740
- Kinder 479
Romberg-Test 304
Rotes Auge 646
rtPA 286, 741
Rückenmarkverletzung 413
Rückenschmerz, chronischer 197
Rucksack-System 77
Rußregen 647

S
Salbutamol 282
- Kinder 506
Salizylatvergiftung 358
Salpetersäure 439
Salzsäure 439
Salzwasseraspiration 453
Samenblase 620
Sammelunfallmerkblatt 96
Sanitäts-Einsatzleitung
- Aufgaben 13
- Unterstützungsgruppe 13
Sarin 370
Sauerstoffbrille 40
Sauerstoffgabe
- Applikatoren 39
- Kinder 475
- Kontroverse 119
- Spontanatmung 40
Säureverätzung 440
- Auge 655
- kutane 438
- orale 441
Schädelhirntrauma 399
- Kinder 496
Schaufeltrage 128
Schaukelatmung 473
Schaulustige 101
Scheidentamponade 528
Schiefhals, akuter 694
Schlaganfall 309, 316
Schlangenbiss 376
Schleiersehen 647
Schleimhautreaktionen, hypererge 675
Schmerzen
- Abdomen 600
- atraumatische, Leitsymptome 241
- Auge, 647
- gynäkologische, DD 533
- Hoden 626
- kolikartige 618
- Nacken 694
- Thorax 278
- urologische 618
- Zahn 687, 689
- zyklische 533
Schmerzstörung, somatoforme 198
Schmerzsyndrom, multilokuläres 198
Schmerztherapie
- Krise bei chronischen Schmerzen 196
- Palliativpatienten 714
- Schwangerschaft 560
- Tumorschmerz 194
Schneeblindheit 654
Schnell-Einsatz-Gruppen 79
- Aufgabenbereiche 80
- Ausstattung 80
- Einsatzkriterien 80
- Fahrzeuge 32
Schnelltests, laborchemische 42
Schock 239, 265
- anaphylaktischer 266–267, 704
- hypovolämischer 267
- hypovolämischer (Kinder) 486
- kardiogener 266–267
- kardiogener (Kinder) 486
- Kinder 483
- neurogener 267
- septischer 267
- septischer (Kinder) 486
- spinaler 338
Schocklagerung 164
Schocktherapie 265
- Kinder 486
Schrittmacher 52
- Bradykardie 260
- Fehlfunktion 309
- Notfälle 260
- Oversensing 260
- Sensingdefekt 260
- Tachykardie 261
- Undersensing 261
Schrittmacherstimulation
- ösophageale 224
- transkutane 223
- transvenöse 224
Schulterdystokie 571
- hohe 572
- tiefe 572
Schulterluxation, Reposition 421
Schussverletzung 430, 683
Schusswaffengebrauch 61
Schutzausrüstung 56
Schutzhandschuhe 57
Schutzkleidung 56
Schwangerschaft
- akutes Abdomen 559
- Anamnese 545
- Blutungen 553
- Dauer 545
- Koma 559
- Leitsymptome 245
- Schmerztherapie 560
- Sedierung 560
- Unfall 548
- Verlauf 546
Schwankschwindel, phobischer 334
Schwefelsäure 439
Schwefelwasserstoffvergiftung 373
Schweigepflicht 25
- Ausnahmen 26
Schweigerecht 26
Schwerlast-Rettungswagen 32
Schwindel 332
- Differenzialdiagnose 334
Scoop And Run 8
Score-Systeme 80
Search and Rescue
- Leitstellen 34
- Stationen 757
Seerettung
- Anfahrt 136
- Sicherheit 137
Sehschärfe 642
Sehstörungen, Leitsymptome 647
Sehsturz 648
Seiltänzer-Gang 304
Seilwinde 33, 130
Seitenlagerung, stabile 163
Sektio 583
Sekundärtransport 185
Selbstschutz 56
Selbstverletzung mit kontaminierter Spritze 58
Seldinger-Technik 169–170
Senfgasvergiftung 369
Sengstaken-Blakemore-Sonde 180
Sensibilität 304
Sensingdefekt 260
Sepsis 616
Serotoninsyndrom 716
Seuchen 141
- Ausbreitung 144
- Schutzmaßnahmen 144
Shaken-baby-Syndrom 518
Shuntblutung 638
Sicherheitsverhalten 60
Sicherungsaufklärung 24
Sichtung 72
Sick-Sinus-Syndrom 259
Sikorsky CH-53 34

Silikon-T-Tubes 678
Silounfall 159
SIMV-Beatmung 44
Sinuatrialer Block II. Grades 259
Sinusbradykardie 259
Sinustachykardie 255–256
Sinusvenenthrombose 309
Skalpelle, gebrauchte 58
Skew Deviation 301
Skorpionstich 376
Skrotalverletzung 633
Skrotum, akutes 626
Sofortmaßnahmen am Unfallort 6
Soman 370
Somnolenz 298
Sonderrechte 29
Sonnenstich 309
Sonografie 184
– Schallkopfeinstellungen 185
Sopor 298
Spanischer Kragen 634
Spannungsbereiche 444
Spannungskopfschmerz 198
– chronischer 330
Spannungsmediastinalemphysem 409
Spannungspneumothorax
– Entlastungspunktion 291
– geschlossener 290
– Thoraxdrainage 176
Spasmus hemifacialis 340
Spastik 303
Spätgestose 550
Spinalis-anterior-Syndrom 338
Spineboard 129
Spinnenbiss 376
Spontangeburt 560
Spontannystagmus 301
Spontanpneumothorax 291, 604
– idiopathischer 290
– symptomatischer 291
Sprache 304
Spritzenpumpe 52
Sprunggelenkfraktur, Reposition 420
Spüllinse 657
Staphylococcal Scalded-skin Syndrome 706
Stationssystem 7
Status epilepticus 321, 509
– Sofortmaßnahmen 322
Stausituationen 30
Stay And Play 8
Stechpalme 375
Steigflug 135
Steiß-Fuß-Lage 578
Steißlage 578
Stenokardie 248
Sterilgut 103
Sterilitätstherapie 537
Sternumfraktur 404
Stethoskop 54
Stieldrehung 538
Stifneck® 126
Stimulation, transkutane 53
Stirnlage 578
Strahlenbelastung, Grenzwerte 93
Strahlenschäden, akute 447
Strahlenunfall 446
– externe Strahlung 447
– Hautkontamination 447
Strangulationstrauma 161
Streckautomatismus 303
Streptokinase 252, 286, 741
Stridor, inspiratorischer 283, 294
– Kinder 499
Stromunfall, Eigensicherung 443
ST-Strecken-Hebungsinfarkt 249
Stupor 391
– Psychopharmaka 393
Sturzgeburt 561
Stützkragen 126
Subarachnoidalblutung 309–310, 325
Subklaviapunktion 172–173
Subkutane Medikamentengabe 709
Succinylcholin 202, 741
– Kinder 479
– Kontroverse 119
Suchdienstkarte 78
Sudden Infant Death 521
Sufentanil 193, 742
Suizidalität 383
Suizidrisiko 384
Sumatriptan 331
Süßwasseraspiration 453
Synchronized Intermittent Mandatory Ventilation 44
Syndrom
– der inadäquaten ADH-Sekretion 362
– malignes neuroleptisches 391
– meningeales 309
Synkope 306
– kardiogene 307
– orthostatische 307

T

Tabun 370
Tachykardie 239, 255
– mit breiten QRS-Komplexen 256
– Neugeborenes 590
– paroxysmale supraventrikuläre 256
– Schrittmacher 261
– Therapie 257
– Torsade de pointes 256
Tachypnoe 278
– Neugeborenes 589
Talking Down 386
Tankunfall 159
Tannenbaummuster 444
Taschendiagnostik 53
Taucherflöhe 454
Tauchunfall 454
Technische Hilfeleistung 152
Technisches Hilfswerk
– Aufgabenbereiche 87
– Ausstattung 88
Teerstuhl 603, 612
Telefonsysteme 23
Temporallappenanfall 320
Tenecteplase 252, 742
Terbutalin 743
Terroranschläge 63
– Biogefahren 65
TETRA-Netz 16
Tetraparese 315
Theophyllin 282, 743
– Kinder 508
Thermometer 53
Thiopental 201, 743
Thiopental
– Kinder 479
Thorax
– instabiler 279, 406
– Quetschung 404
– Saugglocke 221
– Schmerzen 278
– Trauma 404
Thoraxdrainage 176
– Kinder 496
Thrombolyse 286
Thrombose 271
Tiefenrausch 456
Tiegel-Ventil 291–292
TMO-Betrieb 16
Tod
– Bescheinigung 107
– Feststellung 107
– Kinder 461
– natürlicher 108
– nicht natürlicher 108
– sichere Zeichen 107
– Todesart, ungeklärte 108
– unsichere Zeichen 107
– vorläufige Bescheinigung 107
Todd-Parese 309
Tokolyse 560
Tollkirsche 375
Toloniumchlorid 354, 749
Toluidinblau 354
Tonus 303
Torsade de pointes 255–256
Tortikollis 694
Totenflecken 107
Totenstarre 107
Totgeburt 530
Tourniquet 165
Toxic-shock-Syndrom 535
Toxkoffer 38
Trachealabriss 404, 669
– geschlossener 670
Trachealfremdkörper 672
Tracheostoma
– Atemnot 679
– Blutung 680
– Kanülenarten 679
– Notfälle 678
Tramadol 744
– Eröffnungsphase 563

- Kinder 495
Tranexamsäure 744
Transportflugzeug 89
Transport-Unfall-Informations- und Hilfeleistungssystem 97
Transurethralkatheter 181
Trauma
- Leitsymptome 243
- Vorgehen, allgemeines 396
Traumaklassifikation 82
Triage 72
Trichloracetophenon 369
Trichlormethylchlorformoxim 369
Trichterlingvergiftung 375
Trigeminusneuralgie 198, 332
Triphosgen 368
Triptane 331
Trizepssehnenreflex 303
Troponin-T-Schnelltest 43, 248
Trümmersuche 91
Tubarabort 539, 604
Tubarruptur 539, 604
Tubus
- Fehllagen 210
- Fixierung 210
- Größe für Kinder 479
- Lagekontrolle 211
- nasopharyngealer 206
- oropharyngealer 205
Tumorschmerz 194
Turtle-Phänomen 572

U
Übelkeit 602
Überempfindlichkeitsreaktion 704
Übergabe 120
Überholen 30
Überreichweite 19
Überstimulationssyndrom 537
Ulcus corneae 654
Ulkusperforation 604
Undersensing 261
Unfallmerkblätter 96
Unfallrettung 148
Unfallstelle absichern 148
Unfallversicherung, gesetzliche 59
UN-Nummer 94
Unruhezustände 199
Unterarmfraktur, Reposition 419
Unterbringungsgesetze 383
Unterkiefergelenkfraktur 686
Unterschenkelfraktur, proximale, Reposition 420
Untersuchung
- kraniokaudale bei Trauma 397
- neurologische 296, 306
- orientierende, am Notfallort 234
- psychiatrische 381
Urapidil 744
Urokinase 745
Urolithiasis 620
Urosepsis 625
Uterusruptur 573

V
Vaginale Blutungen 532
- Abort 530
- DD 527
- karzinomatöse 528
- traumatische 529
Vakuummatratze 129
Vakuumschiene 129
Valproat 323
Vaskulitis 309, 336
Vecuronium 745
- Kinder 479
Vena-cava-Kompressionssyndrom 549
Venenpunktion 166
- Brandverletzte 435
- Kinder 465
- periphere 167
- V. anonyma 172
- V. brachiocephalica 172
- V. femoralis 170
- V. jugularis externa 170
- V. jugularis interna 171
- V. subclavia 172
- zentrale 169
Ventilpneumothorax 290
Ventrikuläre Extrasystolen
- Bigeminus 256
- Couplets 256
- multiforme 256
- Salven 256
Verapamil 745
Verätzung 440
- Auge 655
- Kresole 441
- kutane 438
- perorale 441
- Phenole 441
- Schweregrade 438
Verblitzung 654
Verbrennung 432
- Analgesie 435
- Auge 657
- chemische 438
- Erstbehandlung 436
- Gefäßzugang 435
- Infusionstherapie bei Kindern 436
- Inhalationstherapie bei 436
- Intubation 435
- Narkose 436
Verbrühung 432
Vergewaltigung 541
Vergiftungen
- Aktivkohle 352–353
- Alkohol 360
- Alkylphosphate 363
- Analgetika 358
- Antianginosa 359
- Antiarrhythmika 359
- Antidepressiva 357
- Antiepileptika 320
- Asservation 351
- Barbiturate 356
- Basismaßnahmen 348
- Benzodiazepine 355
- Chemikalien 362, 367
- Chloroquin 360
- Coke 361
- Crack 361
- Dekontamination 348
- Diagnostik 349
- Diagnostik, technische 350
- Digitalis 359
- Drogen 360
- Ecstasy 362
- Flake 361
- Gastroenteritissyndrom 375
- Halluzinogene 362
- Halogenkohlenwasserstoffe 364
- Hämodialyse 353
- Hämoperfusion 353
- Haushaltsmittel 364
- Herbizide 363
- Hypnotika 355
- induziertes Erbrechen 352
- Inhalationsgifte 372
- Inhalationstrauma 372
- Kalziumantagonisten 359
- Kardiaka 358
- Knock-out-Mittel 356
- Knollenblätterpilz 375
- Kohlenmonoxid 373
- Kokain 361
- Lampenöl 364
- Lebensmittel 374
- Leitsymptome 350
- Lithium 357
- Lösungsmittel 364
- LSD 362
- Lysergsäurediethylamin 362
- Magenspülung 351
- Marihuana 362
- Mescalin 362
- Nahrungsmittel 374
- Neutralisierung der Giftwirkung 353
- Nitrokörper 359
- Opioide 360
- Paracetamol 358
- PCP 362
- Pestizide 363
- Petroleum 364
- Pflanzen 375
- Phencyclidin 362
- Pilze 374
- Pyrazolene 358
- Risspilz 375
- Salizylate 358
- Schlangenbiss 376
- Selbstschutz 348
- Skorpionstich 376
- Spinnenbiss 376
- Trichterling 375
- Urinalkalisierung 353
- Weckamine 362
- Zyanide 365
Vergiftungskoffer 38
Verhaltensregeln 4

Verkehrssicherheit 29
Verlaufsaufklärung 23
Vernichtungsschmerz 601
Verschüttung 160
Verwirrtheitszustand 387
- Psychopharmaka 393
Vestibularisausfall 333
Videolaryngoskop 208
Visus 642
Visustafel 643
Visusverlust 646
- akuter, mit Schmerzen und rotem Auge 652, 654
- akuter, ohne Schmerzen 648
- schmerzloser 649
Voll-Duplexbetrieb 18
Vollgesichtsmaske 218
Volumenersatz 265
Volumenmangelschock 267
- Kinder 486
Vorausverfügung, Verhalten bei 24
Vorderhauptslage 578
Vorhofflattern 255–256
Vorhofflimmern 255–256
Vorhoftachykardie 255
Vorsorgevollmacht 25, 710
VX 370

W
Wachkoma 312
Wachleiter RD 16
Warnblinkanlage 56
Warndreieck 56
Warntafel 94
Wasserrettung 136
Wassersuche 92
Weckaminvergiftung 362
Wehenhemmung 560
Wehensturm 573
Wehentätigkeit, vorzeitige 558
Wendl-Tubus 40, 206
- Kinder 474
Wernicke-Enzephalopathie 309
Wiedererwärmungskollaps 452
Winkelblockglaukom, akutes 652
Wirbelsäulentrauma 413
- Immobilisation 127
- Schädigungshöhe 414
Wochenbett
- Depression 594
- Erregungszustand 594
- Fieber 596
- Notfälle 594
- Psychose 597
Wundversorgung 164
- Abdrückstellen 165
- blutende Wunde 165
- lebensbedrohliche Blutung 165
Würgereflex 300
Wurzelkompressionssyndrom
- lumbales 696–697
- zervikales 694

Z
Zahn
- Asservation 688
- Aufbewahrung 688
- luxierter 688
- Schmerzen 687, 689
- Trauma 687
- unvollständig luxierter 688
Zeichnen 561, 563
Zellatmungsgifte 370
Zentralarterienverschluss 648
Zentraler Venenkatheter
- Punktionssysteme 169
- Seldinger-Technik 169–170
Zentralvenenverschluss 649
Zervikobrachiales Syndrom 694
Zervikozephales Syndrom 694
Zervixkarzinom 528
Zeugnisverweigerungsrecht 26
Zwangsbelegung 8
Zwangseinweisung 383
Zwerchfellruptur 292, 404
Zwillingsgeburt 576
Zyanidvergiftung 365
Zyanose
- Kinder 517
- Neugeborenes 590
- periphere 516
- zentrale 516
Zystostomie, suprapubische 182

EKG verstehen und anwenden

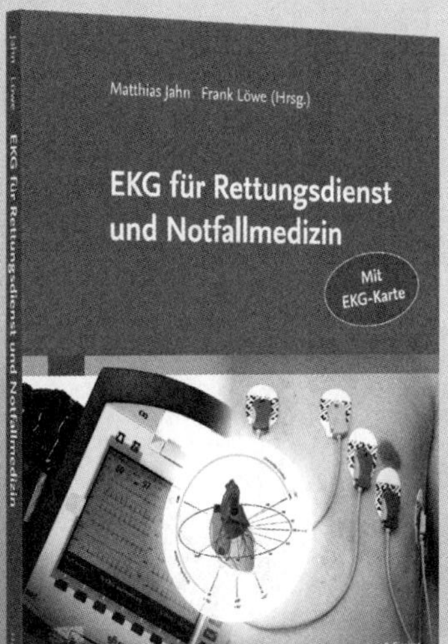

Melden Sie sich für unseren Newsletter an unter www.elsevier.de/newsletter

20200929d4 Irrtümer vorbehalten. Stand 10/2020

ELSEVIER

Diese und viele weitere Titel und Klinikleitfäden sowie die aktuellen Preise finden Sie in Ihrer Buchhandlung vor Ort und unter **shop.elsevier.de**

Notfalltabelle Kinder

	Alter [Jahre]	1 Mon.	3 Mon.	6 Mon.	1	2	4	6	8	10	12
	Größe [cm]	52	62	66	80	90	105	115	130	140	150
	Gewicht [kg]	3	5,5	7	10	12	16	20	25	34	40
Herz/Kreislauf	Herzfrequenz [/Min.]	110–180	100–160	100–140	100–140	80–130	80–110	70–100	70–100	70–90	70–90
	RR systolisch [mmHg]	65–75	60–90	60–120	65–120	80–120	80–120	80–120	85–120	90–130	90–130
	RR diastolisch [mmHg]	35–55	50–65	50–70	50–80	55–80	55–80	50–65	50–70	50–70	50–70
	Defibrillation [J = Ws]	**10**	**20**	**30**	**40**	**50**	**60**	**80**	**100**	**140**	**160**
Atmung/Beatmung	Atemfrequenz [spontan/Min.]	40–60	25–30	25–30	20–25	15–25	15–20	15–20	15–20	15–20	15–20
	Beatmung: AMV [l/Min.]	1	1,5	1,7	2,5	3	3,2	4	4,5	5	5,5
	AZV [ml]/Frequenz	30/35	50/30	70/25	100/25	120/25	160/20	200/20	250/18	350/14	400/14
	Maskengröße (Rendell Baker)	0	1	1	2	2	3	3	3	Erw.-Maske 1	Erw.-Maske 1
	Tubus ohne Cuff ID [mm]	3,0	3,0	3,5	4,0	4,5	5,0	5,5	6,0	6,5	7,0
	Tubus ohne Cuff AD [Ch.]	14	14	16	18	20	22	24	26	28	30
	Tubus mit Cuff (Microcuff PET)	3,0	3,0	3,0	3,0/3,5	4,0	4,5	5,0	5,5	6,0	6,5
	Intubationstiefe ab Zahnreihe [cm]	10	10	11	12	14	15	17	19	20	21
	Thoraxdrainage [Ch.]	16	16	16	16	20	20	24	26	26	28
Labor/Medikamente[1]	BZ-Stix-Normwerte [mg/dl]	40–60	60–100	60–100	60–100	60–100	60–100	60–100	60–100	60–100	60–100
	Glukose 10 % [ml]	10	15	20	25	30	40	50	60	85	100
	Flüssigkeitsbolus [ml]	60	100	150	200	250	300	400	500	600	800
	Adrenalin 1:10 000 [ml] zur Rea	**0,3**	**0,5**	**0,7**	**1**	**1,2**	**1,6**	**2**	**2,5**	**3,4**	**4**
	Amiodaron [ml] (1 ml = 50 mg)	–	0,5	0,7	1	1,2	1,6	2	2,5	3,4	4
	Atropin [ml] (1 ml = 0,5 mg)	0,1	0,2	0,3	0,4	0,5	0,6	0,8	1,0	1,0	1,0
	Midazolam nasal via MAD (1 ml = 5 mg)	–	0,3	0,4	0,6	0,7	1	1,2	1,5	2	2,2

[1] Alle Dosierungen sind als Volumina (ml) angegeben.

Medikamente (Erwachsene)

Freiname	Ampulleninhalt [mg/ml]	Ampullenkonzentration [mg/ml]	Dosierung [mg/kg KG]	[mg/70 kg KG]	[ml/70 kg KG]
Adenosin	6/2	3	–	3/6/9/12	1/2/3/4
Adrenalin	1/1	1	–	1	1
Amiodaron	150/3	50	5	300	6
Atropin	0,5/1	0,5	–	0,5–1	1–2
Esketamin	25/5	5	Analgetisch: 0,125–0,25 Narkotisch: 0,5–1	10–17,5 35–75	2–3,5 7–15
Esketamin	250/10	25	Analgetisch: 0,125–0,25 Narkotisch: 0,5–1	10–17,5 35–75	0,4–0,7 1,4–3
Fentanyl	0,1/2 0,5/10	0,05	Initial: 0,0015–0,003 Nachinjektion: 0,0015	0,1–0,2 0,1	2–4 2
Midazolam	15/3 5/1	5	0,035	2,5	0,5
Midazolam	5/5	1	0,035	2,5	2,5
Rocuronium	50/5	10	Initial: 0,5 Nachinjektion: 0,15	35 10	3,5 1
Succinylcholin	100/5	20	0,6–1	40–70	2–3,5
Thiopental	500/20	25	3–5	200–350	8–12
Urapidil	25/5 50/10	5	0,35	25	5
Vecuronium	4/1	4	Initial: 0,1 Nachinjektion: 0,03	7 2	1,75 0,5
Verapamil	5/2	2,5	0,035–0,07	2,5–5	1–2

Alle Dosierungsangaben in ml beziehen sich auf die in Spalte 3 angegebene Präparatekonzentration.

Cave: Teils sind auch erheblich abweichende Konzentrationen im Einsatz!